编者名单

主　编　沙怡梅　段佳丽

副主编　陈　东　于　博　黄梨煜

编　者（按姓氏笔画排序）

于　博　马　蕊　刘天斌　沙怡梅　陈　东　陈忠辉

段佳丽　姚一泓　钱海坤　郭丹丹　黄梨煜

顾　问　赵丽云　于冬梅

前言

我国北方是多元化地区，居民有着特有的食物品种和饮食习惯，但由于人口流动的增加及加工方式的变化，以及人们生活方式的改变，外卖、预制菜的大量涌现，我国既往的人群膳食调查与营养状况评价方法受到了挑战，给营养调查工作中精准估量食物摄入量带来了较大困扰。分析食物提供的营养素，可按照《中国食物成分表》（第6版）第一册、第二册提供的每100克食物含有的各种营养素量进行计算，而其中绝大多数食物摄入量均要求以生重计，这就要求在调查时收集每位居民摄入的各类食物的生重，即需要被调查者能准确地提供每日各类食物摄入的生重，这对于普通居民而言难度较大。而在既往历次全国性营养调查中发现，居民对摄入的各种烹饪后的食物重量（熟重）较易回顾且较准确。因此，在食物摄入量的估计中，直接让居民估计熟重，比估计生重的准确度要高一些。

根据我国北方地区的具体情况，研发了在营养调查时更加简便、科学获得食物摄入量的方法，即让居民直接回顾所摄入每种食物的熟重就可以直接推算出其生重的系数。笔者通过专业方法研究了北方常见的十大类近500种食物在多种烹饪方式下的生熟系数，编写了本图谱，建立了食物生熟比基础数据库，其分类标准参照《中国食物成分表》（第6版），食物编码 食物名称（特点）［别名］均来源于《中国食物成分表》（第6版）。另外，随着居民个人健康管理意识的增强，越来越多的人希望通过控制自身体重、优化膳食结构或增加体力活动养成健康的生活方式，因此，需要了解食物的重量。营养工作者在进行膳食调查、营养宣教工作时，正确估量食物的重量是膳食调查数据收集过程中的一个关键部分。本书既可方便居民量化自身膳食的摄入情况，又可辅助营养工作者提高膳食调查中食物摄入量估计的准确性，同时方便居民进行自我营养评估。

本图谱以浅显易懂的方式详细介绍了300余种日常生活中的食物。照片由北京市疾病预防控制中心营养与食品卫生所提供。

编　者

2024年8月

目录

01

第一章

概述

无论是在家中、餐厅还是食堂就餐，我们常见到的是烹饪后食物的形态和重量（熟重）。在膳食指南的推荐中，在营养调查、膳食回顾及营养门诊中，需要提供的是烹饪前食物的生重，这两者之间是存在很大差距的。本书建立了一个生熟重的桥梁，帮助您在看到餐桌上烹饪好的食物时就能换算出食物烹饪前的生重，以更准确地使用膳食指南的推荐量，同时便于回答营养调查、膳食回顾及营养门诊中的问询。本书模拟北方居民日常生活采集的新鲜食材，以还原每一种食材在烹饪前后的变化。

一、食物采集

食物采集自北京连锁超市及集贸市场，食物产地主要来自北方地区，采集时间集中在2023年9月至2024年4月。

二、生熟比来源

根据北方常见食物，共选择300余种食物，使用7种烹饪方式（炒、炖、煮、蒸、烤、炸、烙）进行烹饪。根据不同食物的特点，询问北方菜系的烹饪系教师，聘请来自西北、东北和华北地区的厨师以不同烹饪方式进行单一食物的烹饪，烹饪出1000余道菜品，拍照并记录每种食物烹饪前后的信息与状态，以便读者可以直观地感受到食物的变化。

三、烹饪主要步骤

1．**预处理食物原料**　食物原料清洗并去皮、去蒂，去除清洗中混入的水分。

2．**食物原料称重及拍照**　记录食物原料生重（烹饪前肉类和蔬菜尽量不带水称重，蛋类、鸡腿等原料带壳、带骨称重，蔬菜为可食用部分称重）后进行拍照。

3．食物原料加工　由厨师将食物原料按其烹饪习惯切成段、片、丁等形状后移送至烹饪间。

4．食物原料烹饪　由厨师按照要求的烹饪方法对食物原料进行烹饪，烹饪需要使用的食用油及每种调味品称取使用前、后重量并记录（食用油、盐固定称重，有些菜烹调时加水的量、淀粉水的量和调味酱也要称重）。

5．食物原料烹饪后称重与拍照　食物原料经烹饪后移送回拍照处，核对食物名称及烹饪方法后进行熟菜的称重、记录（剔除烹饪后食材中的葱、姜、蒜、花椒、大料，分别记录包含与不包含汤汁的食材熟重，熟菜重量=成品菜总重量-烹饪产生汤汁重量）与拍照。

计算得出食物的生熟比、含油比及含盐比。根据以下公式：

生熟比=食物原料重量/熟菜重量×100g/100g

含油比=（加工前油重量-加工后油重量）/成品菜总重量×100g/100g

含盐比=（加工前盐重量-加工后盐重量）/成品菜总重量×100g/100g

四、烹饪方式的简单说明

1．炒　用少量油加工熟。

2．炖　用油加工，加水，以小火长时间的方式将食物和汤汁一起入味。

3．煮　食物入水，大火短时间将食物加工熟，制熟后有汤水。

4．烤　把食物放在火的周围或高温中加工熟。

5．蒸　蒸汽加工熟，略带汤水。

6．炸　食物完全浸入油加工熟。

7．烙　面制品在烧热的器物上使用少量油烤熟。

五、使用说明

1．本书适用人群 一类是营养工作者，在进行膳食调查、营养评估及营养宣教工作时，正确估计食物的重量。另一类是重视健康管理的居民，通过了解食物的重量，以控制自身体重，优化膳食结构。

2．为方便读者理解图示中的内容，现选取谷类、蔬菜类、肉类各一种进行说明。图谱中的盘子直径20.5cm，标准碗直径12.5cm，方便读者根据家里餐具的情况进行参考。

例 1　食物编码及食物名称：011202–小麦粉（富强粉、特一粉）　烹饪方式：蒸

烹饪前

生重：100g

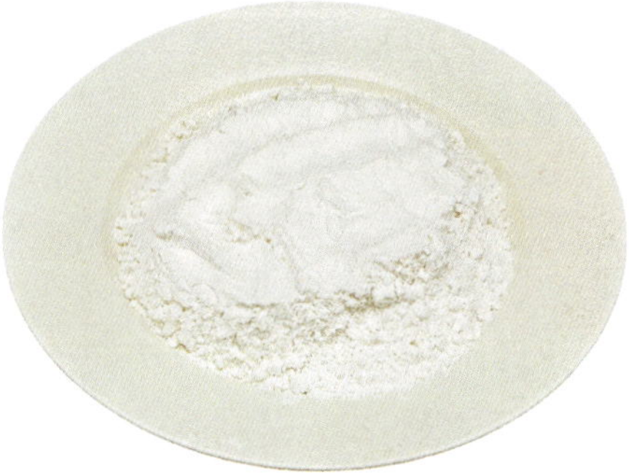

烹饪后

熟重：139g

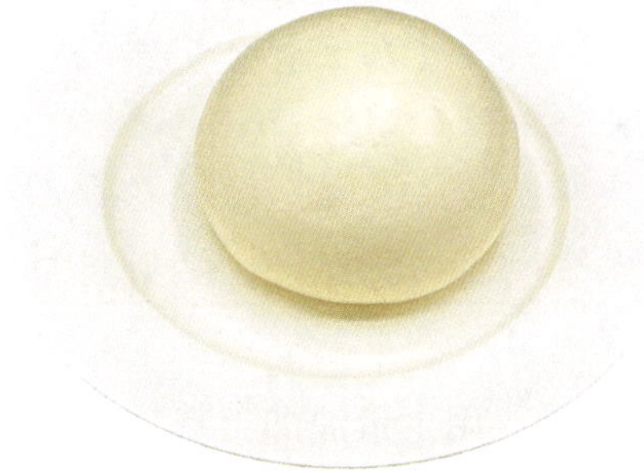

生熟比=71.9g/100g | 含油比=0g/100g | 含盐比=0g/100g

生熟比=食物原料重量/熟菜重量×100g/100g=100g/139g×100g/100g=71.9g/100g

含油比=（加工前油重量–加工后油重量）/成品菜总重量×100g/100g=0g/139g×100g/100g=0g/100g

含盐比=（加工前盐重量–加工后盐重量）/成品菜总重量×100g/100g=0g/139g×100g/100g=0g/100g

043124-甜椒［灯笼椒、柿子椒］

例·2 食物编码及食物名称：043124-甜椒［灯笼椒、柿子椒］ 烹饪方式：炒

烹饪前

生重：199g

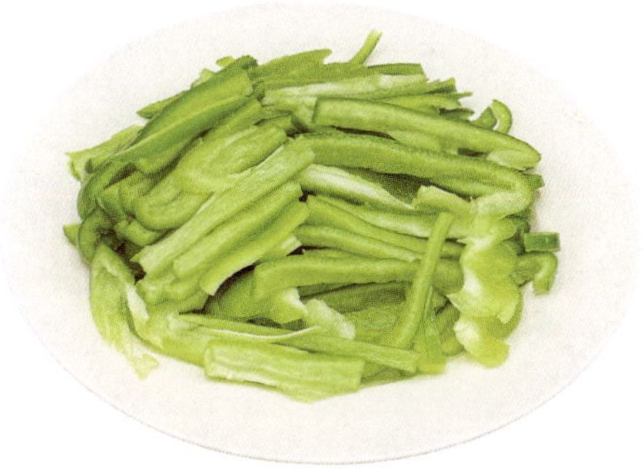

烹饪后

熟重：178g

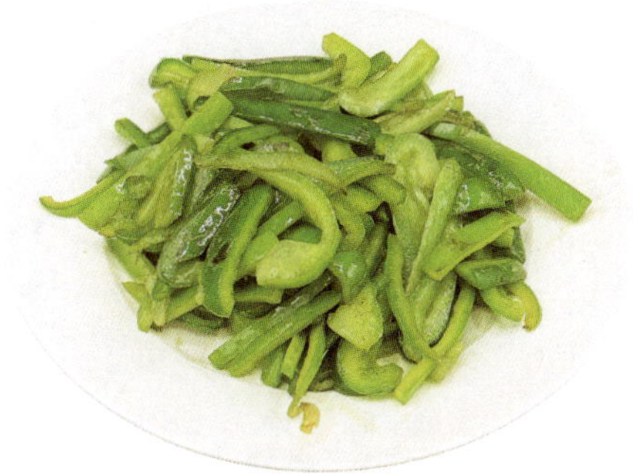

生熟比=111.8g/100g | 含油比=7.9g/100g | 含盐比=0.6g/100g

生熟比=食物原料重量/熟菜重量×100g/100g=199g/178g×100g/100g=111.8g/100g

含油比=（加工前油重量-加工后油重量）/成品菜总重量×100g/100g=（2133g-2119g）/178g×100g/100g =7.9g/100g

含盐比=（加工前盐重量-加工后盐重量）/成品菜总重量×100g/100g=（241g-240g）/178[1]×100g/100g =0.6g/100g

[1]炒制菜品未产生汤汁，熟菜重量与成品菜总重量一致。

熟菜重量=成品菜重量-烹饪产生汤汁重量

例3 食物编码及食物名称：081105–猪肉（肋条肉） 烹饪方式：煮

烹饪前

生重：142g

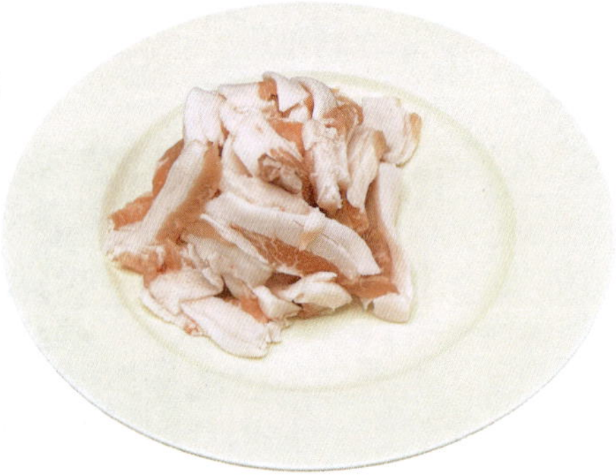

烹饪后

熟重：116g

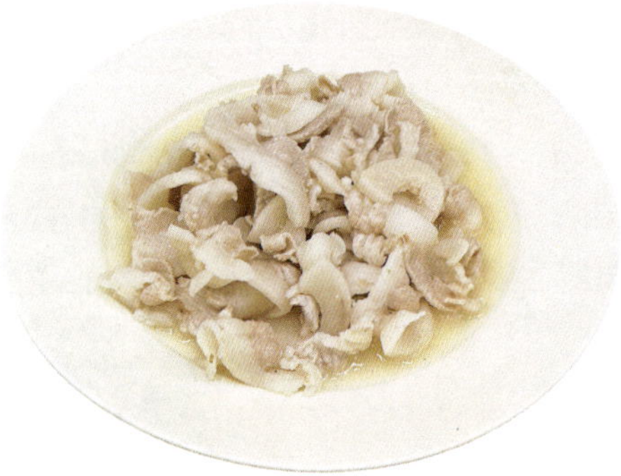

生熟比=122.4g/100g | 含油比=0g/100g | 含盐比=0.7g/100g

生熟比=食物原料重量/熟菜重量×100g/100g=142g/116g×100g/100g=122.4g/100g

含油比=（加工前油重量−加工后油重量）/成品菜总重量×100g/100g=0g/151g×100g/100g=0g/100g

含盐比=（加工前盐重量−加工后盐重量）/成品菜总重量×100g/100g=（319g−318g）/151g[②]×100g/100g =0.7g/100g

②煮制菜品产生汤汁，熟菜重量与成品菜总重量不一致。

02

第二章

谷类及制品

1. 011202-小麦粉（富强粉、特一粉）

食物编码及食物名称：011202-小麦粉（富强粉、特一粉） **烹饪方式：炒**

烹饪前

生重：100g

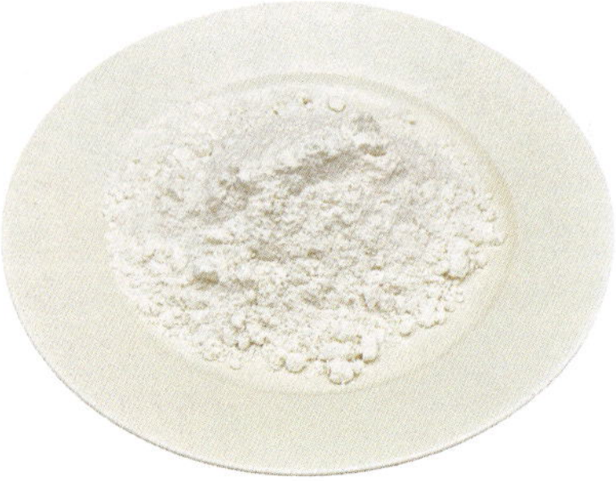

烹饪后

熟重：98g

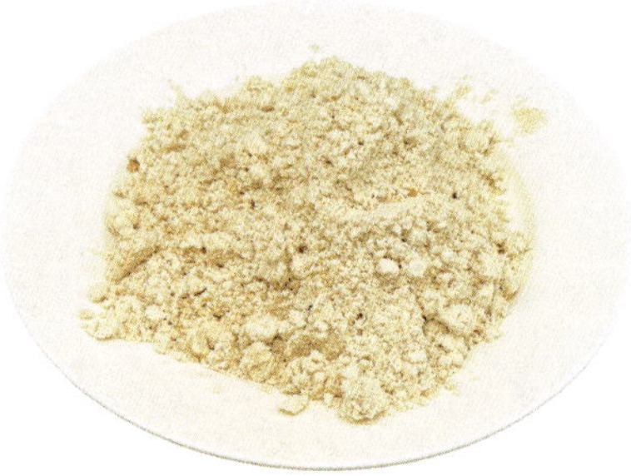

生熟比=102.0g/100g | 含油比=14.3g/100g | 含盐比=0g/100g

食物编码及食物名称：011202-小麦粉（富强粉、特一粉） **烹饪方式：煮**

烹饪前

生重：100g

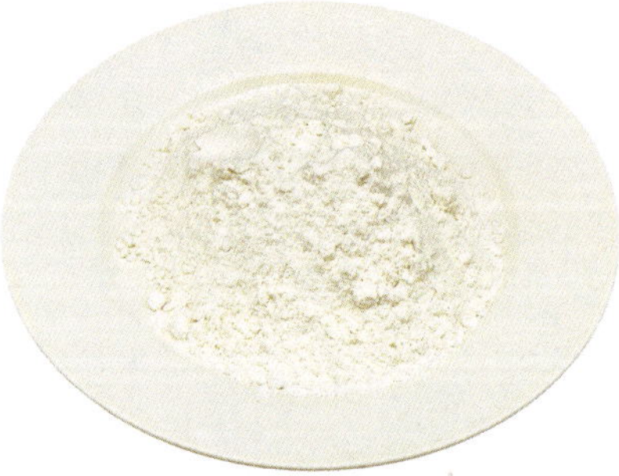

烹饪后

熟重：523g

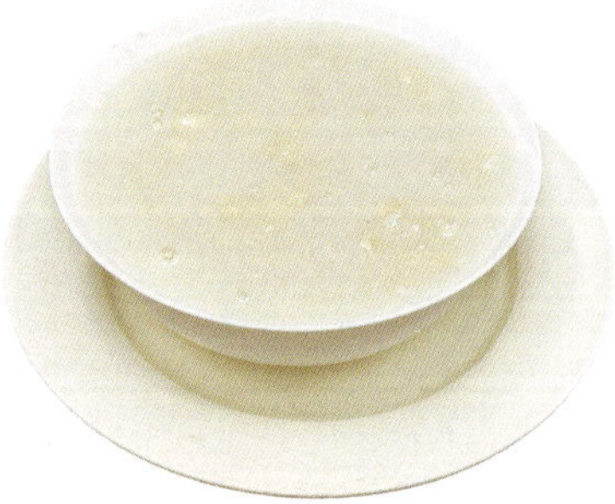

生熟比=19.1g/100g | 含油比=1.1g/100g | 含盐比=0.4g/100g

食物编码及食物名称：011202-小麦粉（富强粉、特一粉） | **烹饪方式：烤**

烹饪前

生重：100g

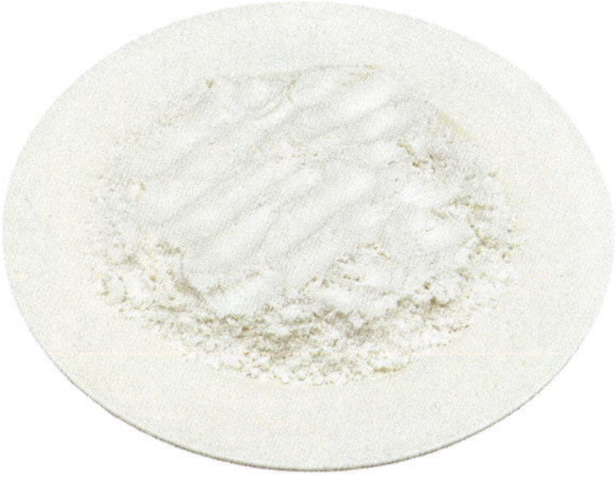

烹饪后

熟重：147g

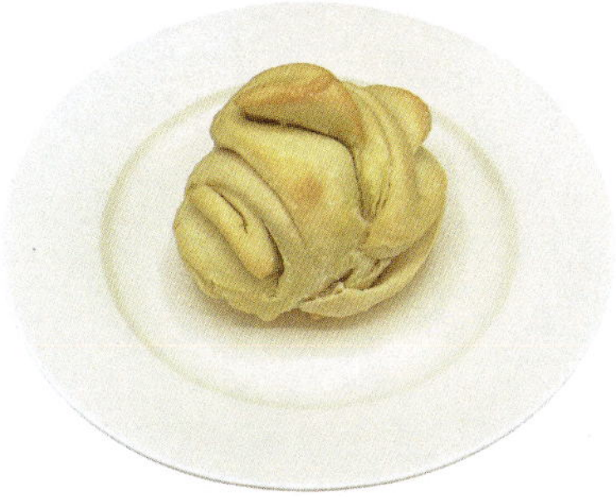

生熟比=68.0g/100g ｜ 含油比=3.4g/100g ｜ 含盐比=3.4g/100g

食物编码及食物名称：011202-小麦粉（富强粉、特一粉） | **烹饪方式：蒸**

烹饪前

生重：100g

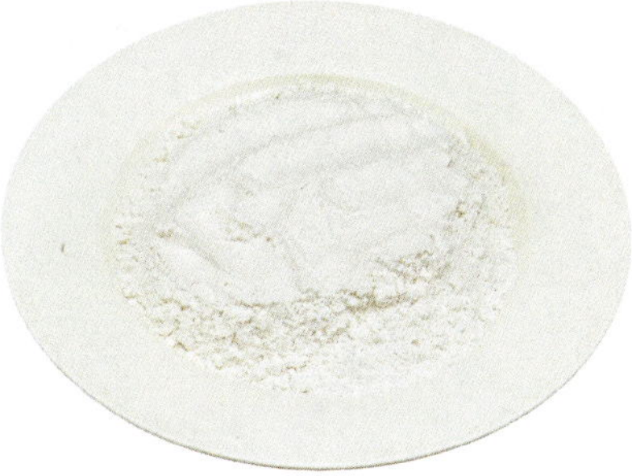

烹饪后

熟重：139g

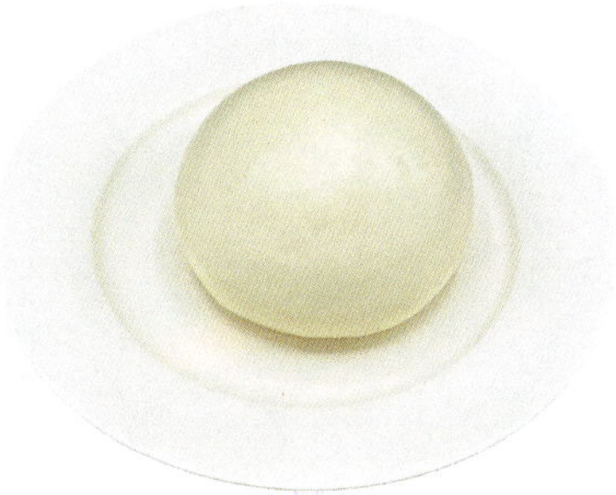

生熟比=71.9g/100g ｜ 含油比=0g/100g ｜ 含盐比=0g/100g

食物编码及食物名称：011202–小麦粉（富强粉、特一粉）	烹饪方式：烙
烹饪前 生重：100g	烹饪后 熟重：149g

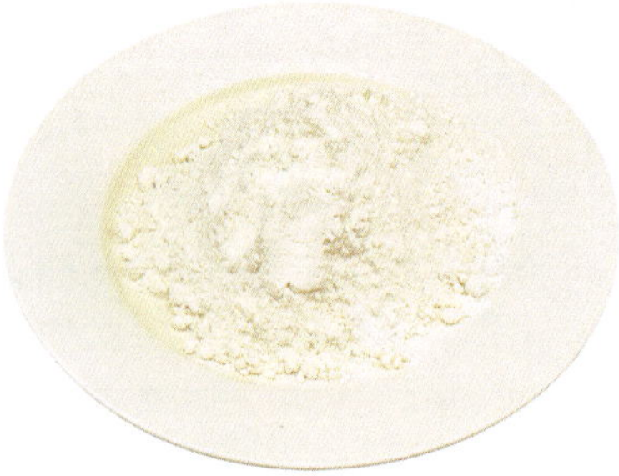
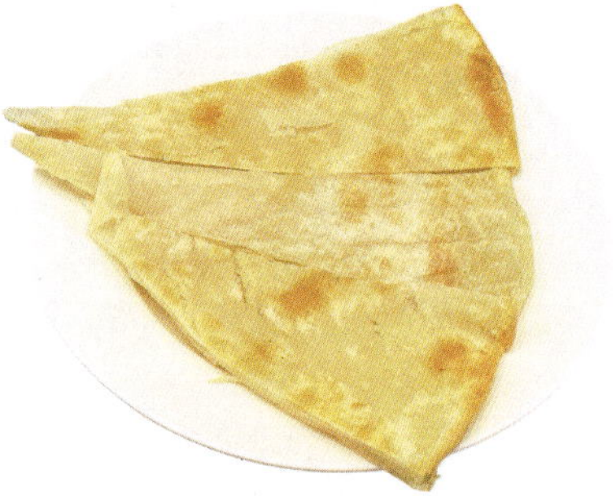

生熟比=67.1g/100g ｜ 含油比=4.7g/100g ｜ 含盐比=2.0g/100g

2. 011203–小麦粉（特二粉）

食物编码及食物名称：011203–小麦粉（特二粉）	烹饪方式：炒
烹饪前 生重：100g	烹饪后 熟重：94g

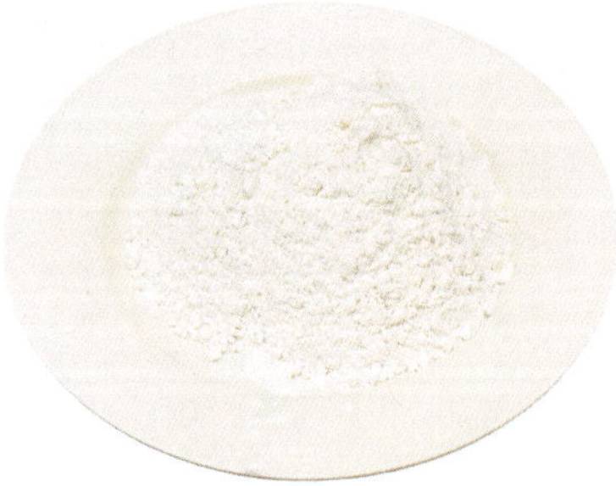
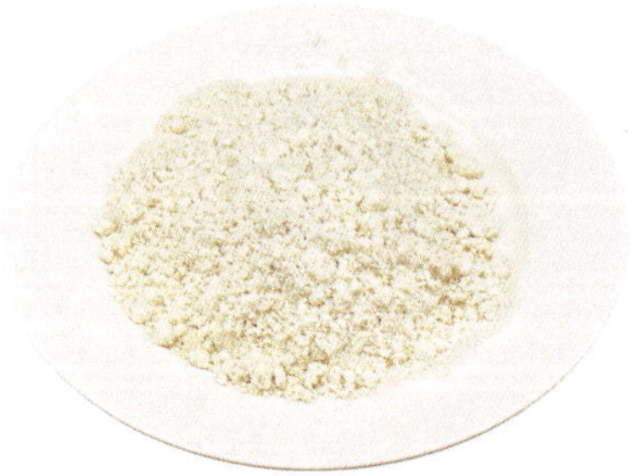

生熟比=106.4g/100g ｜ 含油比=11.7g/100g ｜ 含盐比=0g/100g

食物编码及食物名称：011203-小麦粉（特二粉） | **烹饪方式：煮**

烹饪前

生重：100g

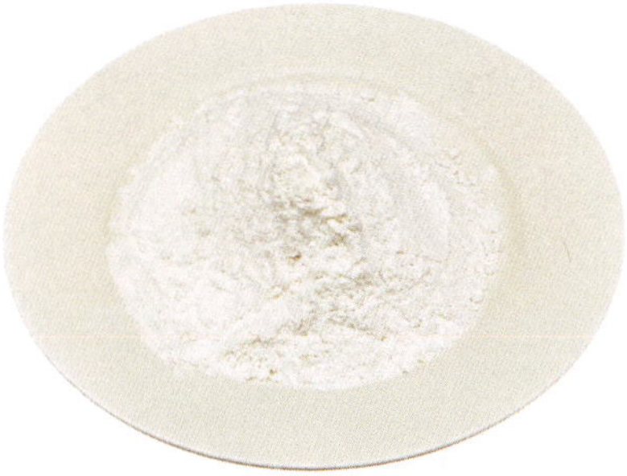

烹饪后

熟重：482g

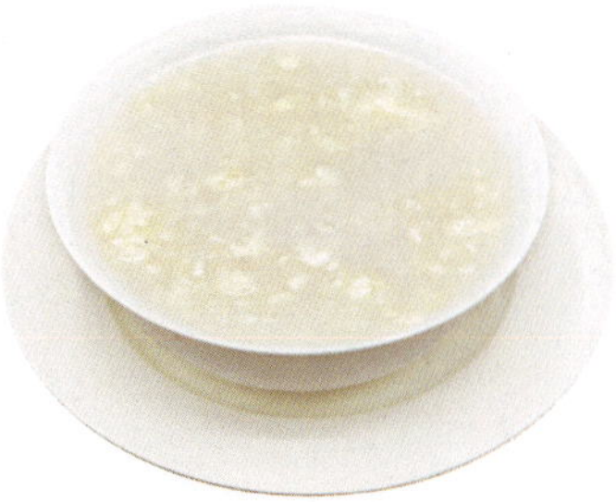

生熟比=20.7g/100g | 含油比=2.5g/100g | 含盐比=0.2g/100g

食物编码及食物名称：011203-小麦粉（特二粉） | **烹饪方式：烤**

烹饪前

生重：100g

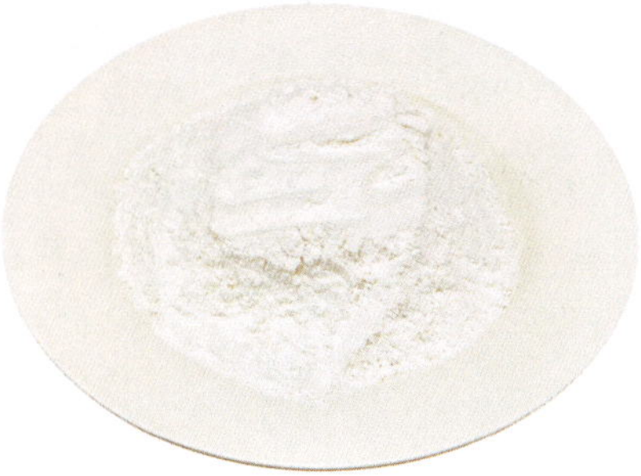

烹饪后

熟重：129g

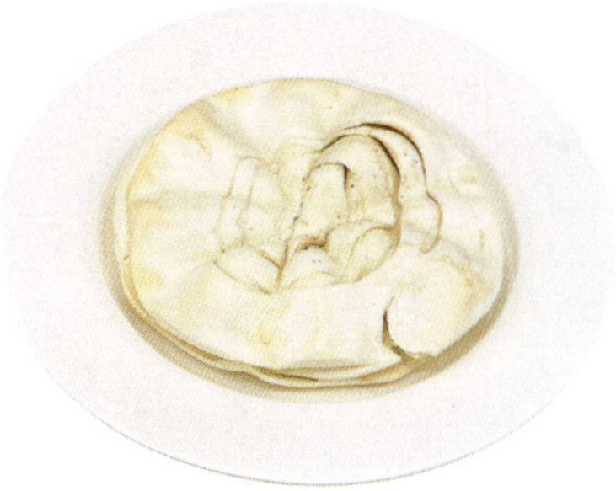

生熟比=77.5g/100g | 含油比=4.7g/100g | 含盐比=2.3g/100g

食物编码及食物名称：011203–小麦粉（特二粉） **烹饪方式：蒸**

烹饪前

生重：100g

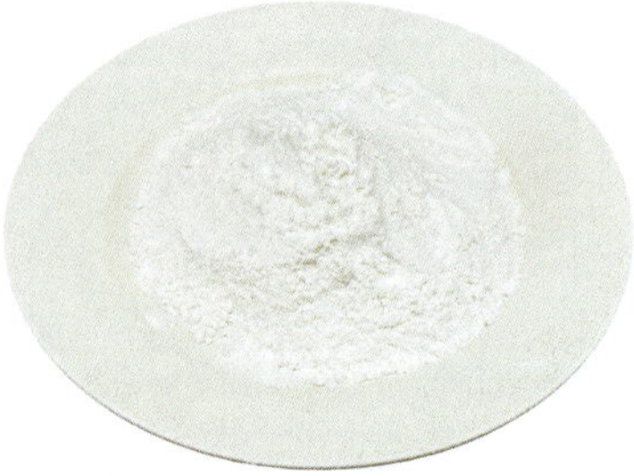

烹饪后

熟重：152g

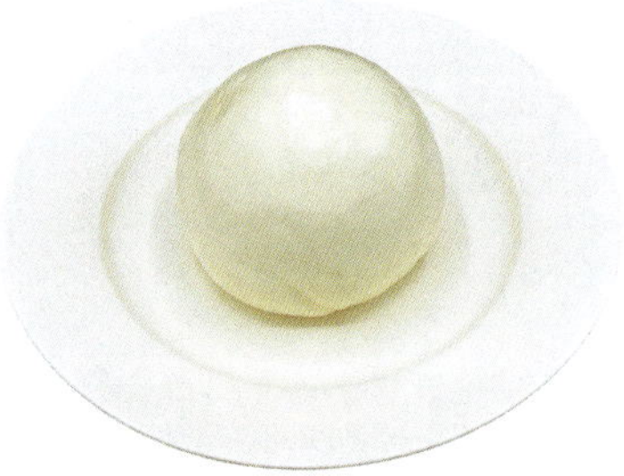

生熟比=65.8g/100g | 含油比=0g/100g | 含盐比=0g/100g

食物编码及食物名称：011203–小麦粉（特二粉） **烹饪方式：烙**

烹饪前

生重：100g

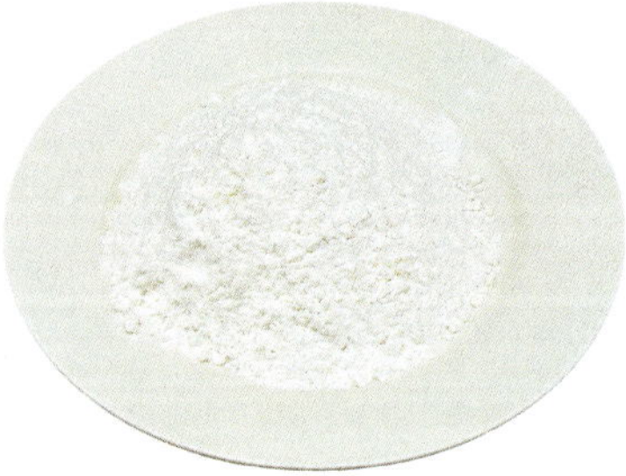

烹饪后

熟重：160g

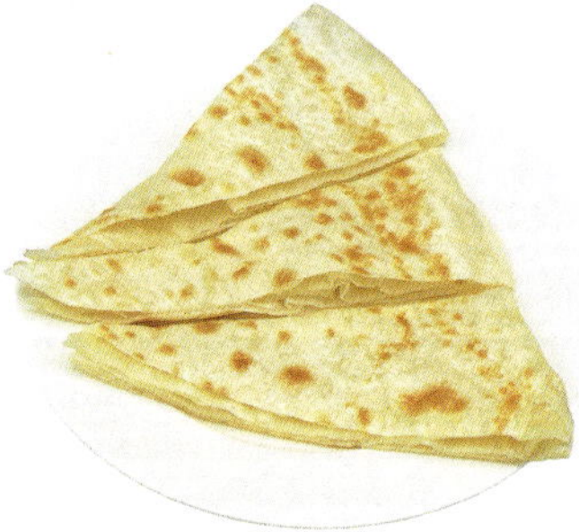

生熟比=62.5g/100g | 含油比=13.8g/100g | 含盐比=2.5g/100g

3. 011204–小麦胚粉

食物编码及食物名称：011204–小麦胚粉　　**烹饪方式：煮**

烹饪前

生重：100g

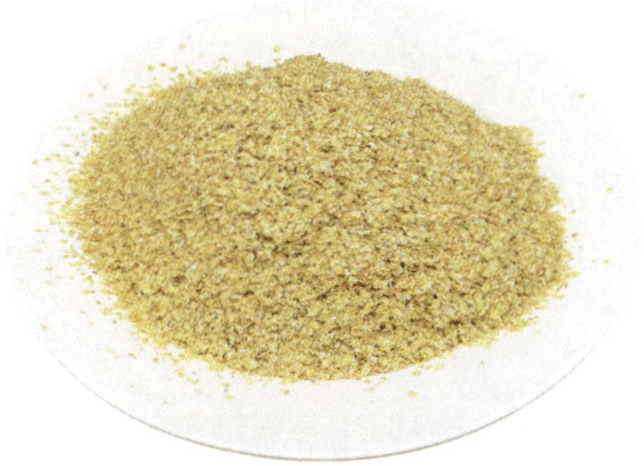

烹饪后

熟重：427g

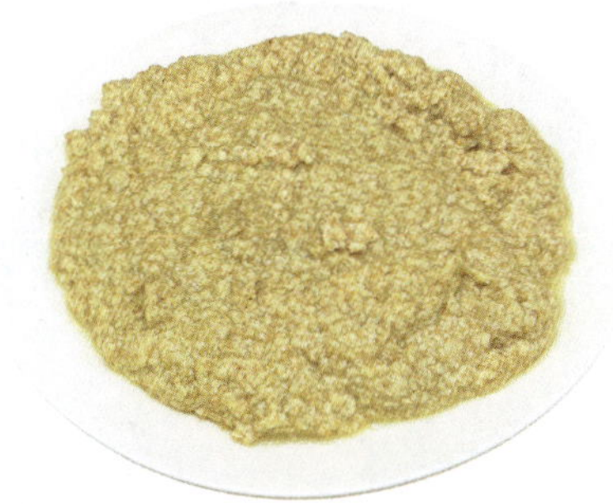

生熟比=23.4g/100g　|　含油比=0g/100g　|　含盐比=0g/100g

食物编码及食物名称：011204–小麦胚粉　　**烹饪方式：蒸**

烹饪前

生重：100g

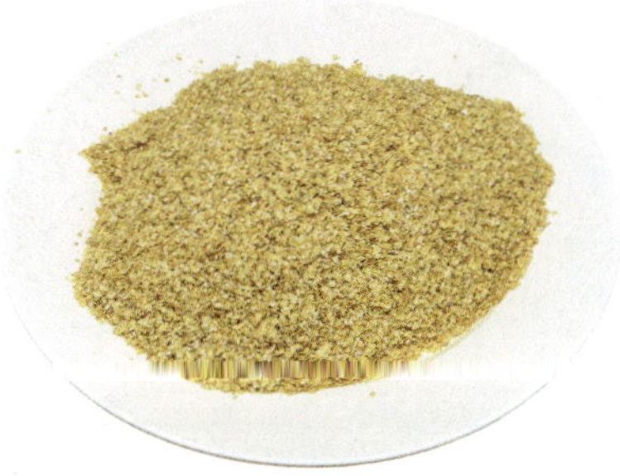

烹饪后

熟重：272g

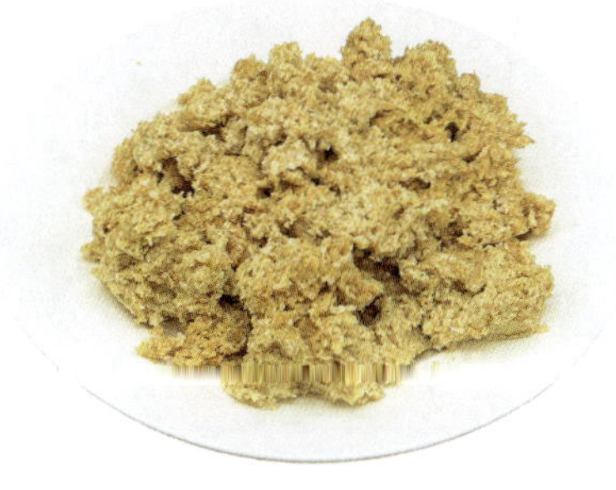

生熟比=36.8g/100g　|　含油比=0g/100g　|　含盐比=0g/100g

4. 011206–小麦粉（标准粉）

食物编码及食物名称：011206–小麦粉（标准粉）　　烹饪方式：炒

烹饪前

生重：100g

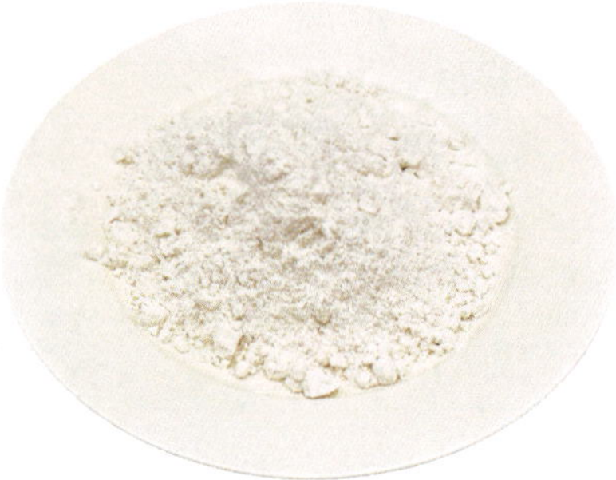

烹饪后

熟重：96g

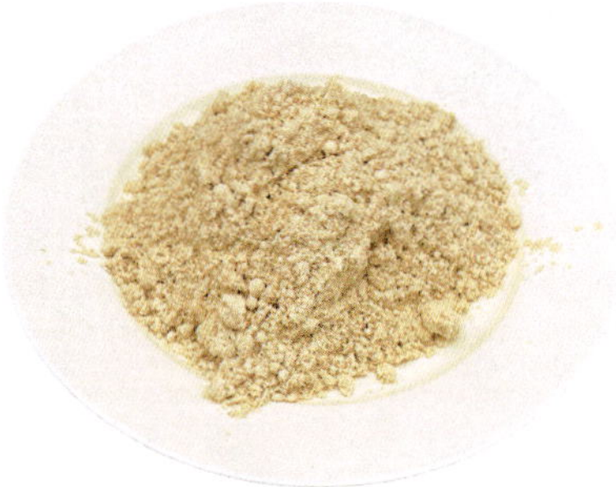

生熟比=104.2g/100g　|　含油比=10.4g/100g　|　含盐比=0g/100g

食物编码及食物名称：011206–小麦粉（标准粉）　　烹饪方式：煮

烹饪前

生重：100g

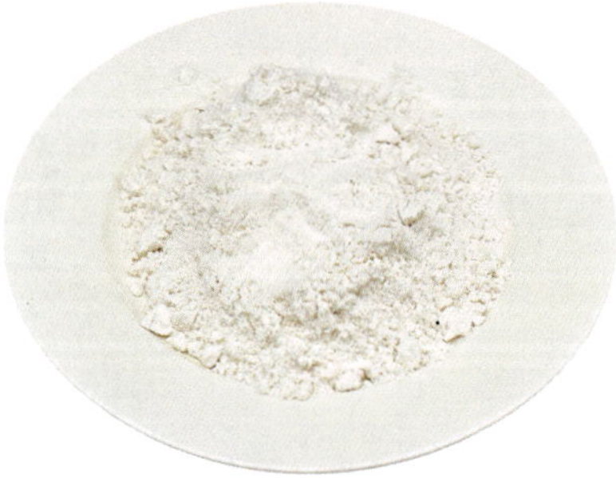

烹饪后

熟重：494g

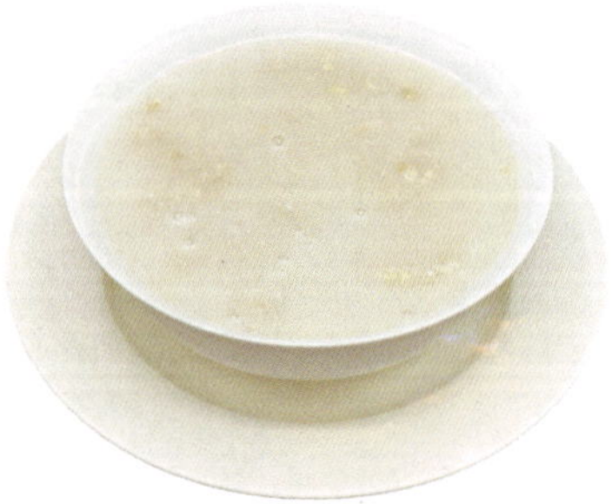

生熟比=20.2g/100g　|　含油比=5.3g/100g　|　含盐比=0.2g/100g

食物编码及食物名称：011206–小麦粉（标准粉） **烹饪方式：烤**

烹饪前

生重：100g

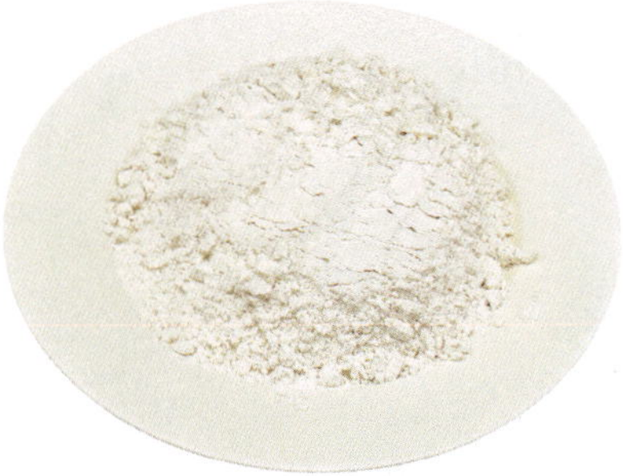

烹饪后

熟重：146g

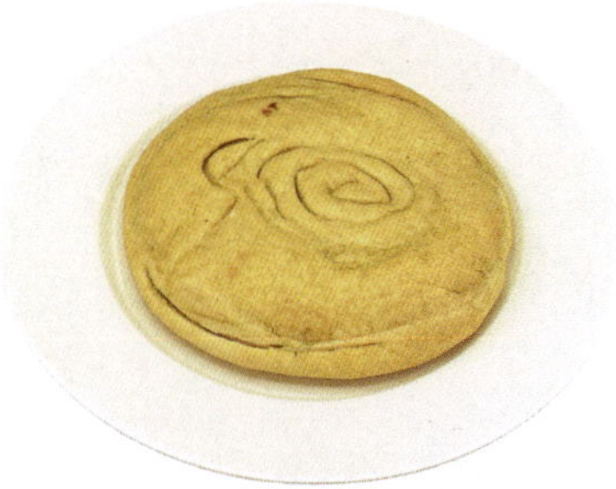

生熟比=68.5g/100g | 含油比=2.7g/100g | 含盐比=2.1g/100g

食物编码及食物名称：011206–小麦粉（标准粉） **烹饪方式：蒸**

烹饪前

生重：100g

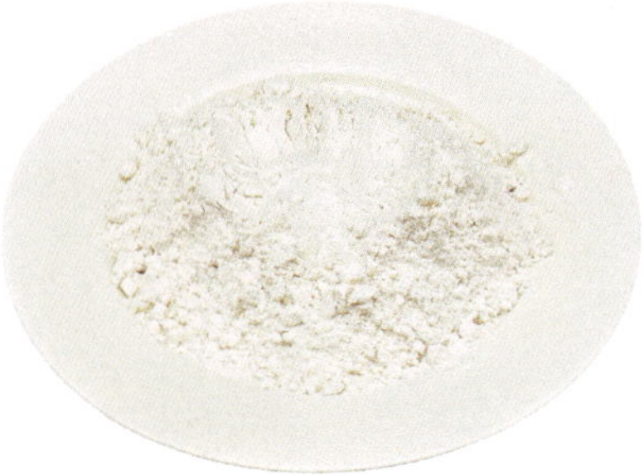

烹饪后

熟重：140g

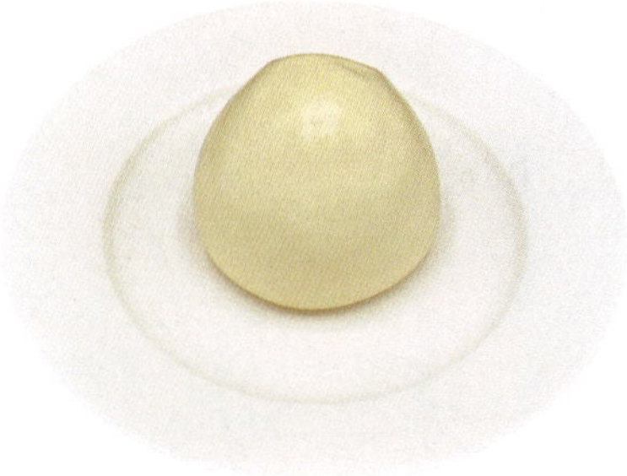

生熟比=71.4g/100g | 含油比=0g/100g | 含盐比=0g/100g

食物编码及食物名称：011206-小麦粉（标准粉） | 烹饪方式：烙

烹饪前

生重：100g

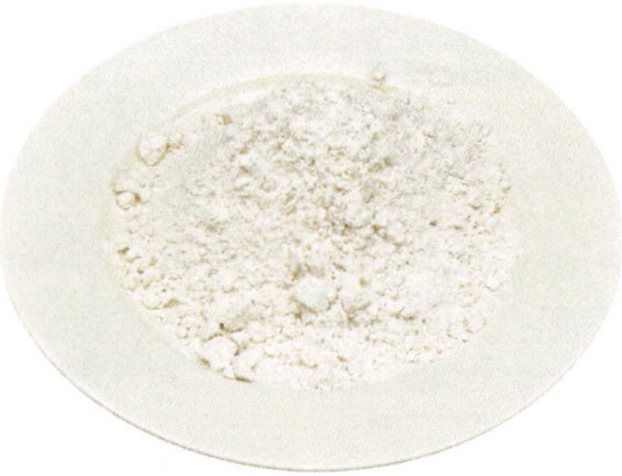

烹饪后

熟重：161g

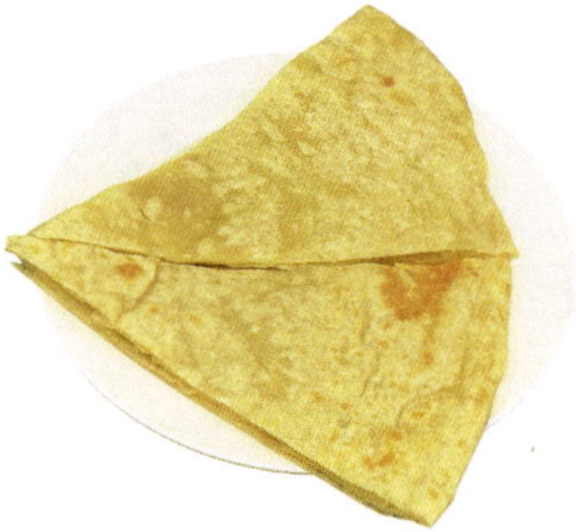

生熟比=62.1g/100g | 含油比=8.7g/100g | 含盐比=3.7g/100g

5. 0112xx-全麦粉

食物编码及食物名称：0112xx-全麦粉 | 烹饪方式：炒

烹饪前

生重：100g

烹饪后

熟重：91g

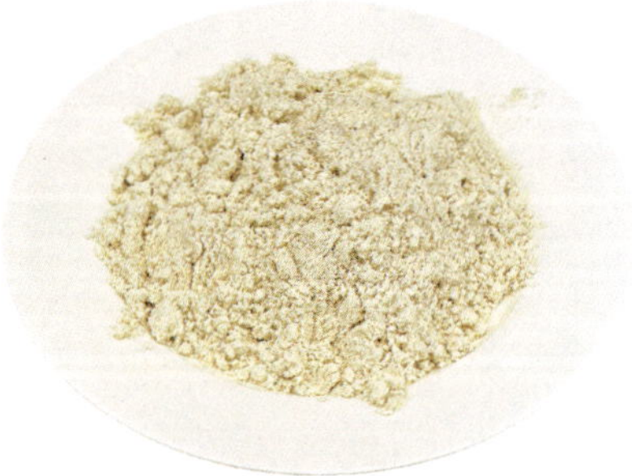

生熟比=109.9g/100g | 含油比=11.0g/100g | 含盐比=0g/100g

食物编码及食物名称：0112xx-全麦粉 烹饪方式：煮

烹饪前

生重：100g

烹饪后

熟重：506g

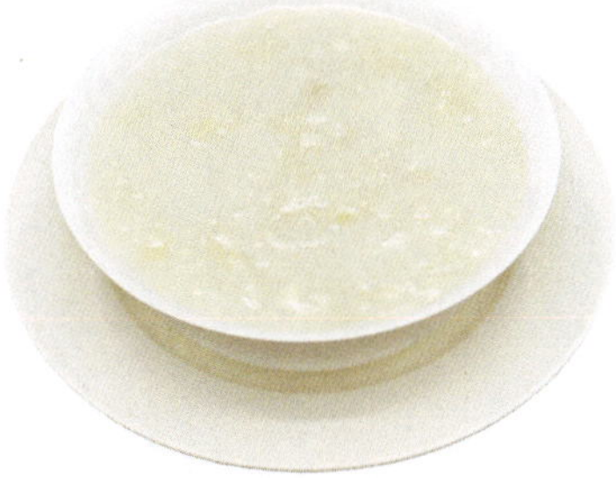

生熟比=19.8g/100g | 含油比=1.4g/100g | 含盐比=0.4g/100g

食物编码及食物名称：0112xx-全麦粉 烹饪方式：烤

烹饪前

生重：100g

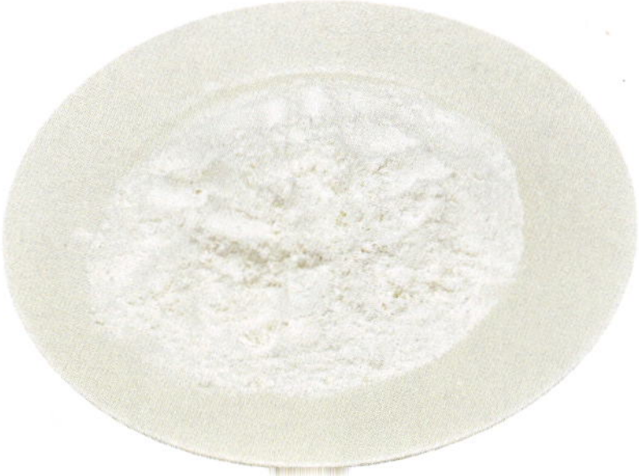

烹饪后

熟重：156g

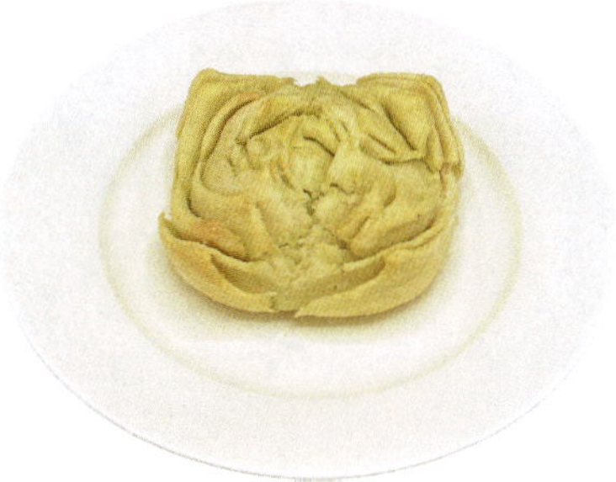

生熟比=64.1g/100g | 含油比=7.1g/100g | 含盐比=1.3g/100g

食物编码及食物名称：0112xx-全麦粉 **烹饪方式：蒸**

烹饪前

生重：100g

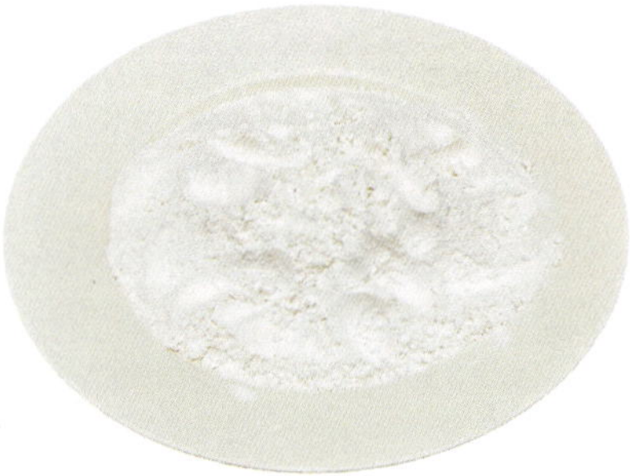

烹饪后

熟重：141g

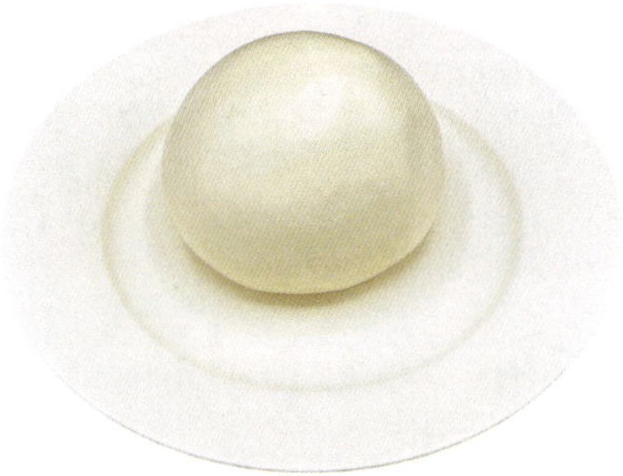

生熟比=70.9g/100g | 含油比=0g/100g | 含盐比=0g/100g

食物编码及食物名称：0112xx-全麦粉 **烹饪方式：烙**

烹饪前

生重：100g

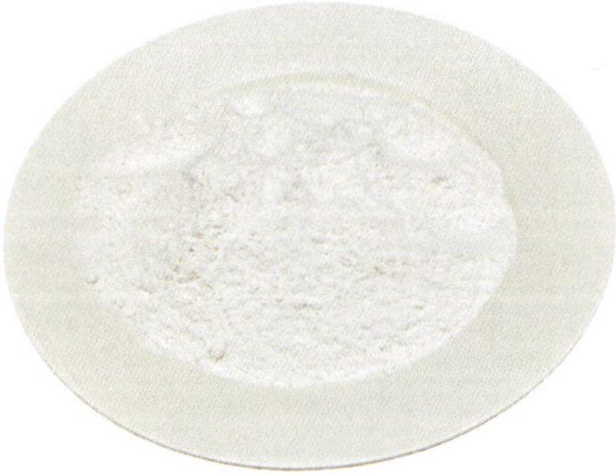

烹饪后

熟重：154g

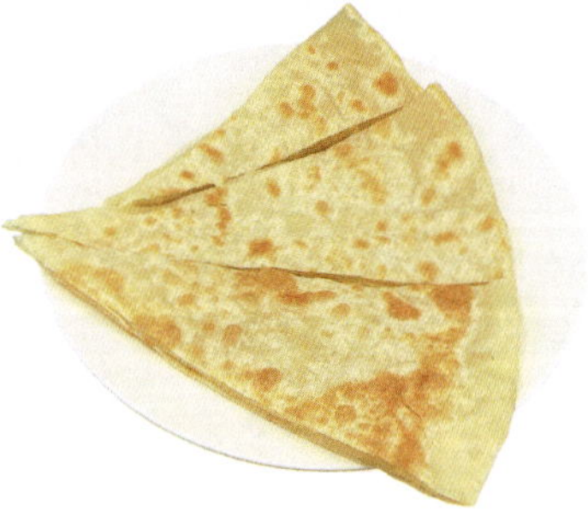

生熟比=64.9g/100g | 含油比=6.5g/100g | 含盐比=1.9g/100g

6. 0112xx–全麦粉（北大荒）

食物编码及食物名称：0112xx–全麦粉（北大荒）　烹饪方式：炒

烹饪前

生重：100g

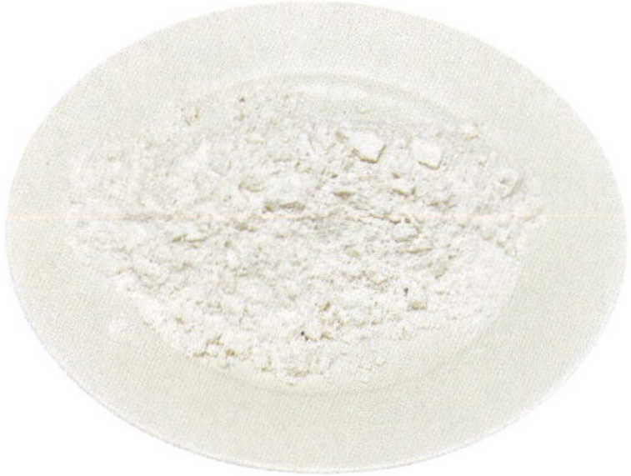

烹饪后

熟重：117g

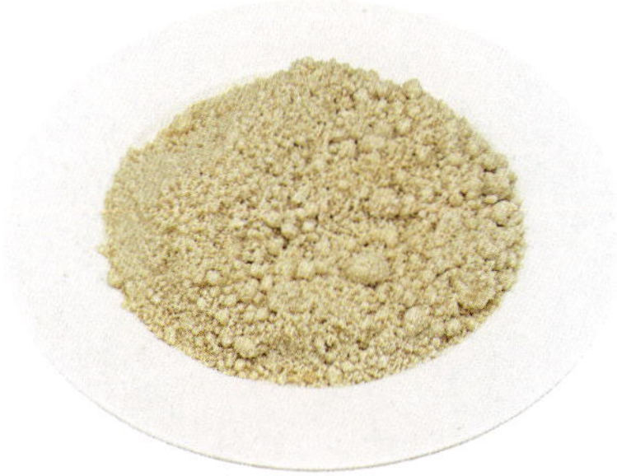

生熟比=85.5g/100g | 含油比=27.4g/100g | 含盐比=0g/100g

食物编码及食物名称：0112xx–全麦粉（北大荒）　烹饪方式：煮

烹饪前

生重：100g

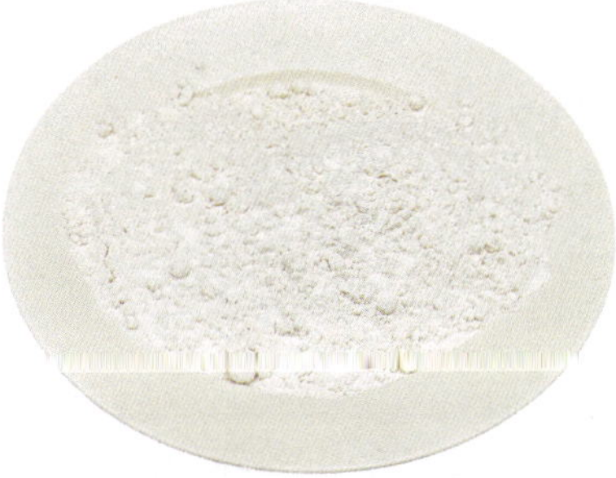

烹饪后

熟重：552g

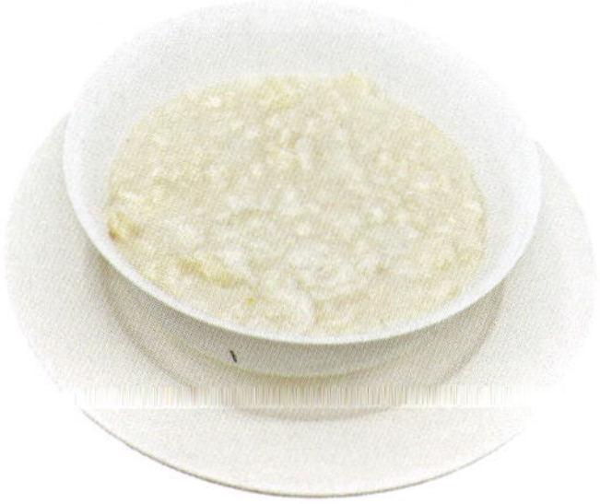

生熟比=18.1g/100g | 含油比=1.4g/100g | 含盐比=0.6g/100g

食物编码及食物名称：0112xx–全麦粉（北大荒） **烹饪方式：烤**

烹饪前

生重：100g

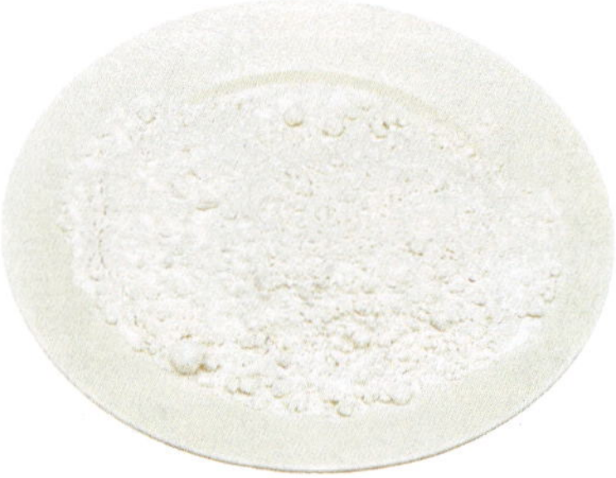

烹饪后

熟重：137g

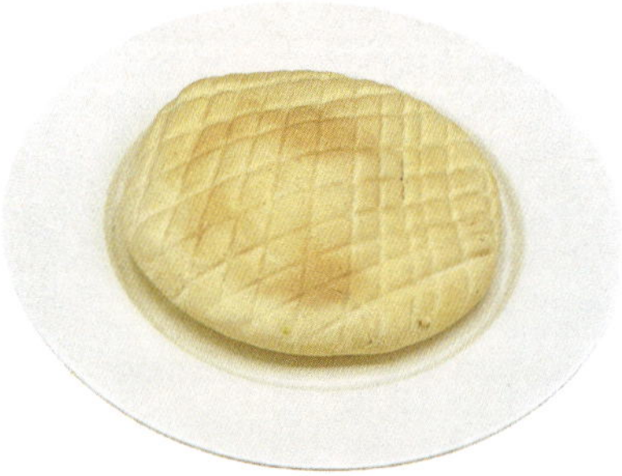

生熟比=73.0g/100g | 含油比=0g/100g | 含盐比=0g/100g

食物编码及食物名称：0112xx–全麦粉（北大荒） **烹饪方式：蒸**

烹饪前

生重：100g

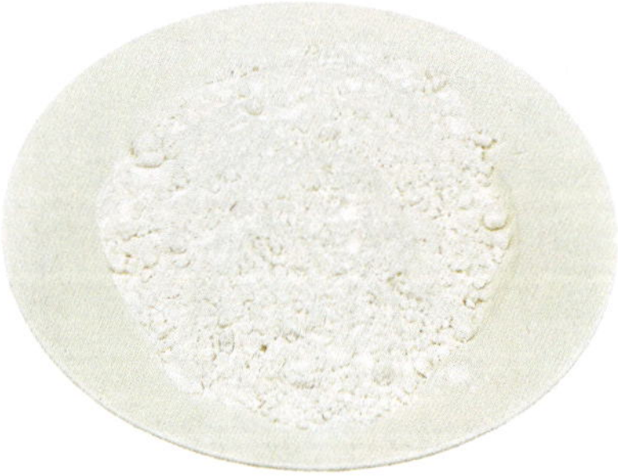

烹饪后

熟重：169g

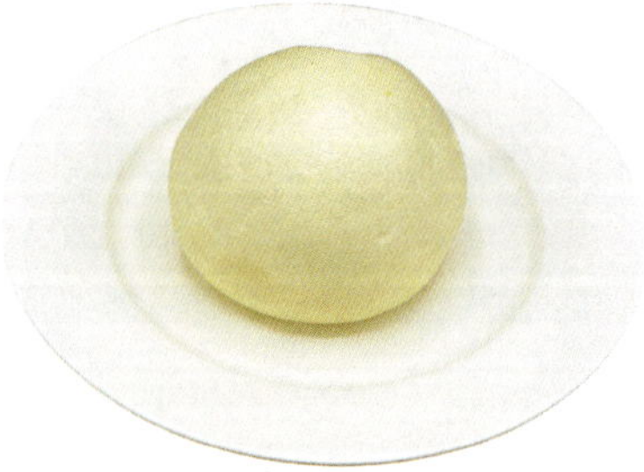

生熟比=59.2g/100g | 含油比=0g/100g | 含盐比=0g/100g

食物编码及食物名称：0112xx-全麦粉（北大荒）　烹饪方式：烙

烹饪前

生重：100g

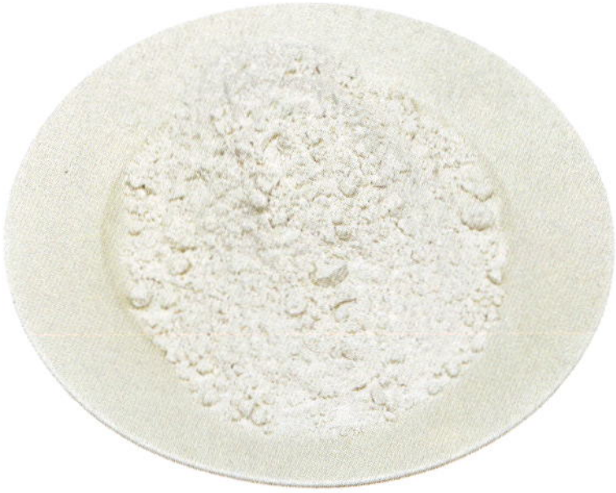

烹饪后

熟重：157g

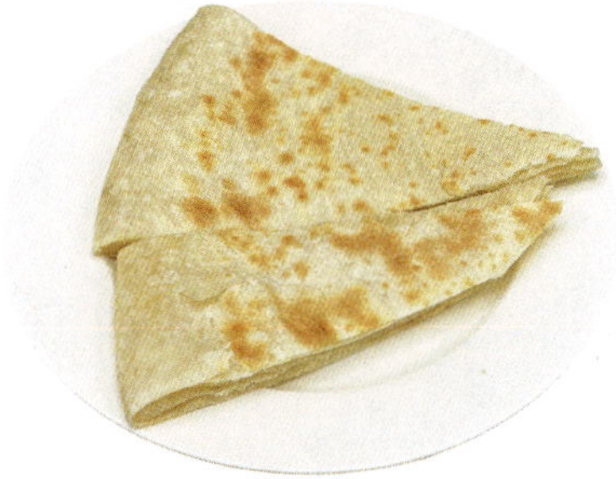

生熟比=63.7g/100g | 含油比=7.6g/100g | 含盐比=1.9g/100g

7. 0112xx-全麦粉（河套）

食物编码及食物名称：0112xx-全麦粉（河套）　烹饪方式：炒

烹饪前

生重：100g

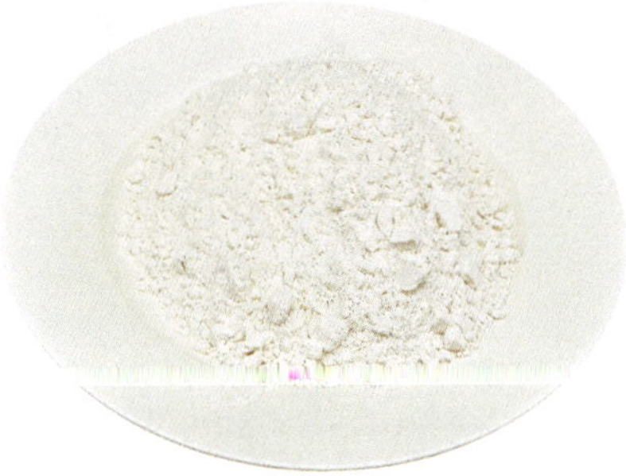

烹饪后

熟重：108g

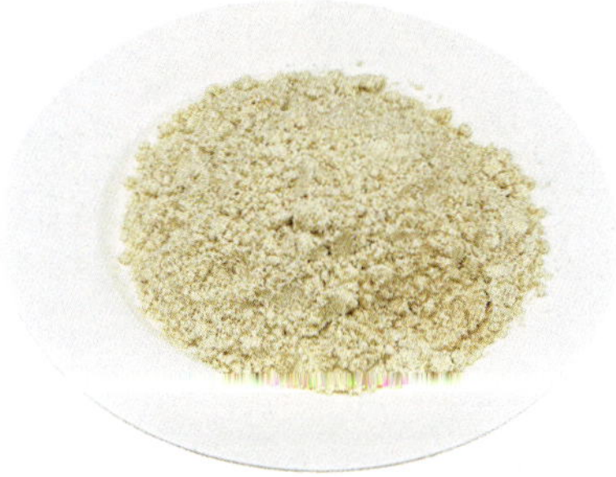

生熟比=92.6g/100g | 含油比=20.4g/100g | 含盐比=0g/100g

食物编码及食物名称：0112xx-全麦粉（河套） | **烹饪方式：煮**

烹饪前

生重：100g

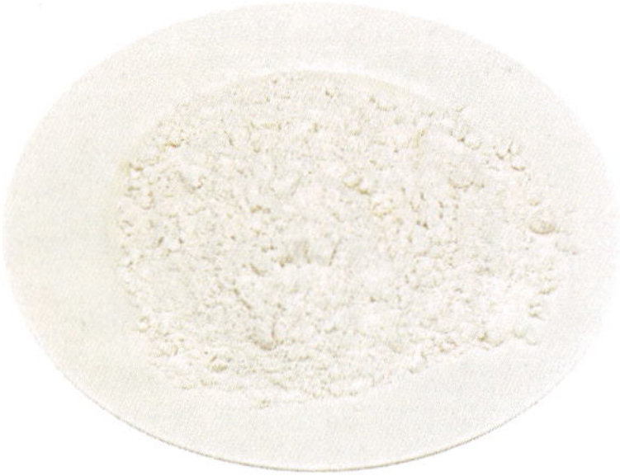

烹饪后

熟重：626g

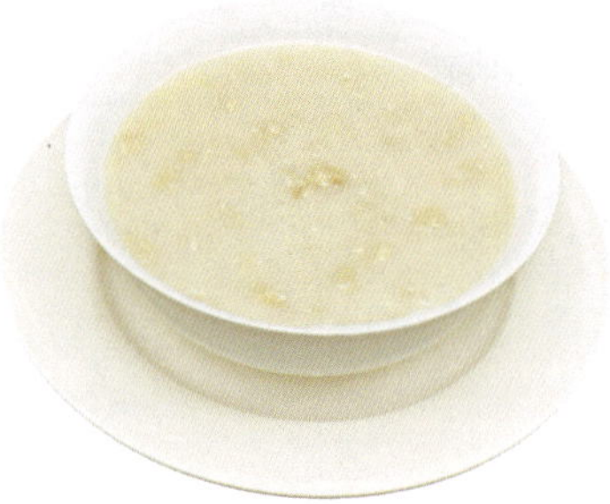

生熟比=16.0g/100g | 含油比=1.9g/100g | 含盐比=0.2g/100g

食物编码及食物名称：0112xx-全麦粉（河套） | **烹饪方式：烤**

烹饪前

生重：100g

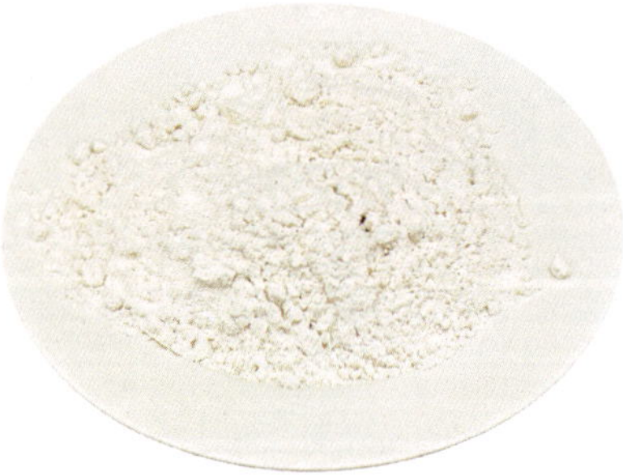

烹饪后

熟重：146g

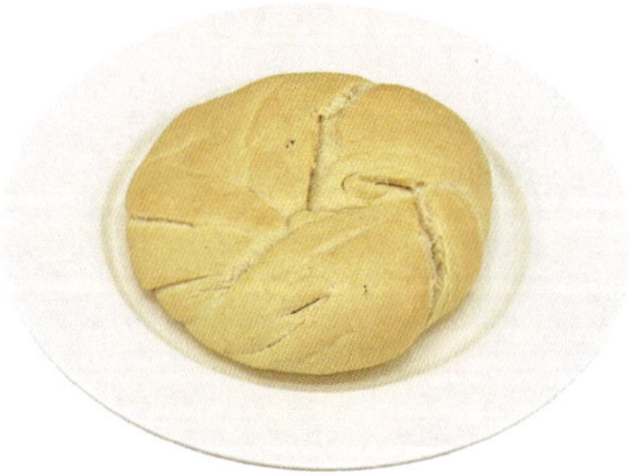

生熟比=68.5g/100g | 含油比=0g/100g | 含盐比=0g/100g

食物编码及食物名称：0112xx-全麦粉（河套）　烹饪方式：蒸

烹饪前

生重：100g

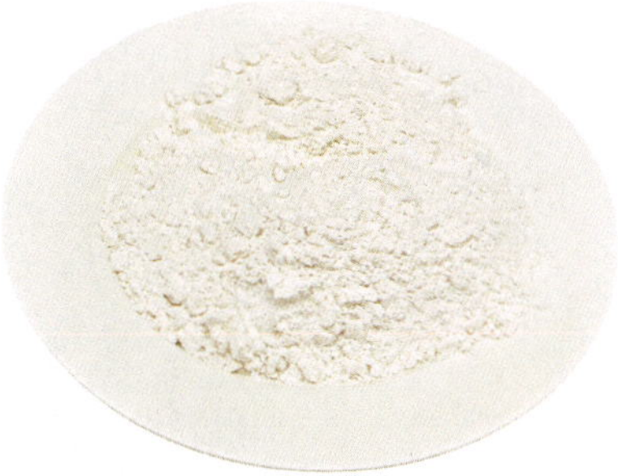

烹饪后

熟重：163g

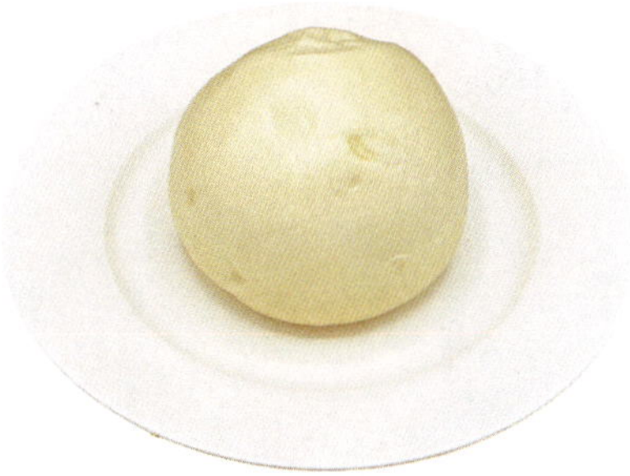

生熟比=61.3g/100g ｜ 含油比=0g/100g ｜ 含盐比=0g/100g

食物编码及食物名称：0112xx-全麦粉（河套）　烹饪方式：烙

烹饪前

生重：100g

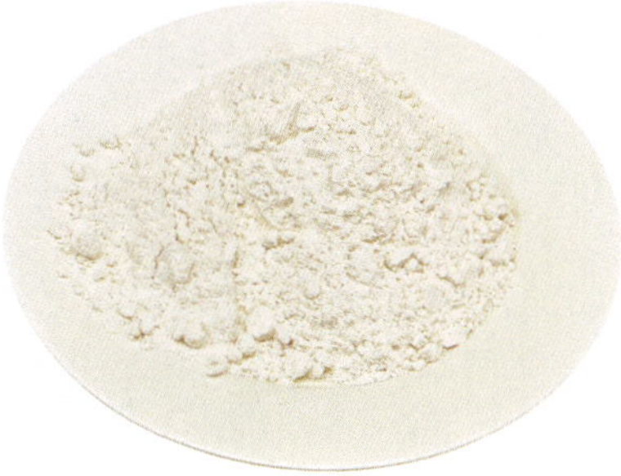

烹饪后

熟重：160g

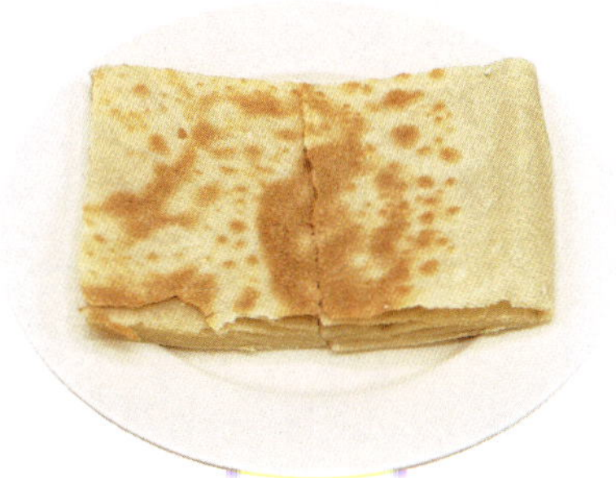

生熟比=62.5g/100g ｜ 含油比=7.5g/100g ｜ 含盐比=1.9g/100g

8. 0112xx–全麦粉（黑小麦）

食物编码及食物名称：0112xx–全麦粉（黑小麦） **烹饪方式：炒**

烹饪前

生重：100g

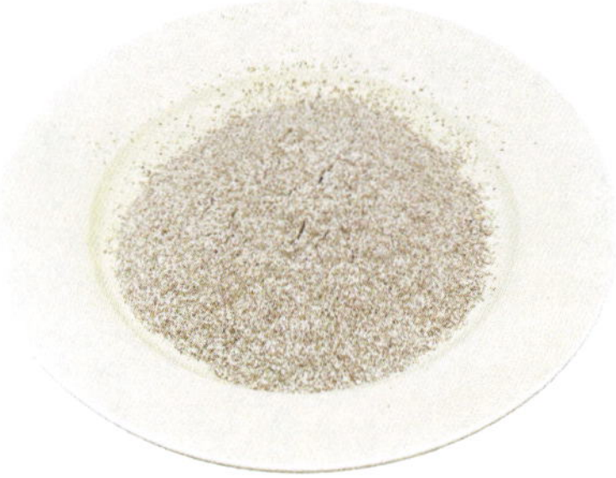

烹饪后

熟重：111g

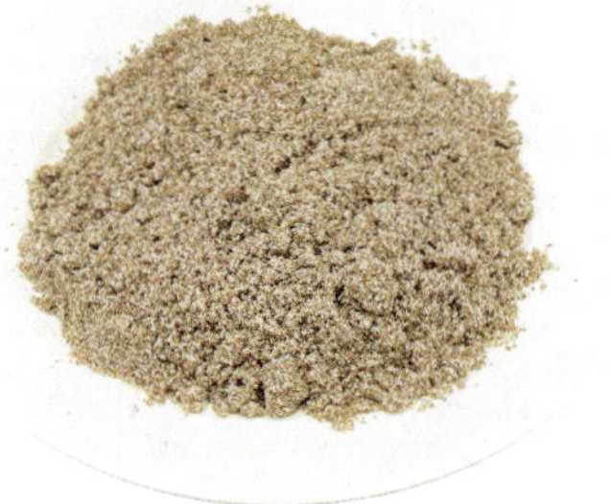

生熟比=90.1g/100g | 含油比=20.7g/100g | 含盐比=0g/100g

食物编码及食物名称：0112xx–全麦粉（黑小麦） **烹饪方式：煮**

烹饪前

生重：100g

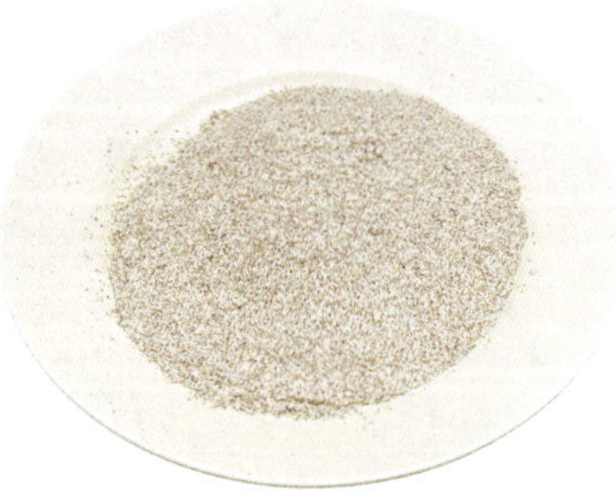

烹饪后

熟重：425g

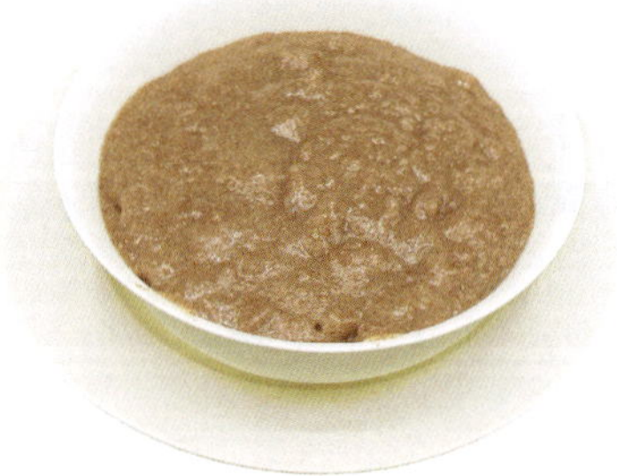

生熟比=23.5g/100g | 含油比=0g/100g | 含盐比=0g/100g

食物编码及食物名称：0112xx-全麦粉（黑小麦） | **烹饪方式：烤**

烹饪前

生重：100g

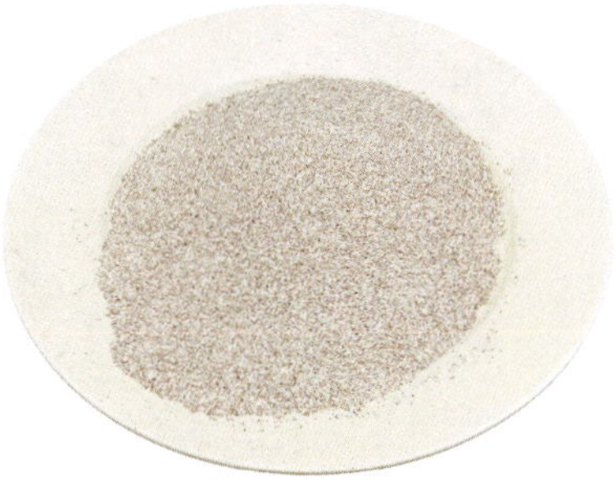

烹饪后

熟重：148g

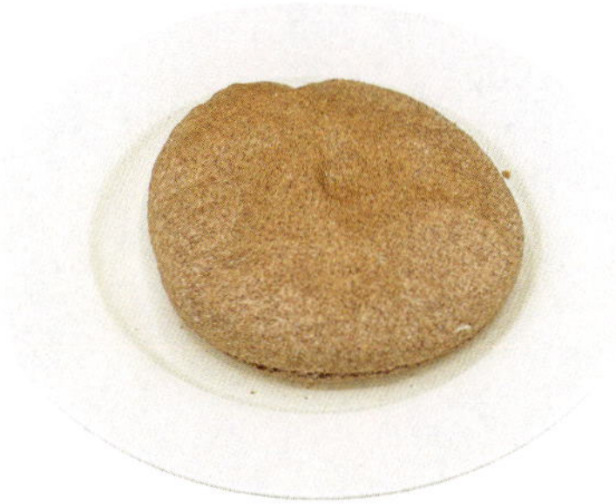

生熟比=67.6g/100g | 含油比=0g/100g | 含盐比=0g/100g

食物编码及食物名称：0112xx-全麦粉（黑小麦） | **烹饪方式：蒸**

烹饪前

生重：100g

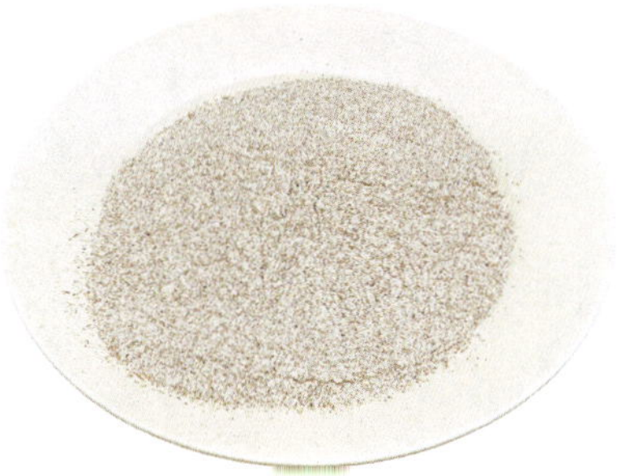

烹饪后

熟重：170g

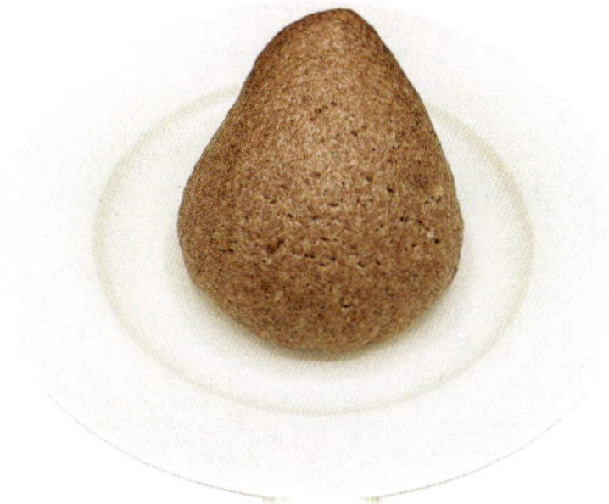

生熟比=58.8g/100g | 含油比=0g/100g | 含盐比=0g/100g

食物编码及食物名称：0112xx-全麦粉（黑小麦） | **烹饪方式：烙**

烹饪前

生重：100g

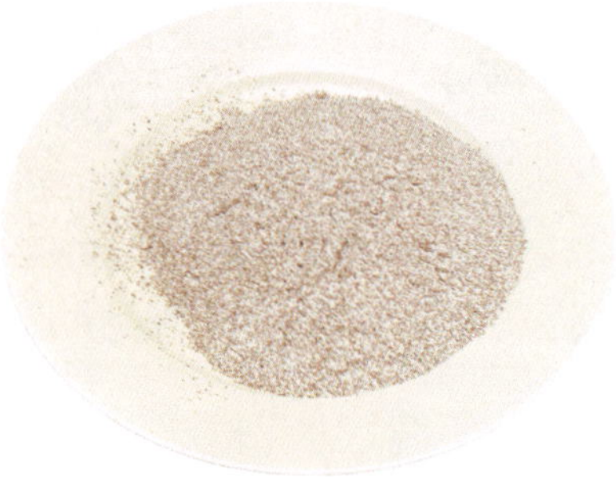

烹饪后

熟重：189g

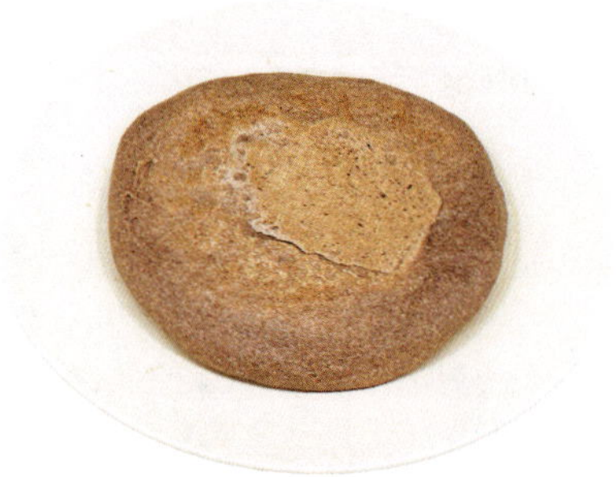

生熟比=52.9g/100g | 含油比=0g/100g | 含盐比=0g/100g

9. 0112xx-小麦粉（古船、精制级）

食物编码及食物名称：0112xx-小麦粉（古船、精制级） | **烹饪方式：炒**

烹饪前

生重：100g

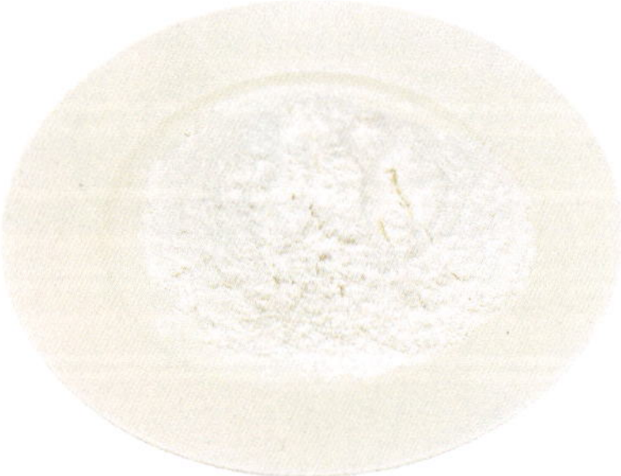

烹饪后

熟重：109g

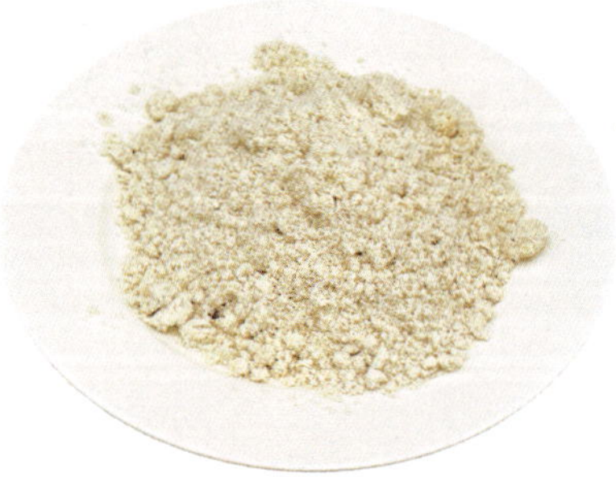

生熟比=91.7g/100g | 含油比=19.3g/100g | 含盐比=0g/100g

食物编码及食物名称：0112xx–小麦粉（古船、精制级） **烹饪方式：煮**

烹饪前

生重：100g

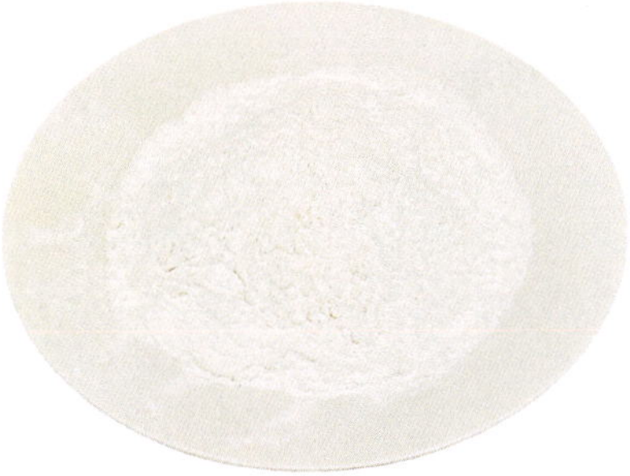

烹饪后

熟重：467g

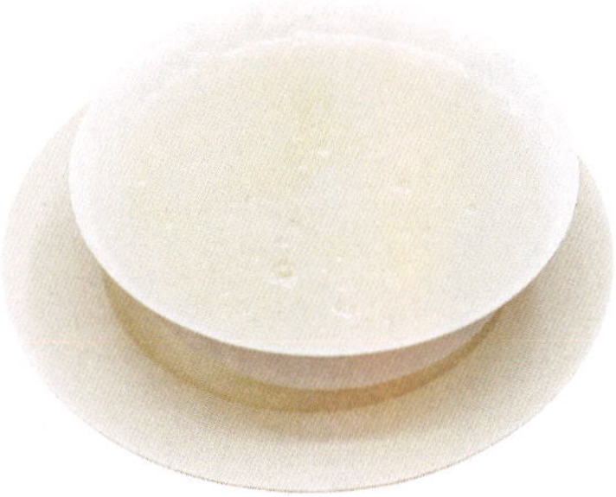

生熟比=21.4g/100g | 含油比=1.5g/100g | 含盐比=0.2g/100g

食物编码及食物名称：0112xx–小麦粉（古船、精制级） **烹饪方式：烤**

烹饪前

生重：100g

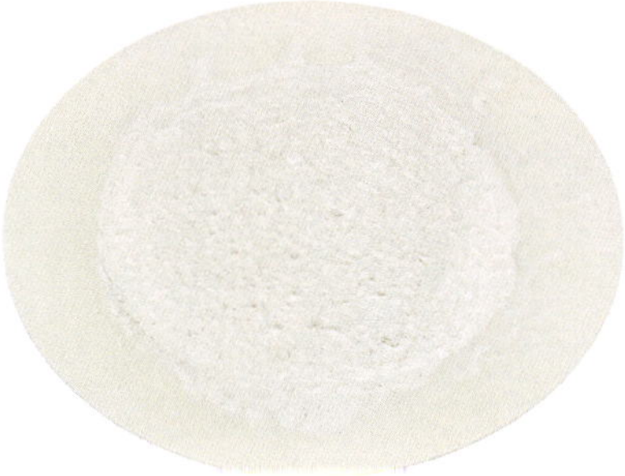

烹饪后

熟重：137g

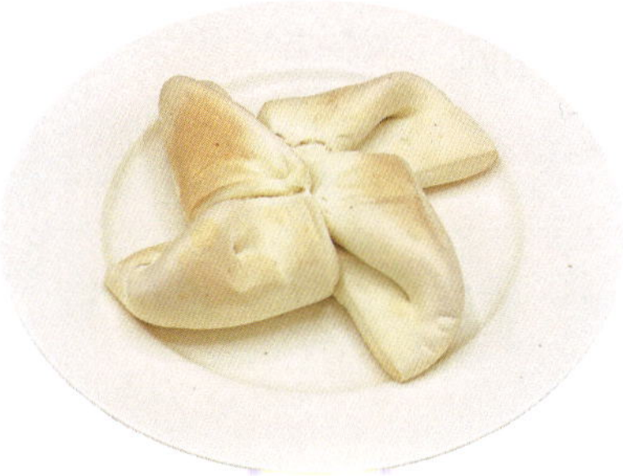

生熟比=73.0g/100g | 含油比=0g/100g | 含盐比=0g/100g

食物编码及食物名称：0112xx-小麦粉（古船、精制级） **烹饪方式：蒸**

烹饪前

生重：100g

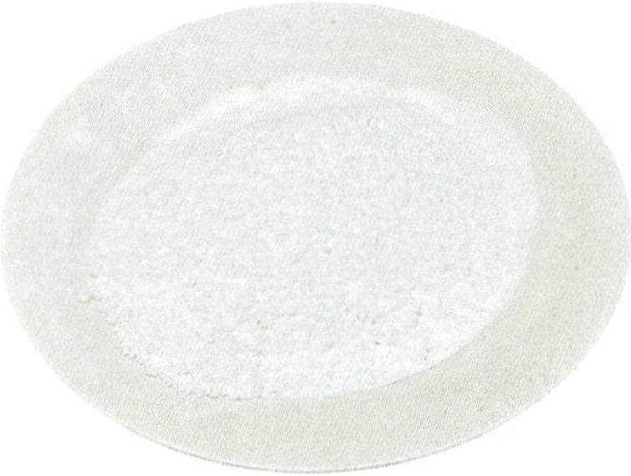

烹饪后

熟重：167g

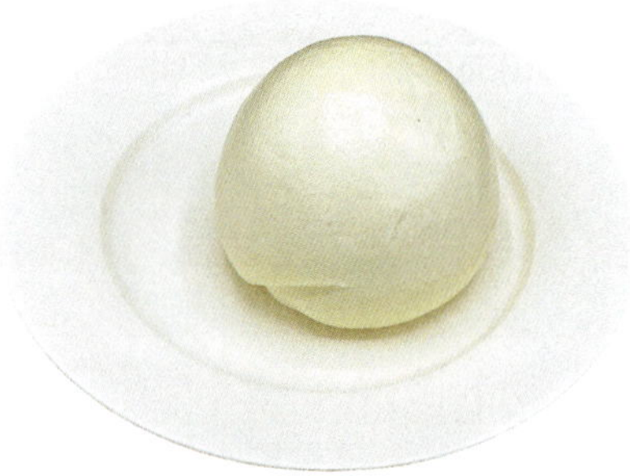

生熟比=59.9g/100g | 含油比=0g/100g | 含盐比=0g/100g

食物编码及食物名称：0112xx-小麦粉（古船、精制级） **烹饪方式：烙**

烹饪前

生重：100g

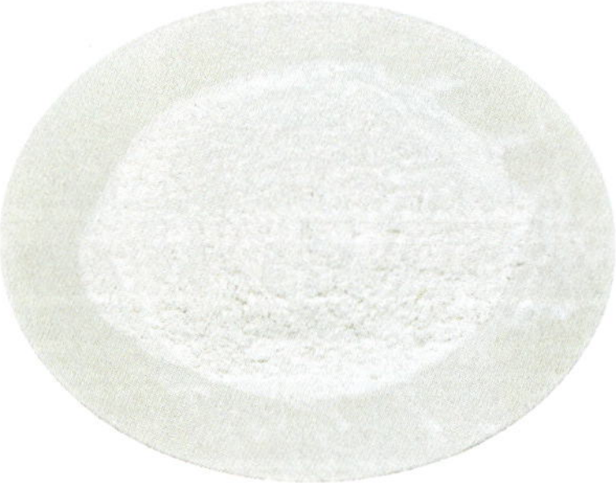

烹饪后

熟重：268g

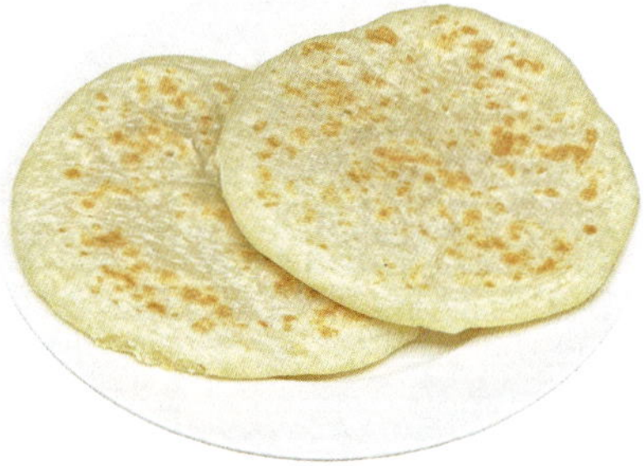

生熟比=37.3g/100g | 含油比=0g/100g | 含盐比=0g/100g

10. 0112xx–小麦粉（麦芯粉）

食物编码及食物名称：0112xx–小麦粉（麦芯粉）　　**烹饪方式：炒**

烹饪前

生重：100g

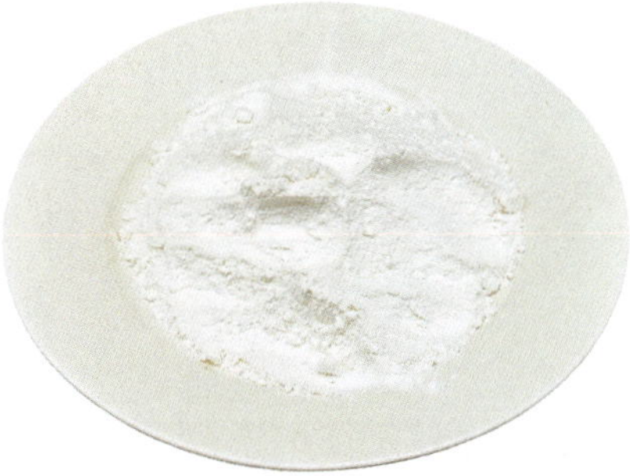

烹饪后

熟重：96g

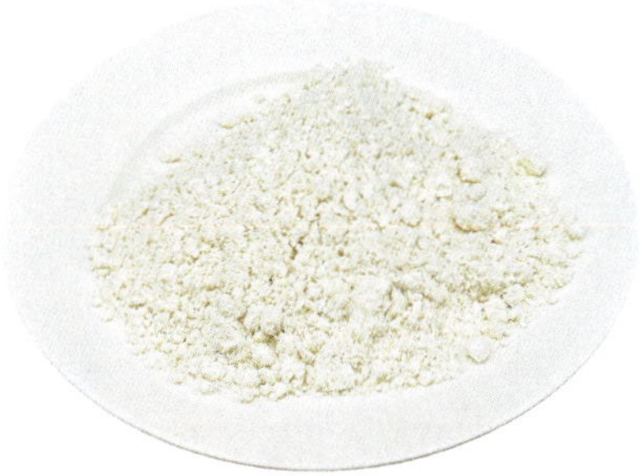

生熟比=104.2g/100g　|　含油比=11.5g/100g　|　含盐比=0g/100g

食物编码及食物名称：0112xx–小麦粉（麦芯粉）　　**烹饪方式：煮**

烹饪前

生重：100g

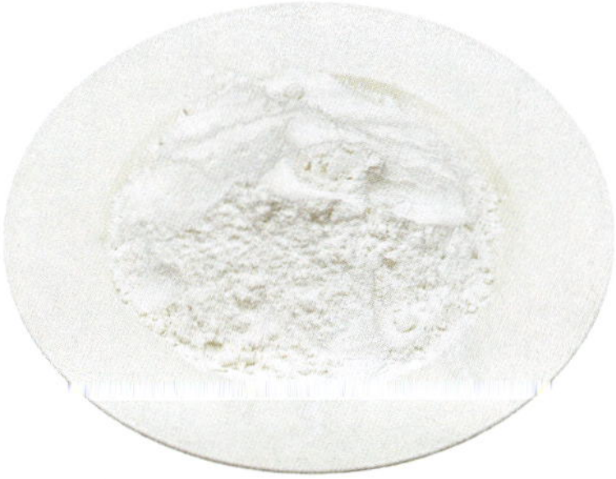

烹饪后

熟重：430g

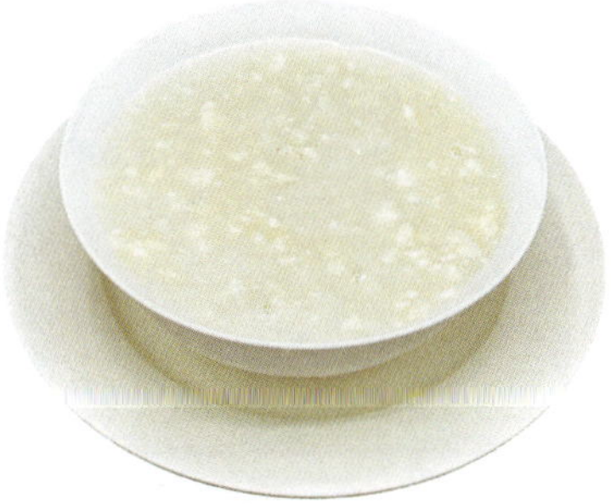

生熟比=23.3g/100g　|　含油比=0.7g/100g　|　含盐比=0.2g/100g

食物编码及食物名称：0112xx–小麦粉（麦芯粉） | **烹饪方式：烤**

烹饪前

生重：100g

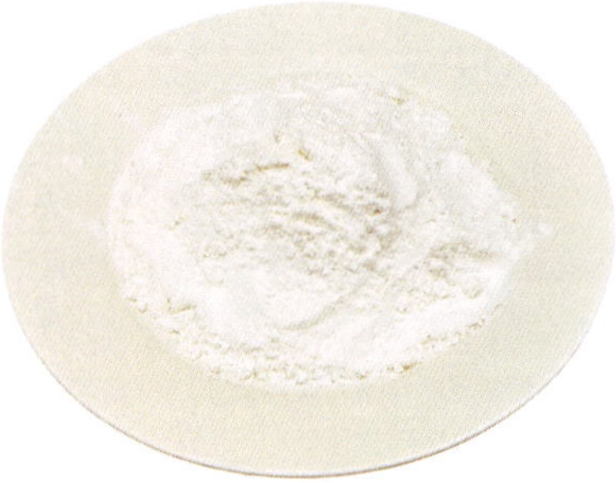

烹饪后

熟重：132g

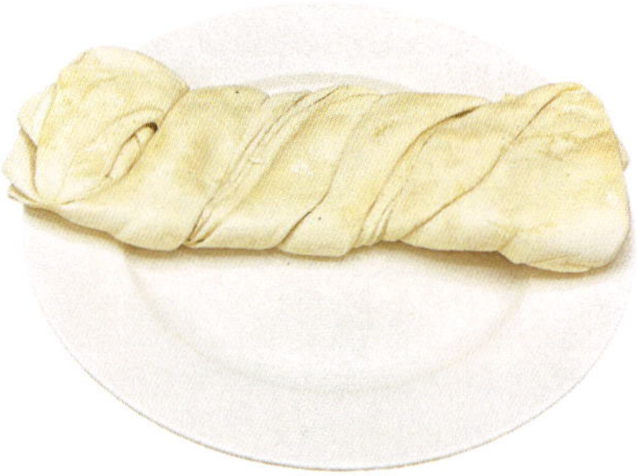

生熟比=75.8g/100g | 含油比=6.1g/100g | 含盐比=1.5g/100g

食物编码及食物名称：0112xx–小麦粉（麦芯粉） | **烹饪方式：蒸**

烹饪前

生重：100g

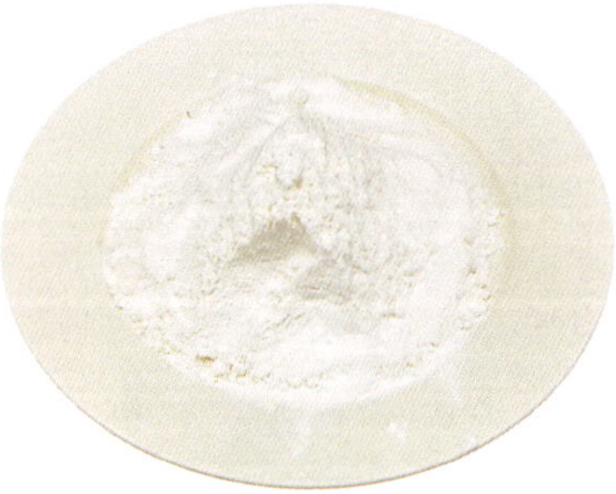

烹饪后

熟重：157g

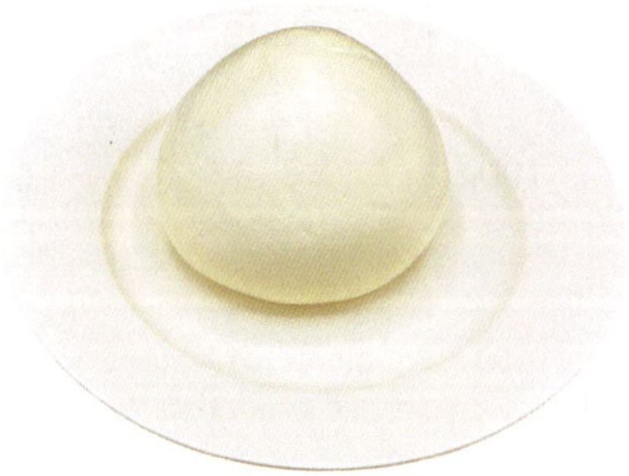

生熟比=63.7g/100g | 含油比=0g/100g | 含盐比=0g/100g

食物编码及食物名称：0112xx–小麦粉（麦芯粉） 烹饪方式：烙

烹饪前

生重：100g

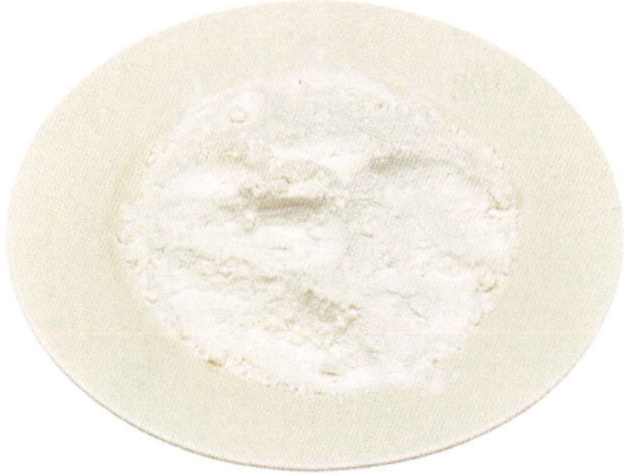

烹饪后

熟重：152g

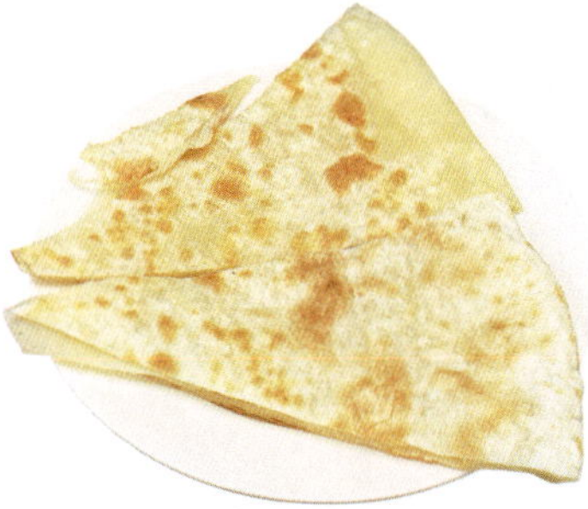

生熟比=65.8g/100g | 含油比=25.0g/100g | 含盐比=2.0g/100g

11. 011301x–挂面

食物编码及食物名称：011301x–挂面 烹饪方式：炒

烹饪前

生重：100g

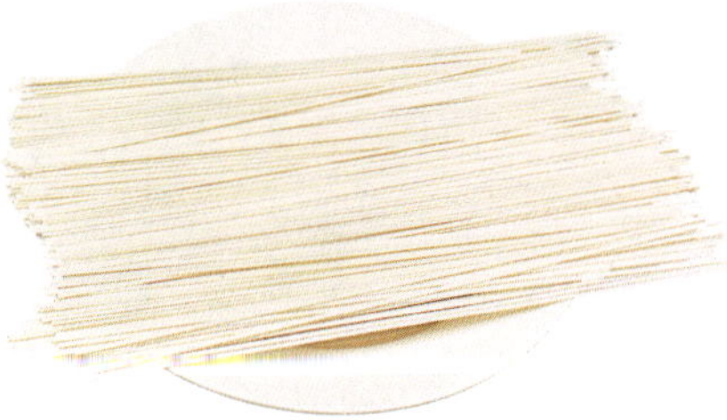

烹饪后

熟重：221g

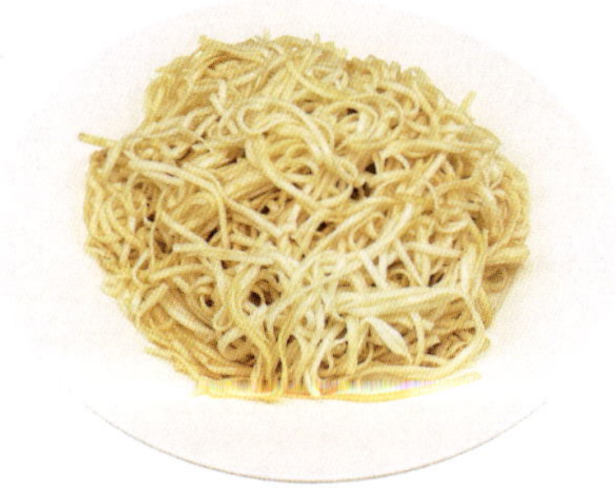

生熟比=45.2g/100g | 含油比=6.3g/100g | 含盐比=0.5g/100g

食物编码及食物名称：011301x–挂面 | **烹饪方式：煮**

烹饪前

生重：100g

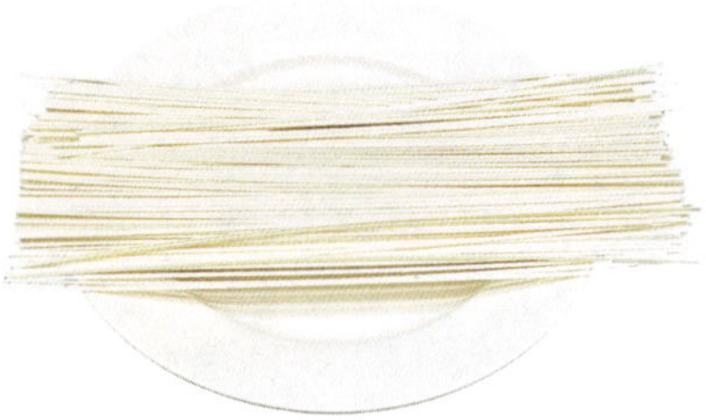

烹饪后

熟重：246g

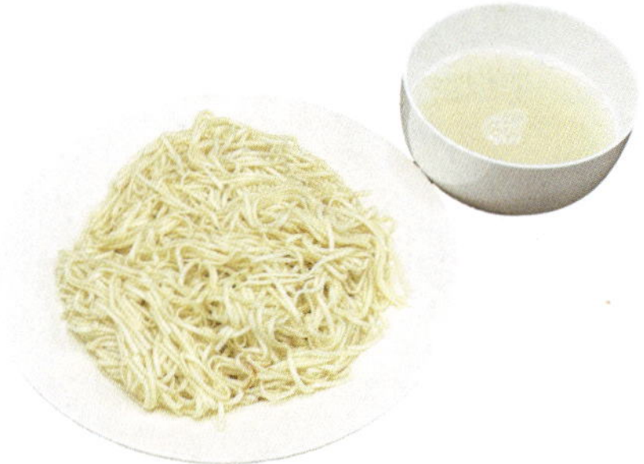

生熟比=40.7g/100g | 含油比=0g/100g | 含盐比=0g/100g

12. 011301x–挂面（大宽）

食物编码及食物名称：011301x–挂面（大宽） | **烹饪方式：炒**

烹饪前

生重：100g

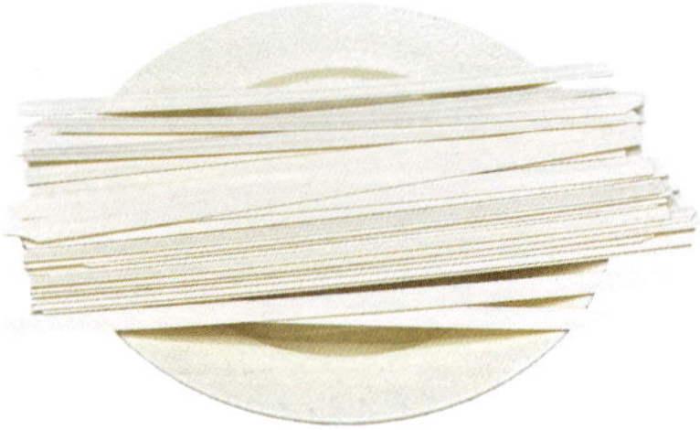

烹饪后

熟重：203g

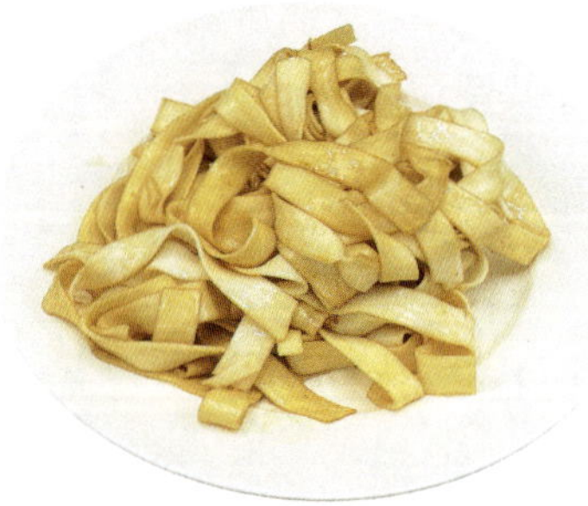

生熟比=49.3g/100g | 含油比=13.3g/100g | 含盐比=0g/100g

食物编码及食物名称：011301x–挂面（大宽）　　烹饪方式：煮

烹饪前

生重：100g

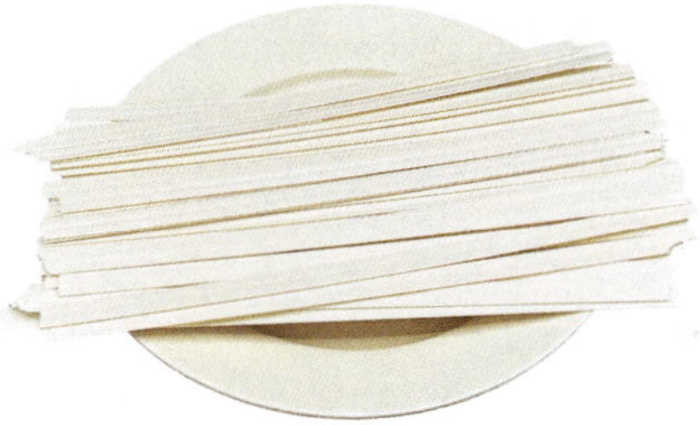

烹饪后

熟重：198g

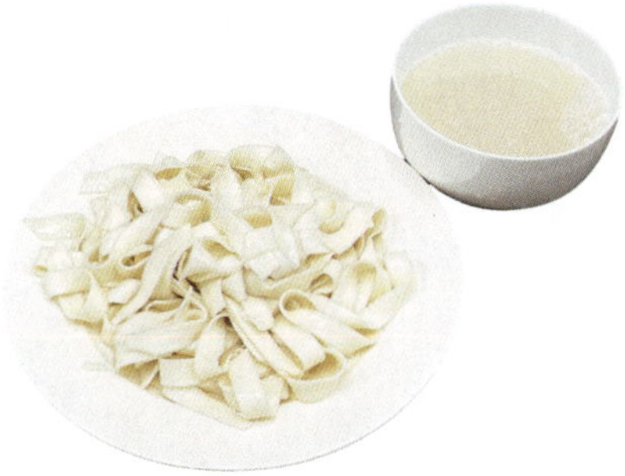

生熟比=50.5g/100g | 含油比=0g/100g | 含盐比=0g/100g

13. 011301x–挂面（宽）

食物编码及食物名称：011301x–挂面（宽）　　烹饪方式：炒

烹饪前

生重：100g

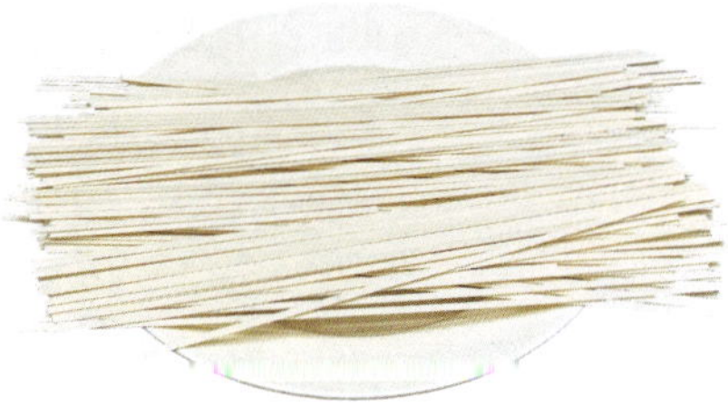

烹饪后

熟重：247g

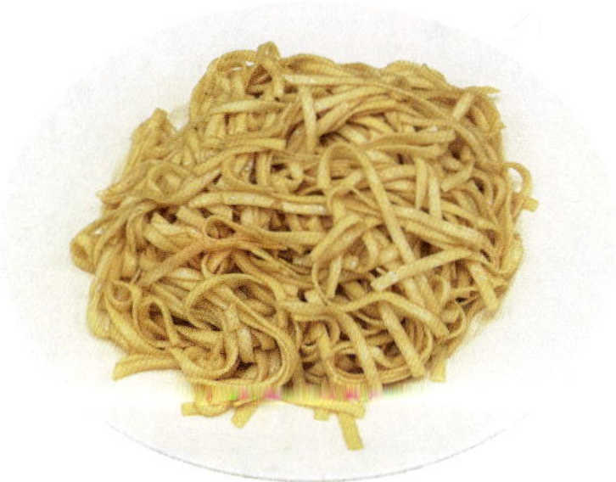

生熟比=40.5g/100g | 含油比=9.7g/100g | 含盐比=0.4g/100g

食物编码及食物名称：011301x–挂面（宽） | **烹饪方式：煮**

烹饪前

生重：100g

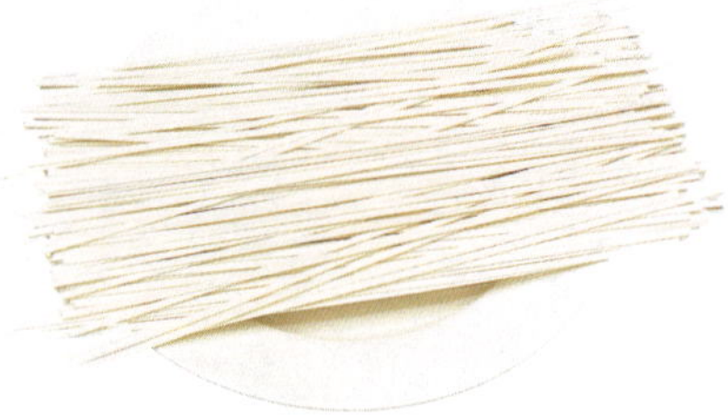

烹饪后

熟重：235g

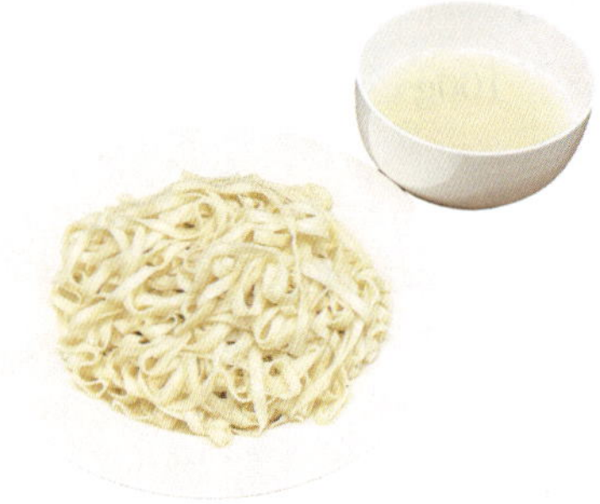

生熟比=42.6g/100g | 含油比=0g/100g | 含盐比=0g/100g

14. 011312–通心面［通心粉］

食物编码及食物名称：011312–通心面［通心粉］ | **烹饪方式：炒**

烹饪前

生重：100g

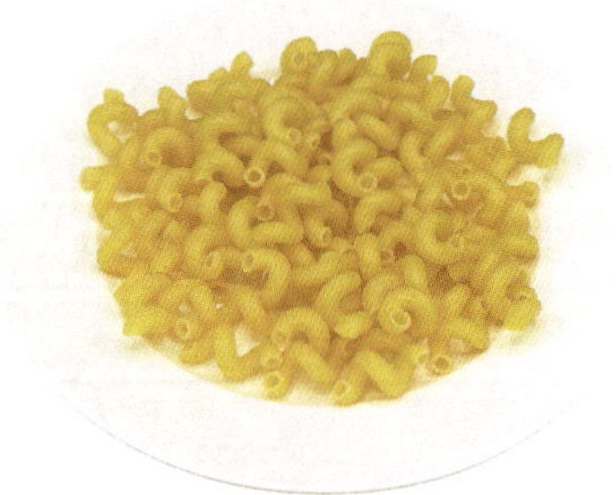

烹饪后

熟重：201g

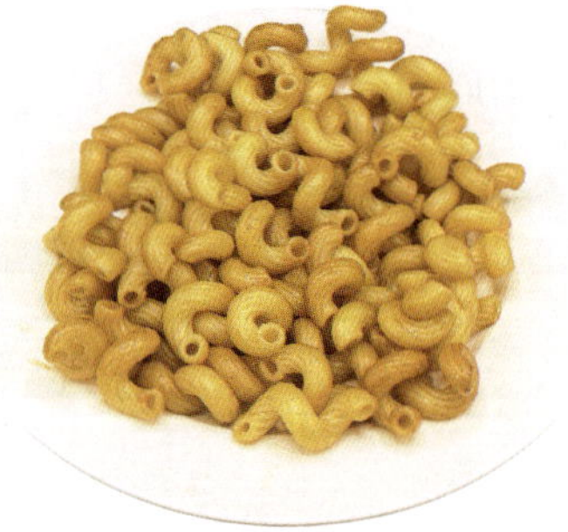

生熟比=49.8g/100g | 含油比=6.5g/100g | 含盐比=0.5g/100g

食物编码及食物名称：011312–通心面［通心粉］ 烹饪方式：煮

烹饪前

生重：100g

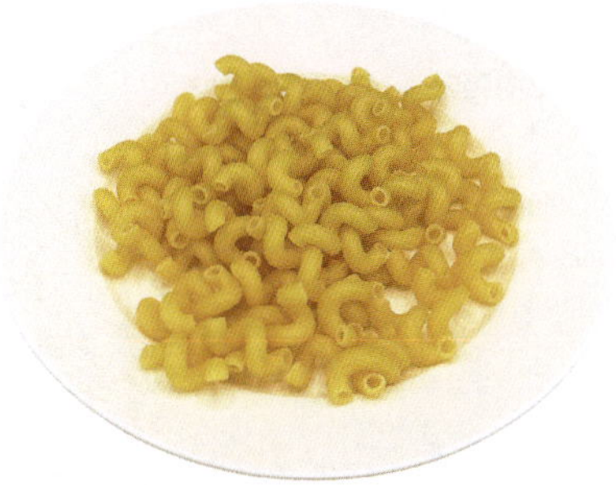

烹饪后

熟重：245g

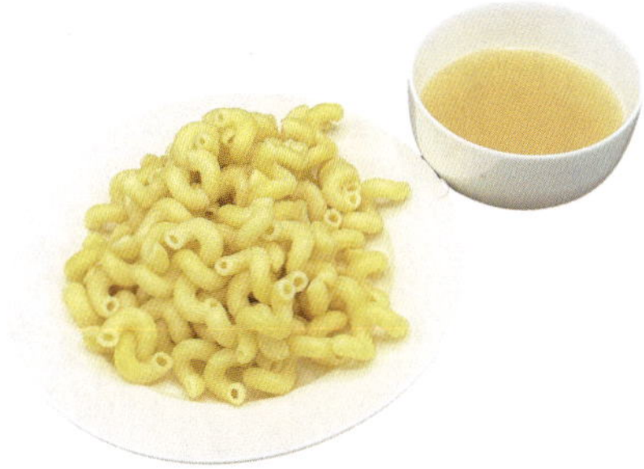

生熟比=40.8g/100g | 含油比=0g/100g | 含盐比=0g/100g

15. 011314–龙须面（素）

食物编码及食物名称：011314–龙须面（素） 烹饪方式：炒

烹饪前

生重：100g

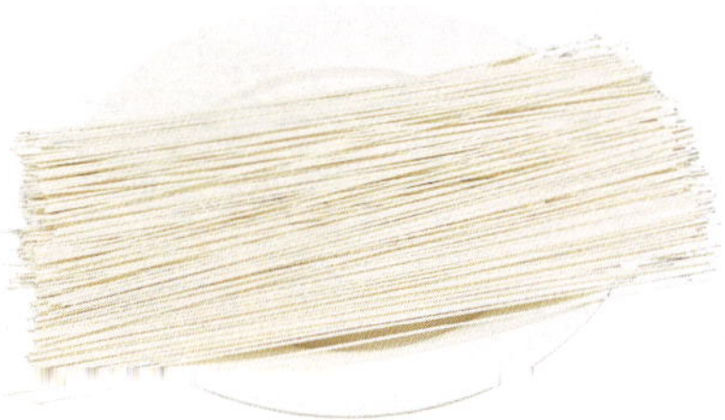

烹饪后

熟重：247g

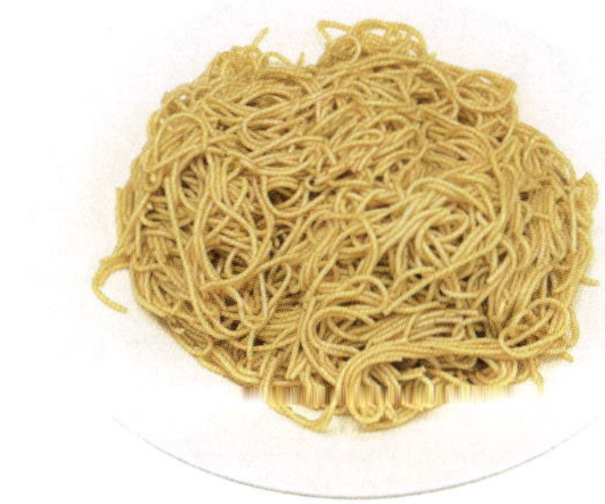

生熟比=40.5g/100g | 含油比=8.5g/100g | 含盐比=0.4g/100g

食物编码及食物名称：011314-龙须面（素） **烹饪方式：煮**

烹饪前

生重：100g

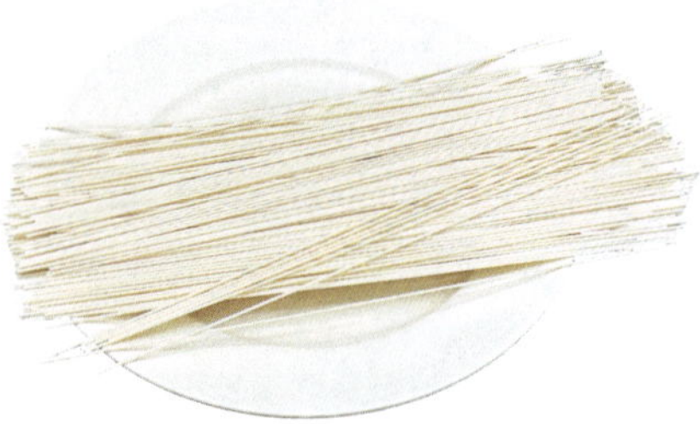

烹饪后

熟重：242g

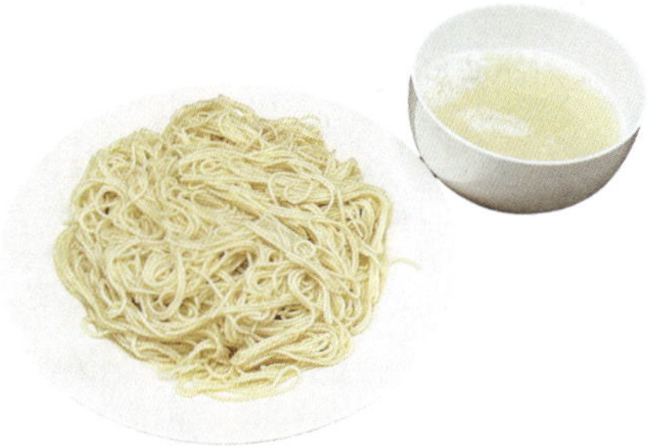

生熟比=41.3g/100g | 含油比=0g/100g | 含盐比=0g/100g

16. 011315-龙须面（鸡蛋）

食物编码及食物名称：011315-龙须面（鸡蛋） **烹饪方式：炒**

烹饪前

生重：100g

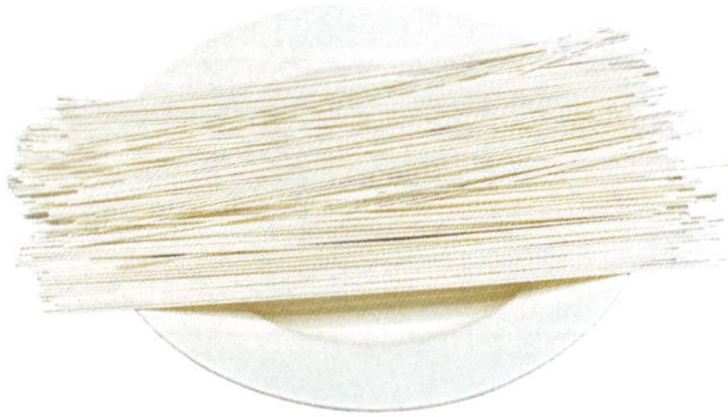

烹饪后

熟重：241g

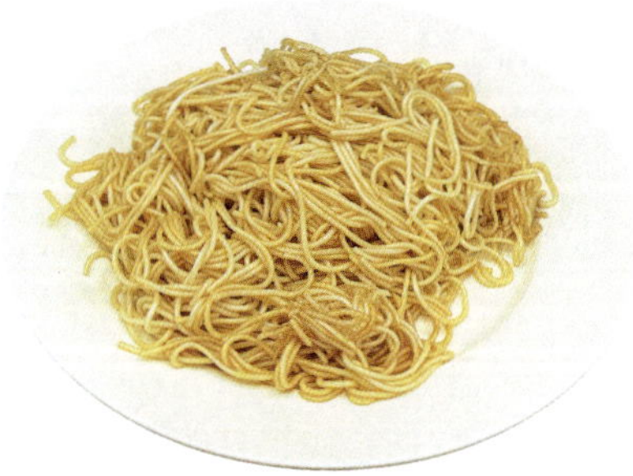

生熟比=41.5g/100g | 含油比=14.9g/100g | 含盐比=0.4g/100g

食物编码及食物名称：011315-龙须面（鸡蛋） 烹饪方式：煮

烹饪前

生重：100g

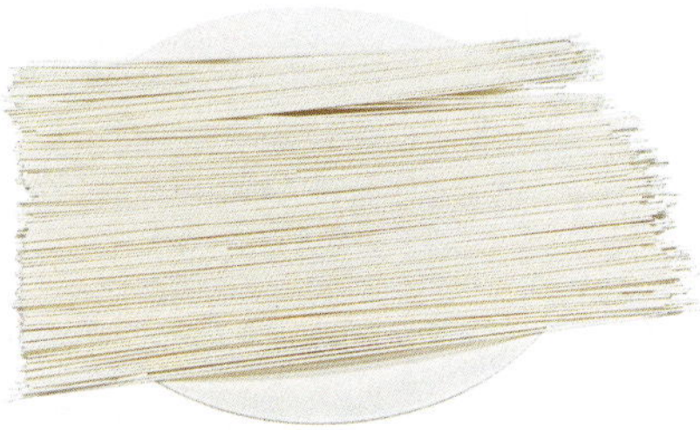

烹饪后

熟重：231g

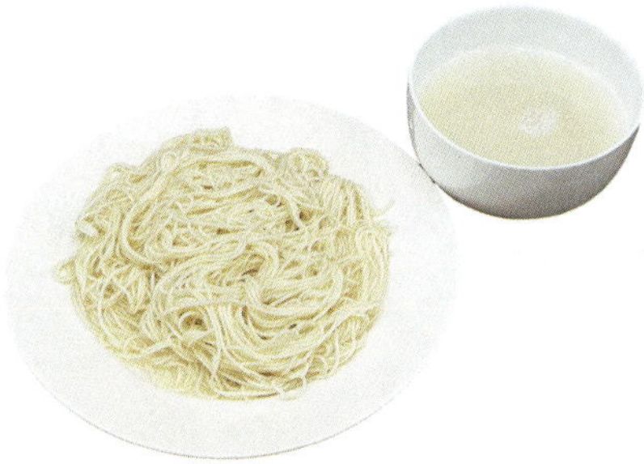

生熟比=43.3g/100g | 含油比=0g/100g | 含盐比=0g/100g

17. 0113xx-刀削面

食物编码及食物名称：0113xx-刀削面 烹饪方式：炒

烹饪前

生重：80g

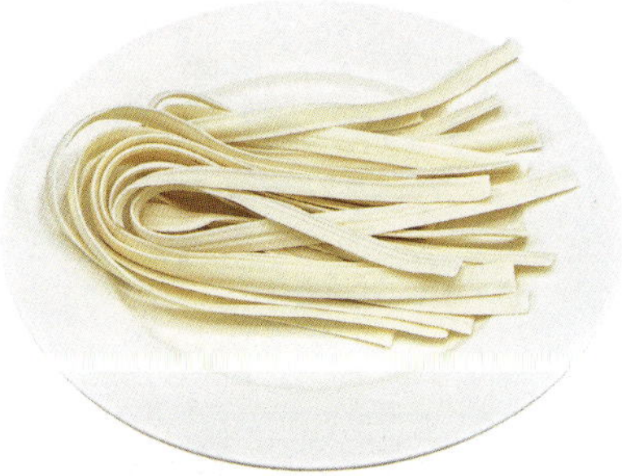

烹饪后

熟重：136g

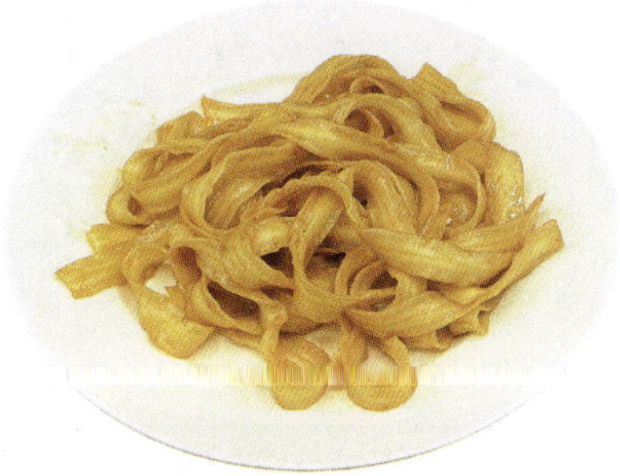

生熟比=58.8g/100g | 含油比=7.4g/100g | 含盐比=0.7g/100g

食物编码及食物名称：0113xx–刀削面 | **烹饪方式：煮**

烹饪前

生重：80g

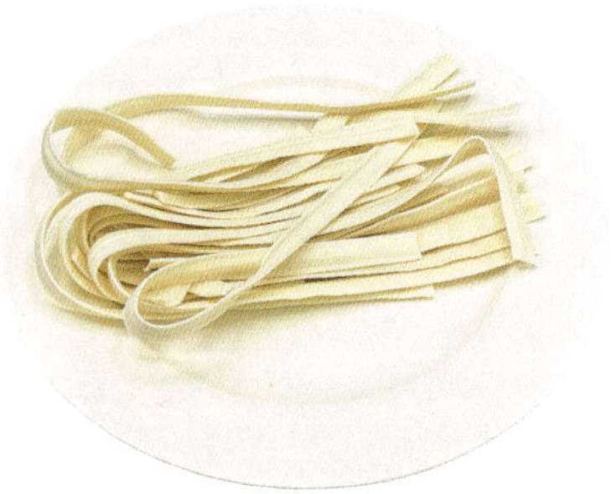

烹饪后

熟重：122g

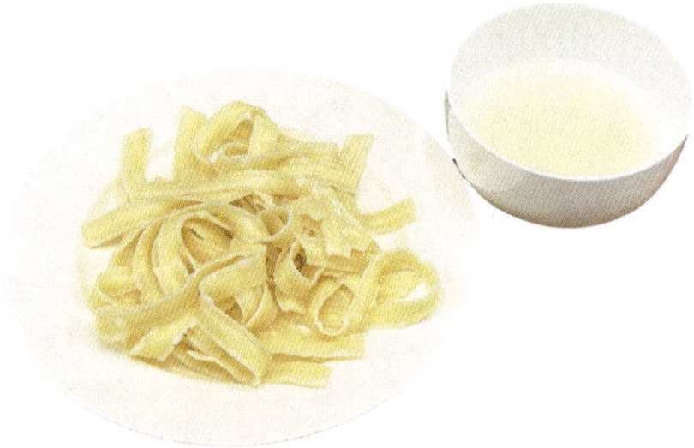

生熟比=65.6g/100g | 含油比=0g/100g | 含盐比=0g/100g

食物编码及食物名称：0113xx–刀削面 | **烹饪方式：蒸**

烹饪前

生重：80g

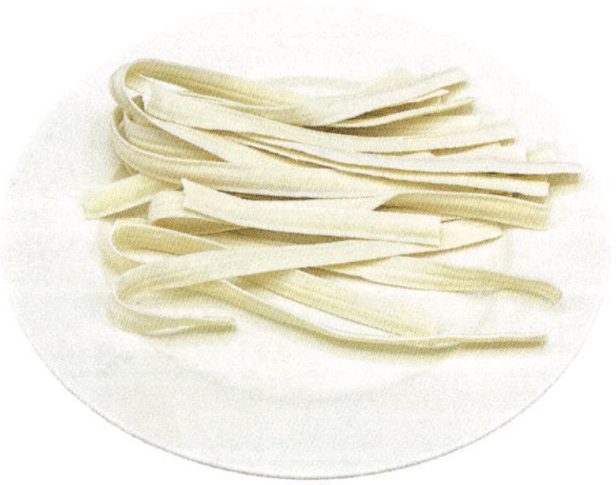

烹饪后

熟重：79g

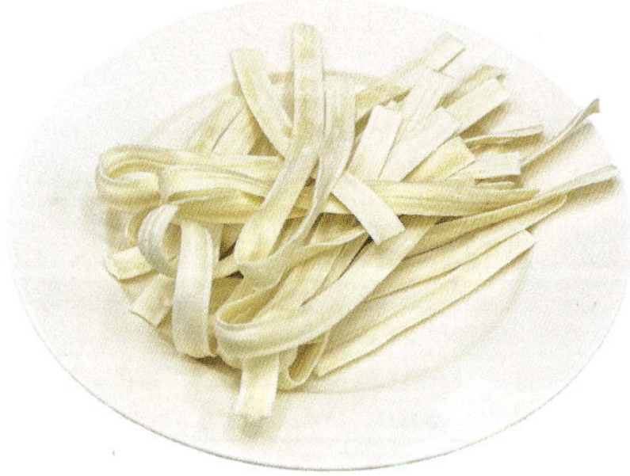

生熟比=101.3g/100g | 含油比=0g/100g | 含盐比=0g/100g

18. 0113xx–挂面（鸡蛋）

食物编码及食物名称：0113xx–挂面（鸡蛋） **烹饪方式：炒**

烹饪前

生重：100g

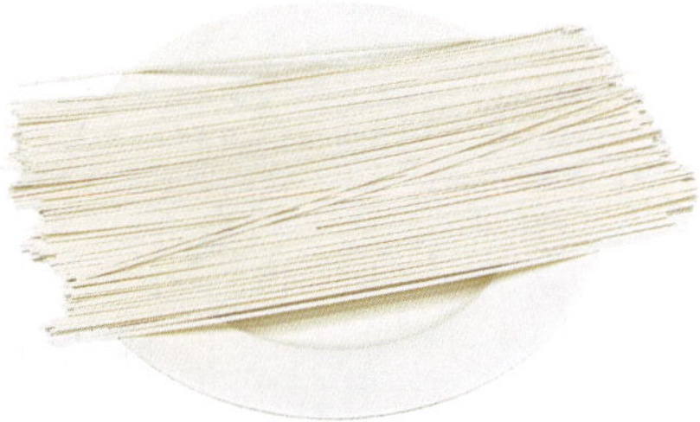

烹饪后

熟重：253g

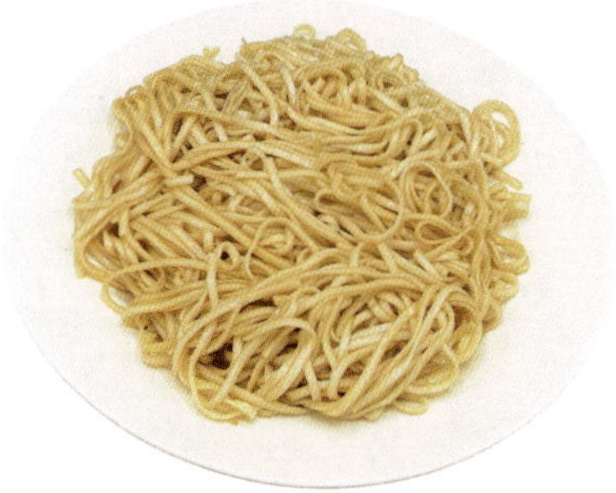

生熟比=39.5g/100g | 含油比=7.5g/100g | 含盐比=0.4g/100g

食物编码及食物名称：0113xx–挂面（鸡蛋） **烹饪方式：煮**

烹饪前

生重：100g

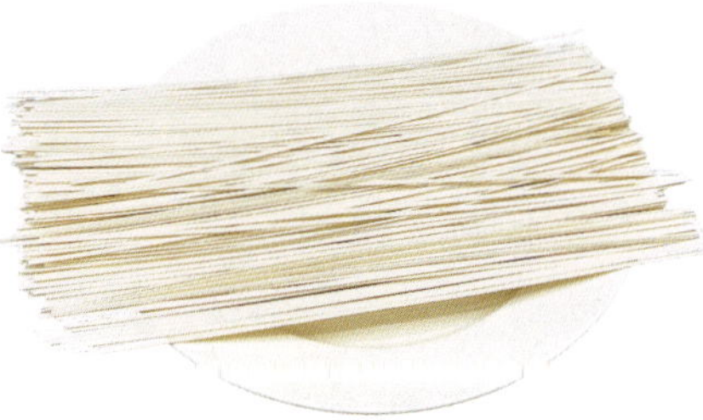

烹饪后

熟重：217g

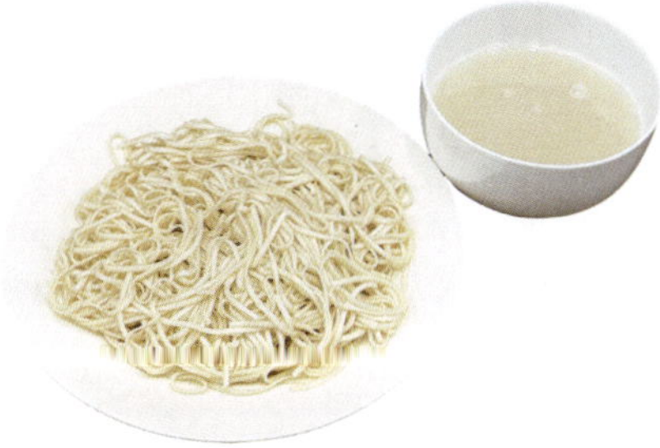

生熟比=46.1g/100g | 含油比=0g/100g | 含盐比=0g/100g

19. 0113xx–挂面（麦芯粉）

食物编码及食物名称：0113xx–挂面（麦芯粉） **烹饪方式：炒**

烹饪前

生重：100g

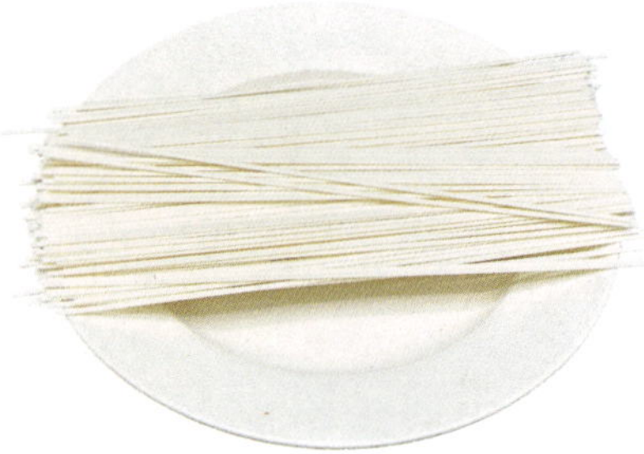

烹饪后

熟重：261g

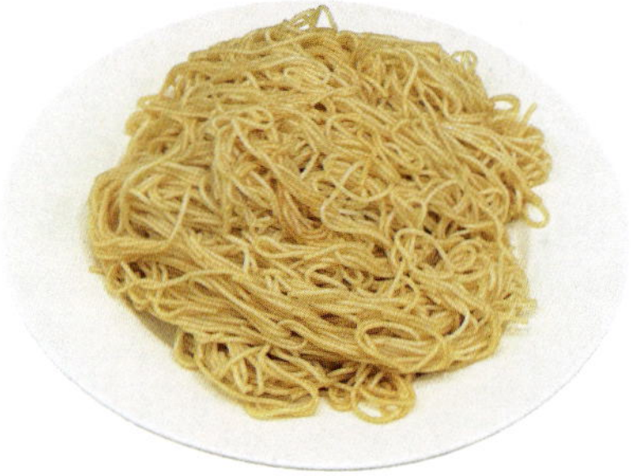

生熟比=38.3g/100g | 含油比=7.7g/100g | 含盐比=0.4g/100g

食物编码及食物名称：0113xx–挂面（麦芯粉） **烹饪方式：煮**

烹饪前

生重：100g

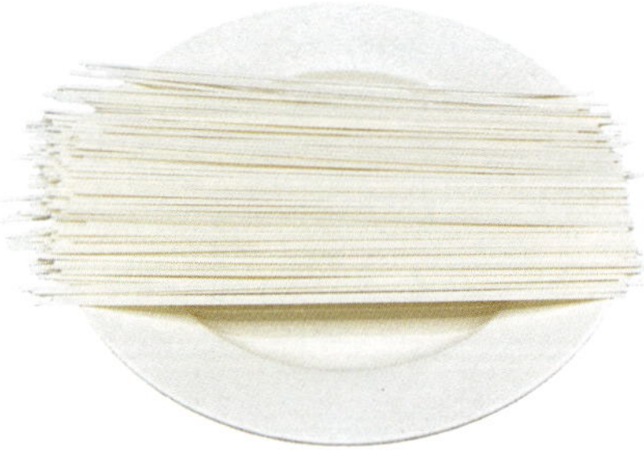

烹饪后

熟重：204g

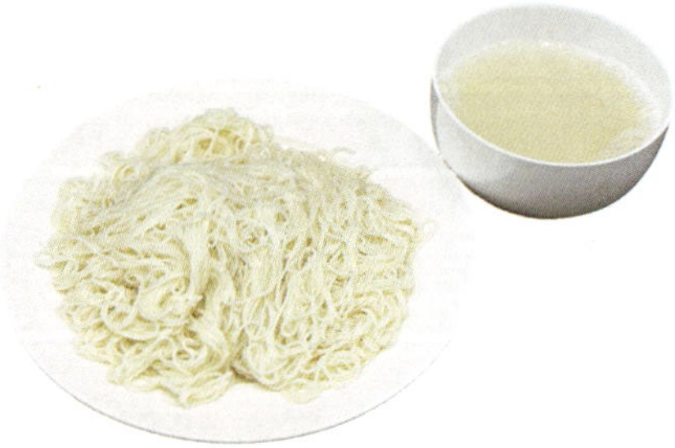

生熟比=49.0g/100g | 含油比=0g/100g | 含盐比=0g/100g

20. 0113xx–挂面（全麦）

食物编码及食物名称：0113xx–挂面（全麦）　　**烹饪方式：炒**

烹饪前

生重：100g

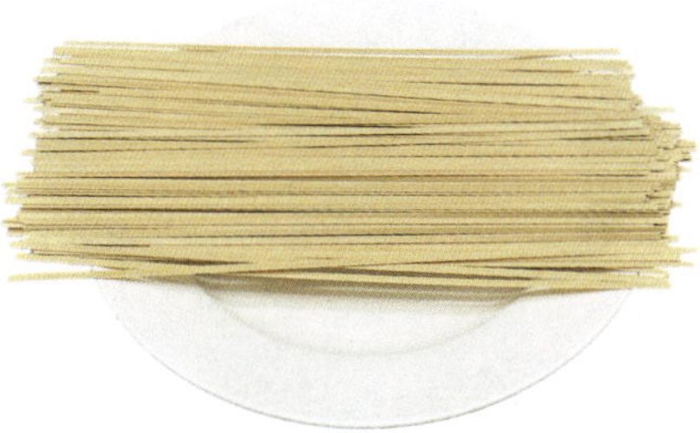

烹饪后

熟重：218g

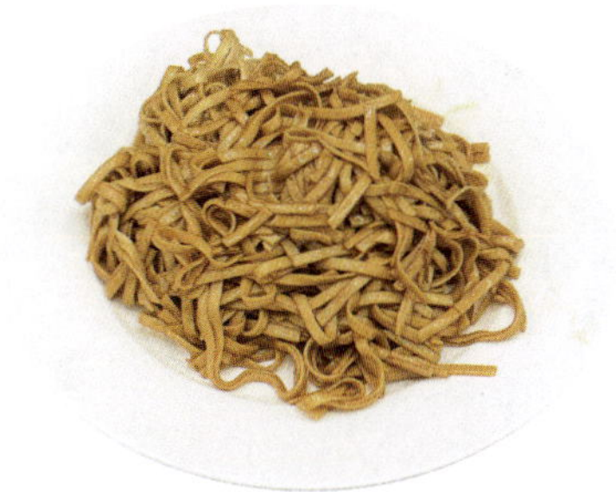

生熟比=45.9g/100g　|　含油比=6.0g/100g　|　含盐比=0.5g/100g

食物编码及食物名称：0113xx–挂面（全麦）　　**烹饪方式：煮**

烹饪前

生重：100g

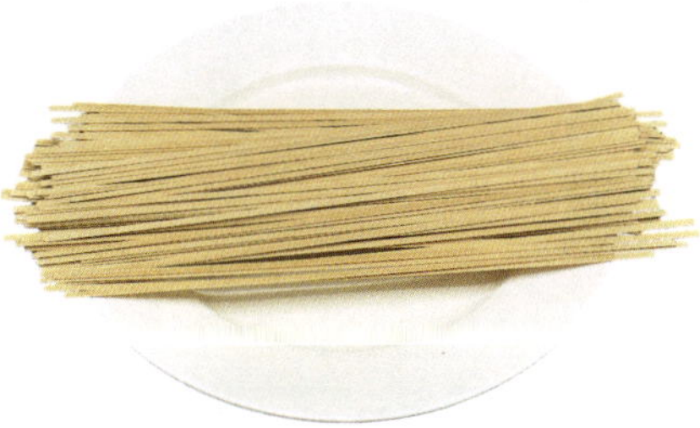

烹饪后

熟重：256g

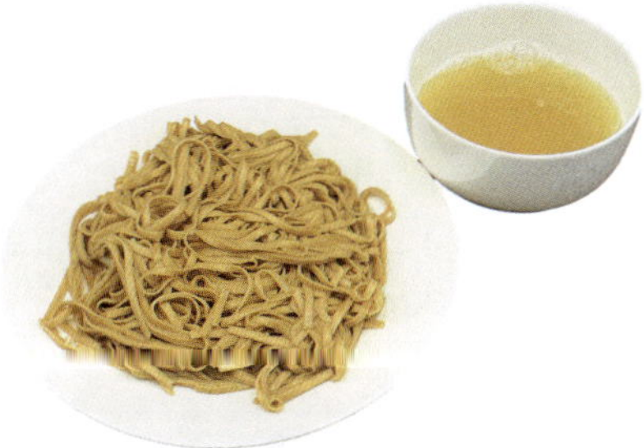

生熟比=39.1g/100g　|　含油比=0g/100g　|　含盐比=0g/100g

21. 0113xx–挂面（阳春挂面）

食物编码及食物名称：0113xx–挂面（阳春挂面）	烹饪方式：炒

烹饪前

生重：100g

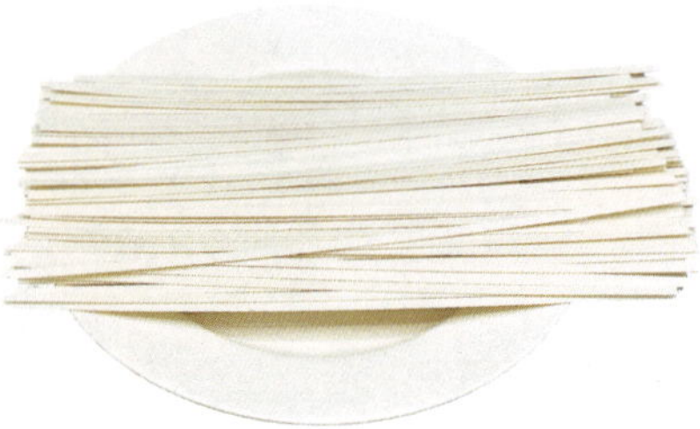

烹饪后

熟重：247g

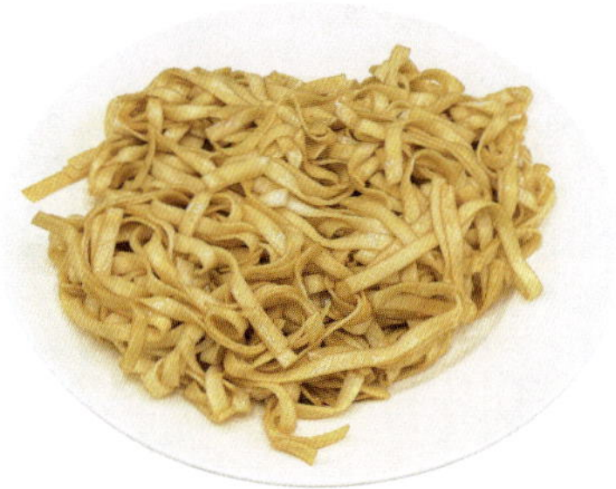

生熟比=40.5g/100g | 含油比=8.5g/100g | 含盐比=0.4g/100g

食物编码及食物名称：0113xx–挂面（阳春挂面）	烹饪方式：煮

烹饪前

生重：100g

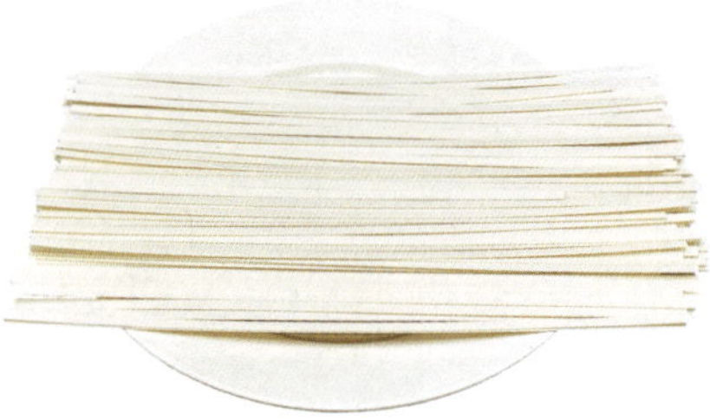

烹饪后

熟重：222g

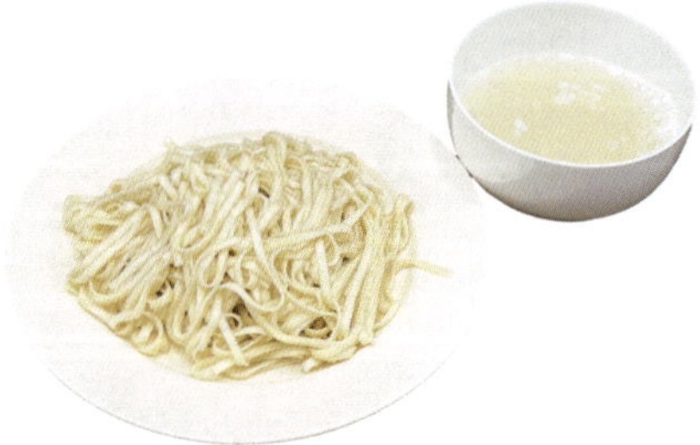

生熟比=45.0g/100g | 含油比=0g/100g | 含盐比=0g/100g

22. 0113xx-龙须面（高筋）

食物编码及食物名称：0113xx-龙须面（高筋）	烹饪方式：炒

烹饪前

生重：100g

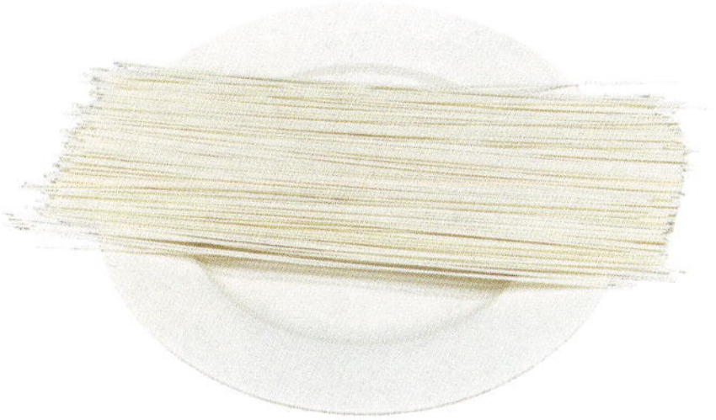

烹饪后

熟重：320g

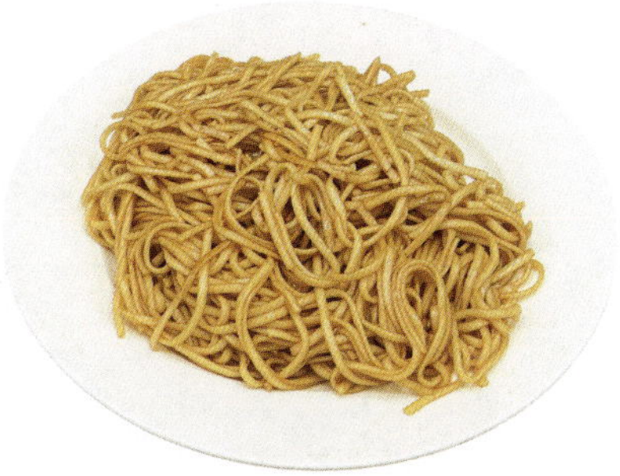

生熟比=31.3g/100g | 含油比=10.6g/100g | 含盐比=0.6g/100g

食物编码及食物名称：0113xx-龙须面（高筋）	烹饪方式：煮

烹饪前

生重：100g

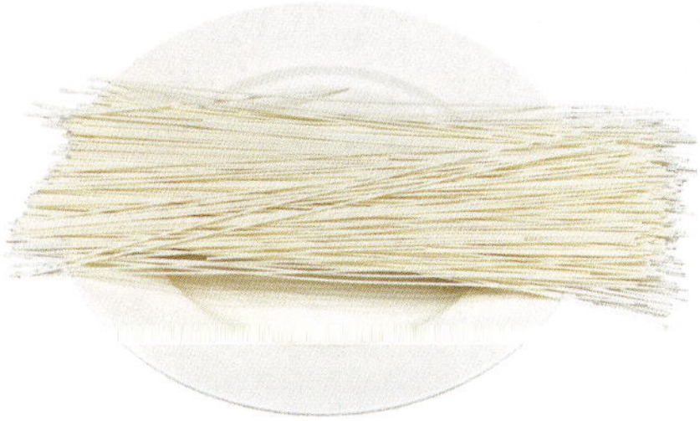

烹饪后

熟重：288g

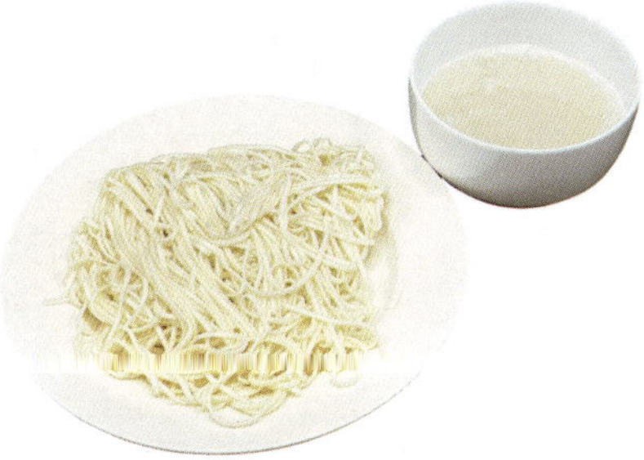

生熟比=34.7g/100g | 含油比=0g/100g | 含盐比=0g/100g

23. 0113xx-面条（胡萝卜）

食物编码及食物名称：0113xx-面条（胡萝卜） **烹饪方式：炒**

烹饪前

生重：80g

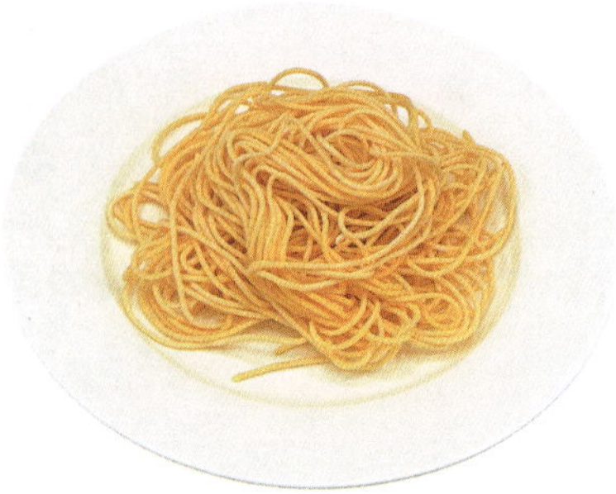

烹饪后

熟重：131g

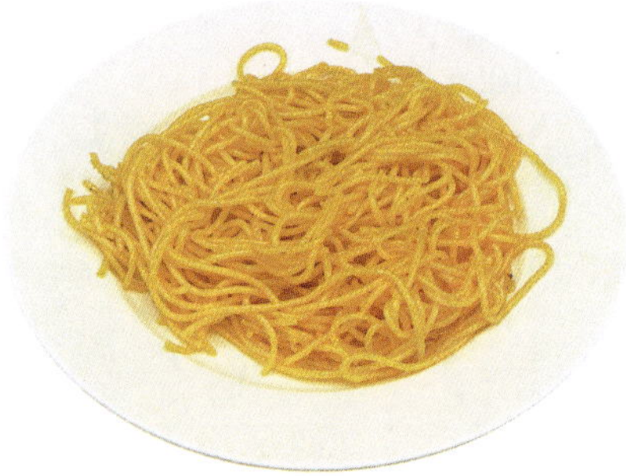

生熟比=61.1g/100g | 含油比=11.5g/100g | 含盐比=0g/100g

食物编码及食物名称：0113xx-面条（胡萝卜） **烹饪方式：煮**

烹饪前

生重：80g

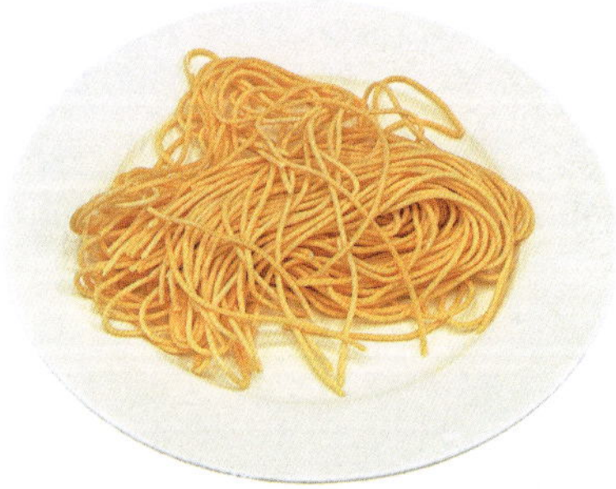

烹饪后

熟重：140g

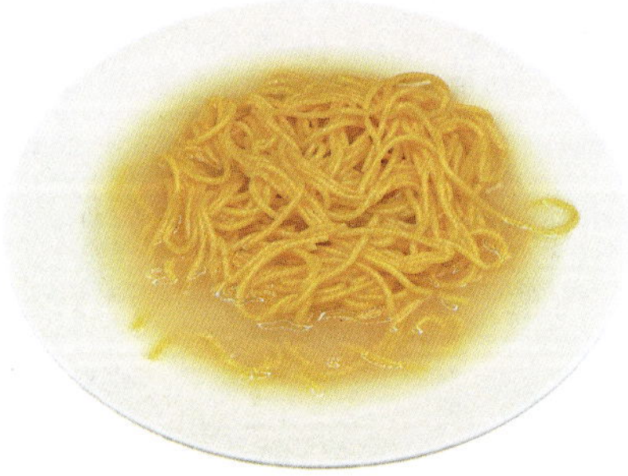

生熟比=57.1g/100g | 含油比=0g/100g | 含盐比=0.4g/100g

食物编码及食物名称：0113xx-面条（胡萝卜）	烹饪方式：蒸

烹饪前

生重：80g

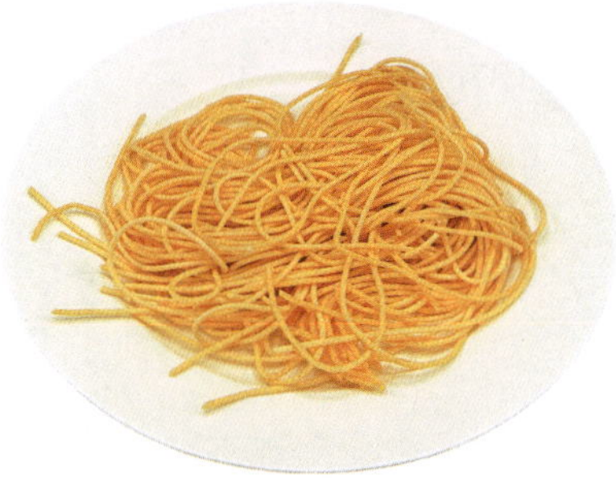

烹饪后

熟重：80g

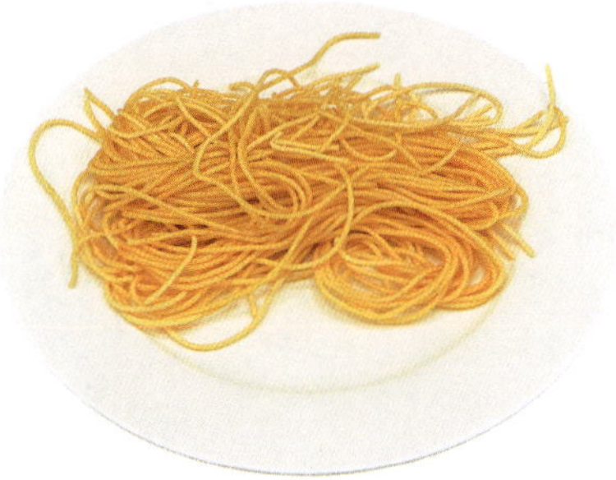

生熟比=100.0g/100g | 含油比=0g/100g | 含盐比=0g/100g

24. 0113xx-面条（全麦）

食物编码及食物名称：0113xx-面条（全麦）	烹饪方式：炒

烹饪前

生重：107g

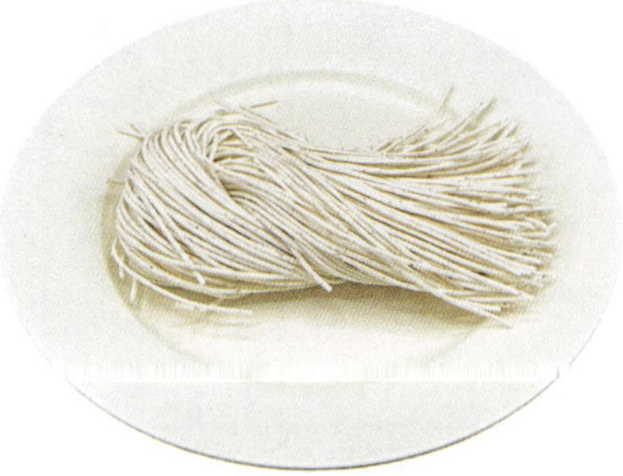

烹饪后

熟重：197g

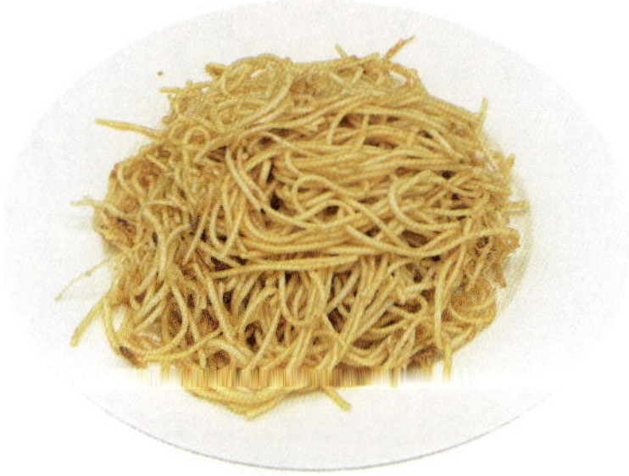

生熟比=54.3g/100g | 含油比=10.7g/100g | 含盐比=0.5g/100g

食物编码及食物名称：0113xx-面条（全麦） | **烹饪方式：煮**

烹饪前

生重：92g

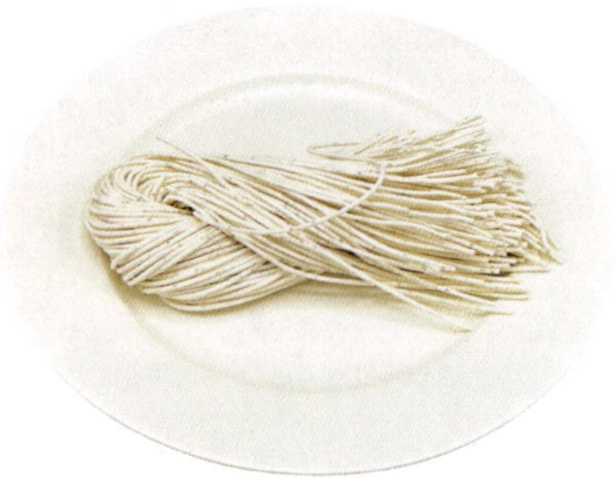

烹饪后

熟重：187g

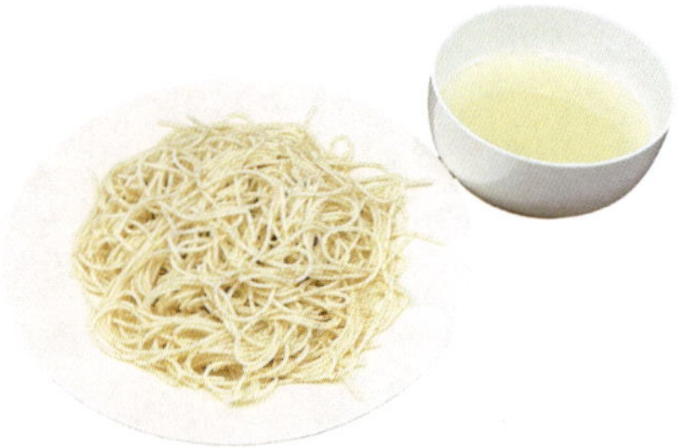

生熟比=49.2g/100g | 含油比=0g/100g | 含盐比=0g/100g

食物编码及食物名称：0113xx-面条（全麦） | **烹饪方式：蒸**

烹饪前

生重：103g

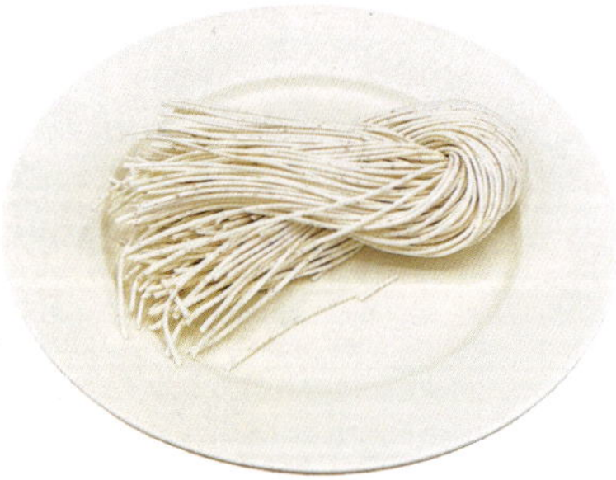

烹饪后

熟重：106g

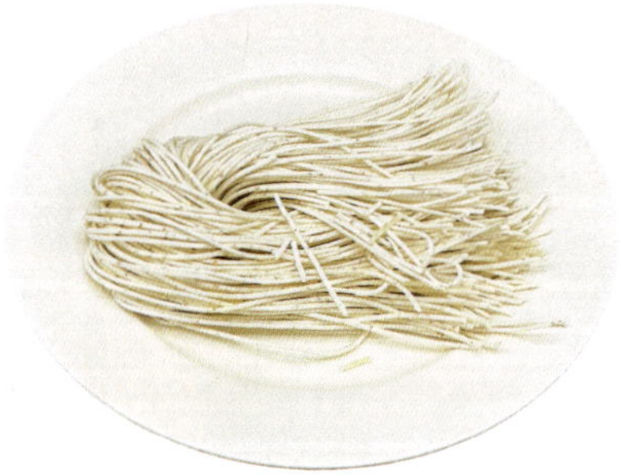

生熟比=97.2g/100g | 含油比=0g/100g | 含盐比=0g/100g

25. 011502–油面筋

食物编码及食物名称：011502–油面筋 | **烹饪方式：炖**

烹饪前
生重：51g

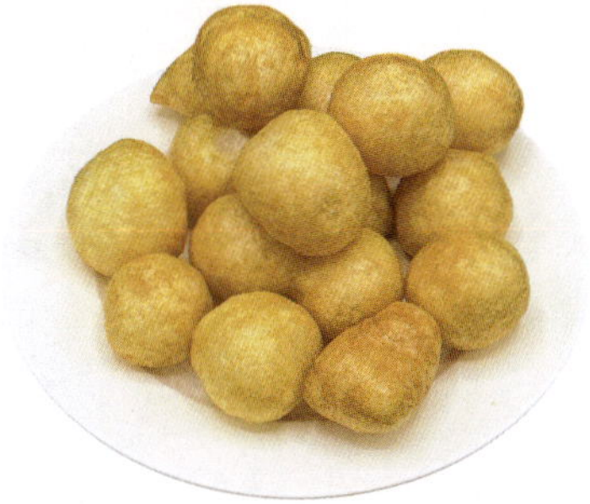

烹饪后
熟重：131g

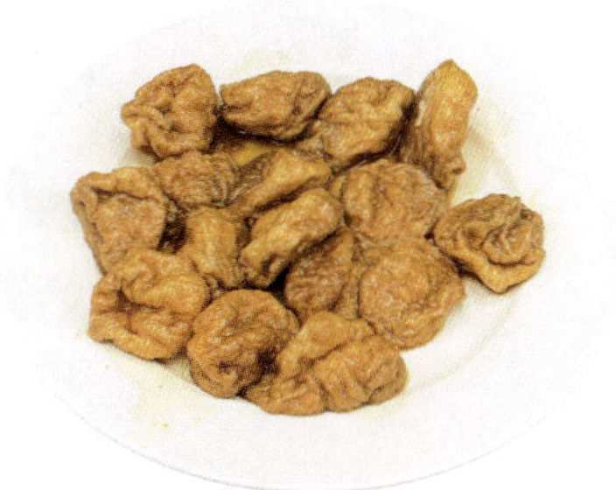

生熟比=38.9g/100g | 含油比=7.4g/100g | 含盐比=0.7g/100g

食物编码及食物名称：011502–油面筋 | **烹饪方式：煮**

烹饪前
生重：50g

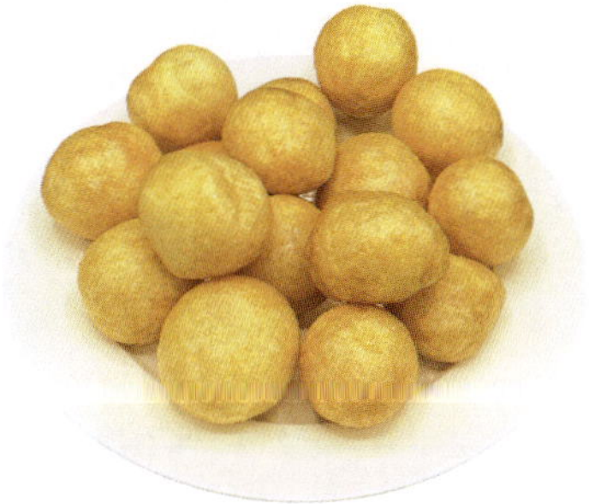

烹饪后
熟重：114g

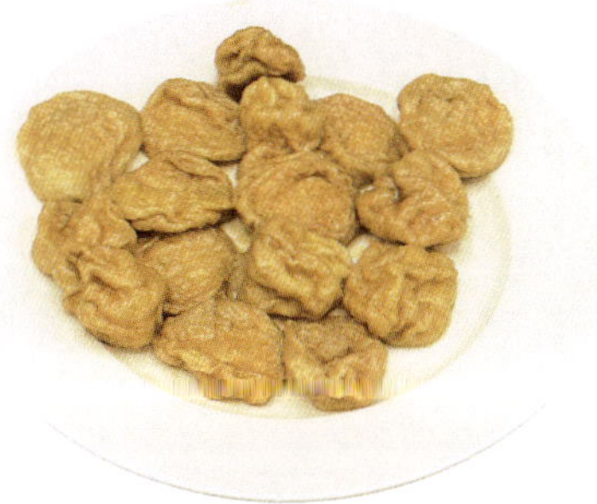

生熟比=43.9g/100g | 含油比=0g/100g | 含盐比=2.6g/100g

食物编码及食物名称：011502–油面筋	烹饪方式：蒸

烹饪前

生重：54g

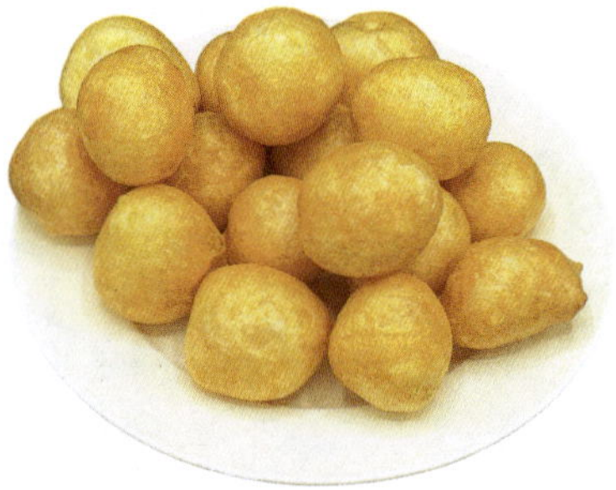

烹饪后

熟重：52g

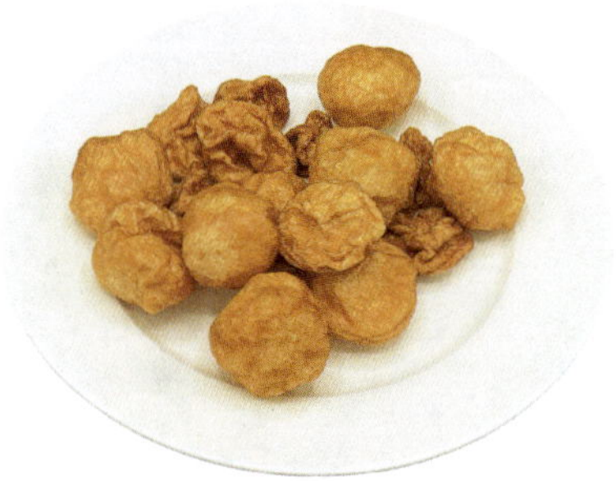

生熟比=103.8g/100g | 含油比=0g/100g | 含盐比=0g/100g

26. 012108–粳米（小站稻米）

食物编码及食物名称：012108–粳米（小站稻米）	烹饪方式：煮

烹饪前

生重：100g

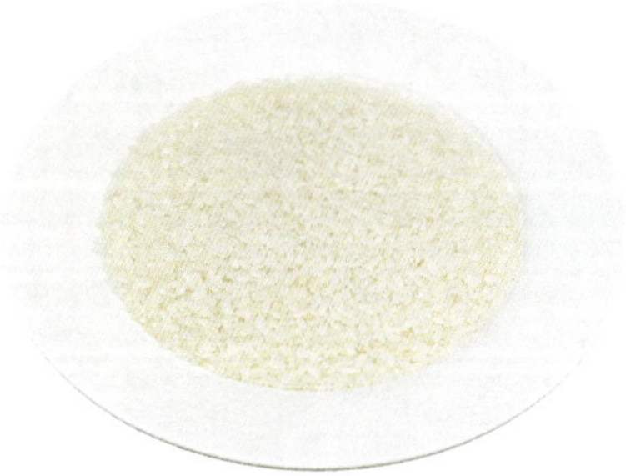

烹饪后

熟重：272g

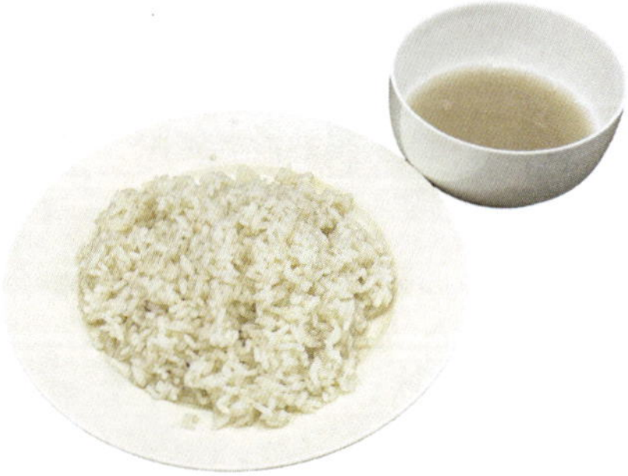

生熟比=36.8g/100g | 含油比=0g/100g | 含盐比=0g/100g

食物编码及食物名称：012108-粳米（小站稻米）　烹饪方式：蒸

烹饪前

生重：100g

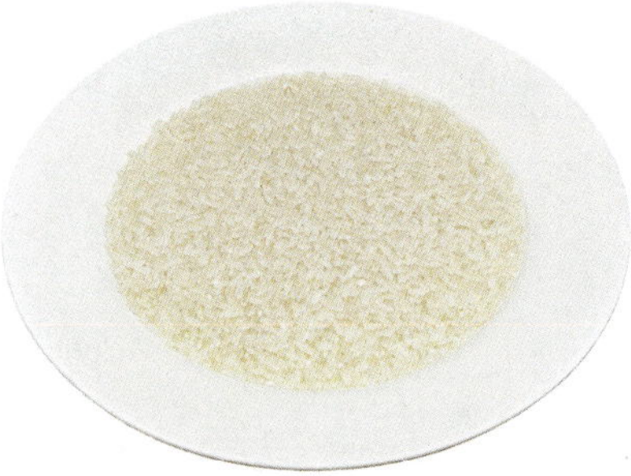

烹饪后

熟重：241g

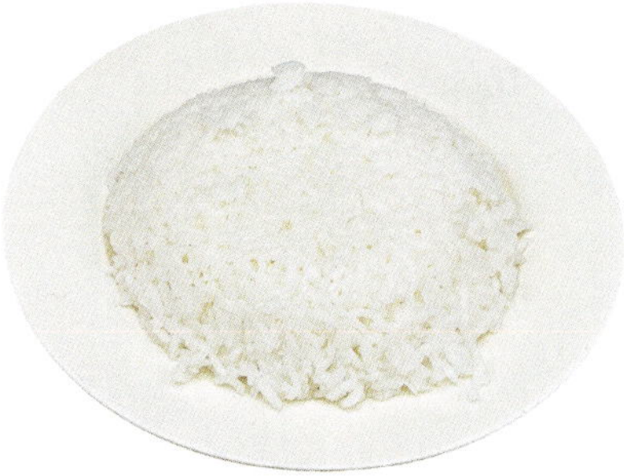

生熟比=41.5g/100g | 含油比=0g/100g | 含盐比=0g/100g

27. 0121xx-五常大米（金龙鱼）

食物编码及食物名称：0121xx-五常大米（金龙鱼）　烹饪方式：煮

烹饪前

生重：100g

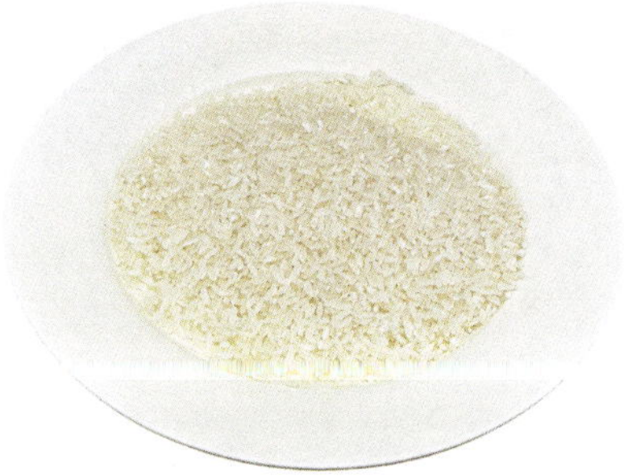

烹饪后

熟重：245g

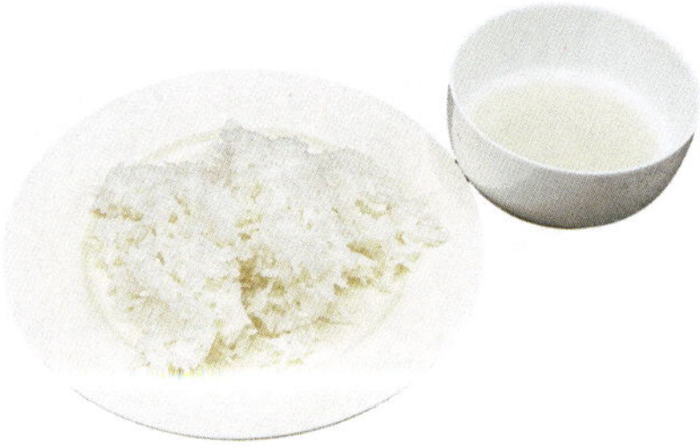

生熟比=40.8g/100g | 含油比=0g/100g | 含盐比=0g/100g

食物编码及食物名称：0121xx-五常大米（金龙鱼）	烹饪方式：蒸
烹饪前 生重：100g	烹饪后 熟重：258g
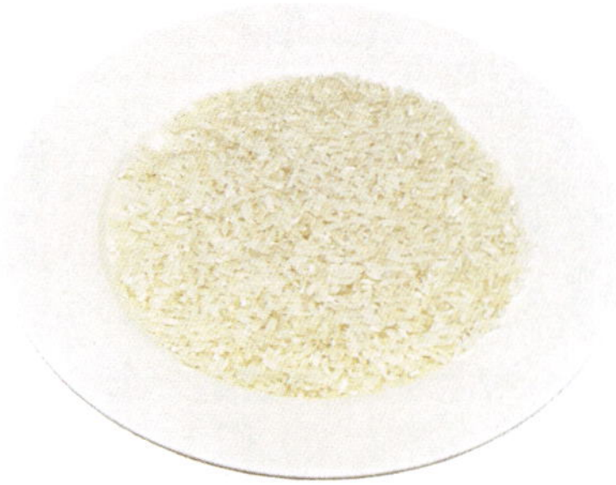	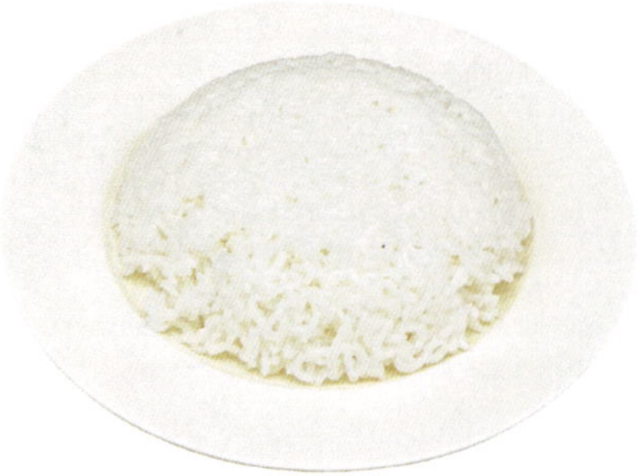

生熟比=38.8g/100g | 含油比=0g/100g | 含盐比=0g/100g

28. 0121xx-长粒香（福临门）

食物编码及食物名称：0121xx-长粒香（福临门）	烹饪方式：煮
烹饪前 生重：100g	烹饪后 熟重：234g
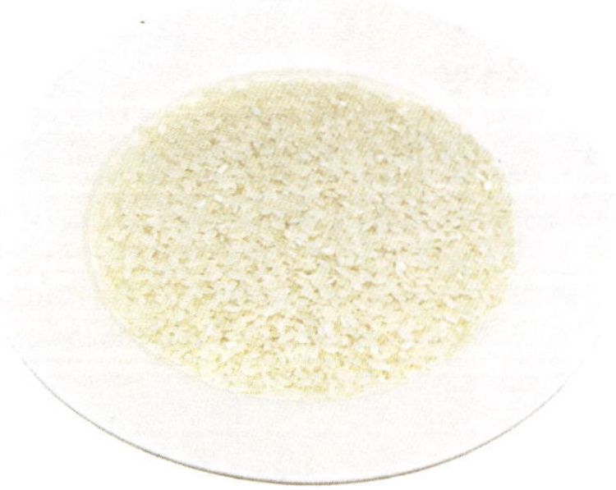	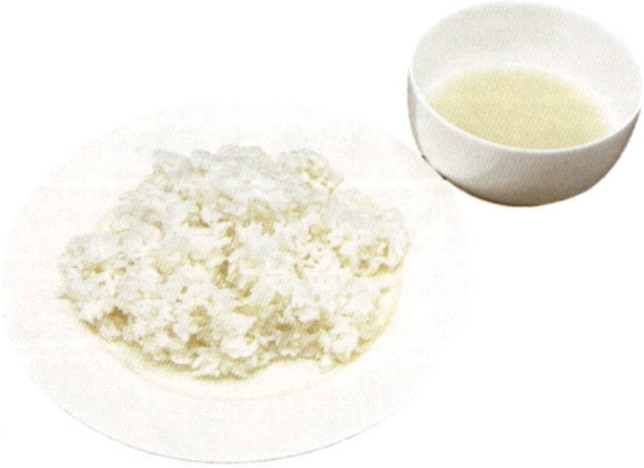

生熟比=42.7g/100g | 含油比=0g/100g | 含盐比=0g/100g

食物编码及食物名称：0121xx-长粒香（福临门） | **烹饪方式：蒸**

烹饪前

生重：100g

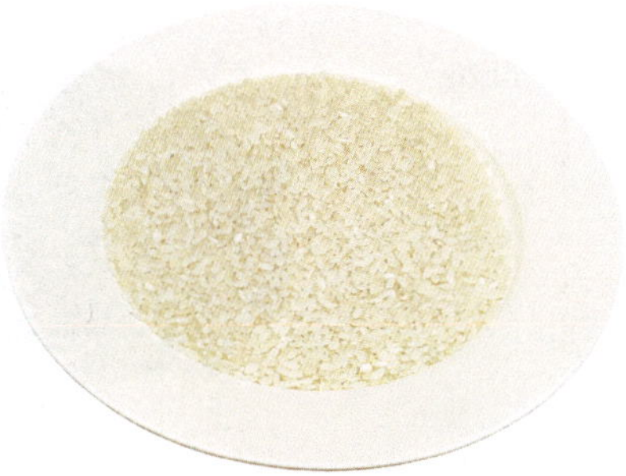

烹饪后

熟重：262g

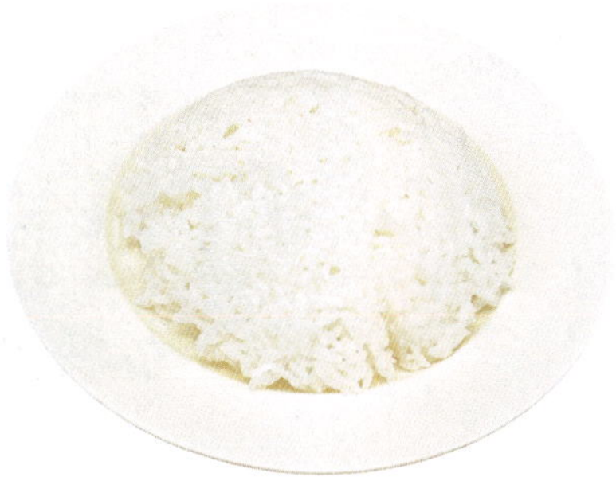

生熟比=38.2g/100g | 含油比=0g/100g | 含盐比=0g/100g

29. 012212-黑米

食物编码及食物名称：012212-黑米 | **烹饪方式：煮**

烹饪前

生重：100g

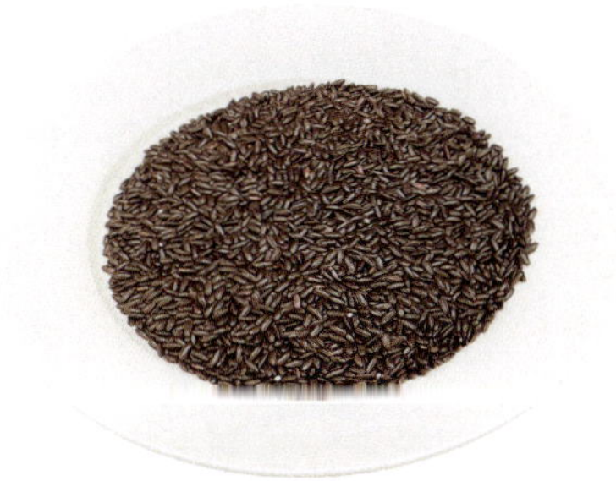

烹饪后

熟重：151g

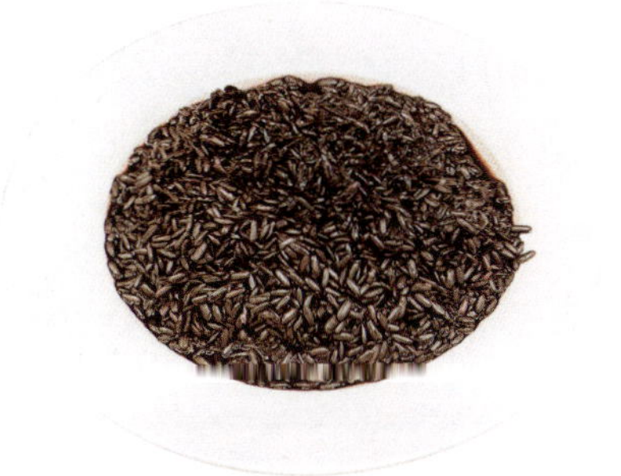

生熟比=66.2g/100g | 含油比=0g/100g | 含盐比=0g/100g

食物编码及食物名称：012212-黑米 **烹饪方式：蒸**

烹饪前

生重：100g

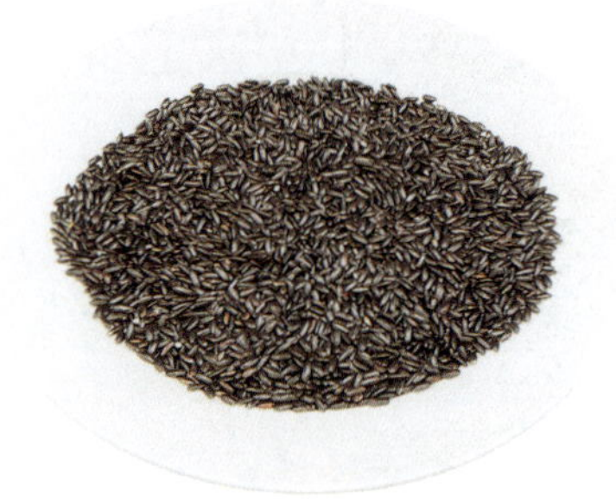

烹饪后

熟重：242g

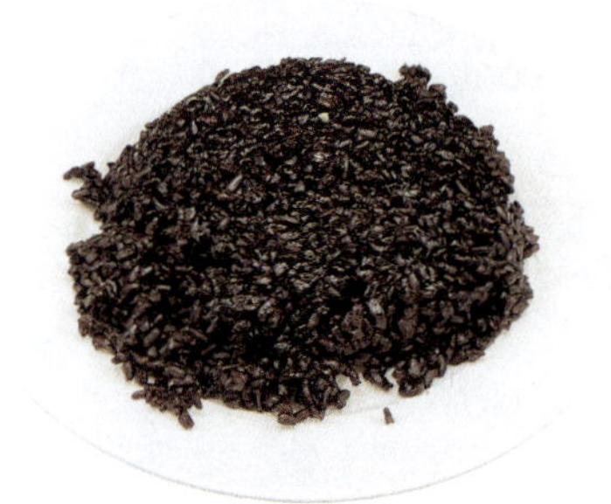

生熟比=41.3g/100g | 含油比=0g/100g | 含盐比=0g/100g

30. 012213-香米

食物编码及食物名称：012213-香米 **烹饪方式：煮**

烹饪前

生重：100g

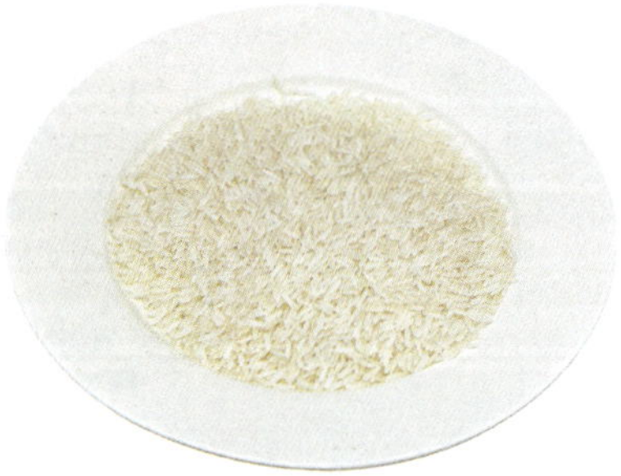

烹饪后

熟重：297g

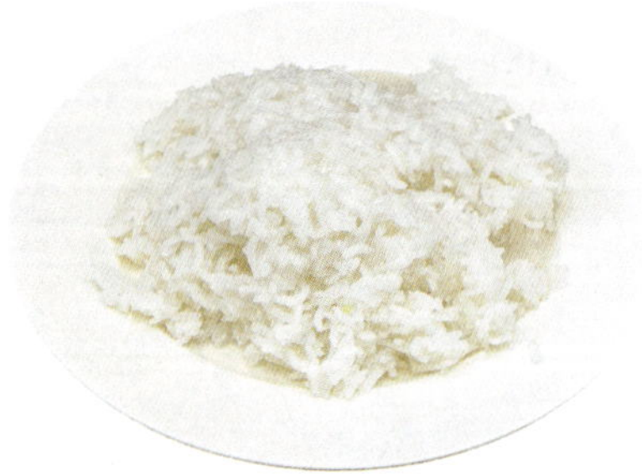

生熟比=33.7g/100g | 含油比=0g/100g | 含盐比=0g/100g

食物编码及食物名称：012213-香米　烹饪方式：蒸

烹饪前
生重：100g

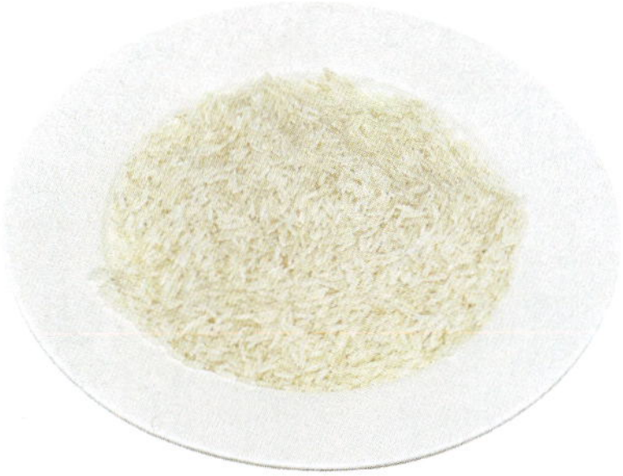

烹饪后
熟重：263g

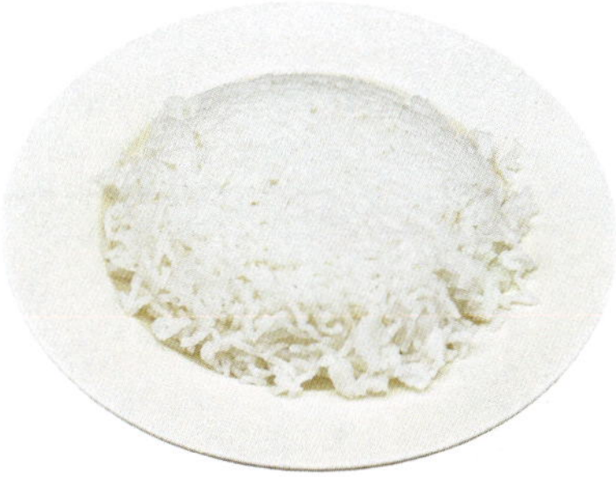

生熟比=38.0g/100g | 含油比=0g/100g | 含盐比=0g/100g

31. 012216-糙米

食物编码及食物名称：012216-糙米　烹饪方式：煮

烹饪前
生重：100g

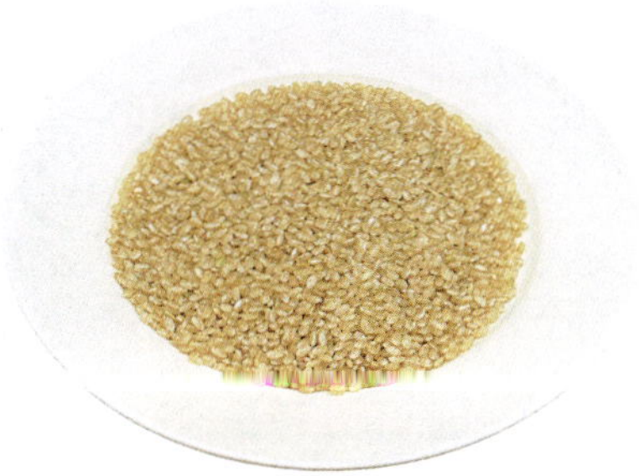

烹饪后
熟重：170g

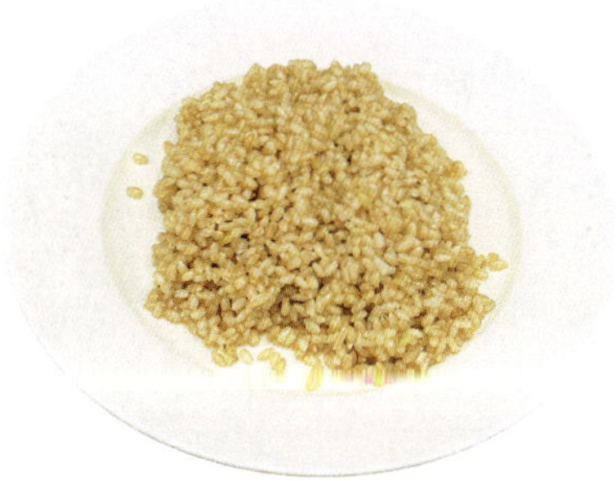

生熟比=58.8g/100g | 含油比=0g/100g | 含盐比=0g/100g

食物编码及食物名称：012216–糙米 | **烹饪方式：蒸**

烹饪前

生重：100g

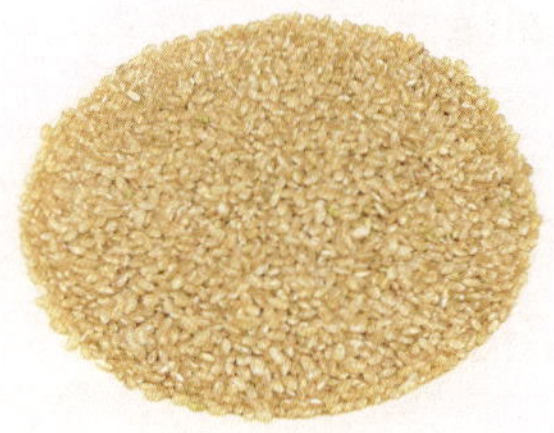

烹饪后

熟重：228g

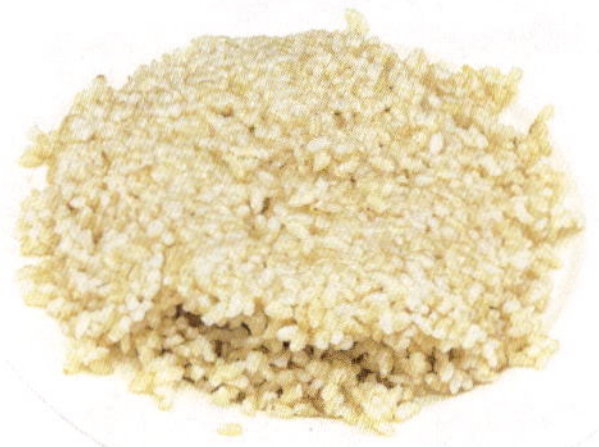

生熟比=43.9g/100g | 含油比=0g/100g | 含盐比=0g/100g

32. 0122xx–红米

食物编码及食物名称：0122xx–红米 | **烹饪方式：煮**

烹饪前

生重：100g

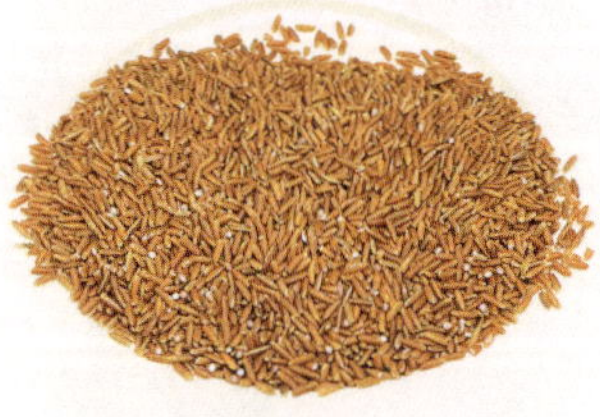

烹饪后

熟重：177g

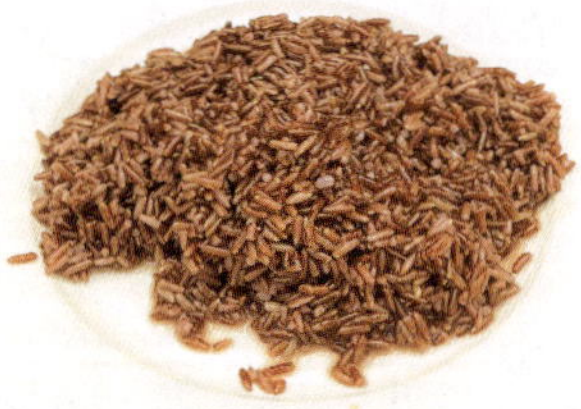

生熟比=56.5g/100g | 含油比=0g/100g | 含盐比=0g/100g

食物编码及食物名称：0122xx-红米	烹饪方式：蒸

烹饪前

生重：100g

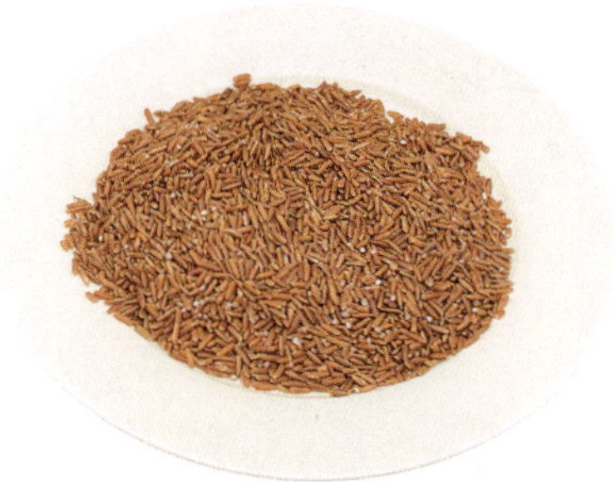

烹饪后

熟重：246g

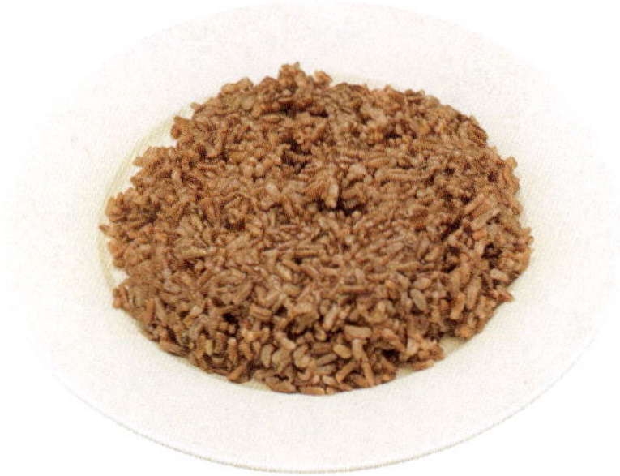

生熟比=40.7g/100g | 含油比=0g/100g | 含盐比=0g/100g

33. 012301-糯米［江米］

食物编码及食物名称：012301-糯米［江米］	烹饪方式：煮

烹饪前

生重：100g

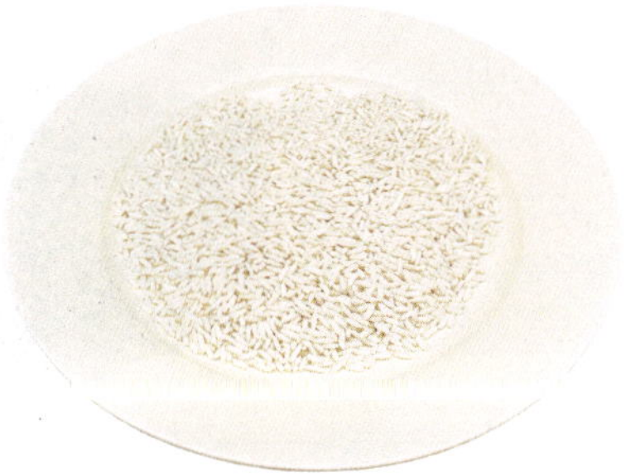

烹饪后

熟重：411g

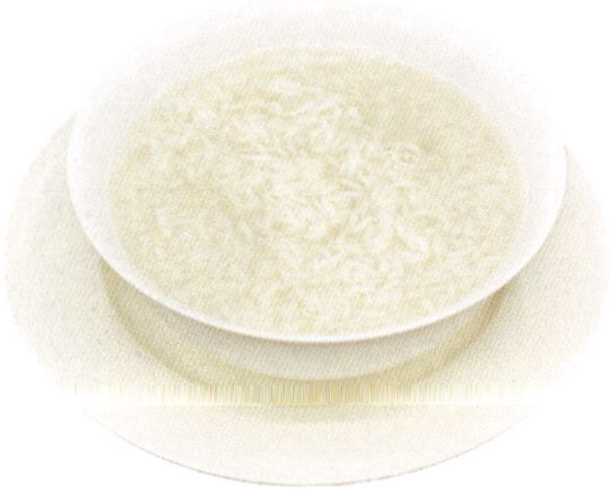

生熟比=24.3g/100g | 含油比=0g/100g | 含盐比=0g/100g

食物编码及食物名称：012301-糯米［江米］	烹饪方式：蒸

烹饪前

生重：100g

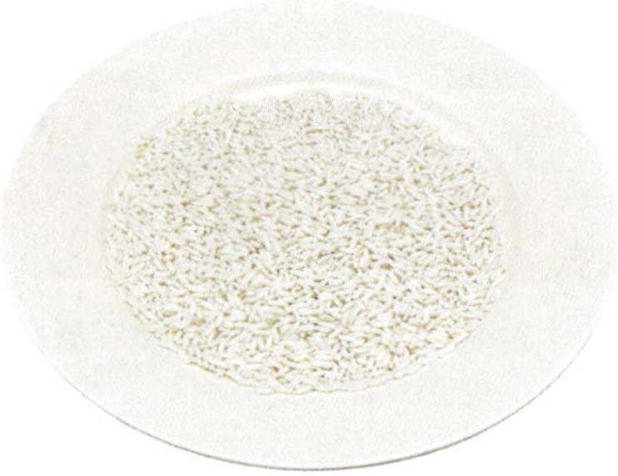

烹饪后

熟重：223g

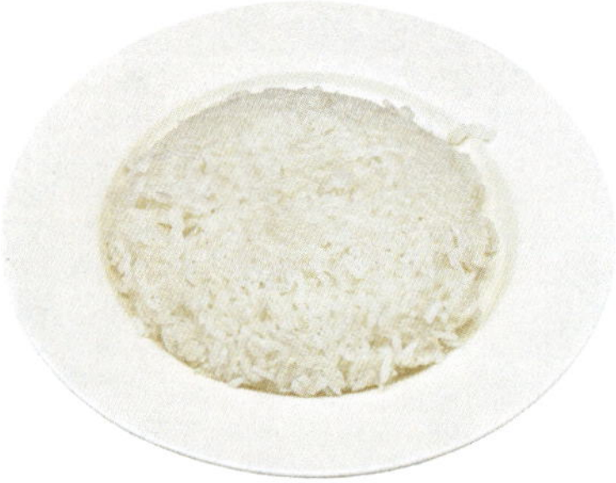

生熟比=44.8g/100g ｜ 含油比=0g/100g ｜ 含盐比=0g/100g

34. 012304-紫红糯米［血糯米］

食物编码及食物名称：012304-紫红糯米［血糯米］	烹饪方式：煮

烹饪前

生重：100g

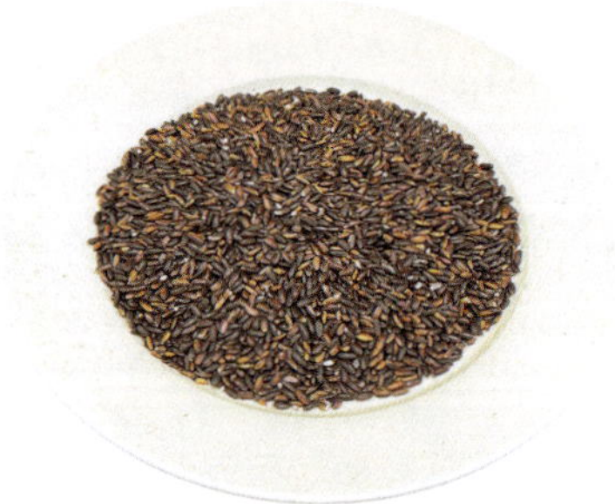

烹饪后

熟重：151g

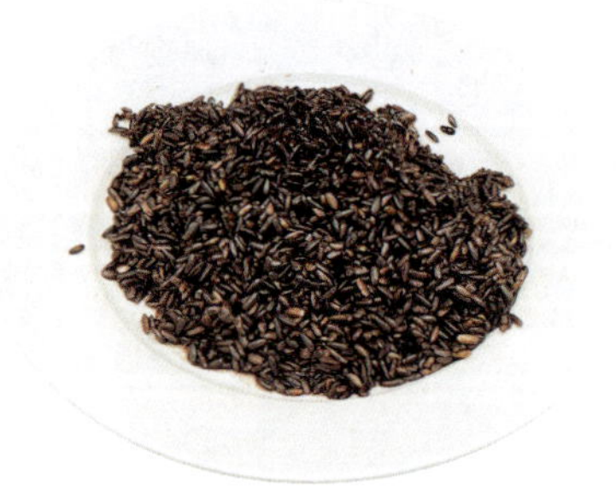

生熟比=66.2g/100g ｜ 含油比=0g/100g ｜ 含盐比=0g/100g

食物编码及食物名称：012304-紫红糯米［血糯米］	烹饪方式：蒸
烹饪前 生重：100g	烹饪后 熟重：239g

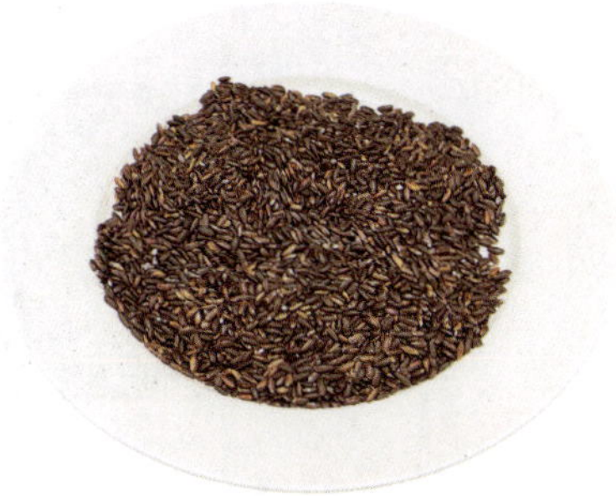

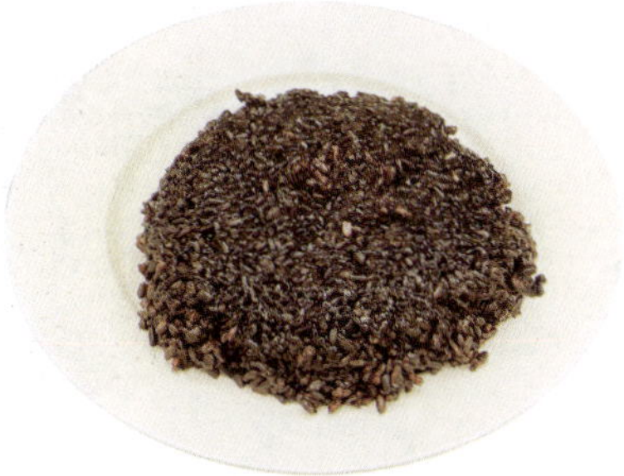

生熟比=41.8g/100g | 含油比=0g/100g | 含盐比=0g/100g

35. 012304-紫红糯米［血糯米］（墨江）

食物编码及食物名称：012304-紫红糯米［血糯米］（墨江）	烹饪方式：煮
烹饪前 生重：100g	烹饪后 熟重：187g

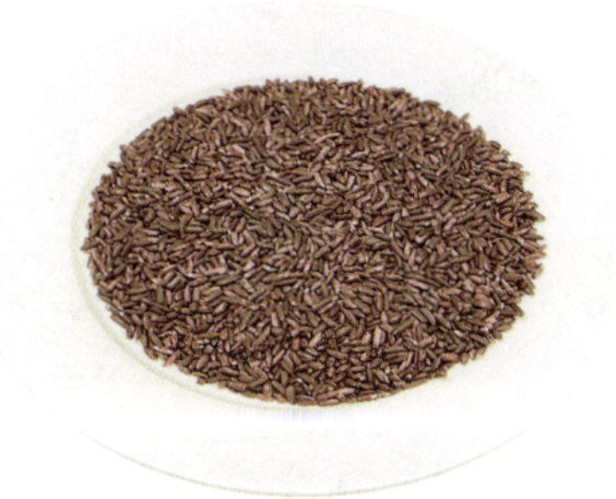

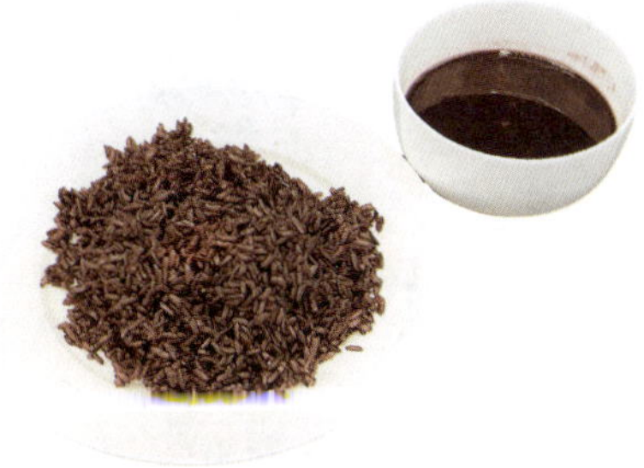

生熟比=53.5g/100g | 含油比=0g/100g | 含盐比=0g/100g

食物编码及食物名称：012304–紫红糯米［血糯米］（墨江） | **烹饪方式：蒸**

烹饪前

生重：100g

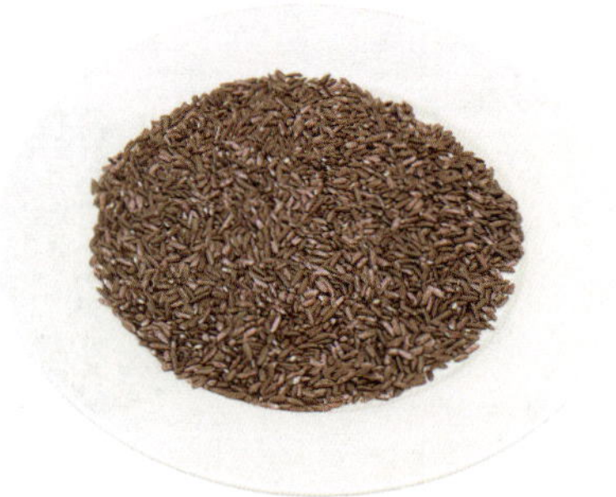

烹饪后

熟重：362g

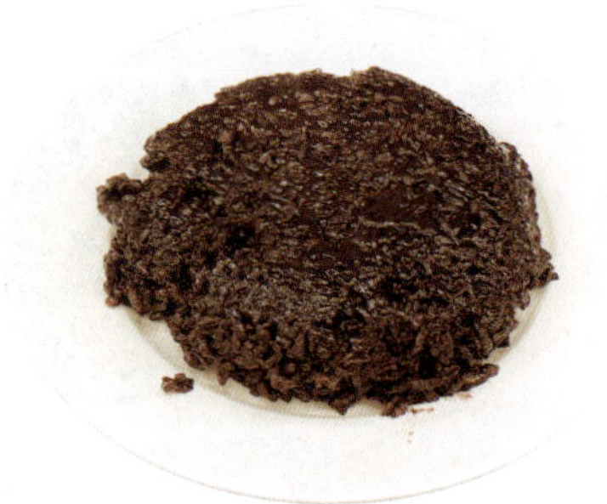

生熟比=27.6g/100g | 含油比=0g/100g | 含盐比=0g/100g

36. 012305–粳糯米

食物编码及食物名称：012305–粳糯米 | **烹饪方式：煮**

烹饪前

生重：100g

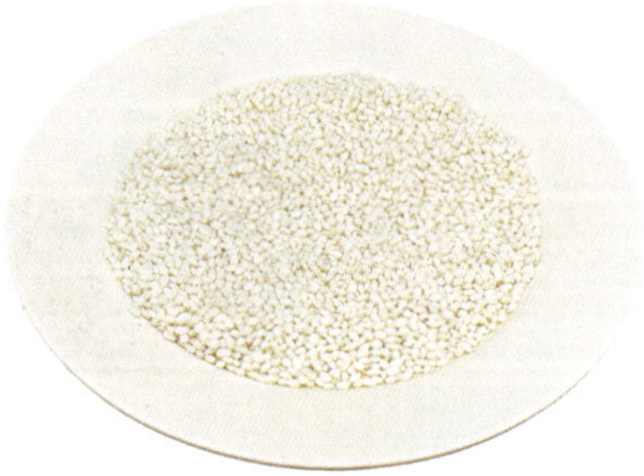

烹饪后

熟重：408g

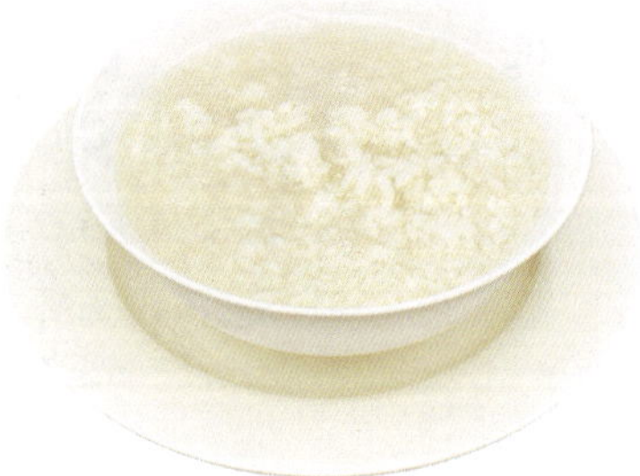

生熟比=24.5g/100g | 含油比=0g/100g | 含盐比=0g/100g

食物编码及食物名称：012305–粳糯米　烹饪方式：蒸

烹饪前

生重：100g

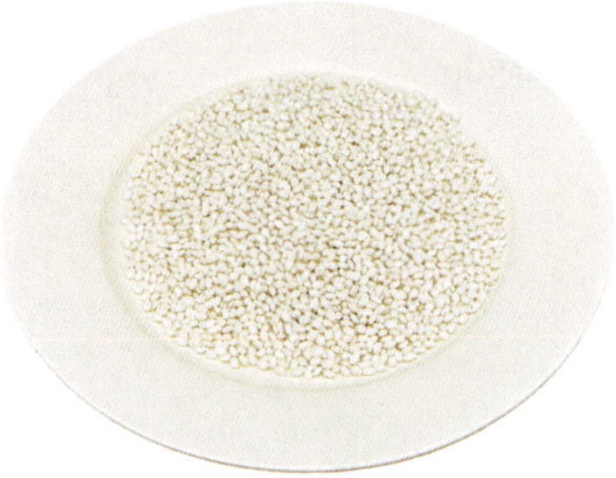

烹饪后

熟重：228g

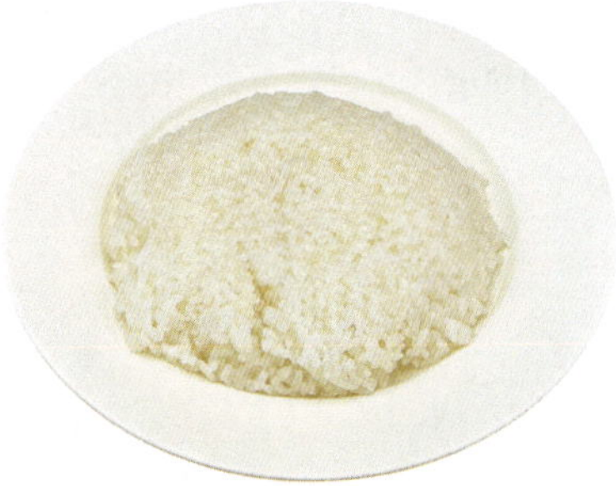

生熟比=43.9g/100g | 含油比=0g/100g | 含盐比=0g/100g

37. 012411–河粉

食物编码及食物名称：012411–河粉　烹饪方式：炒

烹饪前

生重：144g

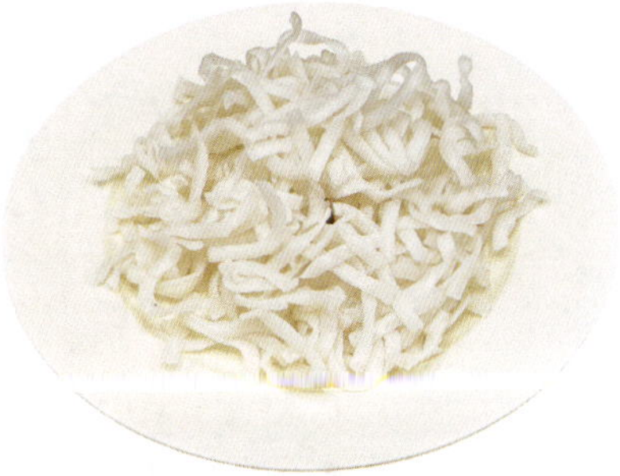

烹饪后

熟重：171g

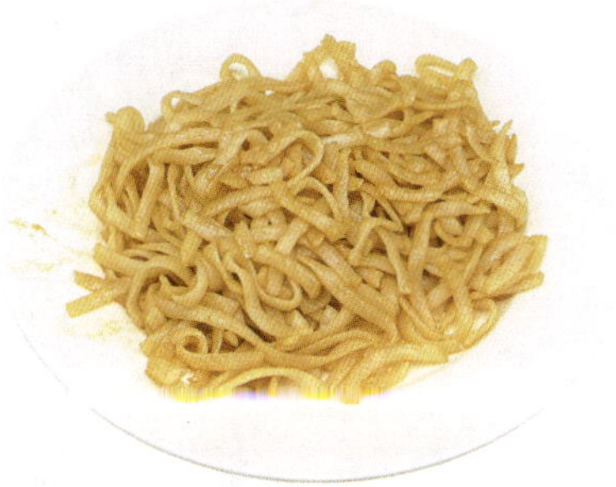

生熟比=84.2g/100g | 含油比=7.5g/100g | 含盐比=0g/100g

食物编码及食物名称：012411-河粉 | **烹饪方式：煮**

烹饪前

生重：150g

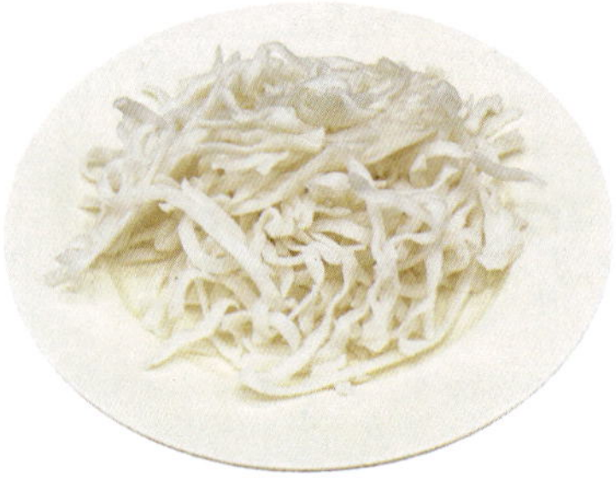

烹饪后

熟重：180g

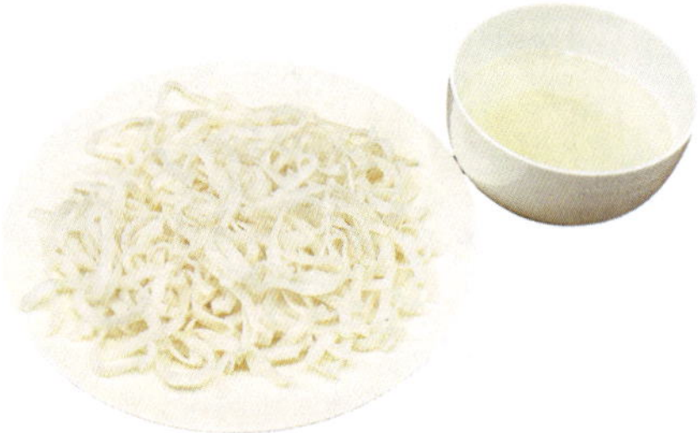

生熟比=83.3g/100g | 含油比=0g/100g | 含盐比=0g/100g

食物编码及食物名称：012411-河粉 | **烹饪方式：蒸**

烹饪前

生重：112g

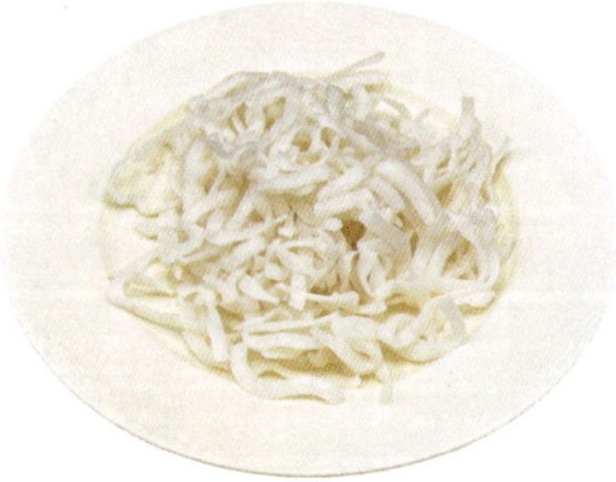

烹饪后

熟重：111g

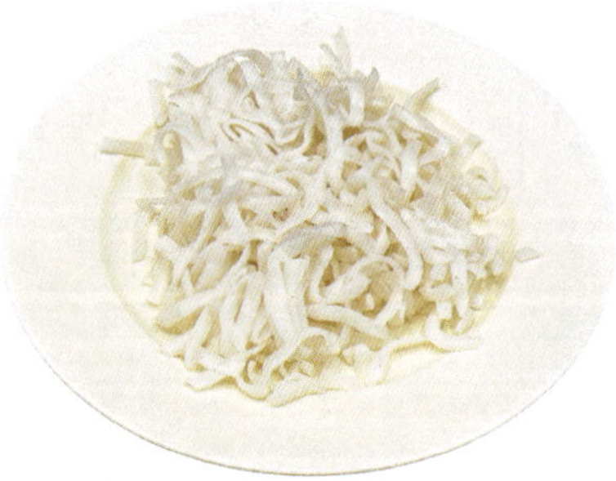

生熟比=100.9g/100g | 含油比=0g/100g | 含盐比=0g/100g

38. 0124xx-过桥米线

食物编码及食物名称：0124xx-过桥米线　　**烹饪方式：炒**

烹饪前

生重：120g

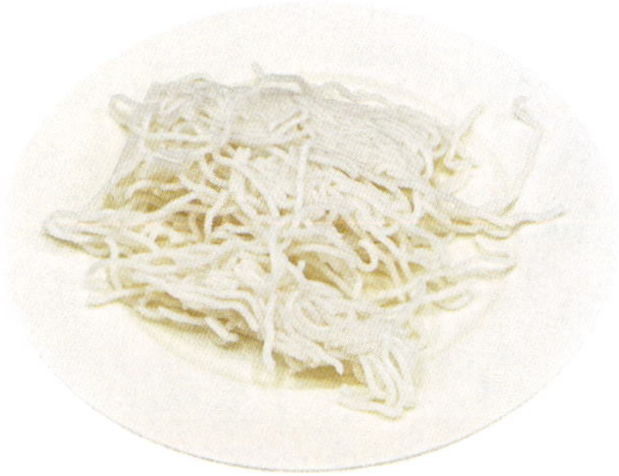

烹饪后

熟重：129g

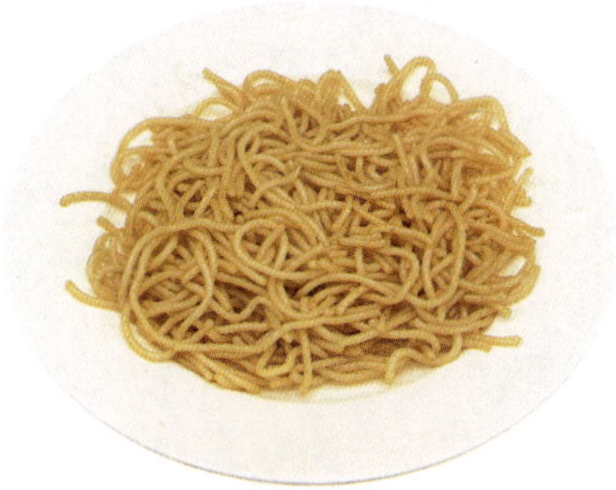

生熟比=93.0g/100g | 含油比=8.5g/100g | 含盐比=0g/100g

食物编码及食物名称：0124xx-过桥米线　　**烹饪方式：煮**

烹饪前

生重：120g

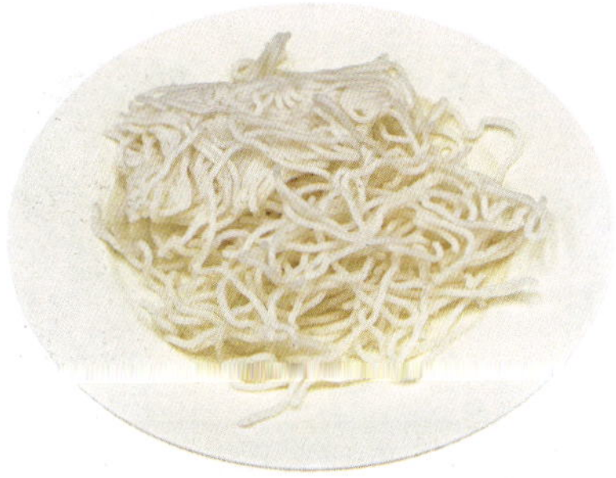

烹饪后

熟重：148g

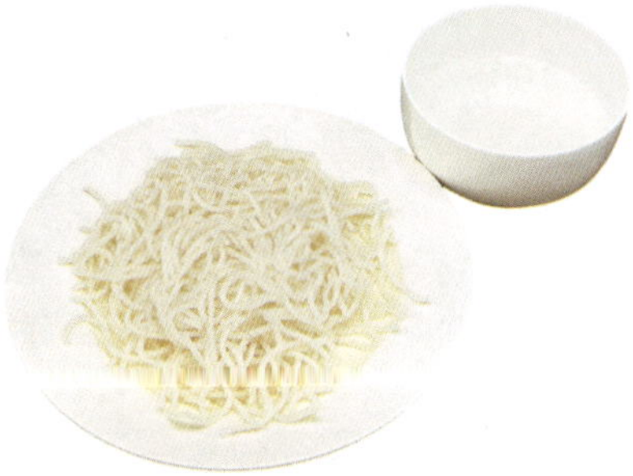

生熟比=81.1g/100g | 含油比=0g/100g | 含盐比=0g/100g

食物编码及食物名称：0124xx-过桥米线 | 烹饪方式：蒸

烹饪前

生重：120g

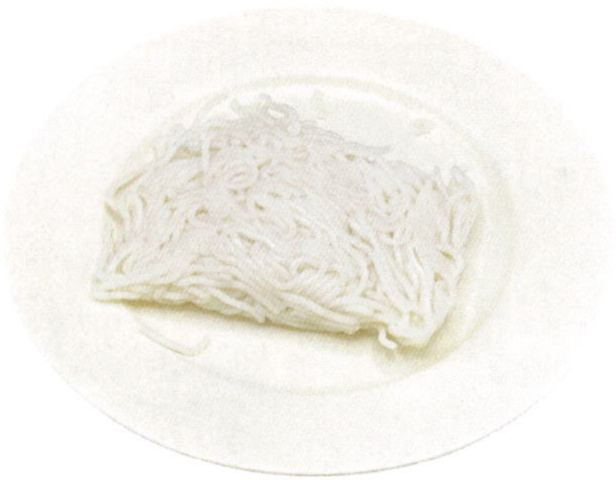

烹饪后

熟重：122g

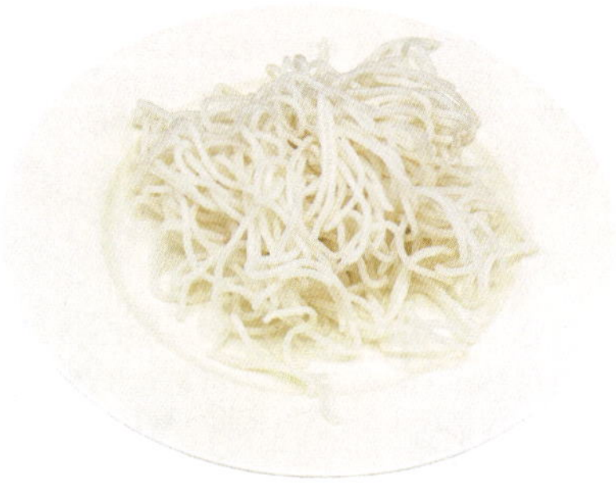

生熟比=98.4g/100g | 含油比=0g/100g | 含盐比=0g/100g

39. 0124xx-紫米面

食物编码及食物名称：0124xx-紫米面 | 烹饪方式：蒸

烹饪前

生重：100g

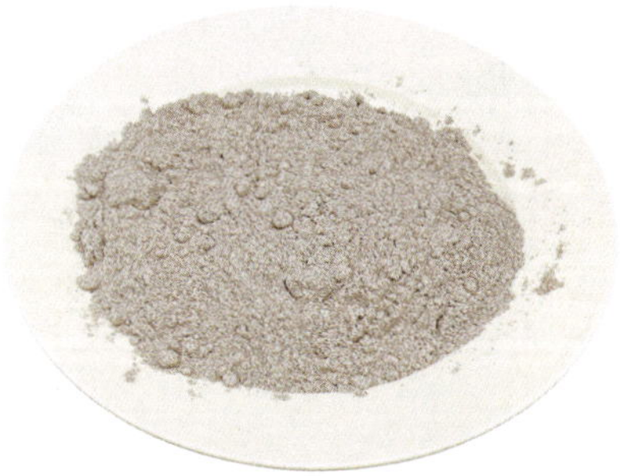

烹饪后

熟重：177g

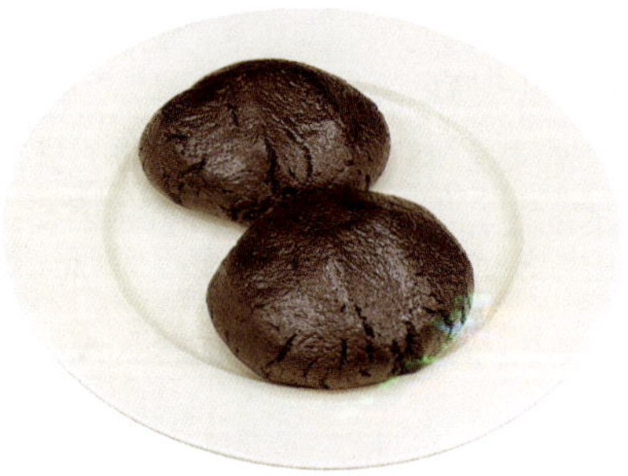

生熟比=56.5g/100g | 含油比=0g/100g | 含盐比=0g/100g

食物编码及食物名称：0124xx–紫米面 | 烹饪方式：烙

烹饪前

生重：100g

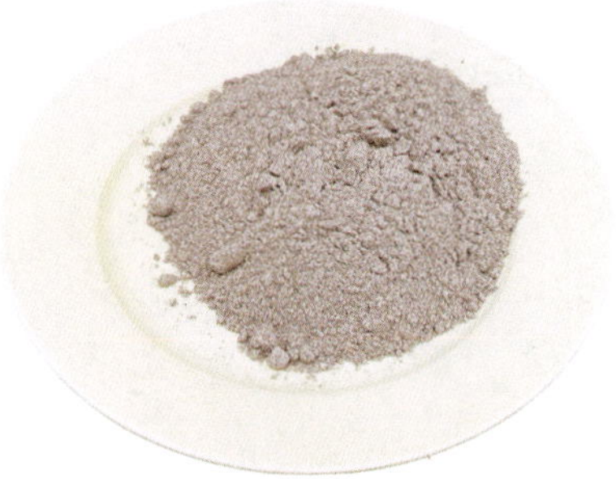

烹饪后

熟重：194g

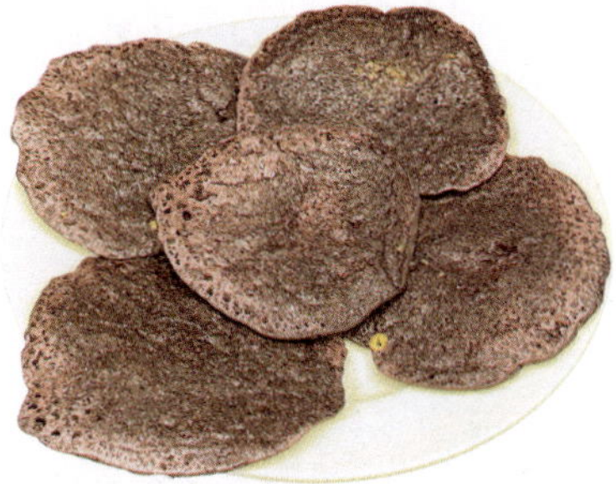

生熟比=51.5g/100g | 含油比=0g/100g | 含盐比=0g/100g

40. 013109–玉米面（黄）

食物编码及食物名称：013109–玉米面（黄） | 烹饪方式：煮

烹饪前

生重：100g

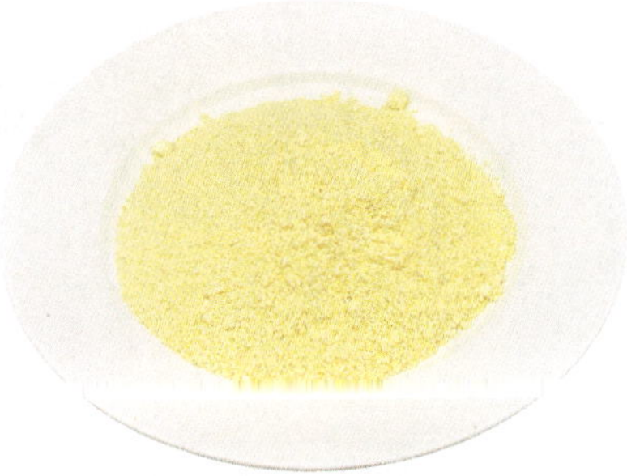

烹饪后

熟重：461g

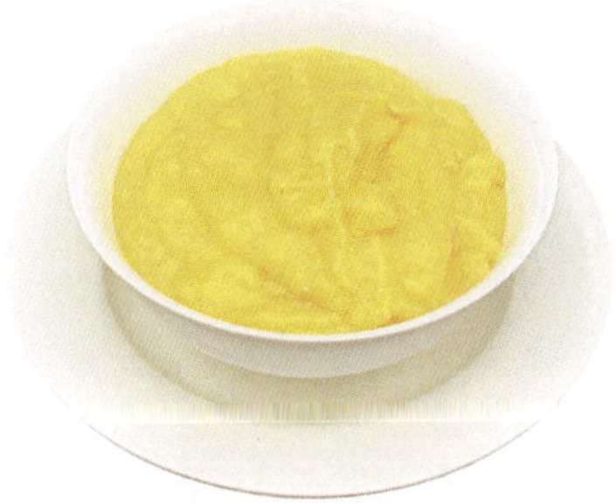

生熟比=21.7g/100g | 含油比=0g/100g | 含盐比=0g/100g

食物编码及食物名称：013109–玉米面（黄） **烹饪方式：烤**

烹饪前

生重：100g

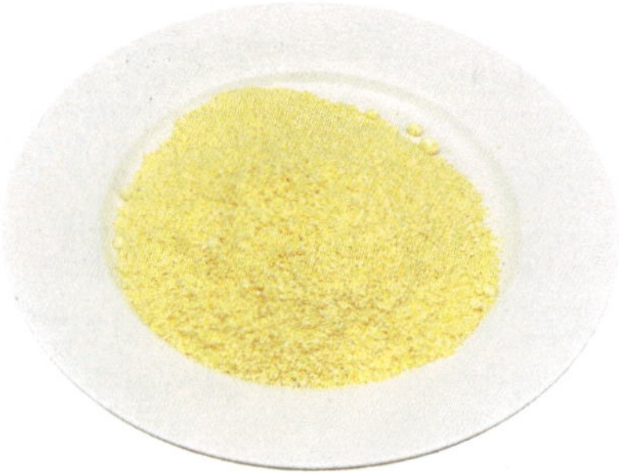

烹饪后

熟重：121g

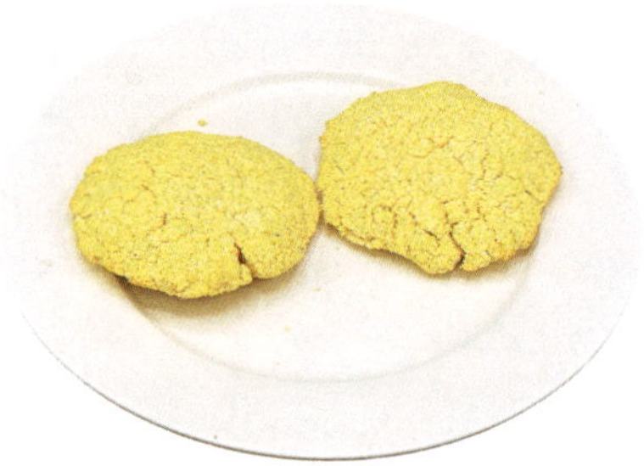

生熟比=82.6g/100g | 含油比=0g/100g | 含盐比=0g/100g

食物编码及食物名称：013109–玉米面（黄） **烹饪方式：蒸**

烹饪前

生重：100g

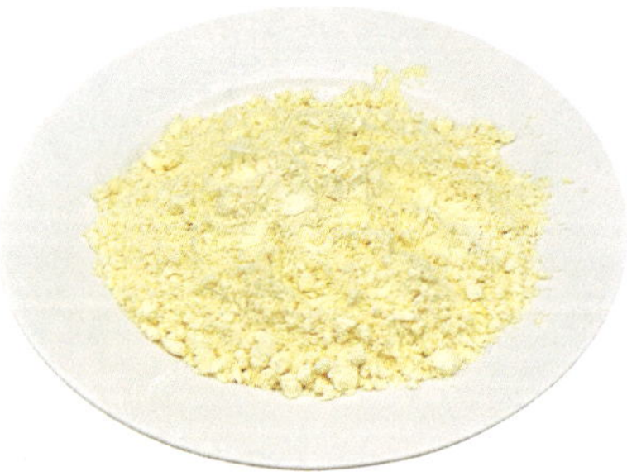

烹饪后

熟重：170g

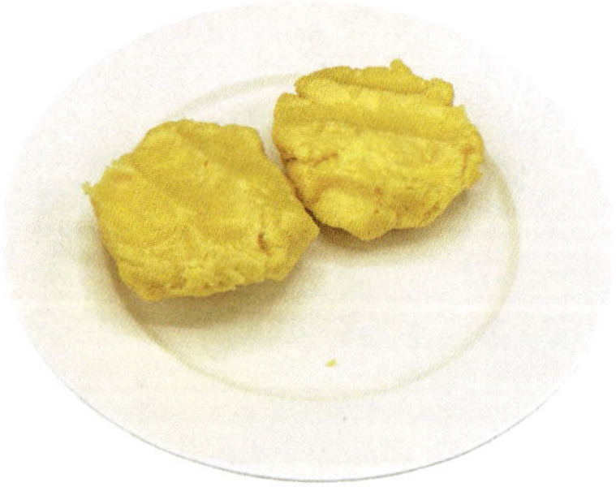

生熟比=58.8g/100g | 含油比=0g/100g | 含盐比=0g/100g

41. 013110–玉米糁（黄）

食物编码及食物名称：013110–玉米糁（黄）　**烹饪方式：煮**

烹饪前

生重：100g

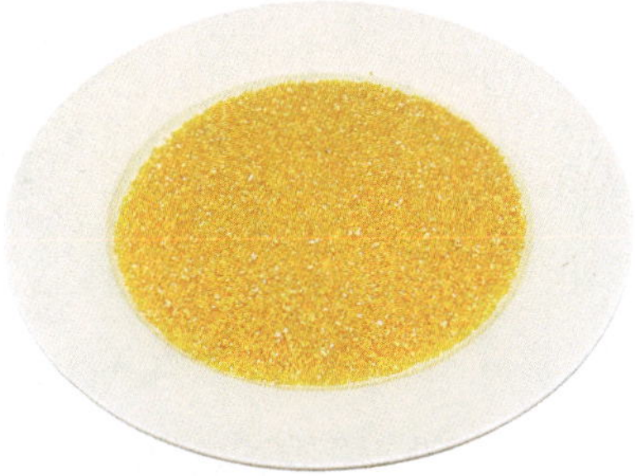

烹饪后

熟重：288g

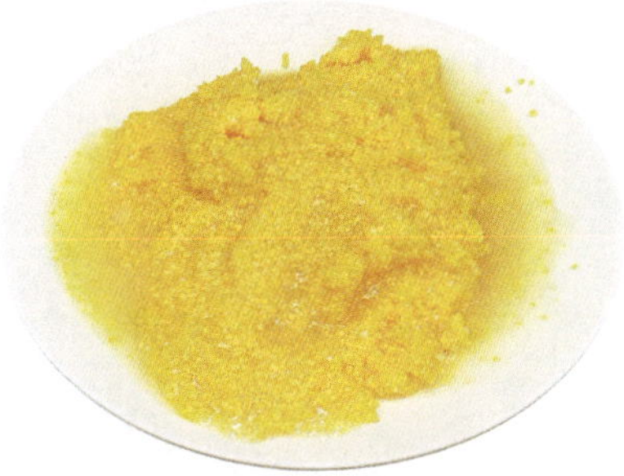

生熟比=34.7g/100g | 含油比=0g/100g | 含盐比=0g/100g

食物编码及食物名称：013110–玉米糁（黄）　**烹饪方式：蒸**

烹饪前

生重：100g

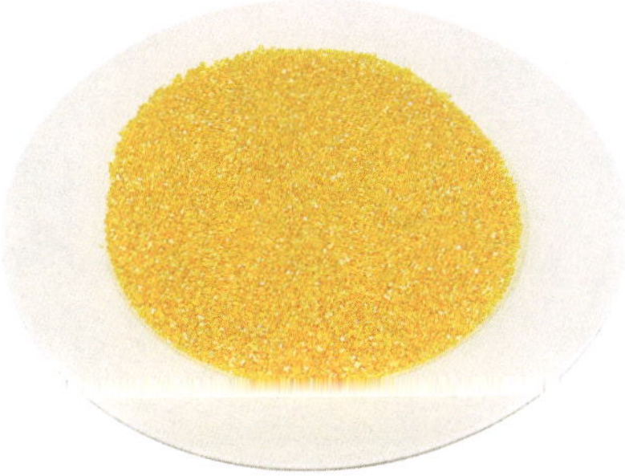

烹饪后

熟重：246g

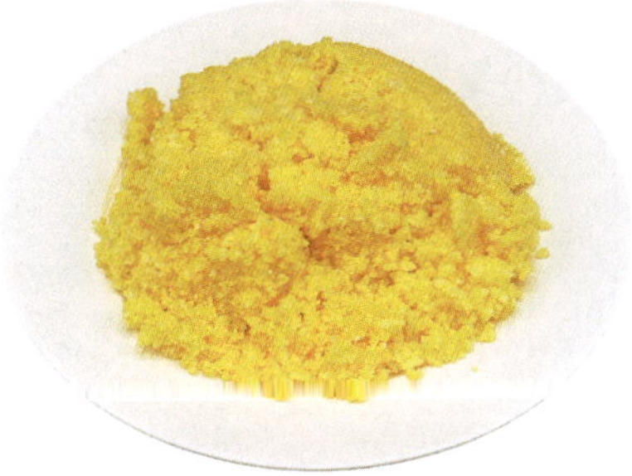

生熟比=40.7g/100g | 含油比=0g/100g | 含盐比=0g/100g

42. 0131xx-糯玉米（白）

食物编码及食物名称：0131xx-糯玉米（白） **烹饪方式：炖**

烹饪前
生重：194g

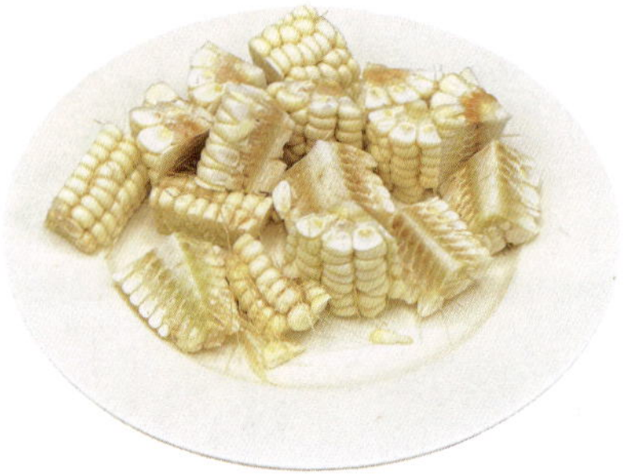

烹饪后
熟重：209g

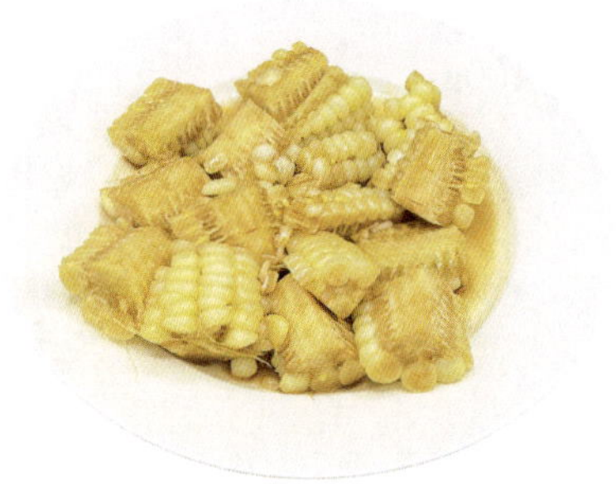

生熟比=92.8g/100g | 含油比=5.3g/100g | 含盐比=0g/100g

食物编码及食物名称：0131xx-糯玉米（白） **烹饪方式：煮**

烹饪前
生重：353g

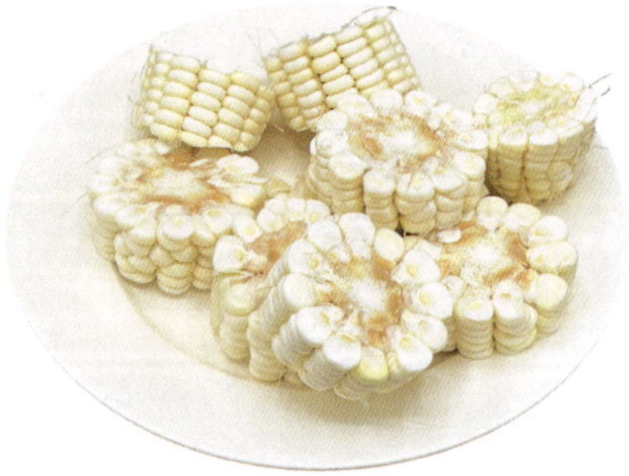

烹饪后
熟重：378g

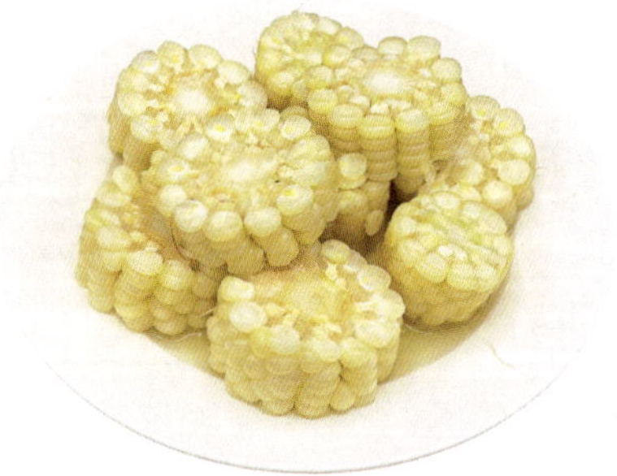

生熟比=93.4g/100g | 含油比=0g/100g | 含盐比=0g/100g

食物编码及食物名称：0131xx–糯玉米（白） 烹饪方式：烤

烹饪前

生重：215g

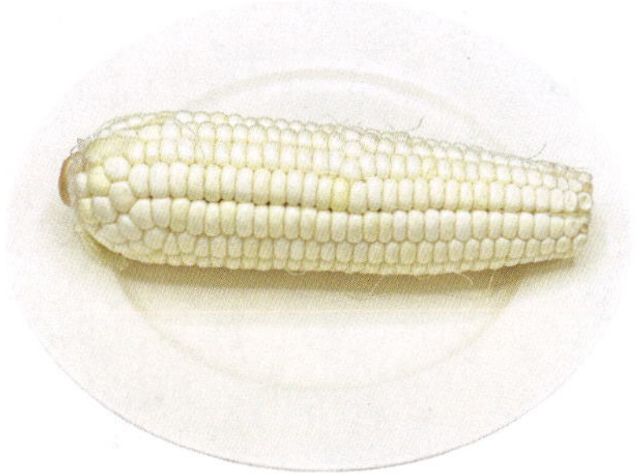

烹饪后

熟重：188g

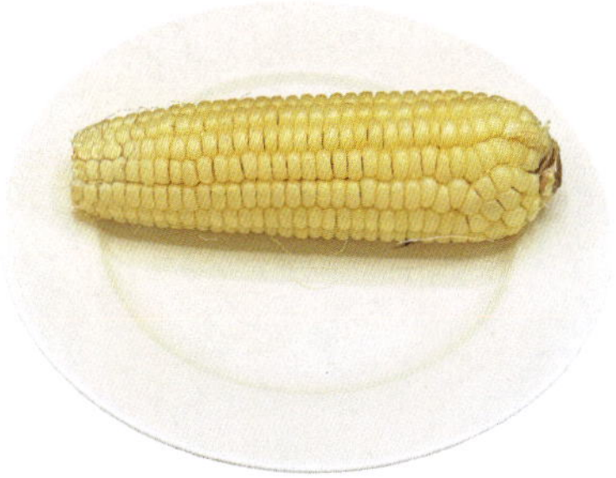

生熟比=114.4g/100g ｜ 含油比=0g/100g ｜ 含盐比=0g/100g

食物编码及食物名称：0131xx–糯玉米（白） 烹饪方式：蒸

烹饪前

生重：470g

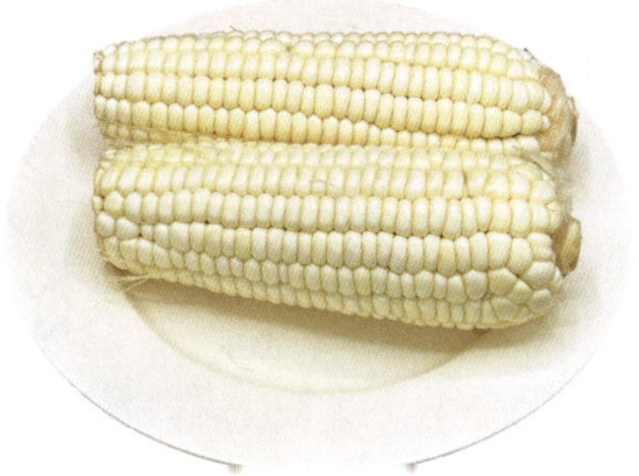

烹饪后

熟重：463g

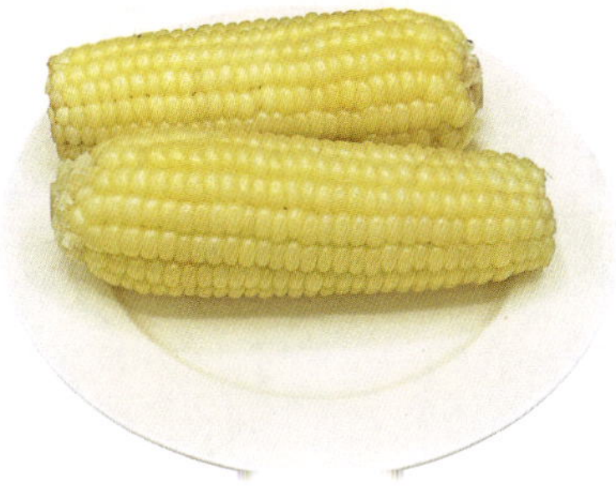

生熟比=101.5g/100g ｜ 含油比=0g/100g ｜ 含盐比=0g/100g

43. 0131xx–甜玉米（黄）

食物编码及食物名称：0131xx–甜玉米（黄） | **烹饪方式：炖**

烹饪前

生重：149g

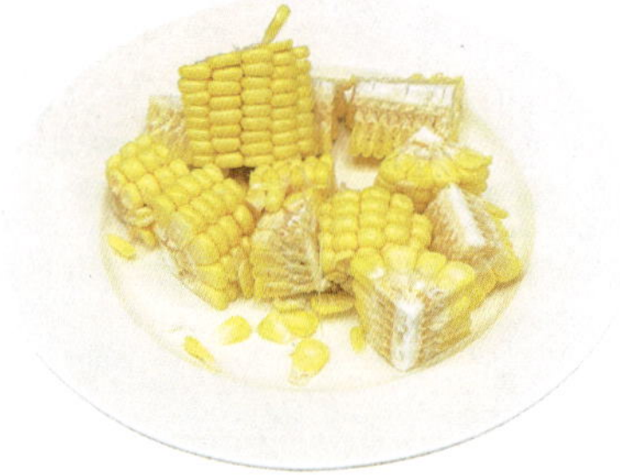

烹饪后

熟重：168g

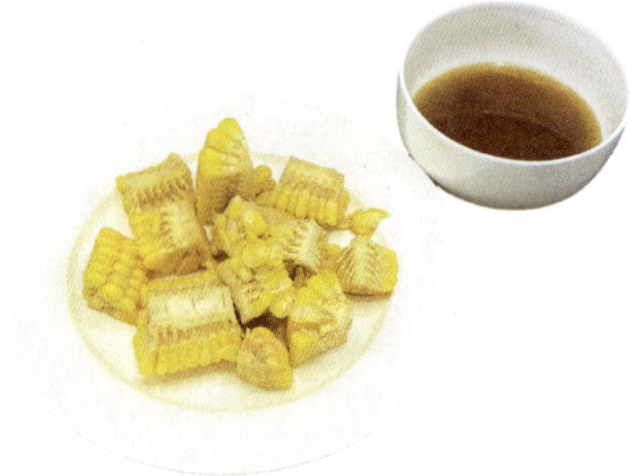

生熟比=88.7g/100g | 含油比=4.2g/100g | 含盐比=0.4g/100g

食物编码及食物名称：0131xx–甜玉米（黄） | **烹饪方式：煮**

烹饪前

生重：331g

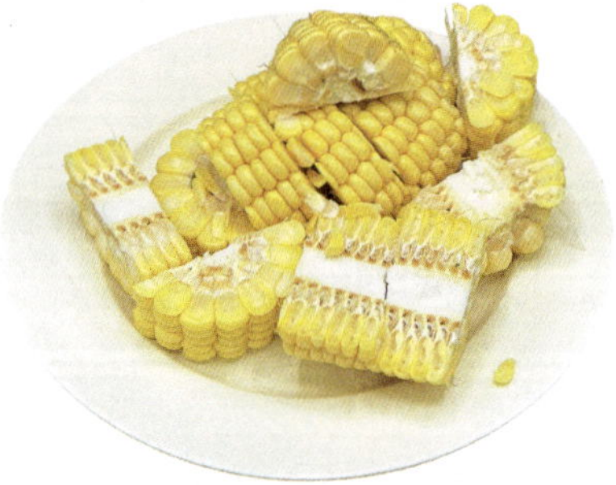

烹饪后

熟重：357g

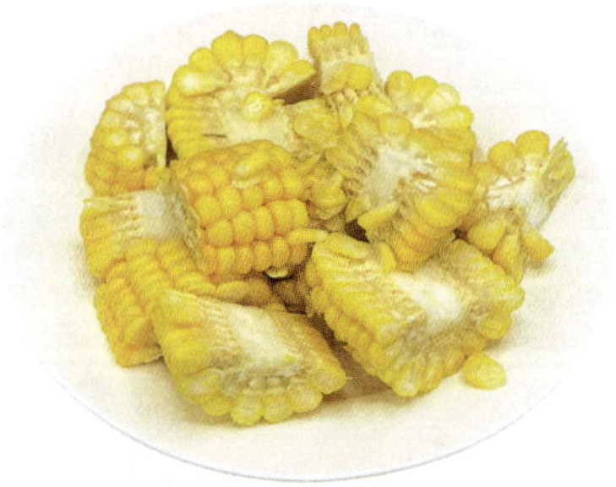

生熟比=92.7g/100g | 含油比=0g/100g | 含盐比=0g/100g

食物编码及食物名称：0131xx-甜玉米（黄） **烹饪方式：烤**

烹饪前

生重：373g

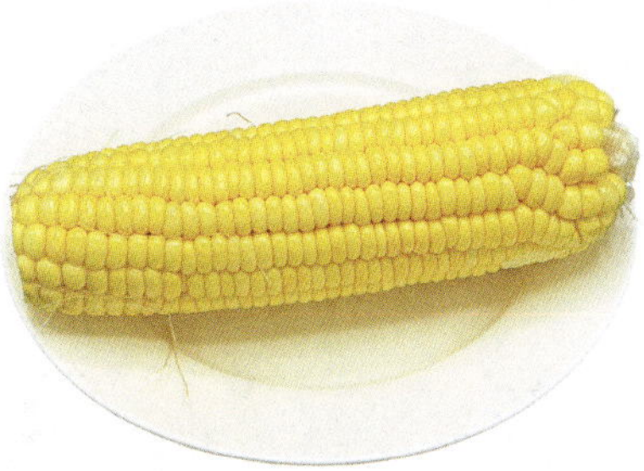

烹饪后

熟重：326g

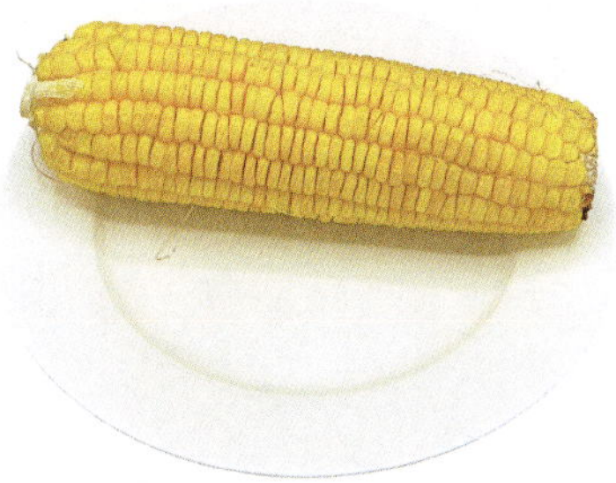

生熟比=114.4g/100g | 含油比=0g/100g | 含盐比=0g/100g

食物编码及食物名称：0131xx-甜玉米（黄） **烹饪方式：蒸**

烹饪前

生重：352g

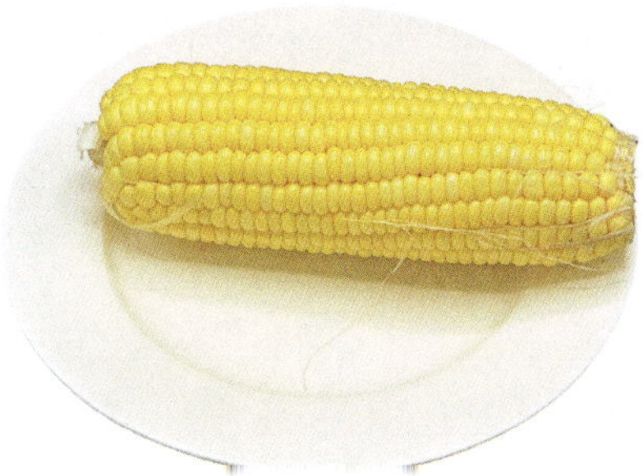

烹饪后

熟重：335g

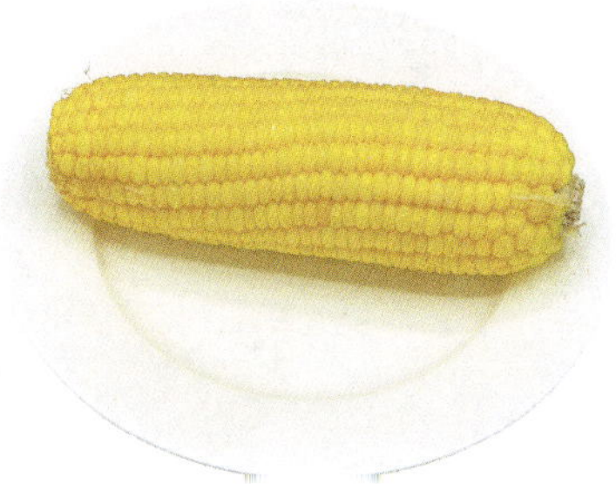

生熟比=105.1g/100g | 含油比=0g/100g | 含盐比=0g/100g

44. 0131xx-玉米粒（干）

食物编码及食物名称：0131xx-玉米粒（干） **烹饪方式：煮**

烹饪前

生重：100g

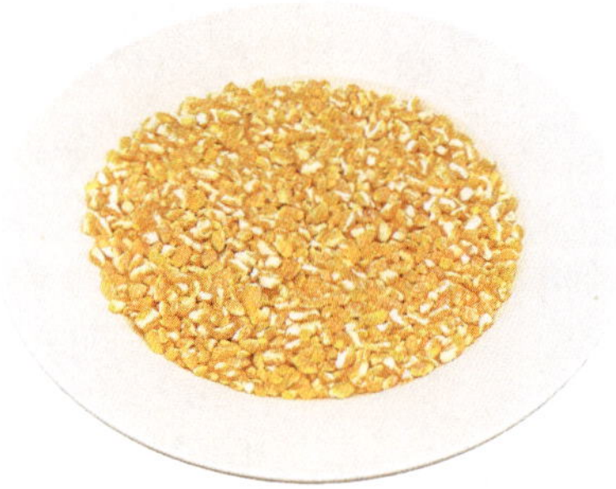

烹饪后

熟重：200g

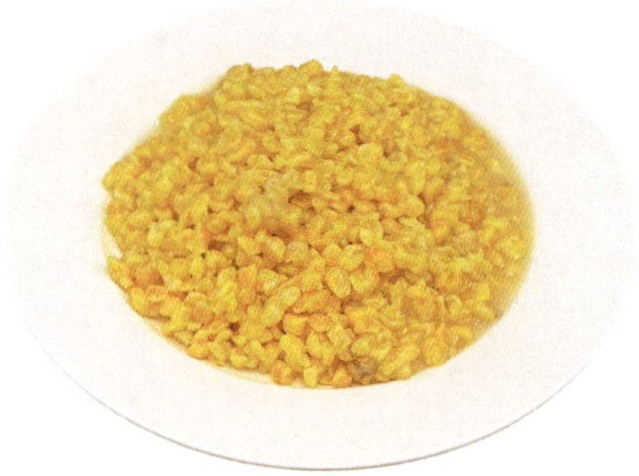

生熟比=50.0g/100g | 含油比=0g/100g | 含盐比=0g/100g

食物编码及食物名称：0131xx-玉米粒（干） **烹饪方式：蒸**

烹饪前

生重：100g

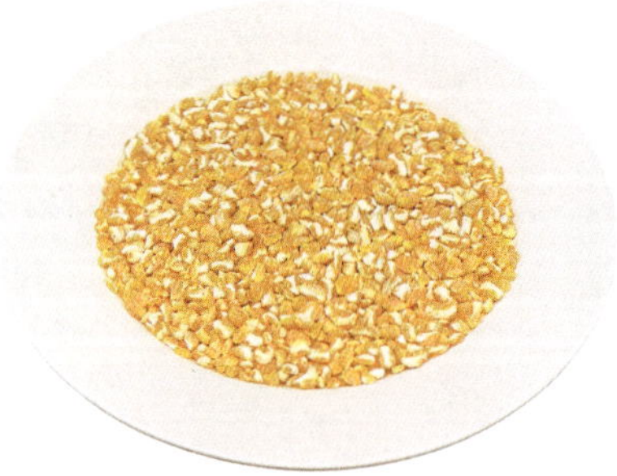

烹饪后

熟重：331g

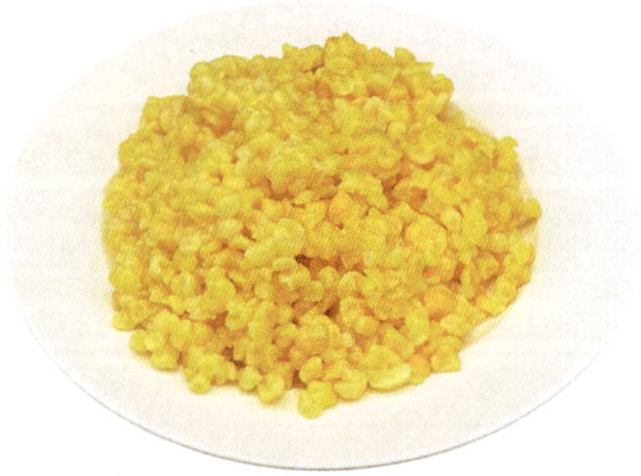

生熟比=30.2g/100g | 含油比=0g/100g | 含盐比=0g/100g

45. 013202-玉米面面条

食物编码及食物名称：013202-玉米面面条 | **烹饪方式：炒**

烹饪前

生重：100g

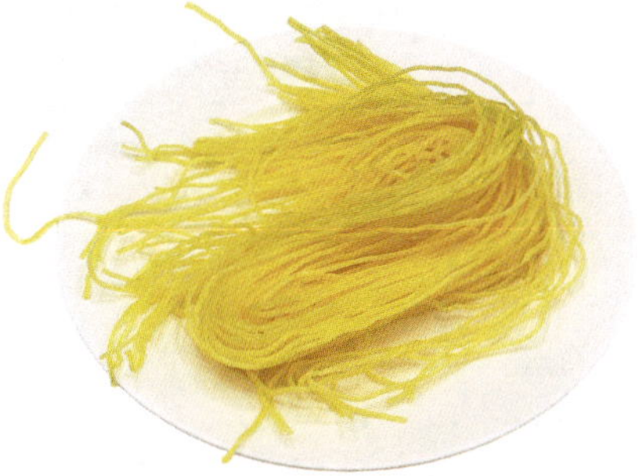

烹饪后

熟重：110g

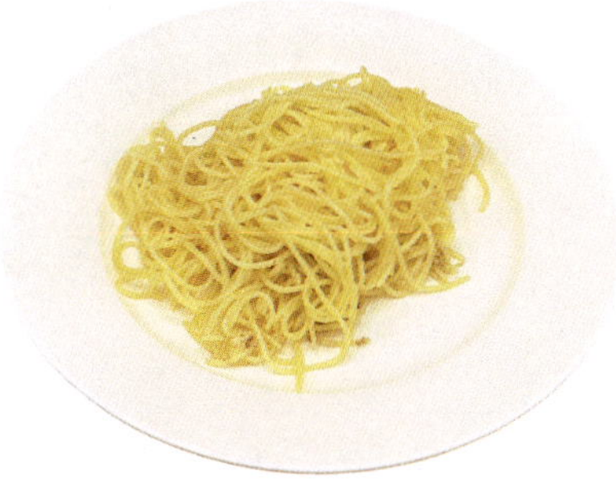

生熟比=90.9g/100g ｜ 含油比=9.1g/100g ｜ 含盐比=0.9g/100g

食物编码及食物名称：013202-玉米面面条 | **烹饪方式：煮**

烹饪前

生重：100g

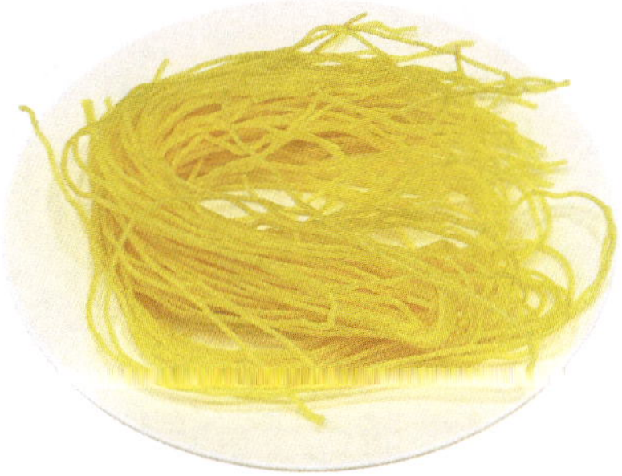

烹饪后

熟重：116g

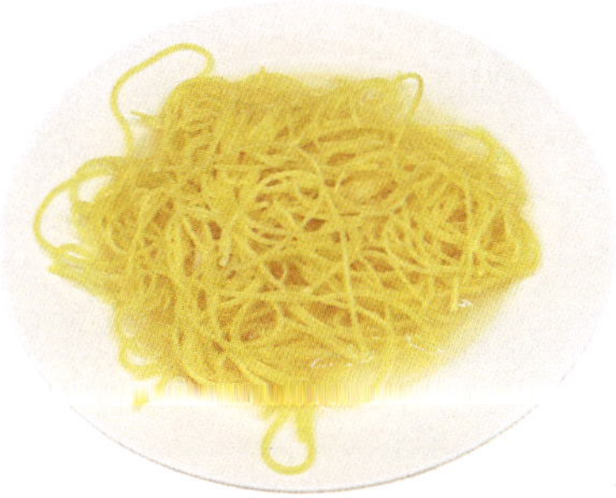

生熟比=86.2g/100g ｜ 含油比=0g/100g ｜ 含盐比=0g/100g

食物编码及食物名称：013202-玉米面面条 | **烹饪方式：蒸**

烹饪前

生重：100g

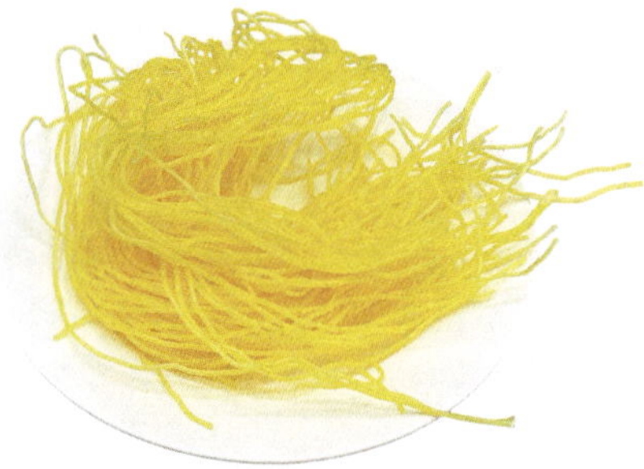

烹饪后

熟重：97g

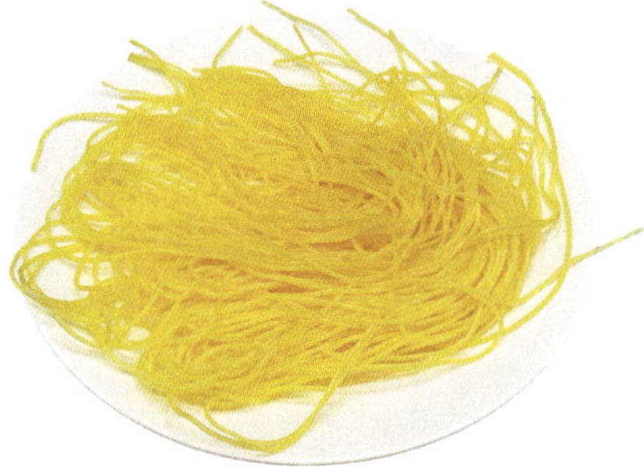

生熟比=103.1g/100g | 含油比=0g/100g | 含盐比=0g/100g

46. 014101-大麦［元麦］

食物编码及食物名称：014101-大麦［元麦］ | **烹饪方式：煮**

烹饪前

生重：100g

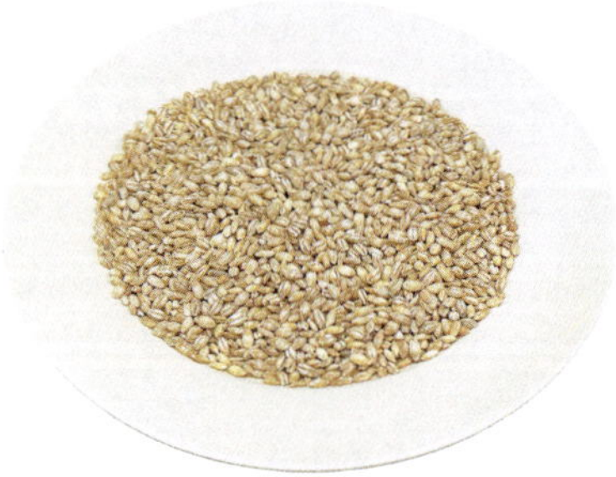

烹饪后

熟重：136g

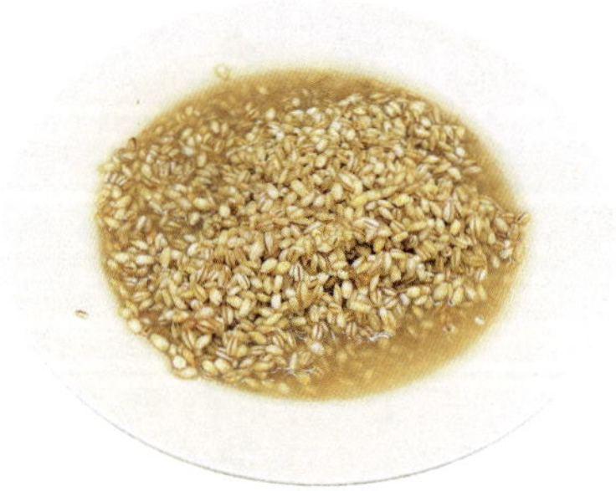

生熟比=73.5g/100g | 含油比=0g/100g | 含盐比=0g/100g

食物编码及食物名称：014101-大麦［元麦］ | **烹饪方式：蒸**

烹饪前

生重：100g

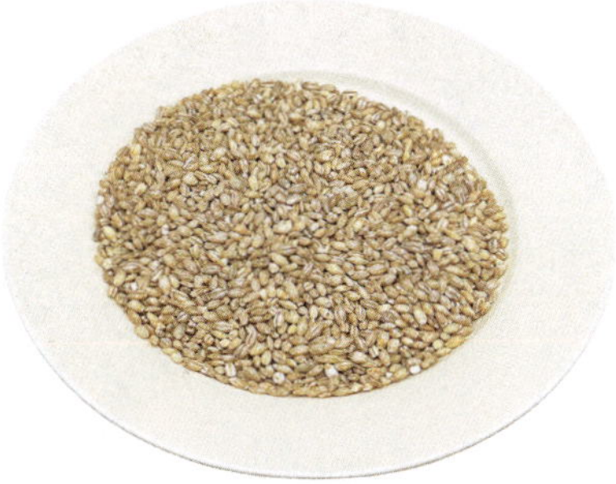

烹饪后

熟重：237g

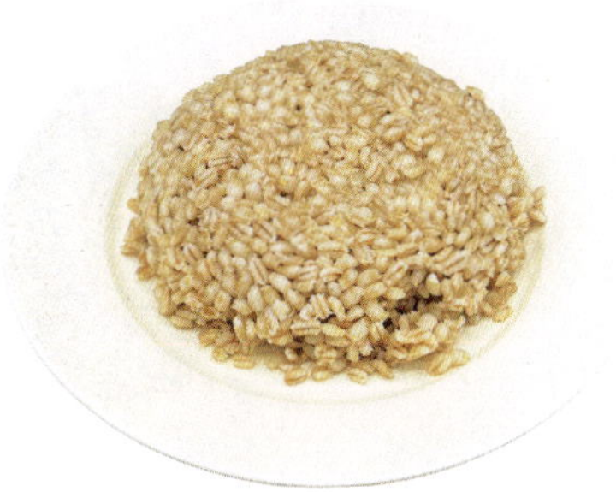

生熟比=42.2g/100g ｜ 含油比=0g/100g ｜ 含盐比=0g/100g

47. 014102-黑大麦

食物编码及食物名称：014102-黑大麦 | **烹饪方式：煮**

烹饪前

生重：100g

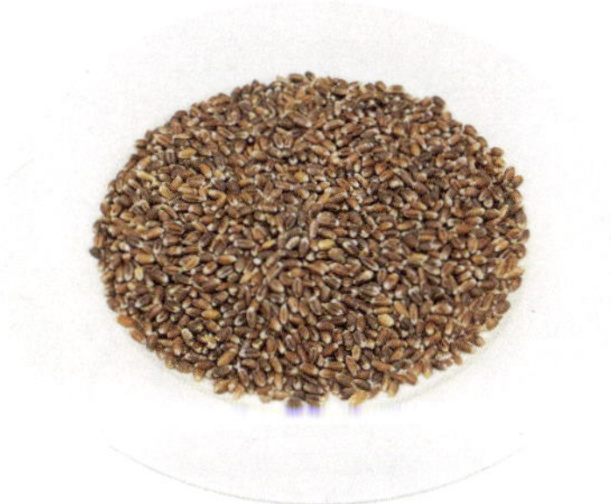

烹饪后

熟重：167g

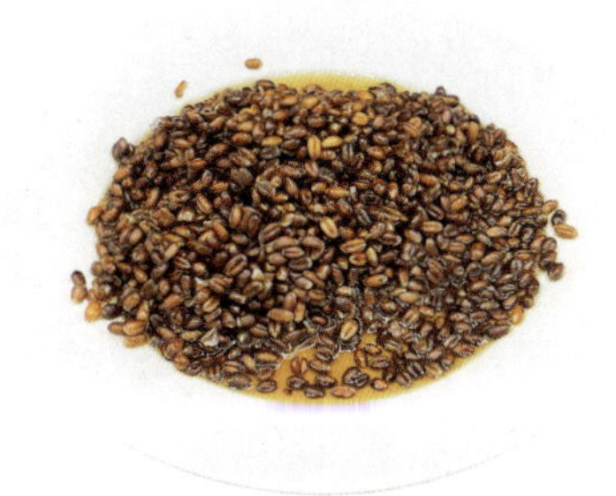

生熟比=59.9g/100g ｜ 含油比=0g/100g ｜ 含盐比=0g/100g

食物编码及食物名称：014102-黑大麦 **烹饪方式：蒸**

烹饪前

生重：100g

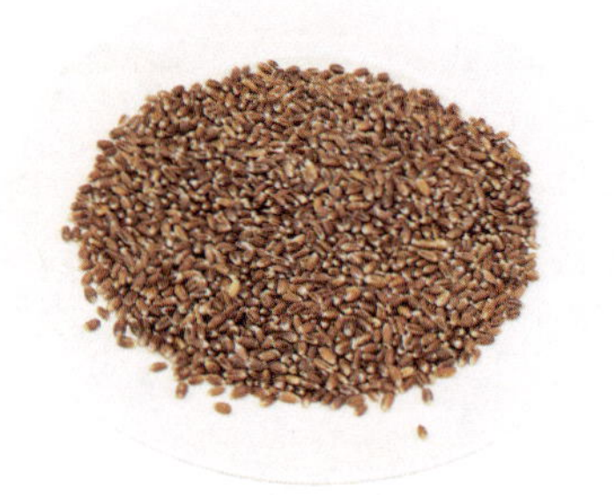

烹饪后

熟重：286g

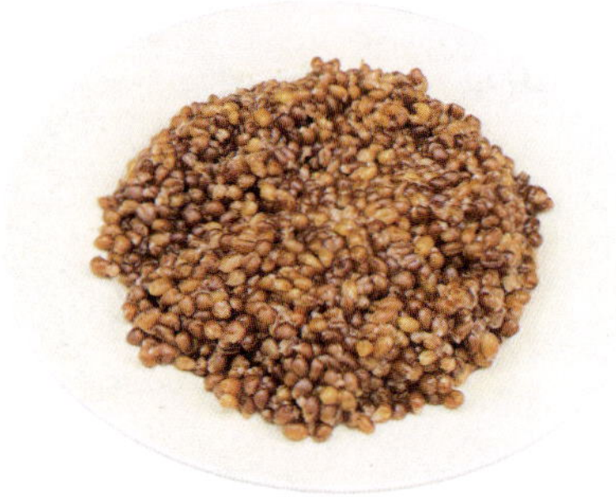

生熟比=35.0g/100g | 含油比=0g/100g | 含盐比=0g/100g

48. 014202-青稞

食物编码及食物名称：014202-青稞 **烹饪方式：煮**

烹饪前

生重：100g

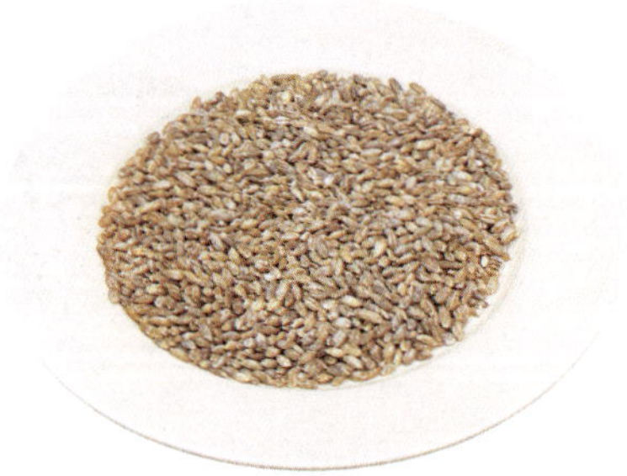

烹饪后

熟重：201g

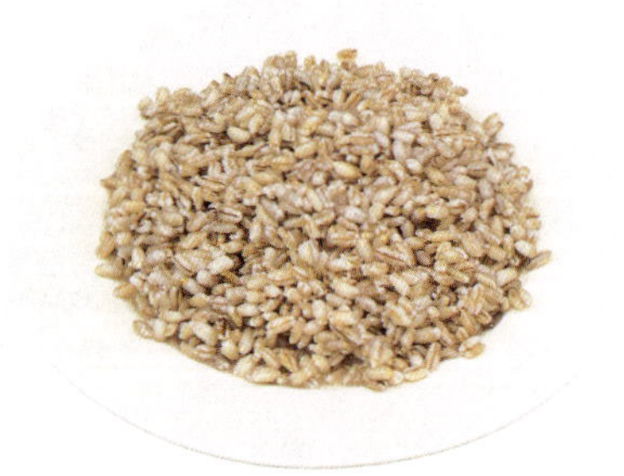

生熟比=49.8g/100g | 含油比=0g/100g | 含盐比=0g/100g

食物编码及食物名称：014202-青稞　烹饪方式：蒸

烹饪前

生重：100g

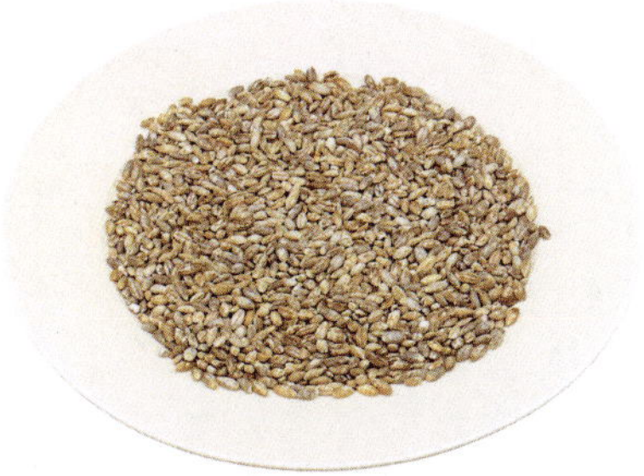

烹饪后

熟重：366g

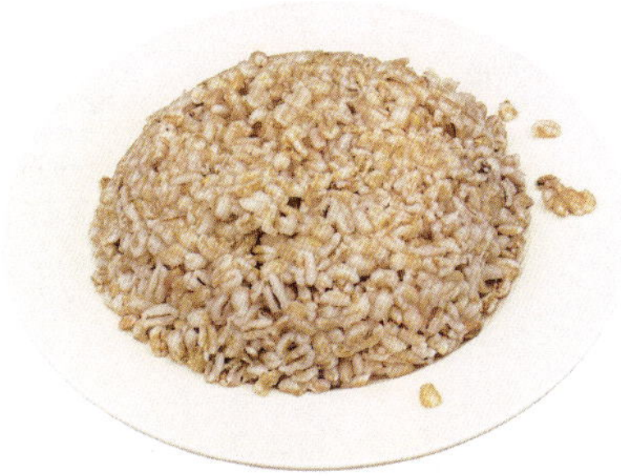

生熟比=27.3g/100g | 含油比=0g/100g | 含盐比=0g/100g

49. 015101-小米

食物编码及食物名称：015101-小米　烹饪方式：煮

烹饪前

生重：100g

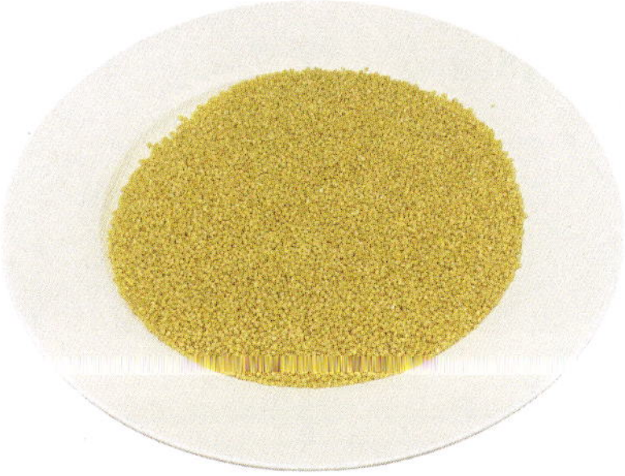

烹饪后

熟重：426g

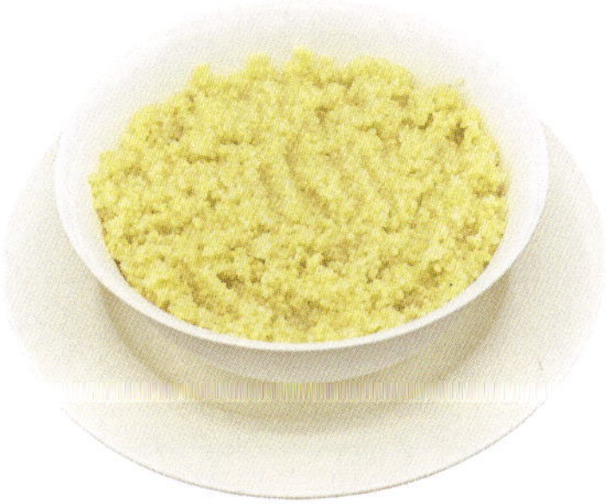

生熟比=23.5g/100g | 含油比=0g/100g | 含盐比=0g/100g

食物编码及食物名称：015101–小米 | 烹饪方式：蒸

烹饪前

生重：100g

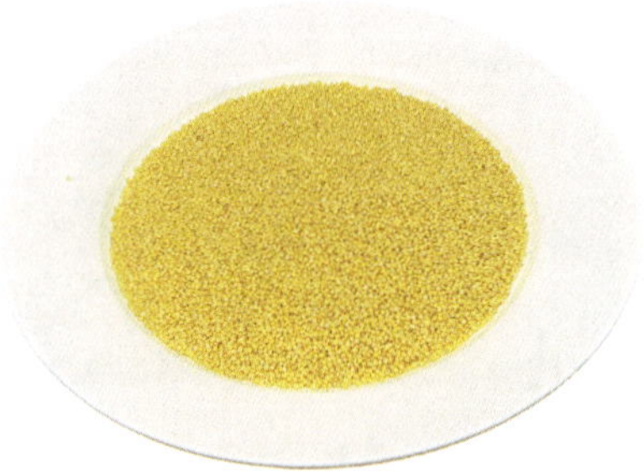

烹饪后

熟重：232g

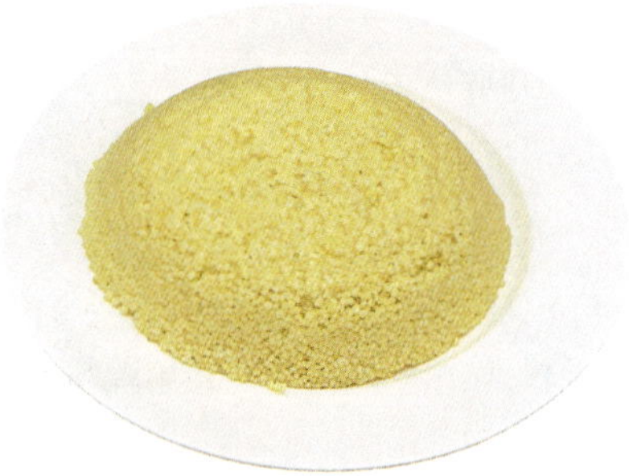

生熟比=43.1g/100g | 含油比=0g/100g | 含盐比=0g/100g

50. 015102–小米面

食物编码及食物名称：015102–小米面 | 烹饪方式：蒸

烹饪前

生重：100g

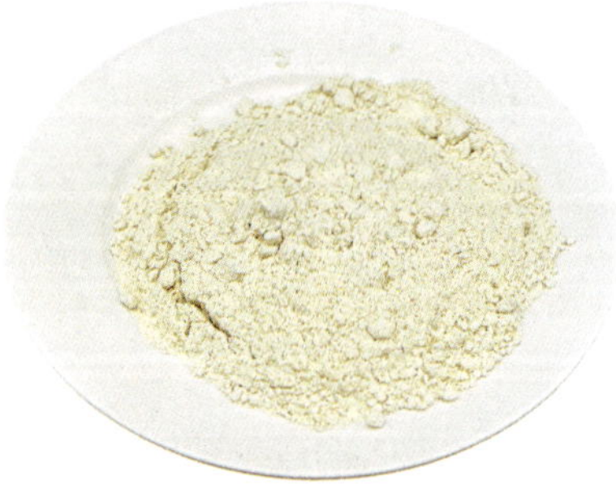

烹饪后

熟重：166g

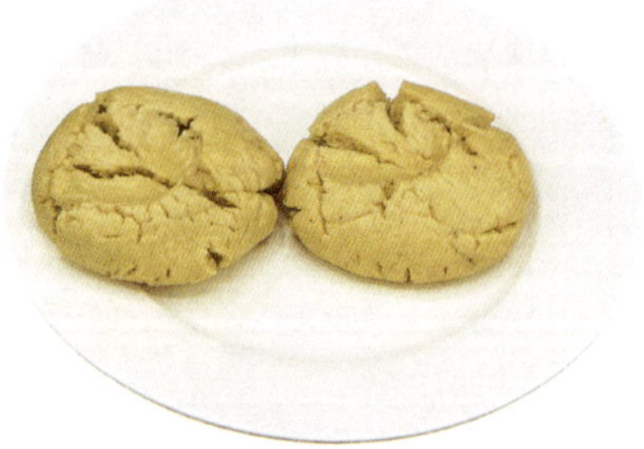

生熟比=60.2g/100g | 含油比=0g/100g | 含盐比=0g/100g

食物编码及食物名称：015102–小米面　　烹饪方式：烙

烹饪前

生重：100g

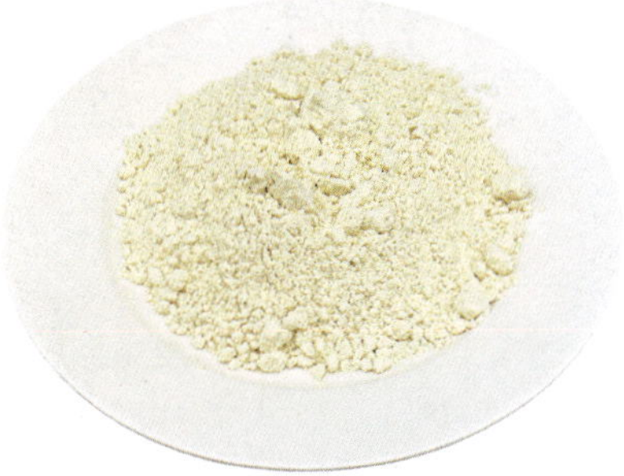

烹饪后

熟重：168g

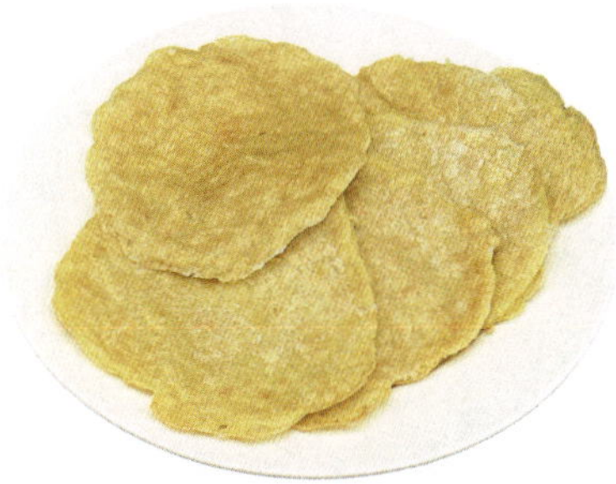

生熟比=59.5g/100g ｜ 含油比=0g/100g ｜ 含盐比=0g/100g

51. 015104–小米（黄）

食物编码及食物名称：015104–小米（黄）　　烹饪方式：煮

烹饪前

生重：100g

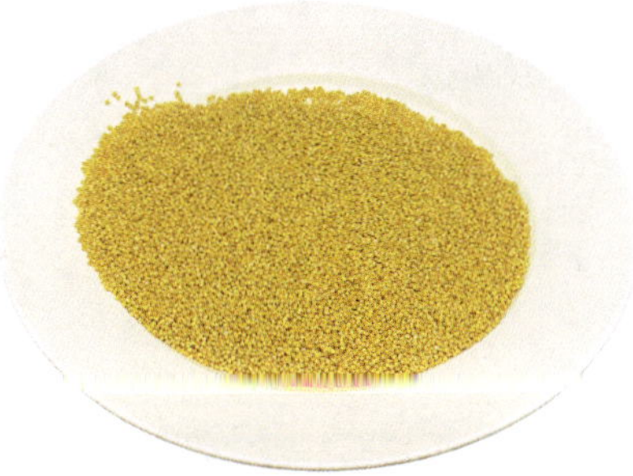

烹饪后

熟重：281g

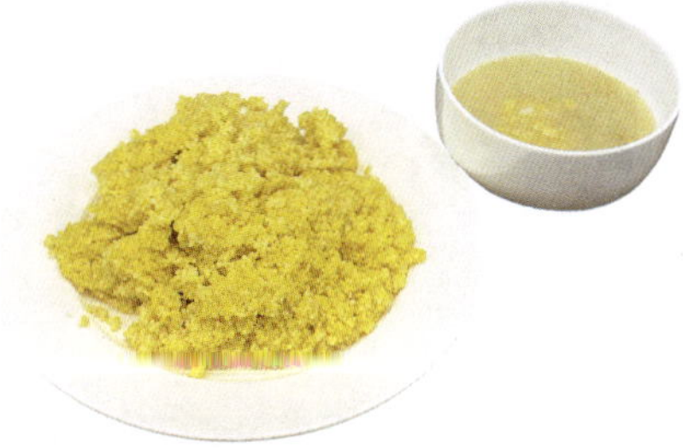

生熟比=35.6g/100g ｜ 含油比=0g/100g ｜ 含盐比=0g/100g

食物编码及食物名称：015104–小米（黄） | **烹饪方式：蒸**

烹饪前

生重：100g

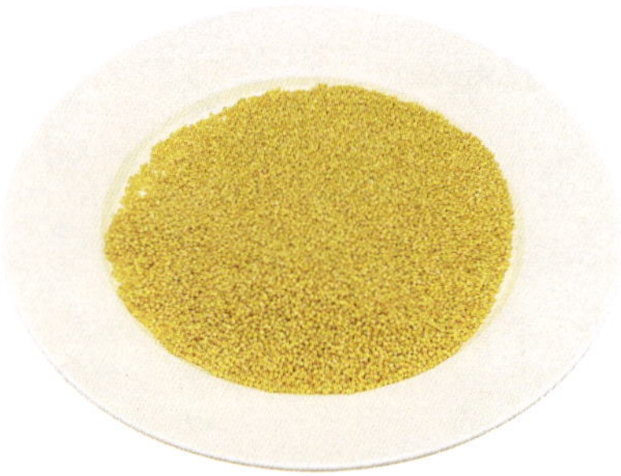

烹饪后

熟重：264g

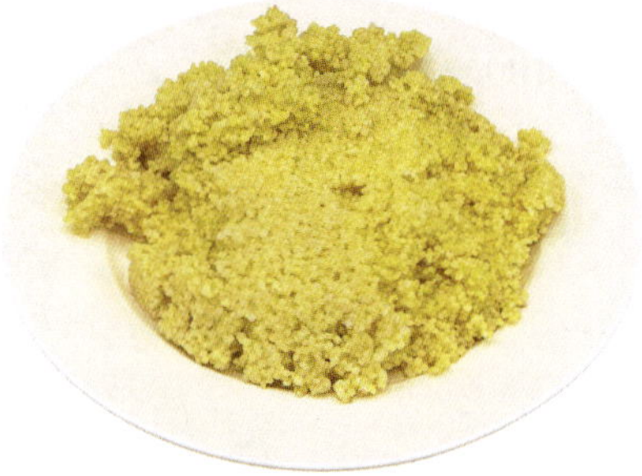

生熟比=37.9g/100g | 含油比=0g/100g | 含盐比=0g/100g

52. 015201–大黄米［黍子］

食物编码及食物名称：015201–大黄米［黍子］ | **烹饪方式：煮**

烹饪前

生重：100g

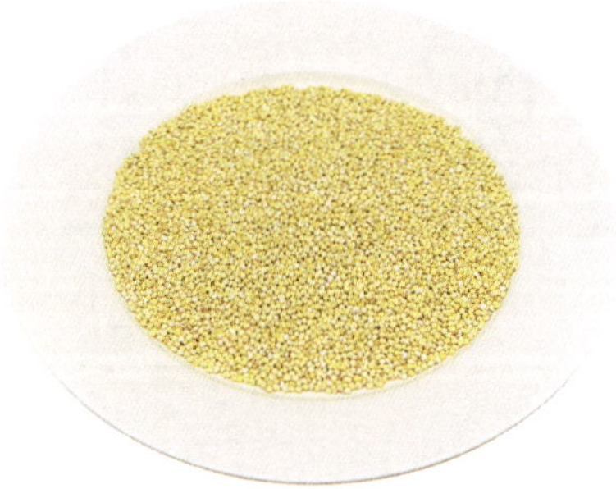

烹饪后

熟重：188g

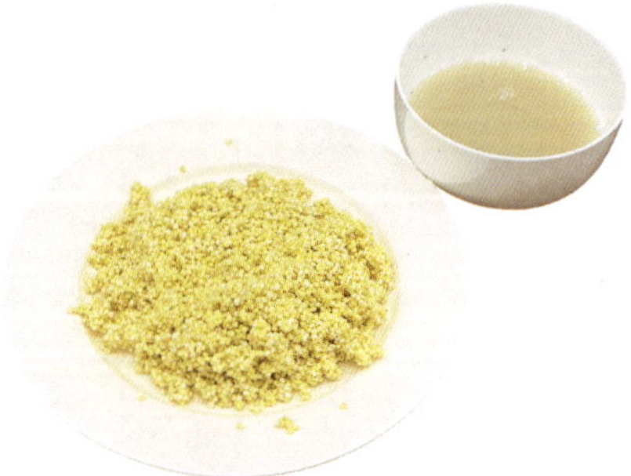

生熟比=53.2g/100g | 含油比=0g/100g | 含盐比=0g/100g

食物编码及食物名称：015201-大黄米［黍子］　　**烹饪方式：蒸**

烹饪前

生重：100g

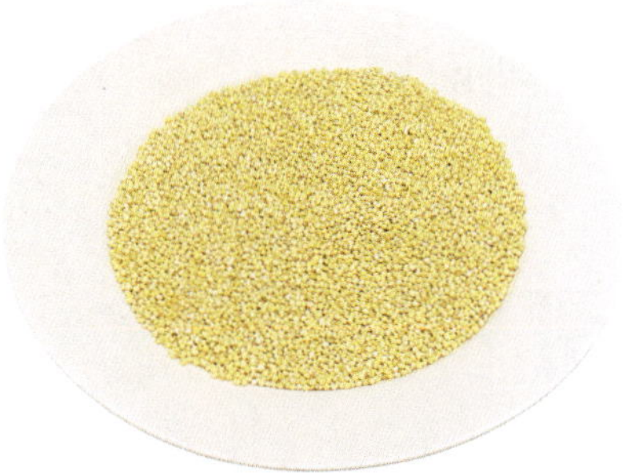

烹饪后

熟重：219g

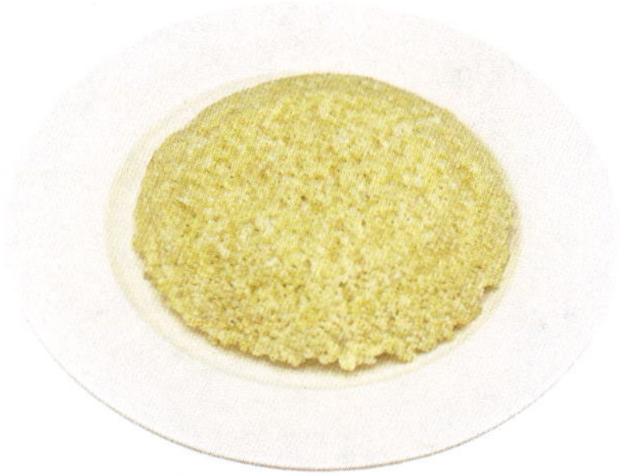

生熟比=45.7g/100g ｜ 含油比=0g/100g ｜ 含盐比=0g/100g

53. 019001-高粱米

食物编码及食物名称：019001-高粱米　　**烹饪方式：煮**

烹饪前

生重：100g

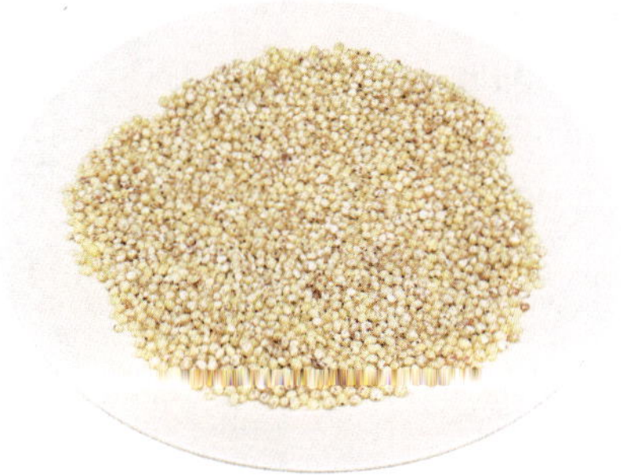

烹饪后

熟重：196g

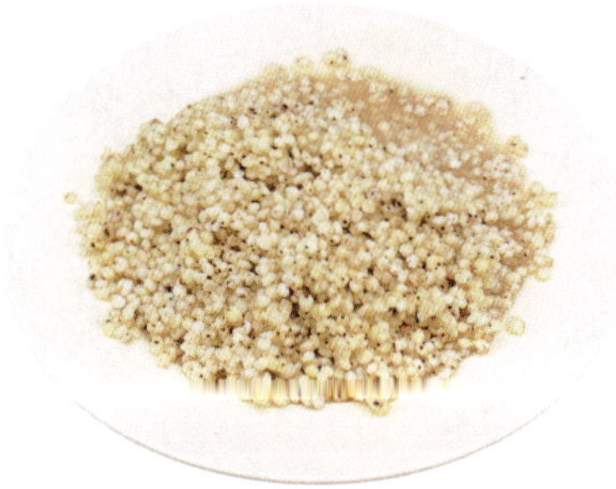

生熟比=51.0g/100g ｜ 含油比=0g/100g ｜ 含盐比=0g/100g

食物编码及食物名称：019001-高粱米 | **烹饪方式：蒸**

烹饪前

生重：100g

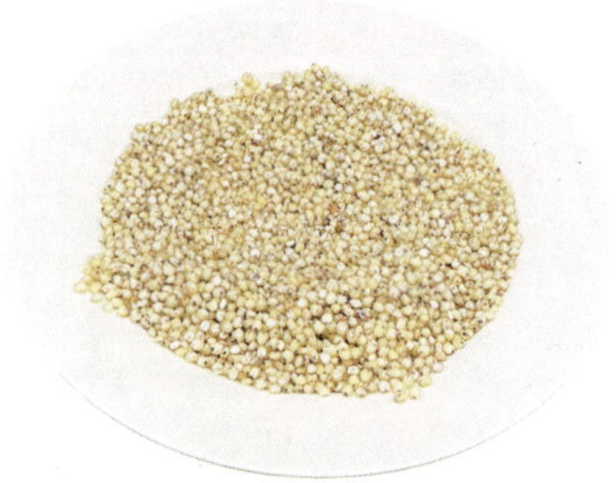

烹饪后

熟重：295g

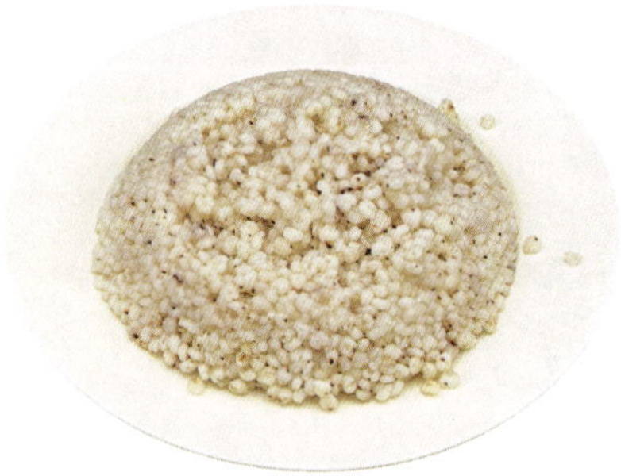

生熟比=33.9g/100g | 含油比=0g/100g | 含盐比=0g/100g

54. 019005-荞麦

食物编码及食物名称：019005-荞麦 | **烹饪方式：煮**

烹饪前

生重：100g

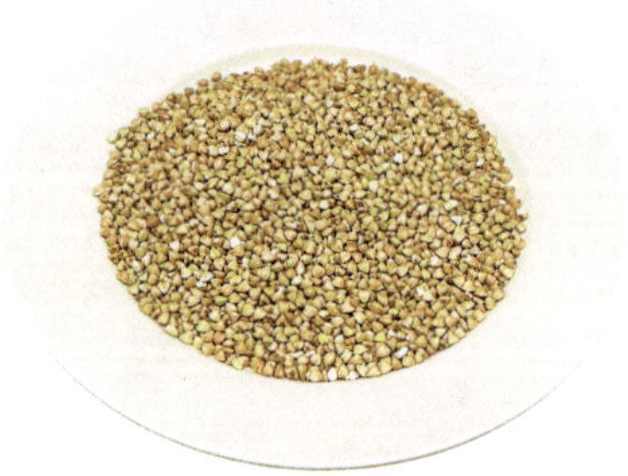

烹饪后

熟重：344g

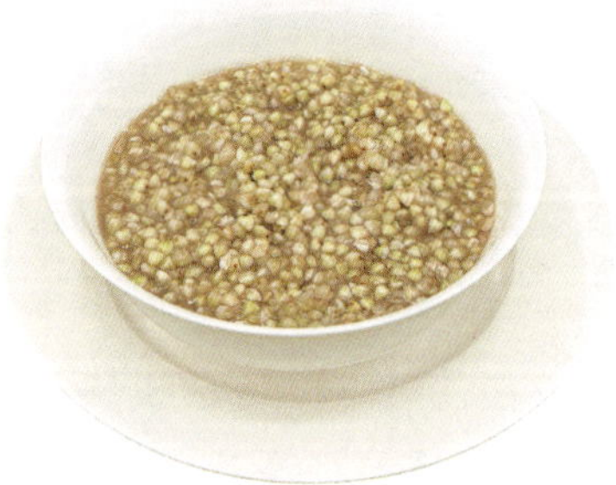

生熟比=29.1g/100g | 含油比=0g/100g | 含盐比=0g/100g

食物编码及食物名称：019005-荞麦	烹饪方式：蒸

烹饪前

生重：100g

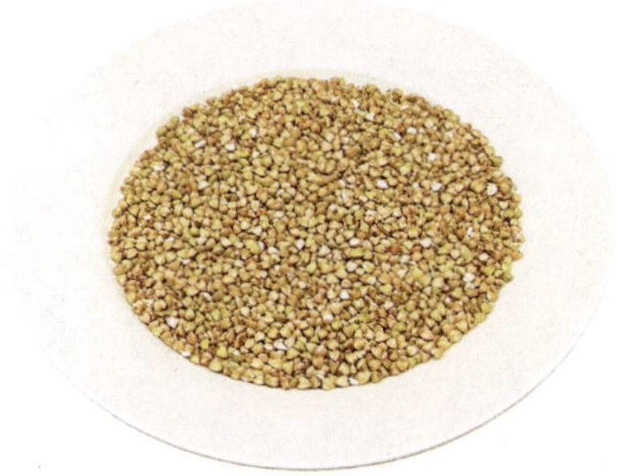

烹饪后

熟重：280g

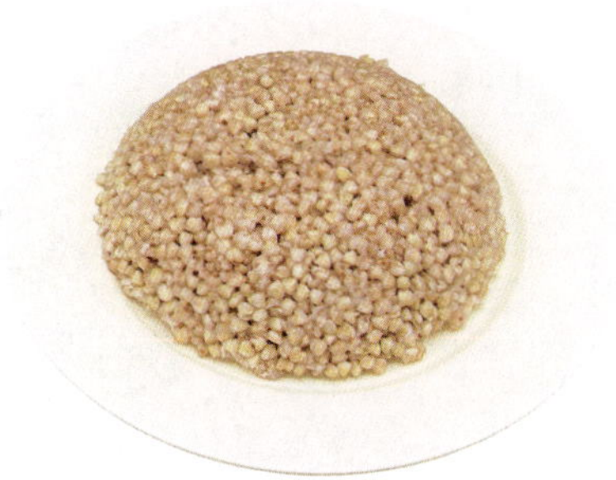

生熟比=35.7g/100g | 含油比=0g/100g | 含盐比=0g/100g

55. 019008-薏米［薏仁米、苡米］

食物编码及食物名称：019008-薏米［薏仁米、苡米］	烹饪方式：煮

烹饪前

生重：100g

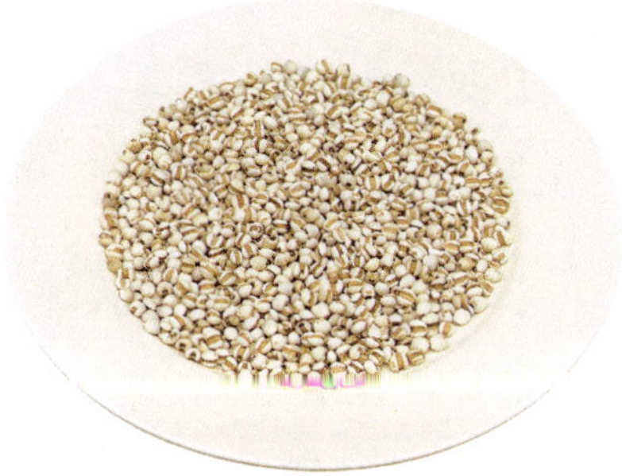

烹饪后

熟重：186g

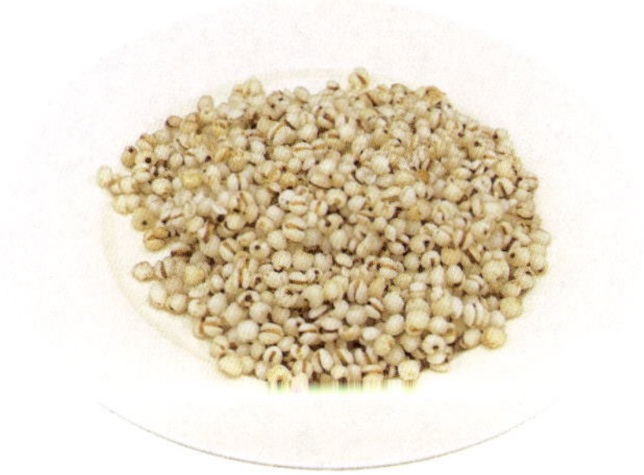

生熟比=53.8g/100g | 含油比=0g/100g | 含盐比=0g/100g

食物编码及食物名称：019008–薏米［薏仁米、苡米］　　烹饪方式：蒸

烹饪前

生重：100g

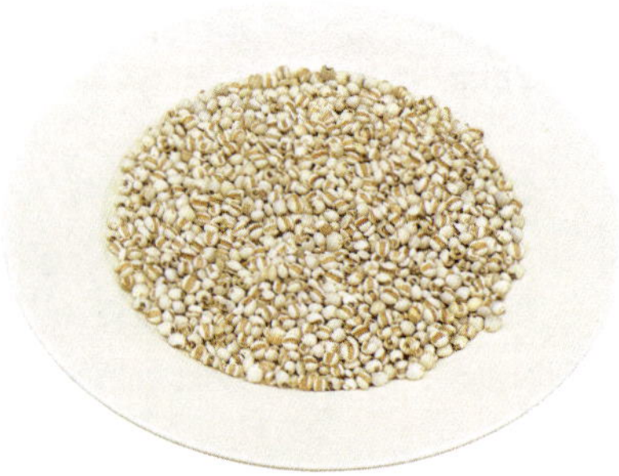

烹饪后

熟重：289g

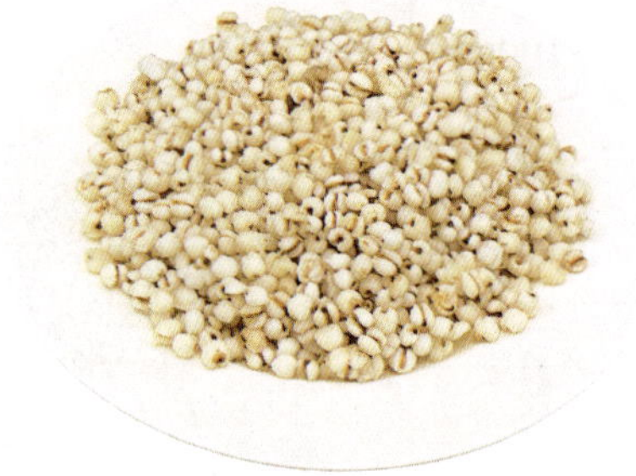

生熟比=34.6g/100g | 含油比=0g/100g | 含盐比=0g/100g

56. 019010–荞麦面

食物编码及食物名称：019010–荞麦面　　烹饪方式：蒸

烹饪前

生重：100g

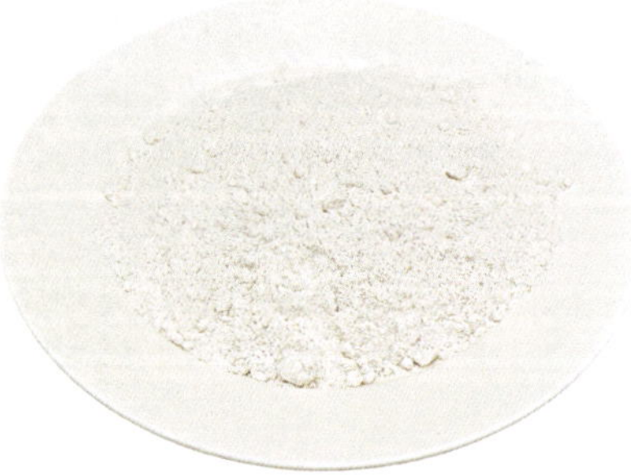

烹饪后

熟重：163g

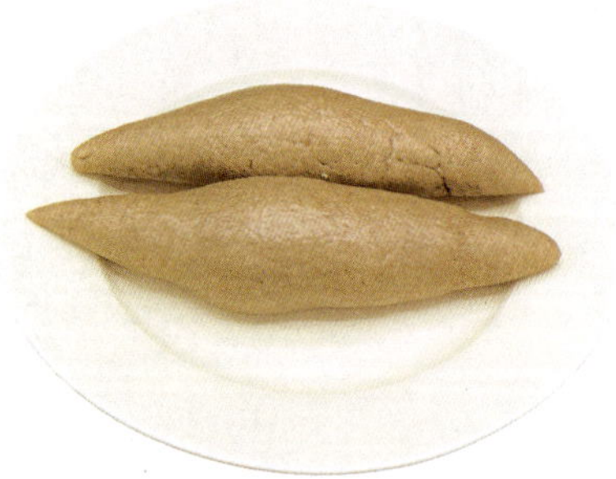

生熟比=61.3g/100g | 含油比=0g/100g | 含盐比=0g/100g

食物编码及食物名称：019010–荞麦面 | **烹饪方式：烙**

烹饪前

生重：100g

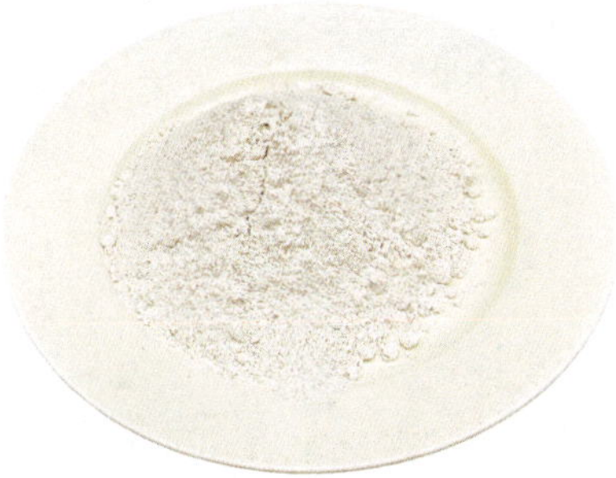

烹饪后

熟重：155g

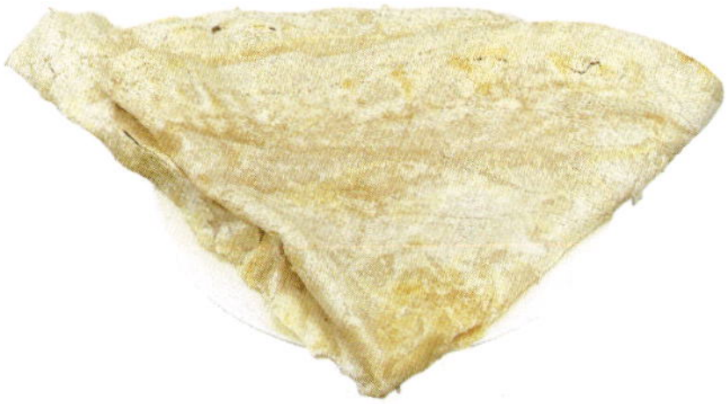

生熟比=64.5g/100g　|　含油比=0g/100g　|　含盐比=0g/100g

57. 019010–荞麦面（甜荞麦）

食物编码及食物名称：019010–荞麦面（甜荞麦） | **烹饪方式：炒**

烹饪前

生重：100g

烹饪后

熟重：103g

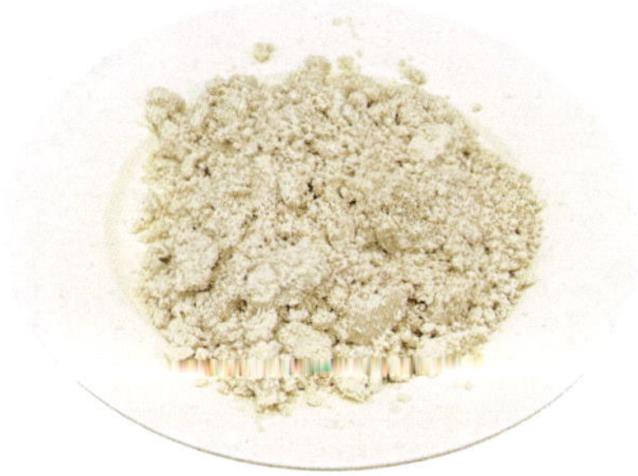

生熟比=97.1g/100g　|　含油比=16.5g/100g　|　含盐比=0g/100g

食物编码及食物名称：019010–荞麦面（甜荞麦）

烹饪方式：煮

烹饪前

生重：100g

烹饪后

熟重：540g

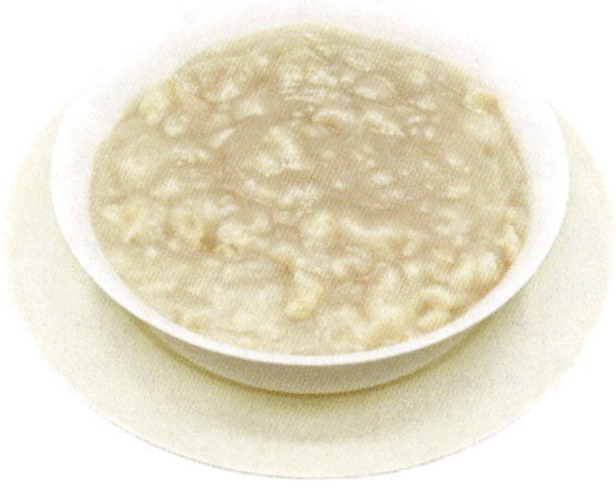

生熟比=18.5g/100g | 含油比=2.0g/100g | 含盐比=0.2g/100g

食物编码及食物名称：019010–荞麦面（甜荞麦）

烹饪方式：烤

烹饪前

生重：100g

烹饪后

熟重：134g

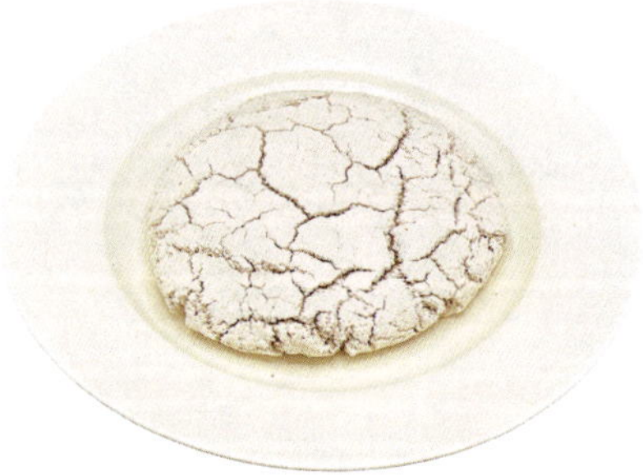

生熟比=74.6g/100g | 含油比=0g/100g | 含盐比=0g/100g

食物编码及食物名称：019010–荞麦面（甜荞麦） 烹饪方式：蒸

烹饪前

生重：100g

烹饪后

熟重：159g

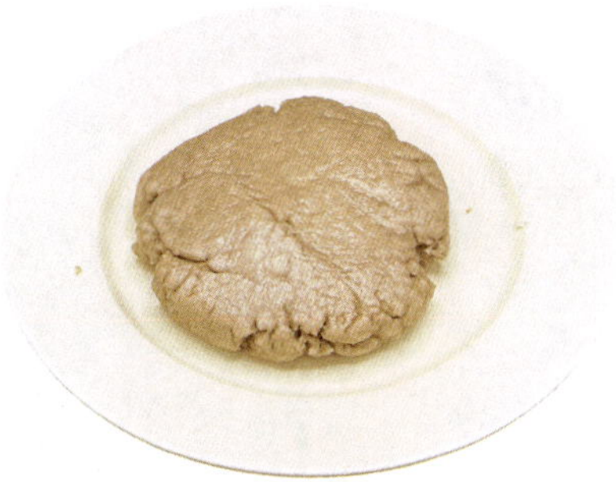

生熟比=62.9g/100g | 含油比=0g/100g | 含盐比=0g/100g

食物编码及食物名称：019010–荞麦面（甜荞麦） 烹饪方式：烙

烹饪前

生重：100g

烹饪后

熟重：96g

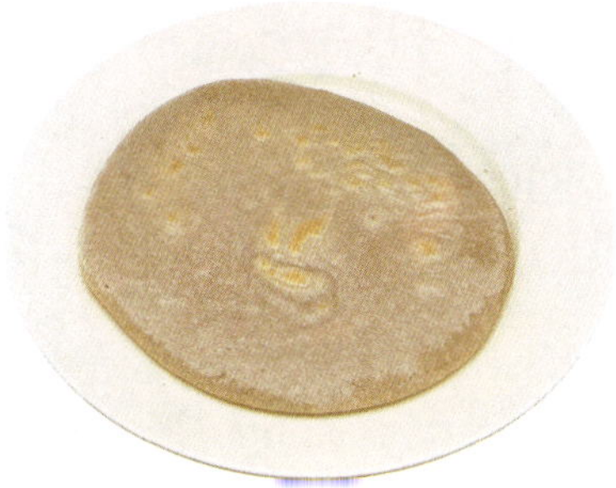

生熟比=104.2g/100g | 含油比=7.3g/100g | 含盐比=0g/100g

58. 019011–莜麦面

食物编码及食物名称：019011–莜麦面 **烹饪方式：蒸**

烹饪前

生重：100g

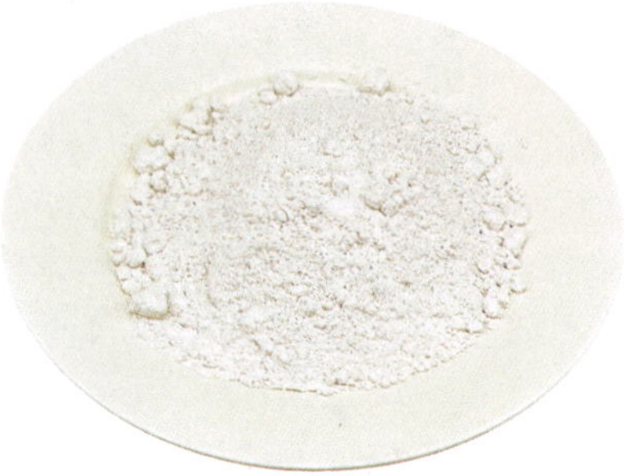

烹饪后

熟重：195g

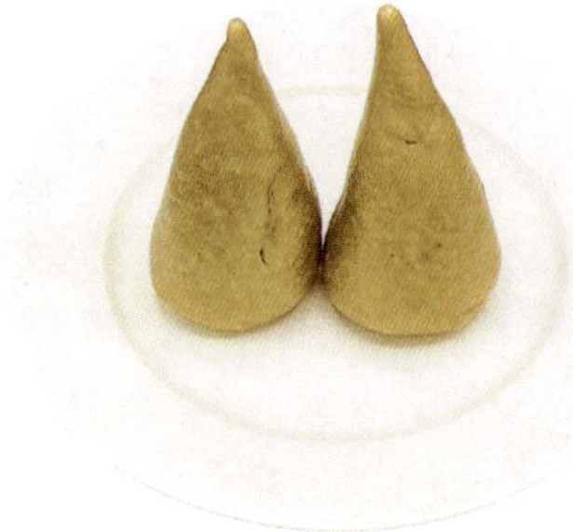

生熟比=51.3g/100g | 含油比=0g/100g | 含盐比=0g/100g

食物编码及食物名称：019011–莜麦面 **烹饪方式：烙**

烹饪前

生重：100g

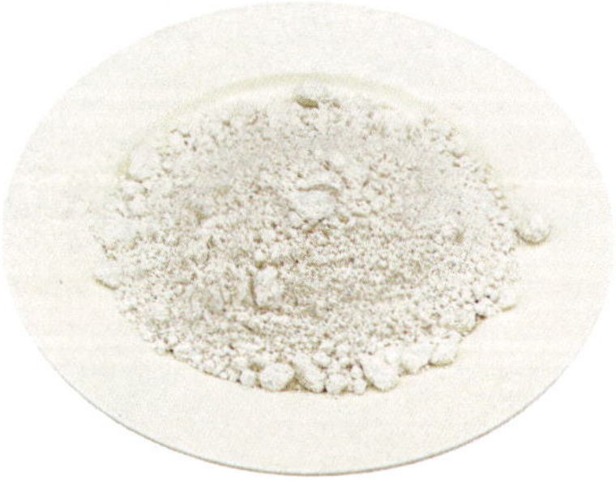

烹饪后

熟重：143g

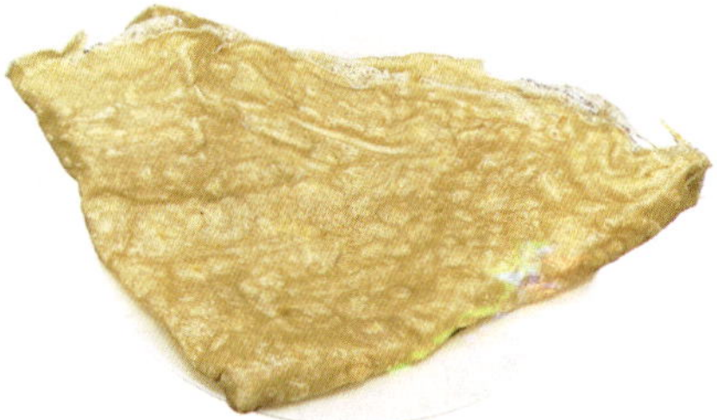

生熟比=69.9g/100g | 含油比=5.6g/100g | 含盐比=0g/100g

59. 019012–燕麦

食物编码及食物名称：019012–燕麦　　**烹饪方式：煮**

烹饪前

生重：100g

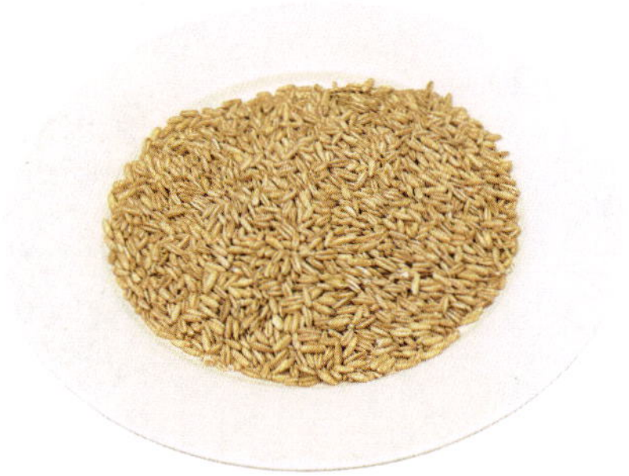

烹饪后

熟重：259g

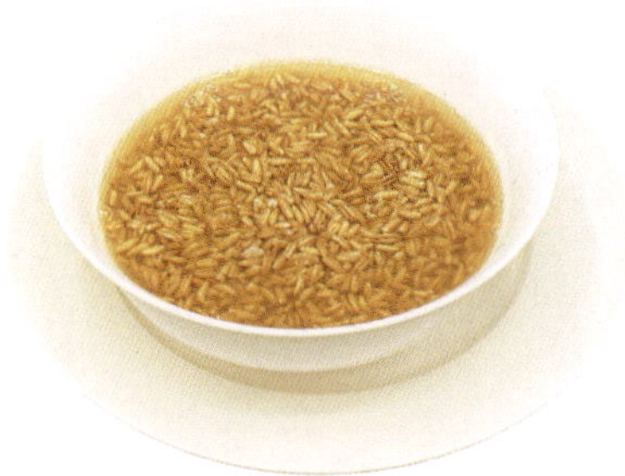

生熟比=38.6g/100g　|　含油比=0g/100g　|　含盐比=0g/100g

食物编码及食物名称：019012–燕麦　　**烹饪方式：蒸**

烹饪前

生重：100g

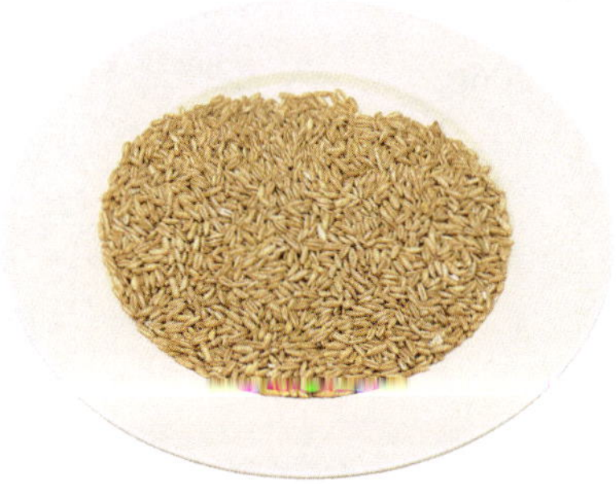

烹饪后

熟重：268g

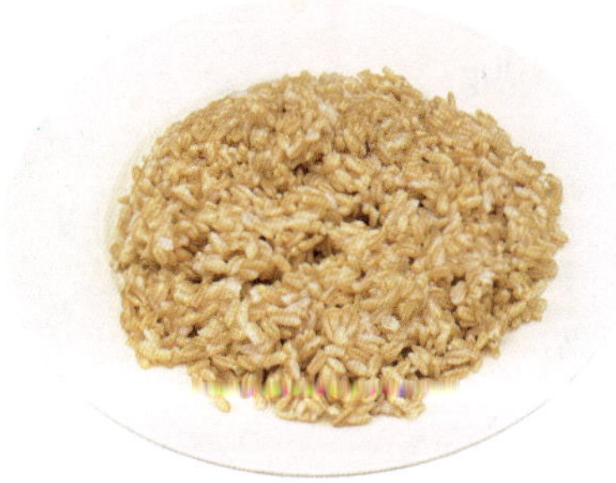

生熟比=37.3g/100g　|　含油比=0g/100g　|　含盐比=0g/100g

60. 019013–藜麦（散装、单色）

食物编码及食物名称：019013–藜麦（散装、单色）　　**烹饪方式：煮**

烹饪前

生重：100g

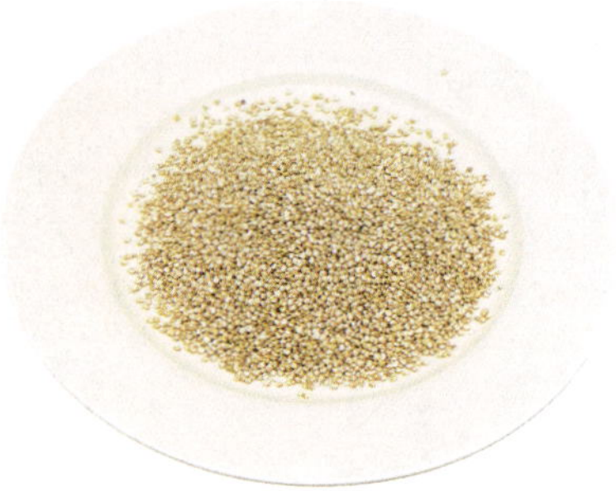

烹饪后

熟重：200g

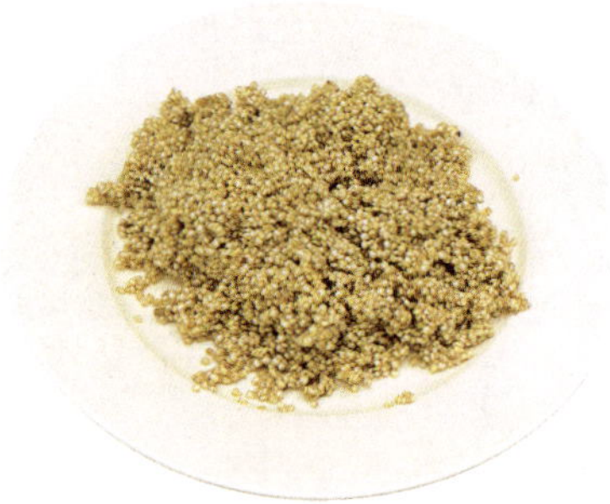

生熟比=50.0g/100g | 含油比=0g/100g | 含盐比=0g/100g

食物编码及食物名称：019013–藜麦（散装、单色）　　**烹饪方式：蒸**

烹饪前

生重：100g

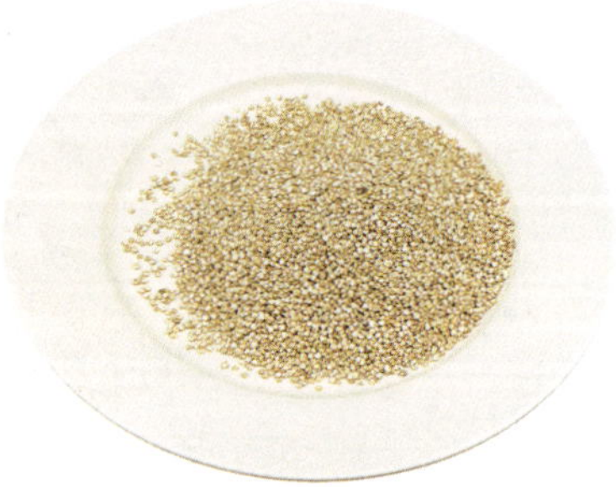

烹饪后

熟重：206g

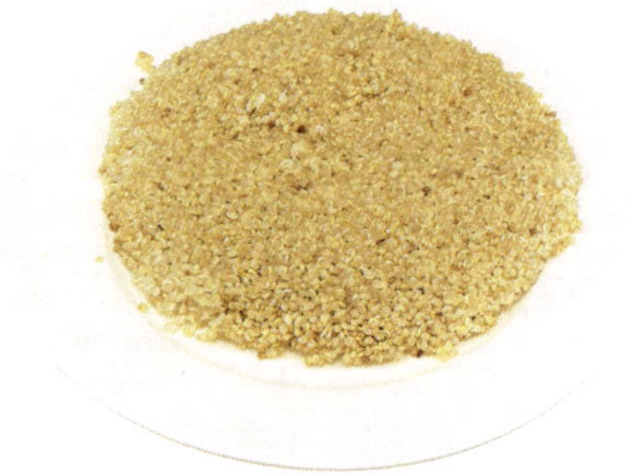

生熟比=48.5g/100g | 含油比=0g/100g | 含盐比=0g/100g

61. 019014–藜麦（散装、三色）

食物编码及食物名称：019014–藜麦（散装、三色）　　**烹饪方式：煮**

烹饪前

生重：100g

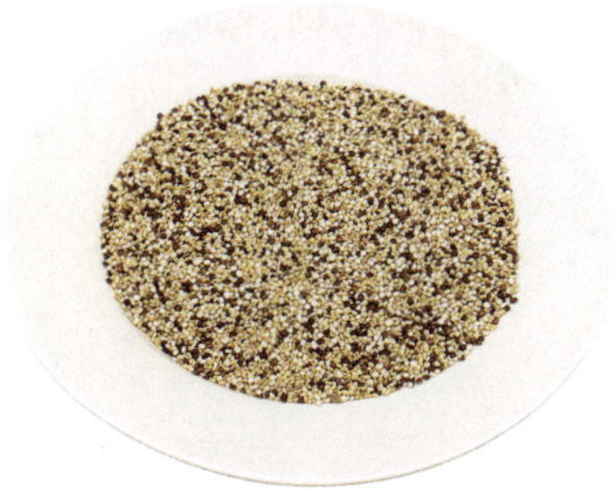

烹饪后

熟重：182g

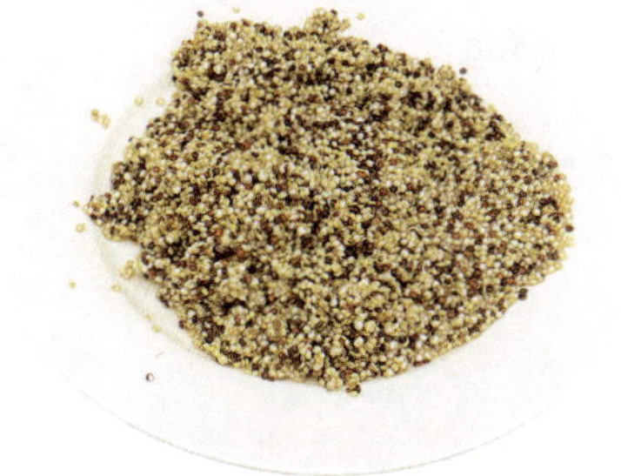

生熟比=54.9g/100g ｜ 含油比=0g/100g ｜ 含盐比=0g/100g

食物编码及食物名称：019014–藜麦（散装、三色）　　**烹饪方式：蒸**

烹饪前

生重：100g

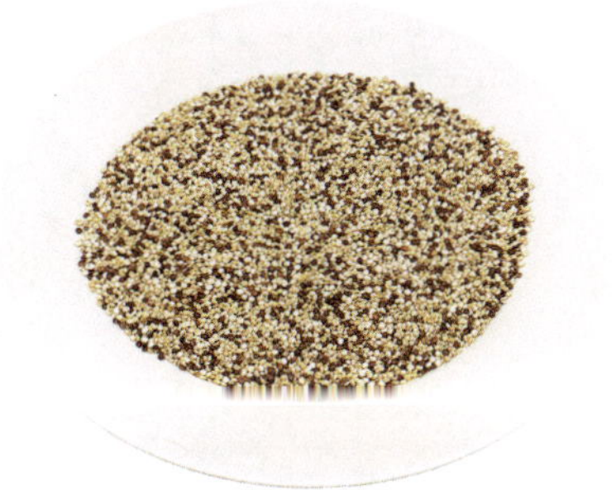

烹饪后

熟重：245g

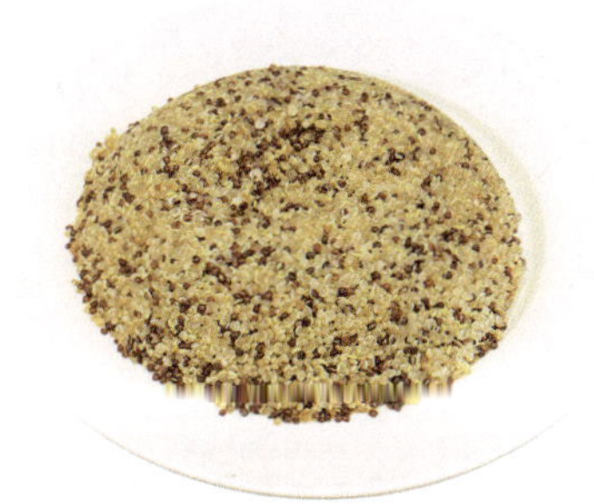

生熟比=40.8g/100g ｜ 含油比=0g/100g ｜ 含盐比=0g/100g

62. 0190xx-糜子面

食物编码及食物名称：0190xx-糜子面 | **烹饪方式：煮**

烹饪前

生重：100g

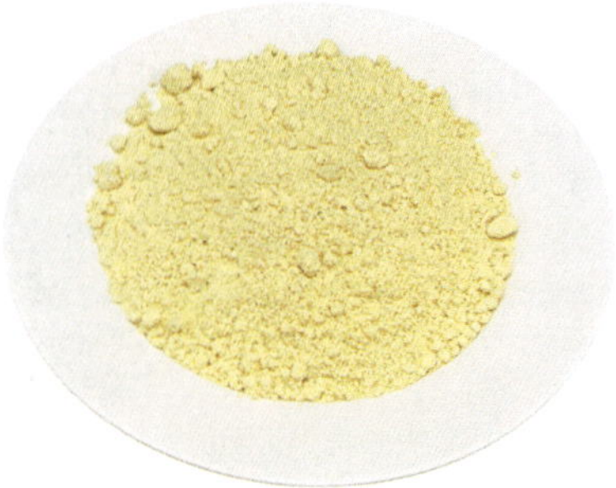

烹饪后

熟重：619g

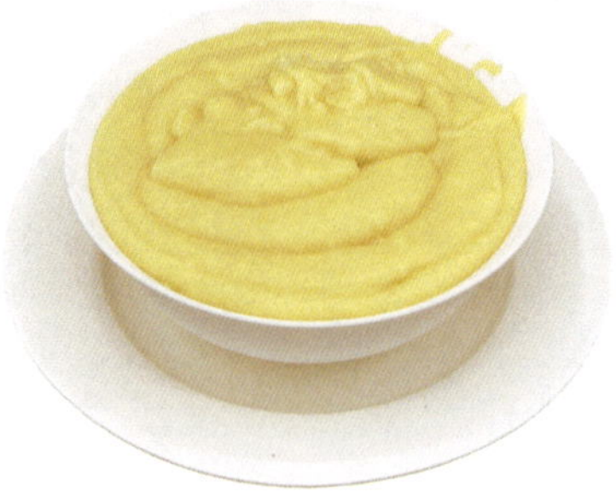

生熟比=16.2g/100g | 含油比=0g/100g | 含盐比=0g/100g

食物编码及食物名称：0190xx-糜子面 | **烹饪方式：蒸**

烹饪前

生重：100g

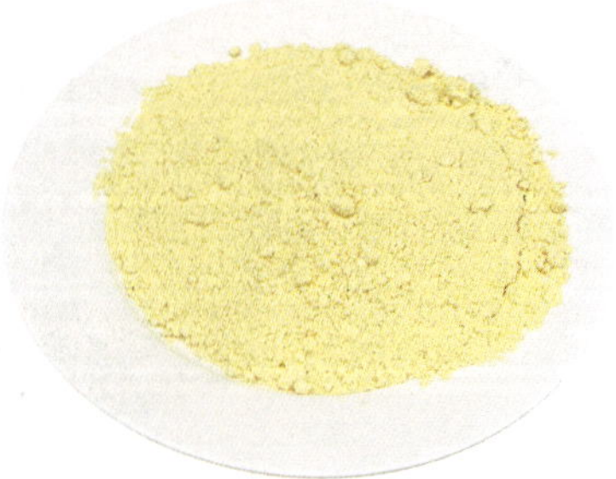

烹饪后

熟重：181g

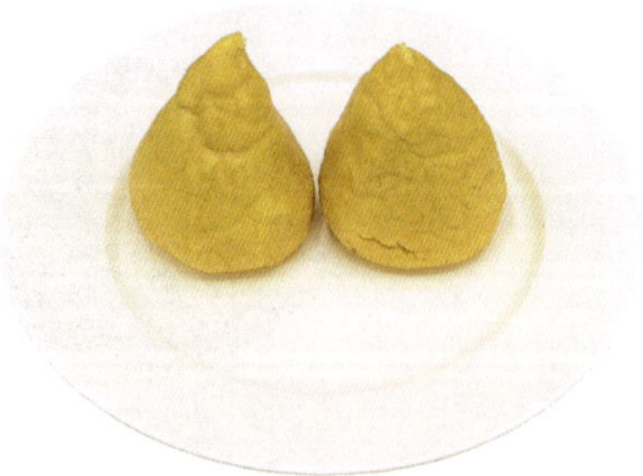

生熟比=55.2g/100g | 含油比=0g/100g | 含盐比=0g/100g

食物编码及食物名称：0190xx–糜子面	烹饪方式：烙
烹饪前 生重：100g 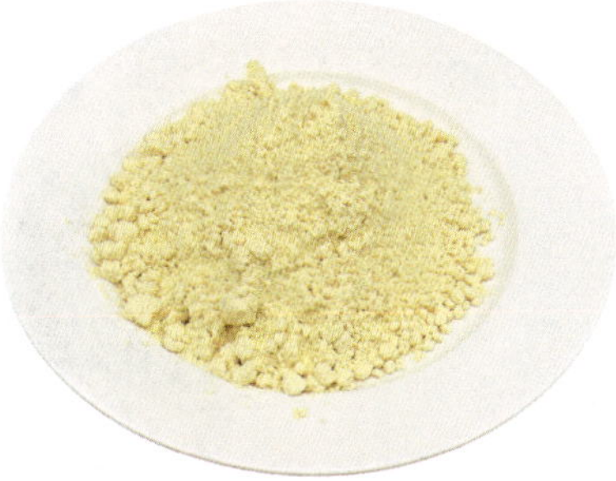	烹饪后 熟重：190g 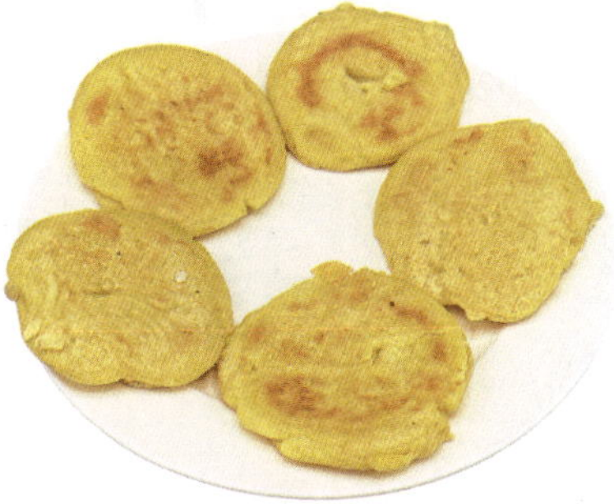
生熟比=52.6g/100g ｜ 含油比=0g/100g ｜ 含盐比=0g/100g	

63. 0192xx–荞麦面条

食物编码及食物名称：0192xx–荞麦面条	烹饪方式：炒
烹饪前 生重：105g 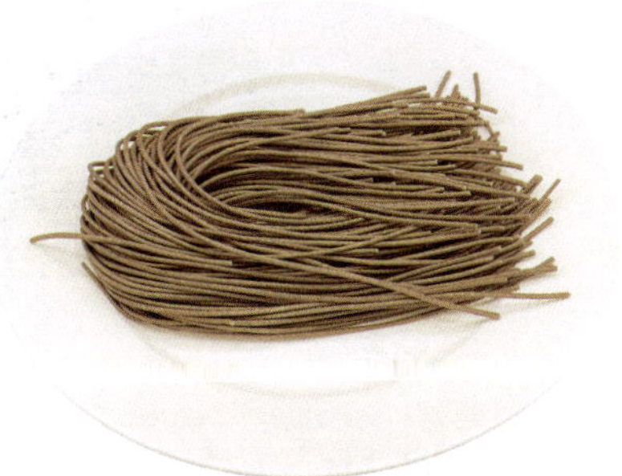	烹饪后 熟重：179g 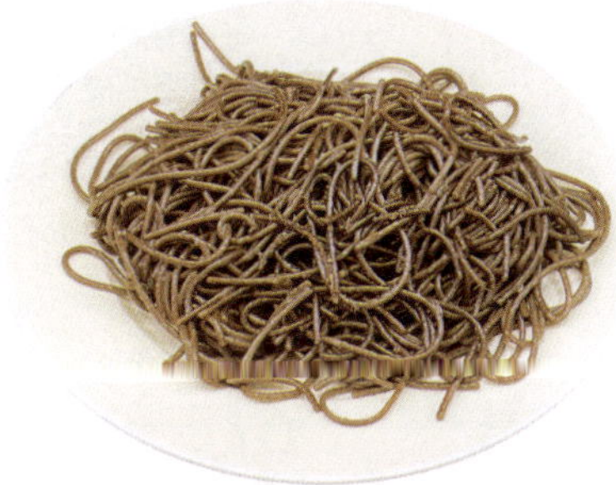
生熟比=58.7g/100g ｜ 含油比=7.1g/100g ｜ 含盐比=1.1g/100g	

食物编码及食物名称：0192xx–荞麦面条 **烹饪方式：煮**

烹饪前

生重：102g

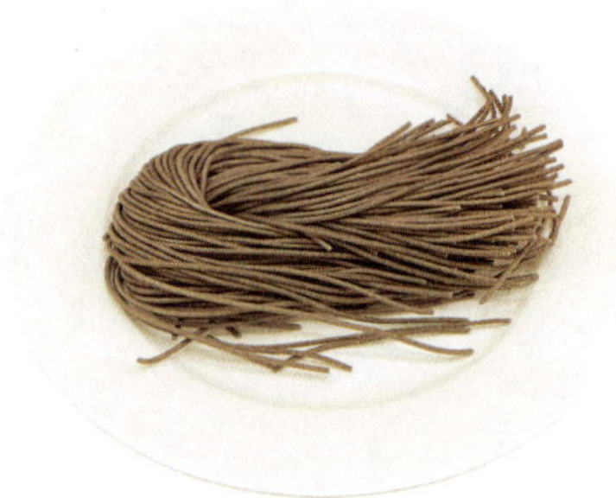

烹饪后

熟重：175g

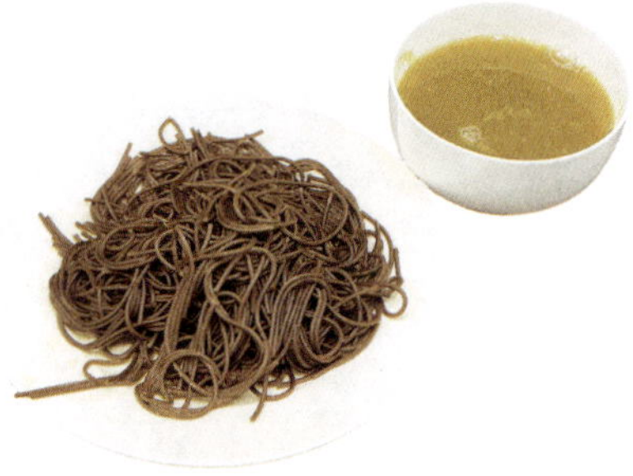

生熟比=58.3g/100g | 含油比=0g/100g | 含盐比=0g/100g

食物编码及食物名称：0192xx–荞麦面条 **烹饪方式：蒸**

烹饪前

生重：105g

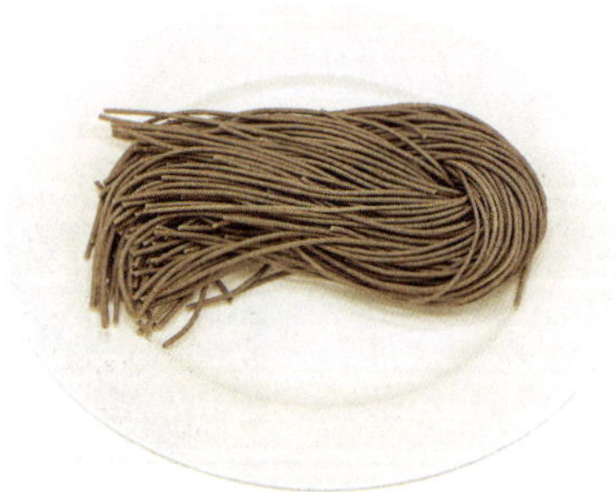

烹饪后

熟重：108g

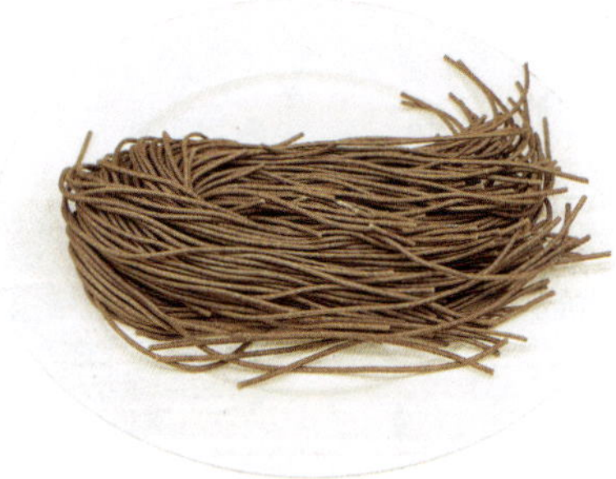

生熟比=97.2g/100g | 含油比=0g/100g | 含盐比=0g/100g

64. 0192xx-荞麦面条（浅色）

食物编码及食物名称：0192xx-荞麦面条（浅色）　烹饪方式：炒

烹饪前

生重：100g

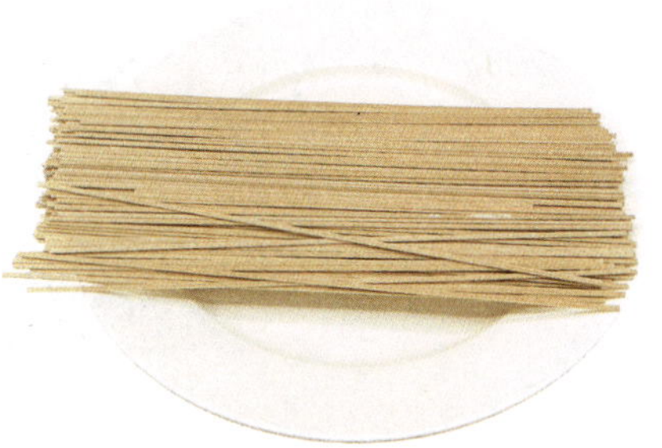

烹饪后

熟重：253g

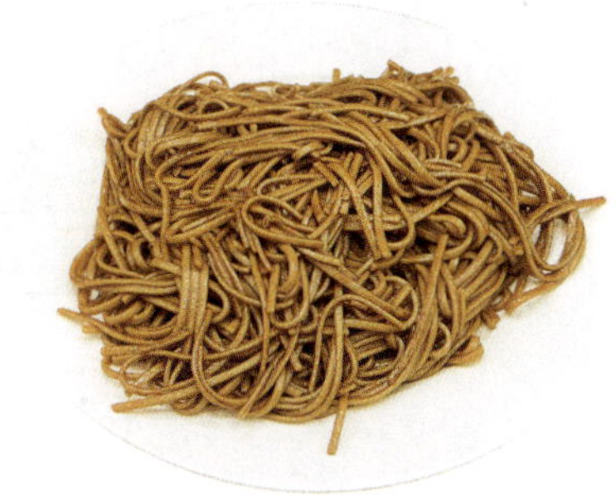

生熟比=39.5g/100g | 含油比=9.5g/100g | 含盐比=0.4g/100g

食物编码及食物名称：0192xx-荞麦面条（浅色）　烹饪方式：煮

烹饪前

生重：100g

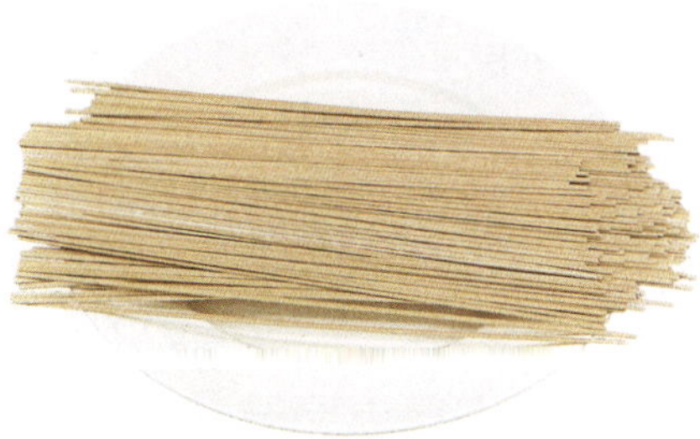

烹饪后

熟重：237g

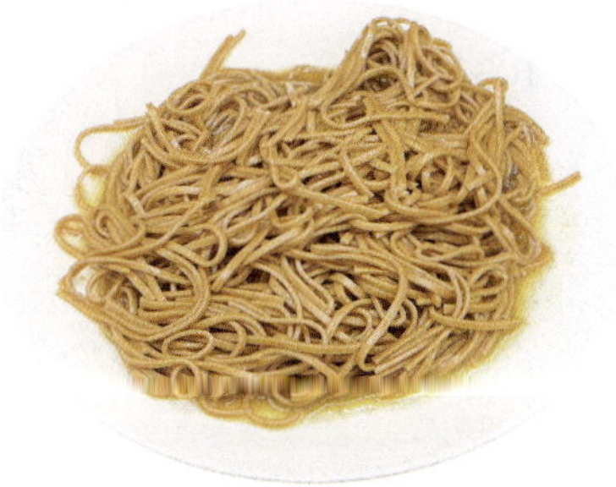

生熟比=42.2g/100g | 含油比=0g/100g | 含盐比=0g/100g

65. 0192xx–燕麦面条

食物编码及食物名称：0192xx–燕麦面条　　**烹饪方式：炒**

烹饪前

生重：197g

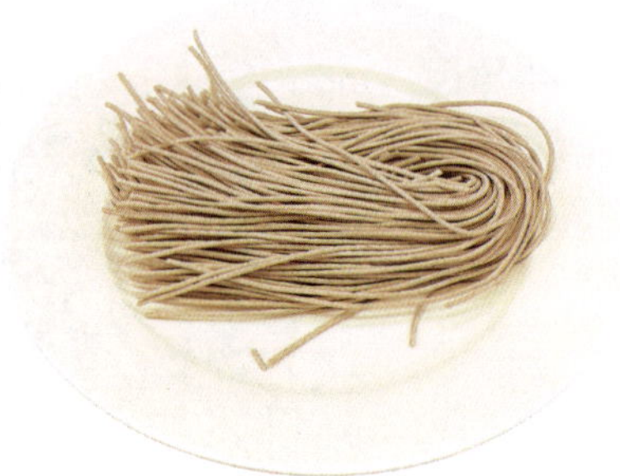

烹饪后

熟重：208g

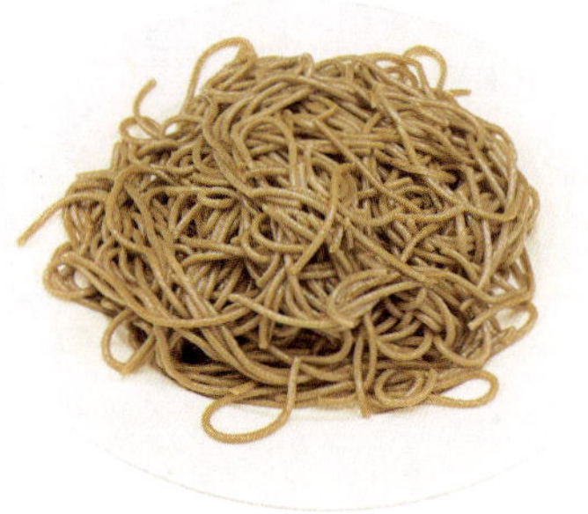

生熟比=94.7g/100g | 含油比=7.0g/100g | 含盐比=0.5g/100g

食物编码及食物名称：0192xx–燕麦面条　　**烹饪方式：煮**

烹饪前

生重：103g

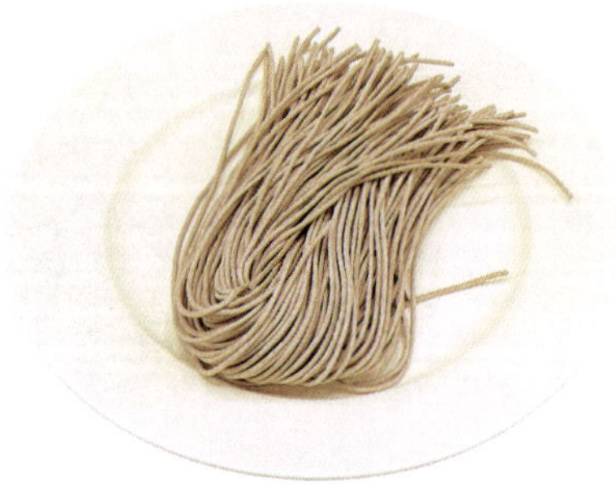

烹饪后

熟重：208g

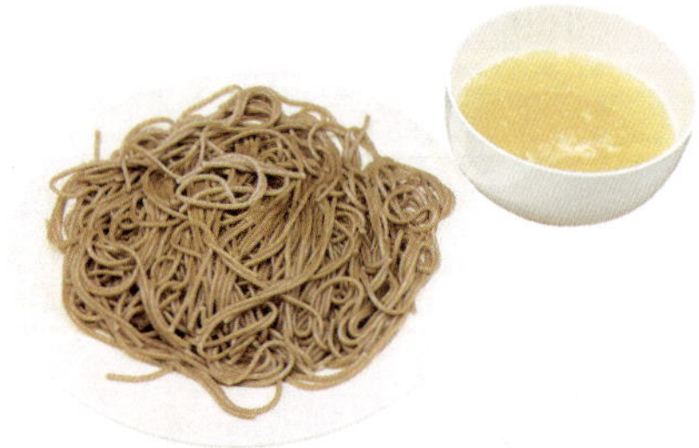

生熟比=49.5g/100g | 含油比=0g/100g | 含盐比=0g/100g

食物编码及食物名称：0192xx–燕麦面条　　**烹饪方式：蒸**

烹饪前	烹饪后
生重：196g	熟重：201g
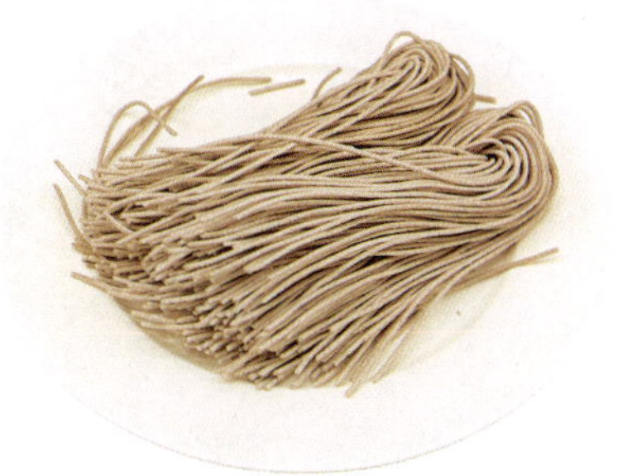	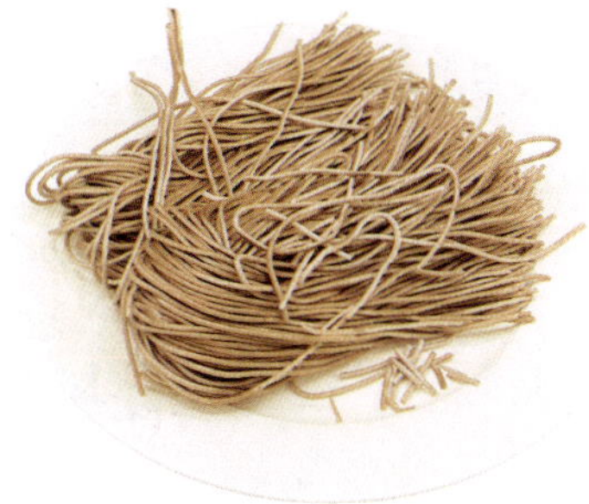

生熟比=97.5g/100g ｜ 含油比=0g/100g ｜ 含盐比=0g/100g

66. 019xxx–苦荞米

食物编码及食物名称：019xxx–苦荞米　　**烹饪方式：煮**

烹饪前	烹饪后
生重：100g	熟重：318g
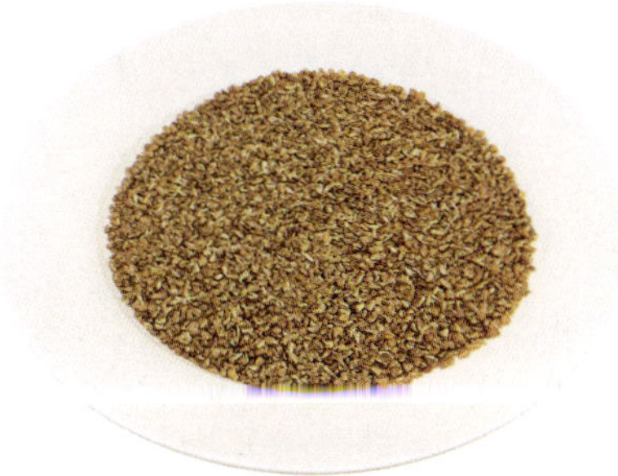	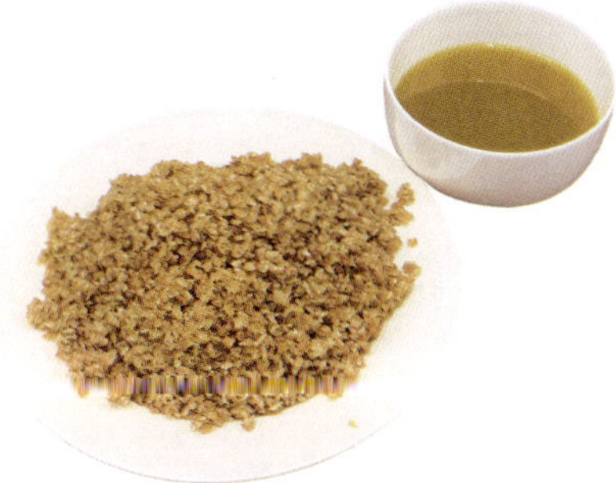

生熟比=31.4g/100g ｜ 含油比=0g/100g ｜ 含盐比=0g/100g

食物编码及食物名称：019xxx-苦荞米 | **烹饪方式：蒸**

烹饪前

生重：100g

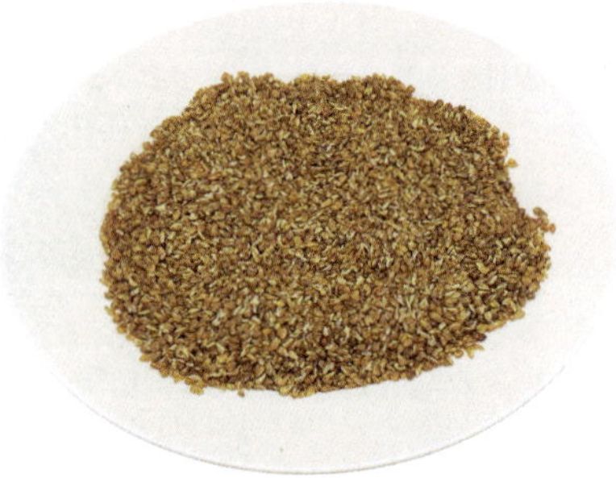

烹饪后

熟重：439g

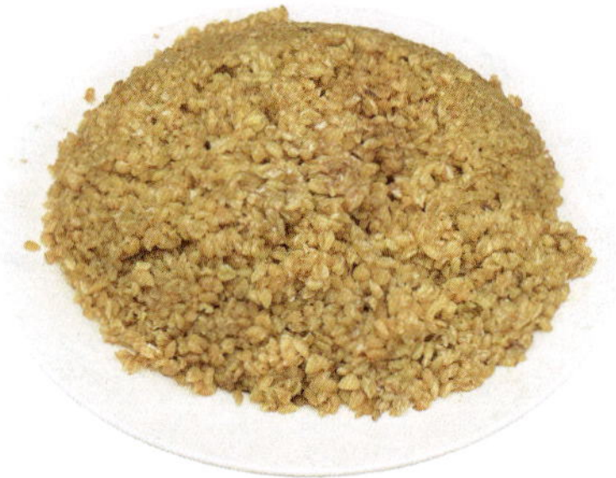

生熟比=22.8g/100g | 含油比=0g/100g | 含盐比=0g/100g

03

第三章

薯类、淀粉及制品

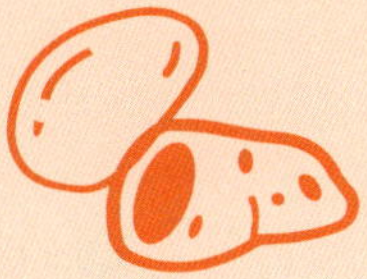

1. 021xxx-紫薯

食物编码及食物名称：021xxx-紫薯 | **烹饪方式：煮**

烹饪前
生重：230g

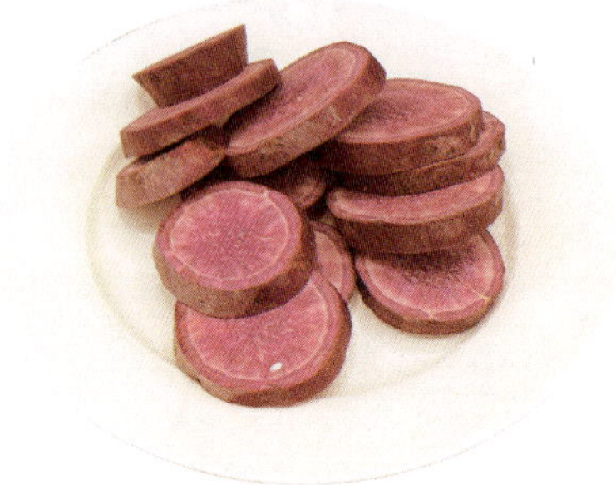

烹饪后
熟重：232g

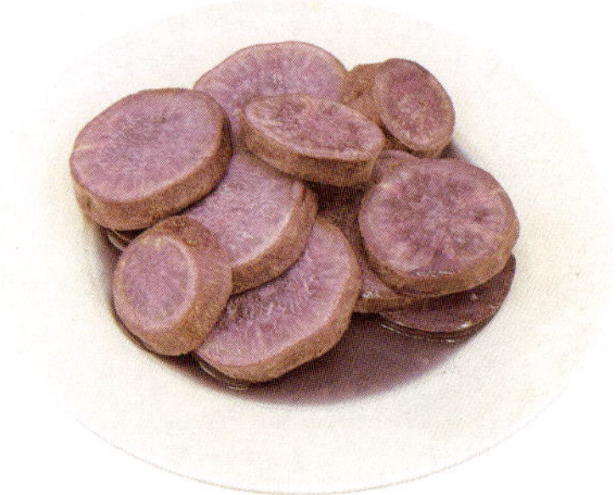

生熟比=99.1g/100g | 含油比=0g/100g | 含盐比=0g/100g

食物编码及食物名称：021xxx-紫薯 | **烹饪方式：烤**

烹饪前
生重：299g

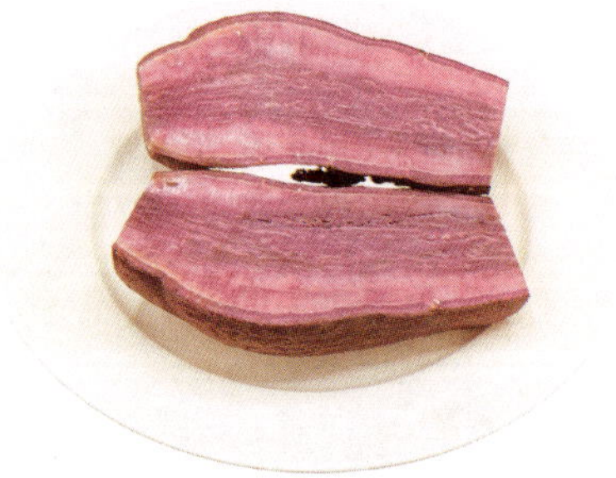

烹饪后
熟重：288g

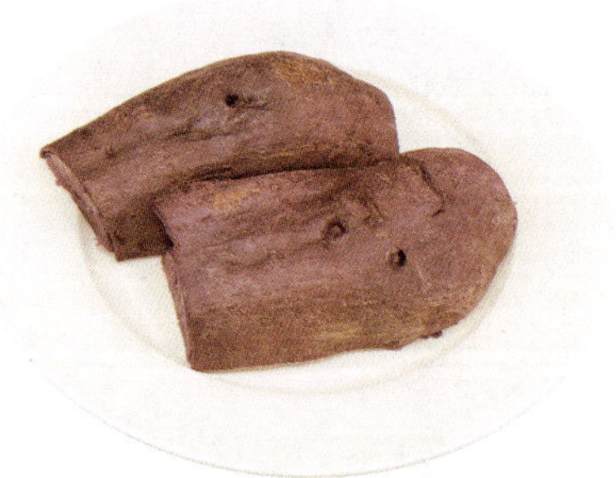

生熟比=103.8g/100g | 含油比=0g/100g | 含盐比=0g/100g

食物编码及食物名称：021xxx-紫薯　　**烹饪方式：蒸**

烹饪前

生重：187g

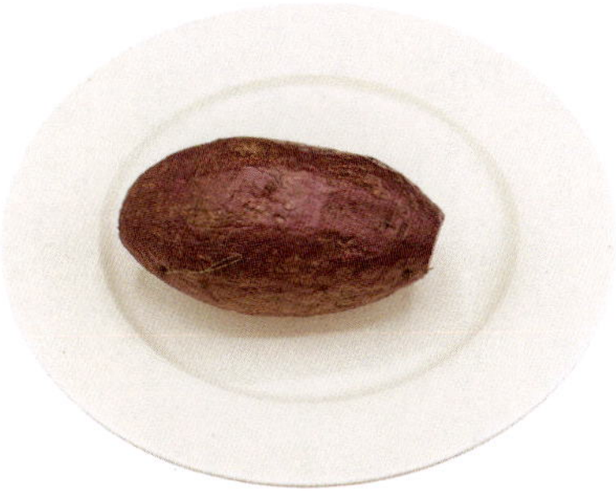

烹饪后

熟重：169g

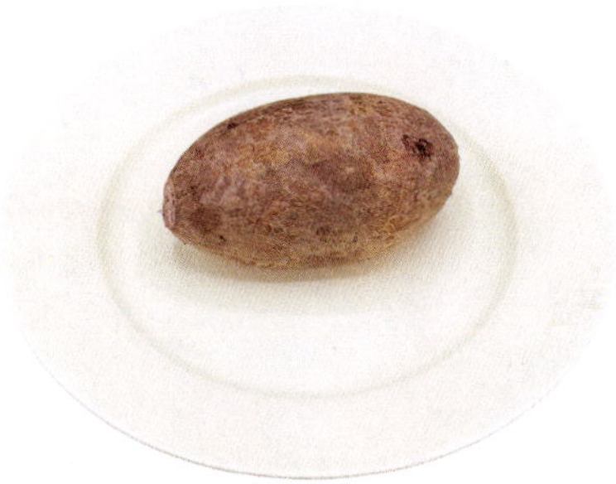

生熟比=110.7g/100g | 含油比=0g/100g | 含盐比=0g/100g

2. 022202-豌豆粉丝

食物编码及食物名称：022202-豌豆粉丝　　**烹饪方式：炒**

烹饪前

生重：67g

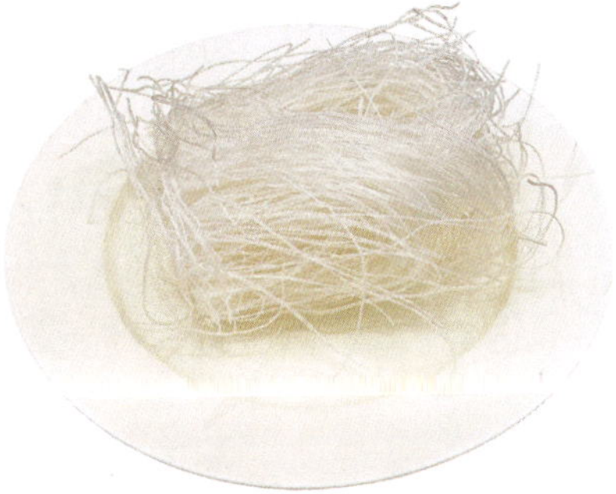

烹饪后

熟重：153g

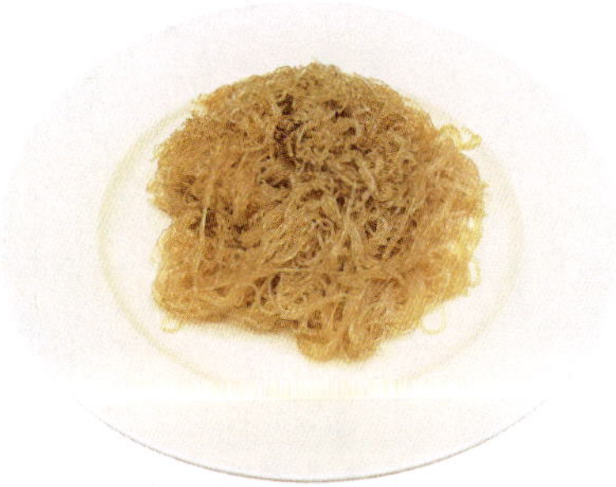

生熟比=43.8g/100g | 含油比=10.5g/100g | 含盐比=0.7g/100g

食物编码及食物名称：022202-豌豆粉丝 | **烹饪方式：炖**

烹饪前

生重：60g

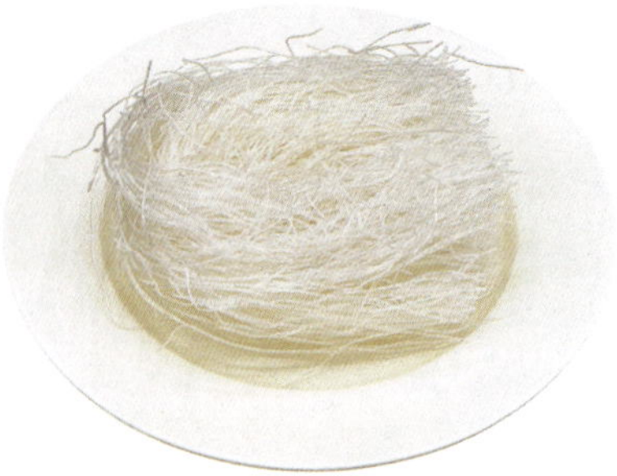

烹饪后

熟重：197g

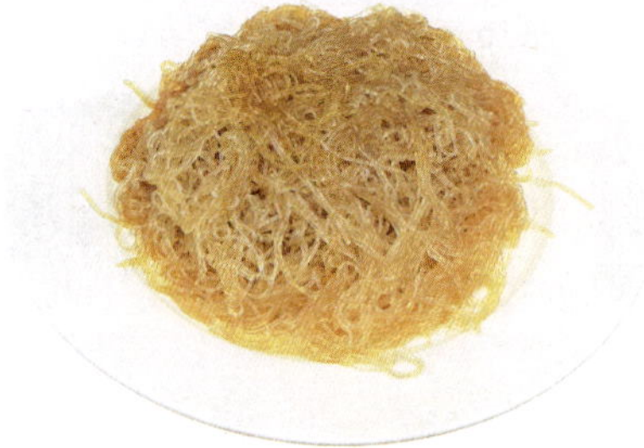

生熟比=30.5g/100g | 含油比=0.5g/100g | 含盐比=0.9g/100g

食物编码及食物名称：022202-豌豆粉丝 | **烹饪方式：煮**

烹饪前

生重：75g

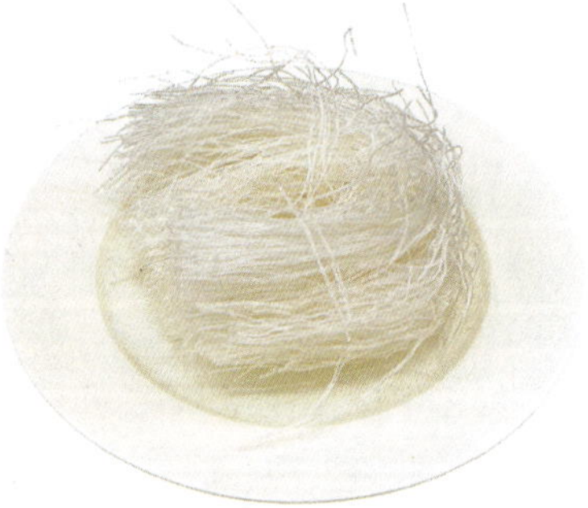

烹饪后

熟重：251g

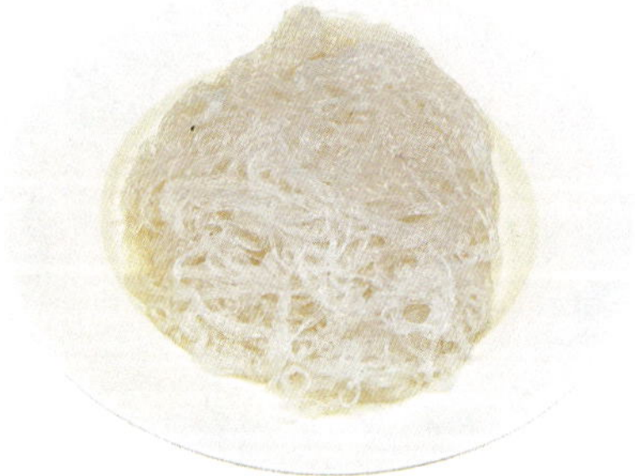

生熟比=29.9g/100g | 含油比=0g/100g | 含盐比=0g/100g

食物编码及食物名称：022202-豌豆粉丝　　**烹饪方式：烤**

烹饪前

生重：70g

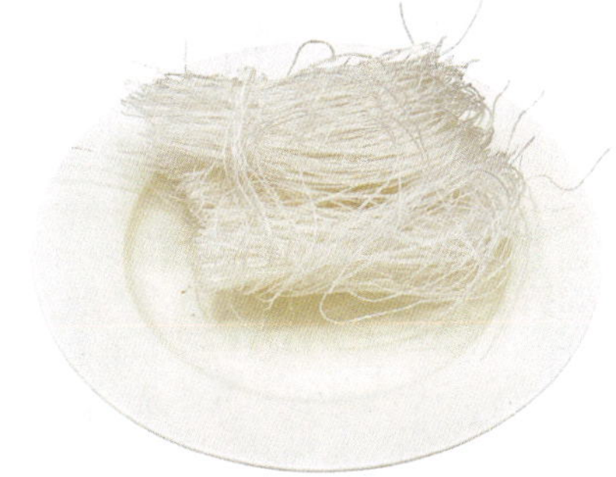

烹饪后

熟重：161g

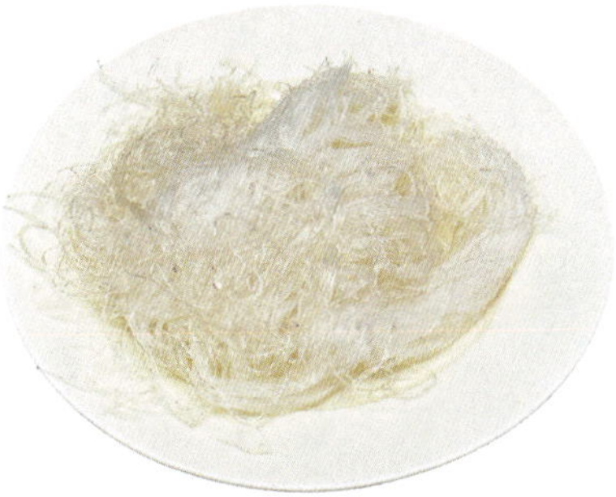

生熟比=43.5g/100g ｜ 含油比=1.2g/100g ｜ 含盐比=0g/100g

食物编码及食物名称：022202-豌豆粉丝　　**烹饪方式：蒸**

烹饪前

生重：64g

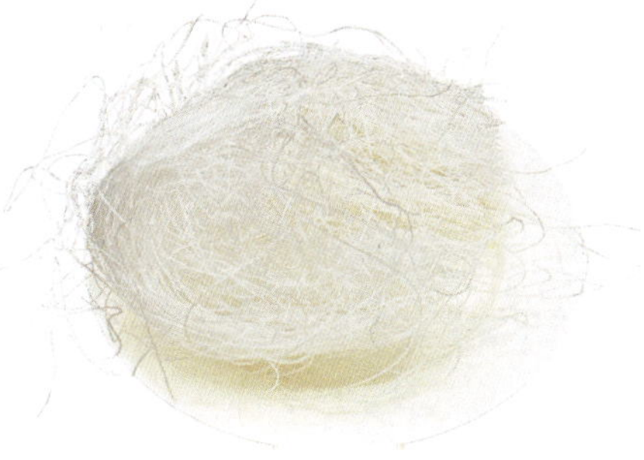

烹饪后

熟重：158g

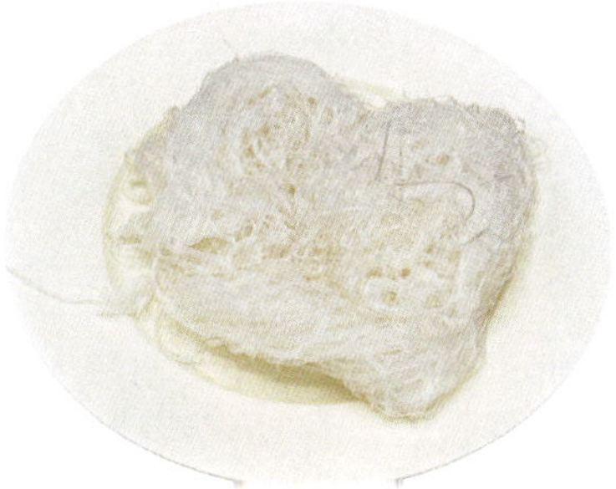

生熟比=40.5g/100g ｜ 含油比=0g/100g ｜ 含盐比=0g/100g

04

第四章

干豆类及制品

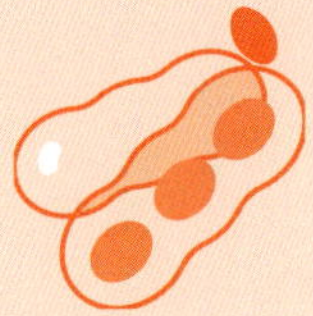

1. 031101–黄豆［大豆］

食物编码及食物名称：031101–黄豆［大豆］ **烹饪方式：炒**

烹饪前

生重：100g

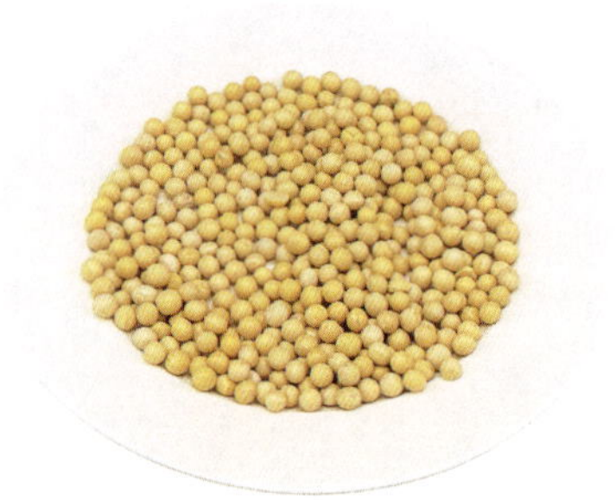

烹饪后

熟重：210g

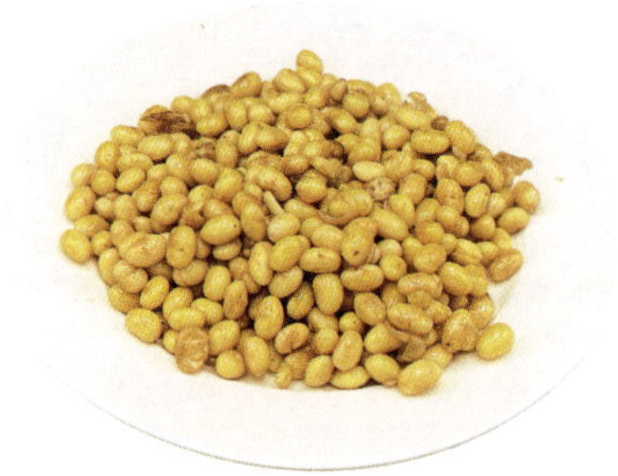

生熟比=47.6g/100g | 含油比=9.0g/100g | 含盐比=0.5g/100g

食物编码及食物名称：031101–黄豆［大豆］ **烹饪方式：炖**

烹饪前

生重：100g

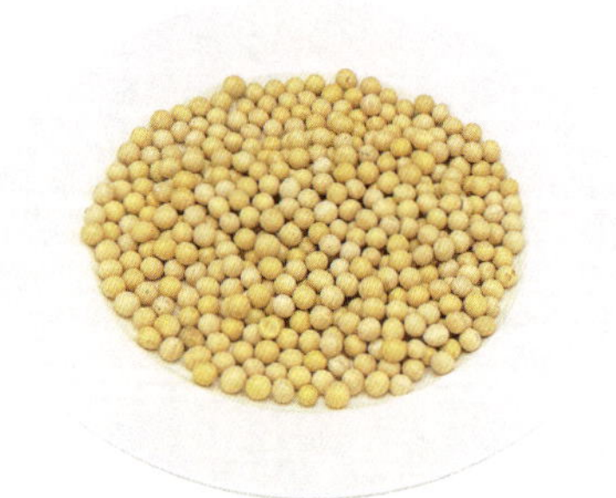

烹饪后

熟重：235g

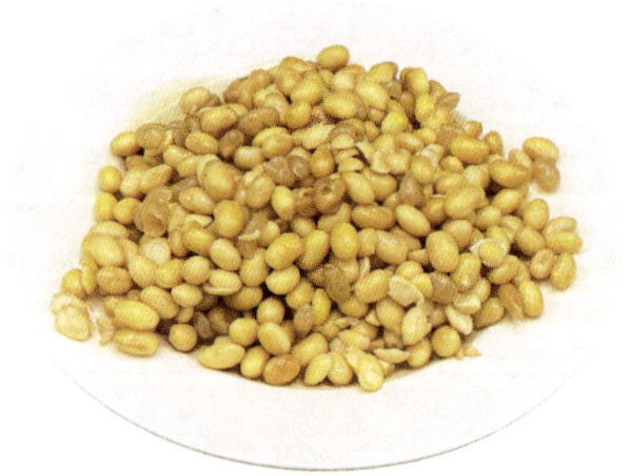

生熟比=42.6g/100g | 含油比=5.7g/100g | 含盐比=0.4g/100g

食物编码及食物名称：031101-黄豆［大豆］　**烹饪方式：煮**

烹饪前

生重：100g

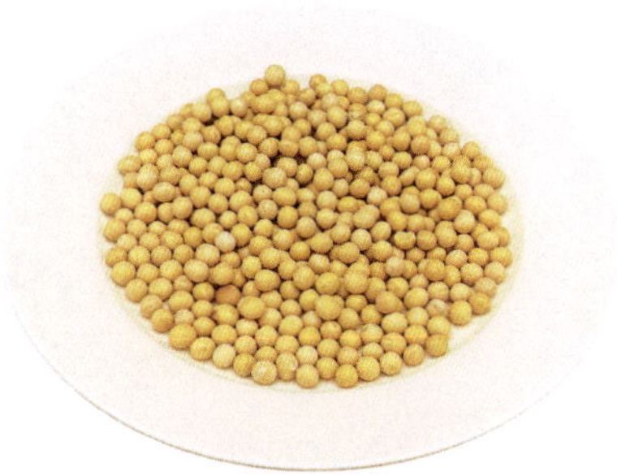

烹饪后

熟重：232g

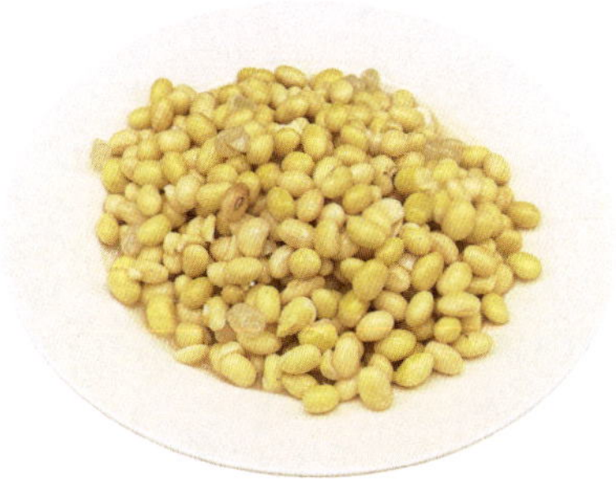

生熟比=43.1g/100g | 含油比=0g/100g | 含盐比=0.4g/100g

食物编码及食物名称：031101-黄豆［大豆］　**烹饪方式：烤**

烹饪前

生重：100g

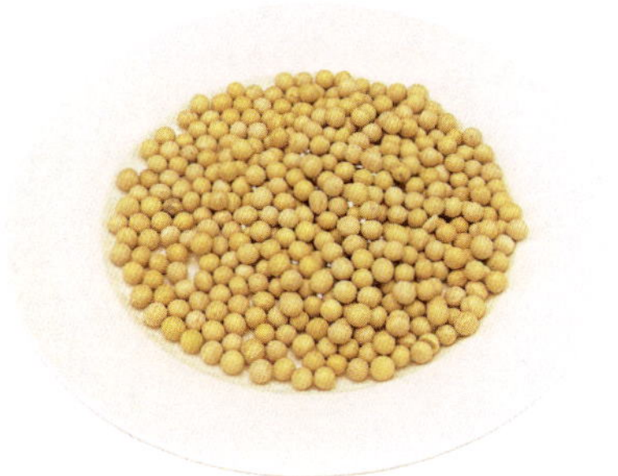

烹饪后

熟重：162g

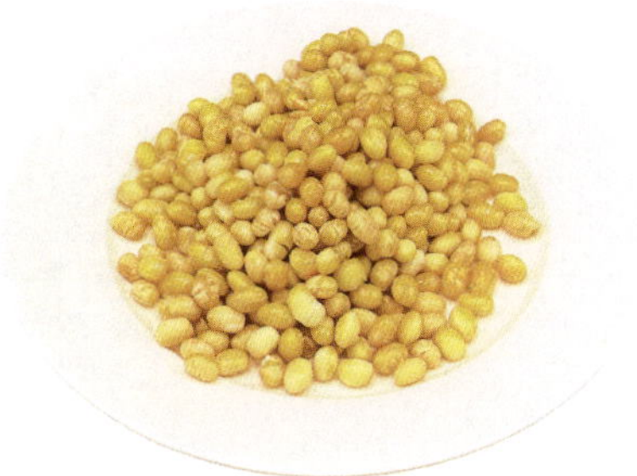

生熟比=61.7g/100g | 含油比=1.9g/100g | 含盐比=0.1g/100g

食物编码及食物名称：031101-黄豆［大豆］ **烹饪方式：蒸**

烹饪前

生重：100g

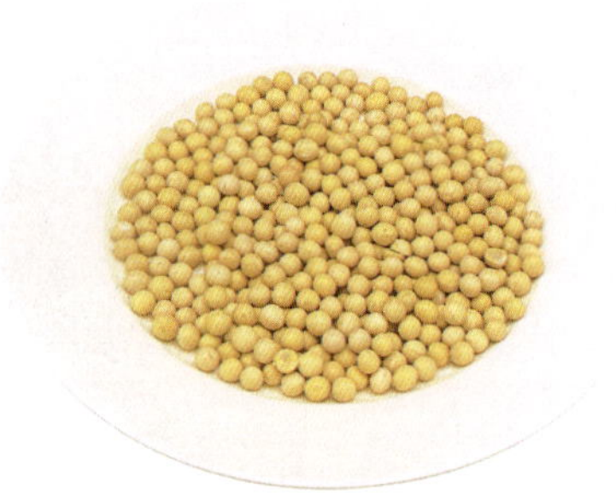

烹饪后

熟重：218g

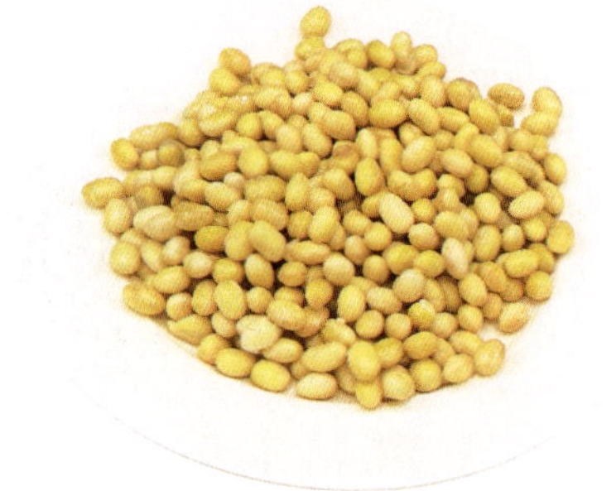

生熟比=45.9g/100g | 含油比=0g/100g | 含盐比=0g/100g

食物编码及食物名称：031101-黄豆［大豆］ **烹饪方式：炸**

烹饪前

生重：241g

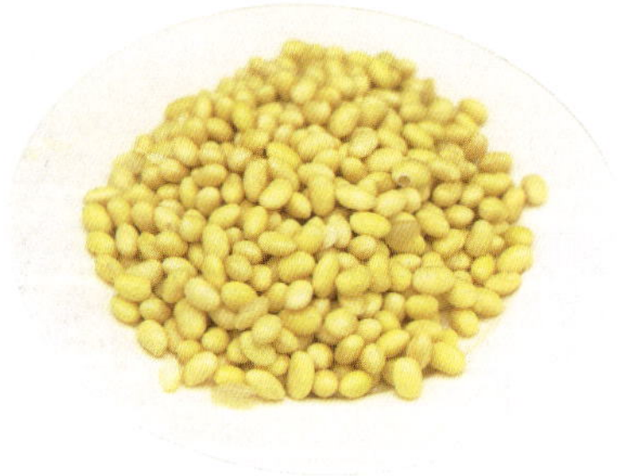

烹饪后

熟重：194g

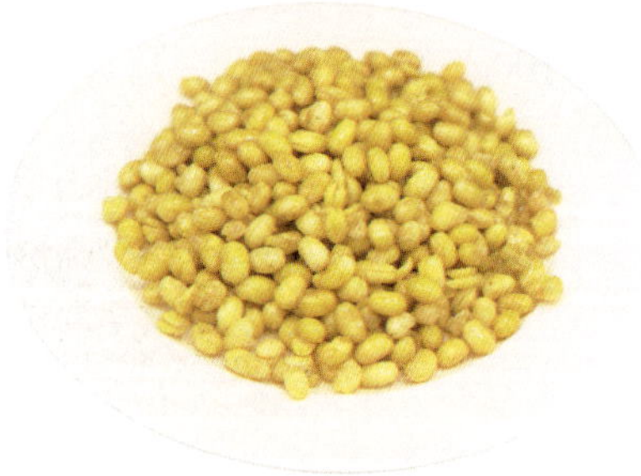

生熟比=124.2g/100g | 含油比=12.4g/100g | 含盐比=0.4g/100g

2. 031102-黑豆（干）[黑大豆]

食物编码及食物名称：031102-黑豆（干）[黑大豆]　　**烹饪方式：炒**

烹饪前

生重：100g

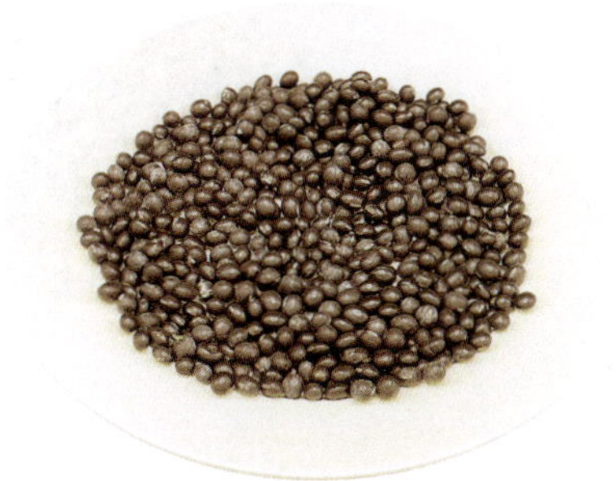

烹饪后

熟重：197g

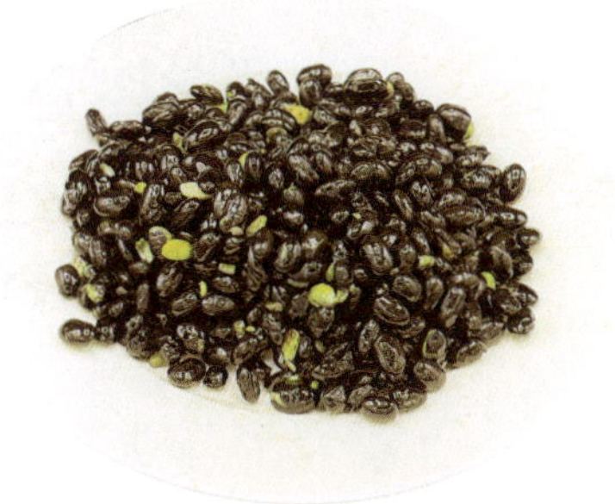

生熟比=50.8g/100g ｜ 含油比=10.7g/100g ｜ 含盐比=0.5g/100g

食物编码及食物名称：031102-黑豆（干）[黑大豆]　　**烹饪方式：炖**

烹饪前

生重：100g

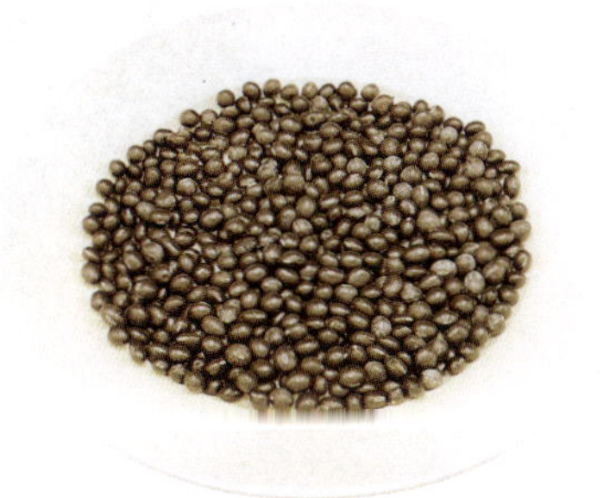

烹饪后

熟重：225g

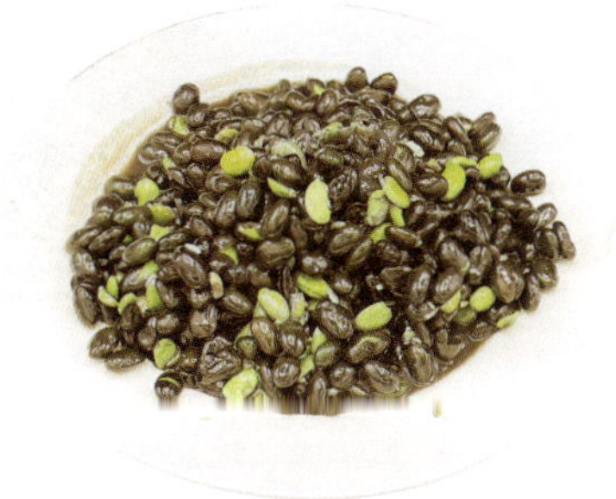

生熟比=44.4g/100g ｜ 含油比=4.4g/100g ｜ 含盐比=0.4g/100g

食物编码及食物名称：031102–黑豆（干）[黑大豆] **烹饪方式：煮**

烹饪前

生重：100g

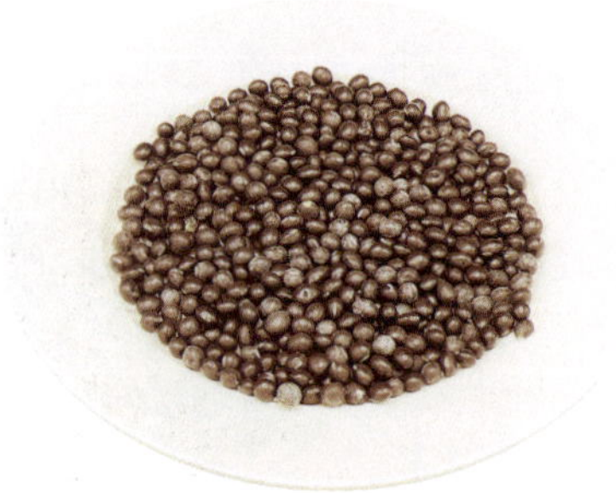

烹饪后

熟重：230g

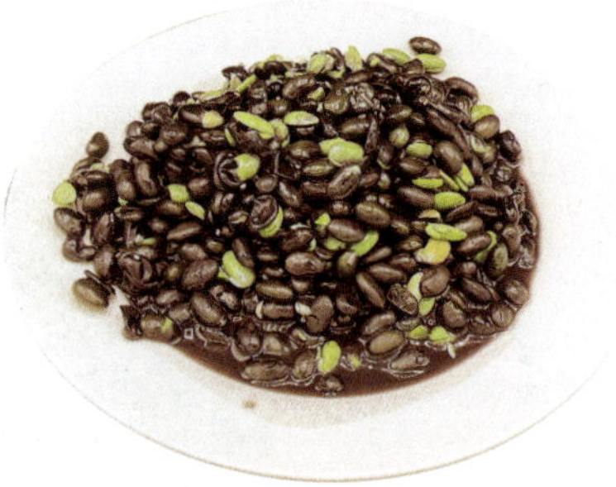

生熟比=43.5g/100g | 含油比=0g/100g | 含盐比=0.7g/100g

食物编码及食物名称：031102–黑豆（干）[黑大豆] **烹饪方式：烤**

烹饪前

生重：100g

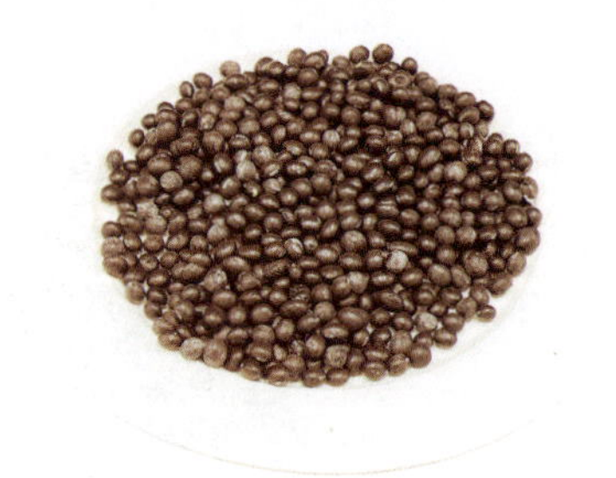

烹饪后

熟重：147g

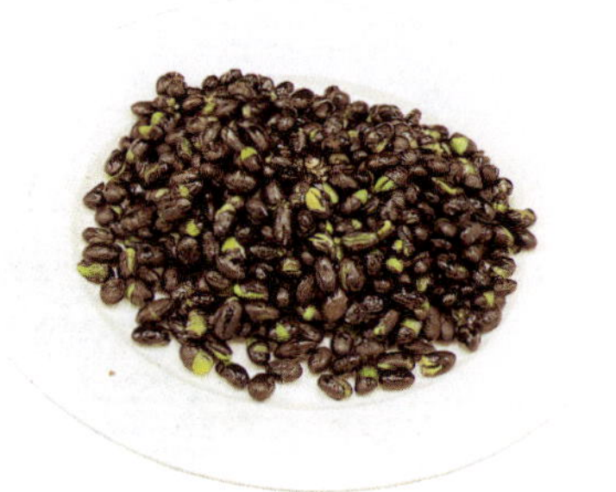

生熟比=68.0g/100g | 含油比=2.0g/100g | 含盐比=0.1g/100g

食物编码及食物名称：031102-黑豆（干）[黑大豆] **烹饪方式：蒸**

烹饪前

生重：100g

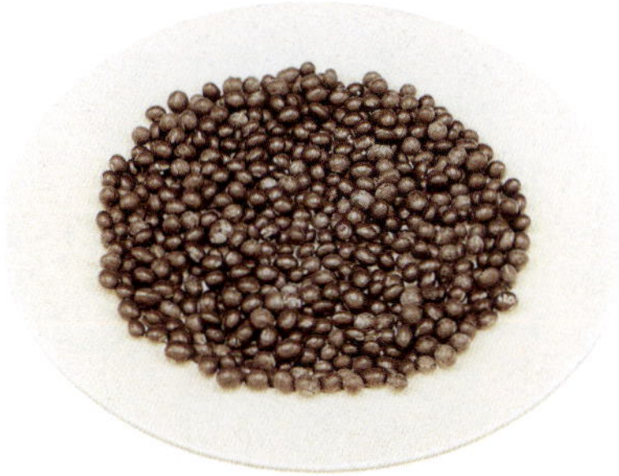

烹饪后

熟重：218g

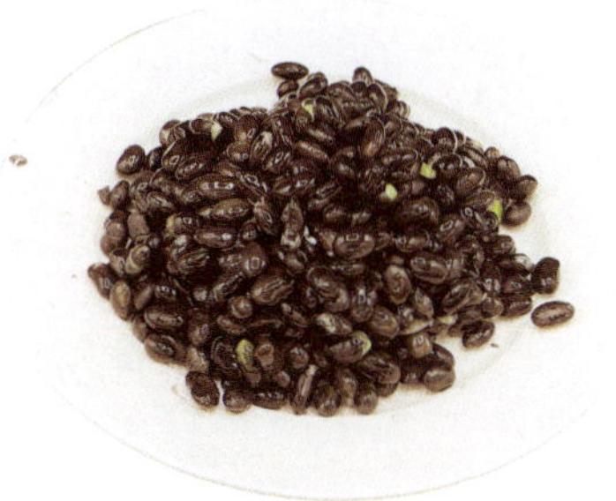

生熟比=45.9g/100g | 含油比=0g/100g | 含盐比=0g/100g

食物编码及食物名称：031102-黑豆（干）[黑大豆] **烹饪方式：炸**

烹饪前

生重：216g

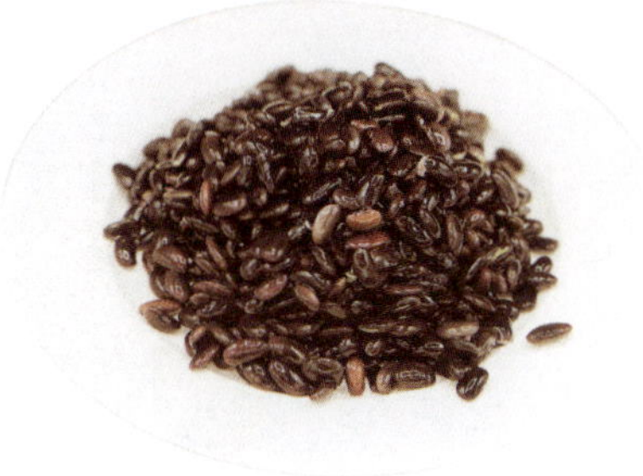

烹饪后

熟重：173g

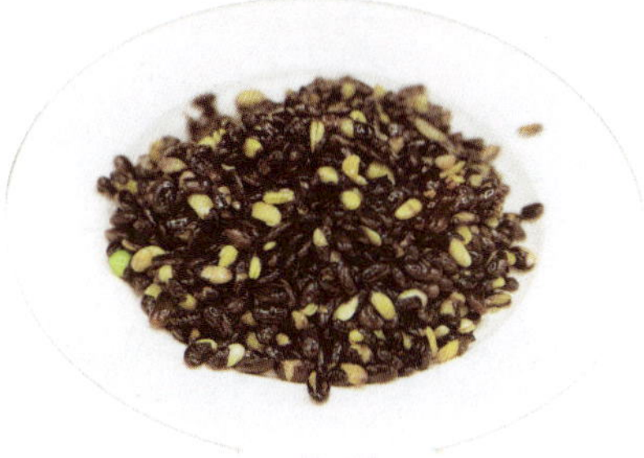

生熟比=124.9g/100g | 含油比=13.9g/100g | 含盐比=0.5g/100g

3. 031301x-豆腐

食物编码及食物名称：031301x-豆腐 **烹饪方式：炒**

烹饪前

生重：189g

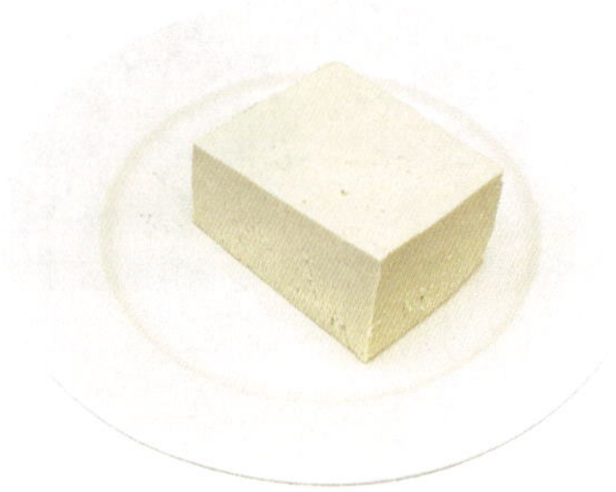

烹饪后

熟重：185g

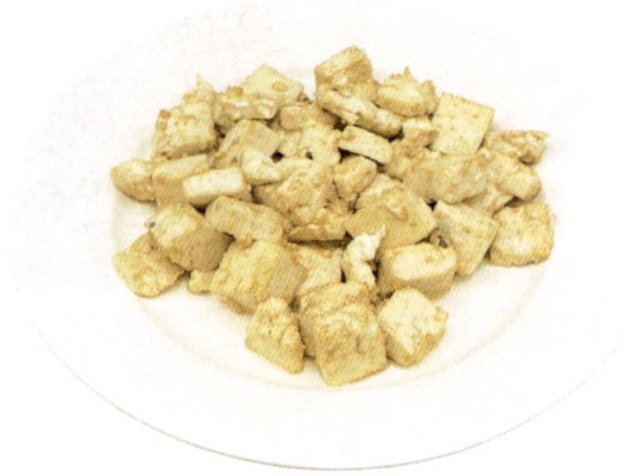

生熟比=102.2g/100g | 含油比=11.4g/100g | 含盐比=0.5g/100g

食物编码及食物名称：031301x-豆腐 **烹饪方式：炖**

烹饪前

生重：181g

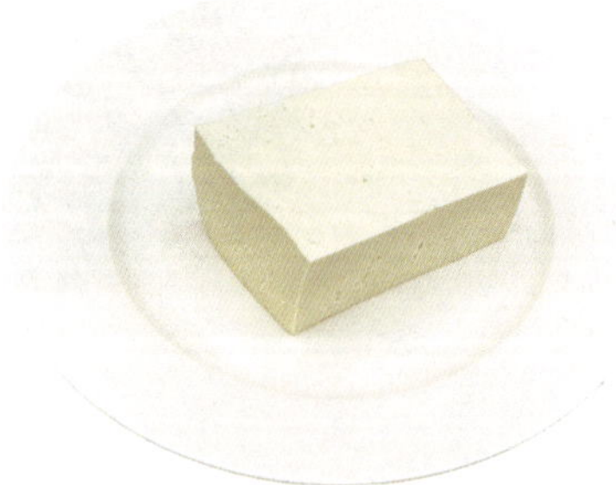

烹饪后

熟重：182g

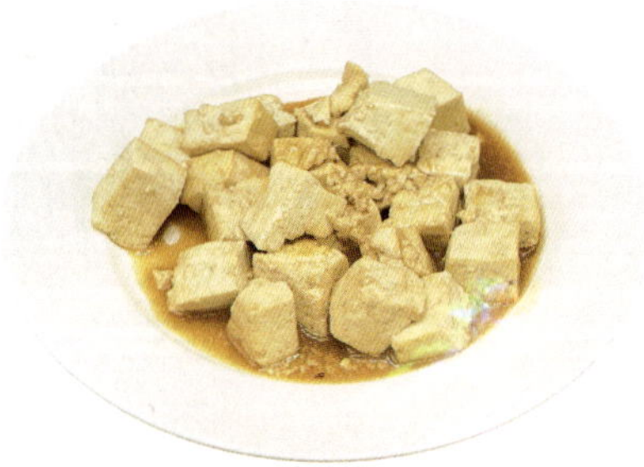

生熟比=99.5g/100g | 含油比=8.3g/100g | 含盐比=1.0g/100g

食物编码及食物名称：031301x-豆腐　　**烹饪方式：煮**

烹饪前

生重：229g

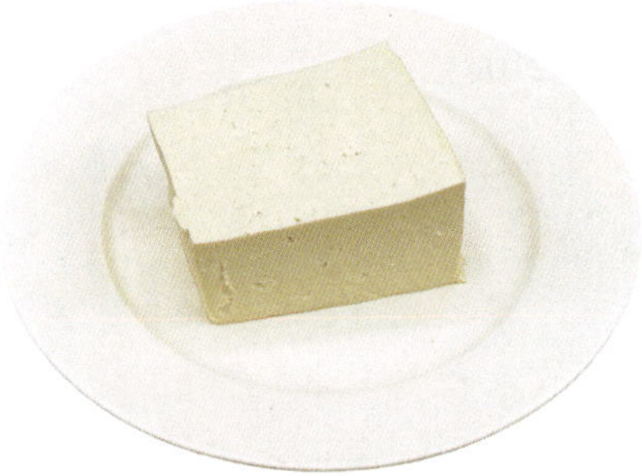

烹饪后

熟重：230g

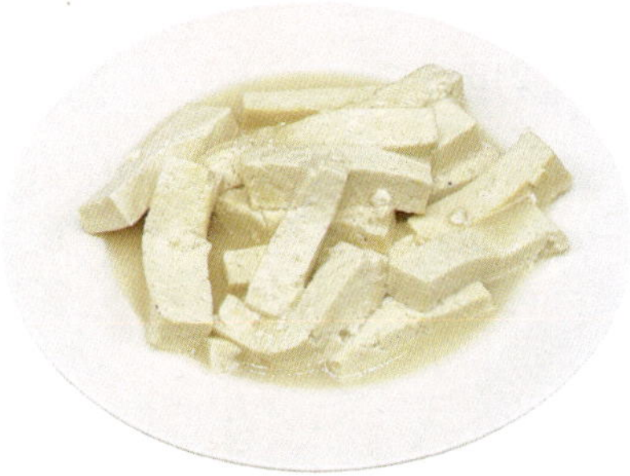

生熟比=99.6g/100g | 含油比=0g/100g | 含盐比=0.4g/100g

食物编码及食物名称：031301x-豆腐　　**烹饪方式：烤**

烹饪前

生重：364g

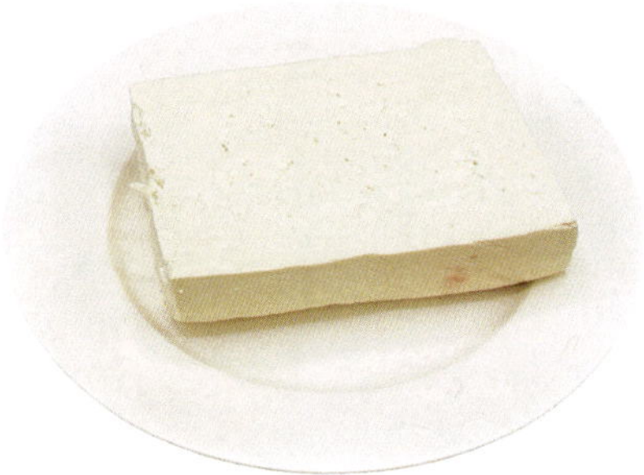

烹饪后

熟重：336g

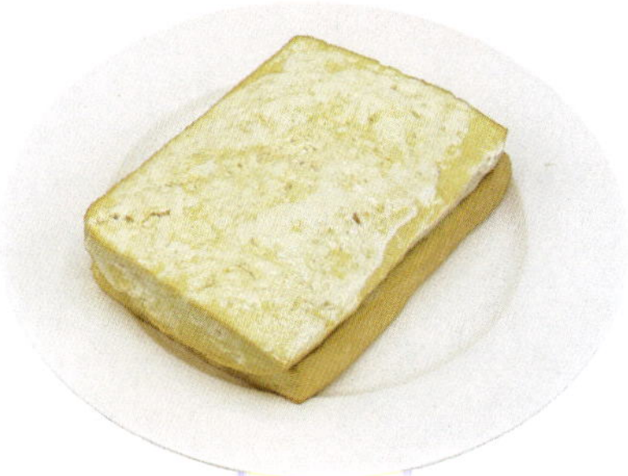

生熟比=108.3g/100g | 含油比=0.6g/100g | 含盐比=0.3g/100g

食物编码及食物名称：031301x-豆腐 | 烹饪方式：蒸

烹饪前

生重：213g

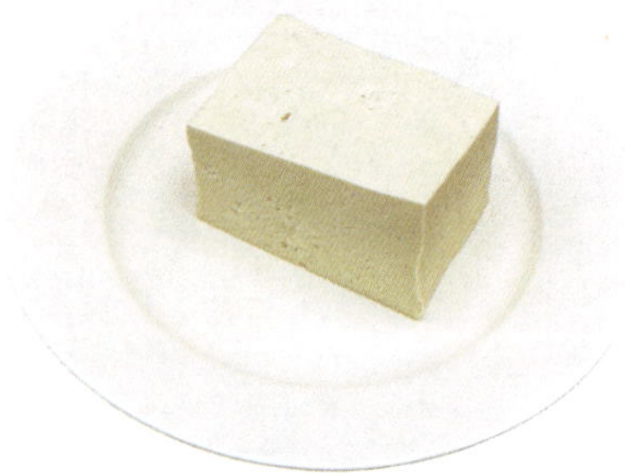

烹饪后

熟重：210g

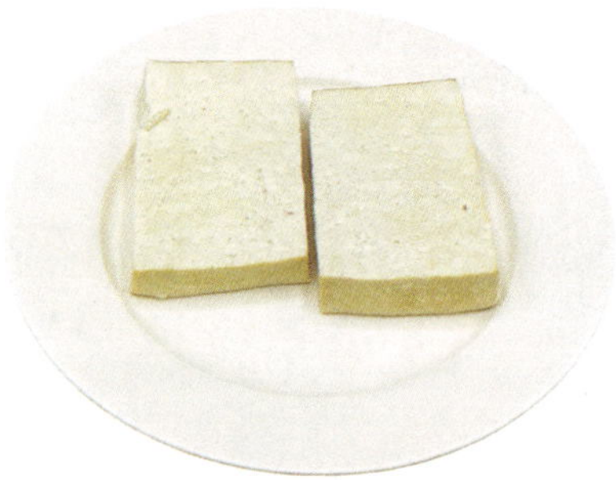

生熟比=101.4g/100g | 含油比=0g/100g | 含盐比=0g/100g

4. 031305-豆腐脑［老豆腐］

食物编码及食物名称：031305-豆腐脑［老豆腐］ | 烹饪方式：炒

烹饪前

生重：169g

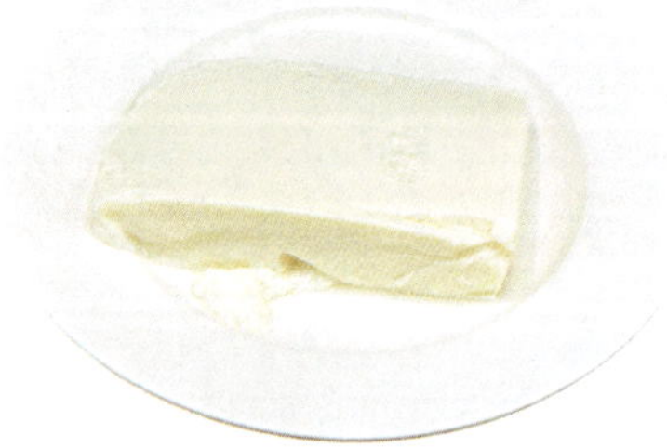

烹饪后

熟重：159g

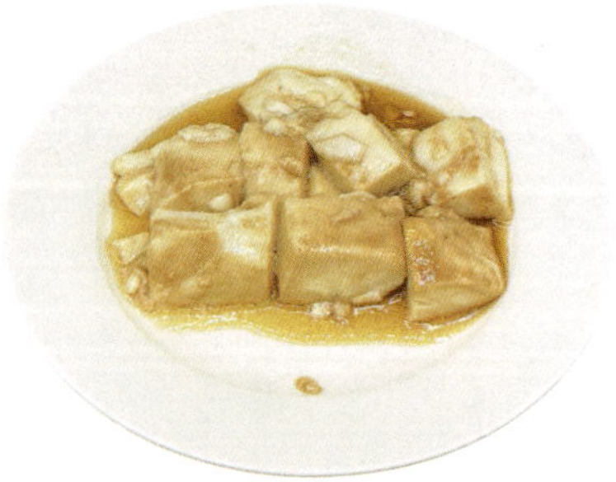

生熟比=106.3g/100g | 含油比=5.7g/100g | 含盐比=0.6g/100g

食物编码及食物名称：031305-豆腐脑［老豆腐］　　**烹饪方式：炖**

烹饪前

生重：151g

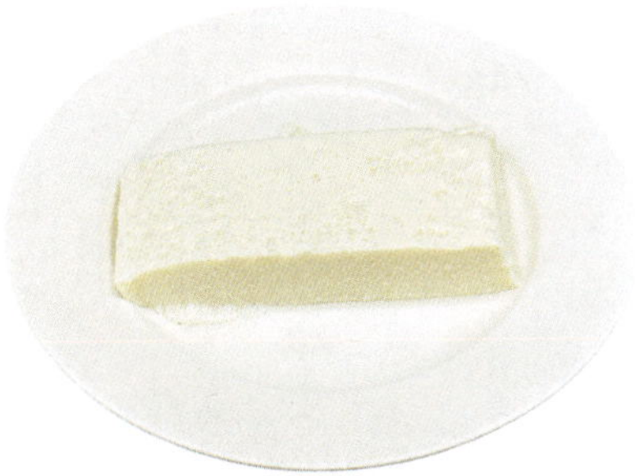

烹饪后

熟重：134g

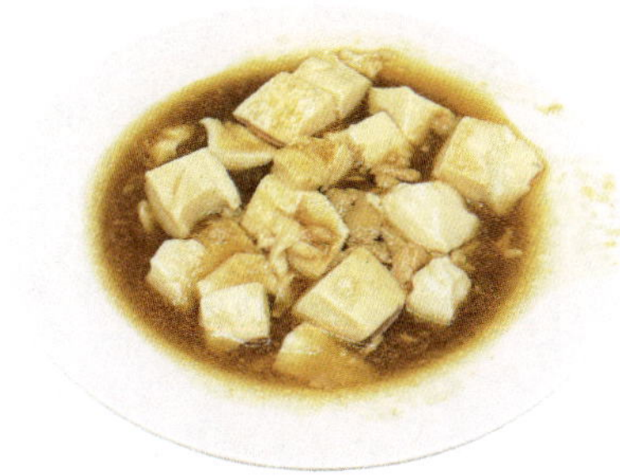

生熟比=112.7g/100g ｜ 含油比=6.3g/100g ｜ 含盐比=0.6g/100g

食物编码及食物名称：031305-豆腐脑［老豆腐］　　**烹饪方式：煮**

烹饪前

生重：153g

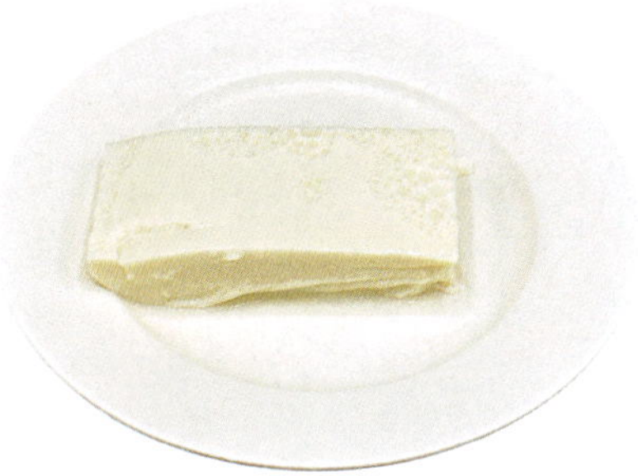

烹饪后

熟重：125g

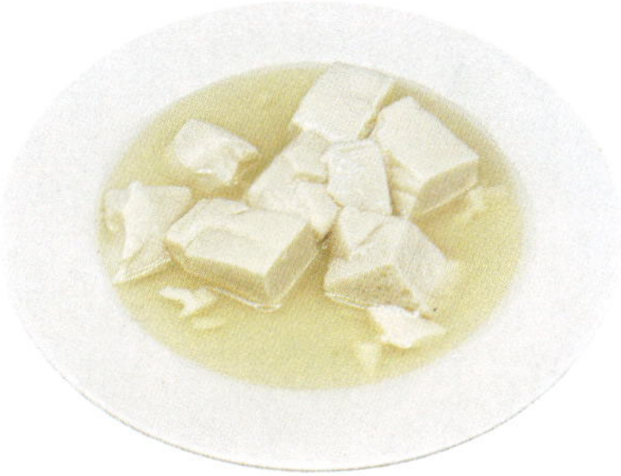

生熟比=122.4g/100g ｜ 含油比=0g/100g ｜ 含盐比=0.5g/100g

食物编码及食物名称：031305–豆腐脑［老豆腐］ | **烹饪方式：烤**

烹饪前

生重：149g

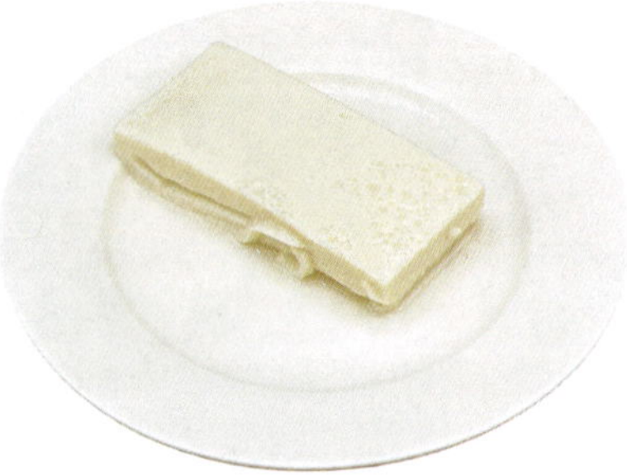

烹饪后

熟重：111g

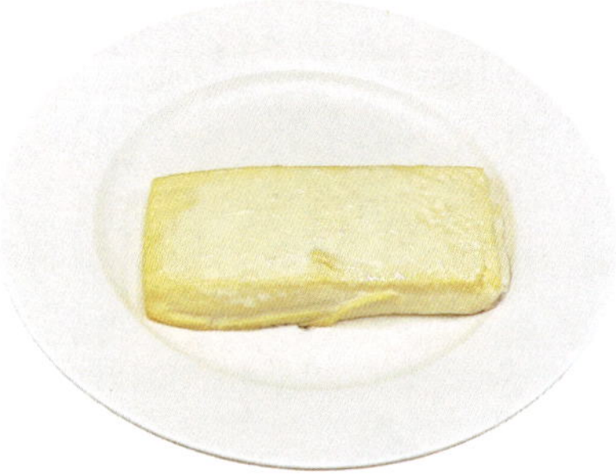

生熟比=134.2g/100g | 含油比=2.7g/100g | 含盐比=0.2g/100g

食物编码及食物名称：031305–豆腐脑［老豆腐］ | **烹饪方式：蒸**

烹饪前

生重：158g

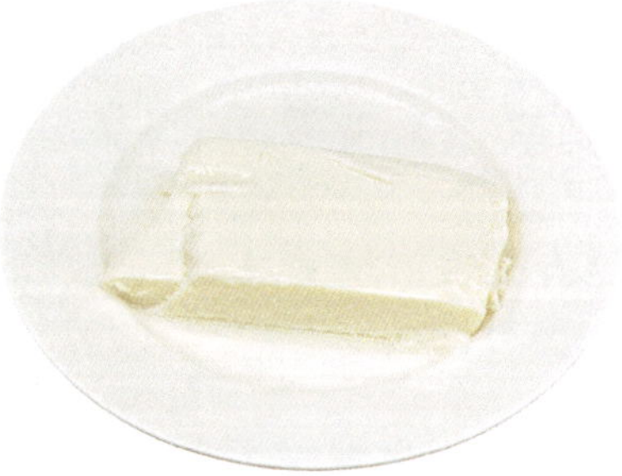

烹饪后

熟重：121g

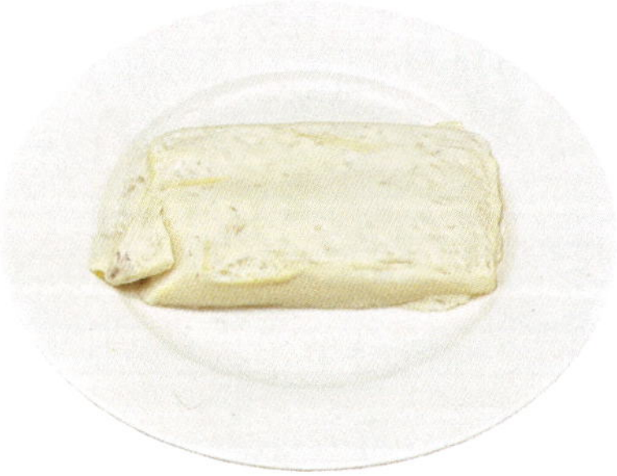

生熟比=130.6g/100g | 含油比=0g/100g | 含盐比=0g/100g

5. 031306–豆腐（北豆腐）

食物编码及食物名称：031306–豆腐（北豆腐） 烹饪方式：炒

烹饪前

生重：210g

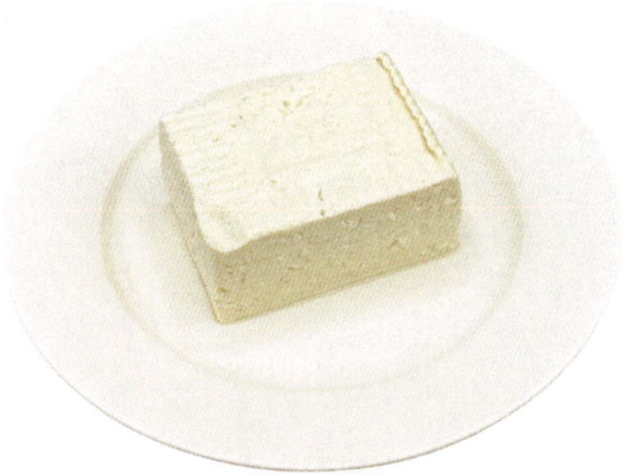

烹饪后

熟重：207g

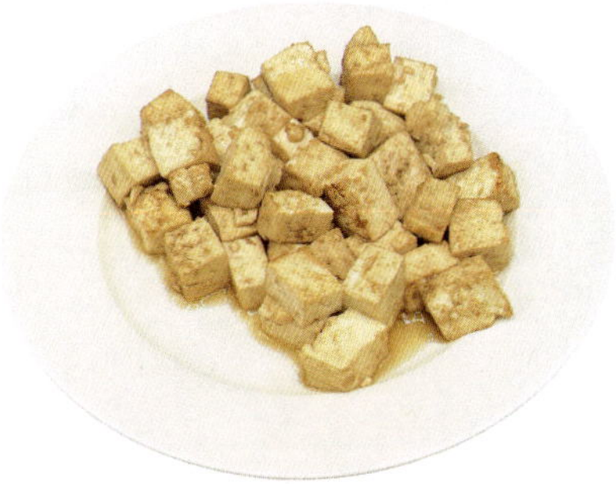

生熟比=101.4g/100g | 含油比=12.6g/100g | 含盐比=0.5g/100g

食物编码及食物名称：031306–豆腐（北豆腐） 烹饪方式：炖

烹饪前

生重：223g

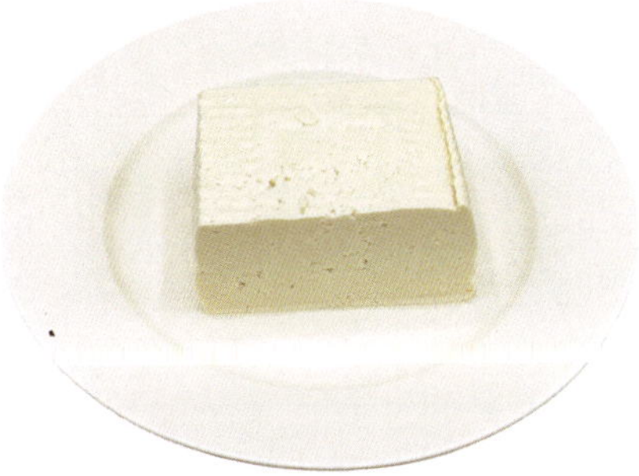

烹饪后

熟重：218g

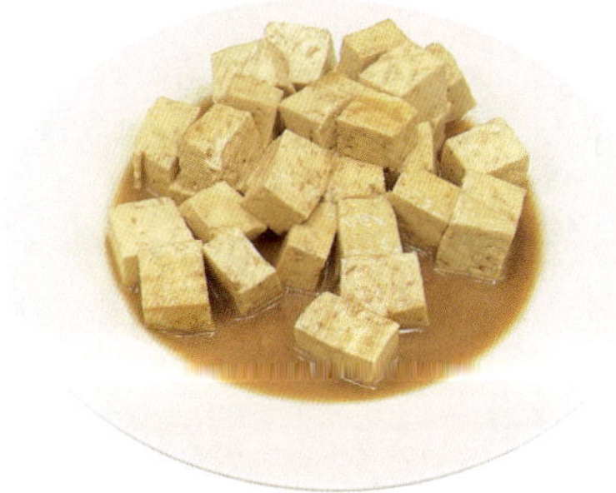

生熟比=102.3g/100g | 含油比=6.3g/100g | 含盐比=0.4g/100g

食物编码及食物名称：031306-豆腐（北豆腐） | **烹饪方式：煮**

烹饪前

生重：203g

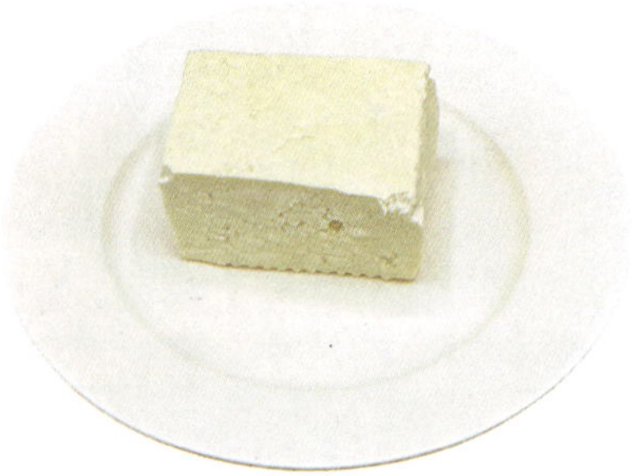

烹饪后

熟重：197g

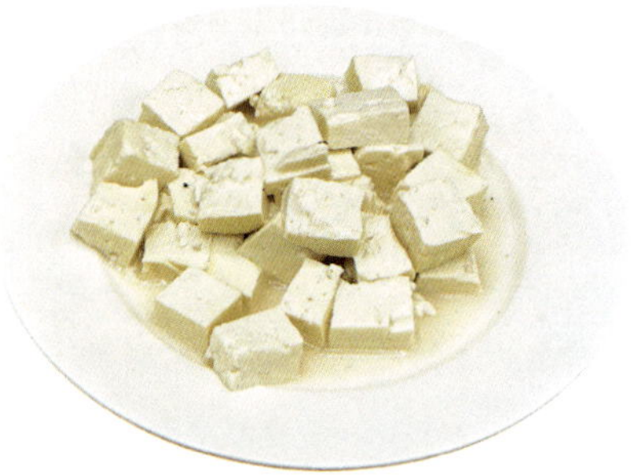

生熟比=103.0g/100g | 含油比=0g/100g | 含盐比=1.0g/100g

食物编码及食物名称：031306-豆腐（北豆腐） | **烹饪方式：烤**

烹饪前

生重：214g

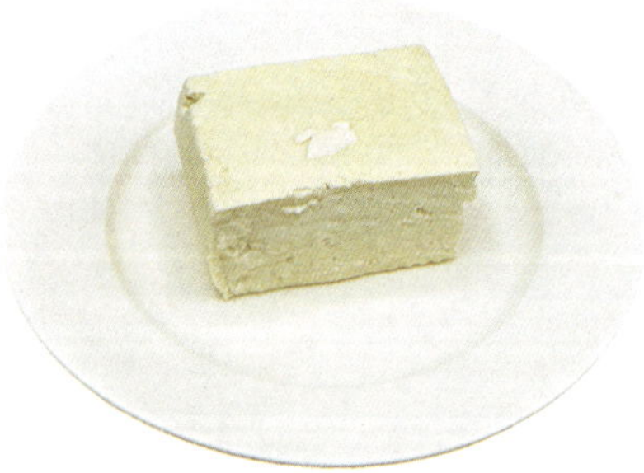

烹饪后

熟重：176g

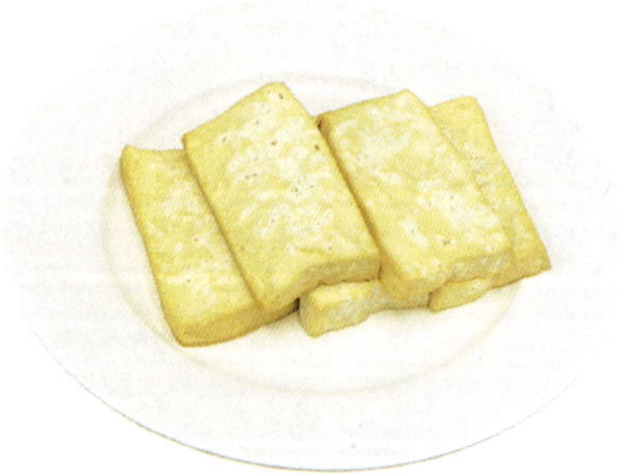

生熟比=121.6g/100g | 含油比=0g/100g | 含盐比=0g/100g

食物编码及食物名称：031306–豆腐（北豆腐）　烹饪方式：蒸

烹饪前

生重：209g

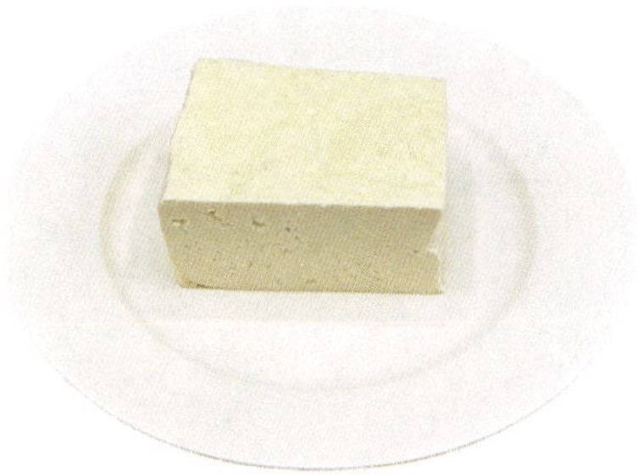

烹饪后

熟重：185g

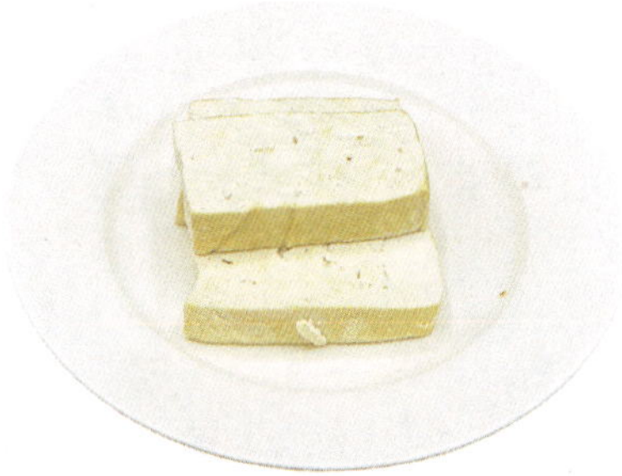

生熟比=113.0g/100g ｜ 含油比=0g/100g ｜ 含盐比=0g/100g

食物编码及食物名称：031306–豆腐（北豆腐）　烹饪方式：炸

烹饪前

生重：148g

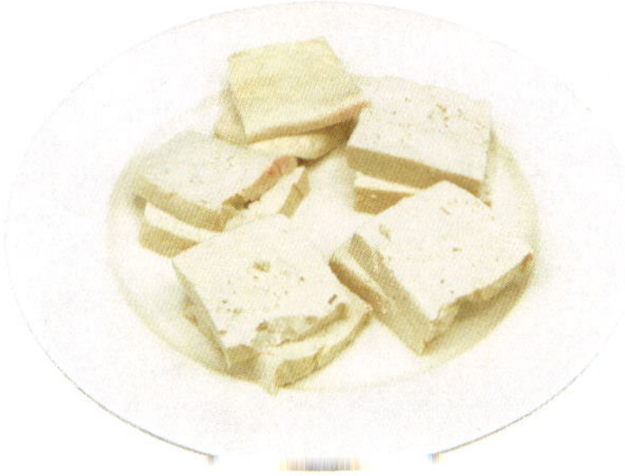

烹饪后

熟重：103g

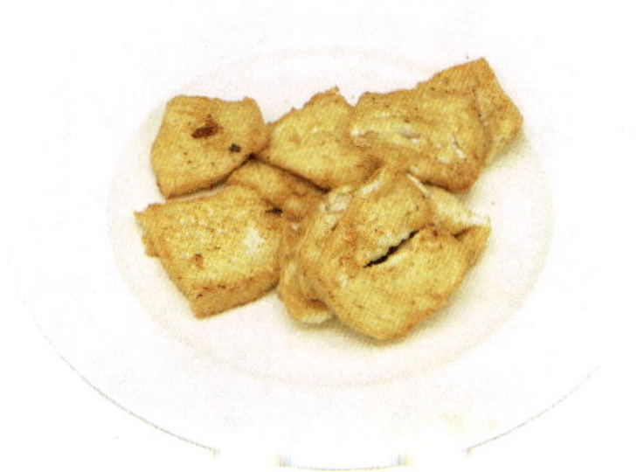

生熟比=143.7g/100g ｜ 含油比=24.3g/100g ｜ 含盐比=0g/100g

6. 031307–豆腐（南豆腐）

食物编码及食物名称：031307–豆腐（南豆腐） **烹饪方式：炒**

烹饪前

生重：236g

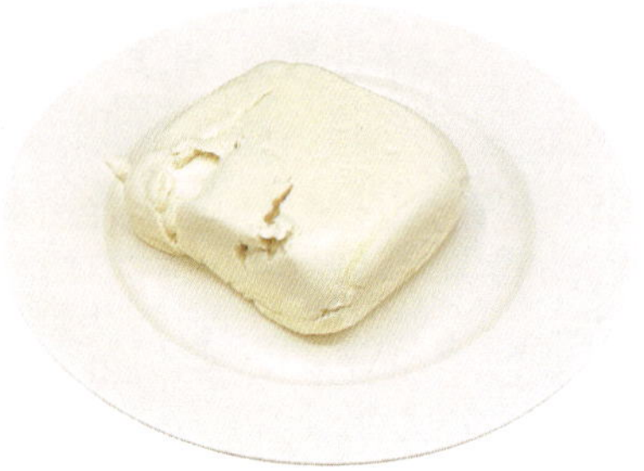

烹饪后

熟重：222g

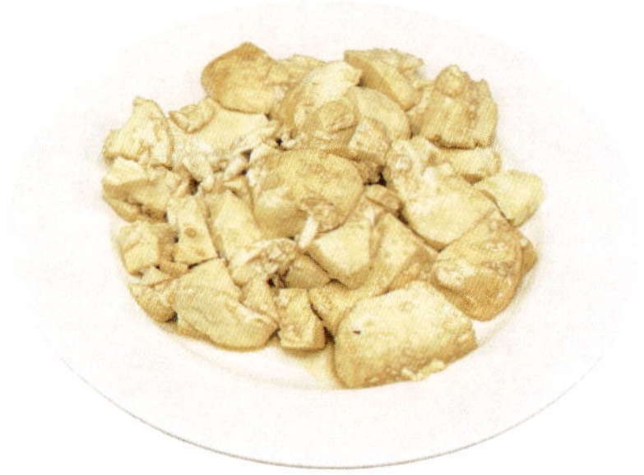

生熟比=106.3g/100g | 含油比=7.7g/100g | 含盐比=0.5g/100g

食物编码及食物名称：031307–豆腐（南豆腐） **烹饪方式：炖**

烹饪前

生重：256g

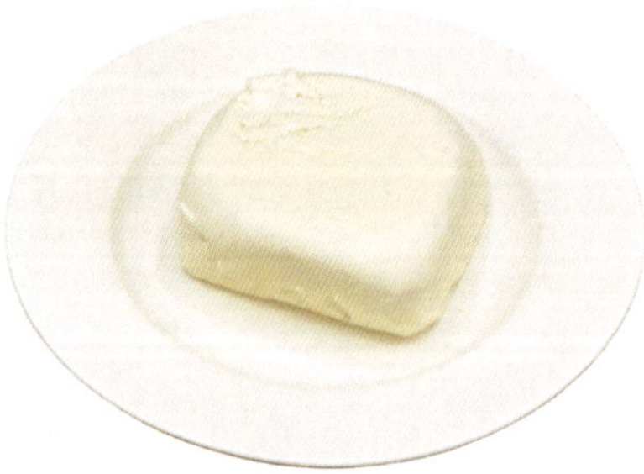

烹饪后

熟重：250g

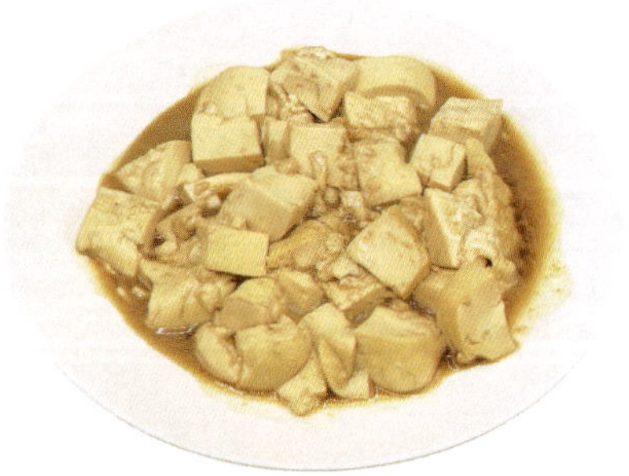

生熟比=102.4g/100g | 含油比=3.6g/100g | 含盐比=1.1g/100g

食物编码及食物名称：031307-豆腐（南豆腐） **烹饪方式：煮**

烹饪前

生重：258g

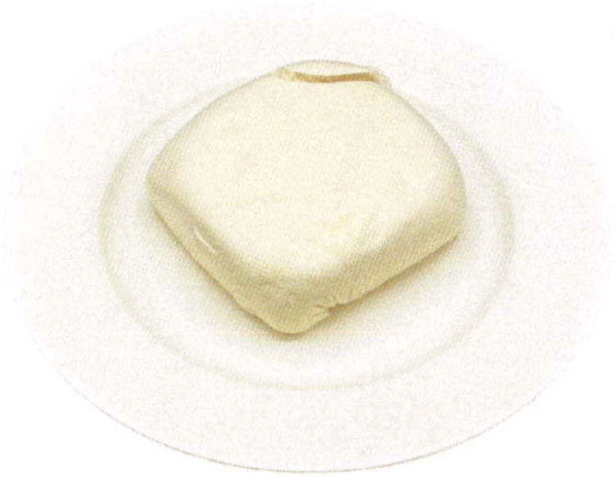

烹饪后

熟重：247g

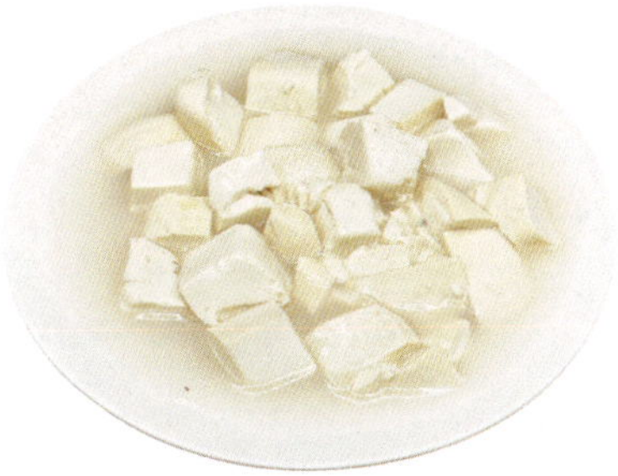

生熟比=104.5g/100g | 含油比=0g/100g | 含盐比=0.9g/100g

食物编码及食物名称：031307-豆腐（南豆腐） **烹饪方式：烤**

烹饪前

生重：263g

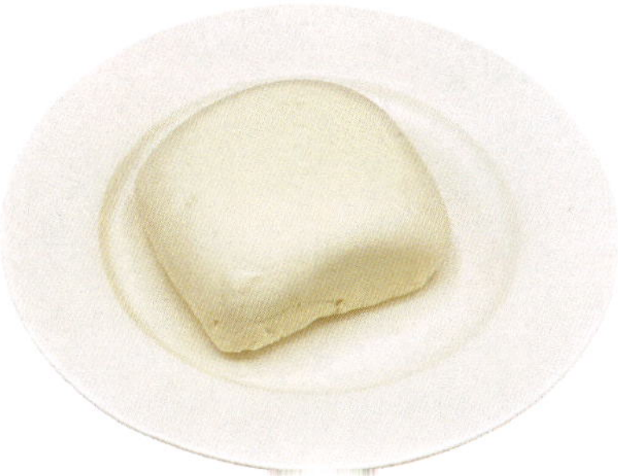

烹饪后

熟重：222g

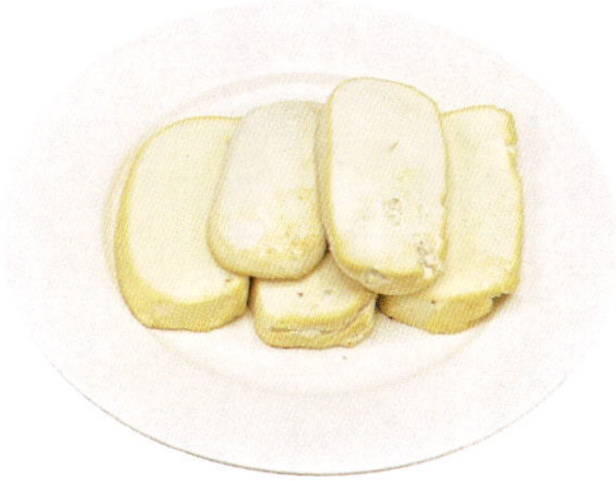

生熟比=118.5g/100g | 含油比=0g/100g | 含盐比=0g/100g

食物编码及食物名称：031307-豆腐（南豆腐） | **烹饪方式：蒸**

烹饪前

生重：264g

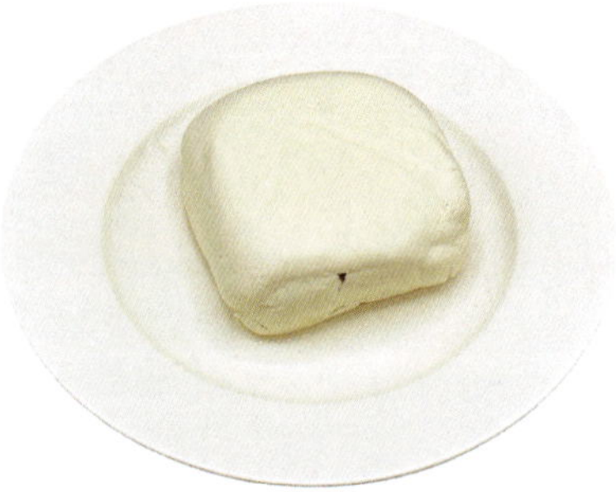

烹饪后

熟重：236g

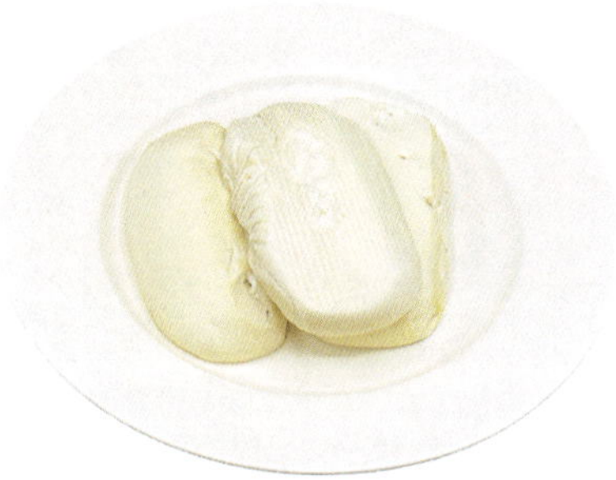

生熟比=111.9g/100g | 含油比=0g/100g | 含盐比=0g/100g

食物编码及食物名称：031307-豆腐（南豆腐） | **烹饪方式：炸**

烹饪前

生重：237g

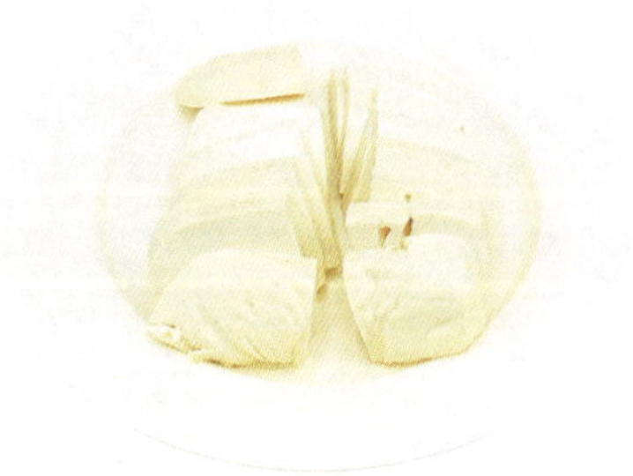

烹饪后

熟重：140g

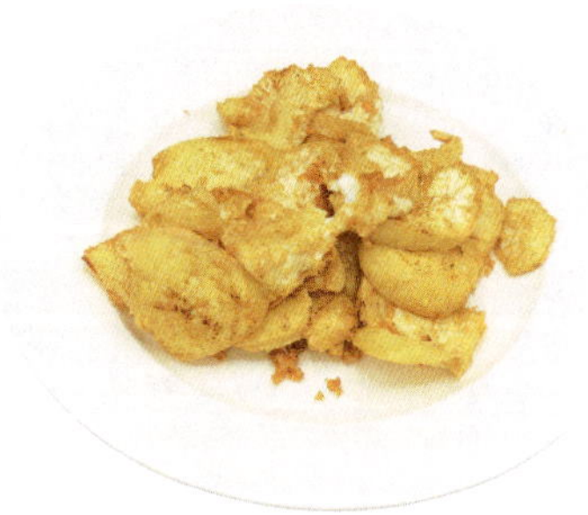

生熟比=169.3g/100g | 含油比=13.6g/100g | 含盐比=0g/100g

7. 031501-豆腐丝

食物编码及食物名称：031501-豆腐丝　　**烹饪方式：炒**

烹饪前

生重：153g

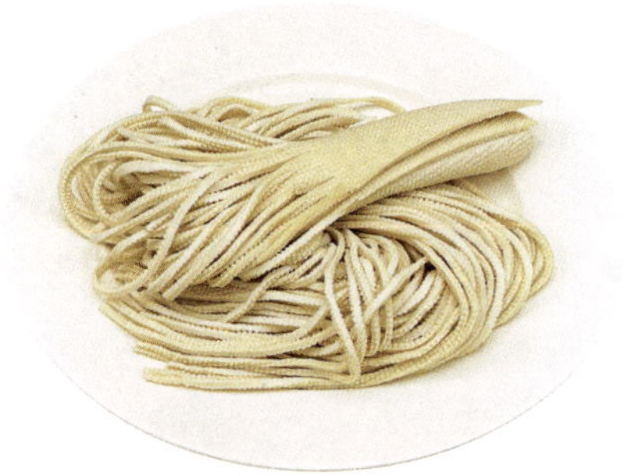

烹饪后

熟重：156g

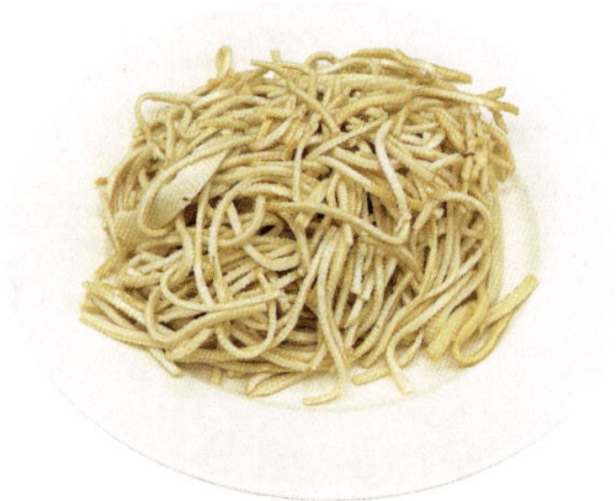

生熟比=98.1g/100g | 含油比=12.8g/100g | 含盐比=0g/100g

食物编码及食物名称：031501-豆腐丝　　**烹饪方式：炖**

烹饪前

生重：116g

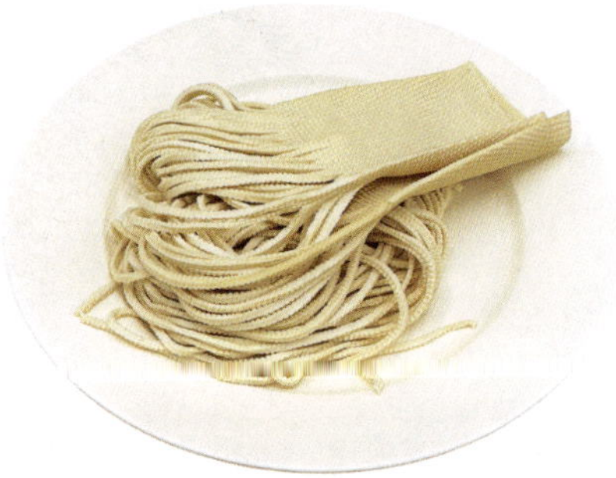

烹饪后

熟重：130g

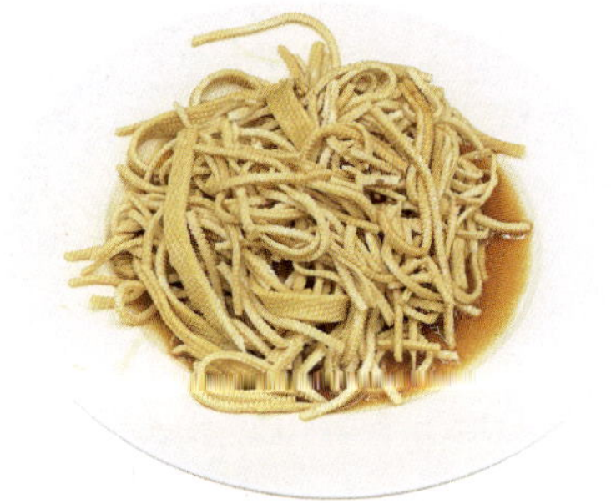

生熟比=89.2g/100g | 含油比=9.8g/100g | 含盐比=0g/100g

食物编码及食物名称：031501–豆腐丝 | **烹饪方式：煮**

烹饪前

生重：113g

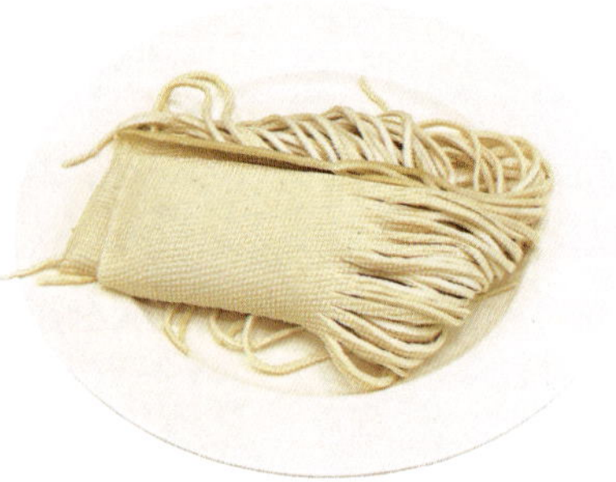

烹饪后

熟重：132g

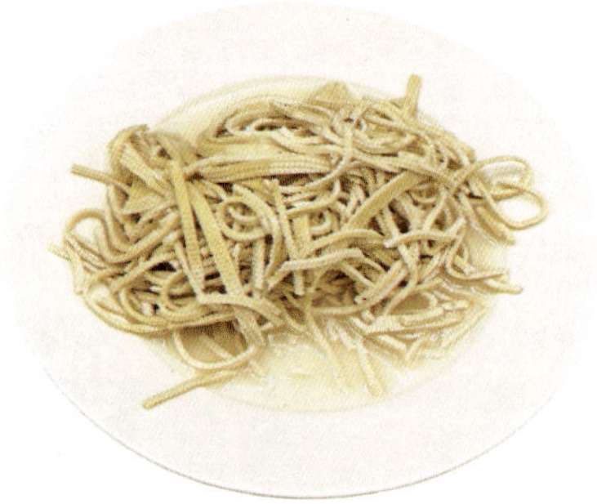

生熟比=85.6g/100g | 含油比=0g/100g | 含盐比=0g/100g

食物编码及食物名称：031501–豆腐丝 | **烹饪方式：蒸**

烹饪前

生重：115g

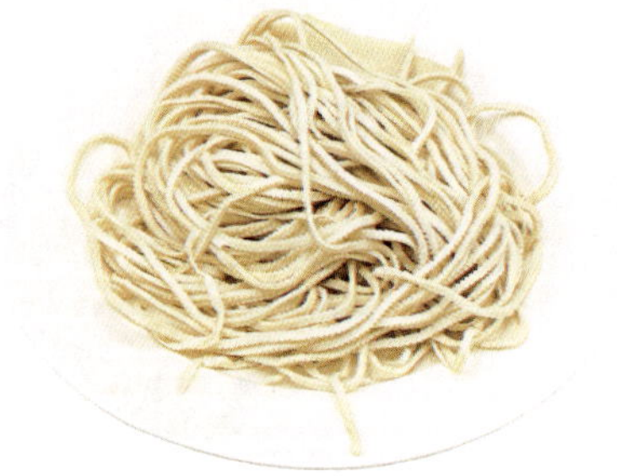

烹饪后

熟重：114g

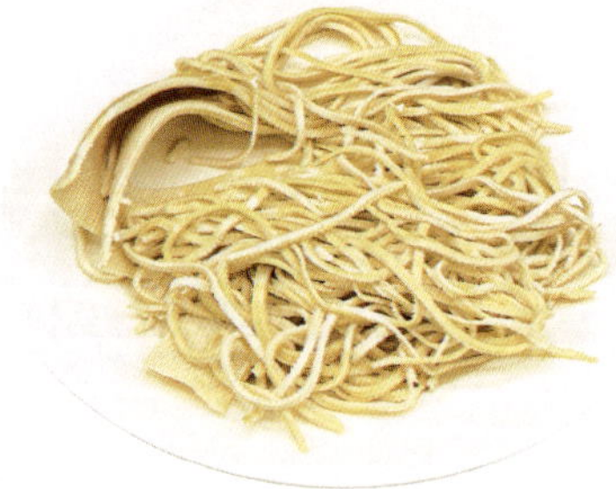

生熟比=100.9g/100g | 含油比=0g/100g | 含盐比=0g/100g

8. 031504–豆腐卷

食物编码及食物名称：031504–豆腐卷　　**烹饪方式：炒**

烹饪前

生重：134g

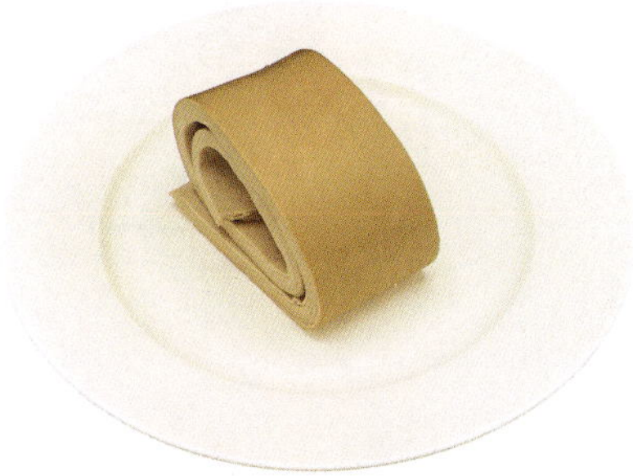

烹饪后

熟重：132g

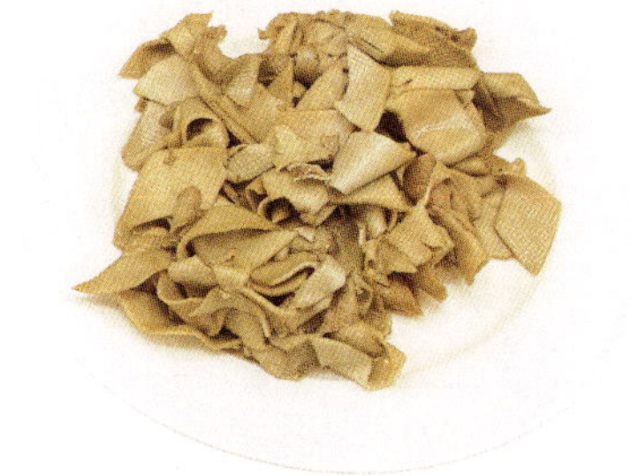

生熟比=101.5g/100g　|　含油比=12.1g/100g　|　含盐比=0g/100g

食物编码及食物名称：031504–豆腐卷　　**烹饪方式：炖**

烹饪前

生重：142g

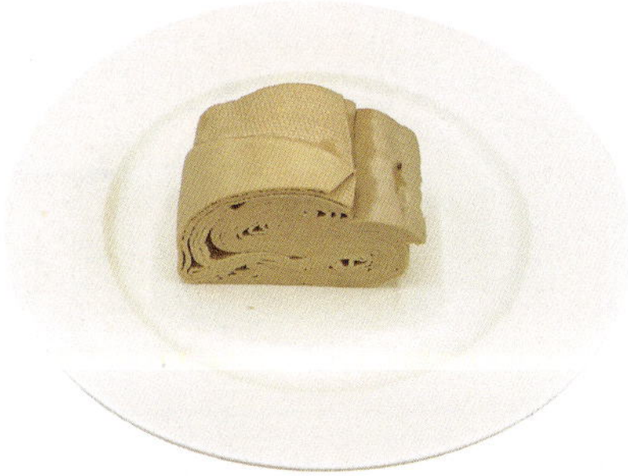

烹饪后

熟重：153g

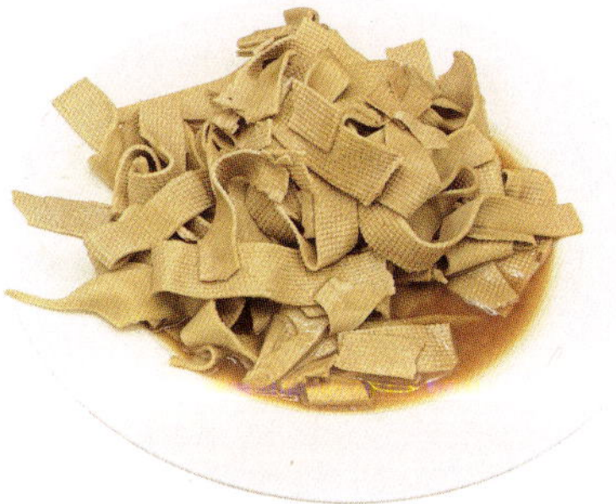

生熟比=92.8g/100g　|　含油比=4.9g/100g　|　含盐比=0g/100g

食物编码及食物名称：031504-豆腐卷 | **烹饪方式：烤**

烹饪前

生重：152g

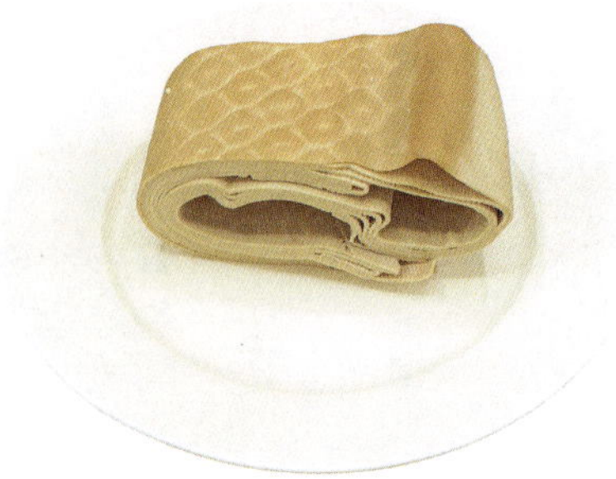

烹饪后

熟重：96g

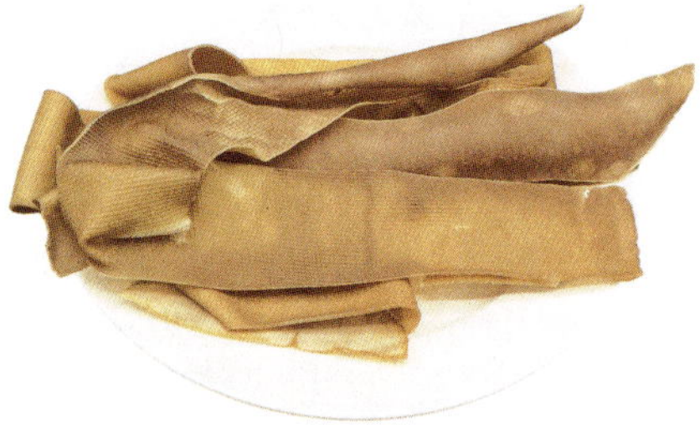

生熟比=158.3g/100g | 含油比=0g/100g | 含盐比=0g/100g

食物编码及食物名称：031504-豆腐卷 | **烹饪方式：蒸**

烹饪前

生重：209g

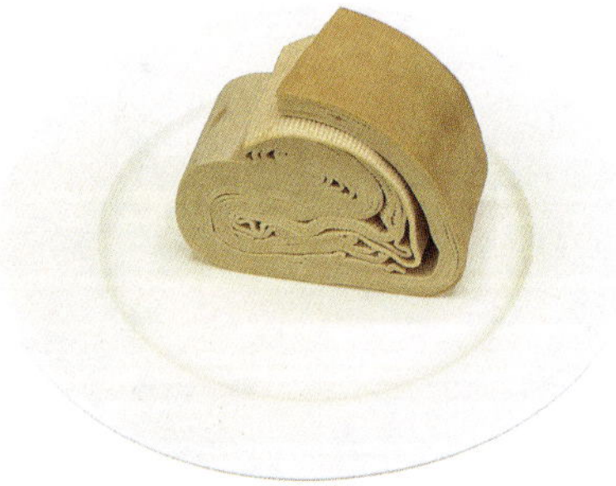

烹饪后

熟重：202g

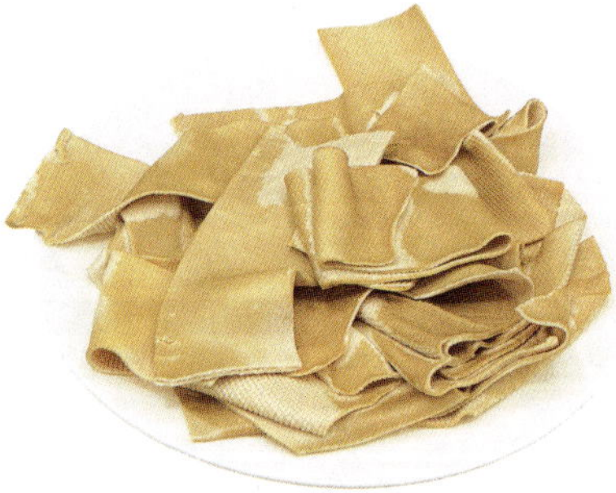

生熟比=103.5g/100g | 含油比=0g/100g | 含盐比=0g/100g

9. 031506-油豆腐

食物编码及食物名称：031506-油豆腐　　**烹饪方式：炖**

烹饪前

生重：132g

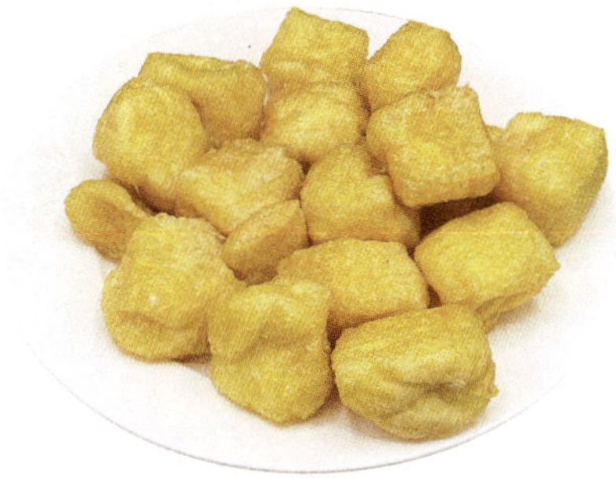

烹饪后

熟重：234g

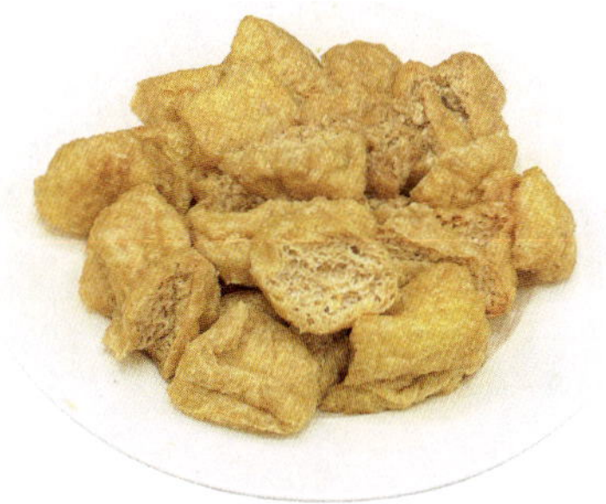

生熟比=56.4g/100g ｜ 含油比=3.7g/100g ｜ 含盐比=0.4g/100g

食物编码及食物名称：031506-油豆腐　　**烹饪方式：煮**

烹饪前

生重：135g

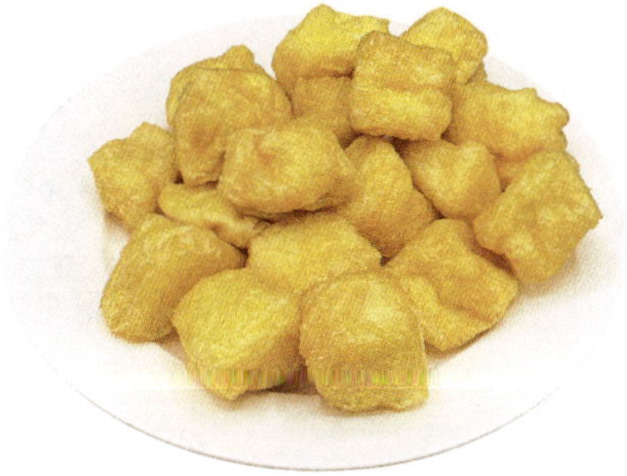

烹饪后

熟重：258g

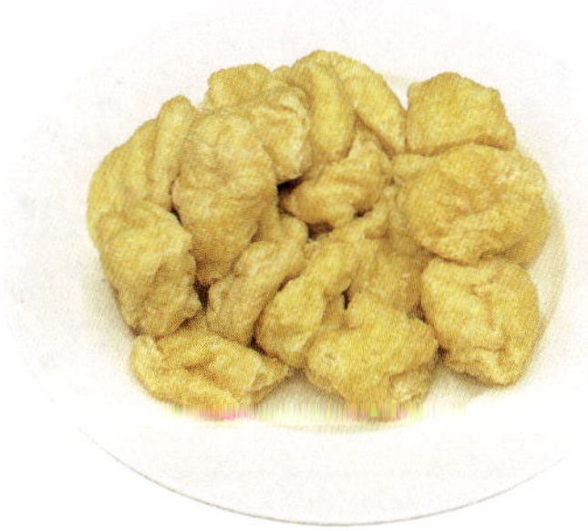

生熟比=52.3g/100g ｜ 含油比=0g/100g ｜ 含盐比=0g/100g

食物编码及食物名称：031506-油豆腐 | **烹饪方式：蒸**

烹饪前
生重：137g

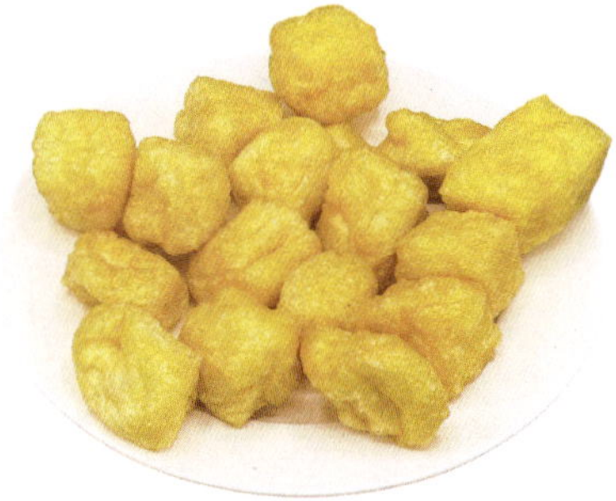

烹饪后
熟重：147g

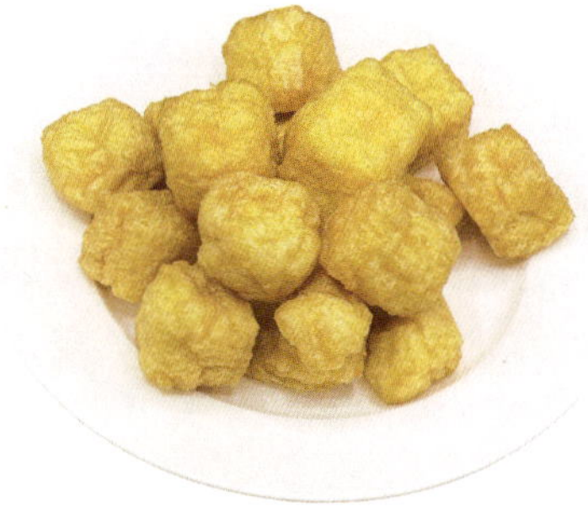

生熟比=93.2g/100g | 含油比=0g/100g | 含盐比=0g/100g

10. 031513-豆腐干（酱油干）

食物编码及食物名称：031513-豆腐干（酱油干） | **烹饪方式：炒**

烹饪前
生重：193g

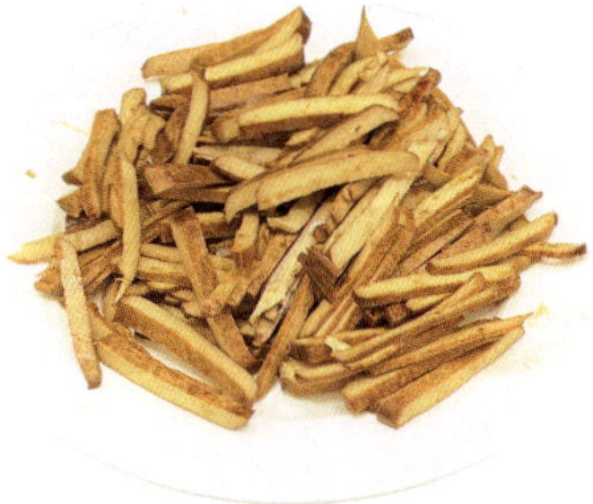

烹饪后
熟重：200g

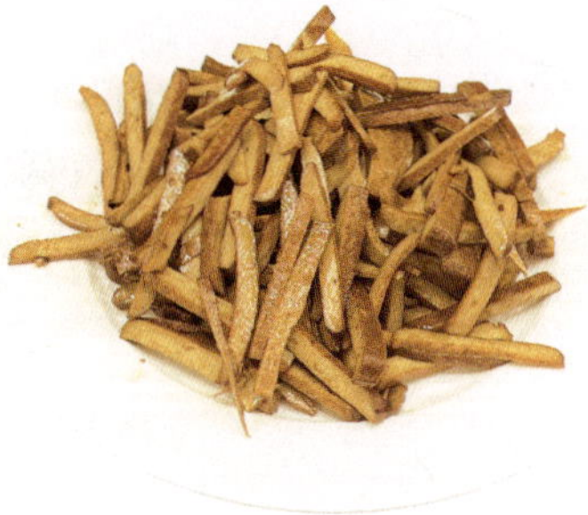

生熟比=96.5g/100g | 含油比=6.0g/100g | 含盐比=0g/100g

食物编码及食物名称：031513–豆腐干（酱油干） **烹饪方式：炖**

烹饪前

生重：195g

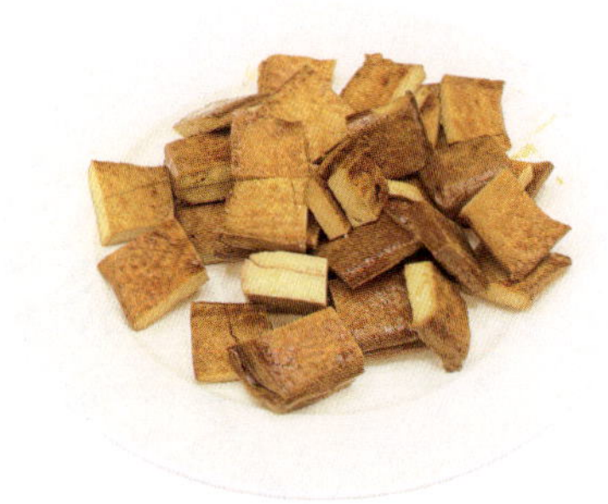

烹饪后

熟重：197g

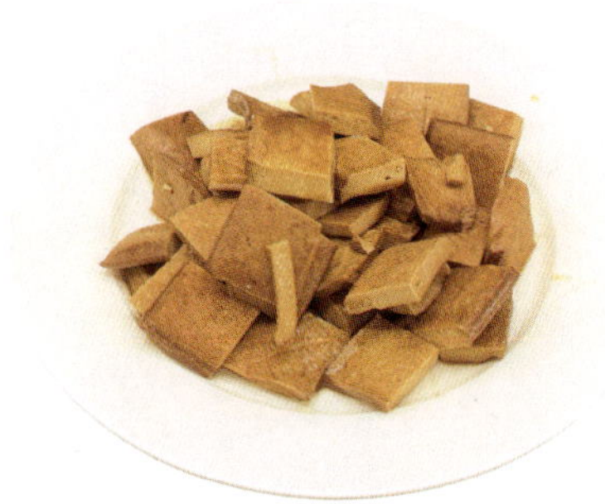

生熟比=99.0g/100g | 含油比=1.9g/100g | 含盐比=0.5g/100g

食物编码及食物名称：031513–豆腐干（酱油干） **烹饪方式：煮**

烹饪前

生重：234g

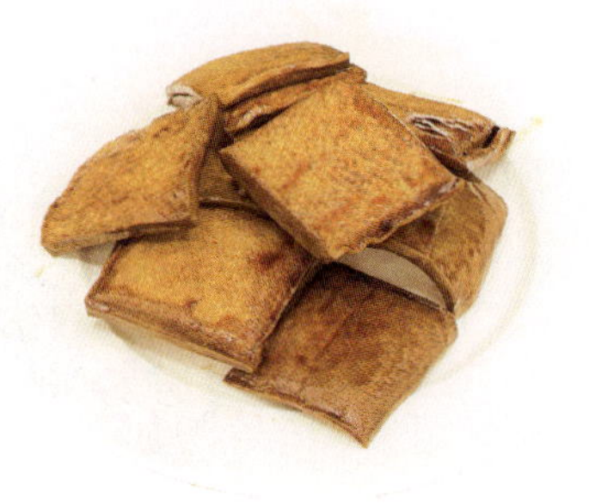

烹饪后

熟重：236g

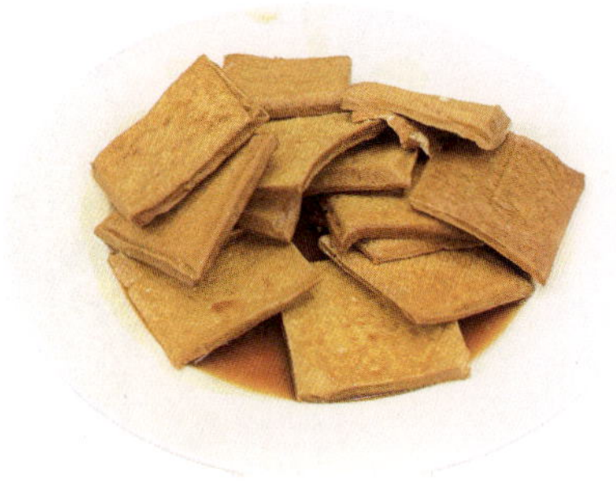

生熟比=99.2g/100g | 含油比=0g/100g | 含盐比=0g/100g

11. 031517-豆腐干（小香干）

食物编码及食物名称：031517-豆腐干（小香干） **烹饪方式：炒**

烹饪前

生重：165g

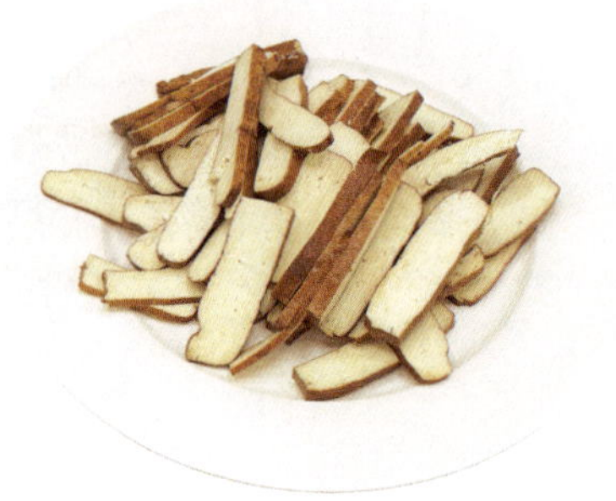

烹饪后

熟重：168g

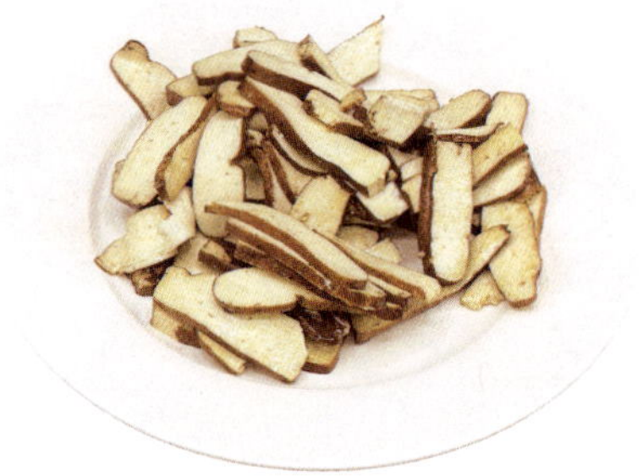

生熟比=98.2g/100g | 含油比=7.1g/100g | 含盐比=0g/100g

食物编码及食物名称：031517-豆腐干（小香干） **烹饪方式：炖**

烹饪前

生重：131g

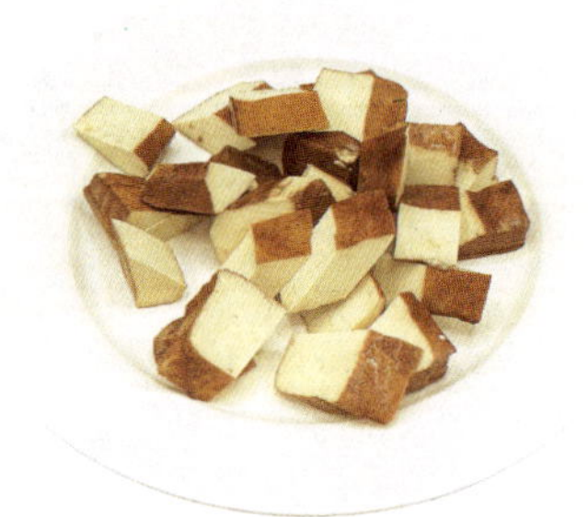

烹饪后

熟重：133g

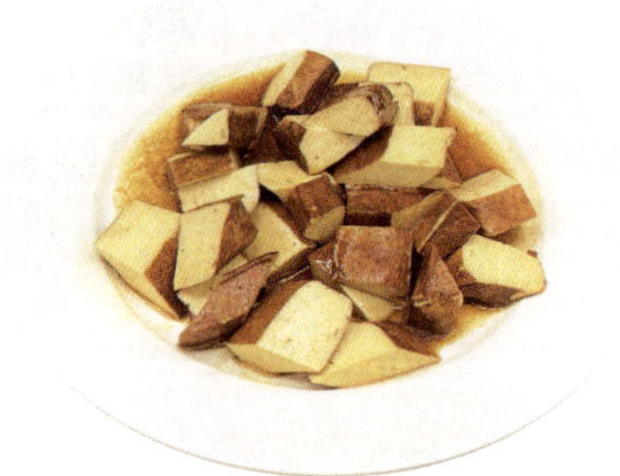

生熟比=98.5g/100g | 含油比=14.3g/100g | 含盐比=0g/100g

食物编码及食物名称：031517-豆腐干（小香干）　　**烹饪方式：煮**

烹饪前

生重：141g

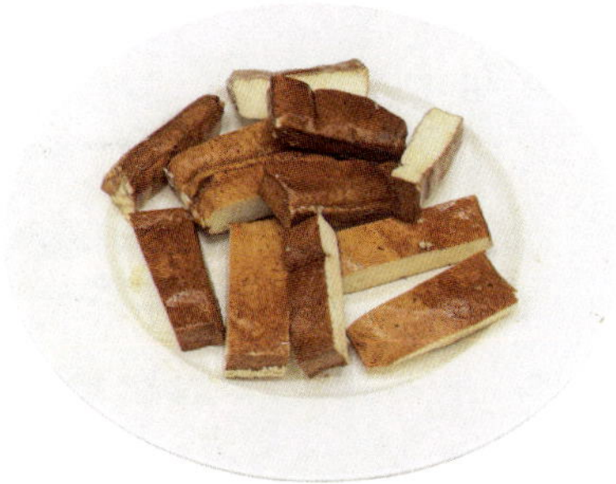

烹饪后

熟重：142g

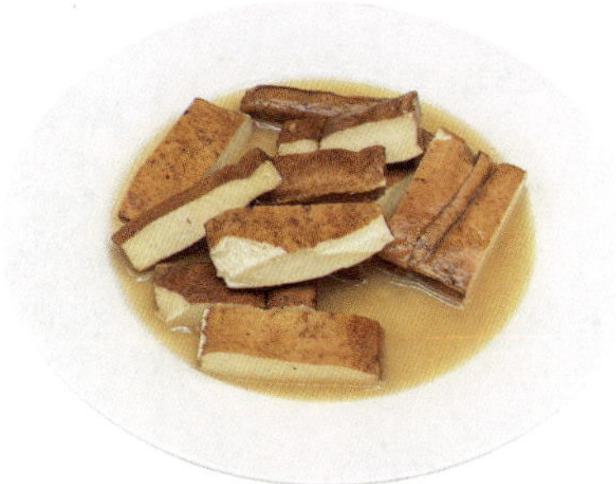

生熟比=99.3g/100g　|　含油比=0g/100g　|　含盐比=0.6g/100g

12. 031518-豆腐干（熏干）

食物编码及食物名称：031518-豆腐干（熏干）　　**烹饪方式：炒**

烹饪前

生重：213g

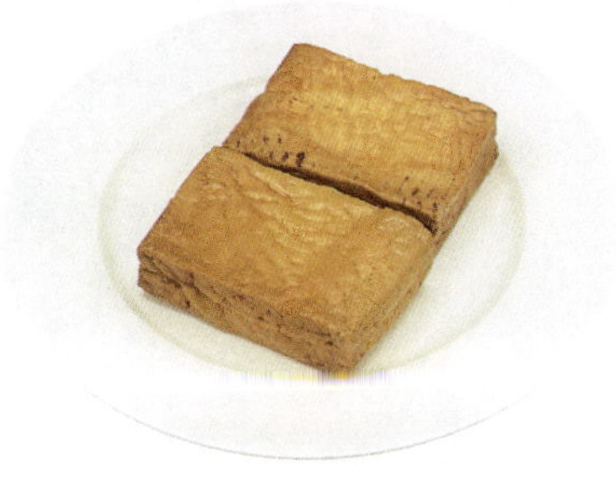

烹饪后

熟重：213g

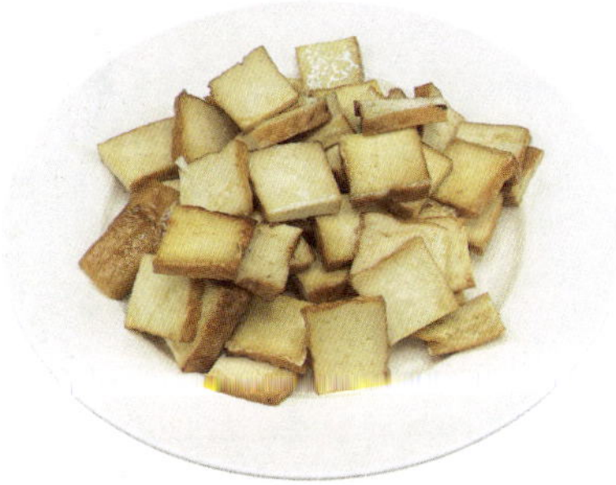

生熟比=100.0g/100g　|　含油比=7.0g/100g　|　含盐比=0.5g/100g

食物编码及食物名称：031518-豆腐干（熏干） **烹饪方式：炖**

烹饪前

生重：261g

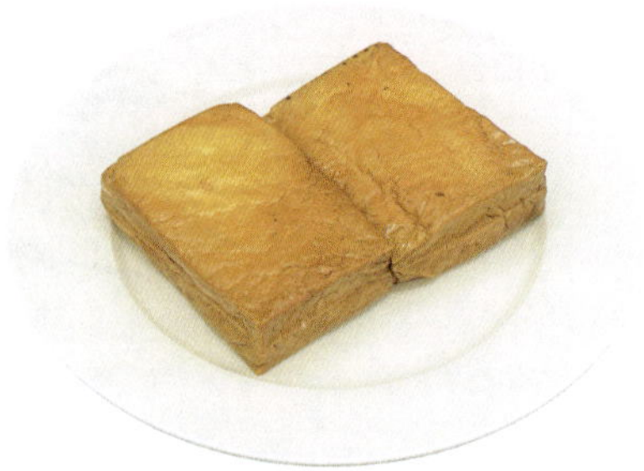

烹饪后

熟重：257g

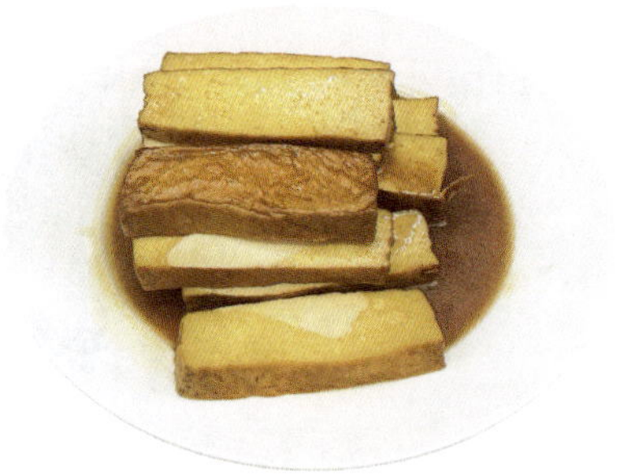

生熟比=101.6g/100g | 含油比=3.5g/100g | 含盐比=0.3g/100g

食物编码及食物名称：031518-豆腐干（熏干） **烹饪方式：烤**

烹饪前

生重：199g

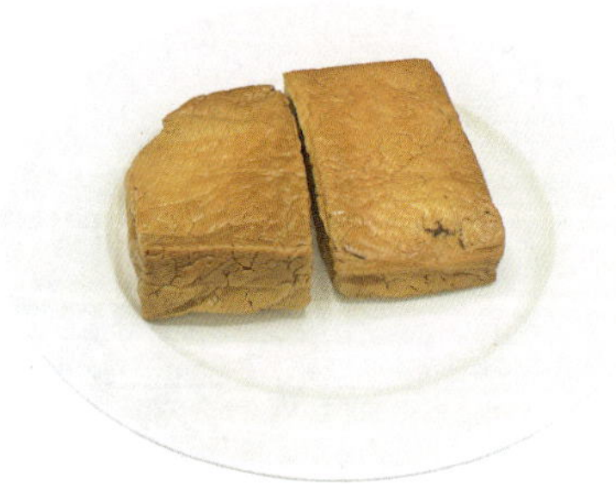

烹饪后

熟重：183g

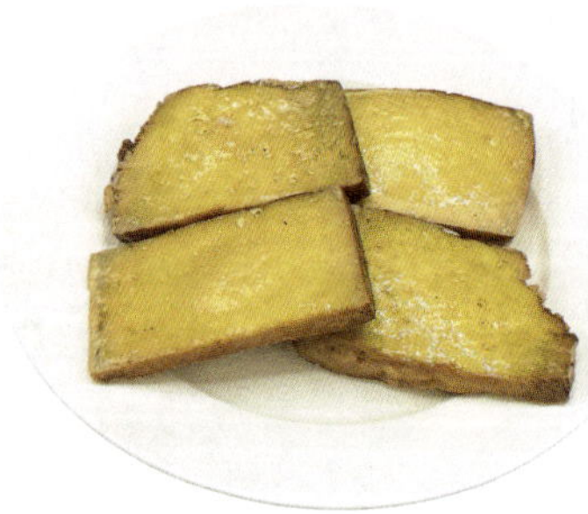

生熟比=108.7g/100g | 含油比=0.5g/100g | 含盐比=0g/100g

13. 031526–烤麸

食物编码及食物名称：031526–烤麸　　**烹饪方式：炒**

烹饪前

生重：100g

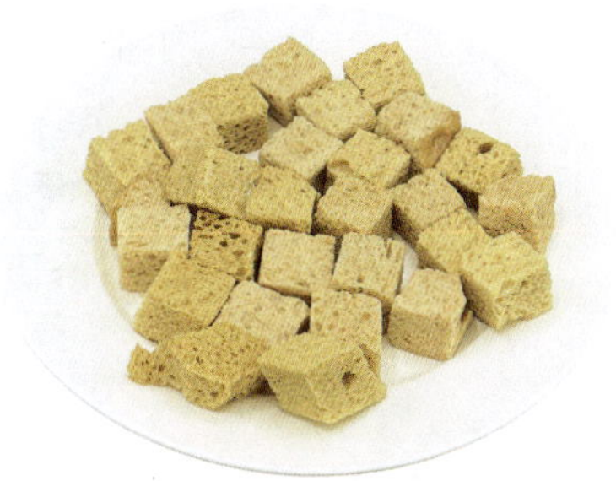

烹饪后

熟重：335g

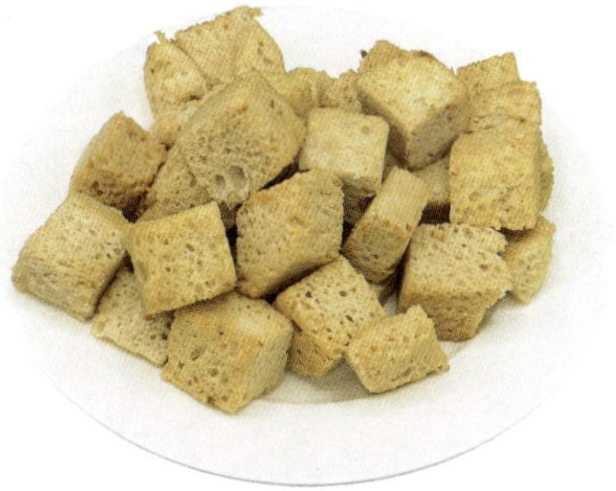

生熟比=29.9g/100g　|　含油比=5.4g/100g　|　含盐比=0.3g/100g

食物编码及食物名称：031526–烤麸　　**烹饪方式：炖**

烹饪前

生重：100g

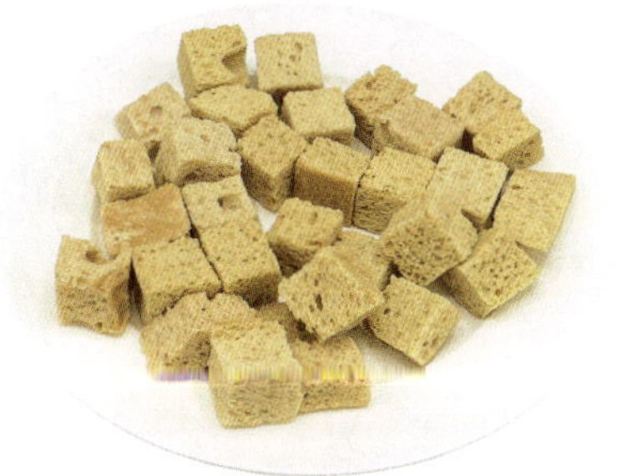

烹饪后

熟重：431g

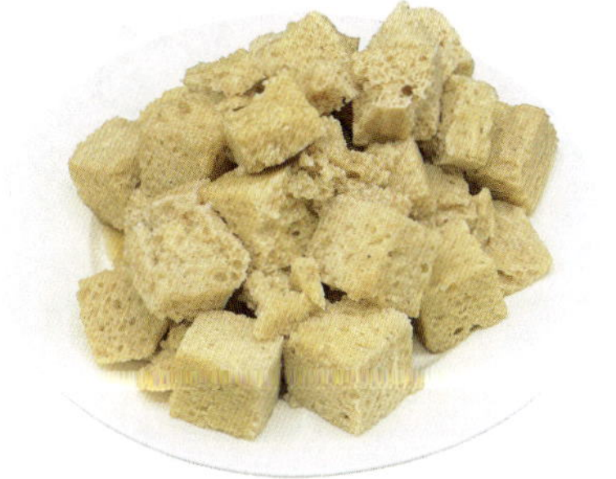

生熟比=23.2g/100g　|　含油比=0.9g/100g　|　含盐比=0.2g/100g

食物编码及食物名称：031526–烤麸 **烹饪方式：煮**

烹饪前

生重：100g

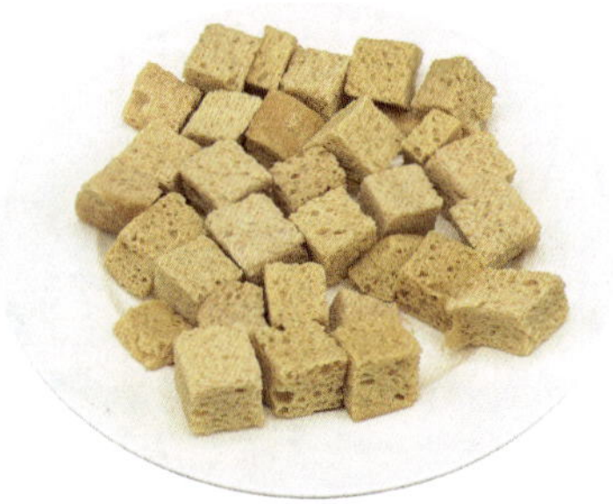

烹饪后

熟重：411g

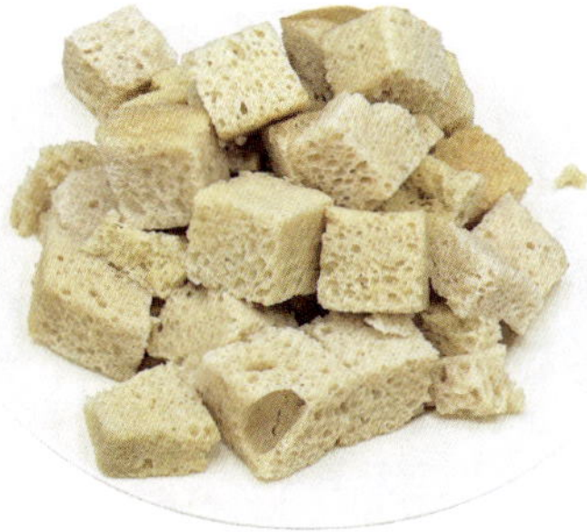

生熟比=24.3g/100g | 含油比=0g/100g | 含盐比=1.5g/100g

食物编码及食物名称：031526–烤麸 **烹饪方式：烤**

烹饪前

生重：100g

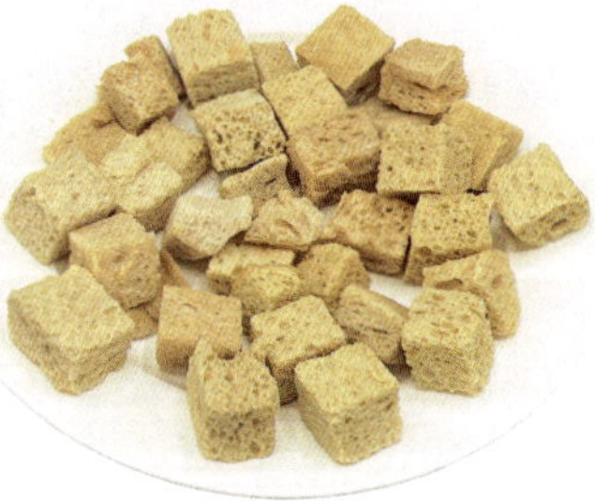

烹饪后

熟重：311g

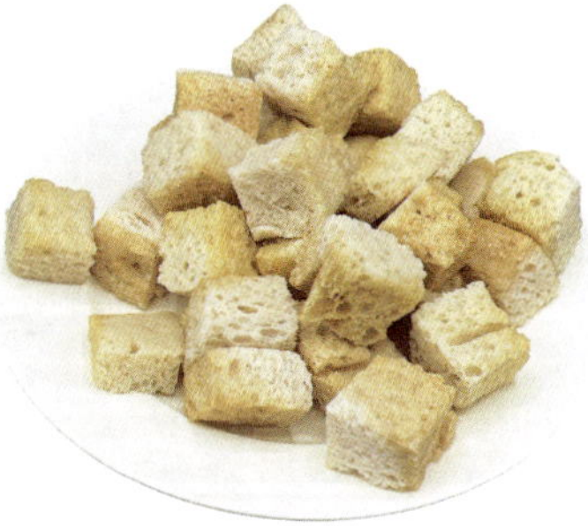

生熟比=32.2g/100g | 含油比=1.0g/100g | 含盐比=0.1g/100g

食物编码及食物名称：031526-烤麸	烹饪方式：蒸
烹饪前 生重：100g	烹饪后 熟重：326g

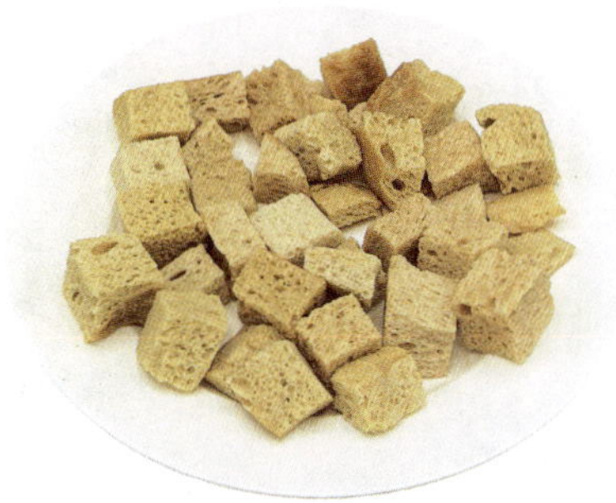

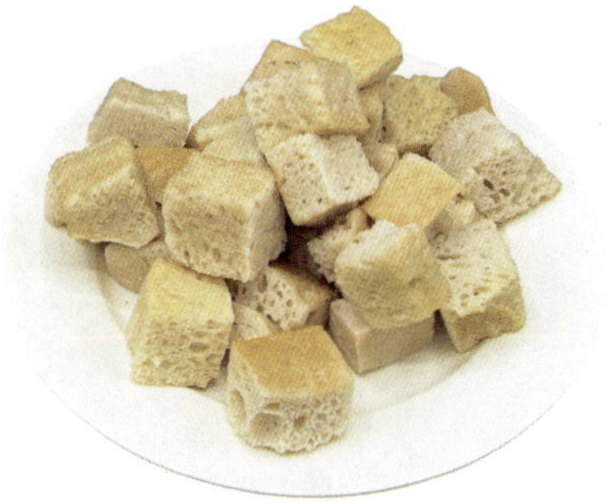

生熟比=30.7g/100g | 含油比=0g/100g | 含盐比=0g/100g

14. 031527-豆腐皮

食物编码及食物名称：031527-豆腐皮	烹饪方式：炒
烹饪前 生重：208g	烹饪后 熟重：214g

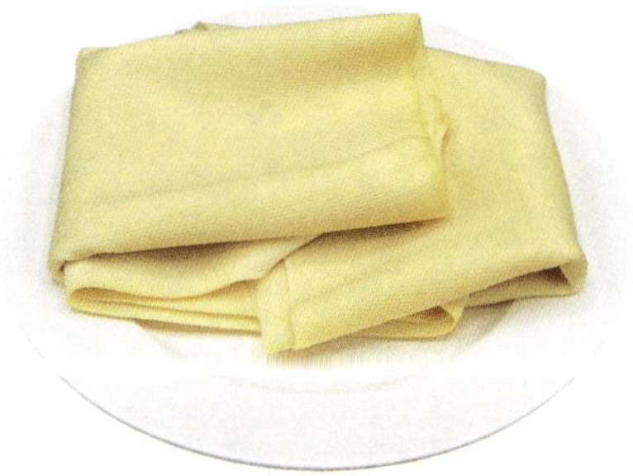

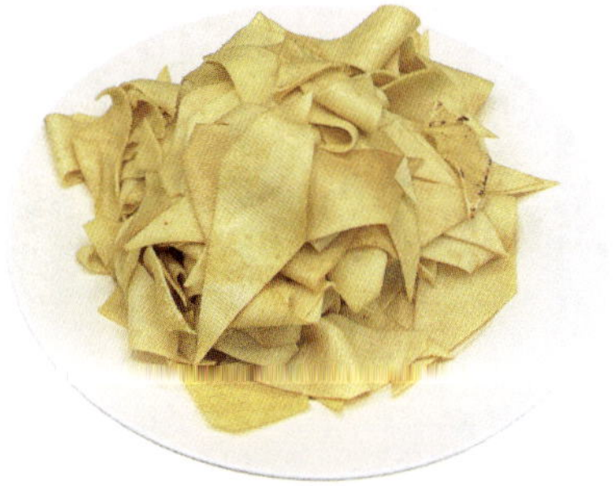

生熟比=97.2g/100g | 含油比=8.9g/100g | 含盐比=0g/100g

食物编码及食物名称：031527-豆腐皮 | **烹饪方式：炖**

烹饪前

生重：205g

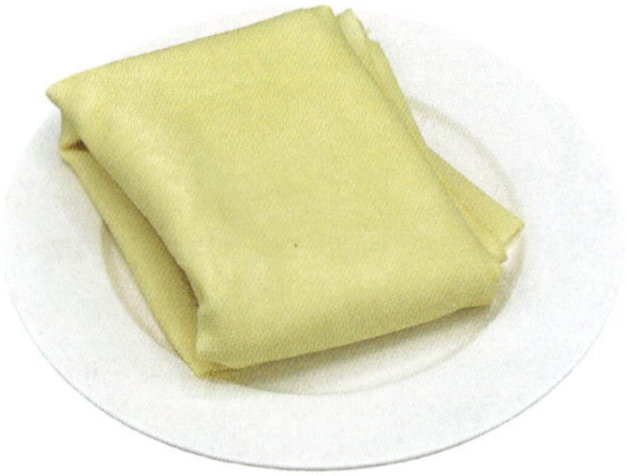

烹饪后

熟重：249g

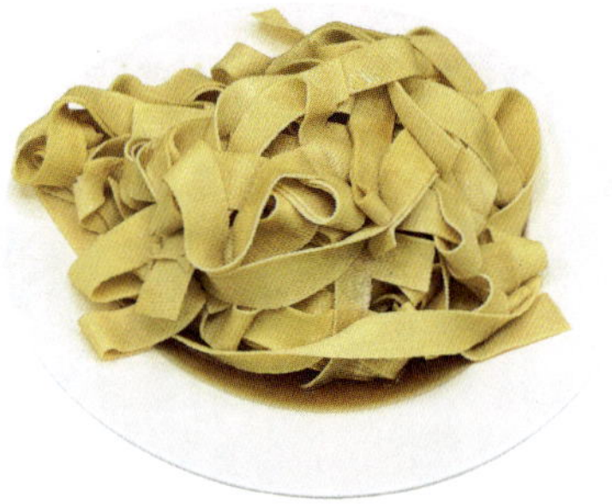

生熟比=82.3g/100g | 含油比=4.8g/100g | 含盐比=0g/100g

食物编码及食物名称：031527-豆腐皮 | **烹饪方式：煮**

烹饪前

生重：197g

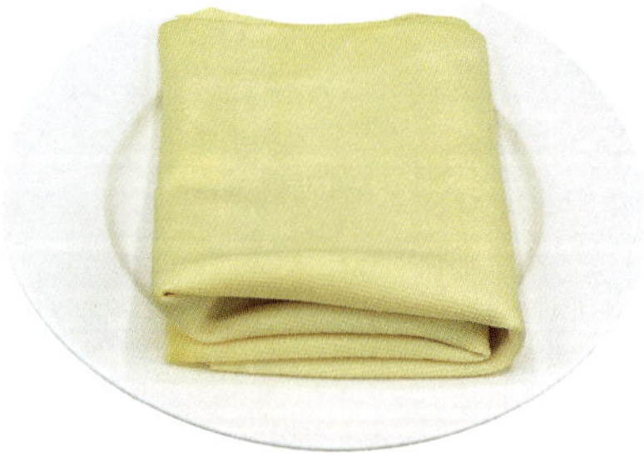

烹饪后

熟重：245g

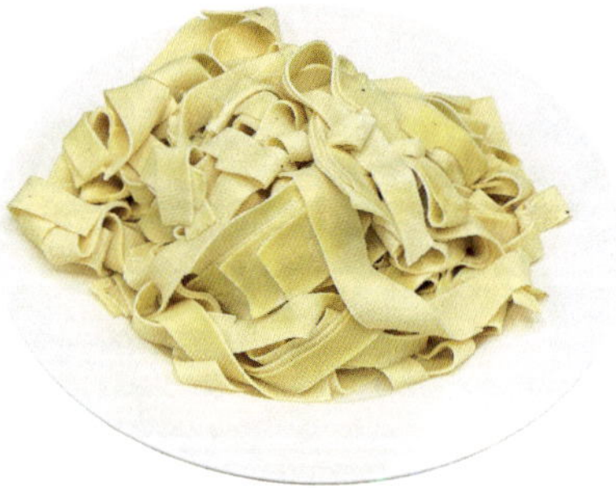

生熟比=80.4g/100g | 含油比=0g/100g | 含盐比=0.4g/100g

食物编码及食物名称：031527–豆腐皮　　**烹饪方式：烤**

烹饪前

生重：102g

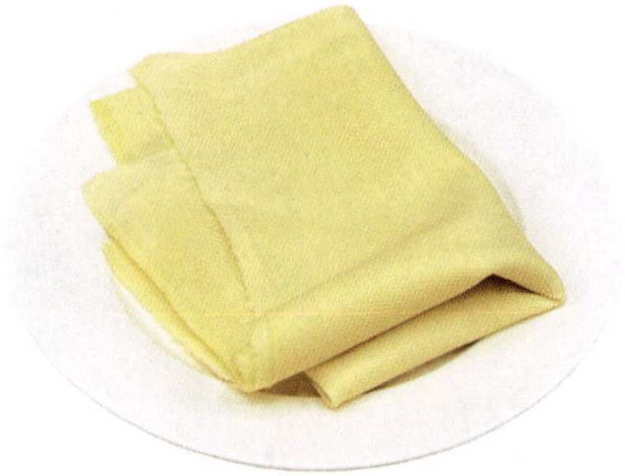

烹饪后

熟重：58g

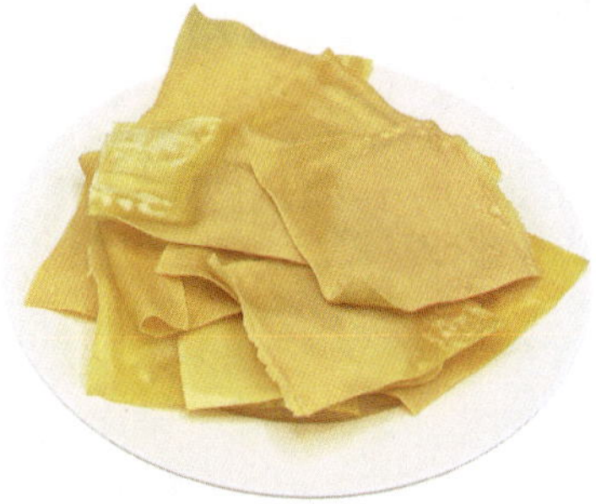

生熟比=175.9g/100g | 含油比=0g/100g | 含盐比=0g/100g

食物编码及食物名称：031527–豆腐皮　　**烹饪方式：蒸**

烹饪前

生重：97g

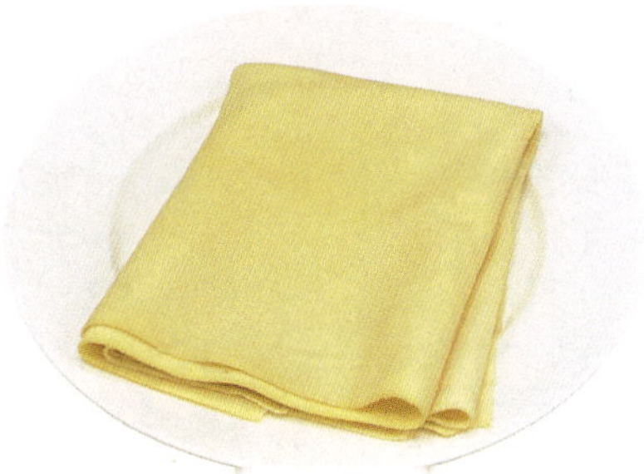

烹饪后

熟重：116g

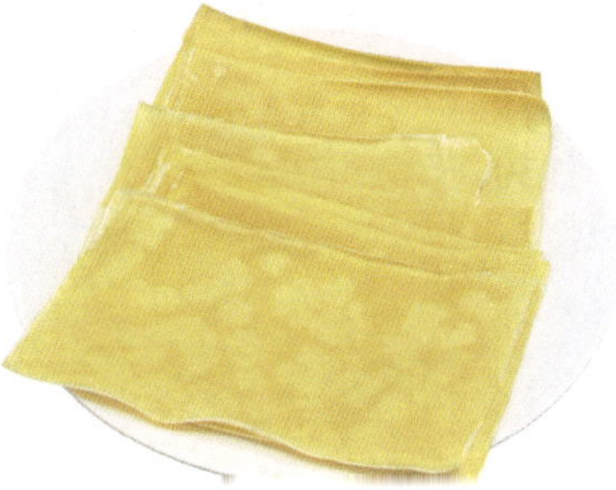

生熟比=83.6g/100g | 含油比=0g/100g | 含盐比=0g/100g

食物编码及食物名称：031527-豆腐皮 | **烹饪方式：炸**

烹饪前

生重：141g

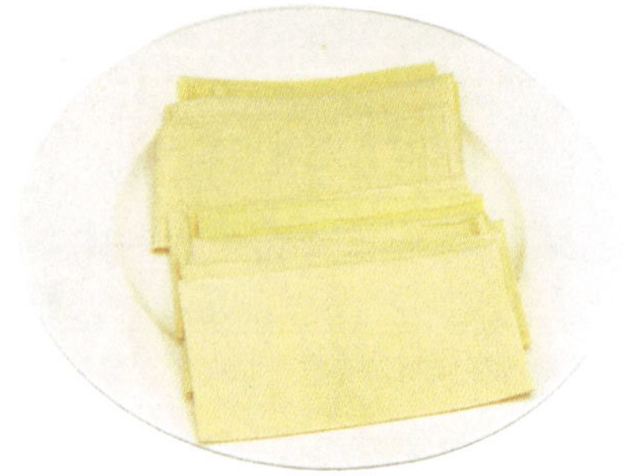

烹饪后

熟重：151g

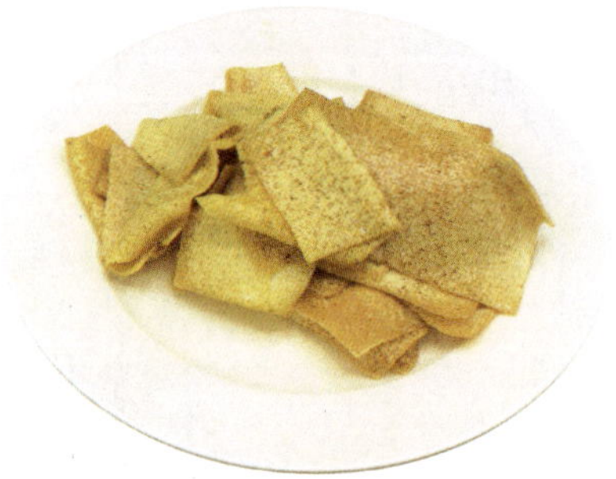

生熟比=93.4g/100g | 含油比=28.5g/100g | 含盐比=0g/100g

15. 031528-腐竹

食物编码及食物名称：031528-腐竹 | **烹饪方式：炒**

烹饪前

生重：50g

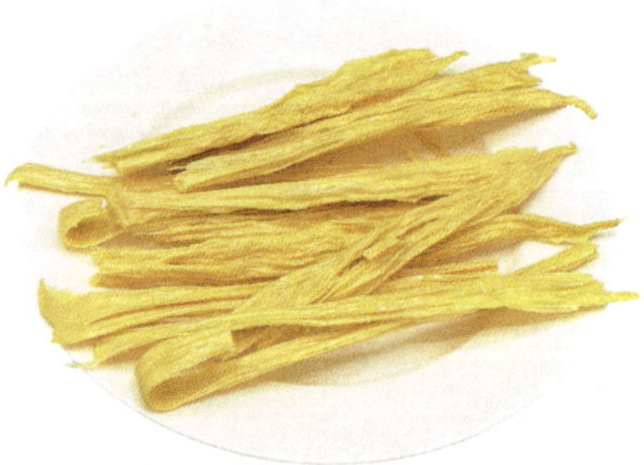

烹饪后

熟重：98g

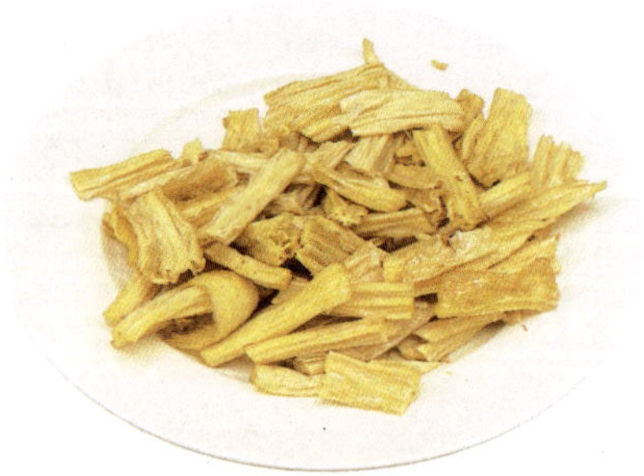

生熟比=51.0g/100g | 含油比=10.2g/100g | 含盐比=1.0g/100g

食物编码及食物名称：031528–腐竹 | **烹饪方式：炖**

烹饪前

生重：50g

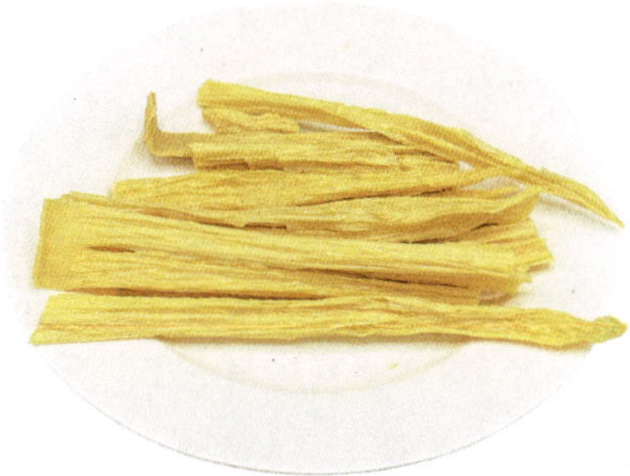

烹饪后

熟重：133g

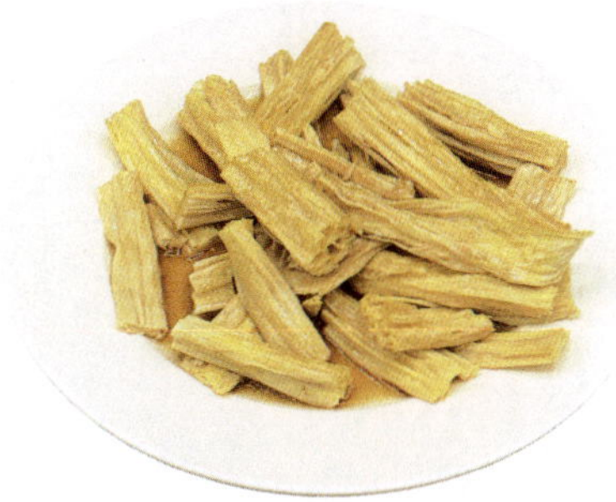

生熟比=37.6g/100g | 含油比=7.0g/100g | 含盐比=1.3g/100g

食物编码及食物名称：031528–腐竹 | **烹饪方式：煮**

烹饪前

生重：50g

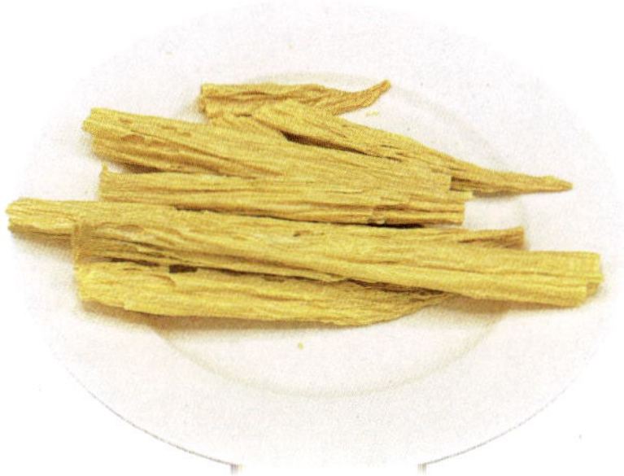

烹饪后

熟重：133g

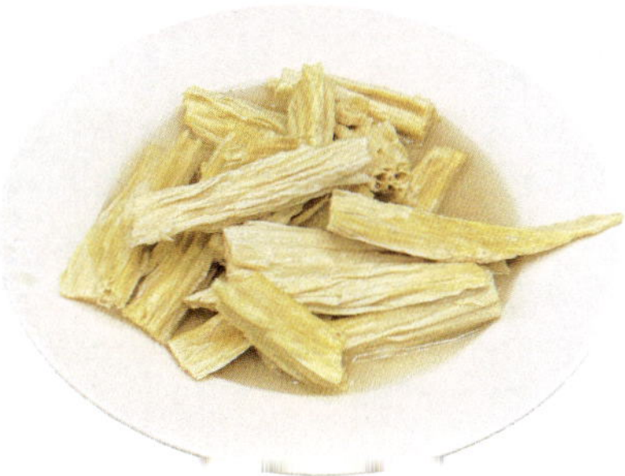

生熟比=37.6g/100g | 含油比=0g/100g | 含盐比=0.5g/100g

食物编码及食物名称：031528-腐竹 | 烹饪方式：烤

烹饪前

生重：50g

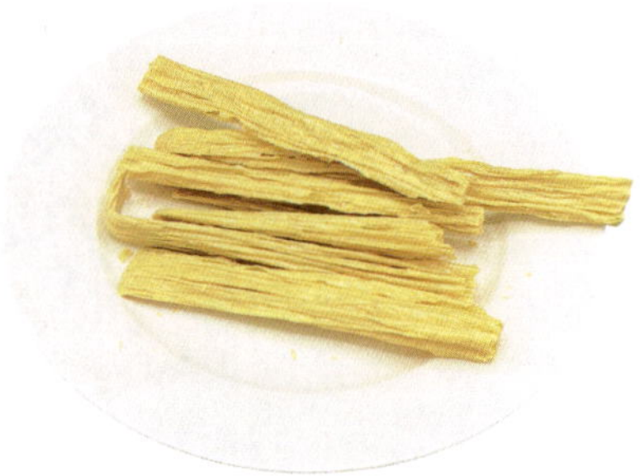

烹饪后

熟重：78g

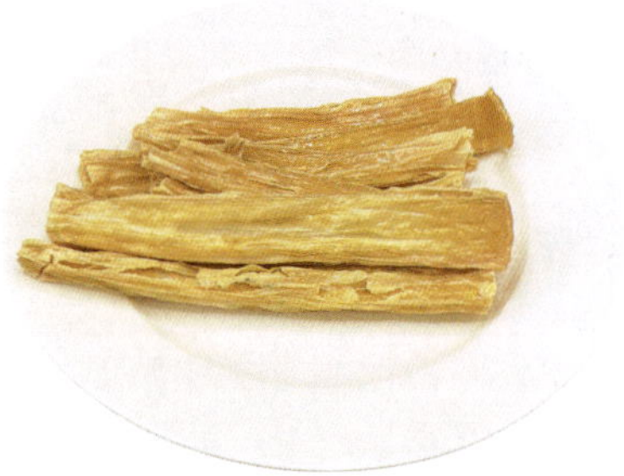

生熟比=64.1g/100g | 含油比=3.8g/100g | 含盐比=0.3g/100g

食物编码及食物名称：031528-腐竹 | 烹饪方式：蒸

烹饪前

生重：50g

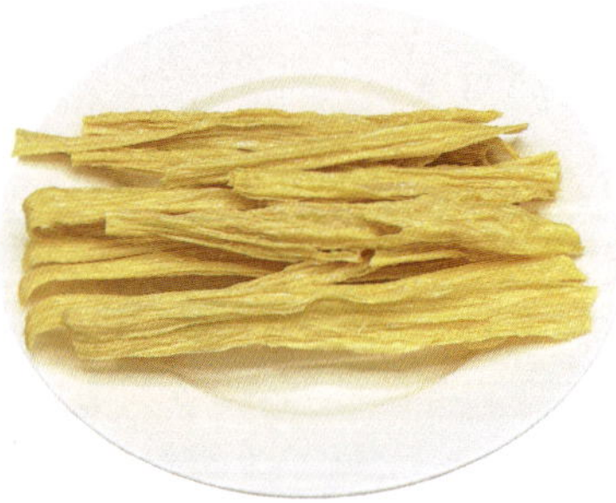

烹饪后

熟重：135g

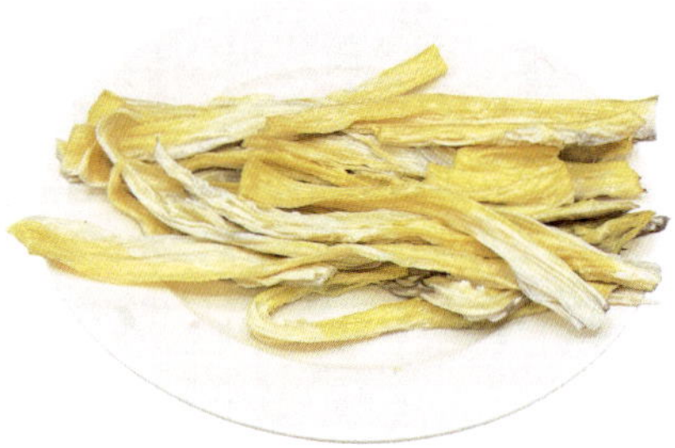

生熟比=37.0g/100g | 含油比=0g/100g | 含盐比=0g/100g

食物编码及食物名称：031528-腐竹　　烹饪方式：炸

烹饪前

生重：172g

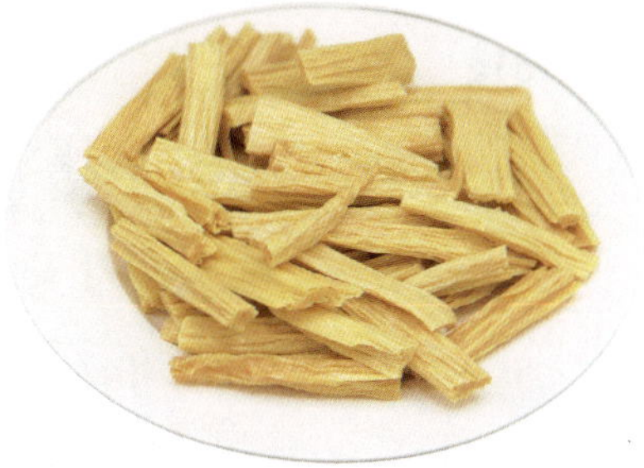

烹饪后

熟重：185g

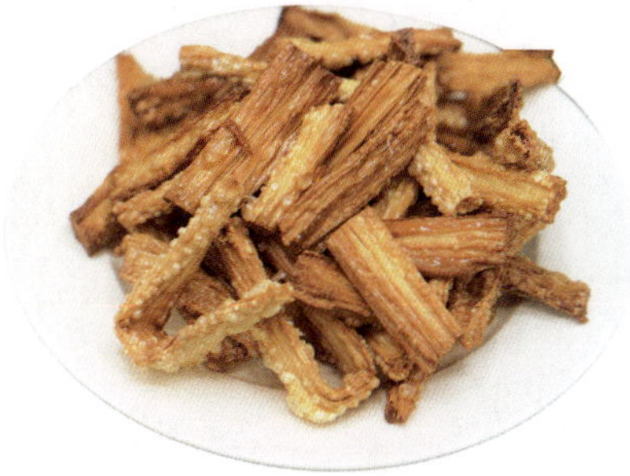

生熟比=93.0g/100g　|　含油比=16.2g/100g　|　含盐比=0g/100g

16. 031529-豆腐干

食物编码及食物名称：031529-豆腐干　　烹饪方式：炒

烹饪前

生重：175g

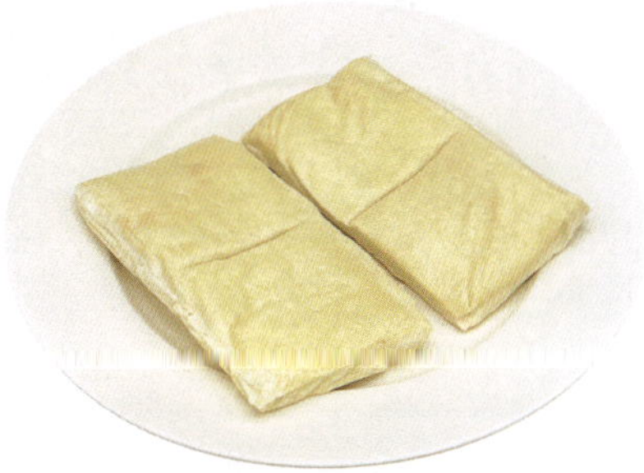

烹饪后

熟重：166g

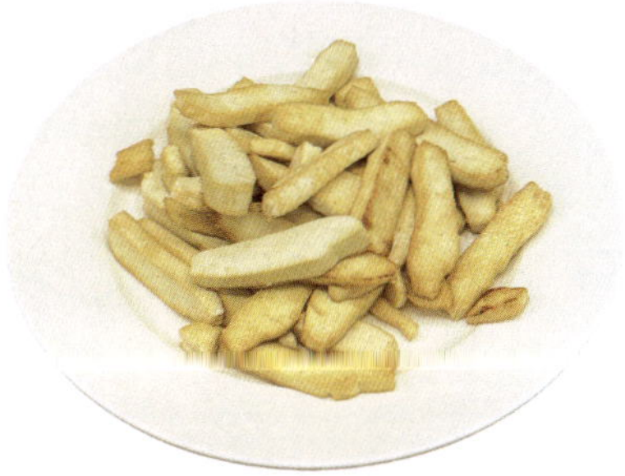

生熟比=105.4g/100g　|　含油比=10.2g/100g　|　含盐比=0.6g/100g

食物编码及食物名称：031529-豆腐干 | **烹饪方式：炖**

烹饪前

生重：154g

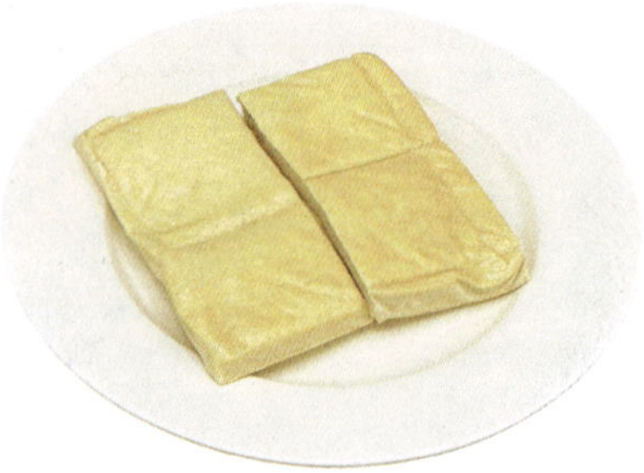

烹饪后

熟重：151g

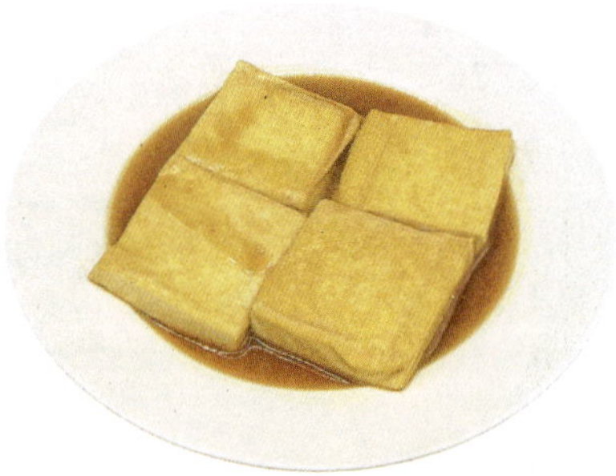

生熟比=102.0g/100g | 含油比=3.4g/100g | 含盐比=0.6g/100g

食物编码及食物名称：031529-豆腐干 | **烹饪方式：烤**

烹饪前

生重：176g

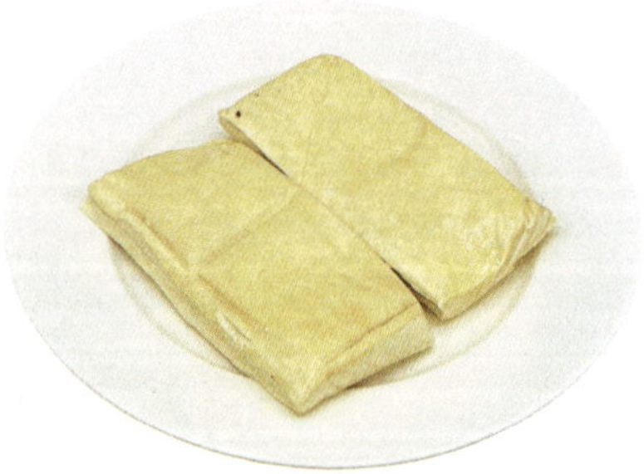

烹饪后

熟重：164g

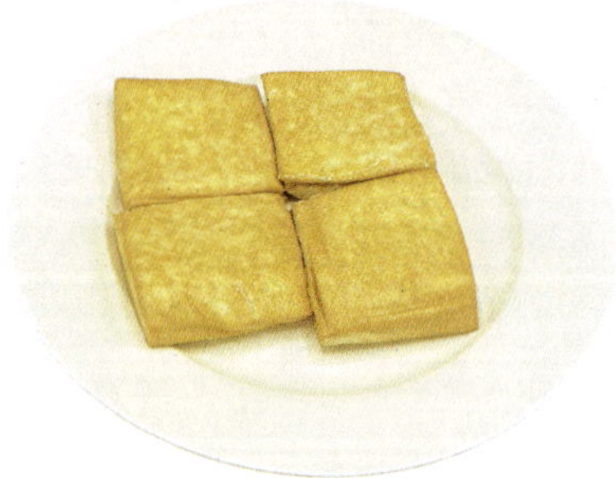

生熟比=107.3g/100g | 含油比=0.6g/100g | 含盐比=0g/100g

食物编码及食物名称：031529–豆腐干　　**烹饪方式：炸**

烹饪前

生重：261g

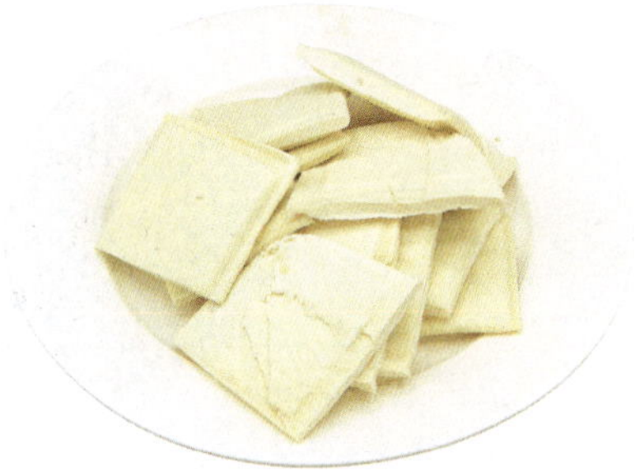

烹饪后

熟重：230g

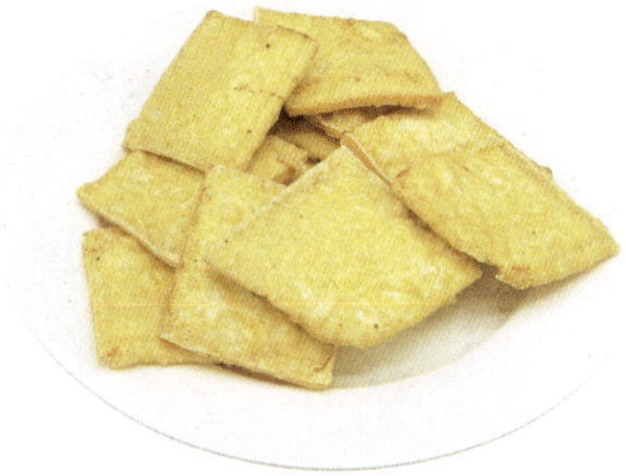

生熟比=113.5g/100g | 含油比=11.3g/100g | 含盐比=0g/100g

17. 032101–绿豆（干）

食物编码及食物名称：032101–绿豆（干）　　**烹饪方式：炖**

烹饪前

生重：100g

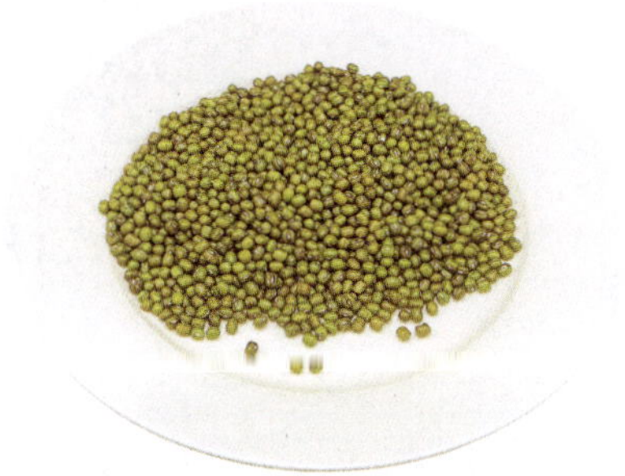

烹饪后

熟重：219g

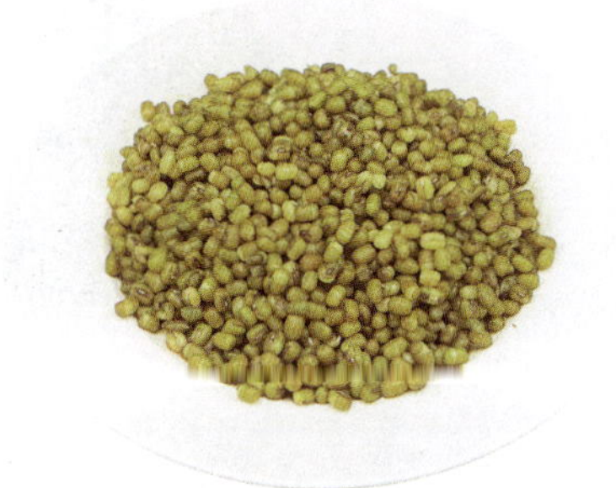

生熟比=45.7g/100g | 含油比=4.9g/100g | 含盐比=0.4g/100g

食物编码及食物名称：032101-绿豆（干） 烹饪方式：煮

烹饪前

生重：100g

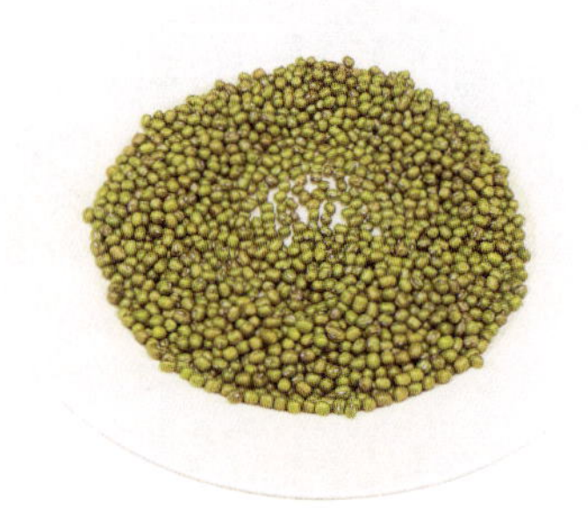

烹饪后

熟重：229g

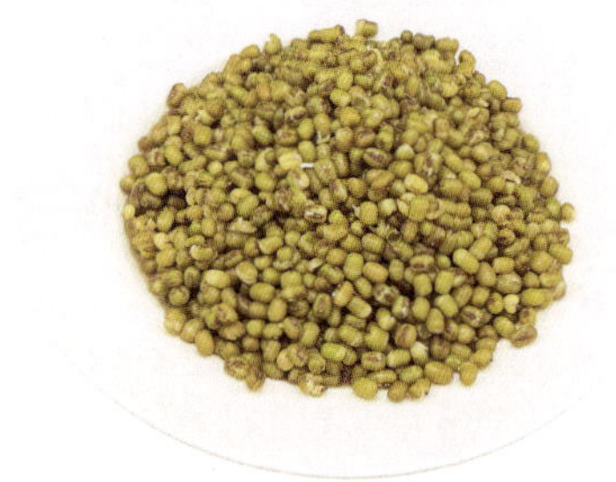

生熟比=43.7g/100g | 含油比=0g/100g | 含盐比=1.1g/100g

食物编码及食物名称：032101-绿豆（干） 烹饪方式：蒸

烹饪前

生重：100g

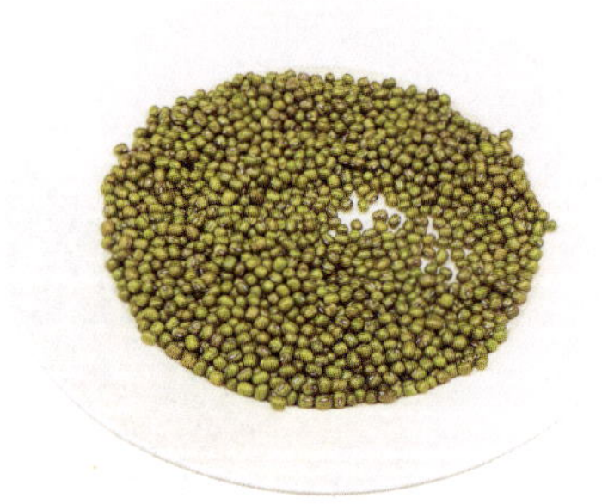

烹饪后

熟重：203g

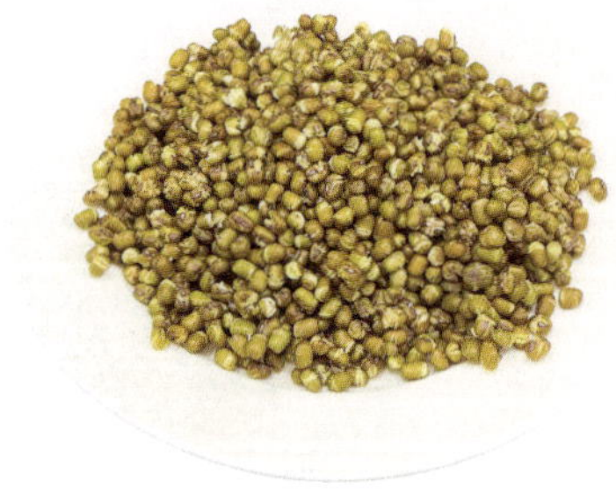

生熟比=49.3g/100g | 含油比=0g/100g | 含盐比=0g/100g

18. 033101-赤小豆（干）[小豆、红小豆]

食物编码及食物名称：033101-赤小豆（干）[小豆、红小豆]　**烹饪方式：炖**

烹饪前

生重：100g

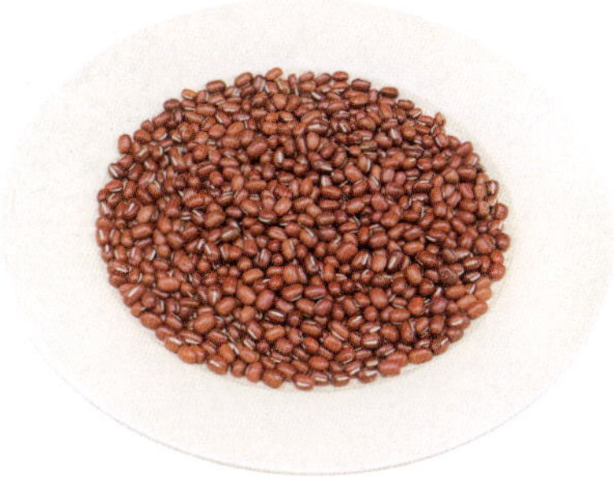

烹饪后

熟重：194g

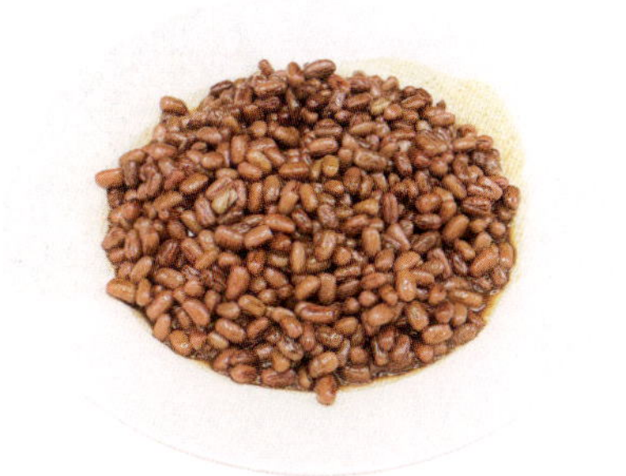

生熟比=51.5g/100g | 含油比=7.6g/100g | 含盐比=0.4g/100g

食物编码及食物名称：033101-赤小豆（干）[小豆、红小豆]　**烹饪方式：煮**

烹饪前

生重：100g

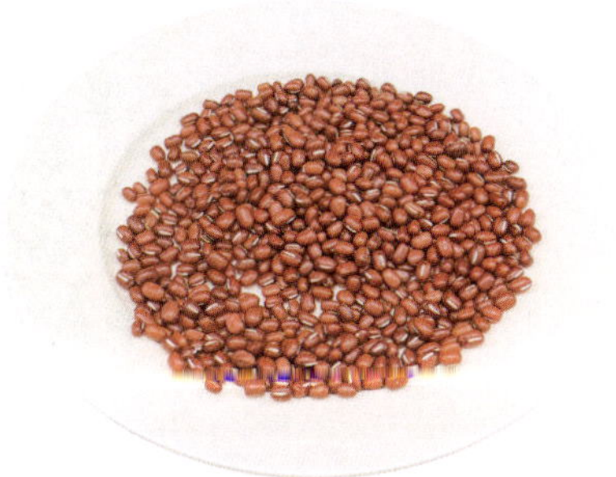

烹饪后

熟重：206g

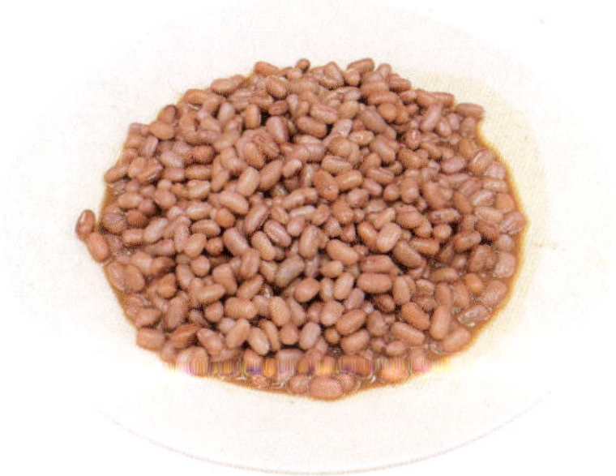

生熟比=48.5g/100g | 含油比=0g/100g | 含盐比=0g/100g

食物编码及食物名称：033101-赤小豆（干）[小豆、红小豆]	烹饪方式：蒸

烹饪前

生重：100g

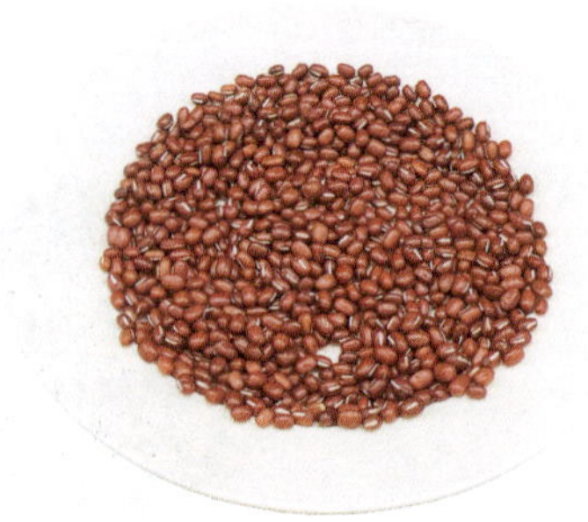

烹饪后

熟重：293g

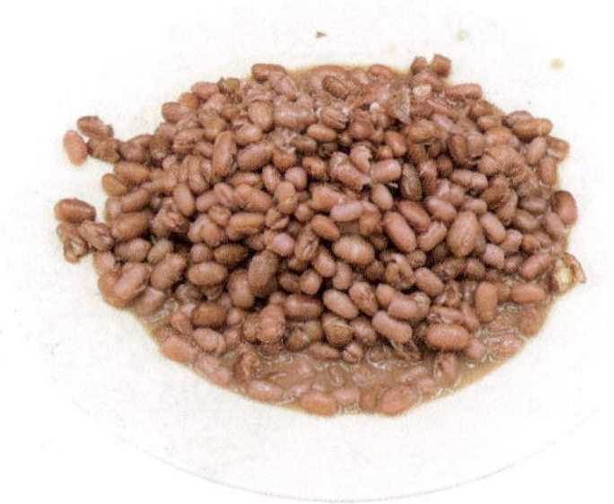

生熟比=34.1g/100g | 含油比=0g/100g | 含盐比=0g/100g

19. 034102-花豆（干、紫）

食物编码及食物名称：034102-花豆（干、紫）	烹饪方式：炖

烹饪前

生重：100g

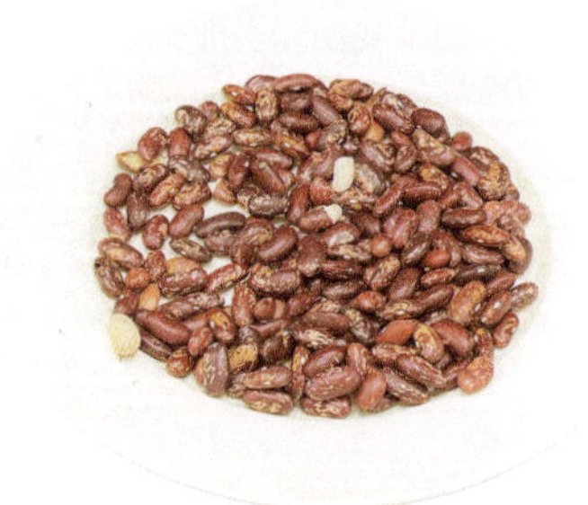

烹饪后

熟重：205g

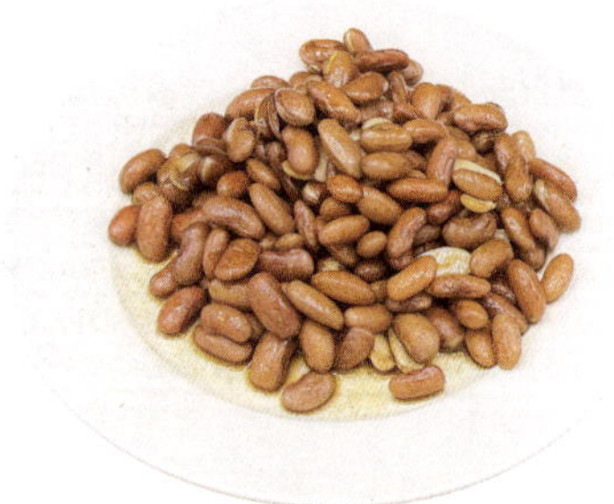

生熟比=48.8g/100g | 含油比=6.8g/100g | 含盐比=0.5g/100g

食物编码及食物名称：034102–花豆（干、紫）　　**烹饪方式：煮**

烹饪前

生重：100g

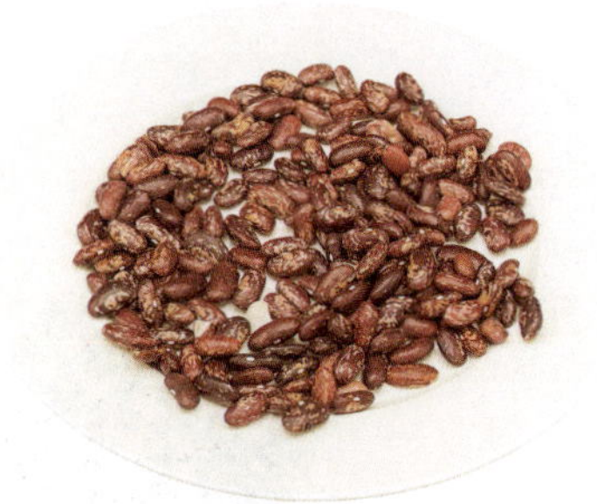

烹饪后

熟重：207g

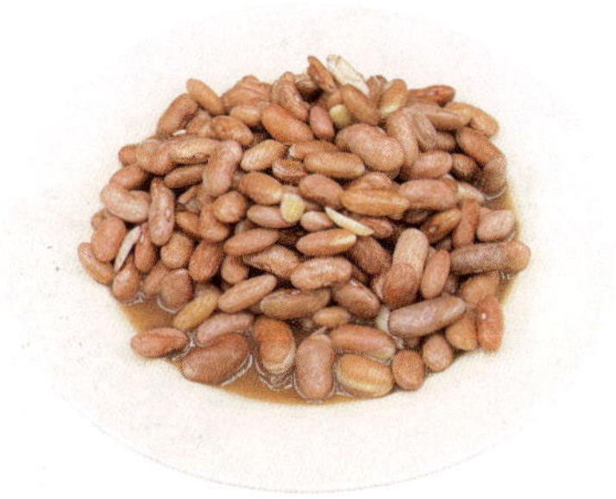

生熟比=48.3g/100g　|　含油比=0g/100g　|　含盐比=0.8g/100g

食物编码及食物名称：034102–花豆（干、紫）　　**烹饪方式：蒸**

烹饪前

生重：100g

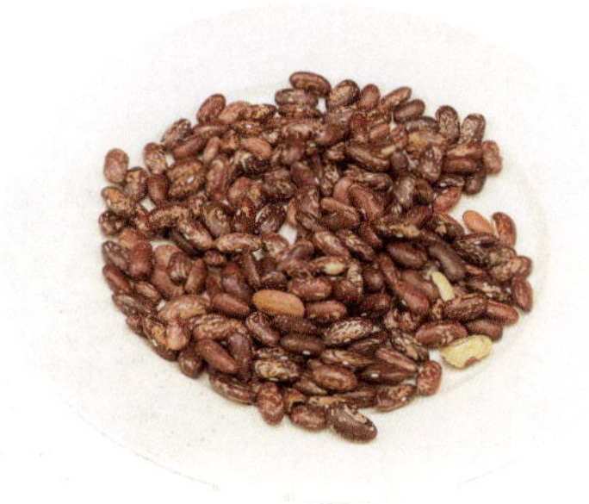

烹饪后

熟重：195g

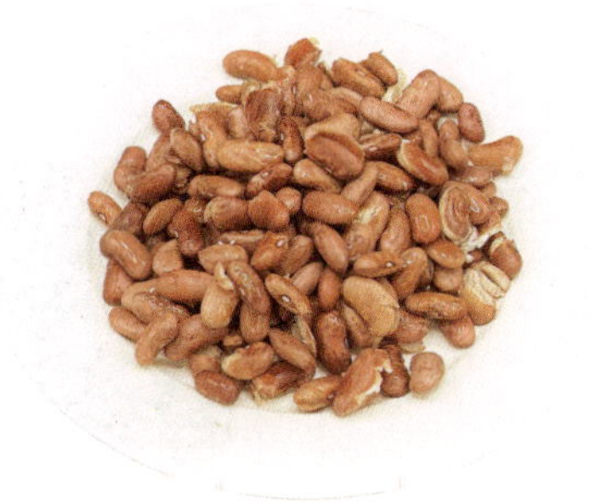

生熟比=51.3g/100g　|　含油比=0g/100g　|　含盐比=0g/100g

20. 034104–芸豆（干、红）

食物编码及食物名称：034104–芸豆（干、红） **烹饪方式：炖**

烹饪前

生重：100g

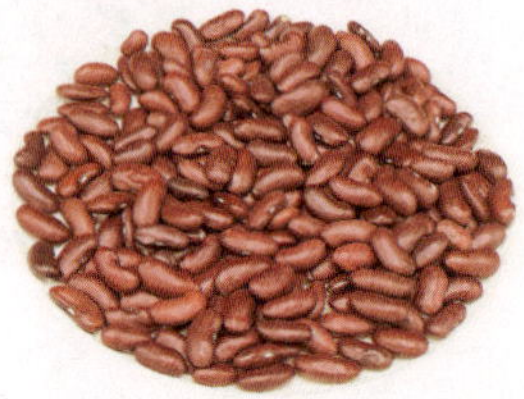

烹饪后

熟重：211g

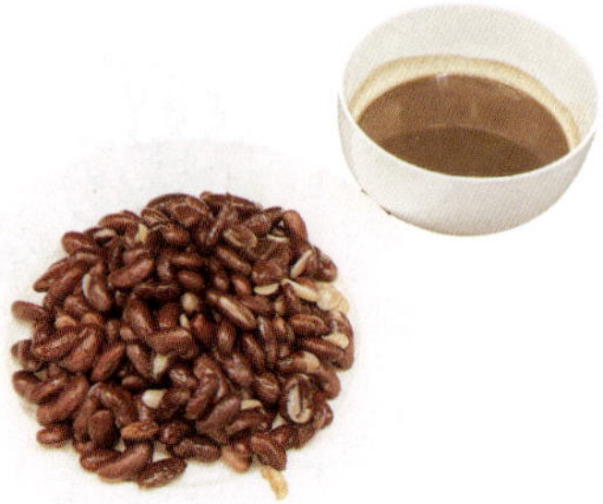

生熟比=47.4g/100g | 含油比=5.4g/100g | 含盐比=0.3g/100g

食物编码及食物名称：034104–芸豆（干、红） **烹饪方式：煮**

烹饪前

生重：100g

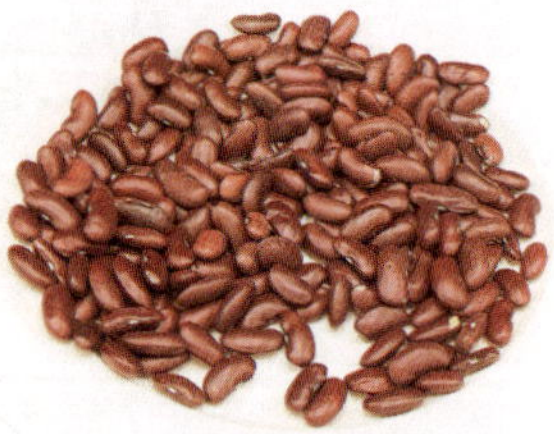

烹饪后

熟重：202g

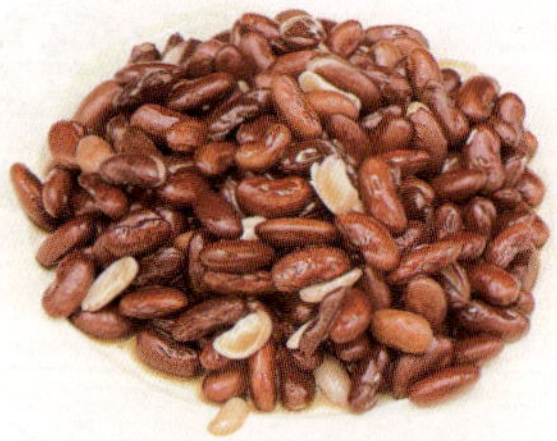

生熟比=49.5g/100g | 含油比=0g/100g | 含盐比=0g/100g

食物编码及食物名称：034104–芸豆（干、红） | **烹饪方式：蒸**

烹饪前

生重：100g

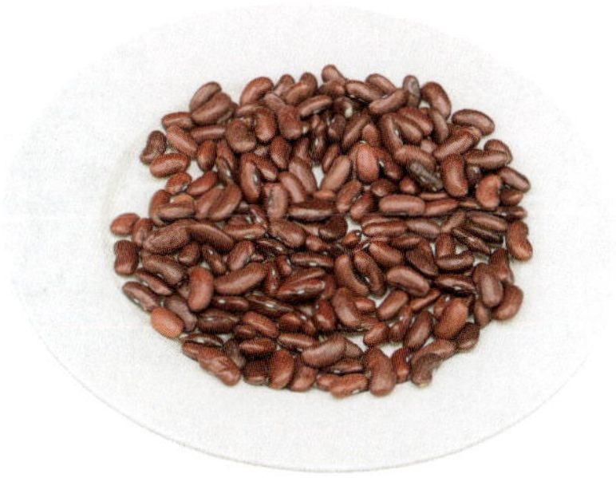

烹饪后

熟重：252g

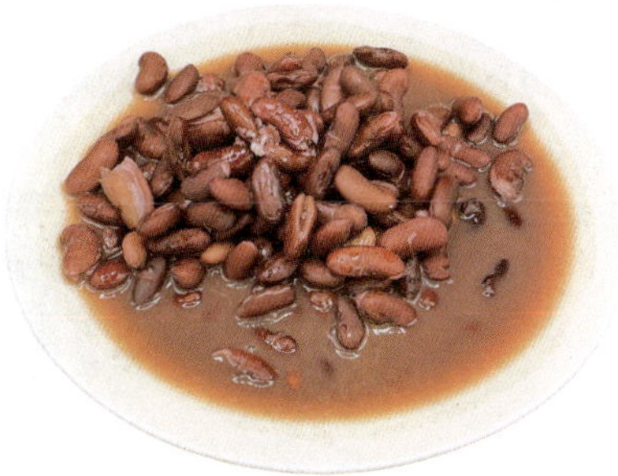

生熟比=39.7g/100g ｜ 含油比=0g/100g ｜ 含盐比=0g/100g

21. 0341xx–大黑花豆

食物编码及食物名称：0341xx–大黑花豆 | **烹饪方式：炖**

烹饪前

生重：100g

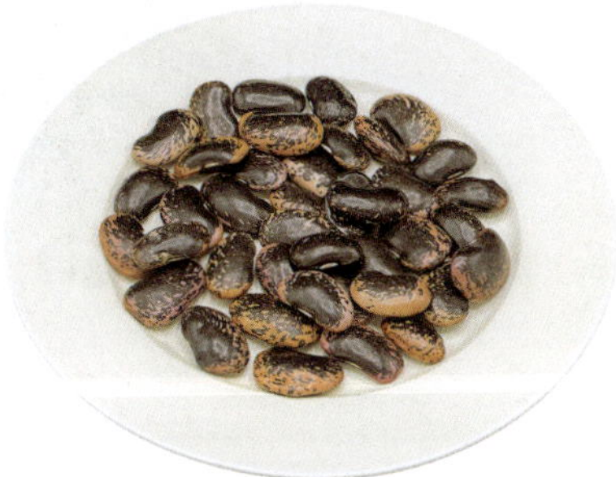

烹饪后

熟重：210g

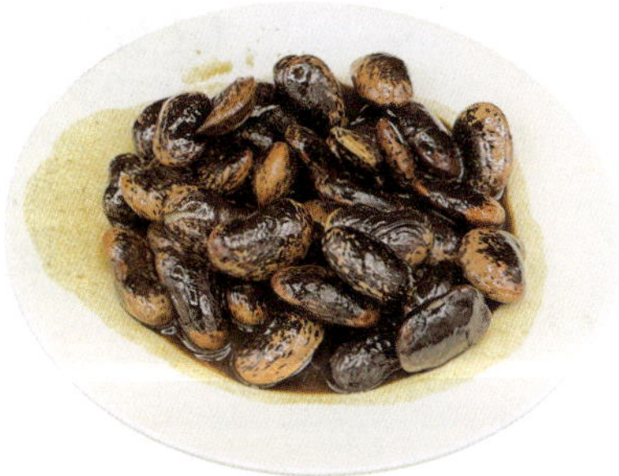

生熟比=47.6g/100g ｜ 含油比=3.7g/100g ｜ 含盐比=0.8g/100g

食物编码及食物名称：0341xx-大黑花豆 | **烹饪方式：煮**

烹饪前

生重：100g

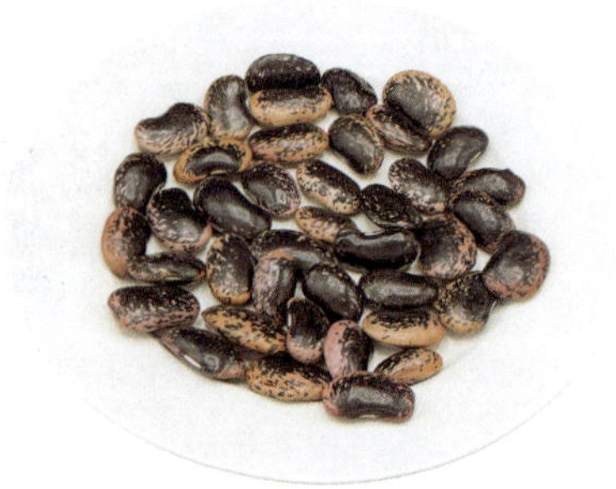

烹饪后

熟重：207g

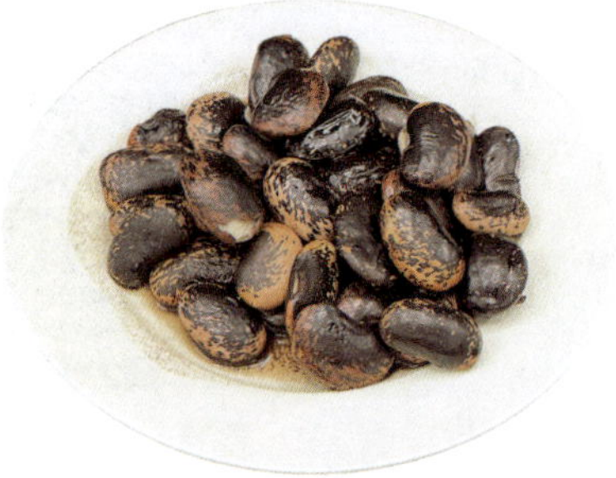

生熟比=48.3g/100g | 含油比=0g/100g | 含盐比=0.9g/100g

食物编码及食物名称：0341xx-大黑花豆 | **烹饪方式：蒸**

烹饪前

生重：100g

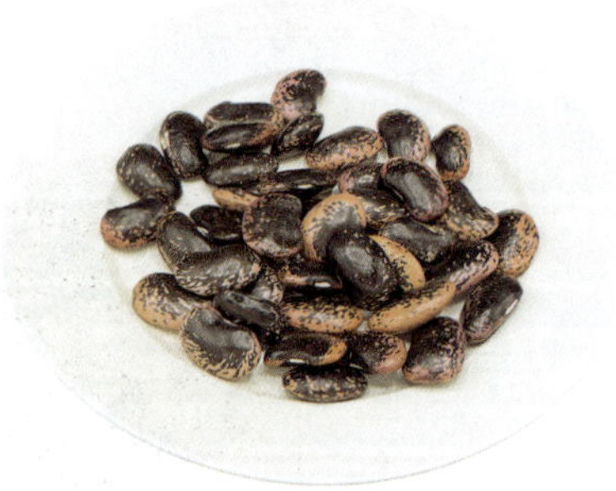

烹饪后

熟重：204g

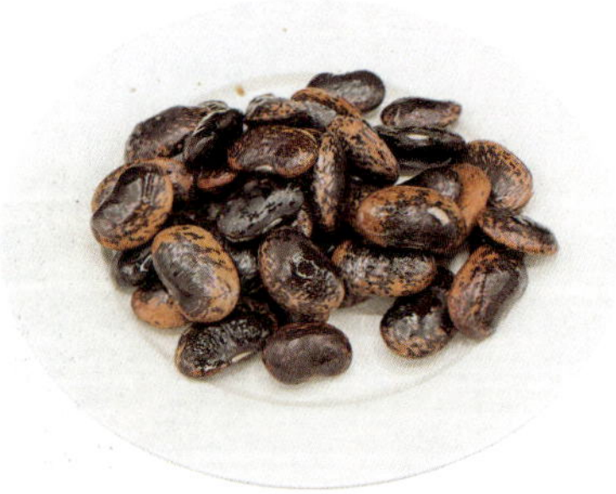

生熟比=49.0g/100g | 含油比=0g/100g | 含盐比=0g/100g

22. 039101-扁豆（干）

食物编码及食物名称：039101-扁豆（干） **烹饪方式：炒**

烹饪前

生重：50g

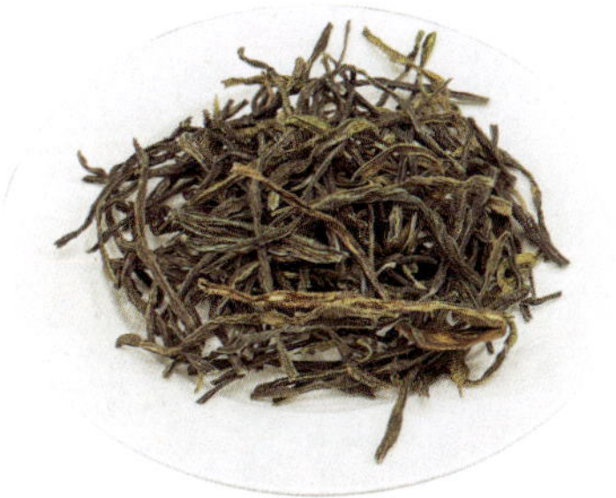

烹饪后

熟重：167g

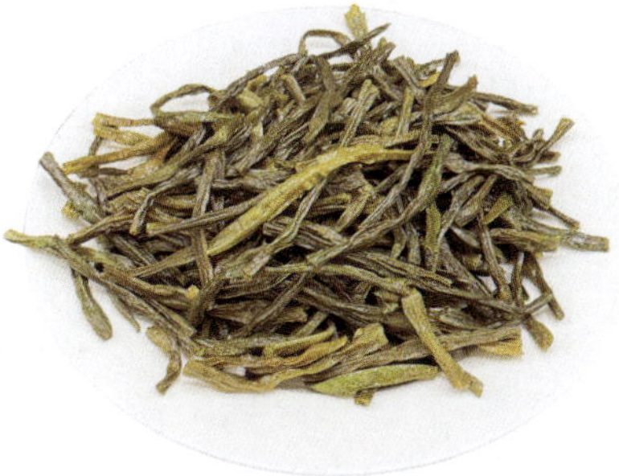

生熟比=29.9g/100g | 含油比=7.2g/100g | 含盐比=0.6g/100g

食物编码及食物名称：039101-扁豆（干） **烹饪方式：炖**

烹饪前

生重：50g

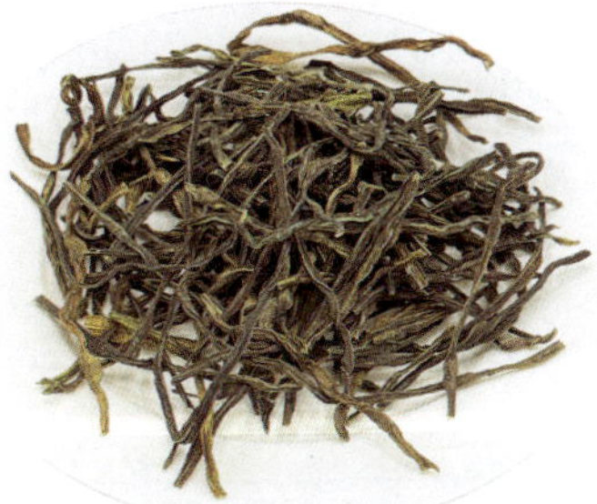

烹饪后

熟重：175g

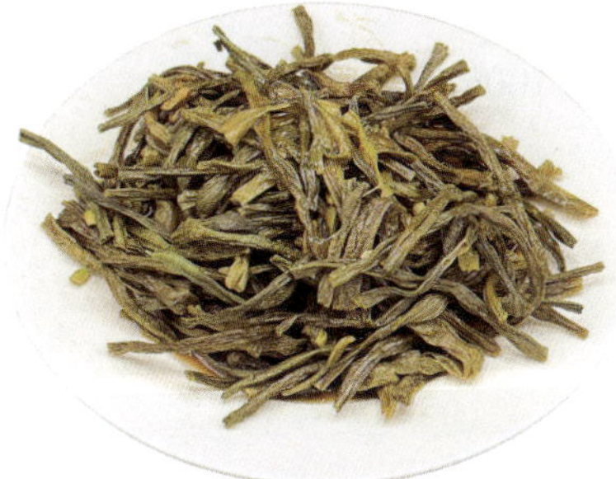

生熟比=28.6g/100g | 含油比=7.3g/100g | 含盐比=0.9g/100g

23. 039401–鹰嘴豆［桃豆］

食物编码及食物名称：039401–鹰嘴豆［桃豆］ **烹饪方式：炖**

烹饪前

生重：100g

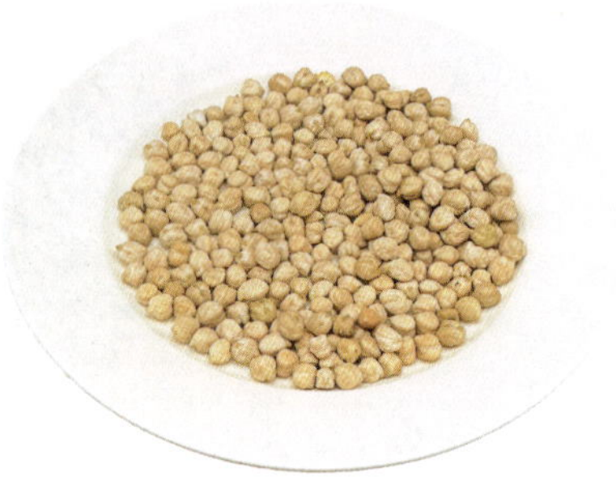

烹饪后

熟重：210g

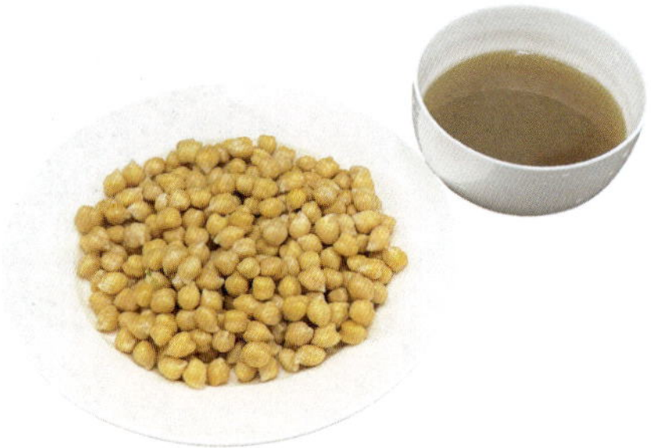

生熟比=47.6g/100g | 含油比=3.4g/100g | 含盐比=0.6g/100g

食物编码及食物名称：039401–鹰嘴豆［桃豆］ **烹饪方式：煮**

烹饪前

生重：100g

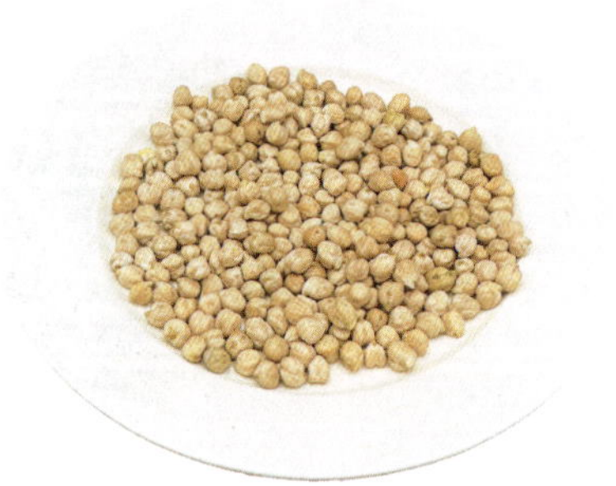

烹饪后

熟重：206g

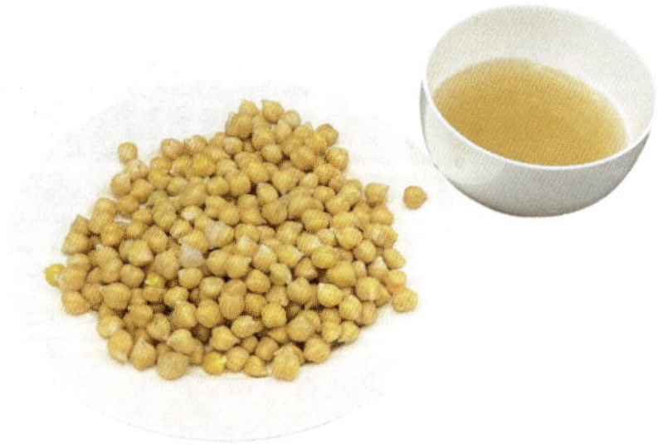

生熟比=48.5g/100g | 含油比=0g/100g | 含盐比=0g/100g

食物编码及食物名称：039401–鹰嘴豆［桃豆］ | **烹饪方式：蒸**

烹饪前

生重：100g

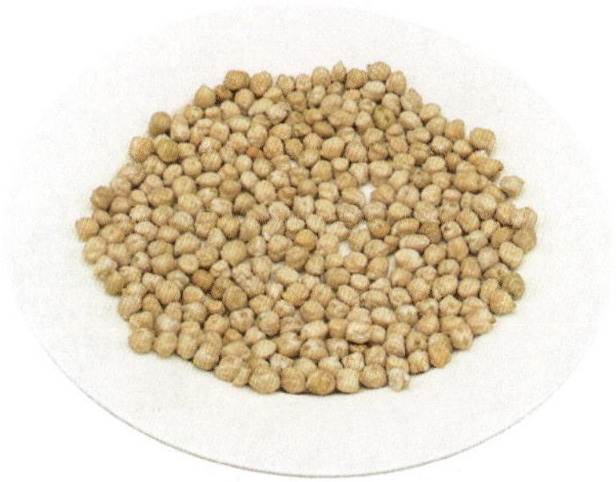

烹饪后

熟重：238g

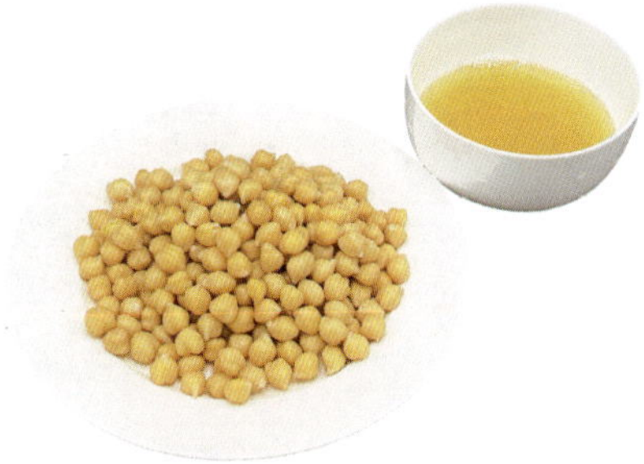

生熟比=42.0g/100g | 含油比=0g/100g | 含盐比=0g/100g

24. 039xxx–猫眼豆

食物编码及食物名称：039xxx–猫眼豆 | **烹饪方式：炖**

烹饪前

生重：100g

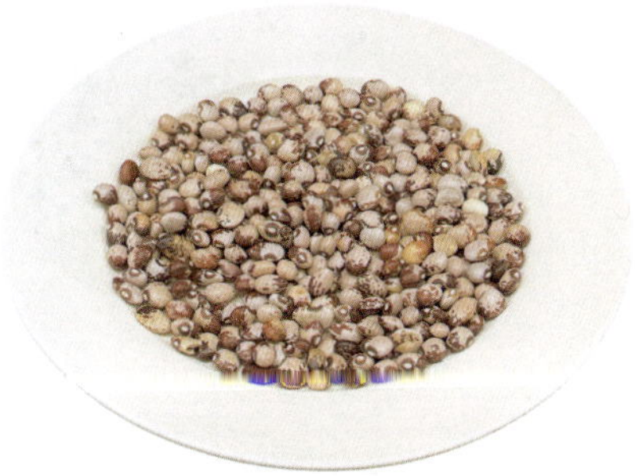

烹饪后

熟重：208g

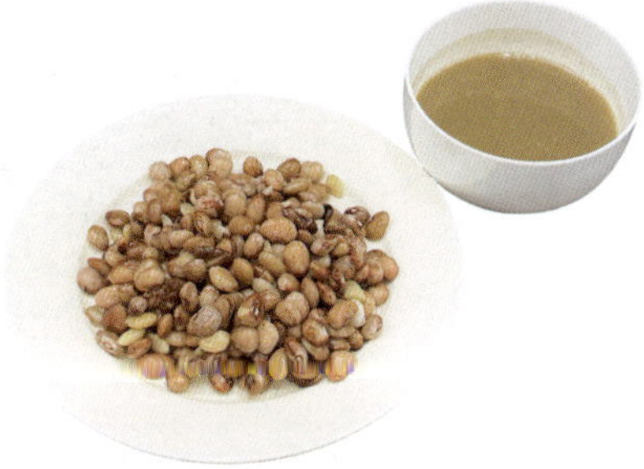

生熟比=48.1g/100g | 含油比=10.5g/100g | 含盐比=0g/100g

食物编码及食物名称：039xxx–猫眼豆 **烹饪方式：煮**

烹饪前

生重：100g

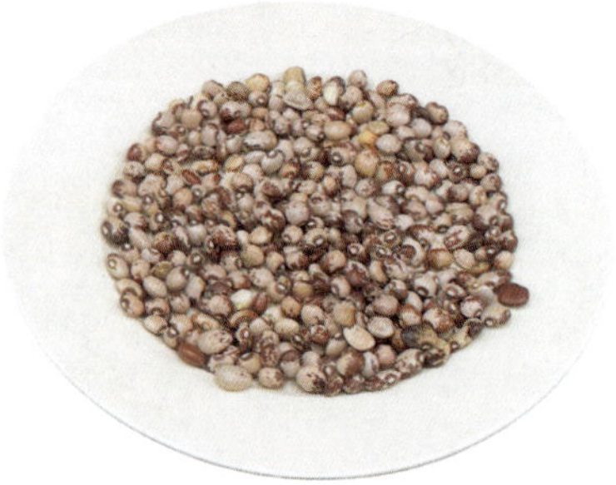

烹饪后

熟重：203g

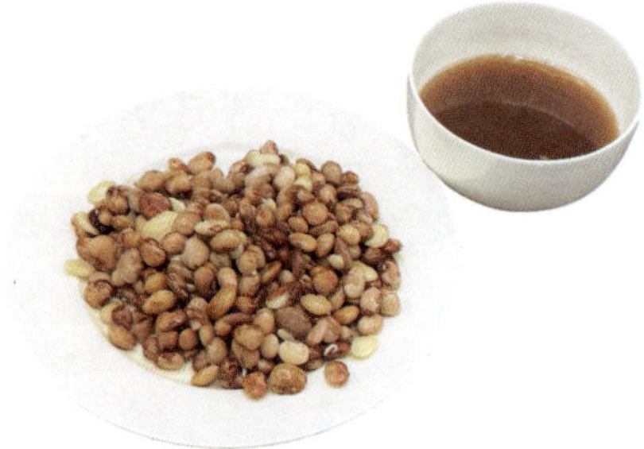

生熟比=49.3g/100g | 含油比=0g/100g | 含盐比=0g/100g

食物编码及食物名称：039xxx–猫眼豆 **烹饪方式：蒸**

烹饪前

生重：100g

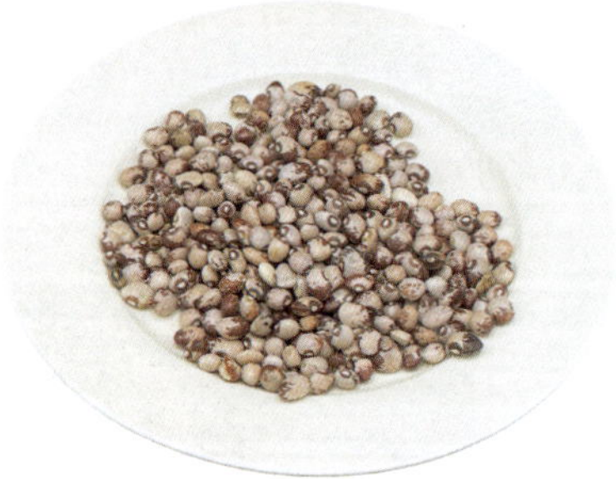

烹饪后

熟重：222g

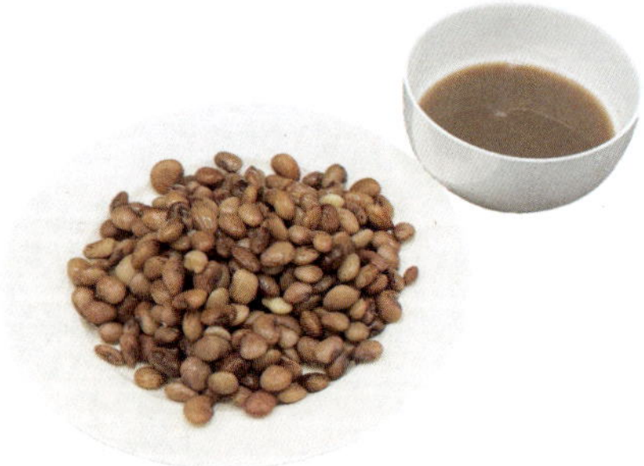

生熟比=45.0g/100g | 含油比=0g/100g | 含盐比=0g/100g

05

第五章

蔬菜类及制品

1. 041101–白萝卜（鲜）[莱菔]

食物编码及食物名称：041101–白萝卜（鲜）[莱菔] **烹饪方式：炒**

烹饪前

生重：232g

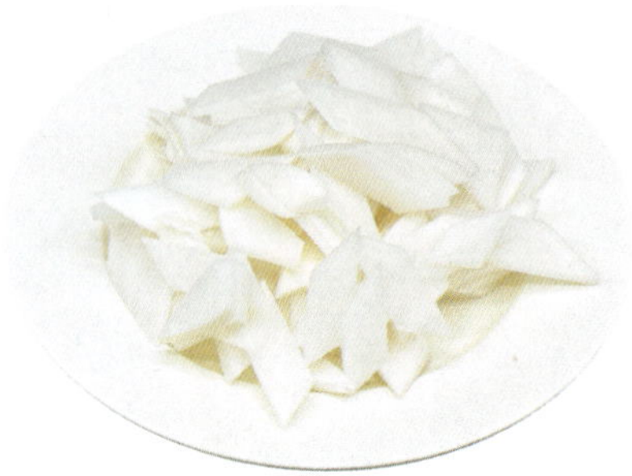

烹饪后

熟重：213g

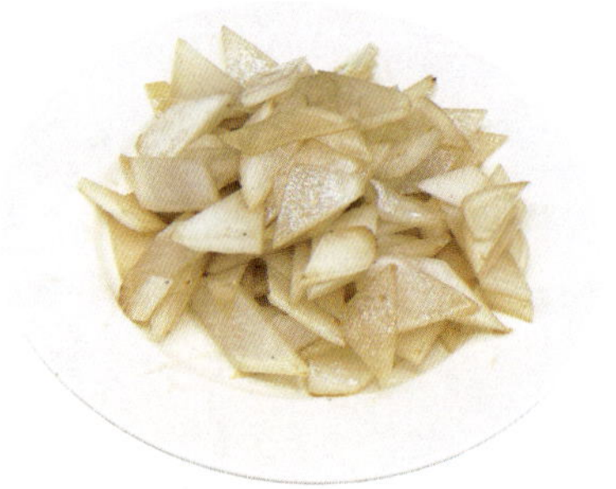

生熟比=108.9g/100g | 含油比=9.9g/100g | 含盐比=0.5g/100g

食物编码及食物名称：041101–白萝卜（鲜）[莱菔] **烹饪方式：炖**

烹饪前

生重：239g

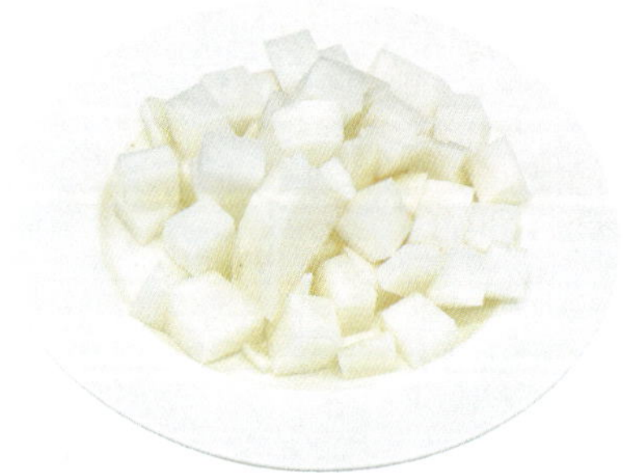

烹饪后

熟重：228g

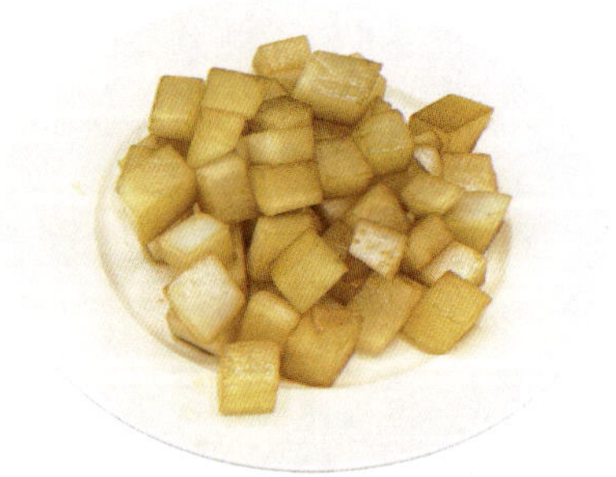

生熟比=104.8g/100g | 含油比=9.6g/100g | 含盐比=0g/100g

食物编码及食物名称：041101-白萝卜（鲜）[莱菔]	烹饪方式：煮
烹饪前 生重：178g	烹饪后 熟重：167g

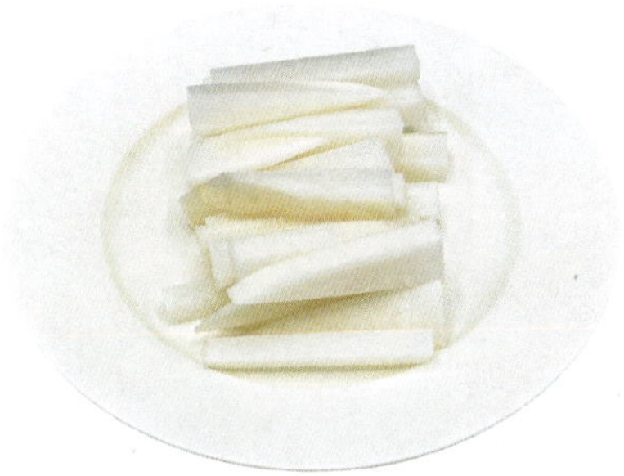

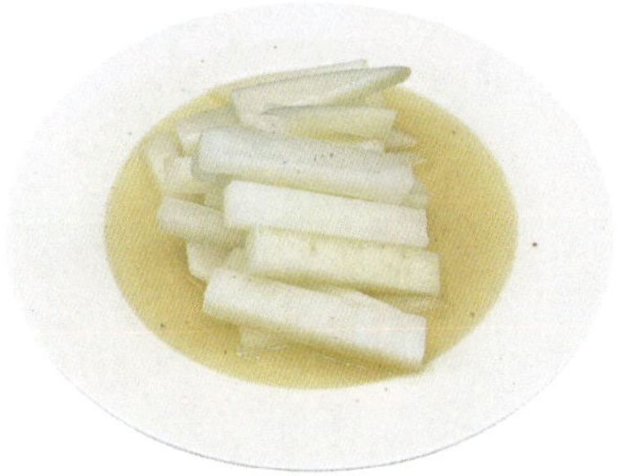

生熟比=106.6g/100g | 含油比=0g/100g | 含盐比=0.5g/100g

2. 041102-卞萝卜[红皮萝卜]

食物编码及食物名称：041102-卞萝卜[红皮萝卜]	烹饪方式：炒
烹饪前 生重：236g	烹饪后 熟重：214g

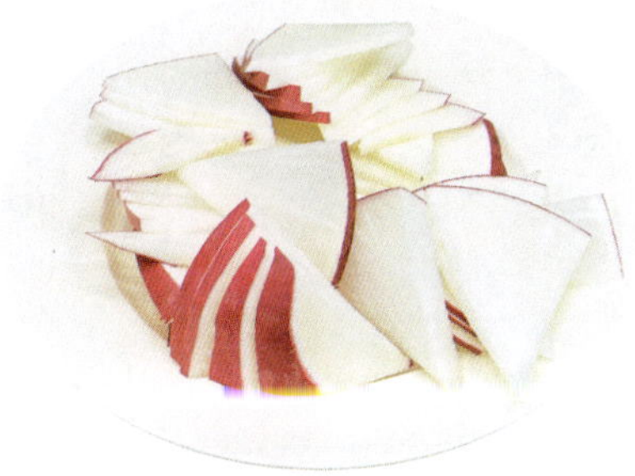

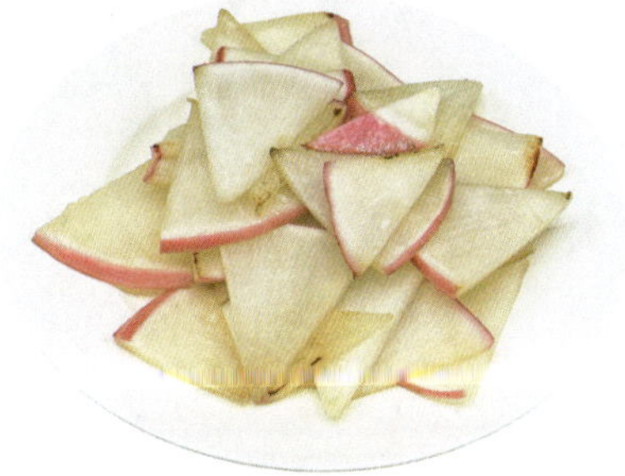

生熟比=110.3g/100g | 含油比=7.5g/100g | 含盐比=0.5g/100g

食物编码及食物名称：041102-卞萝卜［红皮萝卜］ **烹饪方式：炖**

烹饪前

生重：254g

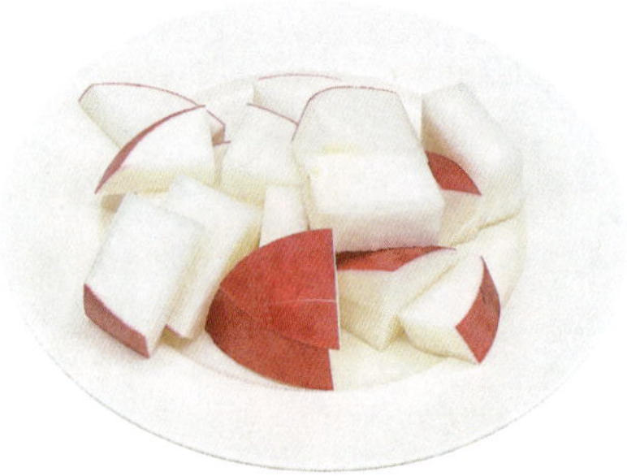

烹饪后

熟重：244g

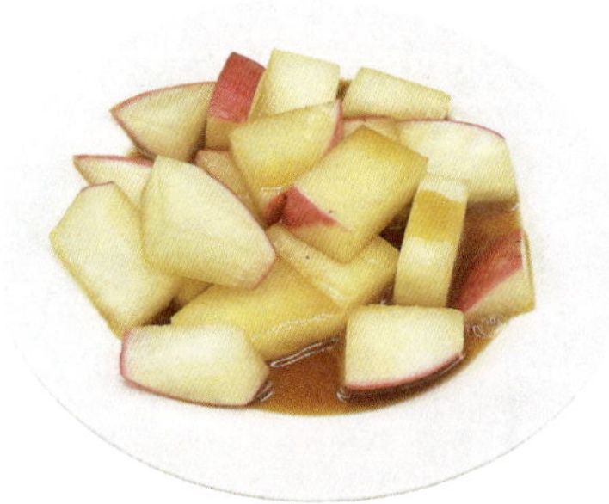

生熟比=104.1g/100g | 含油比=5.4g/100g | 含盐比=0g/100g

食物编码及食物名称：041102-卞萝卜［红皮萝卜］ **烹饪方式：煮**

烹饪前

生重：224g

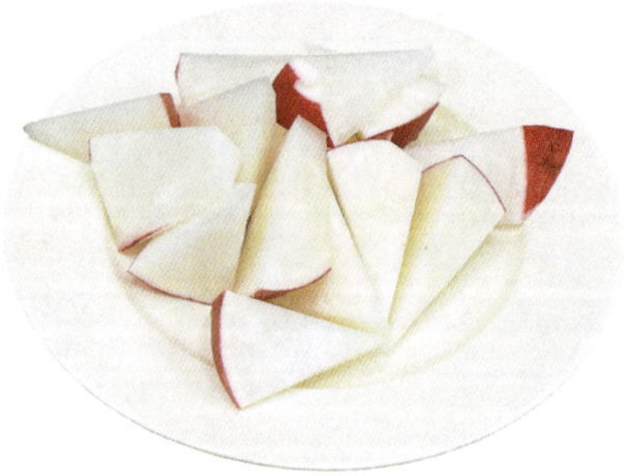

烹饪后

熟重：212g

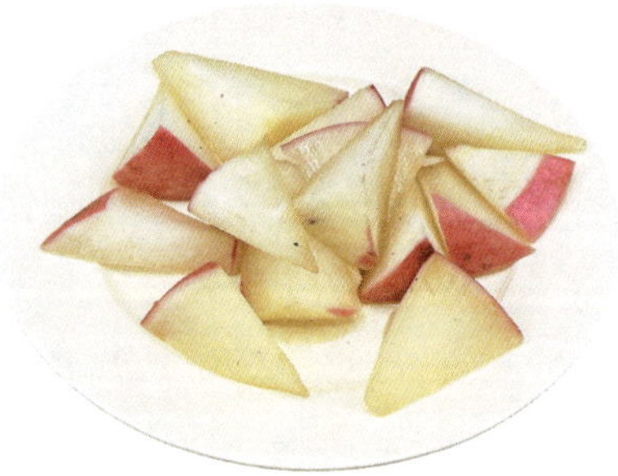

生熟比=105.7g/100g | 含油比=0g/100g | 含盐比=0.5g/100g

食物编码及食物名称：041102-卞萝卜［红皮萝卜］　**烹饪方式：烤**

烹饪前

生重：206g

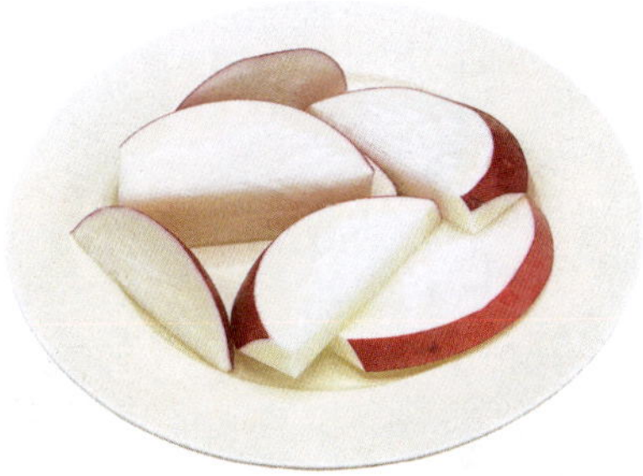

烹饪后

熟重：180g

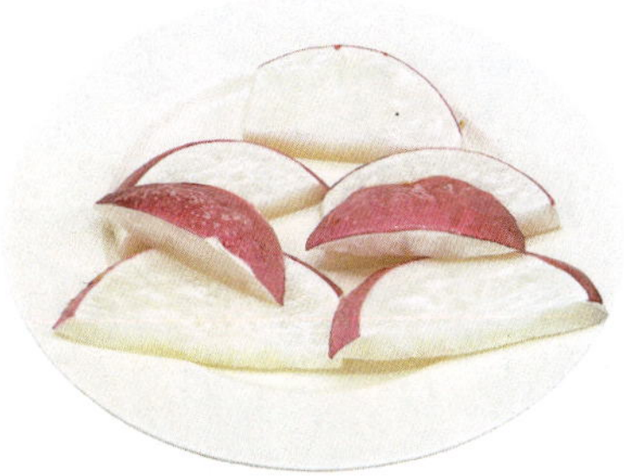

生熟比=114.4g/100g ｜ 含油比=0.6g/100g ｜ 含盐比=0.6g/100g

食物编码及食物名称：041102-卞萝卜［红皮萝卜］　**烹饪方式：蒸**

烹饪前

生重：225g

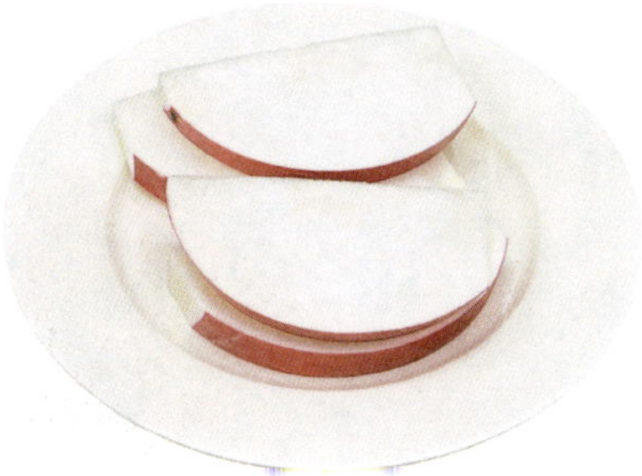

烹饪后

熟重：210g

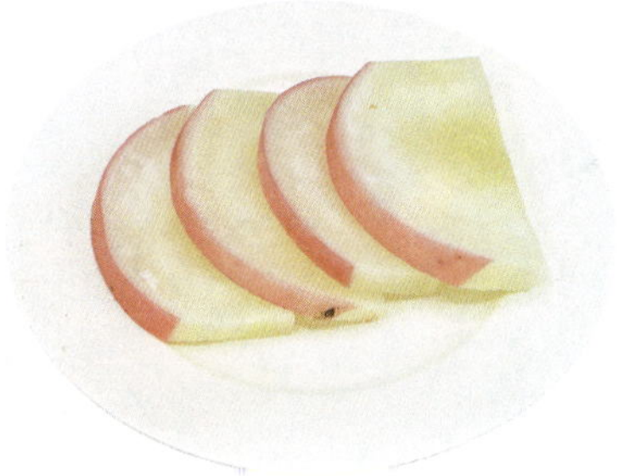

生熟比=107.1g/100g ｜ 含油比=0g/100g ｜ 含盐比=0g/100g

3. 041104–红萝卜［卞萝卜］

食物编码及食物名称：041104–红萝卜［卞萝卜］　烹饪方式：炒

烹饪前

生重：98g

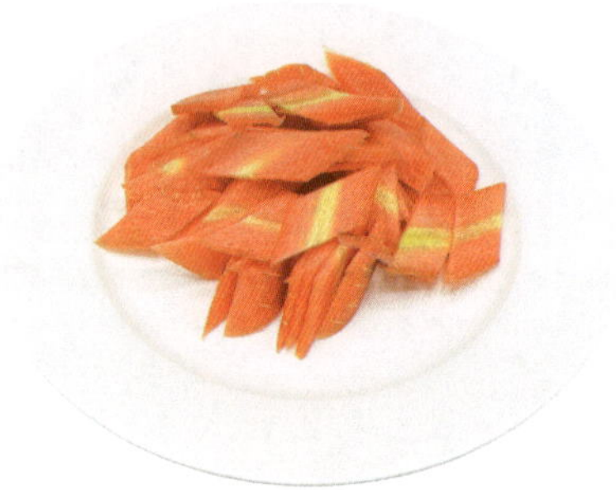

烹饪后

熟重：87g

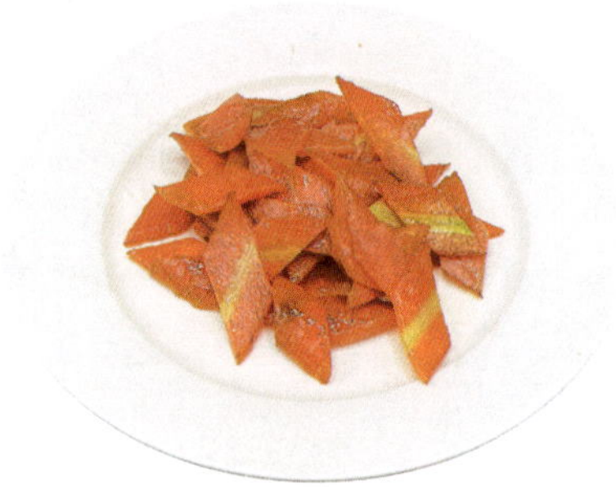

生熟比=112.6g/100g | 含油比=32.2g/100g | 含盐比=1.1g/100g

食物编码及食物名称：041104–红萝卜［卞萝卜］　烹饪方式：炖

烹饪前

生重：154g

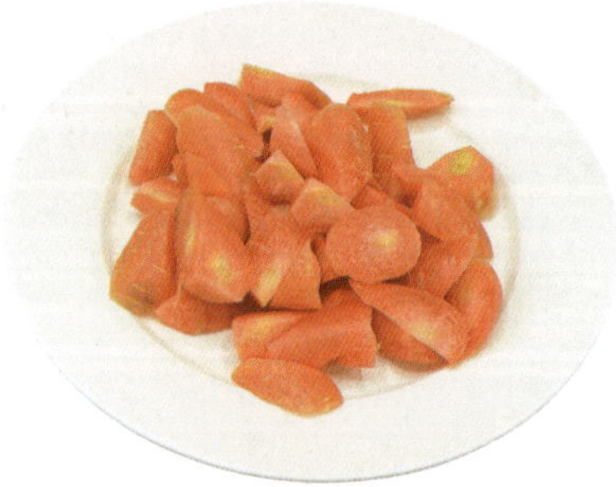

烹饪后

熟重：154g

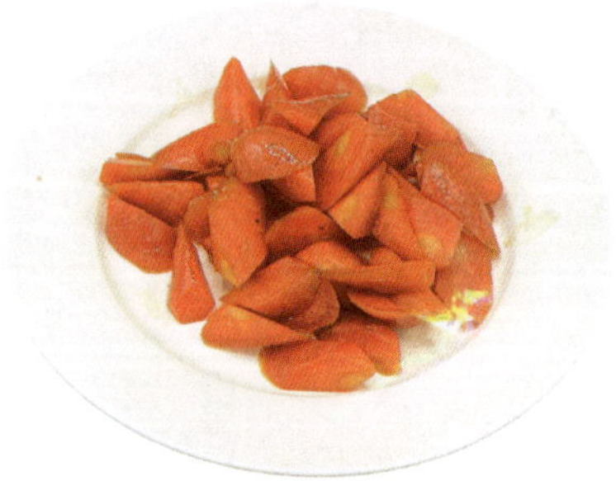

生熟比=100.0g/100g | 含油比=2.6g/100g | 含盐比=0.6g/100g

食物编码及食物名称：041104-红萝卜［卞萝卜］ 烹饪方式：煮

烹饪前

生重：146g

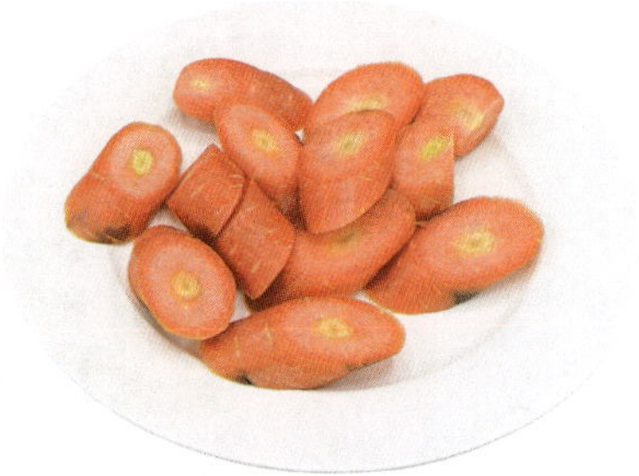

烹饪后

熟重：143g

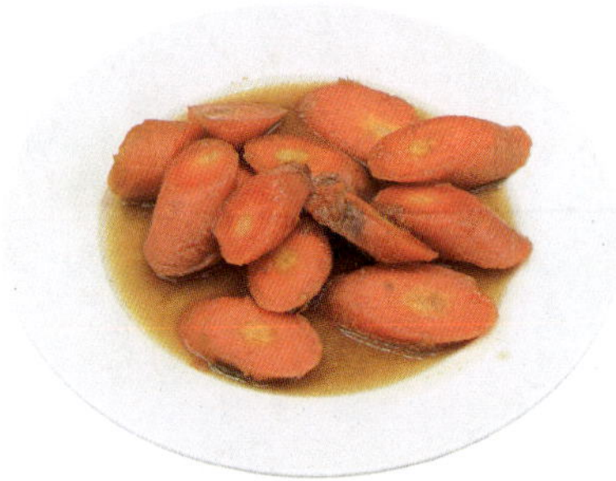

生熟比=102.1g/100g | 含油比=0g/100g | 含盐比=0.6g/100g

食物编码及食物名称：041104-红萝卜［卞萝卜］ 烹饪方式：烤

烹饪前

生重：182g

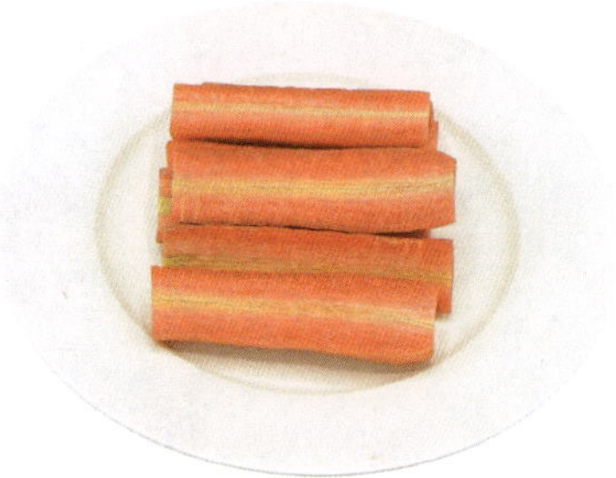

烹饪后

熟重：135g

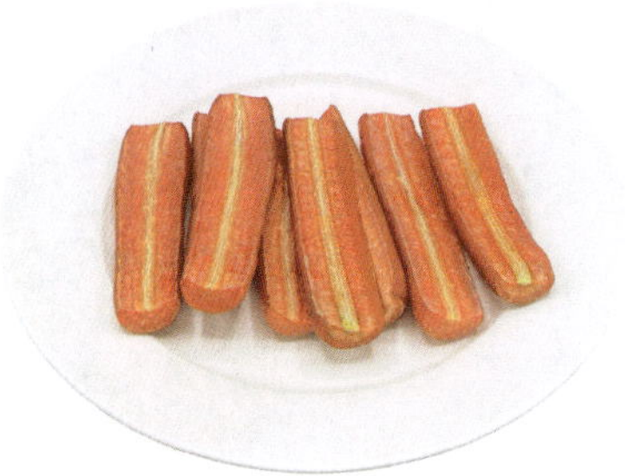

生熟比=134.8g/100g | 含油比=0g/100g | 含盐比=0g/100g

食物编码及食物名称：041104–红萝卜［卞萝卜］ **烹饪方式：蒸**

烹饪前

生重：245g

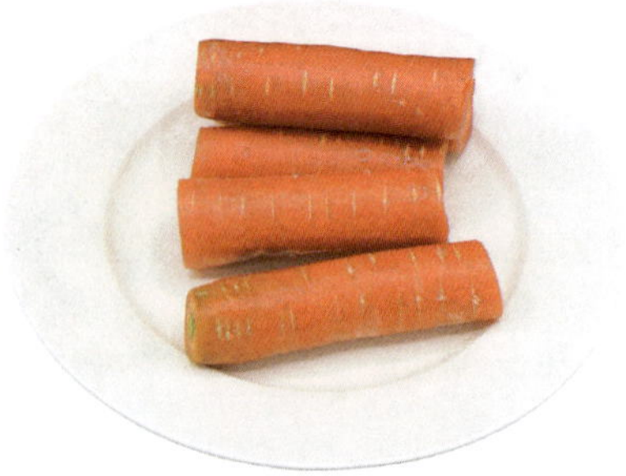

烹饪后

熟重：228g

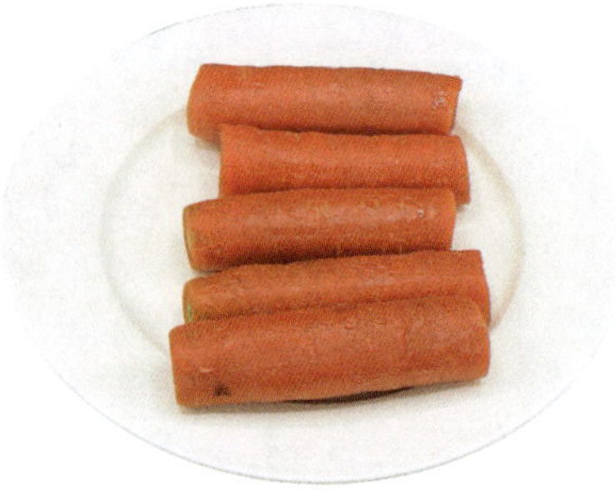

生熟比=107.5g/100g | 含油比=0g/100g | 含盐比=0g/100g

4. 041105–红心萝卜［心里美］

食物编码及食物名称：041105–红心萝卜［心里美］ **烹饪方式：炒**

烹饪前

生重：220g

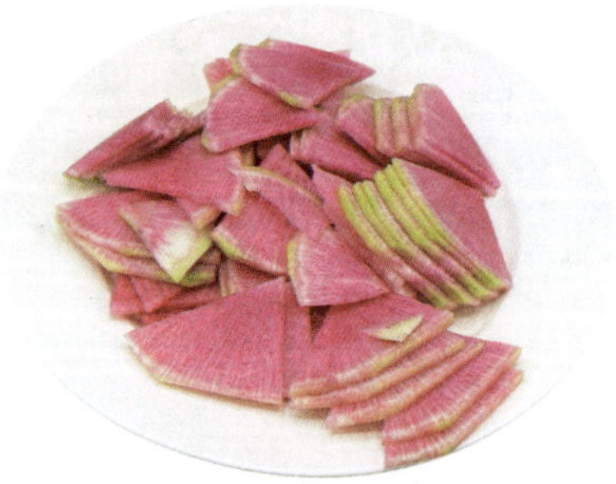

烹饪后

熟重：196g

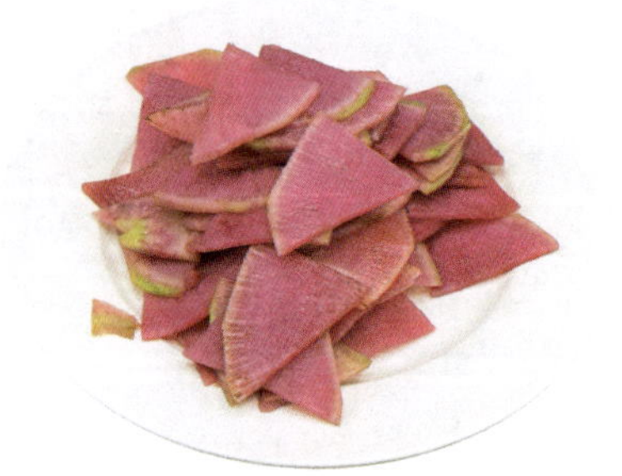

生熟比=112.2g/100g | 含油比=5.6g/100g | 含盐比=0.5g/100g

食物编码及食物名称：041105-红心萝卜［心里美］　　烹饪方式：炖

烹饪前

生重：244g

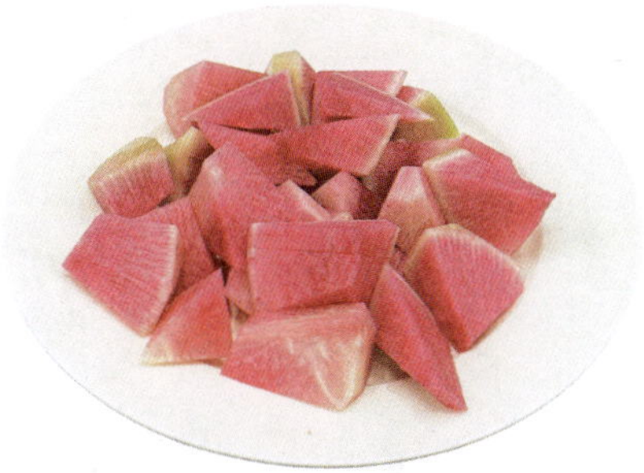

烹饪后

熟重：232g

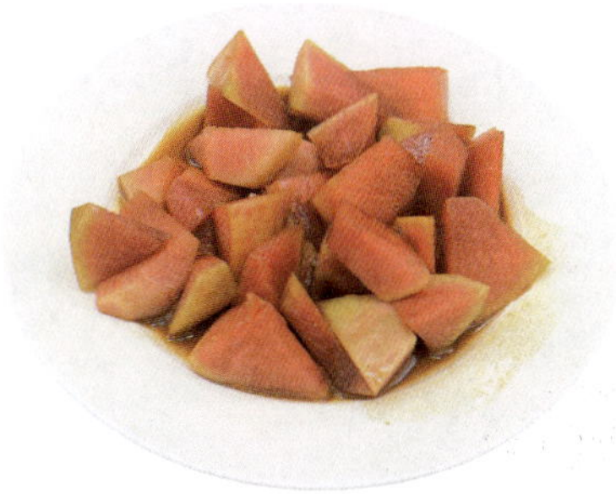

生熟比=105.2g/100g　|　含油比=6.4g/100g　|　含盐比=0.4g/100g

食物编码及食物名称：041105-红心萝卜［心里美］　　烹饪方式：煮

烹饪前

生重：254g

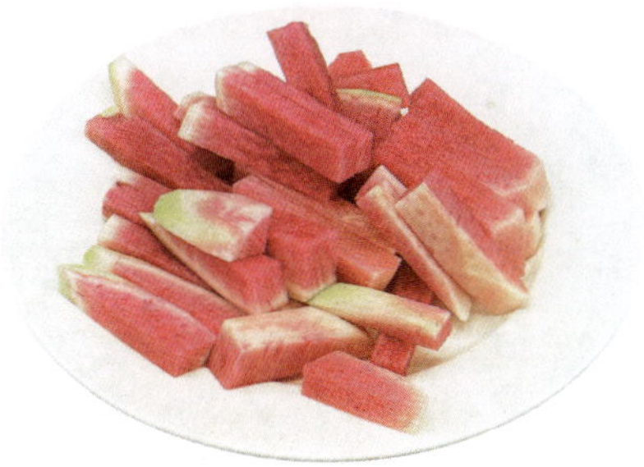

烹饪后

熟重：240g

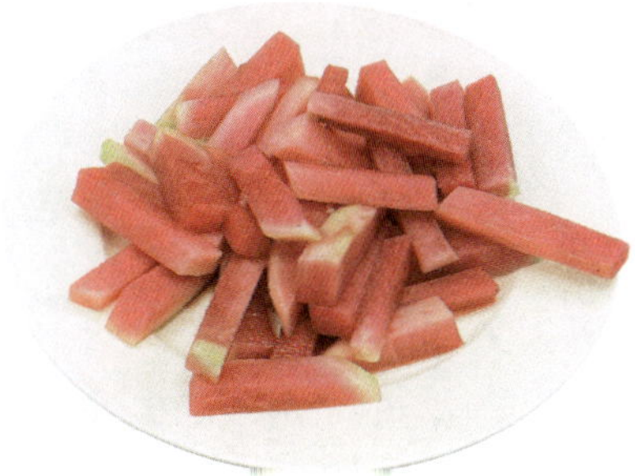

生熟比=105.8g/100g　|　含油比=0g/100g　|　含盐比=0.4g/100g

食物编码及食物名称：041105–红心萝卜［心里美］ | 烹饪方式：蒸

烹饪前
生重：218g

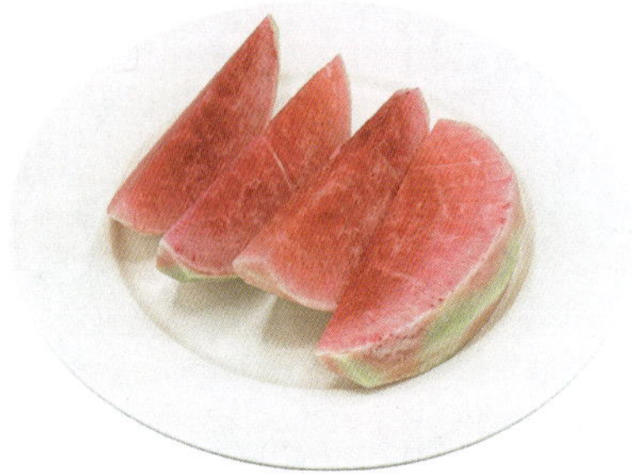

烹饪后
熟重：192g

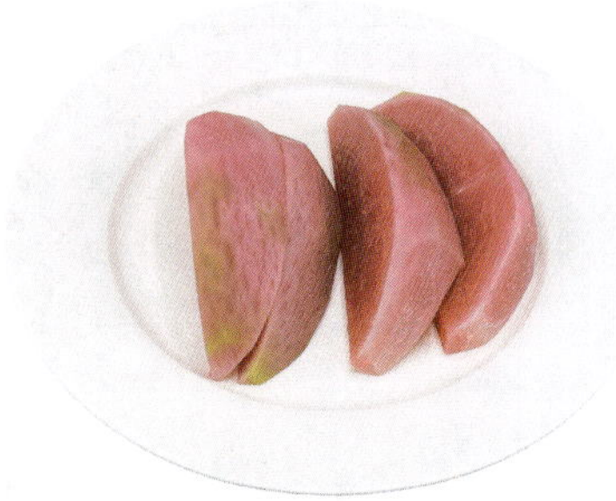

生熟比=113.5g/100g | 含油比=0g/100g | 含盐比=0g/100g

5. 041108–水萝卜［脆萝卜］

食物编码及食物名称：041108–水萝卜［脆萝卜］ | 烹饪方式：炒

烹饪前
生重：263g

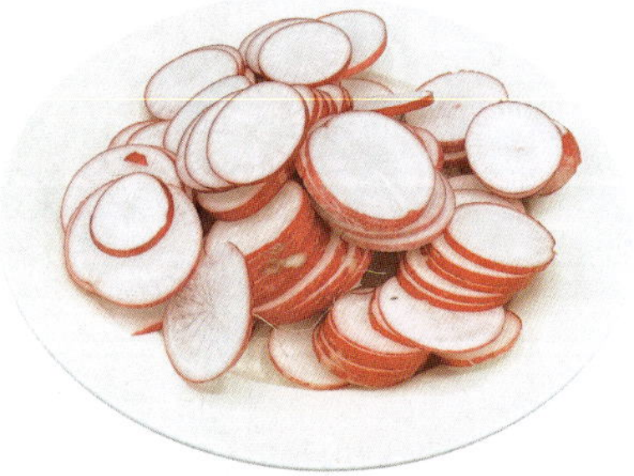

烹饪后
熟重：238g

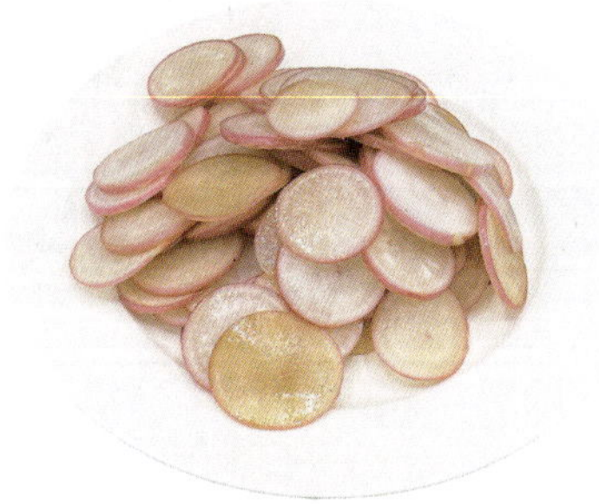

生熟比=110.5g/100g | 含油比=6.7g/100g | 含盐比=1.3g/100g

食物编码及食物名称：041108–水萝卜［脆萝卜］ **烹饪方式：炖**

烹饪前

生重：270g

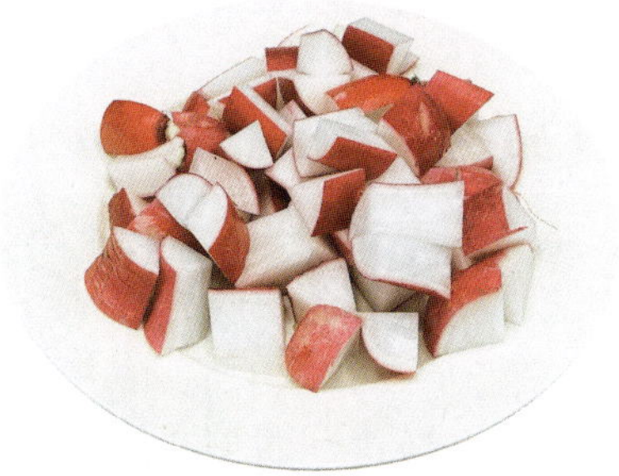

烹饪后

熟重：259g

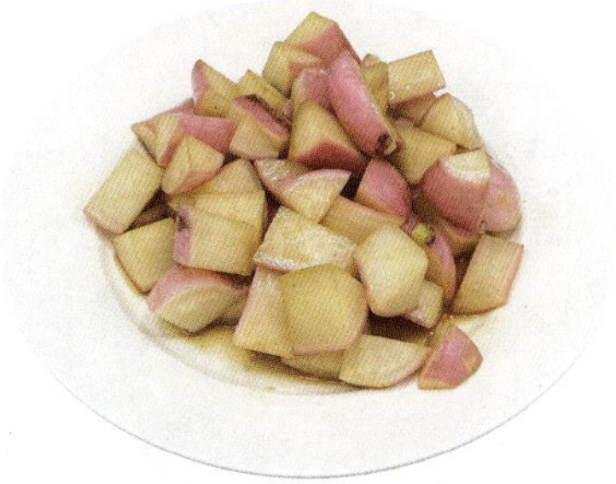

生熟比=104.2g/100g | 含油比=7.0g/100g | 含盐比=0.7g/100g

食物编码及食物名称：041108–水萝卜［脆萝卜］ **烹饪方式：煮**

烹饪前

生重：294g

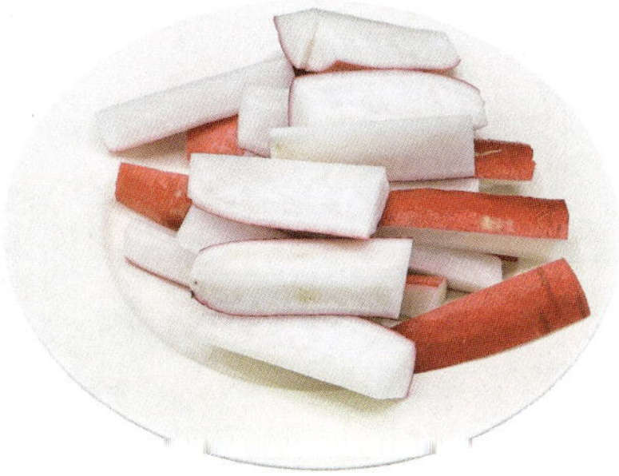

烹饪后

熟重：290g

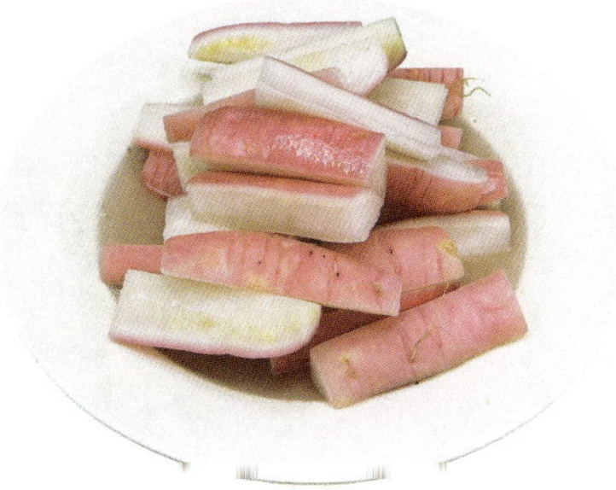

生熟比=101.4g/100g | 含油比=0g/100g | 含盐比=1.2g/100g

6. 041113–青萝卜

食物编码及食物名称：041113–青萝卜 | **烹饪方式：炒**

烹饪前

生重：166g

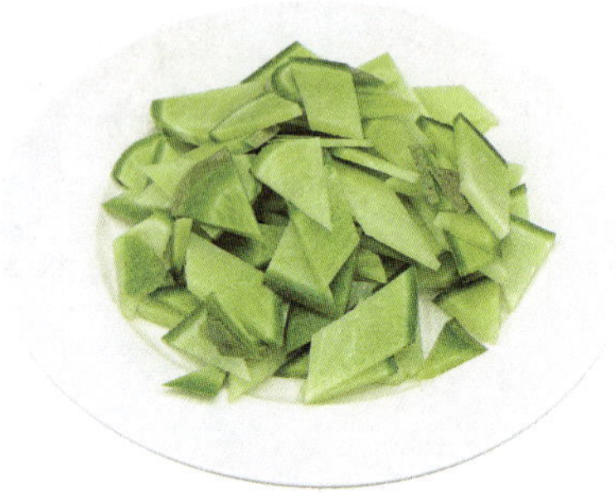

烹饪后

熟重：152g

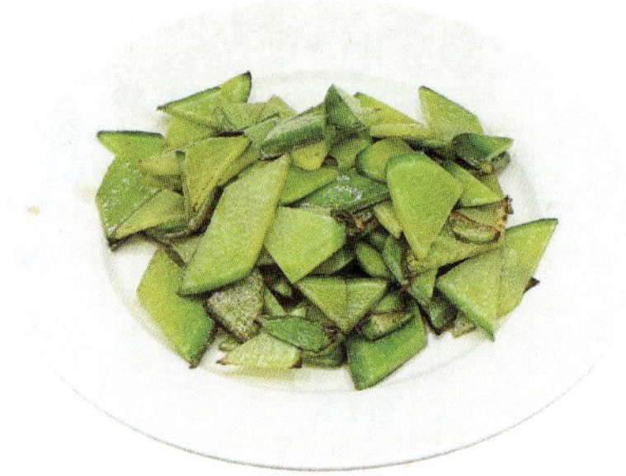

生熟比=109.2g/100g | 含油比=25.0g/100g | 含盐比=1.3g/100g

食物编码及食物名称：041113–青萝卜 | **烹饪方式：炖**

烹饪前

生重：179g

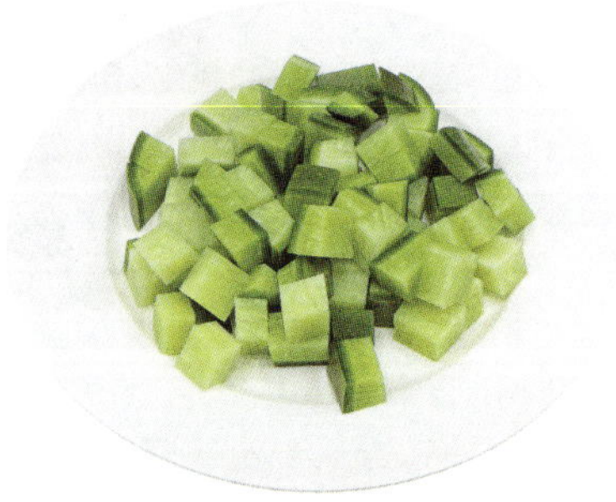

烹饪后

熟重：173g

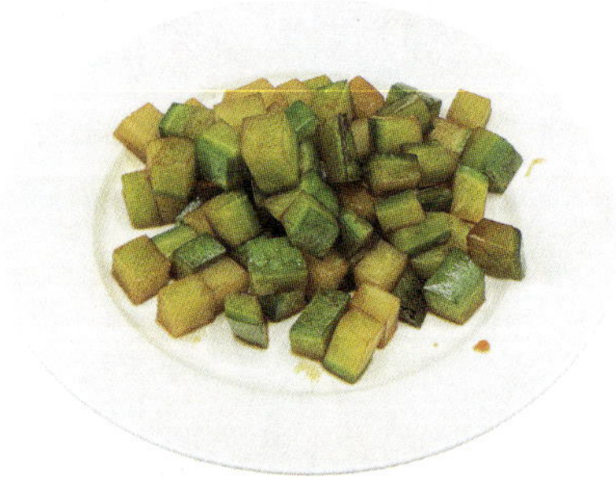

生熟比=103.5g/100g | 含油比=12.1g/100g | 含盐比=0g/100g

食物编码及食物名称：041113-青萝卜　　烹饪方式：煮

烹饪前

生重：188g

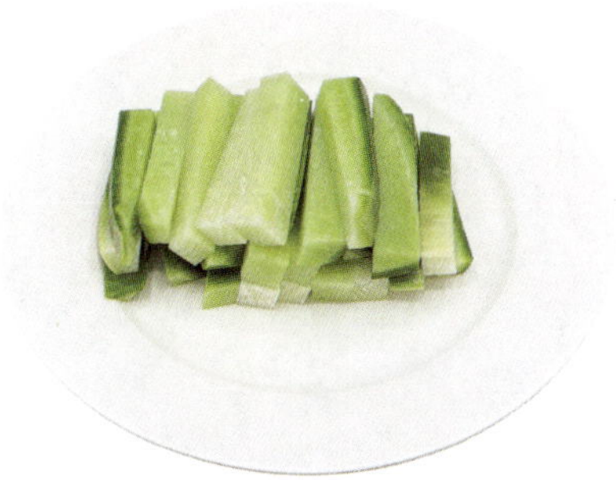

烹饪后

熟重：182g

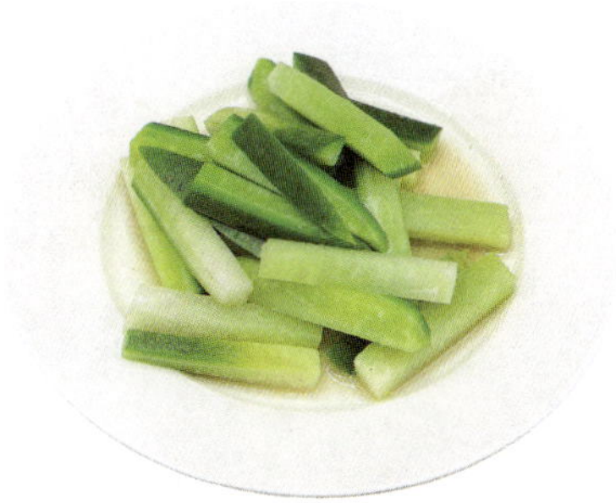

生熟比=103.3g/100g | 含油比=0g/100g | 含盐比=1.0g/100g

7. 041115-樱桃萝卜

食物编码及食物名称：041115-樱桃萝卜　　烹饪方式：炒

烹饪前

生重：169g

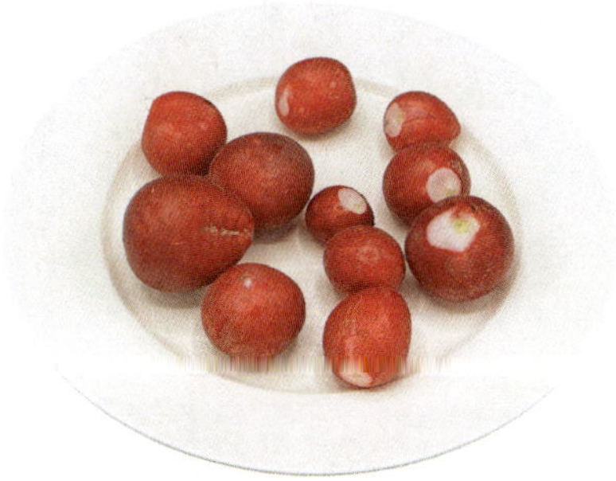

烹饪后

熟重：167g

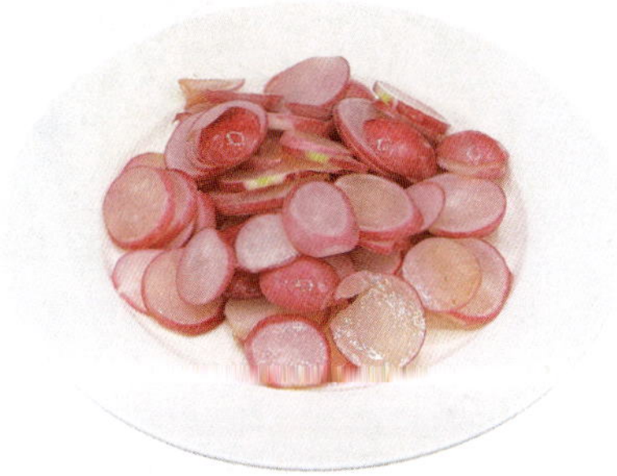

生熟比=101.2g/100g | 含油比=21.0g/100g | 含盐比=0.6g/100g

食物编码及食物名称：041115–樱桃萝卜 | 烹饪方式：煮

烹饪前
生重：192g

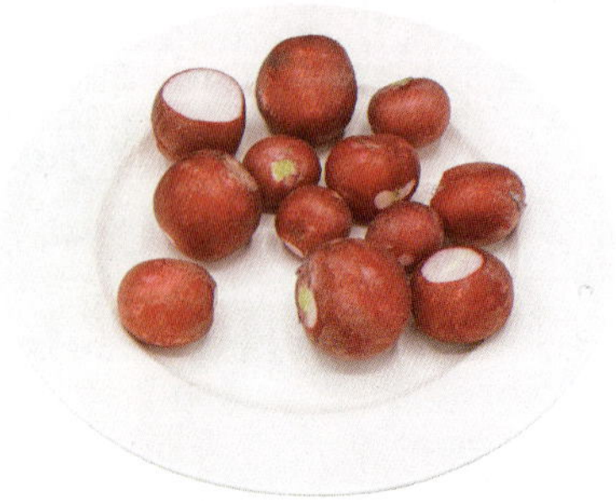

烹饪后
熟重：191g

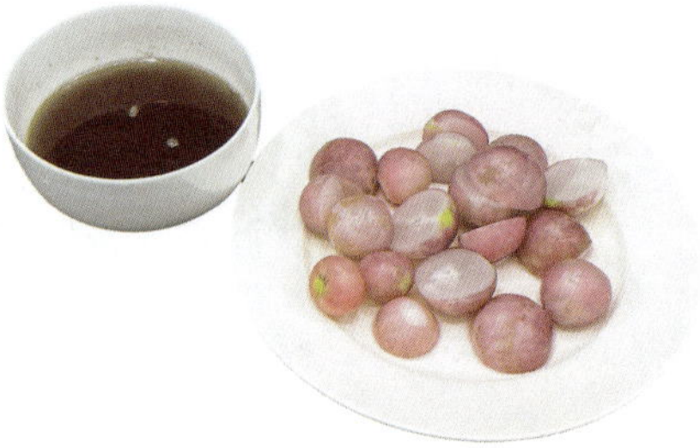

生熟比=100.5g/100g | 含油比=0g/100g | 含盐比=1.0g/100g

食物编码及食物名称：041115–樱桃萝卜 | 烹饪方式：蒸

烹饪前
生重：175g

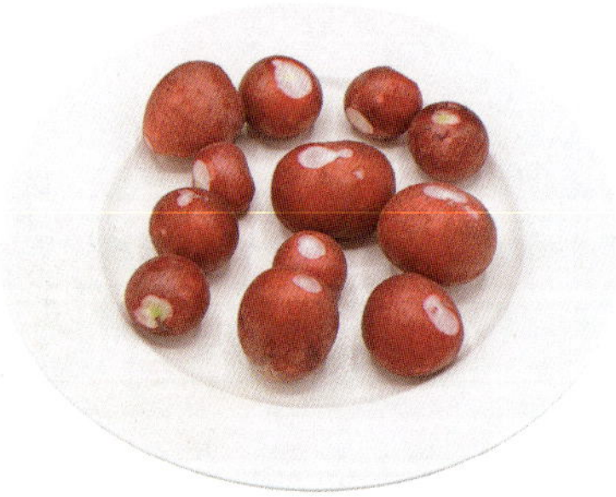

烹饪后
熟重：151g

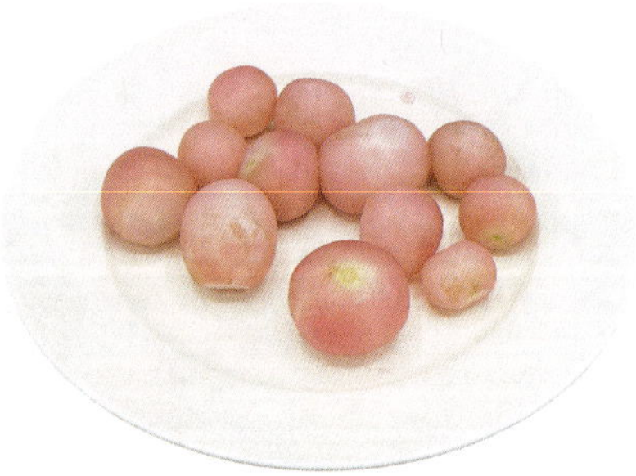

生熟比=115.9g/100g | 含油比=0g/100g | 含盐比=0g/100g

8. 0411xx-冰激凌萝卜

食物编码及食物名称：0411xx-冰激凌萝卜　　**烹饪方式：炒**

烹饪前

生重：134g

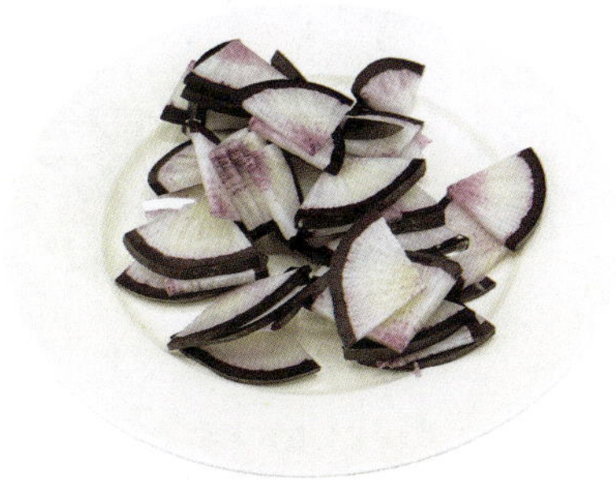

烹饪后

熟重：134g

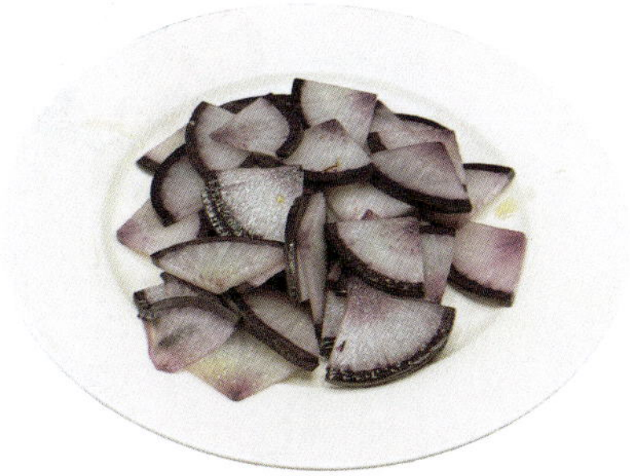

生熟比=100.0g/100g ｜ 含油比=17.2g/100g ｜ 含盐比=0.7g/100g

食物编码及食物名称：0411xx-冰激凌萝卜　　**烹饪方式：炖**

烹饪前

生重：114g

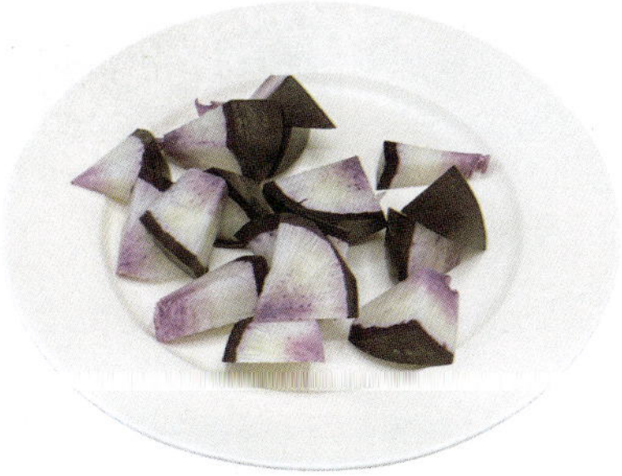

烹饪后

熟重：110g

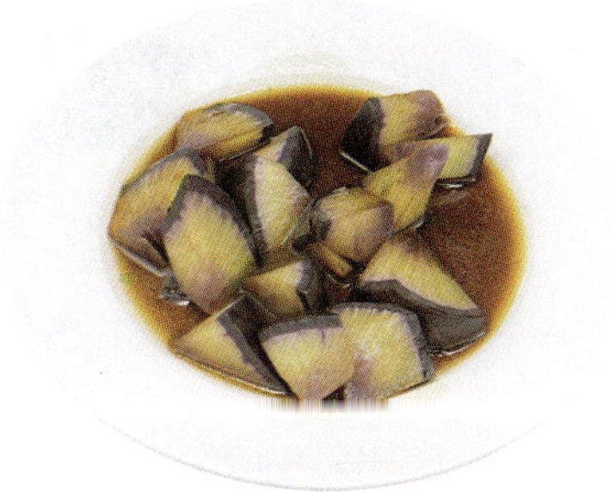

生熟比=103.6g/100g ｜ 含油比=12.1g/100g ｜ 含盐比=0g/100g

食物编码及食物名称：0411xx–冰激凌萝卜 | **烹饪方式：煮**

烹饪前

生重：162g

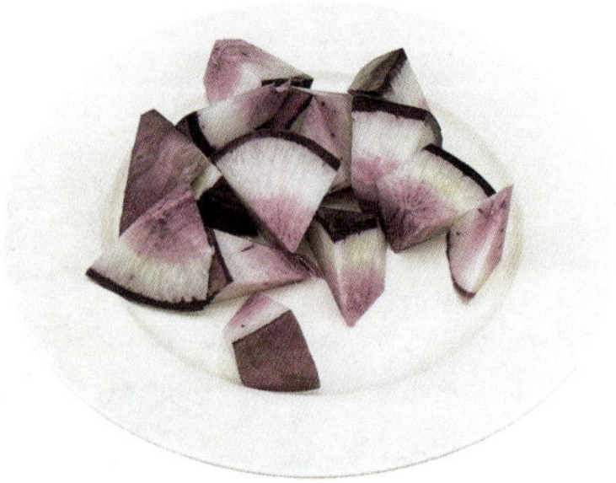

烹饪后

熟重：159g

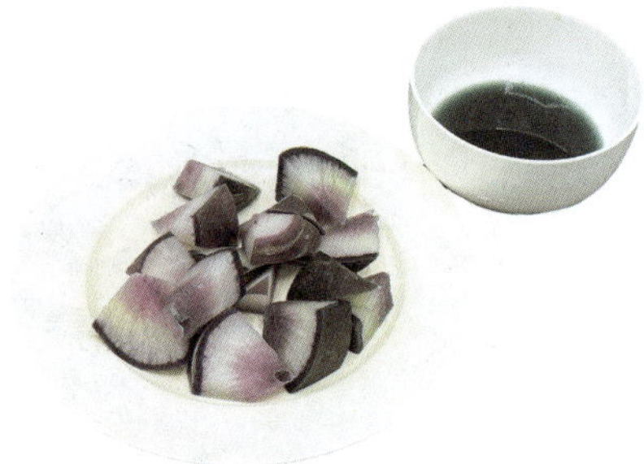

生熟比=101.9g/100g | 含油比=0g/100g | 含盐比=0.5g/100g

食物编码及食物名称：0411xx–冰激凌萝卜 | **烹饪方式：蒸**

烹饪前

生重：114g

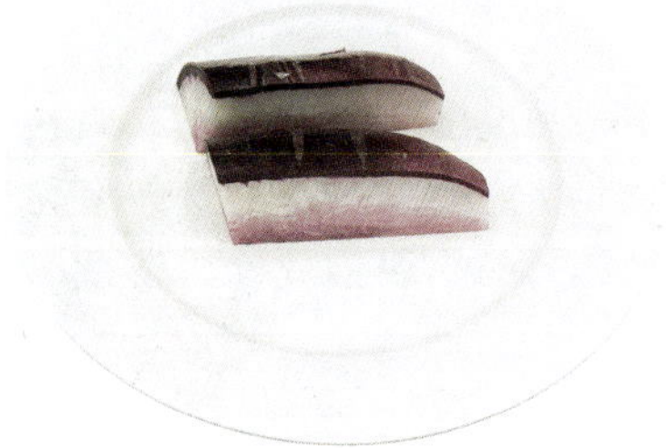

烹饪后

熟重：97g

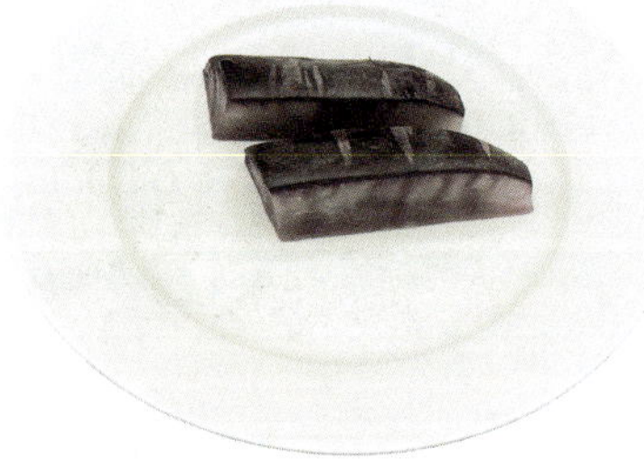

生熟比=117.5g/100g | 含油比=0g/100g | 含盐比=0g/100g

9. 041202-胡萝卜（黄）

食物编码及食物名称：041202-胡萝卜（黄）　　**烹饪方式：炒**

烹饪前

生重：161g

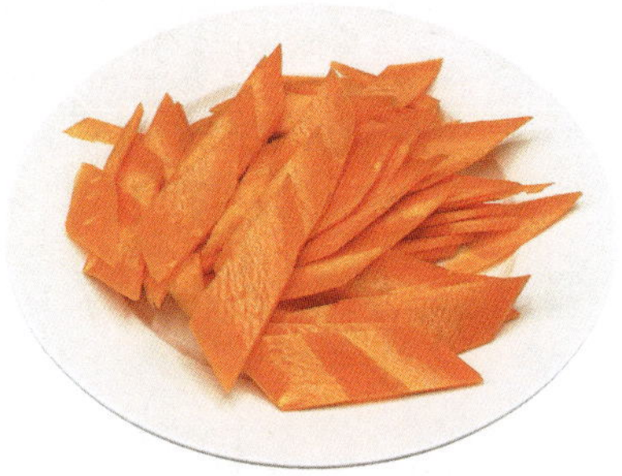

烹饪后

熟重：158g

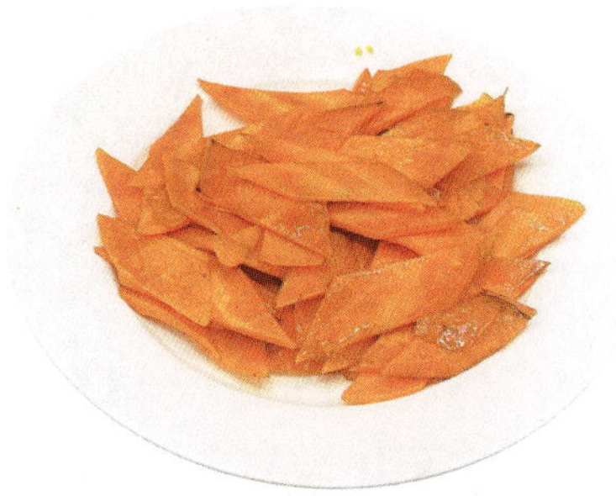

生熟比=101.9g/100g ｜ 含油比=7.6g/100g ｜ 含盐比=0.6g/100g

食物编码及食物名称：041202-胡萝卜（黄）　　**烹饪方式：炖**

烹饪前

生重：183g

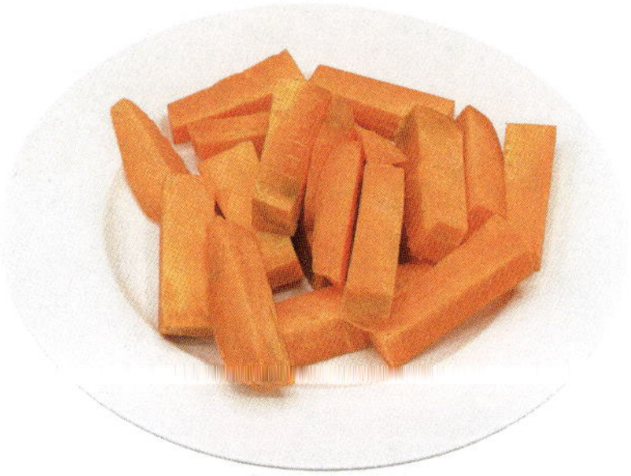

烹饪后

熟重：176g

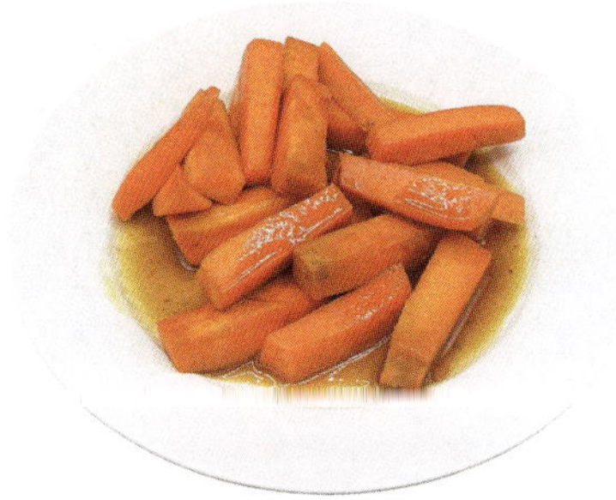

生熟比=104.0g/100g ｜ 含油比=9.6g/100g ｜ 含盐比=1.5g/100g

食物编码及食物名称：041202-胡萝卜（黄） | **烹饪方式：煮**

烹饪前

生重：184g

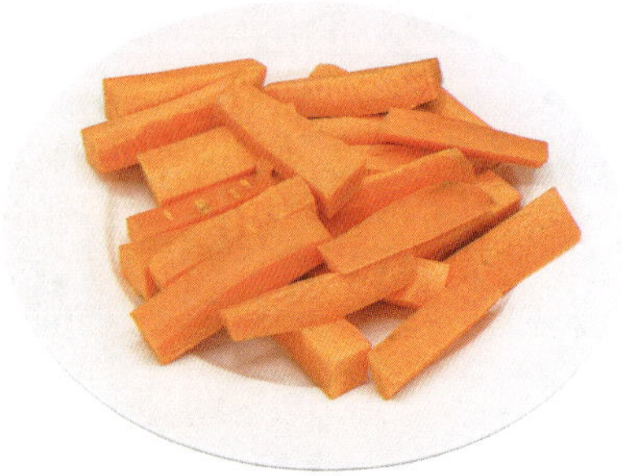

烹饪后

熟重：173g

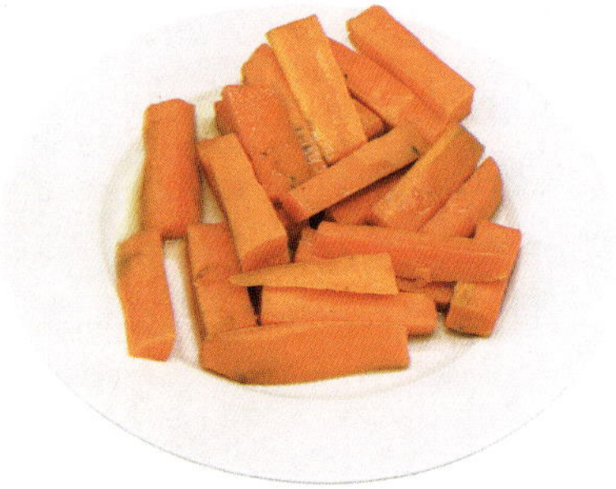

生熟比=106.4g/100g | 含油比=0g/100g | 含盐比=0.5g/100g

食物编码及食物名称：041202-胡萝卜（黄） | **烹饪方式：烤**

烹饪前

生重：152g

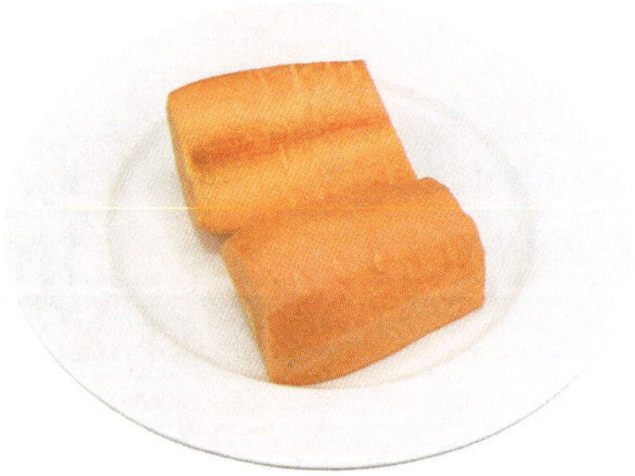

烹饪后

熟重：114g

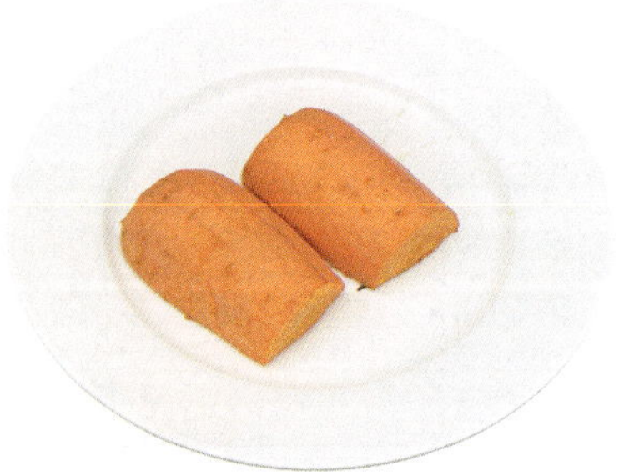

生熟比=133.3g/100g | 含油比=0g/100g | 含盐比=0g/100g

食物编码及食物名称：041202–胡萝卜（黄）	烹饪方式：蒸
烹饪前 生重：210g	烹饪后 熟重：190g

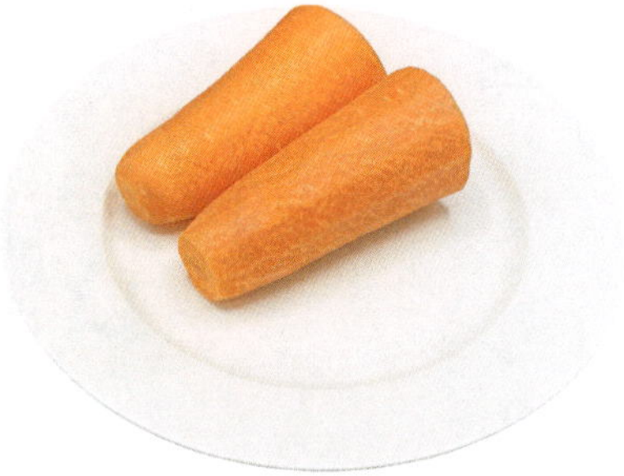

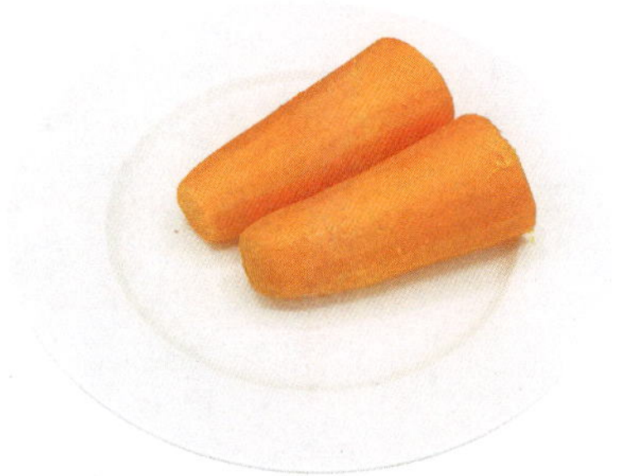

生熟比=110.5g/100g | 含油比=0g/100g | 含盐比=0g/100g

10. 0412xx–拇指胡萝卜

食物编码及食物名称：0412xx–拇指胡萝卜	烹饪方式：炒
烹饪前 生重：80g	烹饪后 熟重：82g

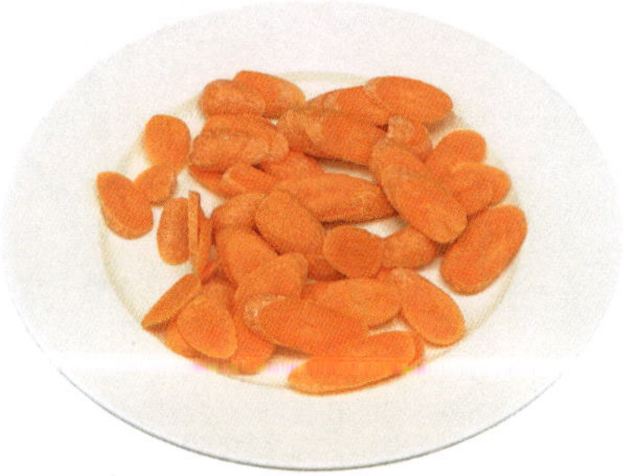

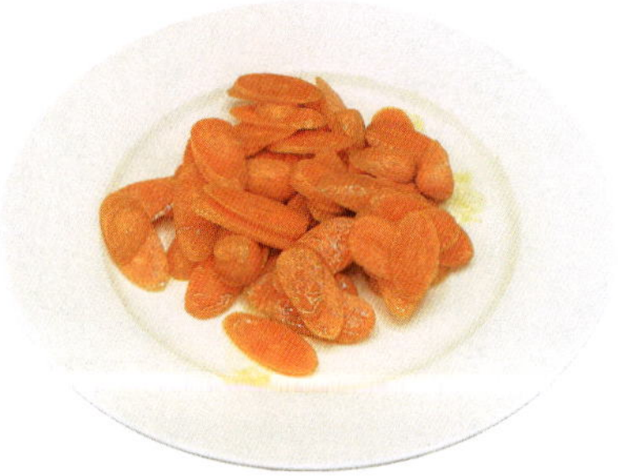

生熟比=97.6g/100g | 含油比=12.2g/100g | 含盐比=1.2g/100g

食物编码及食物名称：0412xx–拇指胡萝卜 **烹饪方式：炖**

烹饪前

生重：84g

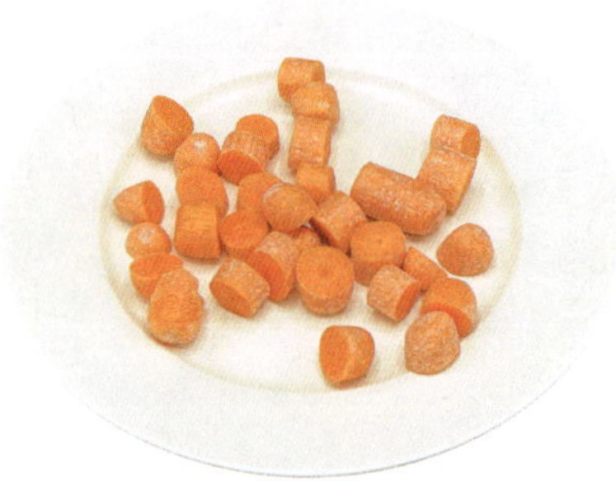

烹饪后

熟重：82g

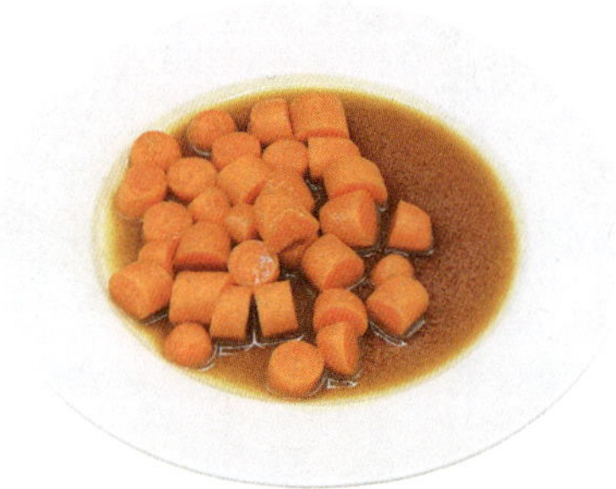

生熟比=102.4g/100g | 含油比=14.8g/100g | 含盐比=0g/100g

食物编码及食物名称：0412xx–拇指胡萝卜 **烹饪方式：煮**

烹饪前

生重：180g

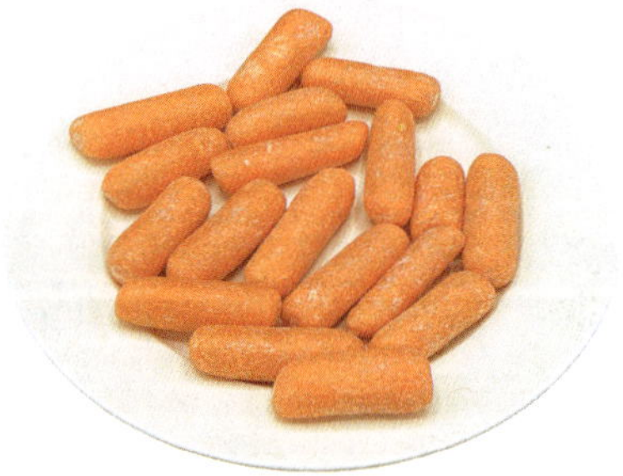

烹饪后

熟重：185g

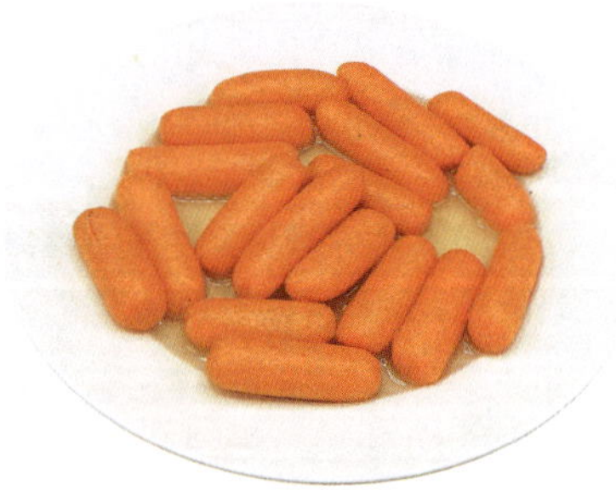

生熟比=97.3g/100g | 含油比=0g/100g | 含盐比=0g/100g

食物编码及食物名称：0412xx-拇指胡萝卜　烹饪方式：蒸

烹饪前

生重：219g

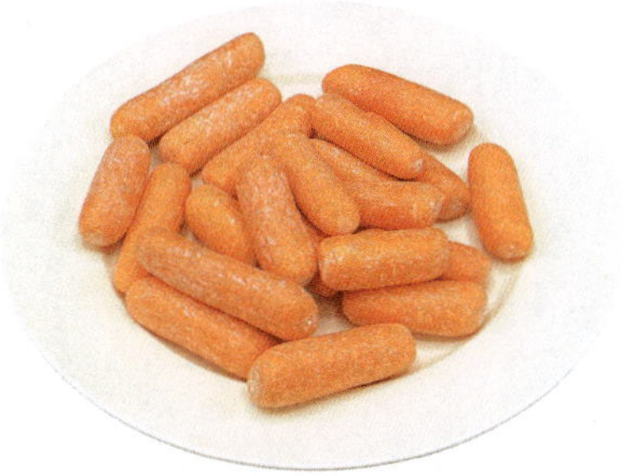

烹饪后

熟重：203g

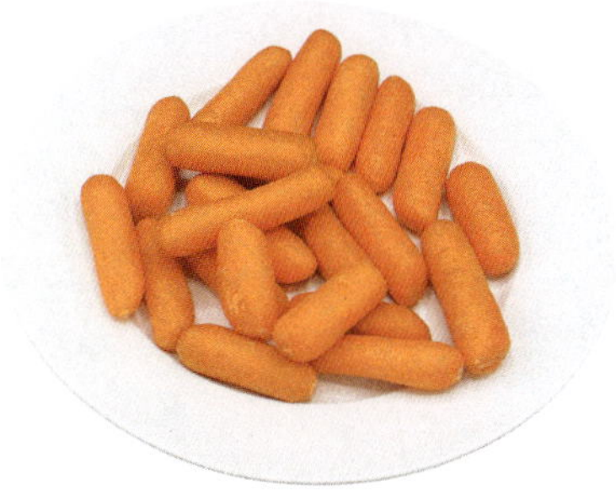

生熟比=107.9g/100g | 含油比=0g/100g | 含盐比=0g/100g

11. 041302-苤蓝［玉蔓菁、球茎甘蓝、大头菜］

食物编码及食物名称：041302-苤蓝［玉蔓菁、球茎甘蓝、大头菜］　烹饪方式：炒

烹饪前

生重：190g

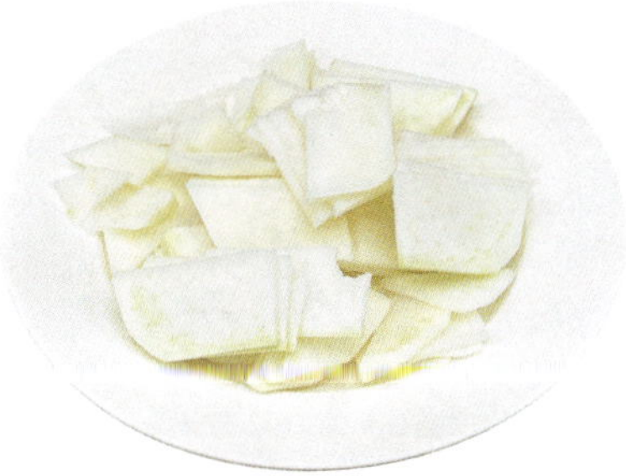

烹饪后

熟重：186g

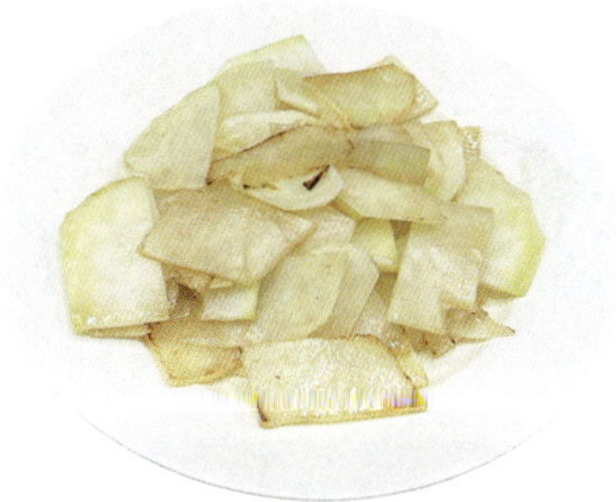

生熟比=102.2g/100g | 含油比=9.1g/100g | 含盐比=1.1g/100g

食物编码及食物名称：041302–苤蓝［玉蔓菁、球茎甘蓝、大头菜］ **烹饪方式：炖**

烹饪前

生重：242g

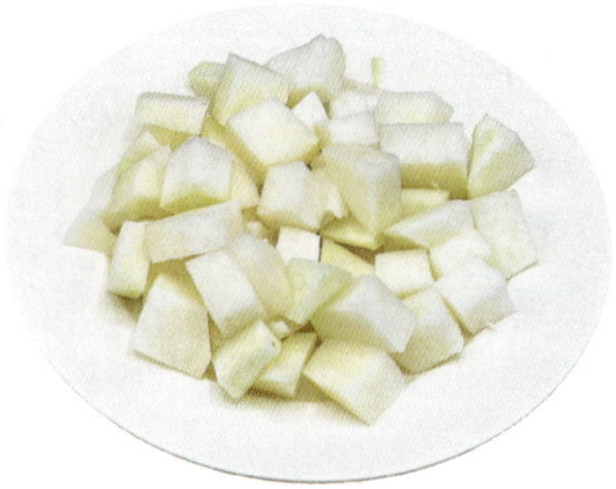

烹饪后

熟重：240g

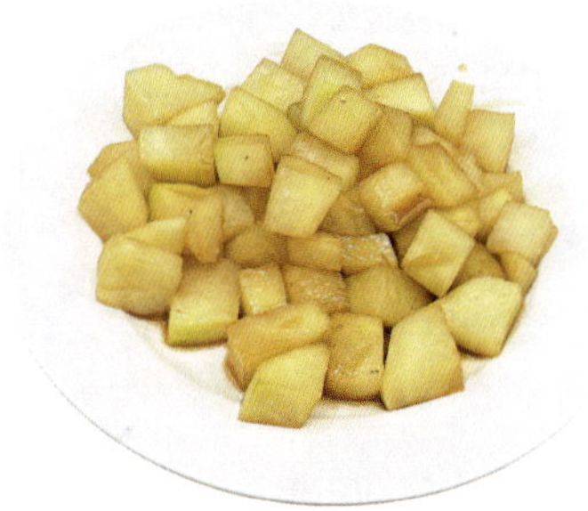

生熟比=100.8g/100g | 含油比=4.4g/100g | 含盐比=0.8g/100g

食物编码及食物名称：041302–苤蓝［玉蔓菁、球茎甘蓝、大头菜］ **烹饪方式：煮**

烹饪前

生重：162g

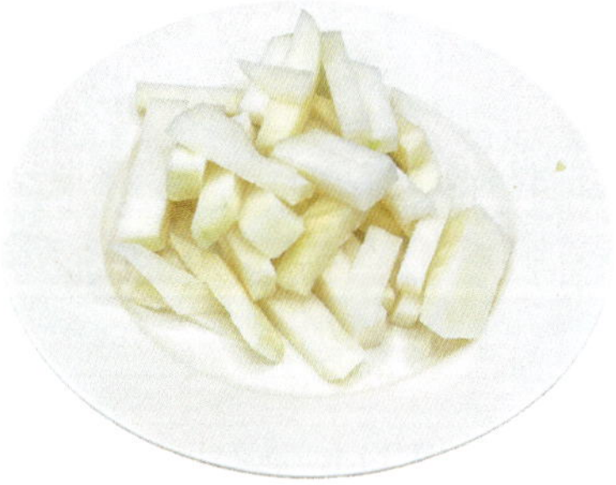

烹饪后

熟重：164g

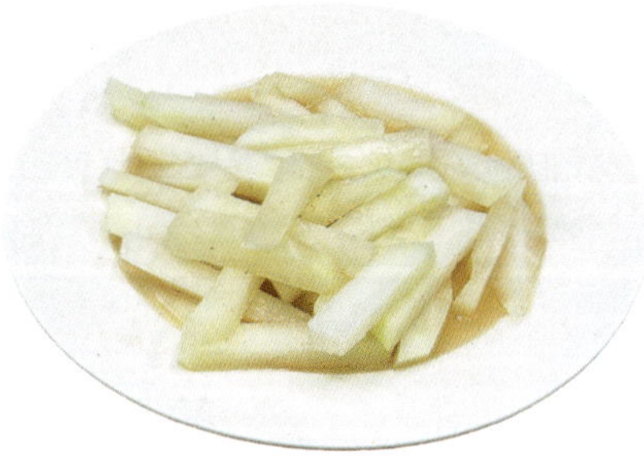

生熟比=98.8g/100g | 含油比=0g/100g | 含盐比=0.5g/100g

食物编码及食物名称：041302-苤蓝［玉蔓菁、球茎甘蓝、大头菜］ | **烹饪方式：烤**

烹饪前

生重：190g

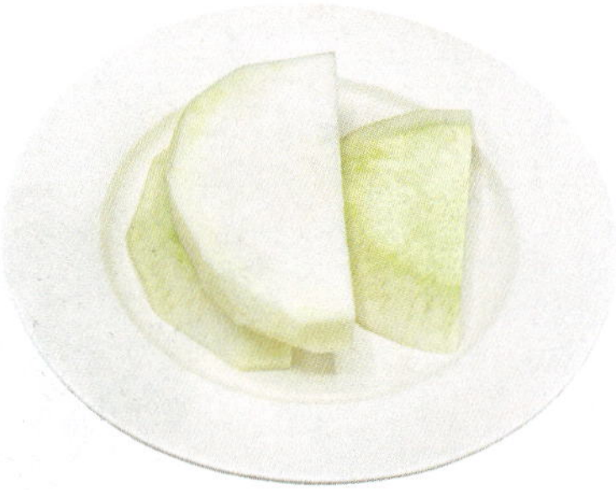

烹饪后

熟重：165g

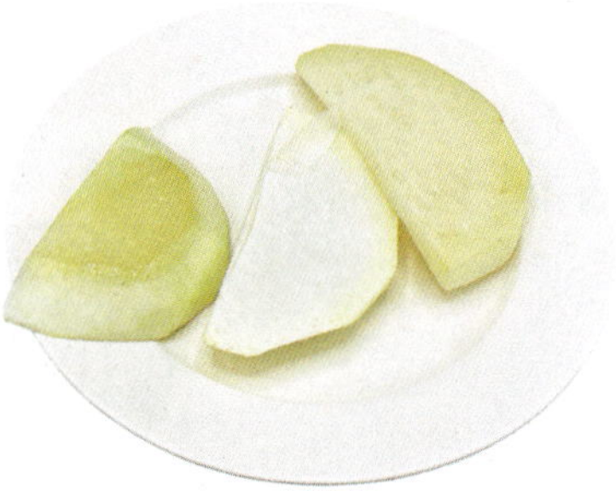

生熟比=115.2g/100g | 含油比=0g/100g | 含盐比=0g/100g

食物编码及食物名称：041302-苤蓝［玉蔓菁、球茎甘蓝、大头菜］ | **烹饪方式：蒸**

烹饪前

生重：176g

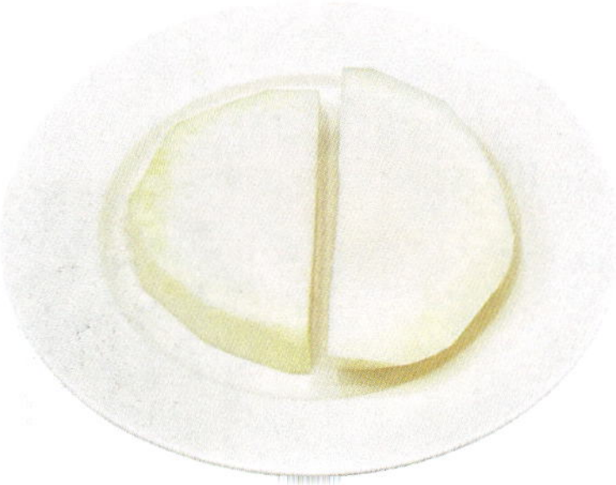

烹饪后

熟重：163g

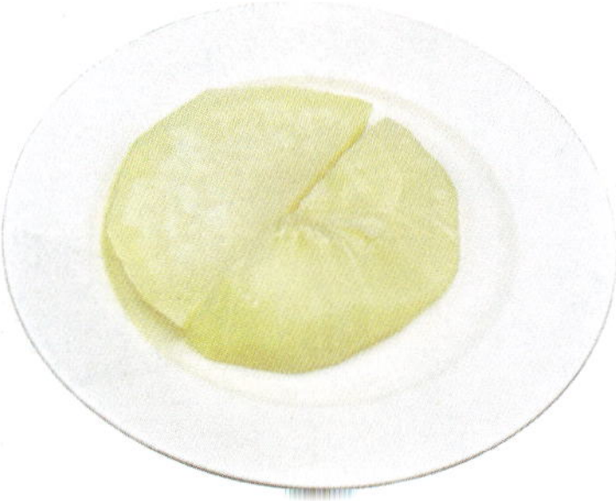

生熟比=108.0g/100g | 含油比=0g/100g | 含盐比=0g/100g

12. 041401–甜菜根（鲜）[甜菜头、糖萝卜]

食物编码及食物名称：041401–甜菜根（鲜）[甜菜头、糖萝卜]　烹饪方式：炒

烹饪前
生重：117g

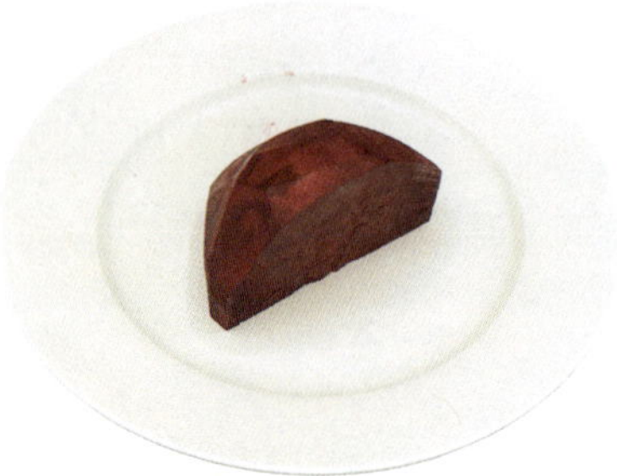

烹饪后
熟重：111g

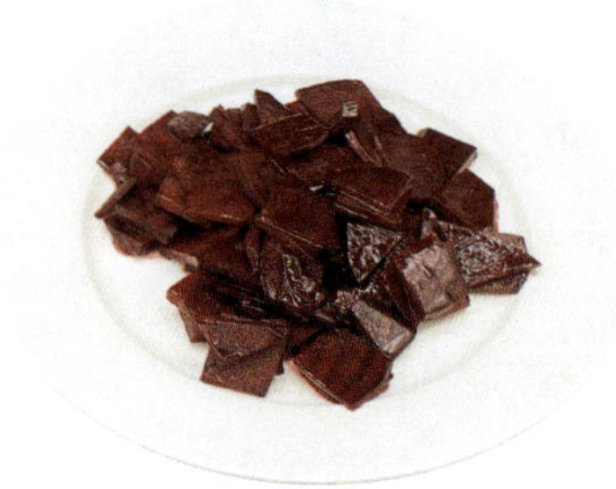

生熟比=105.4g/100g | 含油比=15.3g/100g | 含盐比=0.9g/100g

食物编码及食物名称：041401–甜菜根（鲜）[甜菜头、糖萝卜]　烹饪方式：炖

烹饪前
生重：108g

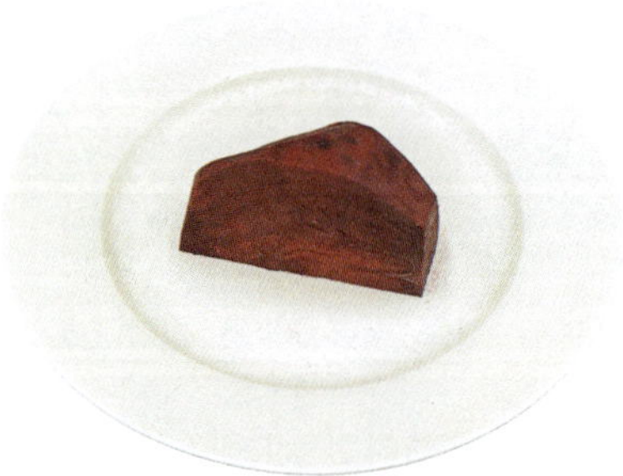

烹饪后
熟重：101g

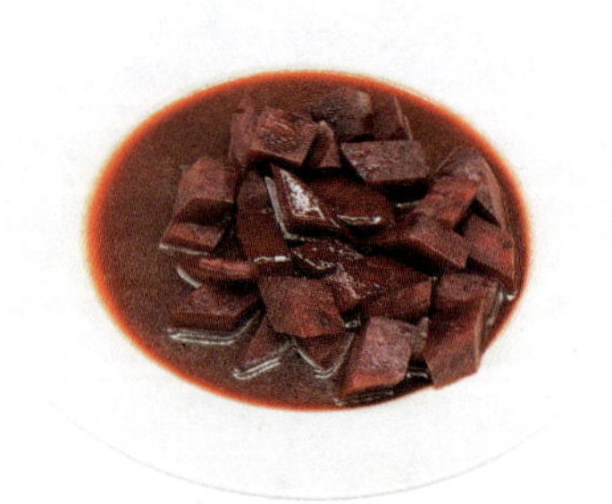

生熟比=106.9g/100g | 含油比=10.1g/100g | 含盐比=0.7g/100g

食物编码及食物名称：041401–甜菜根（鲜）[甜菜头、糖萝卜]　**烹饪方式：煮**

烹饪前

生重：184g

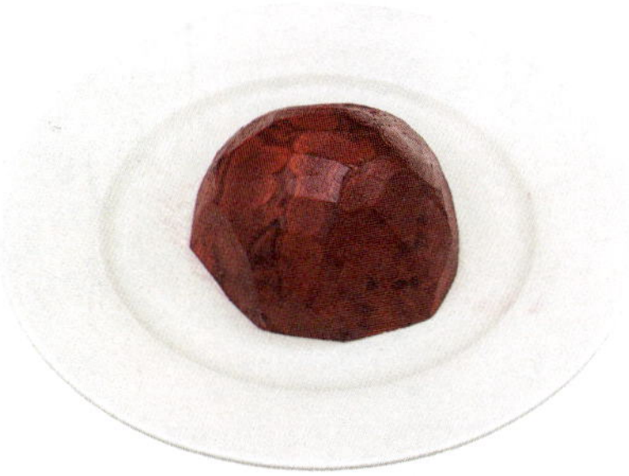

烹饪后

熟重：175g

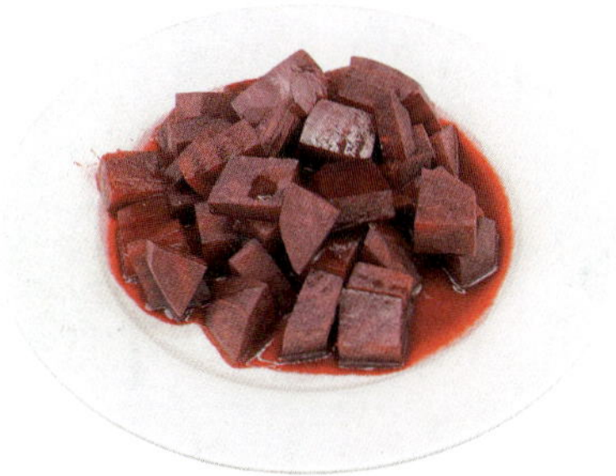

生熟比=105.1g/100g ｜ 含油比=0g/100g ｜ 含盐比=0g/100g

13. 042101–扁豆 [月亮菜]

食物编码及食物名称：042101–扁豆 [月亮菜]　**烹饪方式：炒**

烹饪前

生重：154g

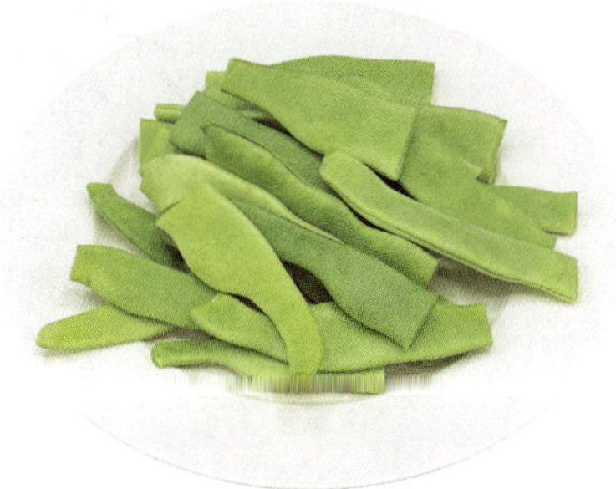

烹饪后

熟重：134g

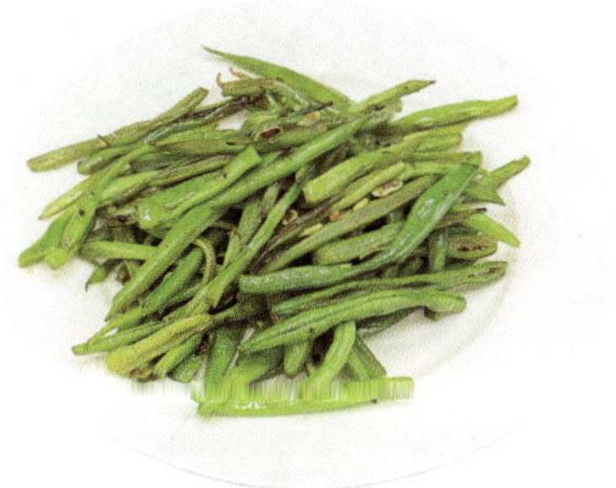

生熟比=114.9g/100g ｜ 含油比=8.2g/100g ｜ 含盐比=0.7g/100g

食物编码及食物名称：042101-扁豆［月亮菜］ **烹饪方式：炖**

烹饪前

生重：118g

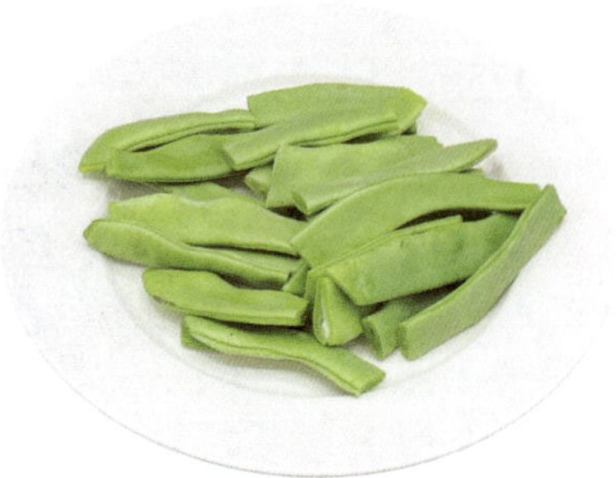

烹饪后

熟重：119g

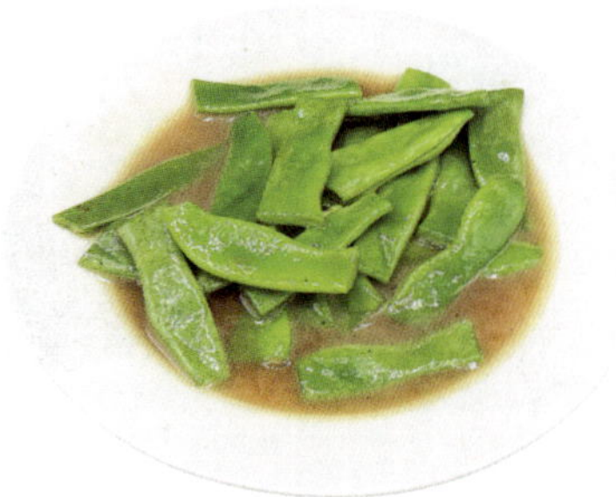

生熟比=99.2g/100g | 含油比=8.9g/100g | 含盐比=1.0g/100g

食物编码及食物名称：042101-扁豆［月亮菜］ **烹饪方式：煮**

烹饪前

生重：164g

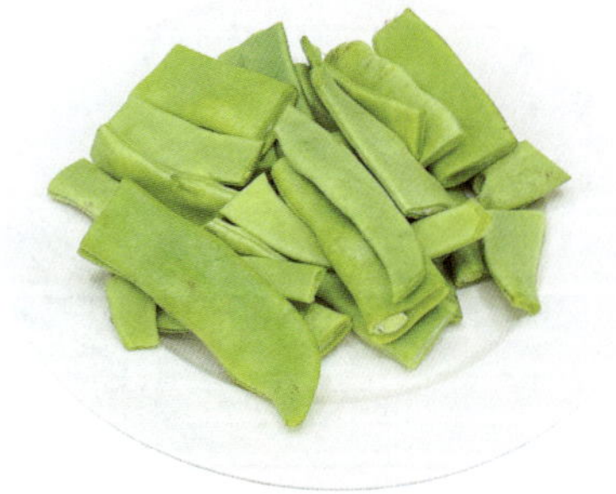

烹饪后

熟重：158g

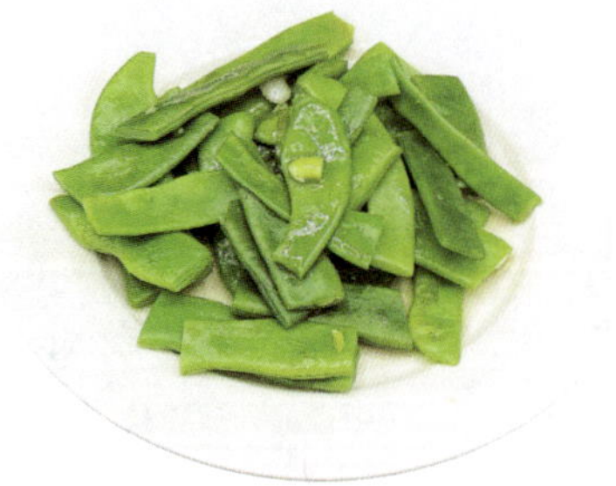

生熟比=103.8g/100g | 含油比=0g/100g | 含盐比=0.6g/100g

食物编码及食物名称：042101–扁豆［月亮菜］ | **烹饪方式：烤**

烹饪前

生重：161g

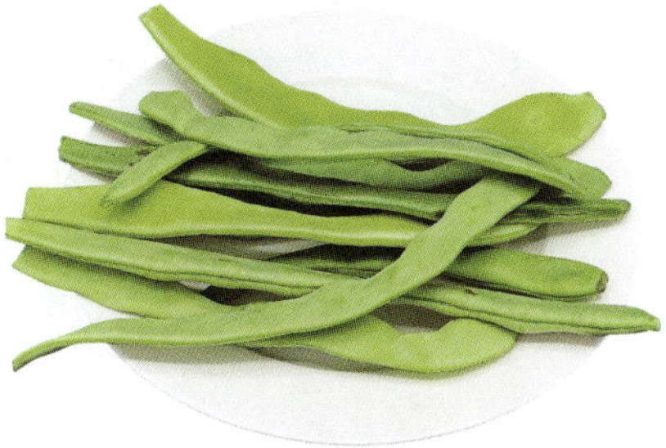

烹饪后

熟重：123g

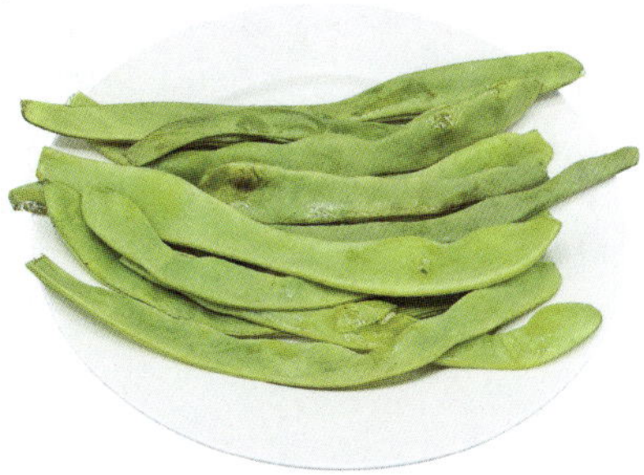

生熟比=130.9g/100g | 含油比=0g/100g | 含盐比=0g/100g

食物编码及食物名称：042101–扁豆［月亮菜］ | **烹饪方式：蒸**

烹饪前

生重：150g

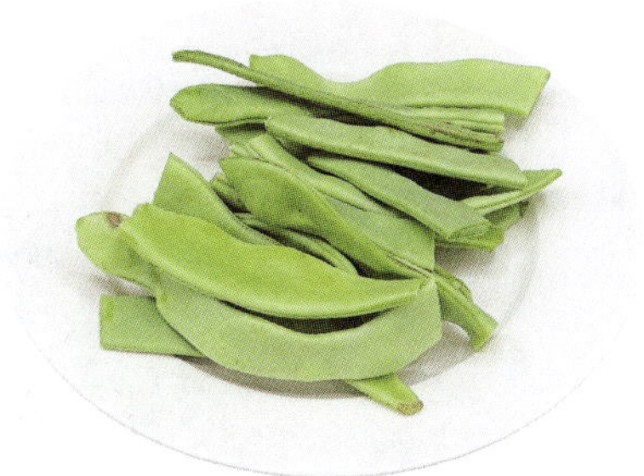

烹饪后

熟重：142g

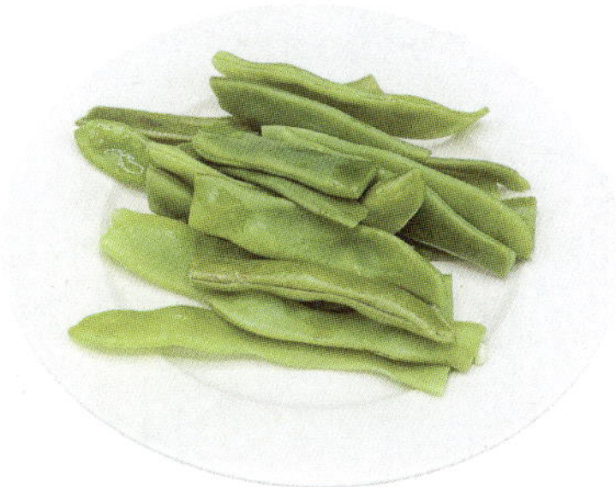

生熟比=105.6g/100g | 含油比=0g/100g | 含盐比=0g/100g

食物编码及食物名称：042101–扁豆［月亮菜］ | **烹饪方式：炸**

烹饪前

生重：191g

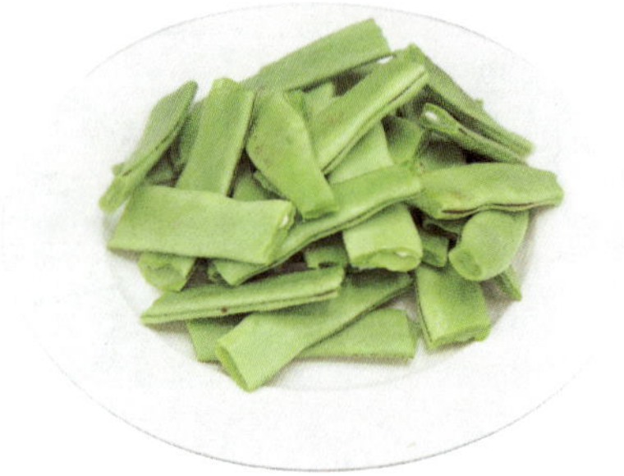

烹饪后

熟重：158g

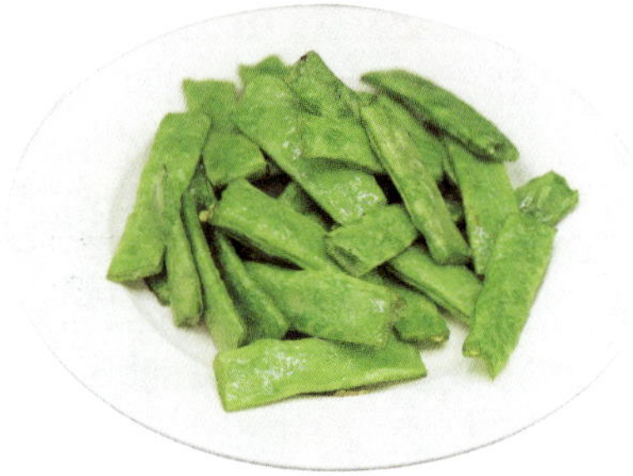

生熟比=120.9g/100g | 含油比=8.2g/100g | 含盐比=0g/100g

14. 042104–豆角

食物编码及食物名称：042104–豆角 | **烹饪方式：炒**

烹饪前

生重：145g

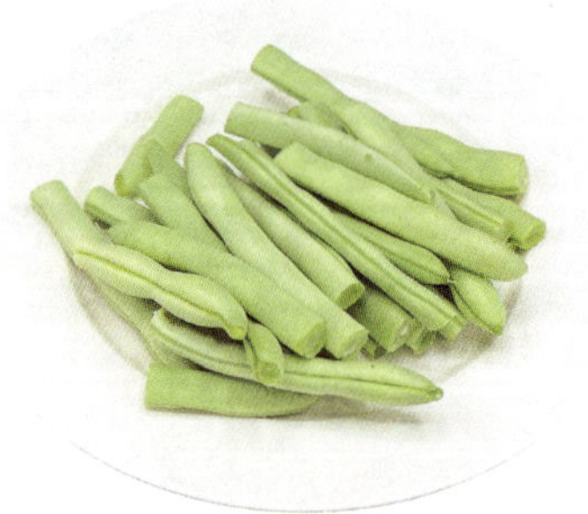

烹饪后

熟重：131g

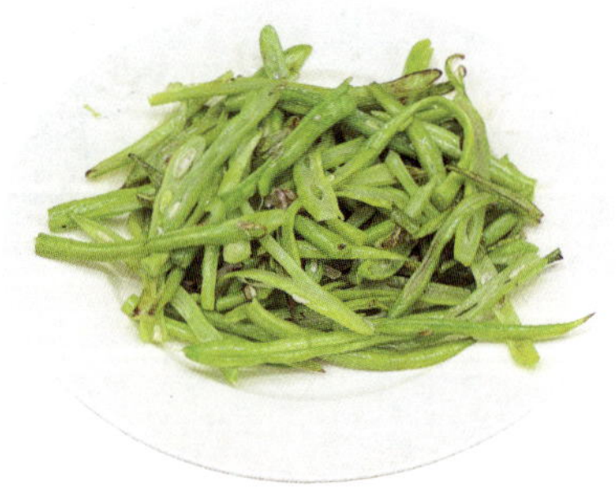

生熟比=110.7g/100g | 含油比=9.9g/100g | 含盐比=2.3g/100g

食物编码及食物名称：042104-豆角　　烹饪方式：炖

烹饪前

生重：109g

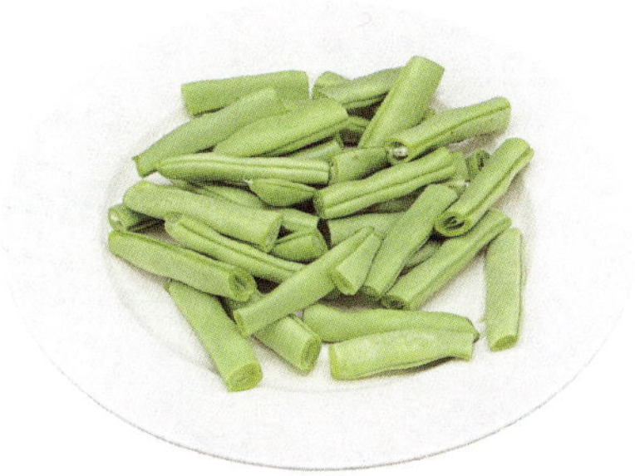

烹饪后

熟重：112g

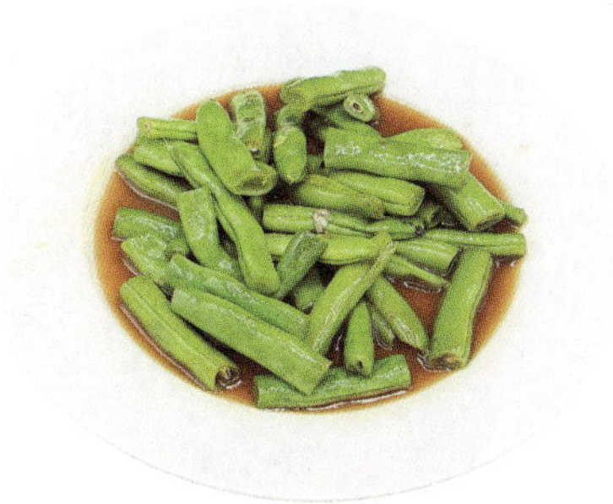

生熟比=97.3g/100g | 含油比=6.1g/100g | 含盐比=0.7g/100g

食物编码及食物名称：042104-豆角　　烹饪方式：煮

烹饪前

生重：147g

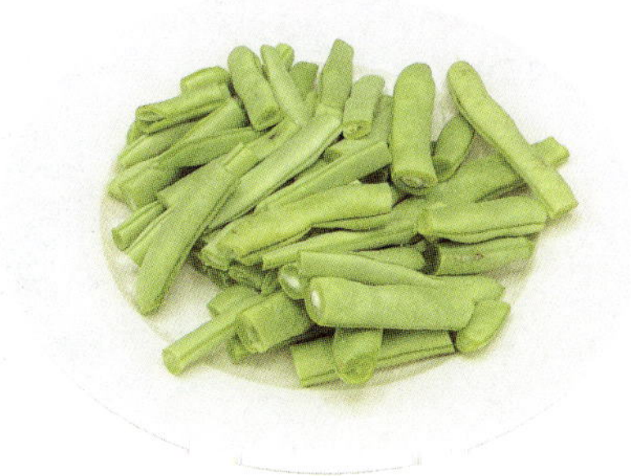

烹饪后

熟重：146g

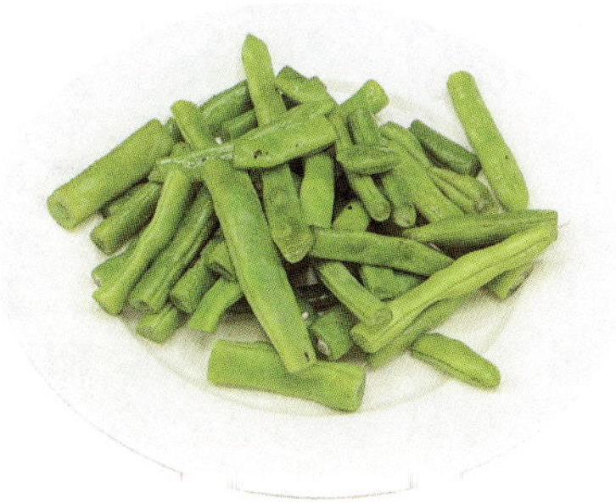

生熟比=100.7g/100g | 含油比=0g/100g | 含盐比=0.7g/100g

食物编码及食物名称：042104-豆角 **烹饪方式：烤**

烹饪前

生重：152g

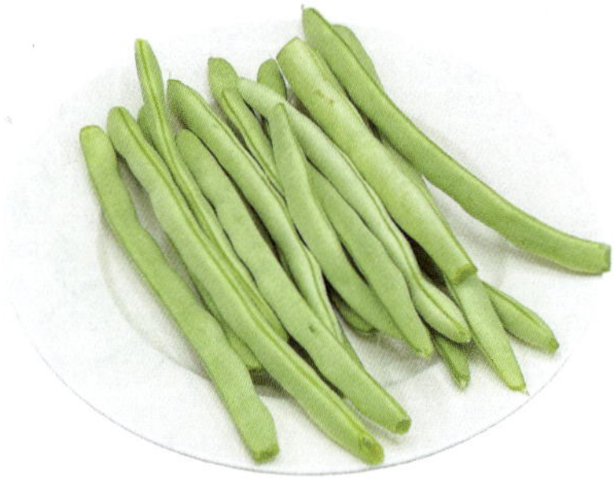

烹饪后

熟重：121g

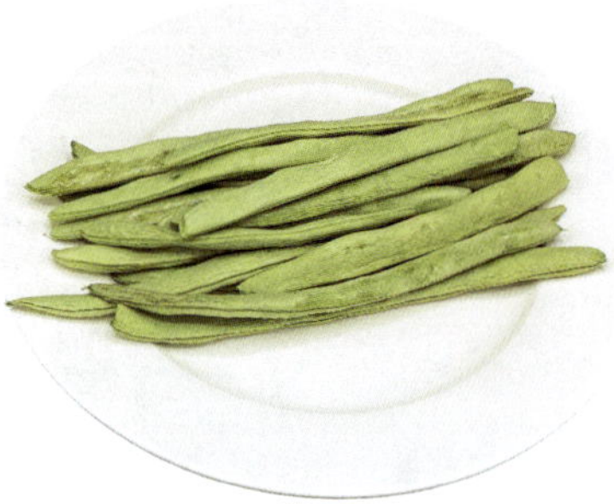

生熟比=125.6g/100g | 含油比=0g/100g | 含盐比=0g/100g

食物编码及食物名称：042104-豆角 **烹饪方式：蒸**

烹饪前

生重：166g

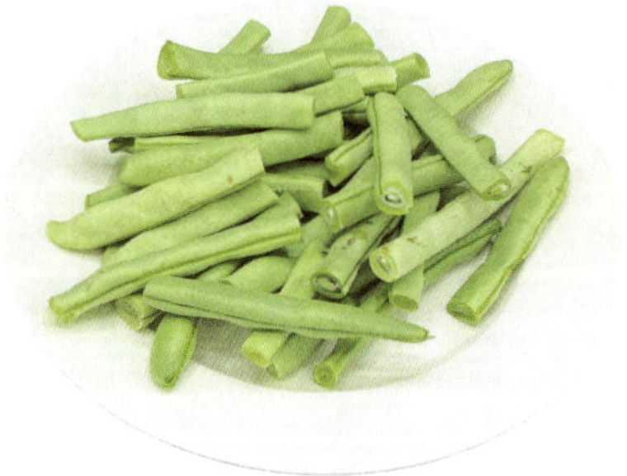

烹饪后

熟重：159g

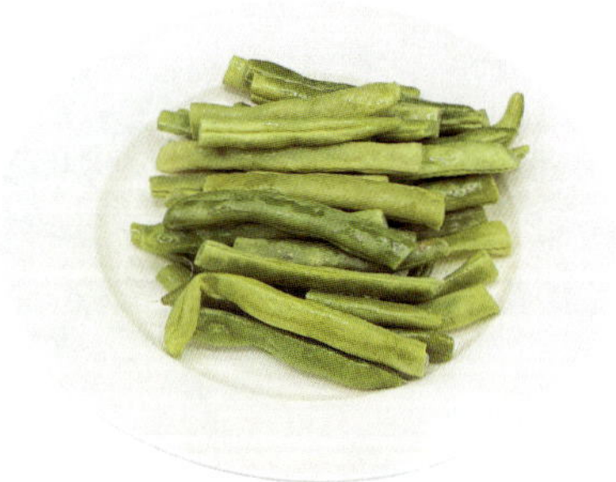

生熟比=104.4g/100g | 含油比=0g/100g | 含盐比=0g/100g

食物编码及食物名称：042104-豆角 | **烹饪方式：炸**

烹饪前

生重：161g

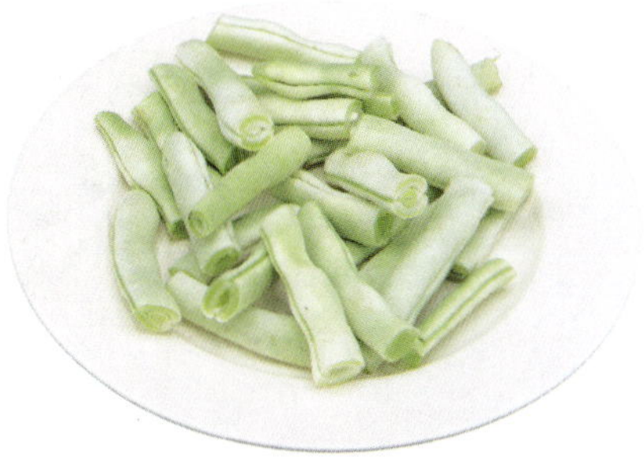

烹饪后

熟重：144g

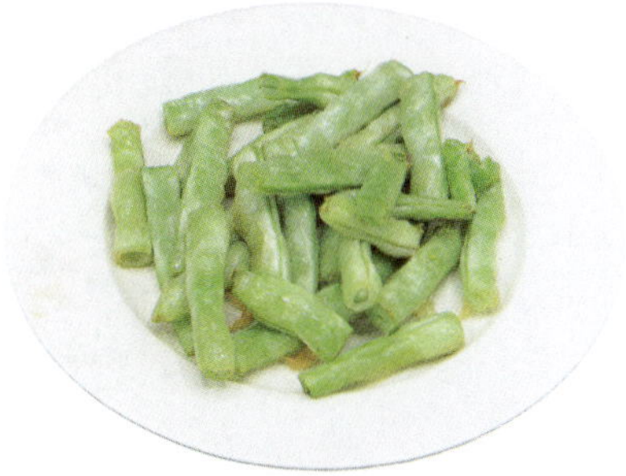

生熟比=111.8g/100g | 含油比=11.1g/100g | 含盐比=0g/100g

15. 042105-豆角（鲜、白）

食物编码及食物名称：042105-豆角（鲜、白） | **烹饪方式：炒**

烹饪前

生重：136g

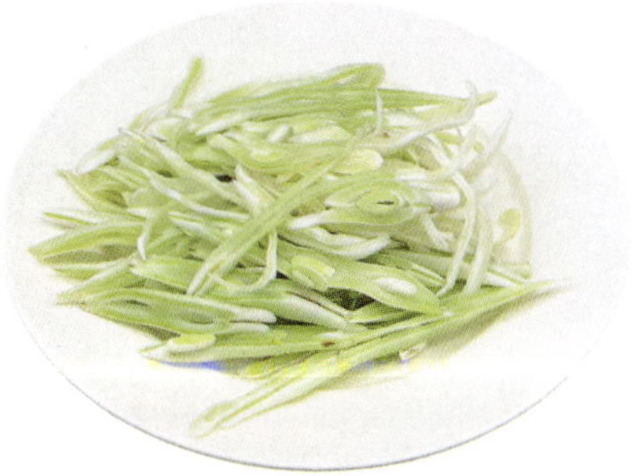

烹饪后

熟重：122g

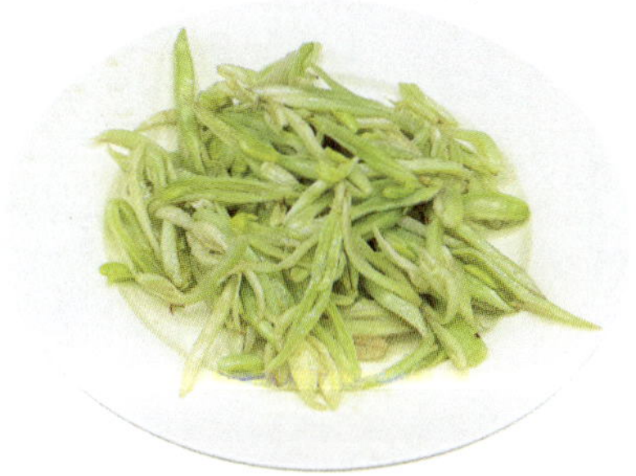

生熟比=111.5g/100g | 含油比=7.4g/100g | 含盐比=0.8g/100g

食物编码及食物名称：042105-豆角（鲜、白） **烹饪方式：炖**

烹饪前

生重：176g

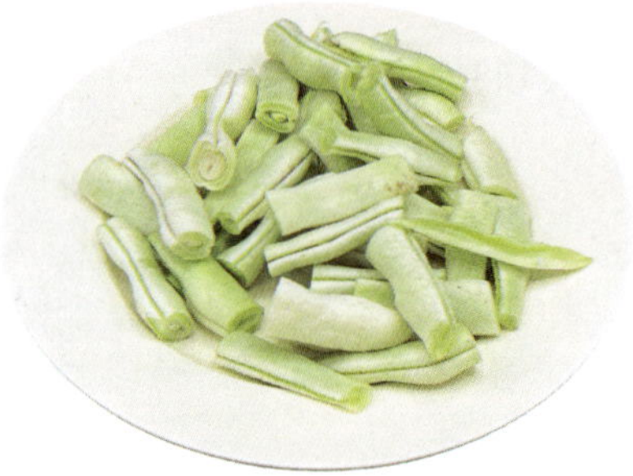

烹饪后

熟重：175g

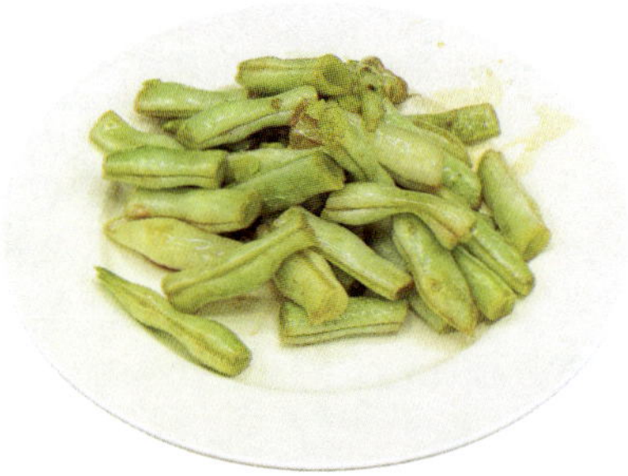

生熟比=100.6g/100g | 含油比=14.3g/100g | 含盐比=0.6g/100g

食物编码及食物名称：042105-豆角（鲜、白） **烹饪方式：煮**

烹饪前

生重：147g

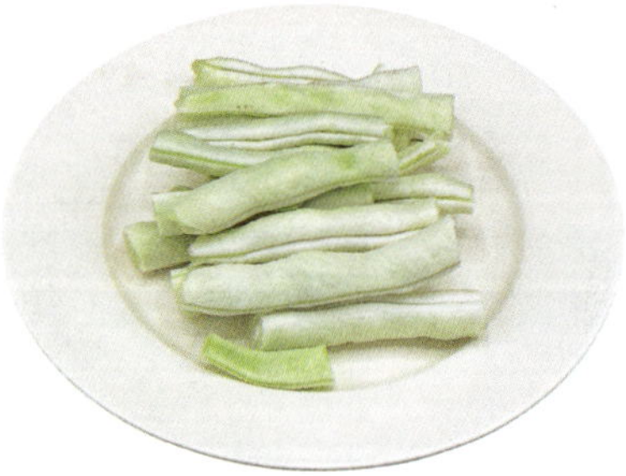

烹饪后

熟重：145g

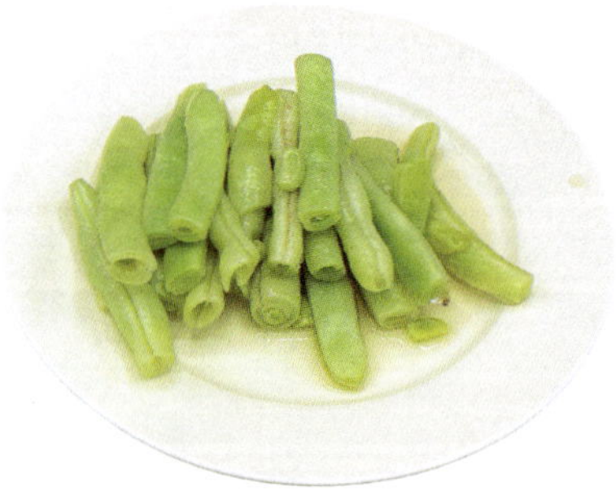

生熟比=101.4g/100g | 含油比=0g/100g | 含盐比=0.6g/100g

食物编码及食物名称：042105–豆角（鲜、白） **烹饪方式：蒸**

烹饪前

生重：241g

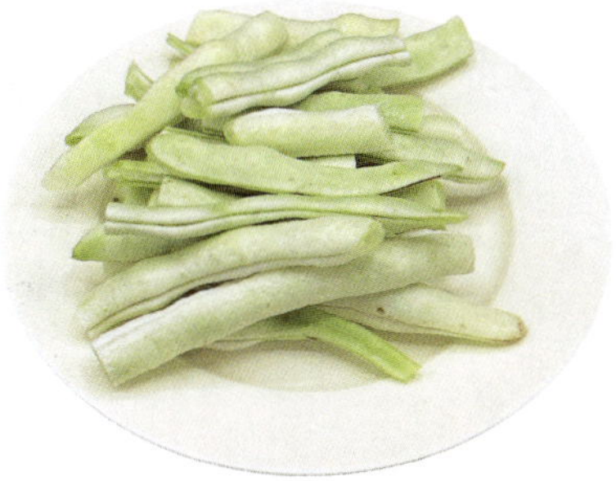

烹饪后

熟重：223g

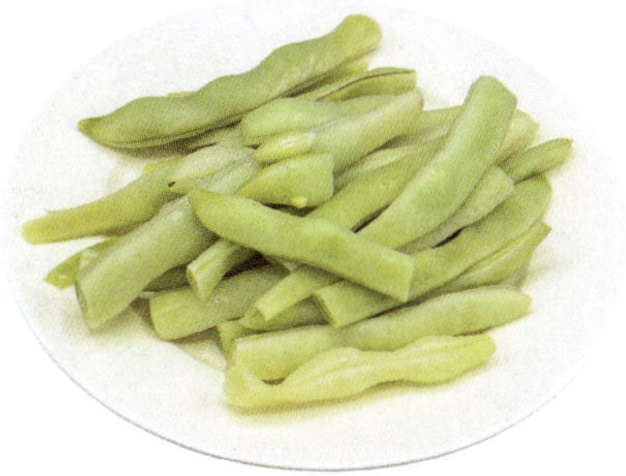

生熟比=108.1g/100g | 含油比=0g/100g | 含盐比=0g/100g

16. 042106–荷兰豆

食物编码及食物名称：042106–荷兰豆 **烹饪方式：炒**

烹饪前

生重：114g

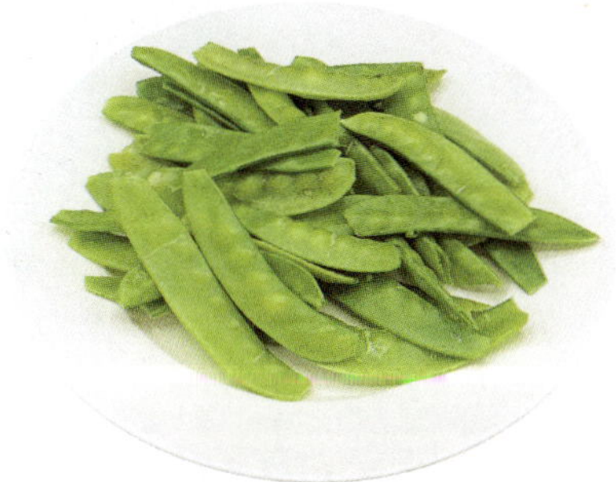

烹饪后

熟重：122g

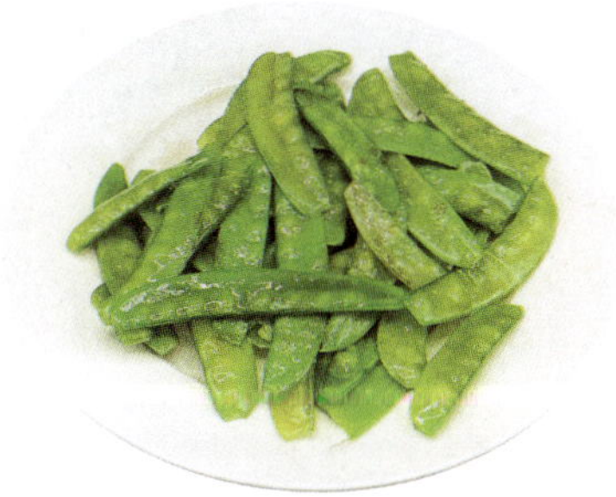

生熟比=93.4g/100g | 含油比=12.3g/100g | 含盐比=0.8g/100g

食物编码及食物名称：042106–荷兰豆　**烹饪方式：炖**

烹饪前

生重：126g

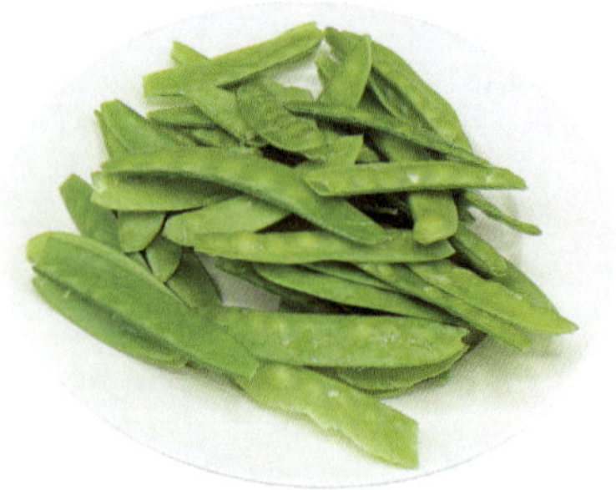

烹饪后

熟重：132g

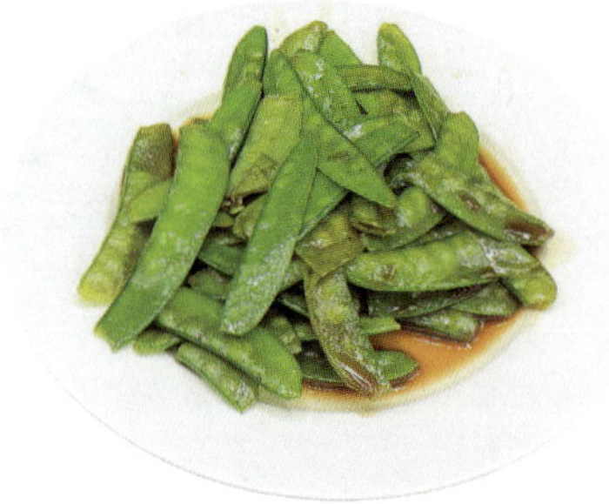

生熟比=95.5g/100g | 含油比=5.1g/100g | 含盐比=0g/100g

食物编码及食物名称：042106–荷兰豆　**烹饪方式：煮**

烹饪前

生重：104g

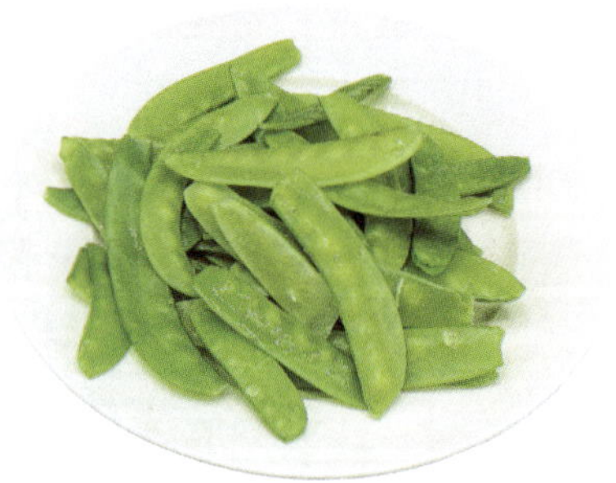

烹饪后

熟重：117g

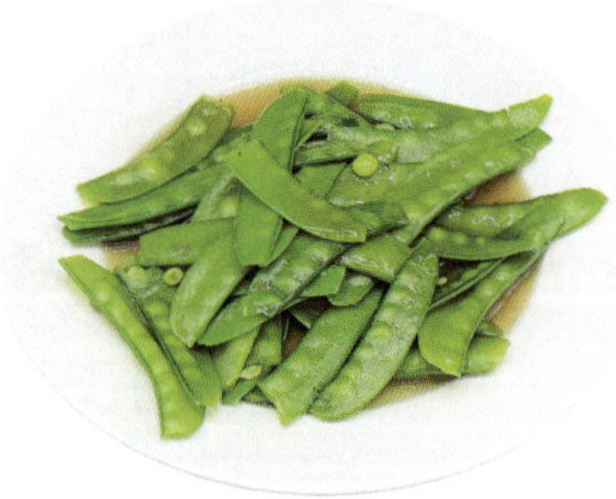

生熟比=88.9g/100g | 含油比=0g/100g | 含盐比=1.3g/100g

食物编码及食物名称：042106–荷兰豆

烹饪方式：烤

烹饪前

生重：114g

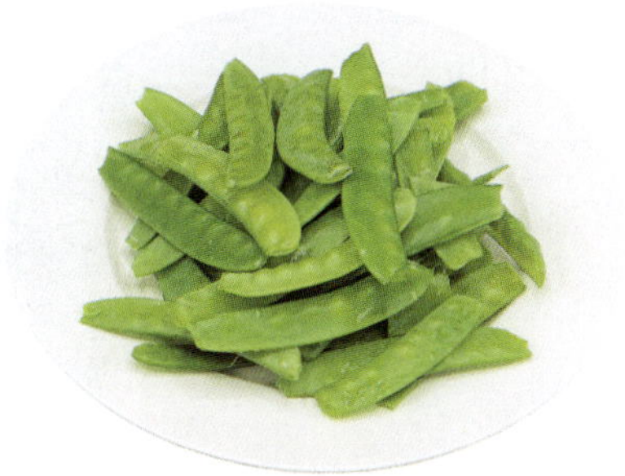

烹饪后

熟重：77g

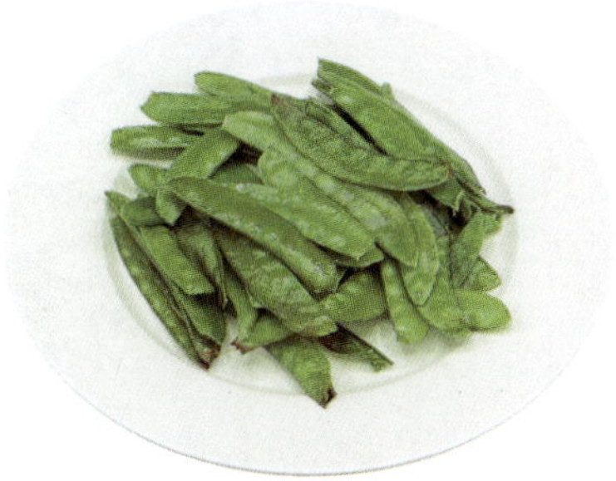

生熟比=148.1g/100g | 含油比=0g/100g | 含盐比=0g/100g

食物编码及食物名称：042106–荷兰豆

烹饪方式：蒸

烹饪前

生重：116g

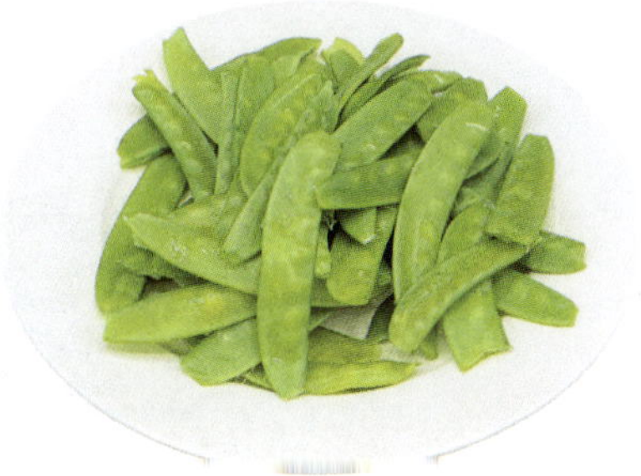

烹饪后

熟重：116g

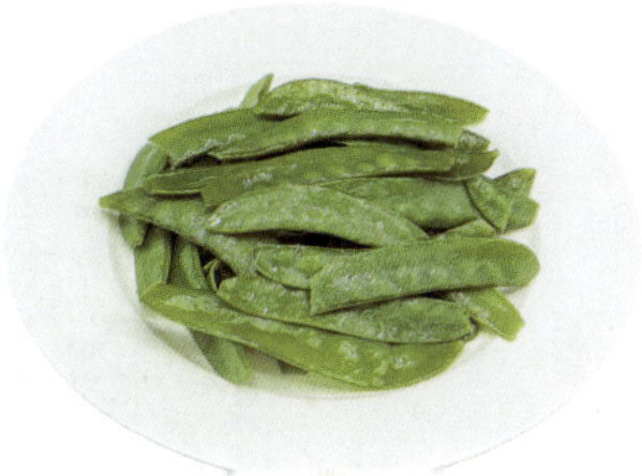

生熟比=100.0g/100g | 含油比=0g/100g | 含盐比=0g/100g

食物编码及食物名称：042106–荷兰豆 **烹饪方式：炸**

烹饪前

生重：124g

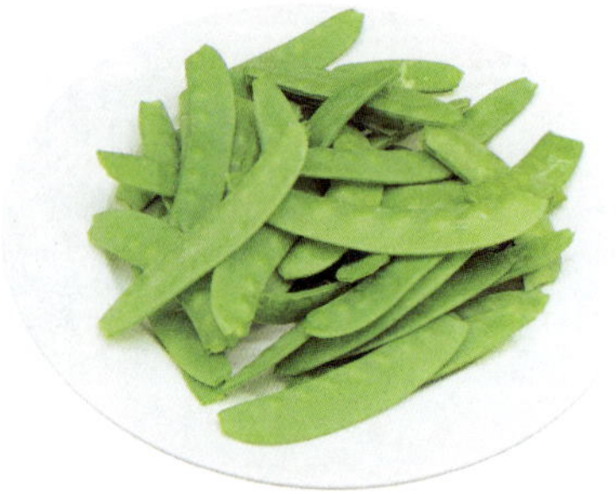

烹饪后

熟重：100g

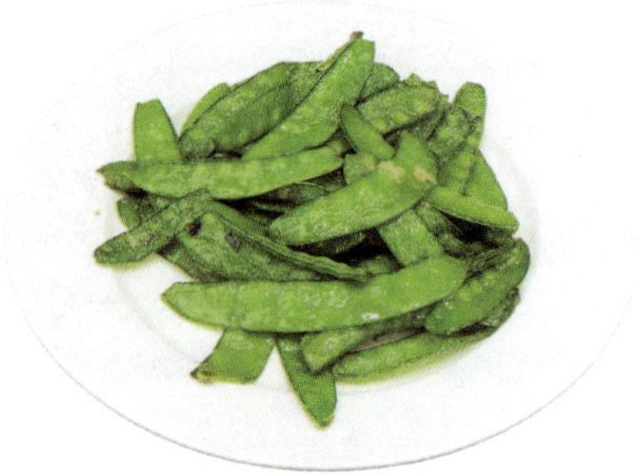

生熟比=124.0g/100g | 含油比=38.0g/100g | 含盐比=0g/100g

17. 042109–毛豆（鲜）［青豆、菜用大豆］

食物编码及食物名称：042109–毛豆（鲜）［青豆、菜用大豆］ **烹饪方式：炒**

烹饪前

生重：120g

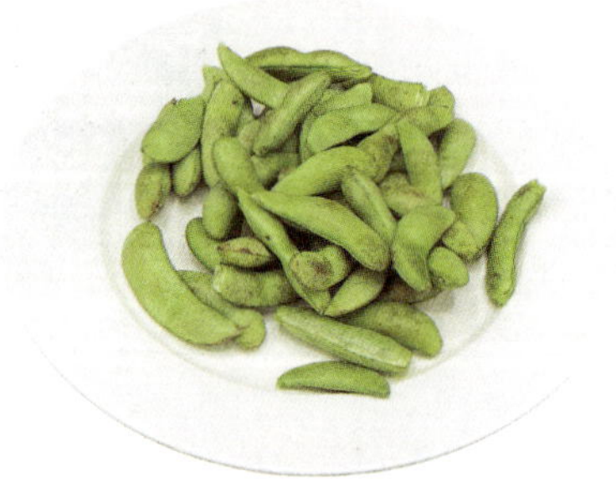

烹饪后

熟重：124g

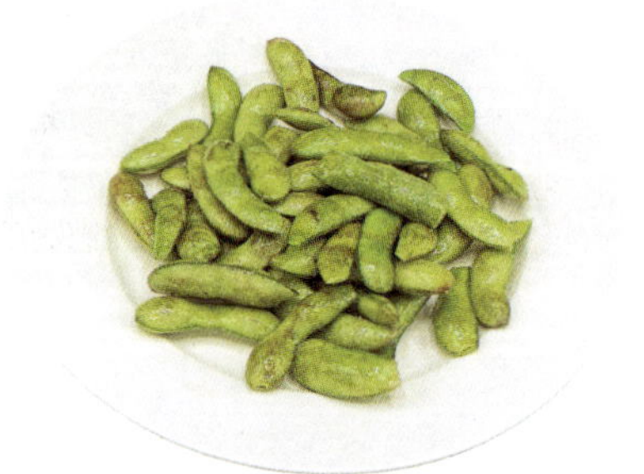

生熟比=96.8g/100g | 含油比=9.7g/100g | 含盐比=0.8g/100g

食物编码及食物名称：042109-毛豆（鲜）[青豆、菜用大豆] | **烹饪方式：炖**

烹饪前

生重：104g

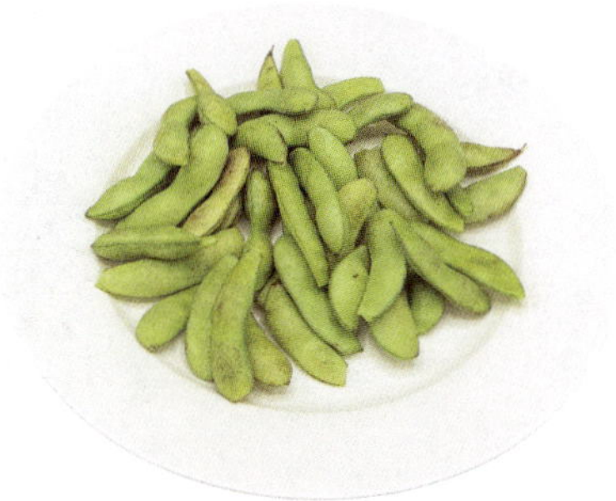

烹饪后

熟重：103g

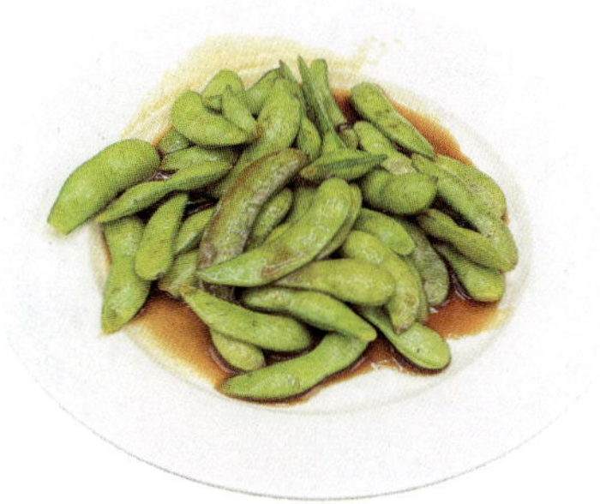

生熟比=101.0g/100g | 含油比=6.9g/100g | 含盐比=0g/100g

食物编码及食物名称：042109-毛豆（鲜）[青豆、菜用大豆] | **烹饪方式：煮**

烹饪前

生重：127g

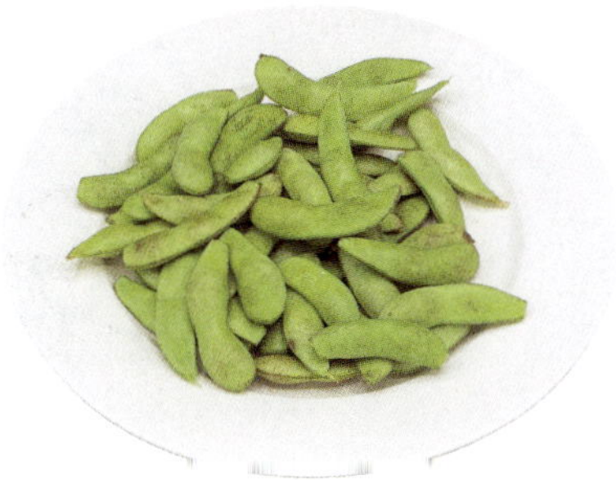

烹饪后

熟重：126g

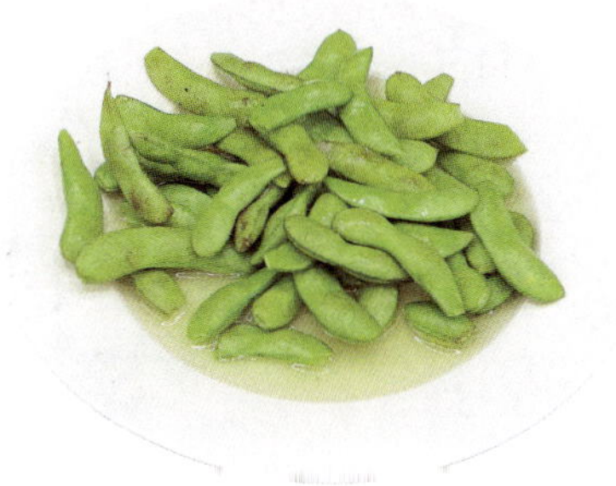

生熟比=100.8g/100g | 含油比=0g/100g | 含盐比=1.1g/100g

食物编码及食物名称：042109-毛豆（鲜）[青豆、菜用大豆] **烹饪方式：烤**

烹饪前

生重：123g

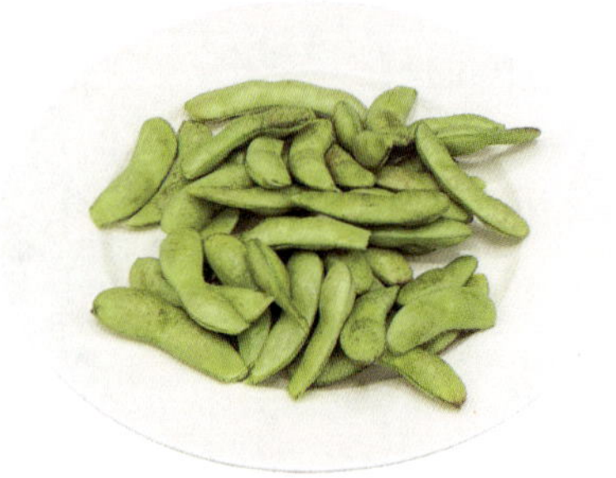

烹饪后

熟重：99g

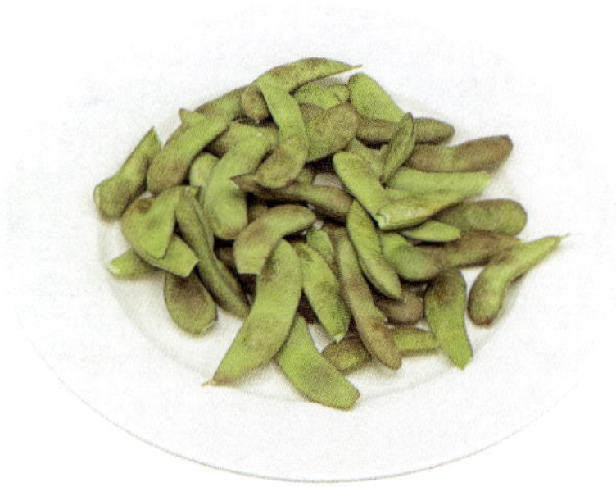

生熟比=124.2g/100g | 含油比=0g/100g | 含盐比=0g/100g

食物编码及食物名称：042109-毛豆（鲜）[青豆、菜用大豆] **烹饪方式：蒸**

烹饪前

生重：111g

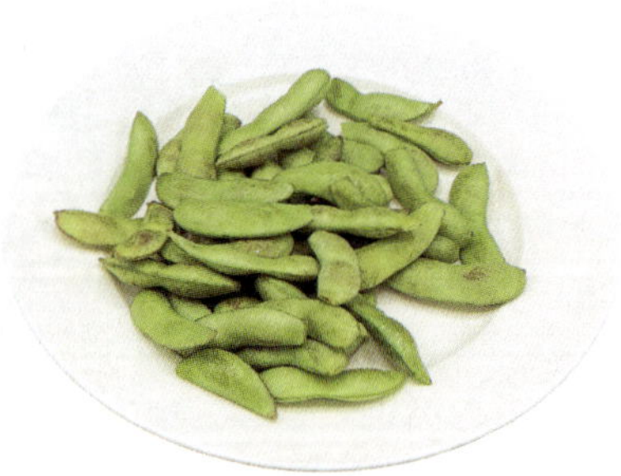

烹饪后

熟重：108g

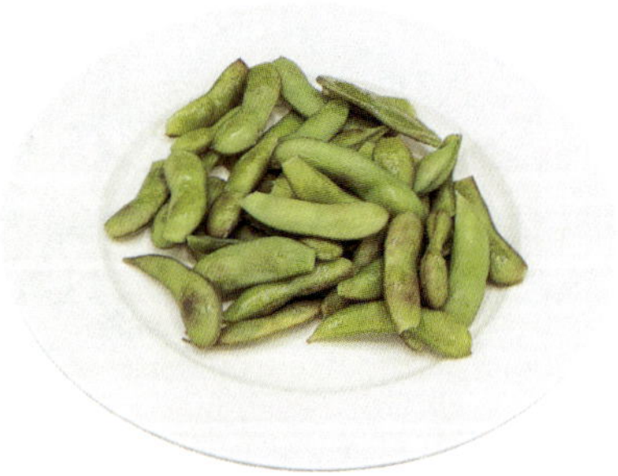

生熟比=102.8g/100g | 含油比=0g/100g | 含盐比=0g/100g

食物编码及食物名称：042109–毛豆（鲜）[青豆、菜用大豆]　　**烹饪方式：炸**

烹饪前

生重：116g

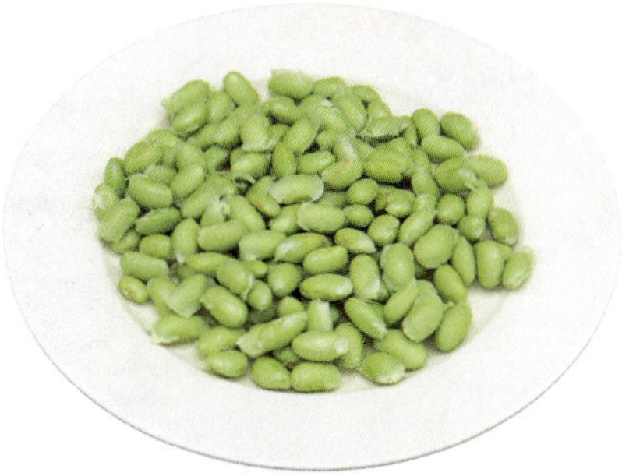

烹饪后

熟重：100g

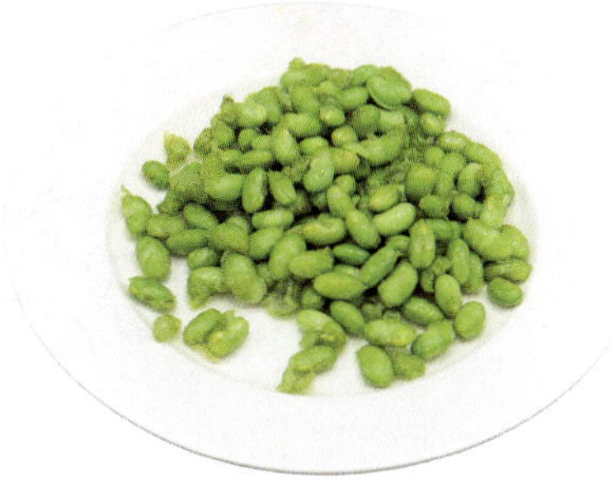

生熟比=116.0g/100g　|　含油比=15.0g/100g　|　含盐比=0g/100g

18. 042110–四季豆（菜豆）

食物编码及食物名称：042110–四季豆（菜豆）　　**烹饪方式：炒**

烹饪前

生重：142g

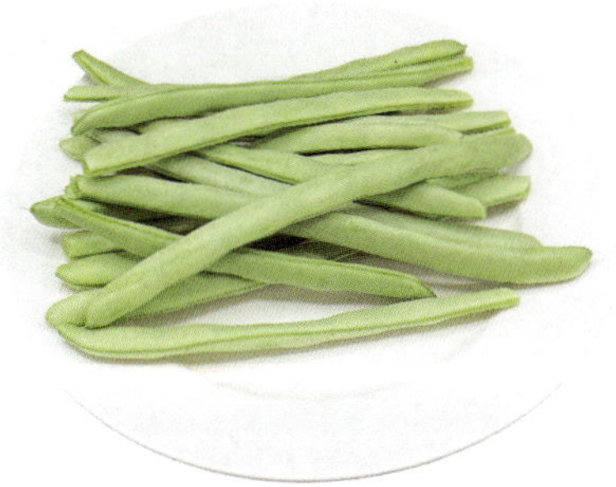

烹饪后

熟重：133g

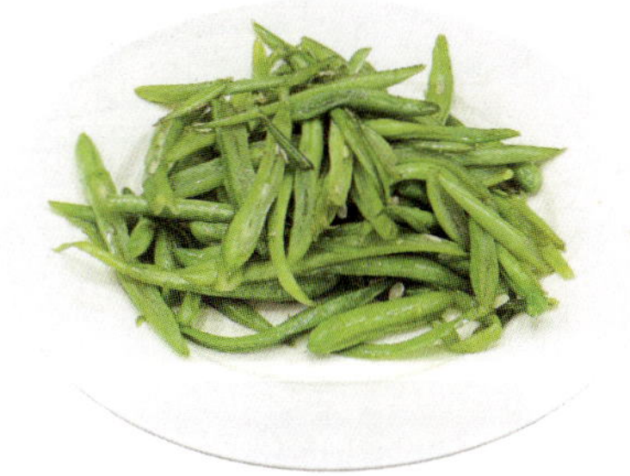

生熟比=106.8g/100g　|　含油比=19.5g/100g　|　含盐比=2.3g/100g

食物编码及食物名称：042110–四季豆（菜豆） 烹饪方式：炖

烹饪前

生重：166g

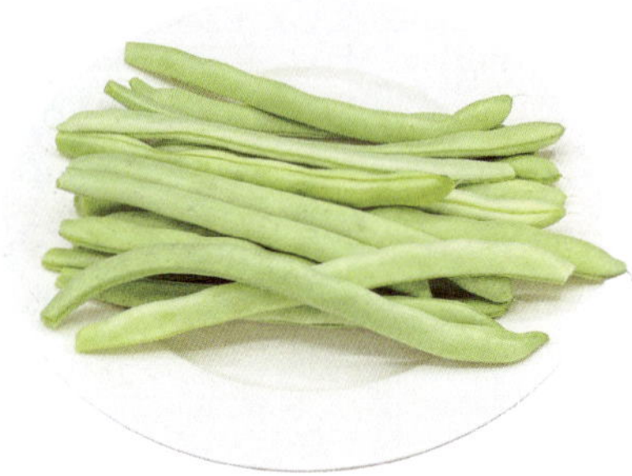

烹饪后

熟重：168g

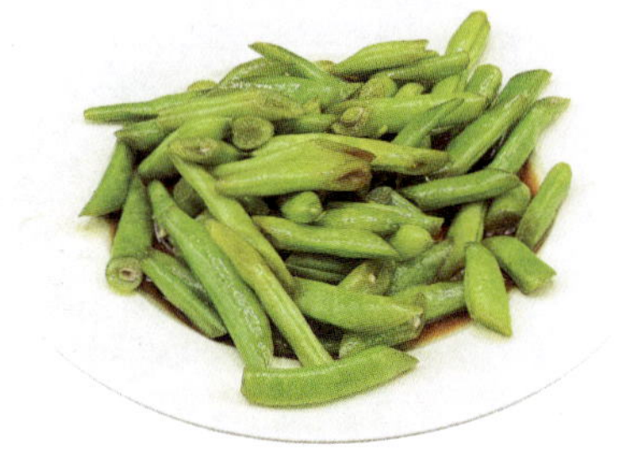

生熟比=98.8g/100g | 含油比=6.7g/100g | 含盐比=0.5g/100g

食物编码及食物名称：042110–四季豆（菜豆） 烹饪方式：煮

烹饪前

生重：182g

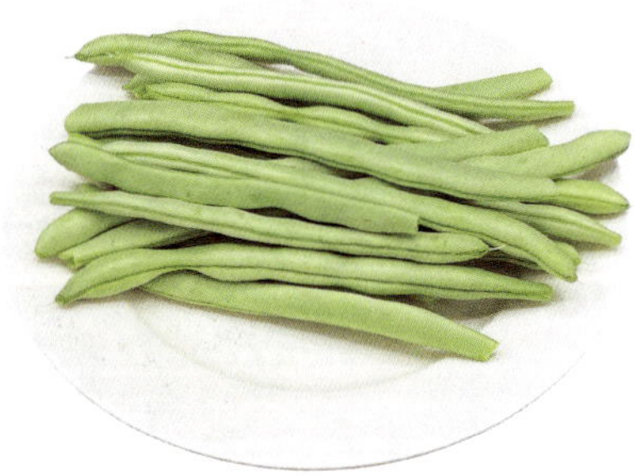

烹饪后

熟重：182g

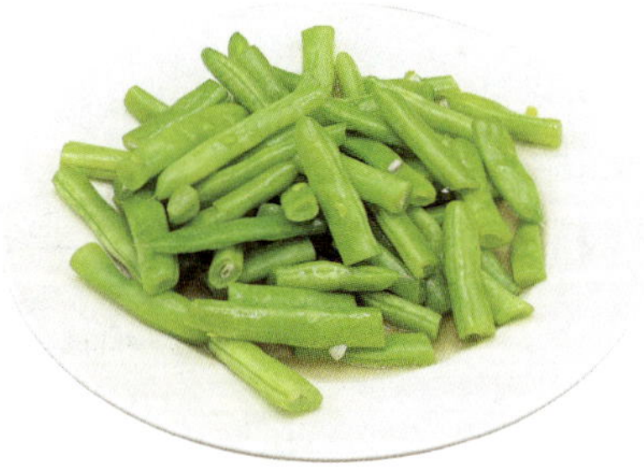

生熟比=100.0g/100g | 含油比=0g/100g | 含盐比=1.2g/100g

食物编码及食物名称：042110–四季豆（菜豆） **烹饪方式：烤**

烹饪前

生重：145g

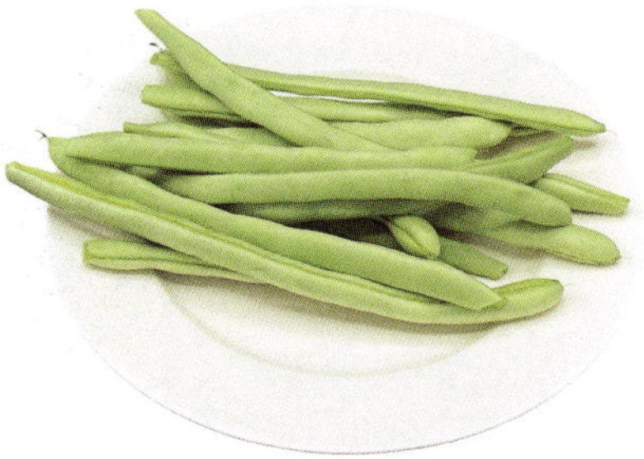

烹饪后

熟重：118g

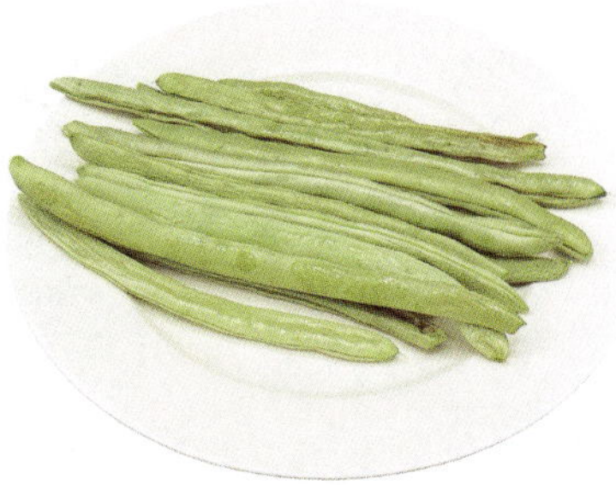

生熟比=122.9g/100g | 含油比=0g/100g | 含盐比=0g/100g

食物编码及食物名称：042110–四季豆（菜豆） **烹饪方式：蒸**

烹饪前

生重：163g

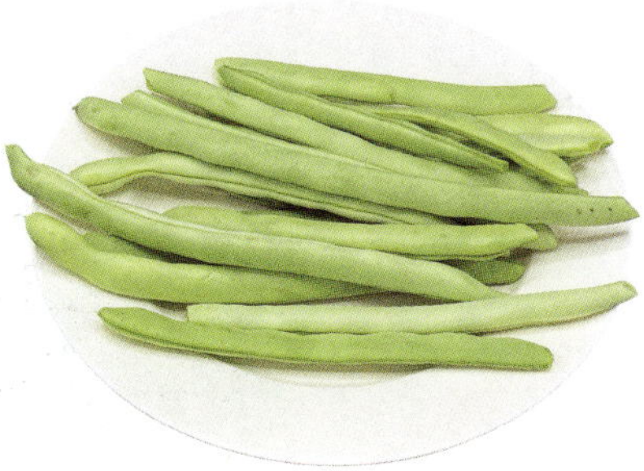

烹饪后

熟重：136g

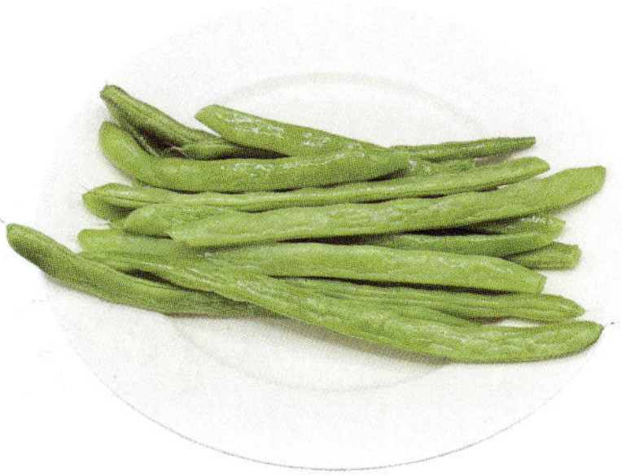

生熟比=119.9g/100g | 含油比=0g/100g | 含盐比=0g/100g

食物编码及食物名称：042110-四季豆（菜豆） | **烹饪方式：炸**

烹饪前
生重：103g

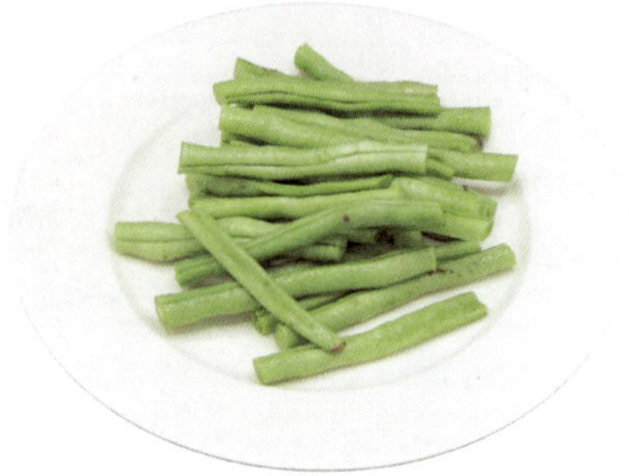

烹饪后
熟重：76g

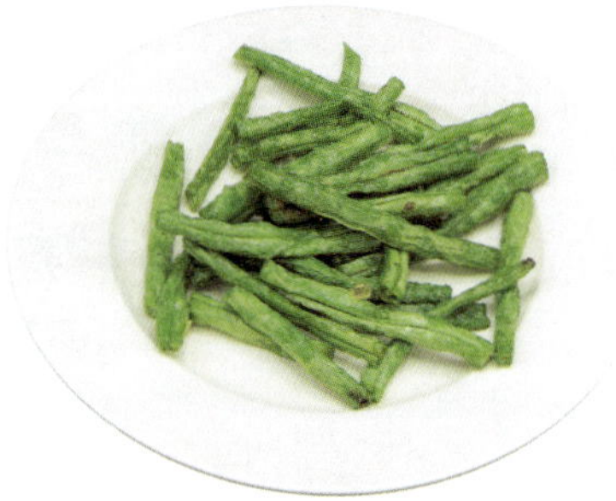

生熟比=135.5g/100g | 含油比=15.8g/100g | 含盐比=0g/100g

19. 042111-豌豆（带荚、鲜）[回回豆]

食物编码及食物名称：042111-豌豆（带荚、鲜）[回回豆] | **烹饪方式：炒**

烹饪前
生重：105g

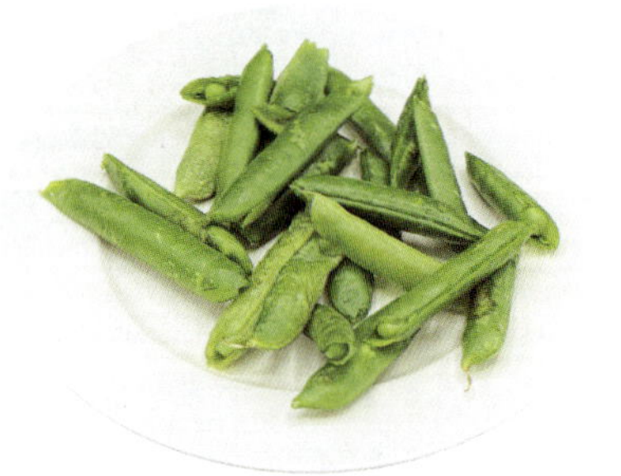

烹饪后
熟重：112g

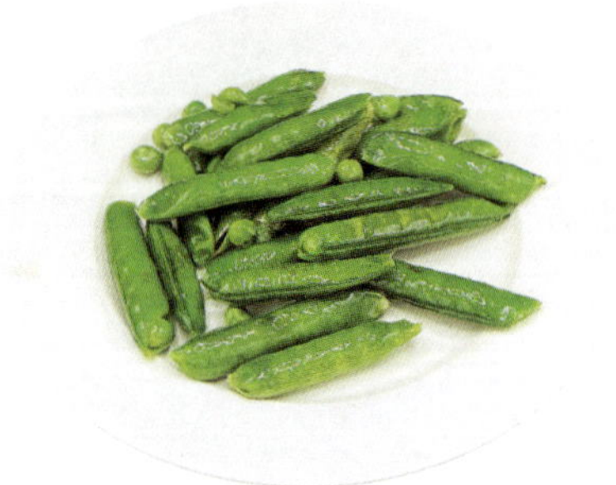

生熟比=93.8g/100g | 含油比=18.8g/100g | 含盐比=0.9g/100g

食物编码及食物名称：042111-豌豆（带荚、鲜）[回回豆] | **烹饪方式：炖**

烹饪前

生重：109g

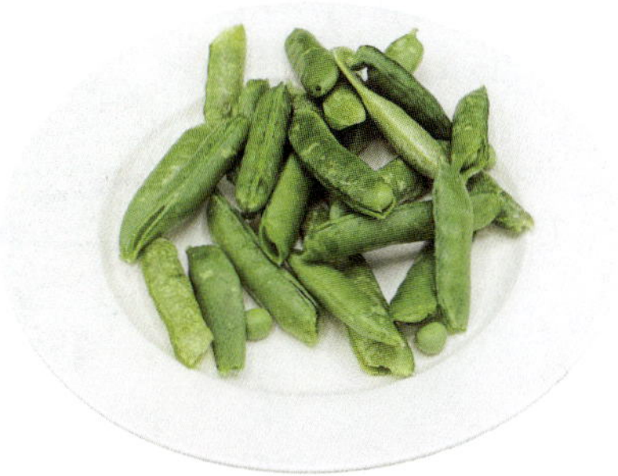

烹饪后

熟重：98g

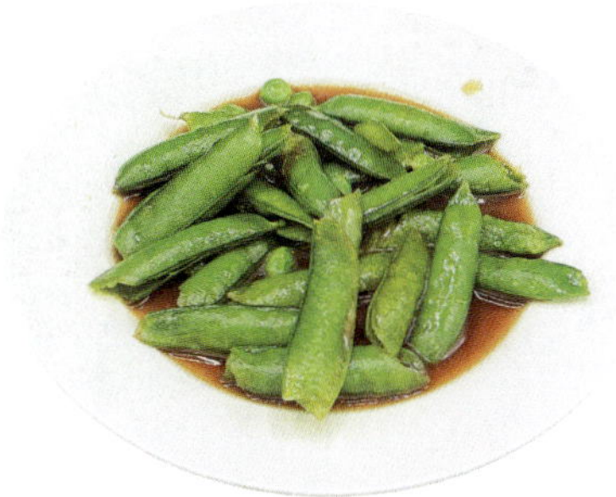

生熟比=111.2g/100g | 含油比=5.6g/100g | 含盐比=0g/100g

食物编码及食物名称：042111-豌豆（带荚、鲜）[回回豆] | **烹饪方式：煮**

烹饪前

生重：83g

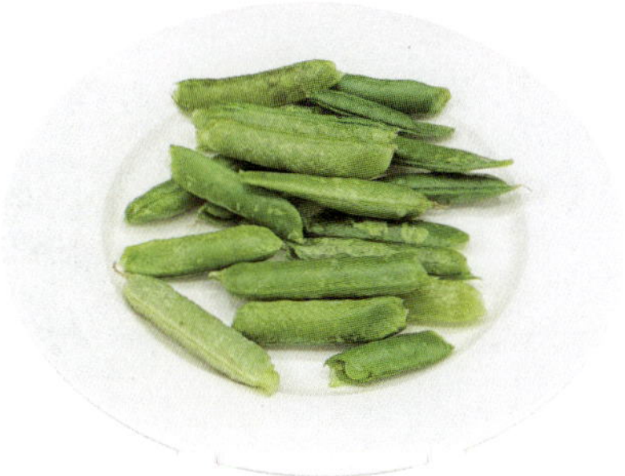

烹饪后

熟重：89g

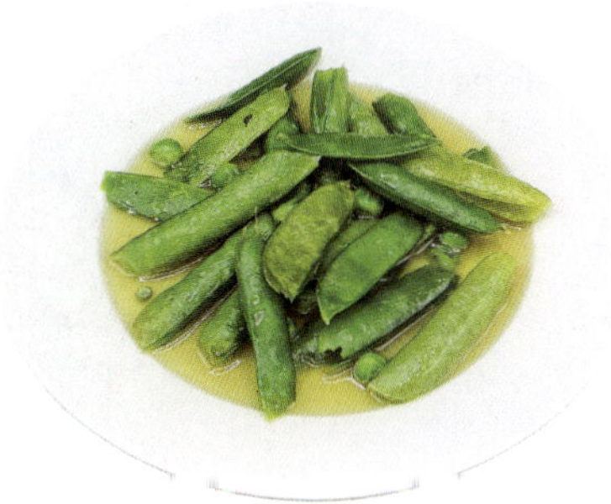

生熟比=93.3g/100g | 含油比=0g/100g | 含盐比=1.3g/100g

食物编码及食物名称：042111-豌豆（带荚、鲜）[回回豆] **烹饪方式：烤**

烹饪前

生重：95g

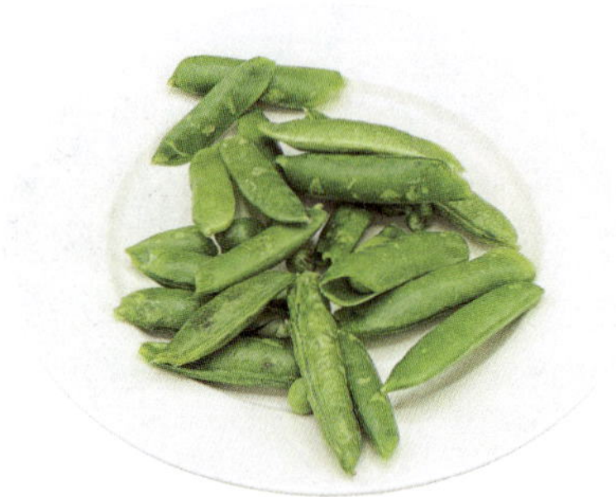

烹饪后

熟重：82g

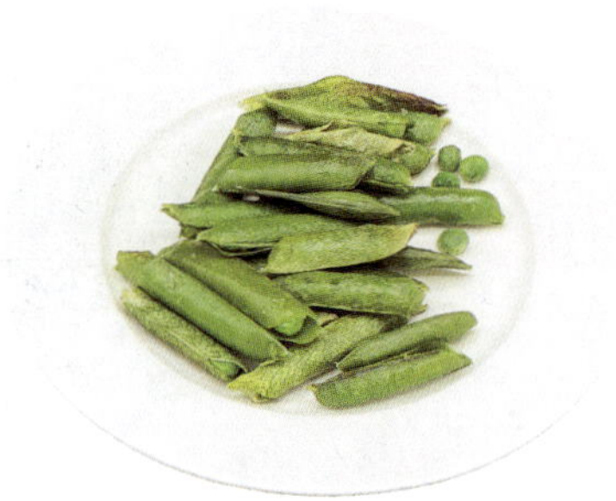

生熟比=115.9g/100g | 含油比=0g/100g | 含盐比=0g/100g

食物编码及食物名称：042111-豌豆（带荚、鲜）[回回豆] **烹饪方式：蒸**

烹饪前

生重：110g

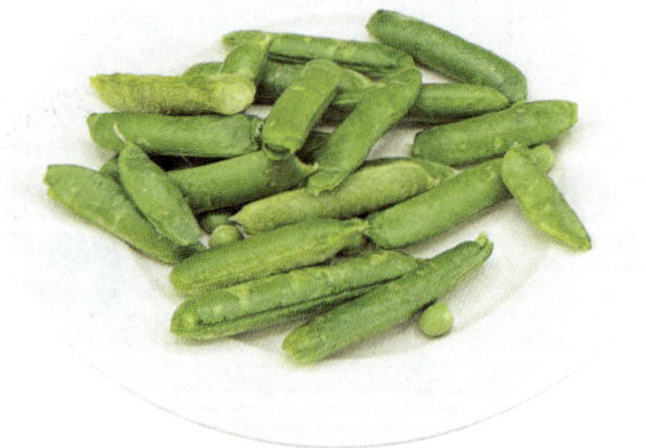

烹饪后

熟重：102g

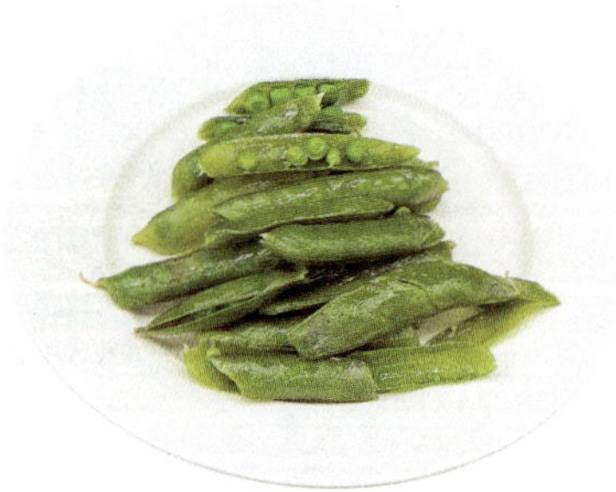

生熟比=107.8g/100g | 含油比=0g/100g | 含盐比=0g/100g

食物编码及食物名称：042111-豌豆（带荚、鲜）[回回豆]	烹饪方式：炸
烹饪前 生重：208g	烹饪后 熟重：173g

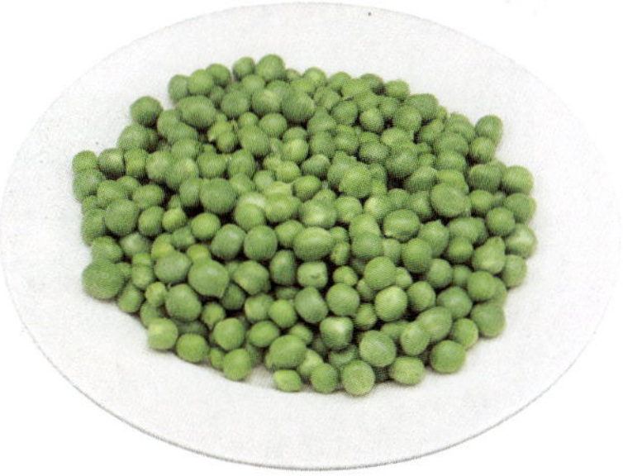

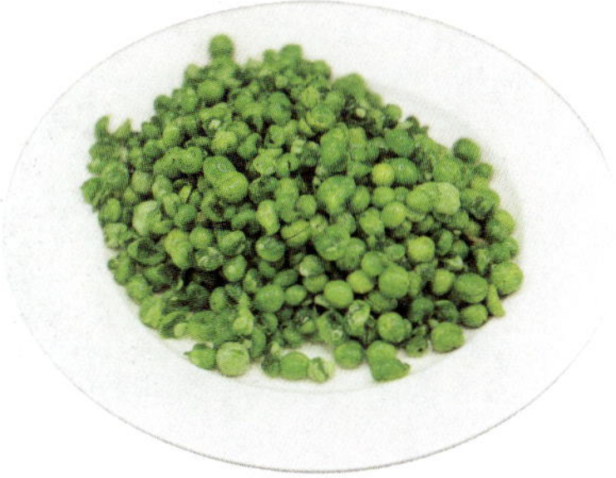

生熟比=120.2g/100g | 含油比=20.2g/100g | 含盐比=0g/100g

20. 042112-豌豆尖

食物编码及食物名称：042112-豌豆尖	烹饪方式：炒
烹饪前 生重：46g	烹饪后 熟重：44g

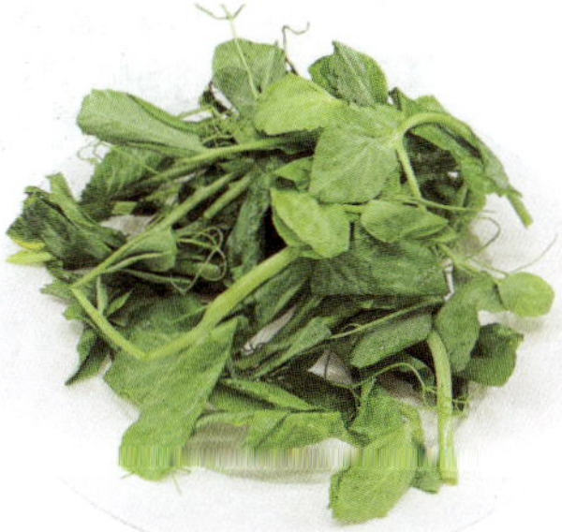

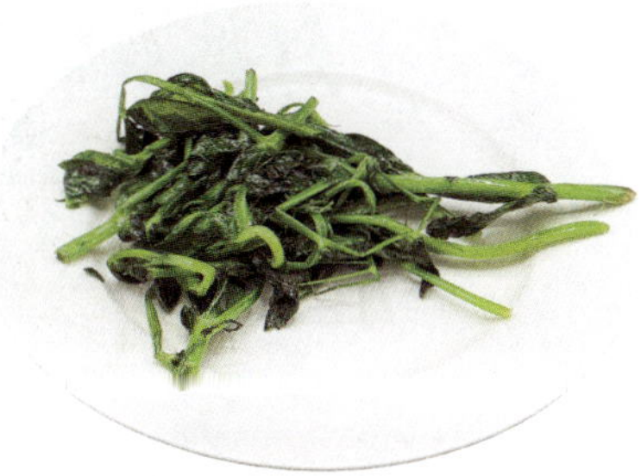

生熟比=104.5g/100g | 含油比=9.1g/100g | 含盐比=2.3g/100g

食物编码及食物名称：042112-豌豆尖 | **烹饪方式：炖**

烹饪前

生重：58g

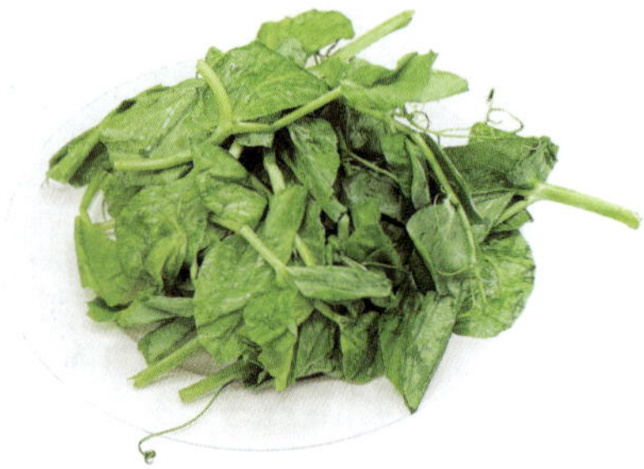

烹饪后

熟重：78g

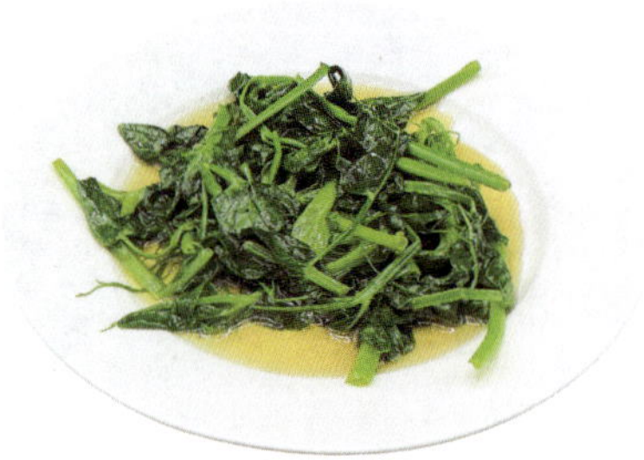

生熟比=74.4g/100g | 含油比=10.1g/100g | 含盐比=0.9g/100g

食物编码及食物名称：042112-豌豆尖 | **烹饪方式：煮**

烹饪前

生重：62g

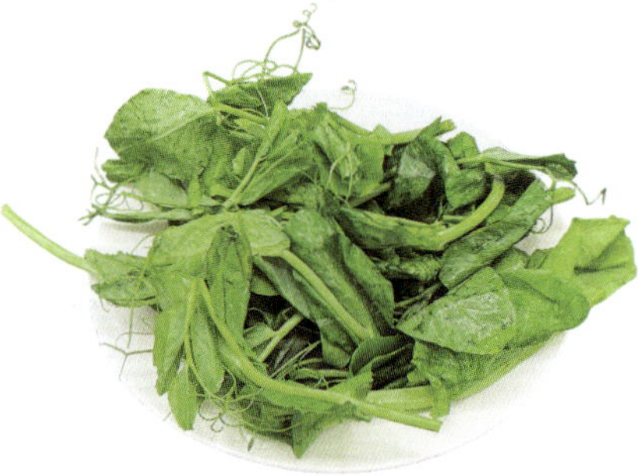

烹饪后

熟重：74g

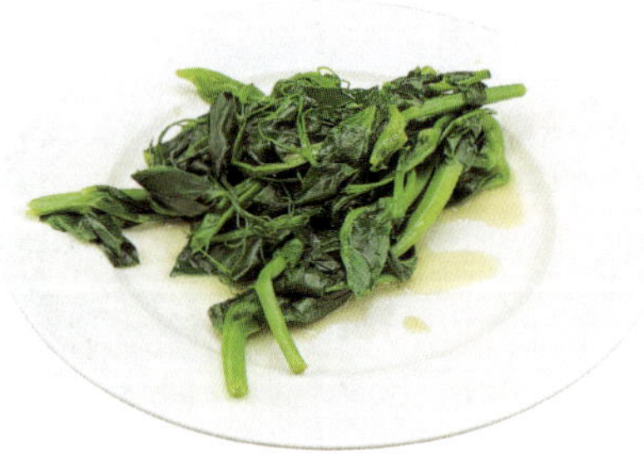

生熟比=83.8g/100g | 含油比=0g/100g | 含盐比=1.2g/100g

食物编码及食物名称：042112-豌豆尖 烹饪方式：烤

烹饪前

生重：86g

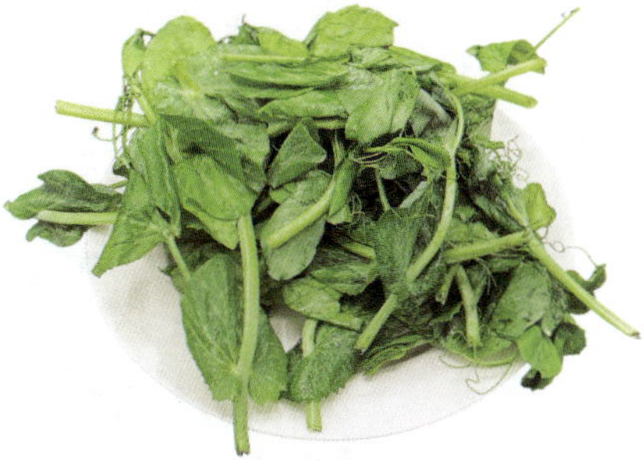

烹饪后

熟重：51g

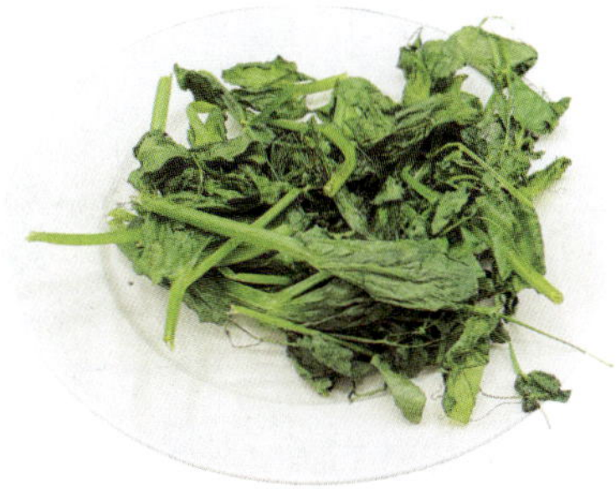

生熟比=168.6g/100g | 含油比=0g/100g | 含盐比=0g/100g

食物编码及食物名称：042112-豌豆尖 烹饪方式：蒸

烹饪前

生重：80g

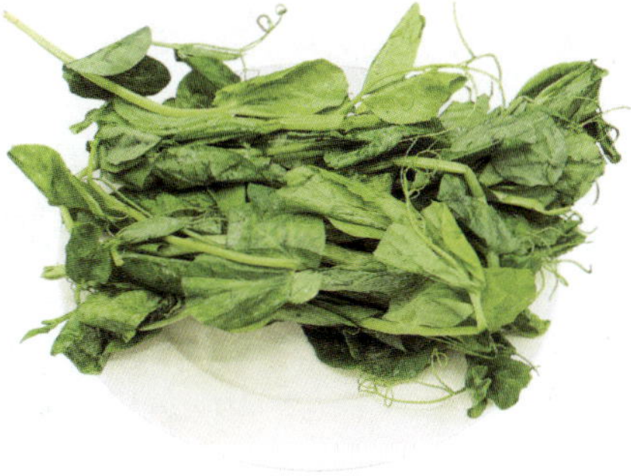

烹饪后

熟重：83g

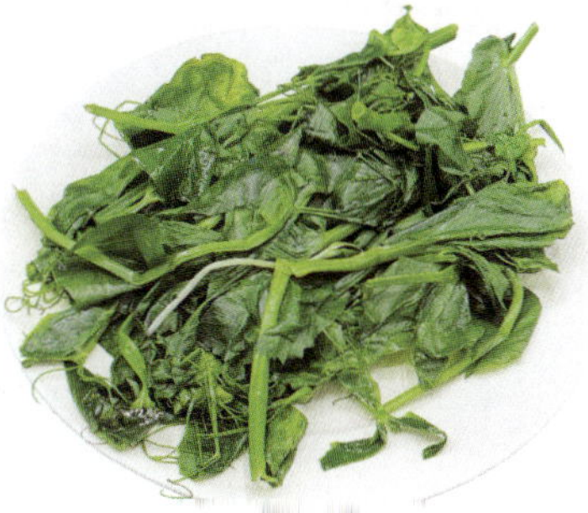

生熟比=96.4g/100g | 含油比=0g/100g | 含盐比=0g/100g

21. 042113-油豆角（鲜）[多花菜豆]

食物编码及食物名称：042113-油豆角（鲜）[多花菜豆] **烹饪方式：炒**

烹饪前

生重：130g

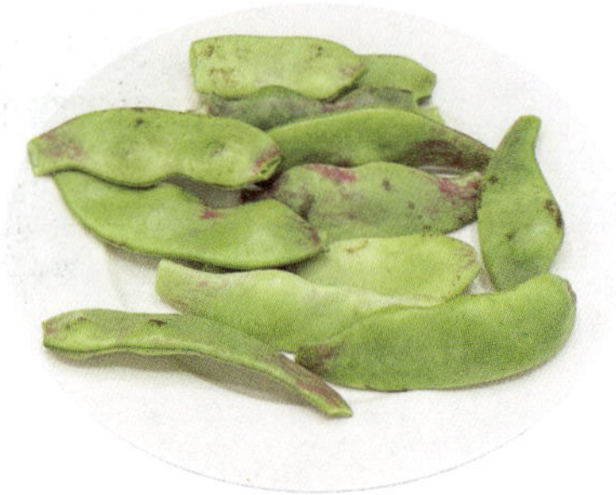

烹饪后

熟重：125g

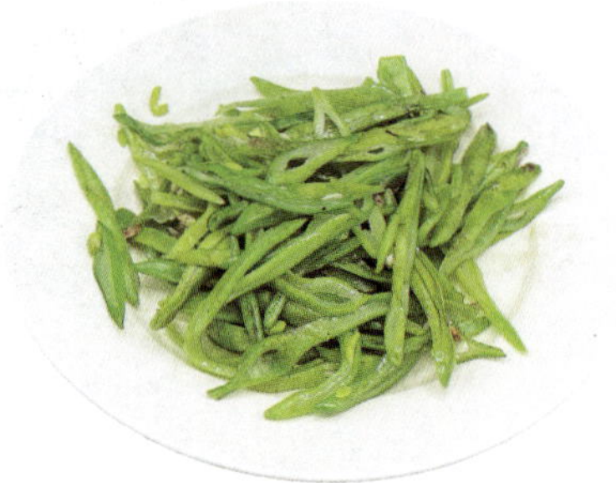

生熟比=104.0g/100g | 含油比=8.0g/100g | 含盐比=0.8g/100g

食物编码及食物名称：042113-油豆角（鲜）[多花菜豆] **烹饪方式：炖**

烹饪前

生重：143g

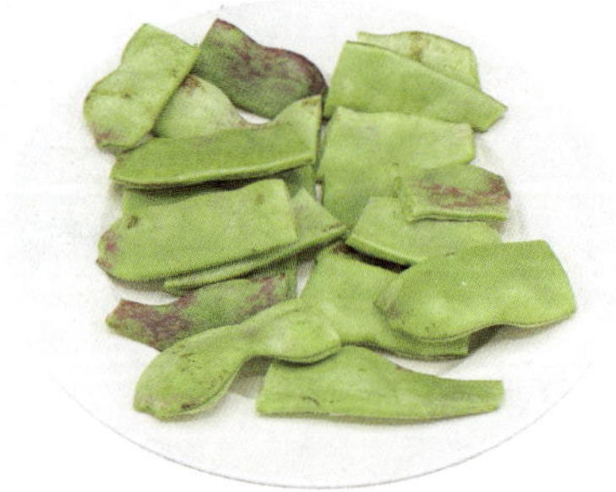

烹饪后

熟重：143g

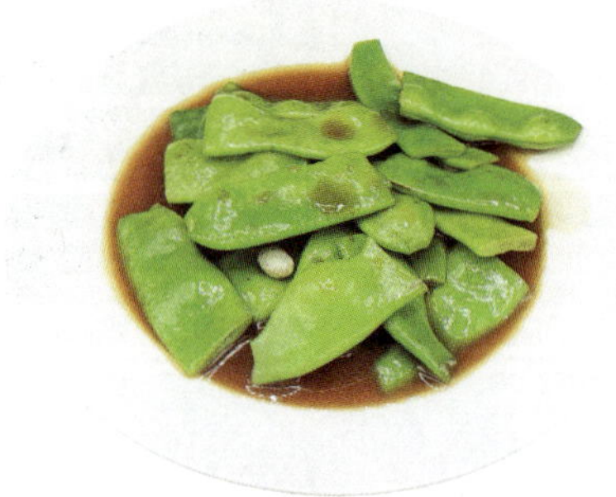

生熟比=100.0g/100g | 含油比=4.1g/100g | 含盐比=0.4g/100g

食物编码及食物名称：042113-油豆角（鲜）[多花菜豆]　**烹饪方式：煮**

烹饪前

生重：154g

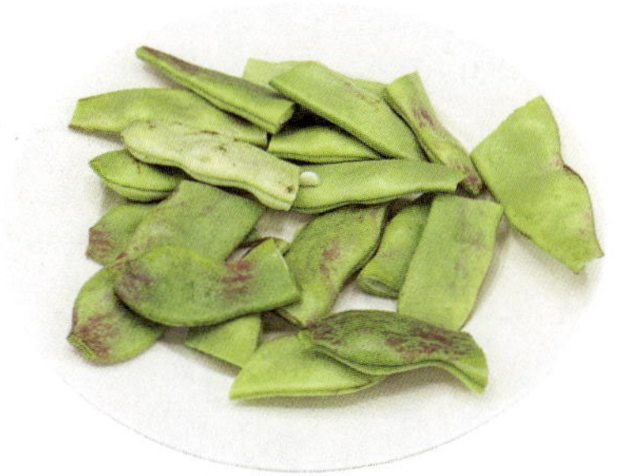

烹饪后

熟重：154g

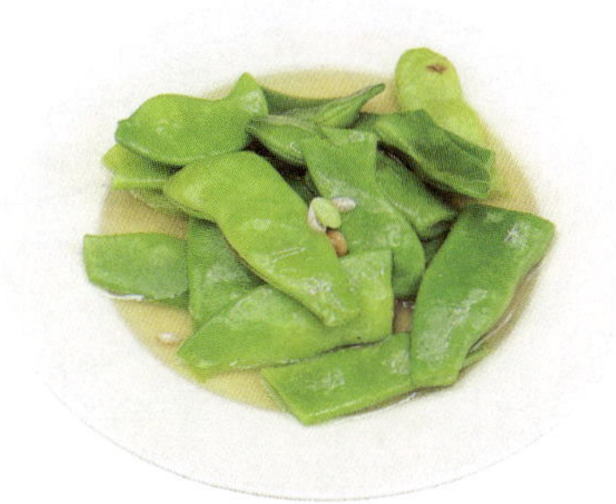

生熟比=100.0g/100g　|　含油比=0g/100g　|　含盐比=0.5g/100g

食物编码及食物名称：042113-油豆角（鲜）[多花菜豆]　**烹饪方式：烤**

烹饪前

生重：121g

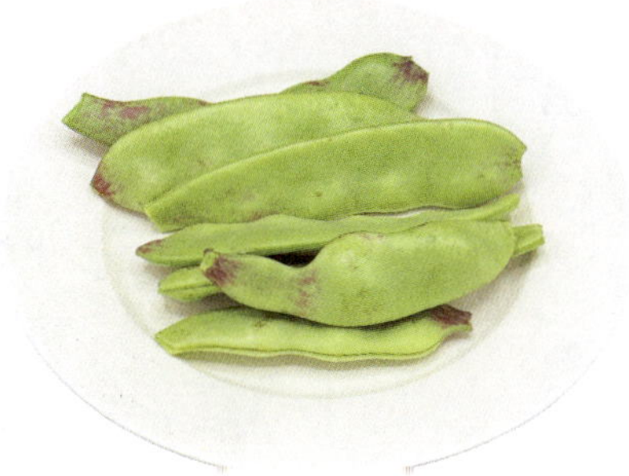

烹饪后

熟重：98g

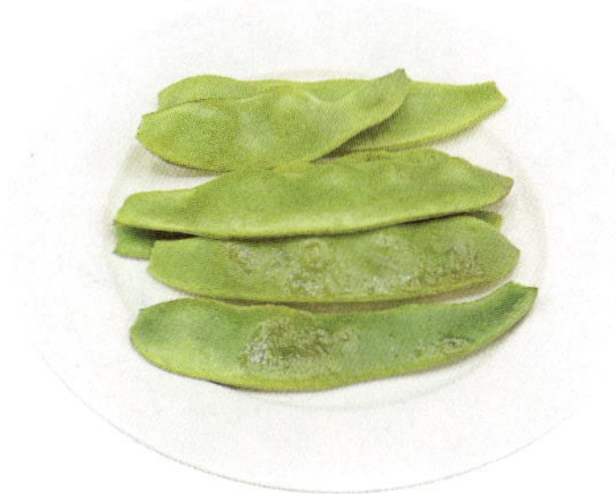

生熟比=123.5g/100g　|　含油比=0g/100g　|　含盐比=0g/100g

食物编码及食物名称：042113-油豆角（鲜）[多花菜豆] | **烹饪方式：蒸**

烹饪前

生重：187g

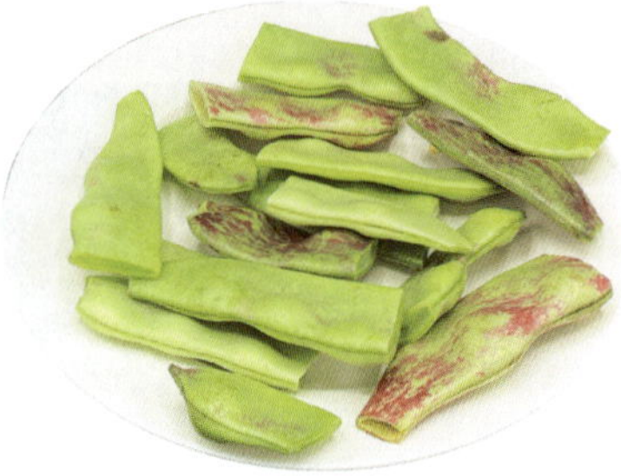

烹饪后

熟重：169g

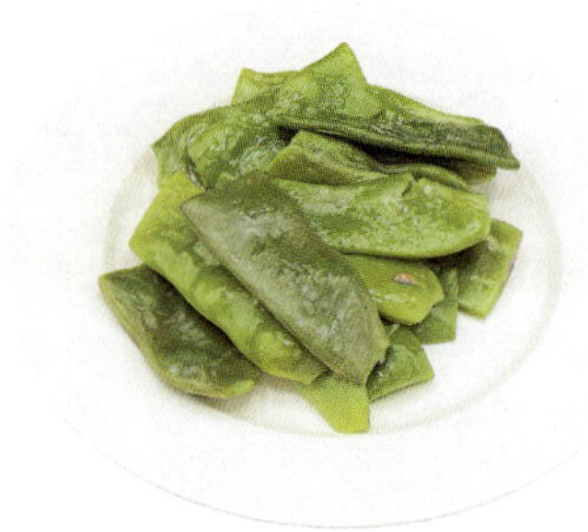

生熟比=110.7g/100g | 含油比=0g/100g | 含盐比=0g/100g

22. 042115-芸豆（鲜）

食物编码及食物名称：042115-芸豆（鲜） | **烹饪方式：炒**

烹饪前

生重：159g

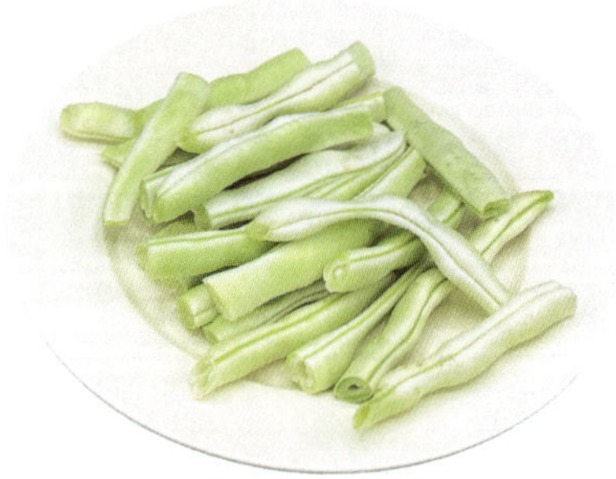

烹饪后

熟重：136g

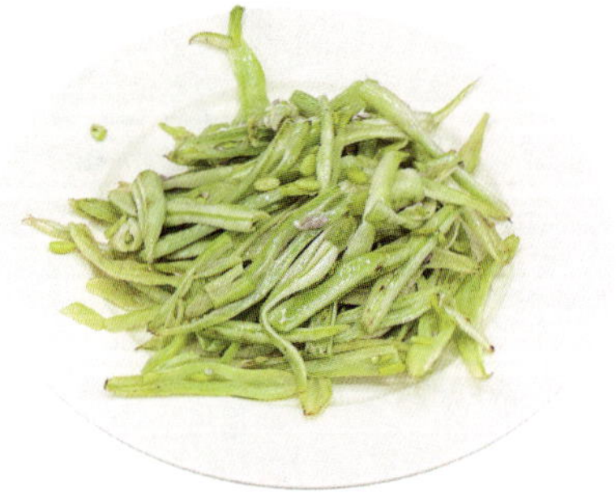

生熟比=116.9g/100g | 含油比=9.6g/100g | 含盐比=0.7g/100g

食物编码及食物名称：042115–芸豆（鲜）　　**烹饪方式：炖**

烹饪前

生重：199g

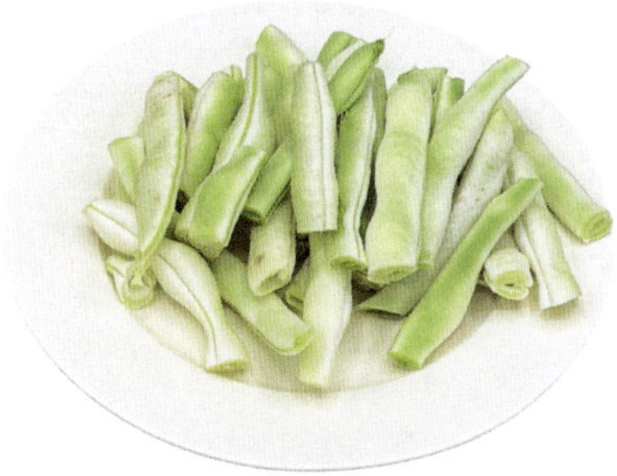

烹饪后

熟重：202g

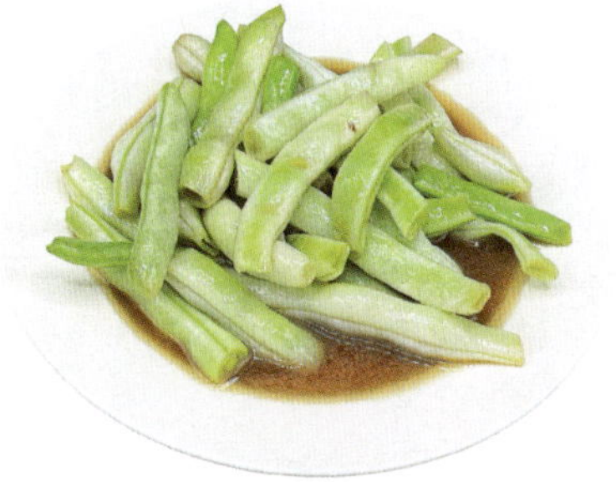

生熟比=98.5g/100g　|　含油比=5.1g/100g　|　含盐比=0.3g/100g

食物编码及食物名称：042115–芸豆（鲜）　　**烹饪方式：煮**

烹饪前

生重：169g

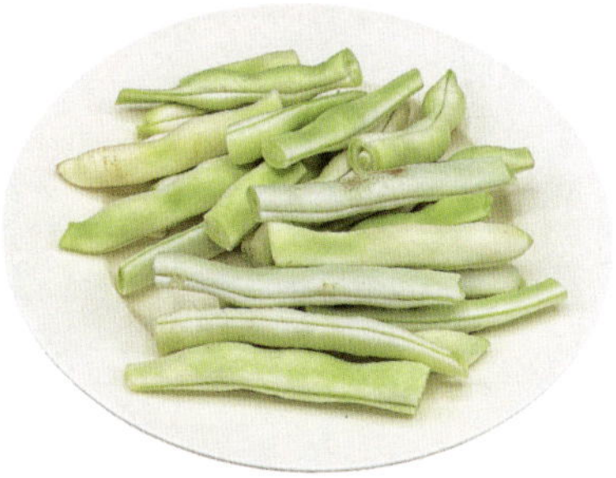

烹饪后

熟重：166g

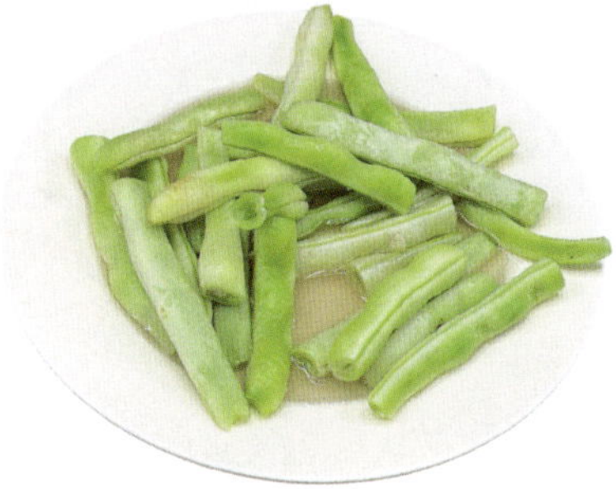

生熟比=101.8g/100g　|　含油比=0g/100g　|　含盐比=0.4g/100g

食物编码及食物名称：042115-芸豆（鲜） **烹饪方式：烤**

烹饪前

生重：137g

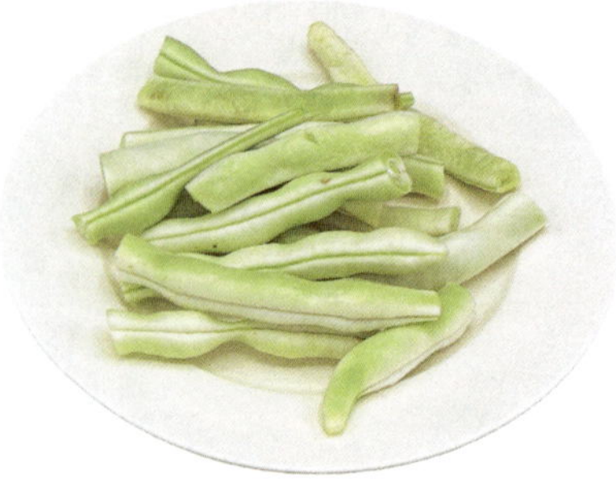

烹饪后

熟重：107g

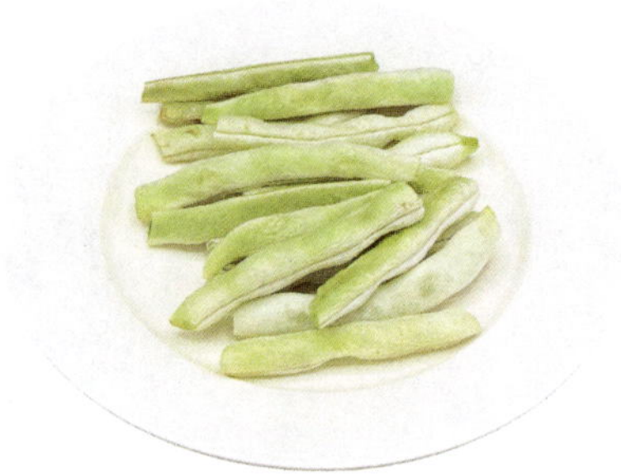

生熟比=128.0g/100g | 含油比=0g/100g | 含盐比=0g/100g

食物编码及食物名称：042115-芸豆（鲜） **烹饪方式：蒸**

烹饪前

生重：116g

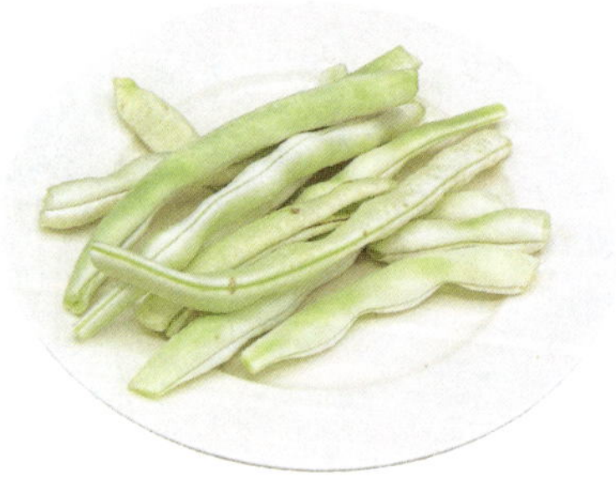

烹饪后

熟重：110g

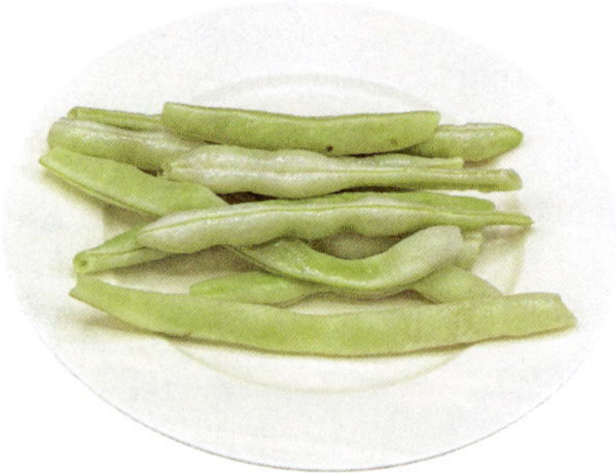

生熟比=105.5g/100g | 含油比=0g/100g | 含盐比=0g/100g

食物编码及食物名称：042115-芸豆（鲜）	烹饪方式：炸
烹饪前 生重：246g	烹饪后 熟重：208g

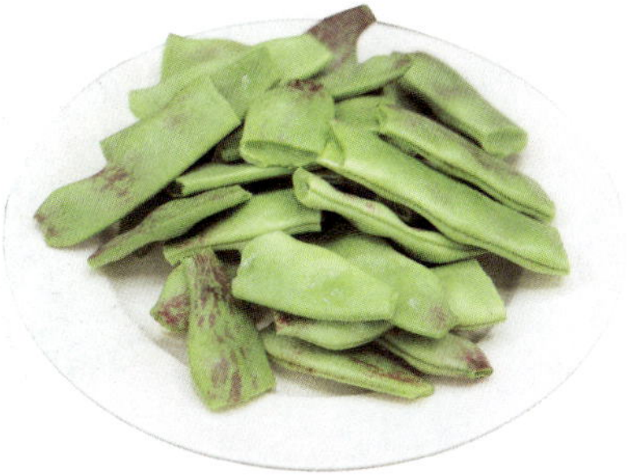

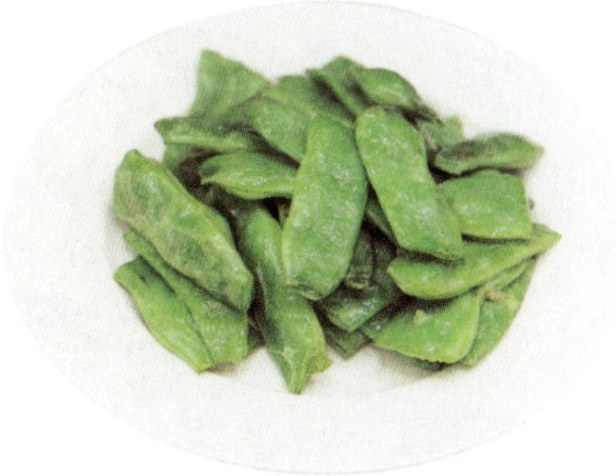

生熟比=118.3g/100g ｜ 含油比=6.3g/100g ｜ 含盐比=0g/100g

23. 042117-豇豆（长）

食物编码及食物名称：042117-豇豆（长）	烹饪方式：炒
烹饪前 生重：212g	烹饪后 熟重：213g

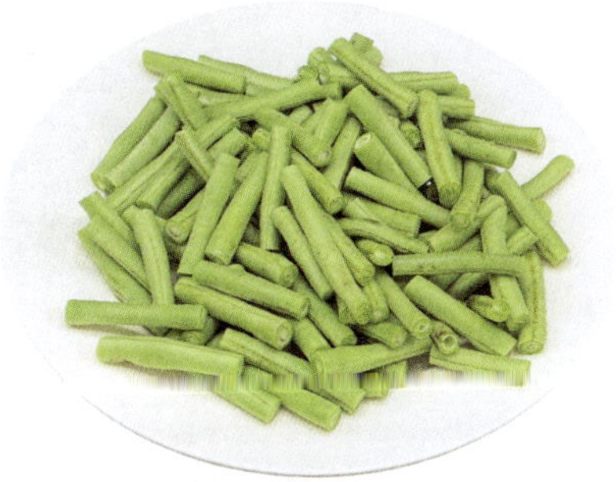

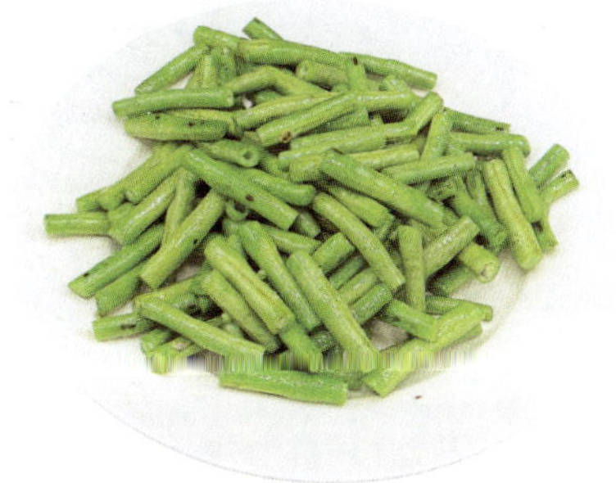

生熟比=99.5g/100g ｜ 含油比=6.1g/100g ｜ 含盐比=0.5g/100g

食物编码及食物名称：042117–豇豆（长） **烹饪方式：炖**

烹饪前

生重：181g

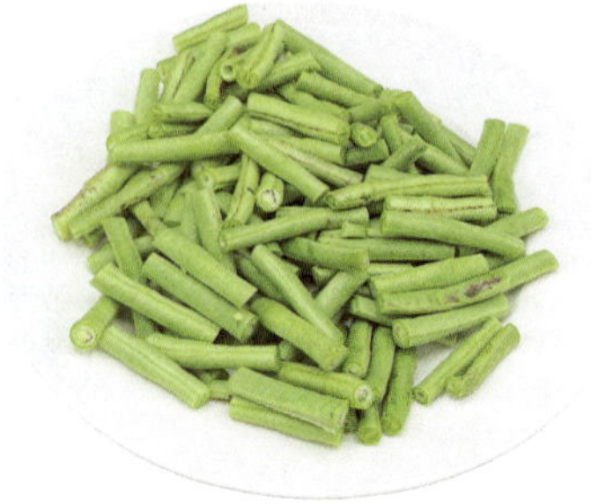

烹饪后

熟重：181g

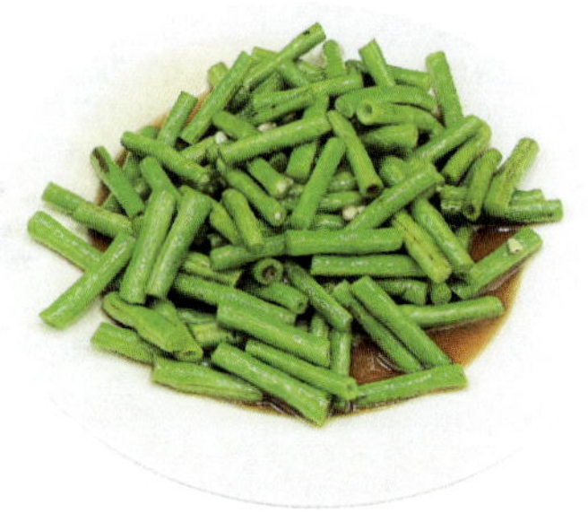

生熟比=100.0g/100g | 含油比=6.0g/100g | 含盐比=0g/100g

食物编码及食物名称：042117–豇豆（长） **烹饪方式：烤**

烹饪前

生重：174g

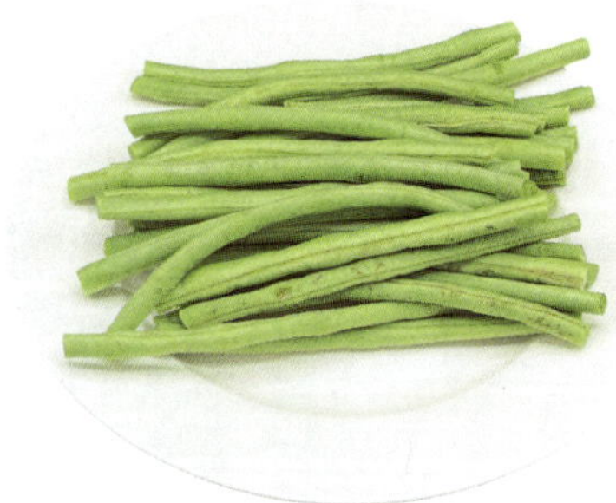

烹饪后

熟重：136g

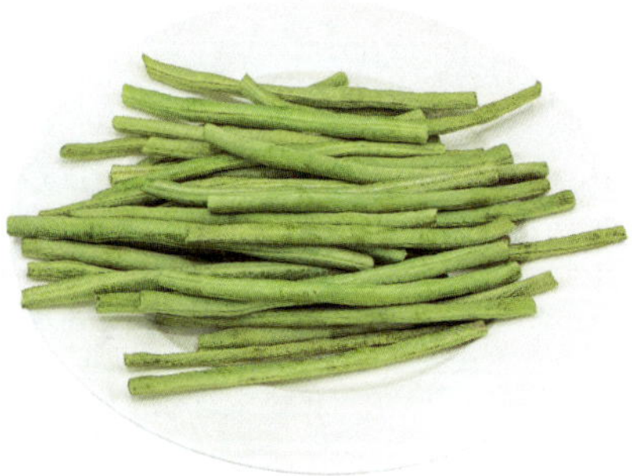

生熟比=127.9g/100g | 含油比=0g/100g | 含盐比=0g/100g

食物编码及食物名称：042117–豇豆（长） 烹饪方式：蒸

烹饪前

生重：207g

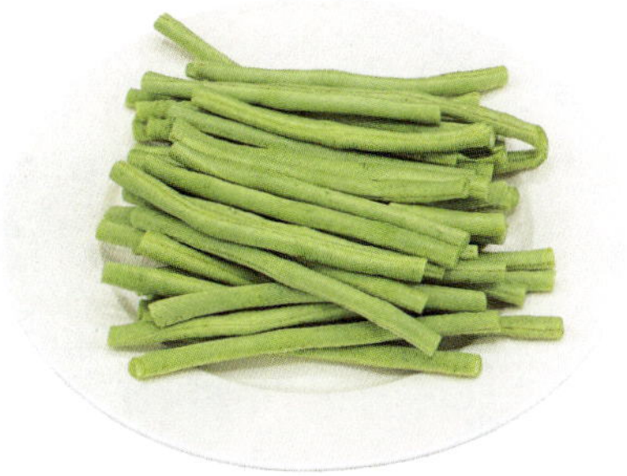

烹饪后

熟重：200g

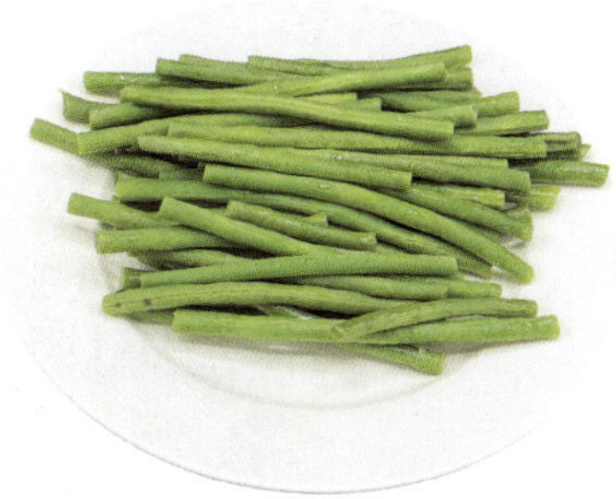

生熟比=103.5g/100g | 含油比=0g/100g | 含盐比=0g/100g

食物编码及食物名称：042117–豇豆（长） 烹饪方式：炸

烹饪前

生重：196g

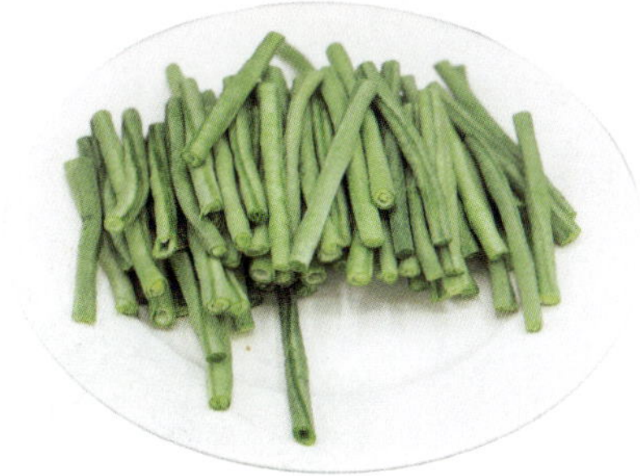

烹饪后

熟重：149g

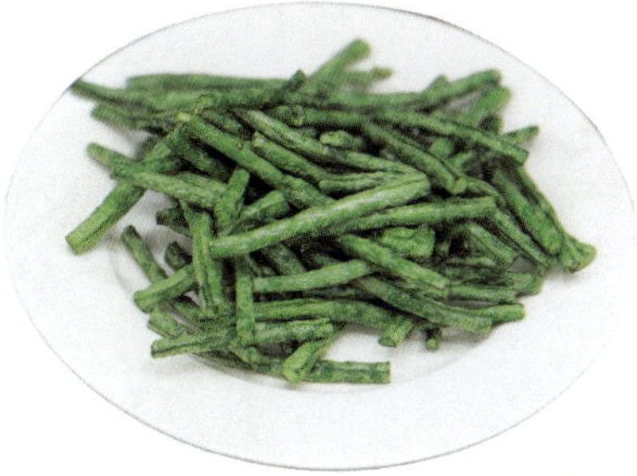

生熟比=131.5g/100g | 含油比=6.0g/100g | 含盐比=0g/100g

24. 0421xx-梅豆［猫耳豆角］

食物编码及食物名称：0421xx-梅豆［猫耳豆角］ **烹饪方式：炒**

烹饪前

生重：173g

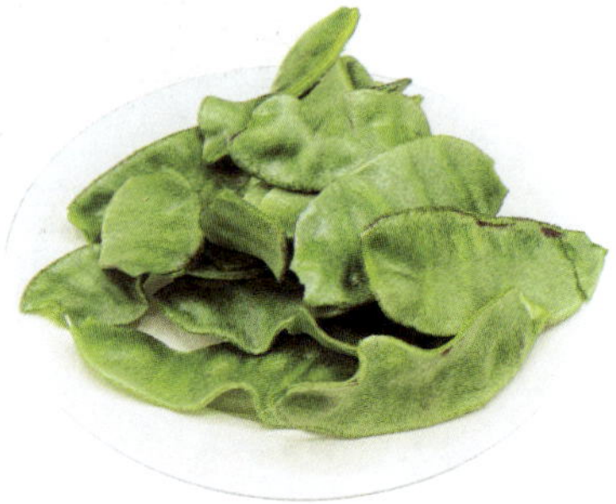

烹饪后

熟重：199g

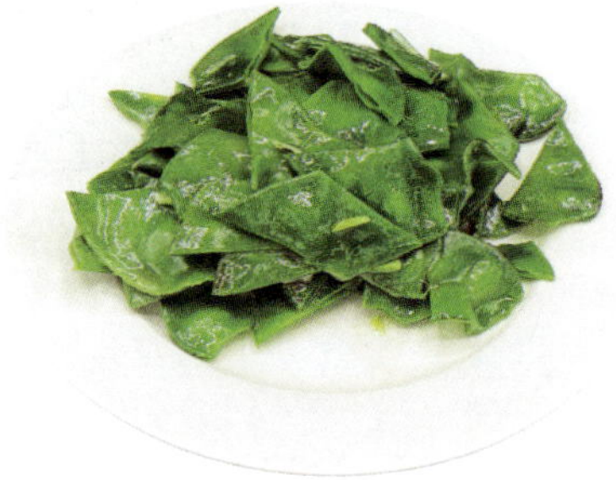

生熟比=86.9g/100g | 含油比=17.1g/100g | 含盐比=1.0g/100g

食物编码及食物名称：0421xx-梅豆［猫耳豆角］ **烹饪方式：煮**

烹饪前

生重：197g

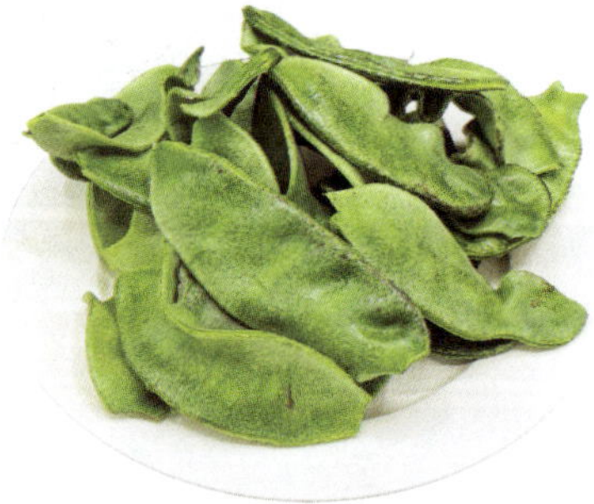

烹饪后

熟重：224g

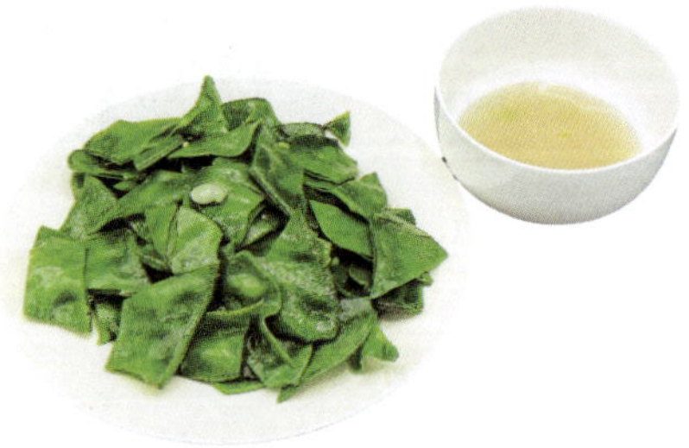

生熟比=87.9g/100g | 含油比=0g/100g | 含盐比=0.4g/100g

食物编码及食物名称：0421xx-梅豆［猫耳豆角］　**烹饪方式：蒸**

烹饪前

生重：177g

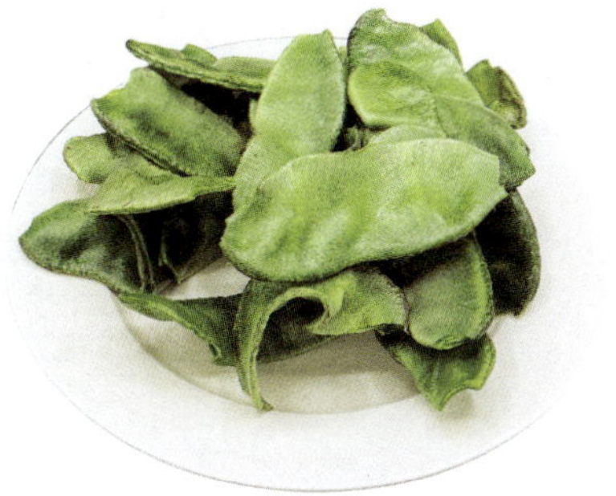

烹饪后

熟重：241g

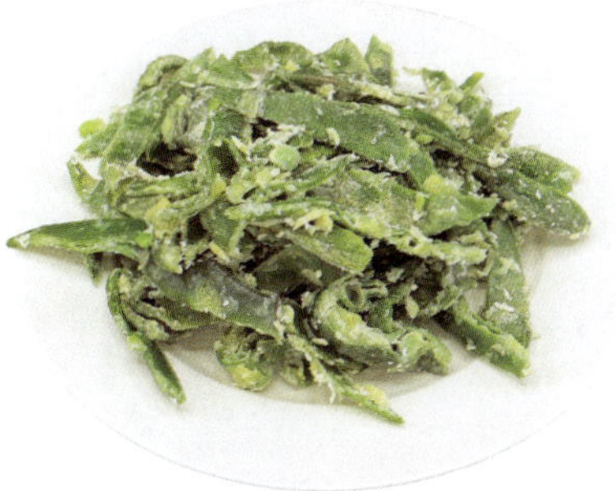

生熟比=73.4g/100g ｜ 含油比=0g/100g ｜ 含盐比=0g/100g

25. 042202-黄豆芽

食物编码及食物名称：042202-黄豆芽　**烹饪方式：炒**

烹饪前

生重：188g

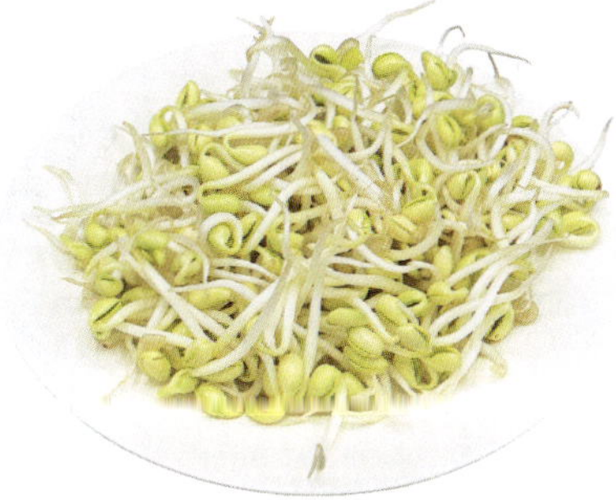

烹饪后

熟重：176g

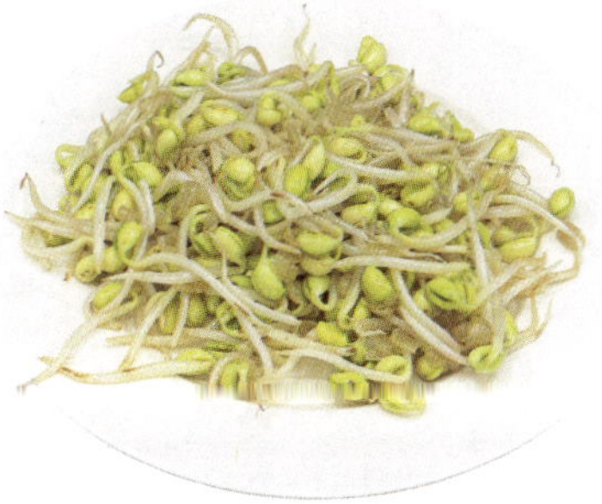

生熟比=106.8g/100g ｜ 含油比=9.1g/100g ｜ 含盐比=1.1g/100g

食物编码及食物名称：042202-黄豆芽 **烹饪方式：炖**

烹饪前

生重：153g

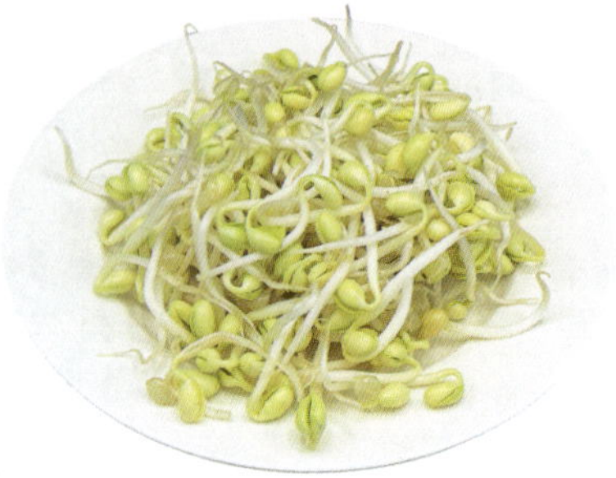

烹饪后

熟重：145g

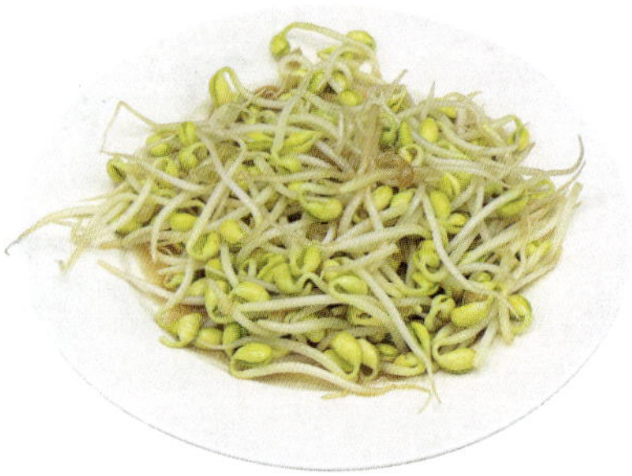

生熟比=105.5g/100g | 含油比=6.1g/100g | 含盐比=0.6g/100g

食物编码及食物名称：042202-黄豆芽 **烹饪方式：煮**

烹饪前

生重：239g

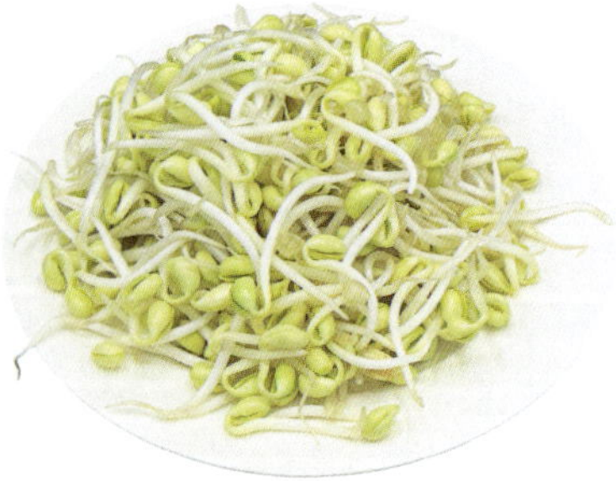

烹饪后

熟重：235g

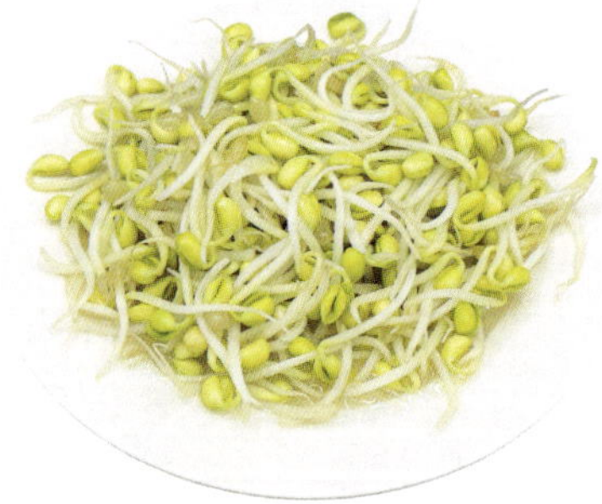

生熟比=101.7g/100g | 含油比=0g/100g | 含盐比=0.4g/100g

食物编码及食物名称：042202-黄豆芽 | **烹饪方式：蒸**

烹饪前

生重：189g

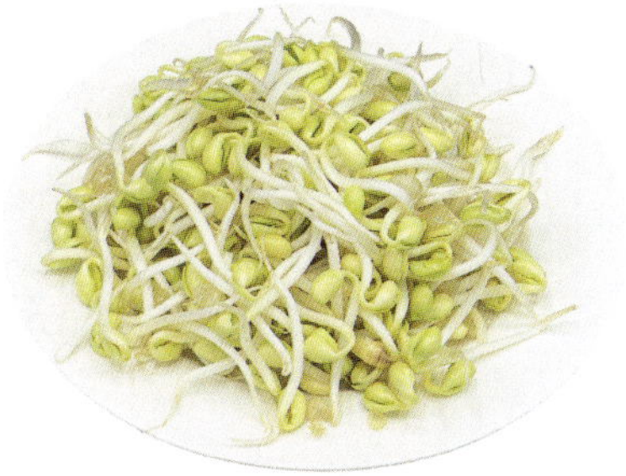

烹饪后

熟重：173g

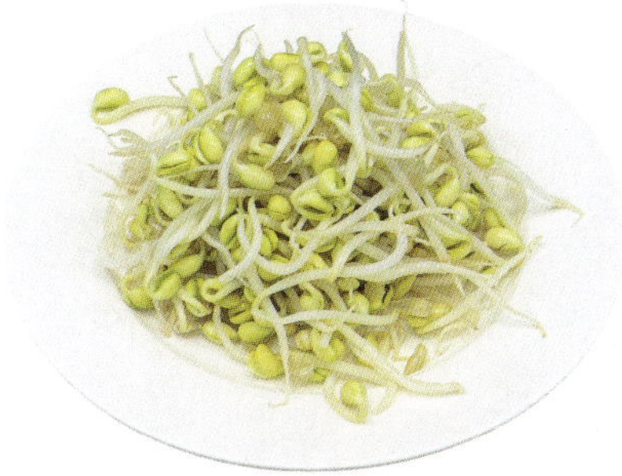

生熟比=109.2g/100g | 含油比=0g/100g | 含盐比=0g/100g

26. 042206-绿豆芽

食物编码及食物名称：042206-绿豆芽 | **烹饪方式：炒**

烹饪前

生重：150g

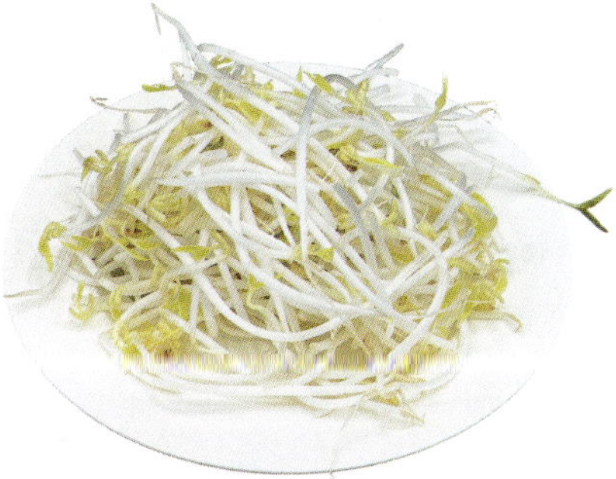

烹饪后

熟重：138g

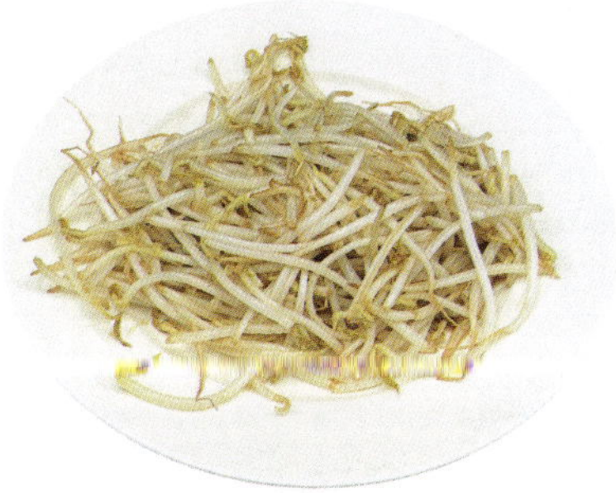

生熟比=108.7g/100g | 含油比=11.6g/100g | 含盐比=1.4g/100g

食物编码及食物名称：042206–绿豆芽 **烹饪方式：炖**

烹饪前

生重：133g

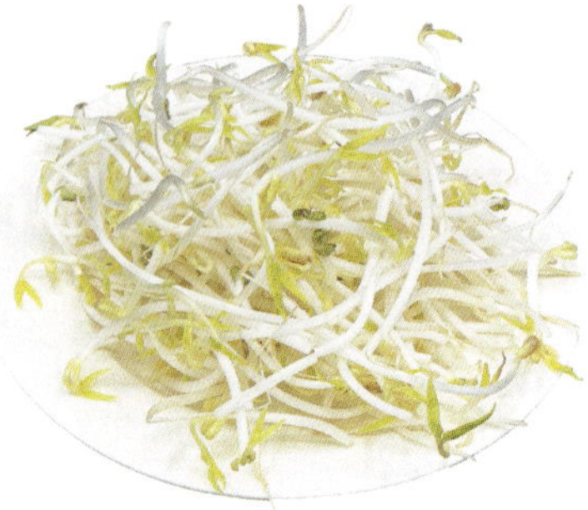

烹饪后

熟重：113g

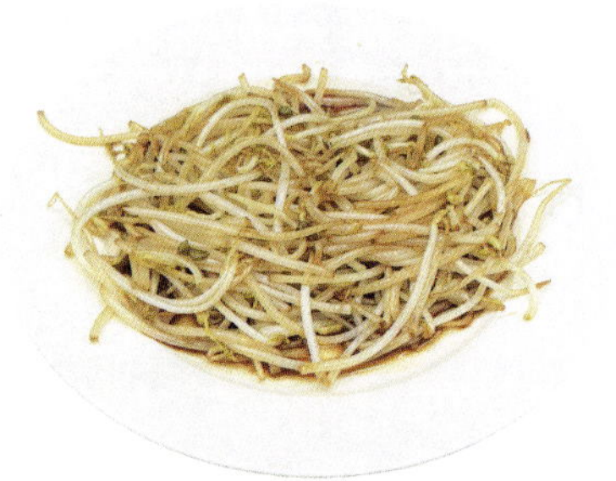

生熟比=117.7g/100g | 含油比=8.5g/100g | 含盐比=0.8g/100g

食物编码及食物名称：042206–绿豆芽 **烹饪方式：煮**

烹饪前

生重：183g

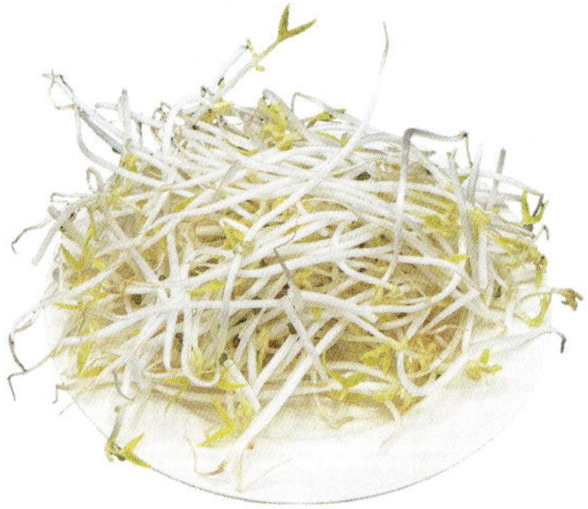

烹饪后

熟重：165g

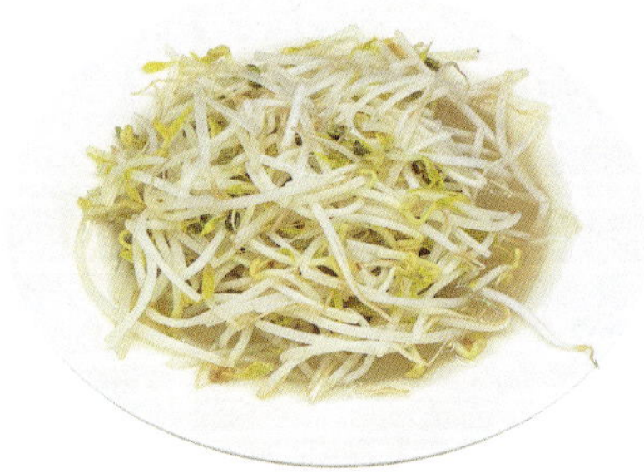

生熟比=110.9g/100g | 含油比=0g/100g | 含盐比=0.8g/100g

27. 042207-黑豆苗

食物编码及食物名称：042207-黑豆苗　　**烹饪方式：炒**

烹饪前

生重：72g

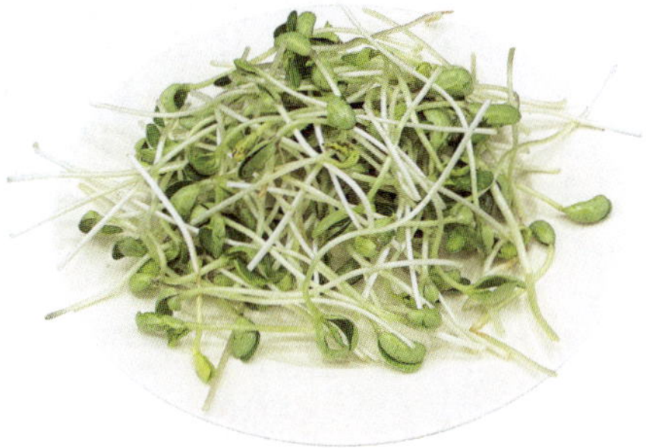

烹饪后

熟重：71g

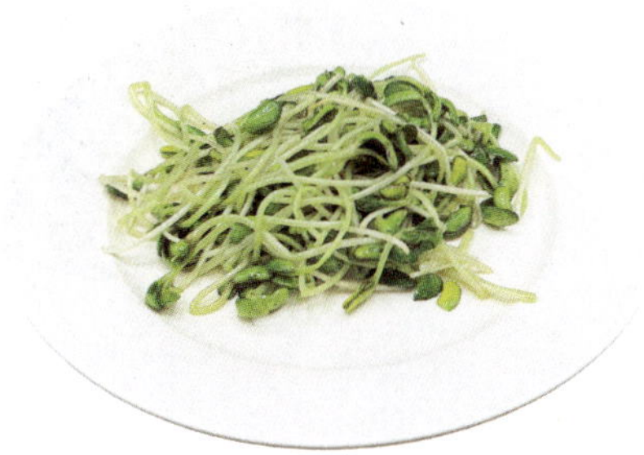

生熟比=101.4g/100g ｜ 含油比=8.5g/100g ｜ 含盐比=1.4g/100g

食物编码及食物名称：042207-黑豆苗　　**烹饪方式：炖**

烹饪前

生重：74g

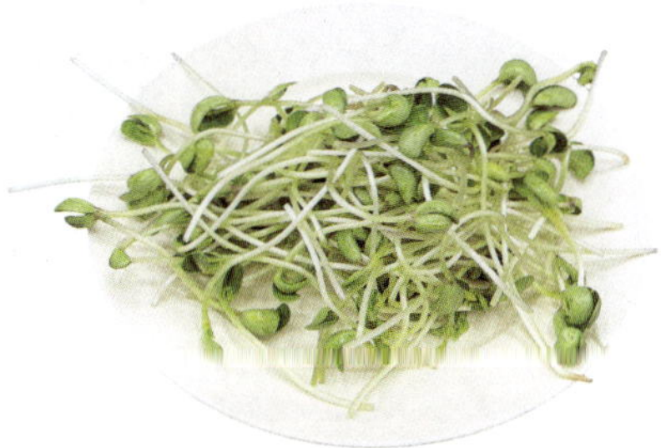

烹饪后

熟重：75g

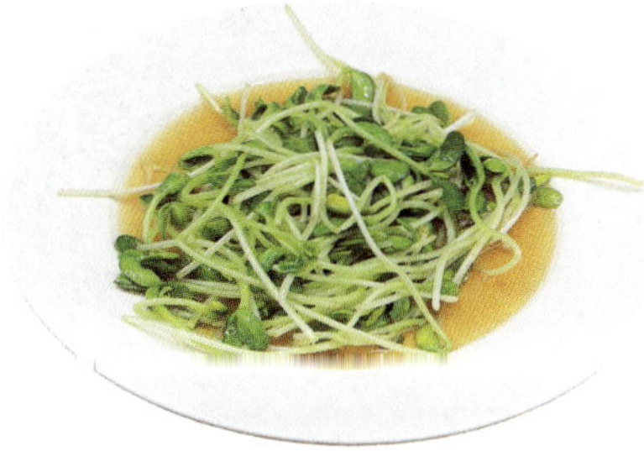

生熟比=98.7g/100g ｜ 含油比=15.0g/100g ｜ 含盐比=0g/100g

食物编码及食物名称：042207-黑豆苗 烹饪方式：煮

烹饪前

生重：88g

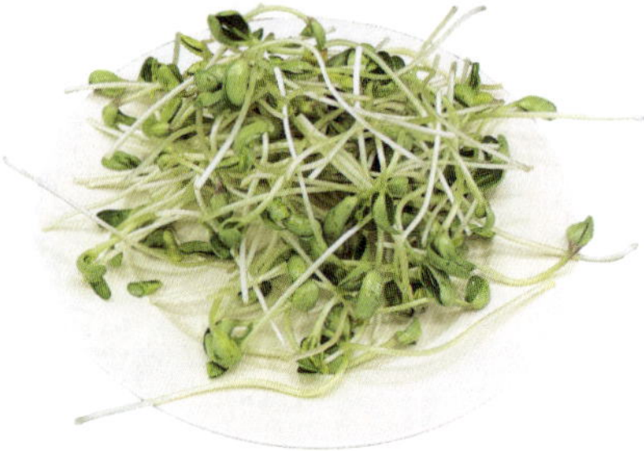

烹饪后

熟重：81g

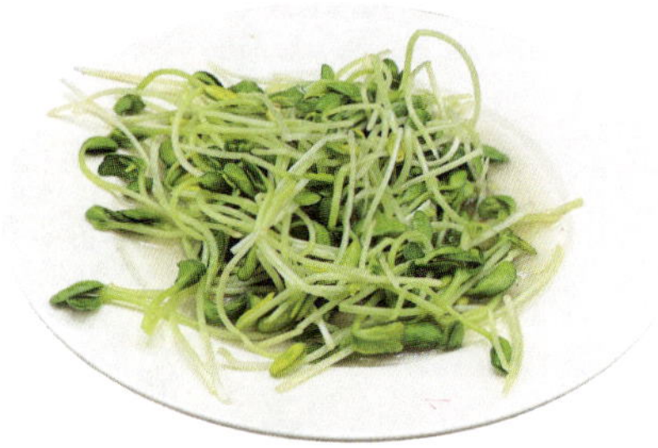

生熟比=108.6g/100g | 含油比=0g/100g | 含盐比=1.7g/100g

食物编码及食物名称：042207-黑豆苗 烹饪方式：烤

烹饪前

生重：84g

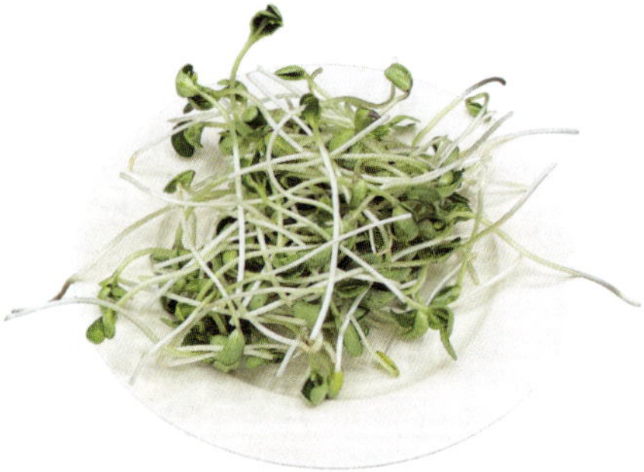

烹饪后

熟重：55g

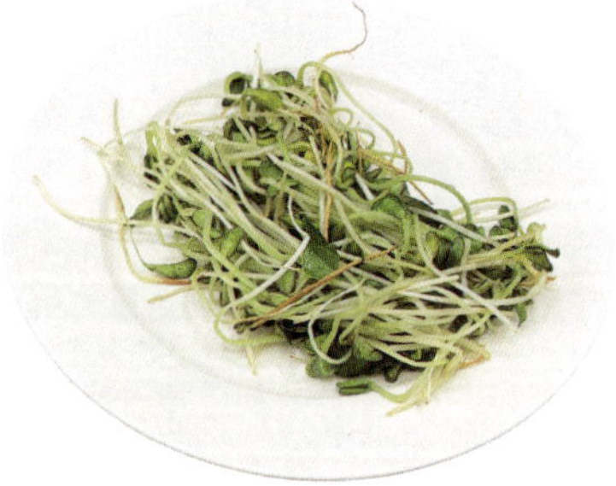

生熟比=152.7g/100g | 含油比=0g/100g | 含盐比=0g/100g

食物编码及食物名称：042207-黑豆苗　　**烹饪方式：蒸**

烹饪前

生重：86g

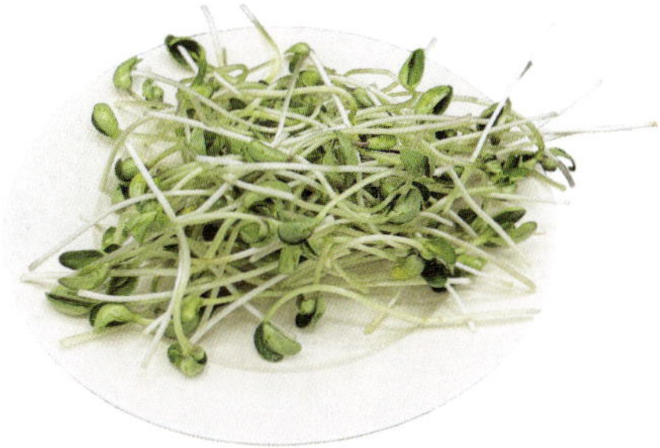

烹饪后

熟重：82g

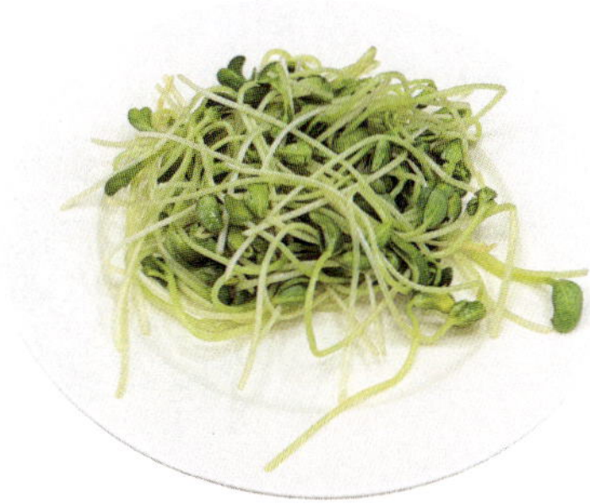

生熟比=104.9g/100g　|　含油比=0g/100g　|　含盐比=0g/100g

28. 042208-豌豆苗

食物编码及食物名称：042208-豌豆苗　　**烹饪方式：炒**

烹饪前

生重：148g

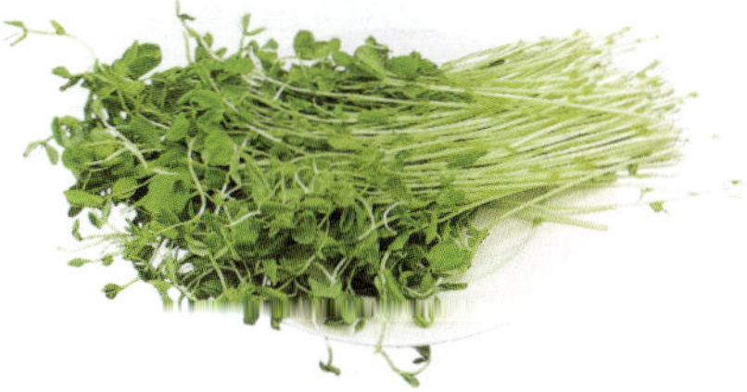

烹饪后

熟重：138g

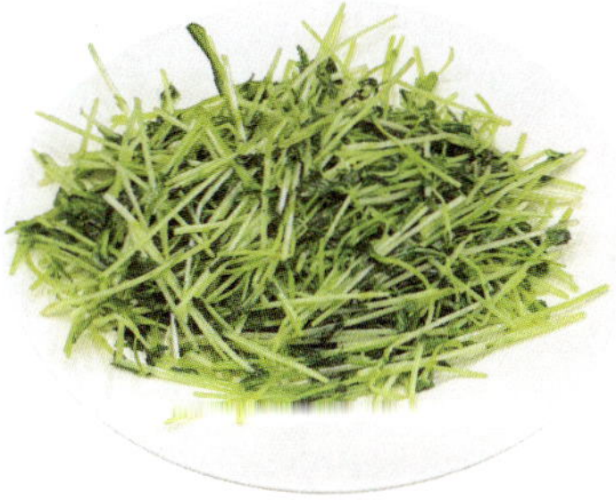

生熟比=107.2g/100g　|　含油比=10.1g/100g　|　含盐比=0.7g/100g

食物编码及食物名称：042208–豌豆苗 **烹饪方式：煮**

烹饪前

生重：106g

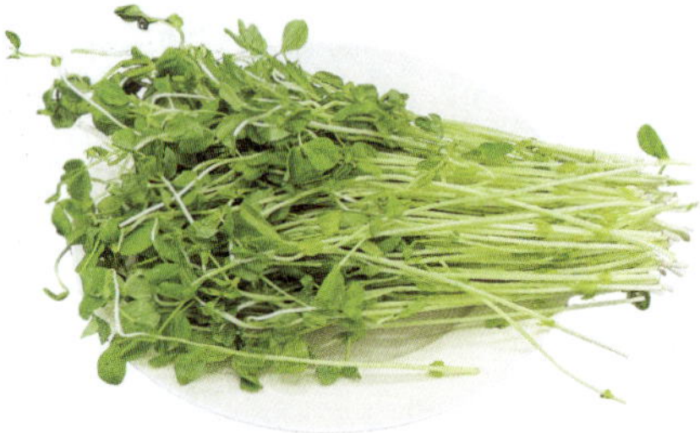

烹饪后

熟重：100g

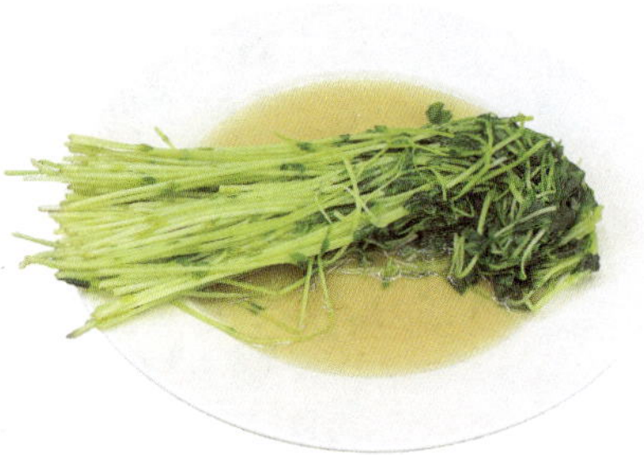

生熟比=106.0g/100g | 含油比=0g/100g | 含盐比=0g/100g

食物编码及食物名称：042208–豌豆苗 **烹饪方式：蒸**

烹饪前

生重：185g

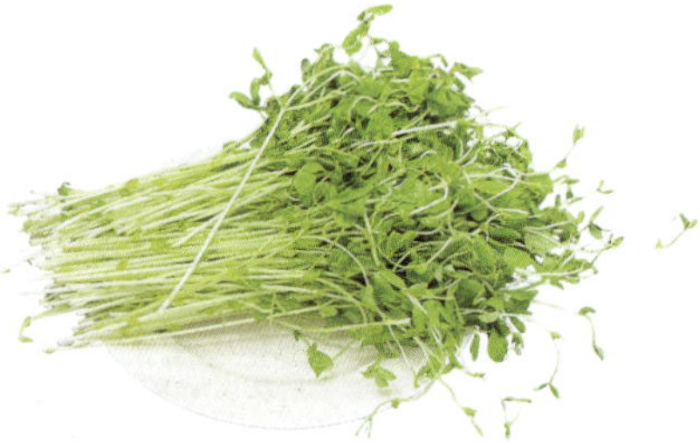

烹饪后

熟重：169g

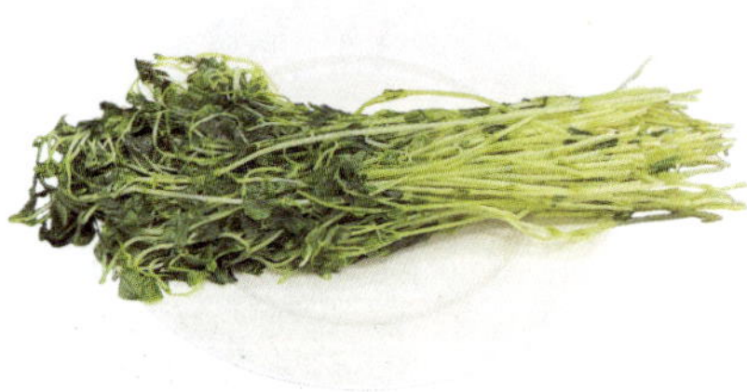

生熟比=109.5g/100g | 含油比=0g/100g | 含盐比=0g/100g

29. 043103-茄子（圆）

食物编码及食物名称：043103-茄子（圆）　　**烹饪方式：炒**

烹饪前

生重：144g

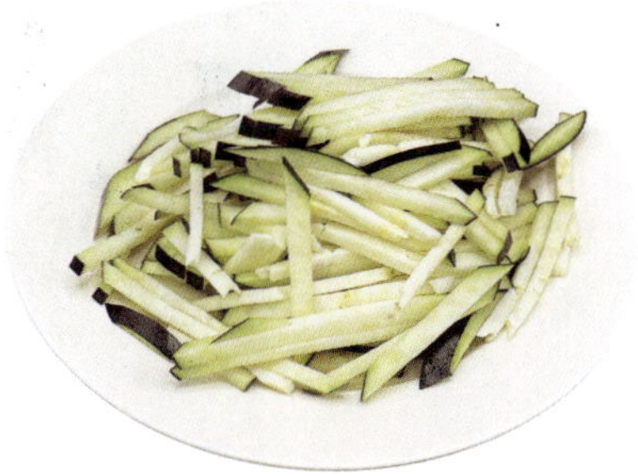

烹饪后

熟重：147g

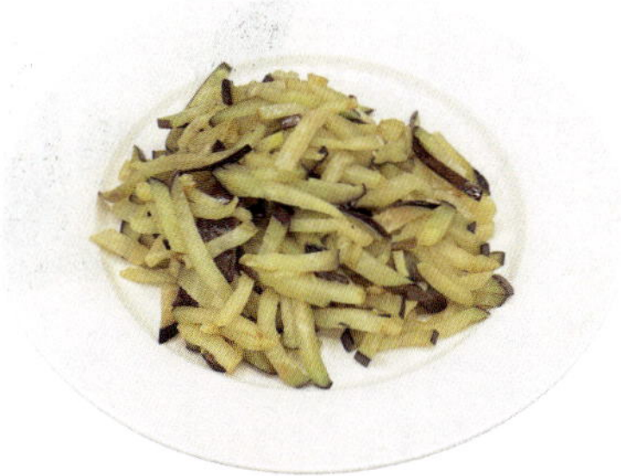

生熟比=98.0g/100g　|　含油比=18.4g/100g　|　含盐比=1.4g/100g

食物编码及食物名称：043103-茄子（圆）　　**烹饪方式：炖**

烹饪前

生重：221g

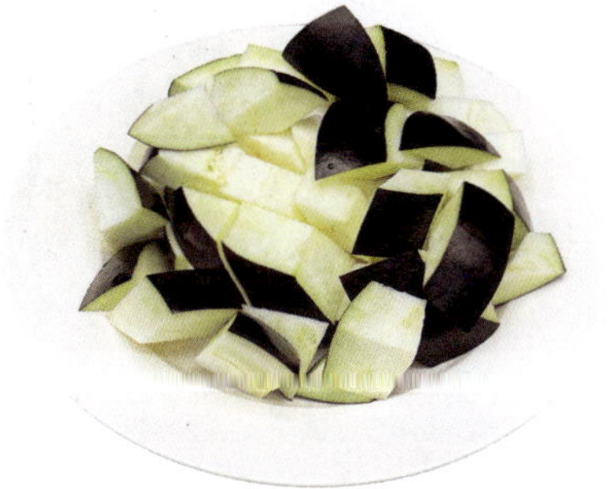

烹饪后

熟重：256g

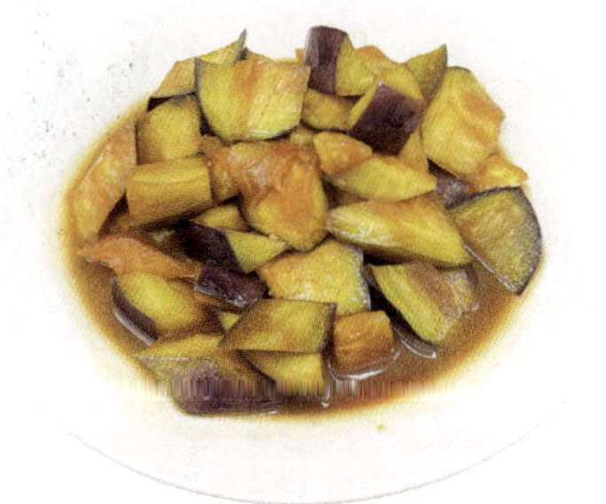

生熟比=86.3g/100g　|　含油比=9.1g/100g　|　含盐比=0.3g/100g

食物编码及食物名称：043103-茄子（圆） **烹饪方式：烤**

烹饪前

生重：219g

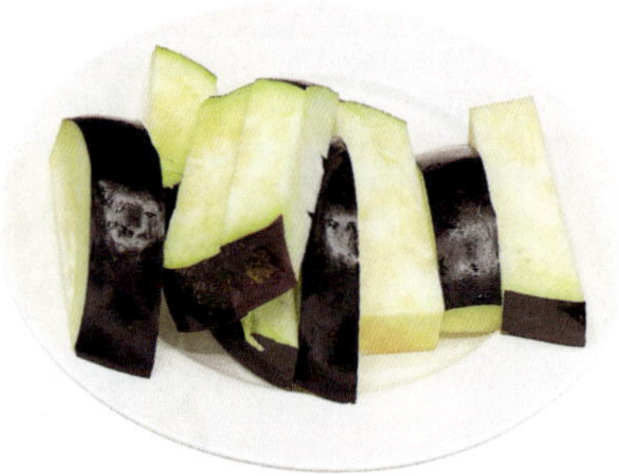

烹饪后

熟重：145g

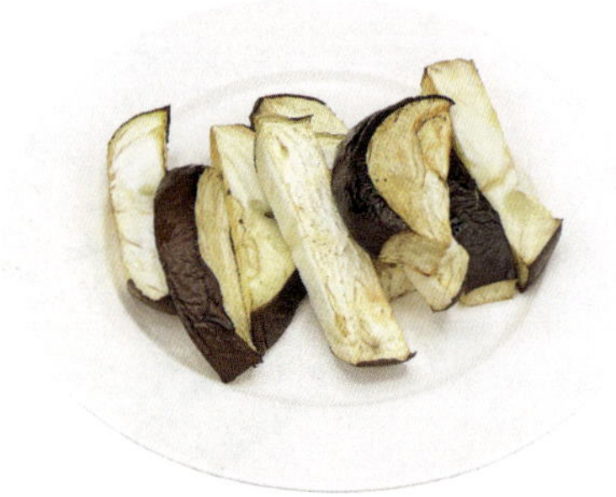

生熟比=151.0g/100g | 含油比=0g/100g | 含盐比=0g/100g

食物编码及食物名称：043103-茄子（圆） **烹饪方式：蒸**

烹饪前

生重：212g

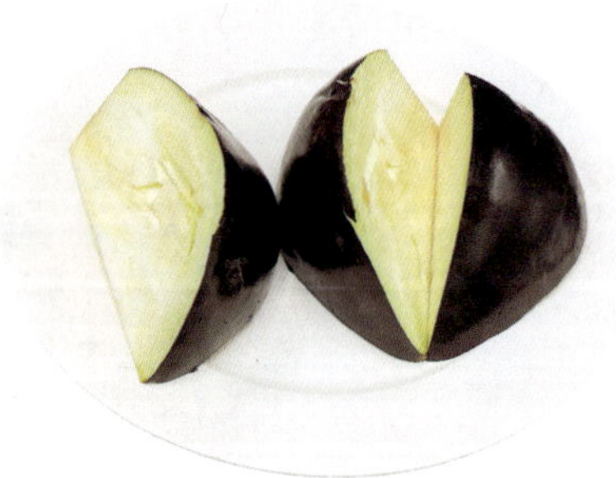

烹饪后

熟重：218g

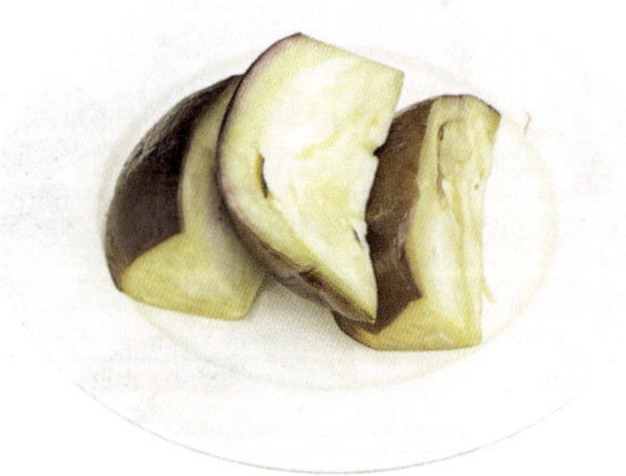

生熟比=97.2g/100g | 含油比=0g/100g | 含盐比=0g/100g

30. 043109-辣椒（红、小）

食物编码及食物名称：043109-辣椒（红、小）　**烹饪方式：炒**

烹饪前

生重：67g

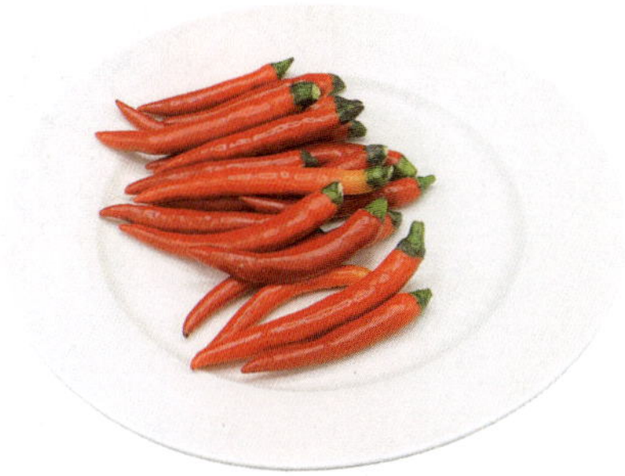

烹饪后

熟重：72g

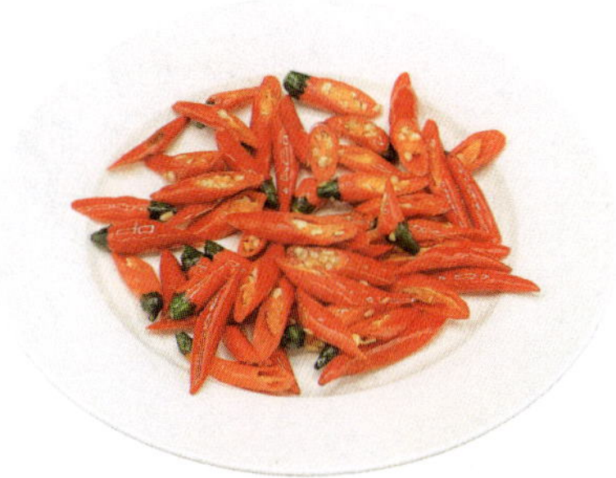

生熟比=93.1g/100g　|　含油比=19.4g/100g　|　含盐比=1.4g/100g

食物编码及食物名称：043109-辣椒（红、小）　**烹饪方式：煮**

烹饪前

生重：64g

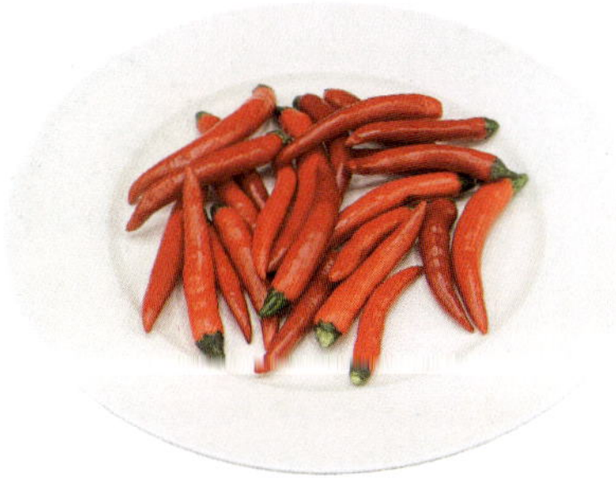

烹饪后

熟重：69g

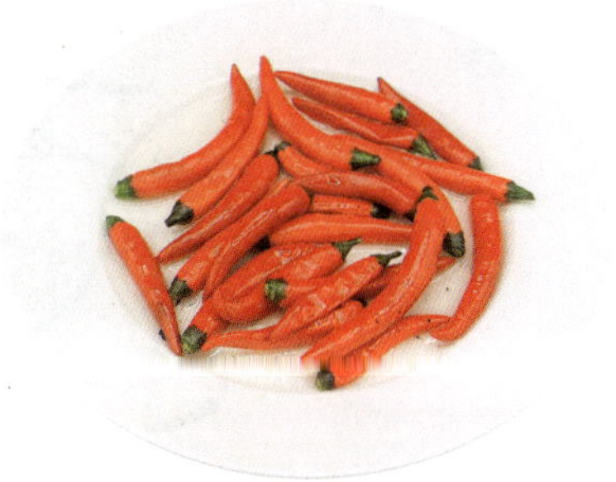

生熟比=92.8g/100g　|　含油比=0g/100g　|　含盐比=2.2g/100g

食物编码及食物名称：043109-辣椒（红、小） | **烹饪方式：蒸**

烹饪前

生重：72g

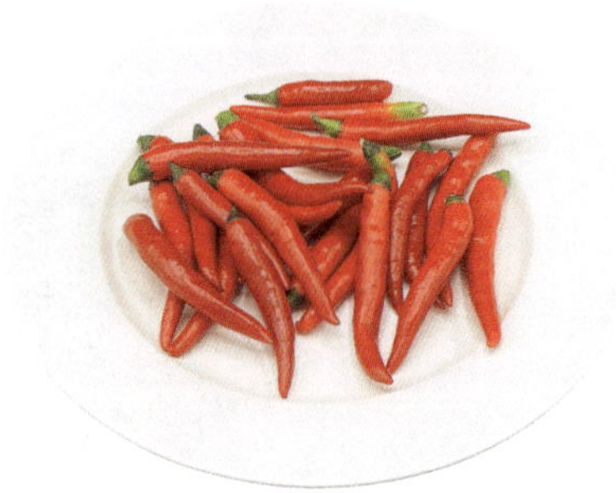

烹饪后

熟重：72g

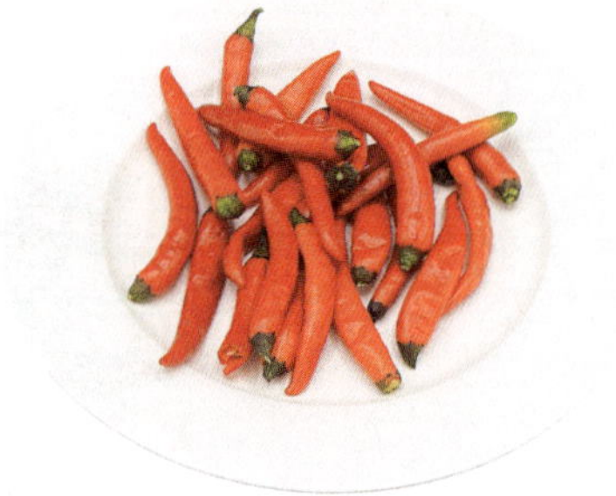

生熟比=100.0g/100g | 含油比=0g/100g | 含盐比=0g/100g

31. 043116-茄子（紫皮、长）

食物编码及食物名称：043116-茄子（紫皮、长） | **烹饪方式：炒**

烹饪前

生重：145g

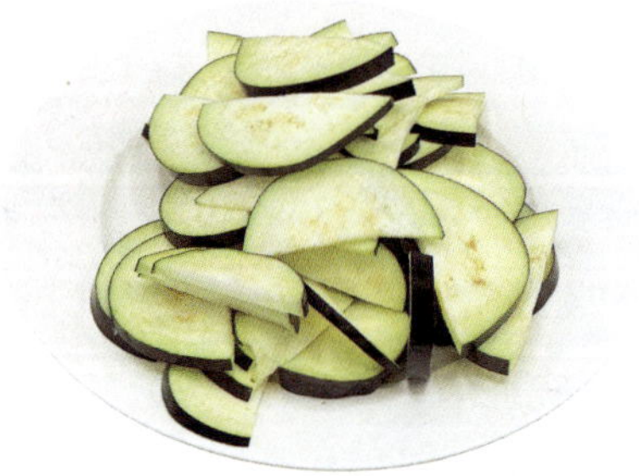

烹饪后

熟重：157g

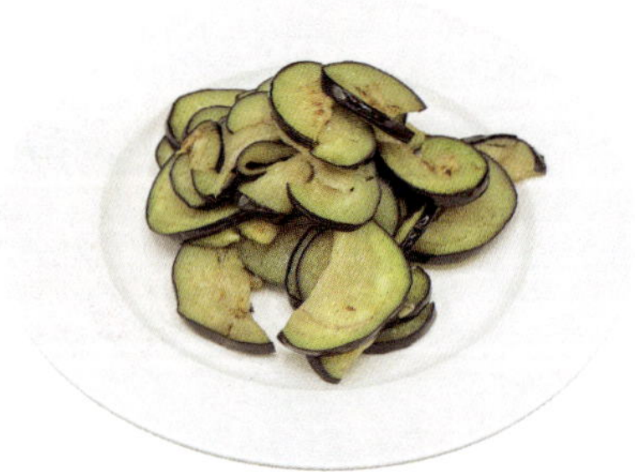

生熟比=92.4g/100g | 含油比=18.5g/100g | 含盐比=0.6g/100g

食物编码及食物名称：043116-茄子（紫皮、长）　烹饪方式：炖

烹饪前

生重：147g

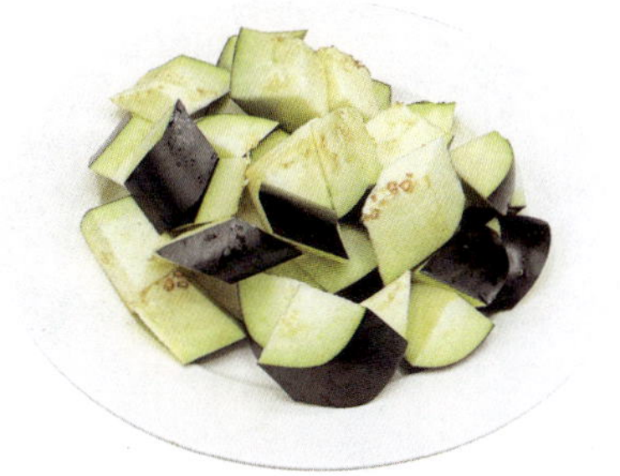

烹饪后

熟重：173g

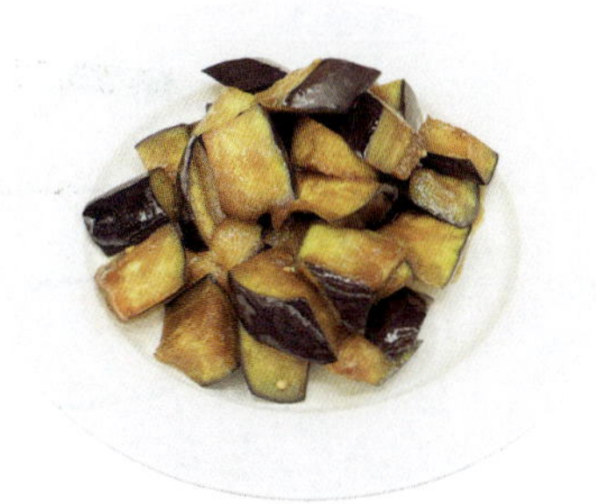

生熟比=85.0g/100g　|　含油比=14.1g/100g　|　含盐比=0g/100g

食物编码及食物名称：043116-茄子（紫皮、长）　烹饪方式：烤

烹饪前

生重：158g

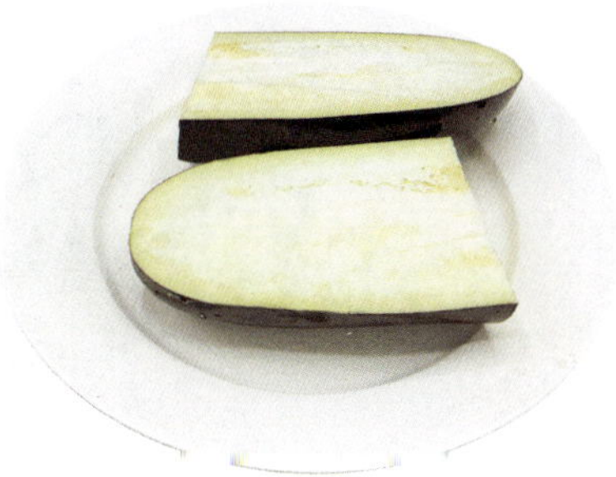

烹饪后

熟重：119g

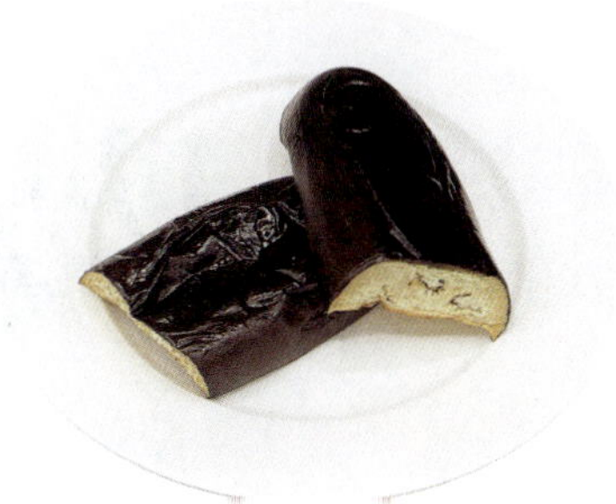

生熟比=132.8g/100g　|　含油比=0g/100g　|　含盐比=0g/100g

食物编码及食物名称：043116-茄子（紫皮、长） | **烹饪方式：蒸**

烹饪前

生重：168g

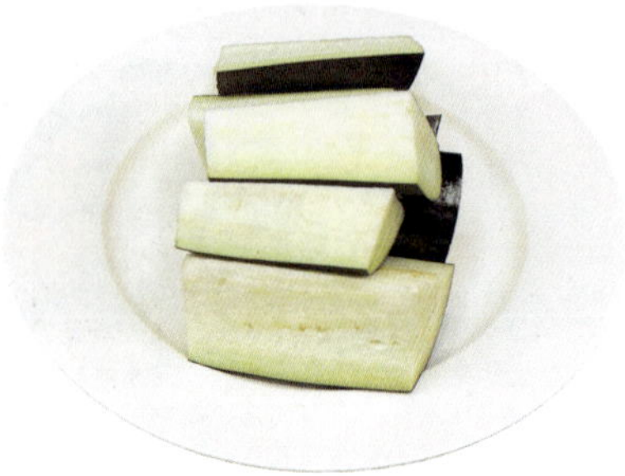

烹饪后

熟重：174g

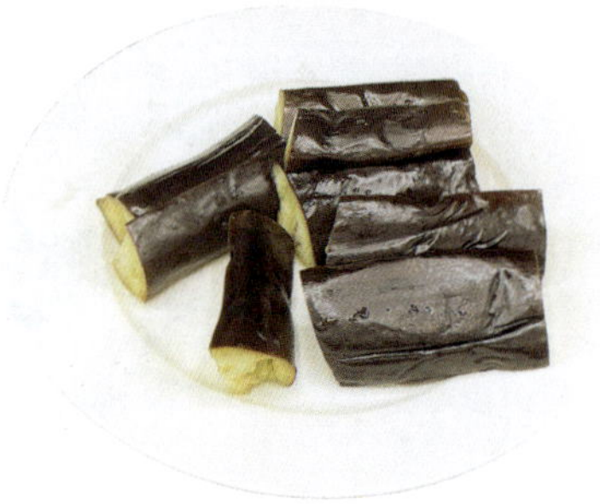

生熟比=96.6g/100g | 含油比=0g/100g | 含盐比=0g/100g

食物编码及食物名称：043116-茄子（紫皮、长） | **烹饪方式：炸**

烹饪前

生重：82g

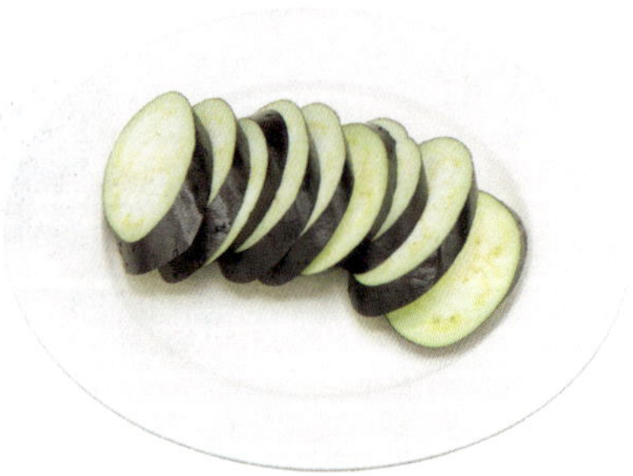

烹饪后

熟重：75g

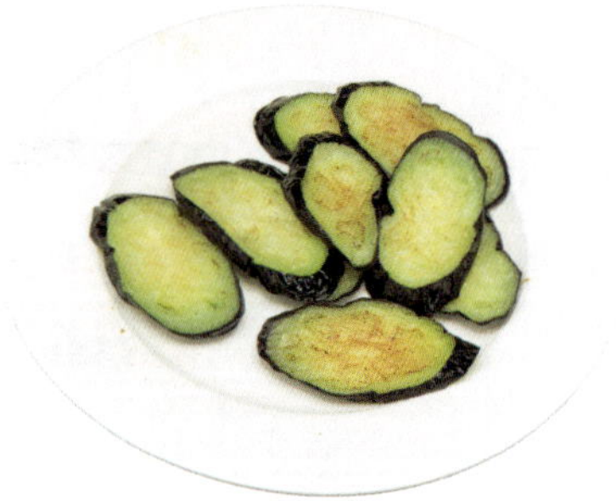

生熟比=109.0g/100g | 含油比=33.3g/100g | 含盐比=0g/100g

32. 043117–茄子（紫皮、圆）

食物编码及食物名称：043117–茄子（紫皮、圆）	烹饪方式：炸

烹饪前

生重：120g

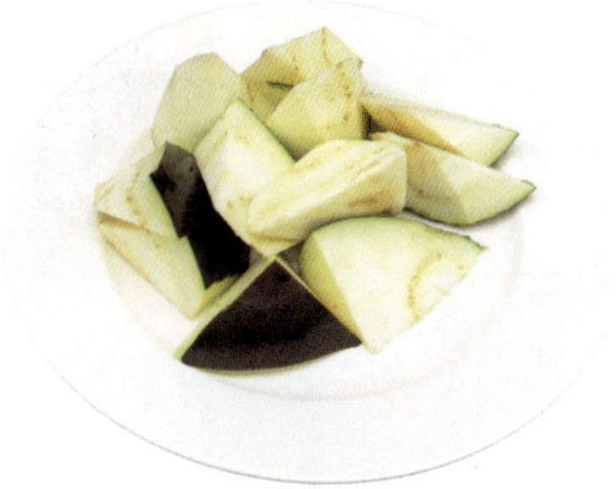

烹饪后

熟重：108g

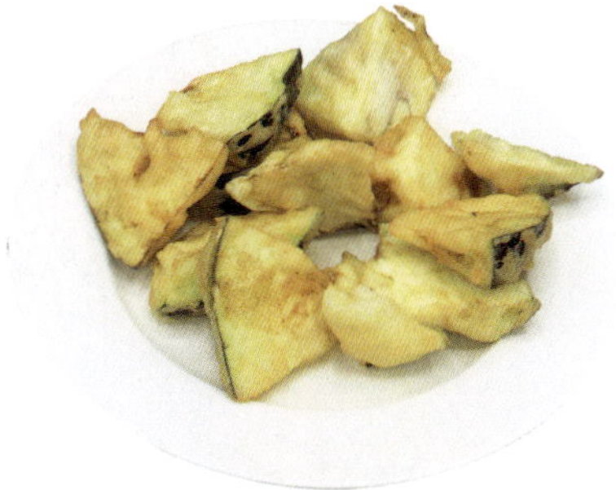

生熟比=111.0g/100g | 含油比=17.6g/100g | 含盐比=0g/100g

33. 043119–番茄［西红柿］

食物编码及食物名称：043119–番茄［西红柿］	烹饪方式：炒

烹饪前

生重：253g

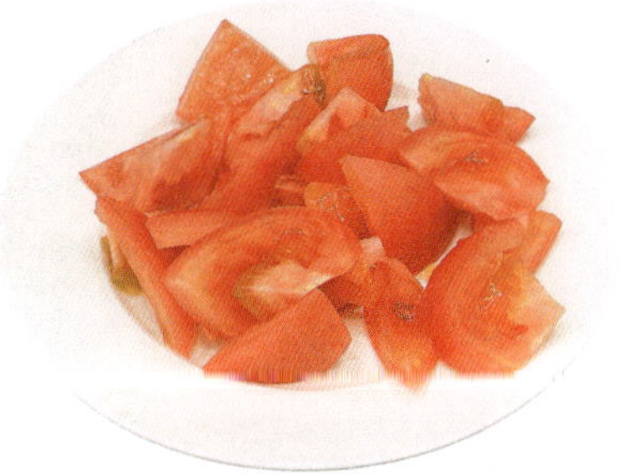

烹饪后

熟重：211g

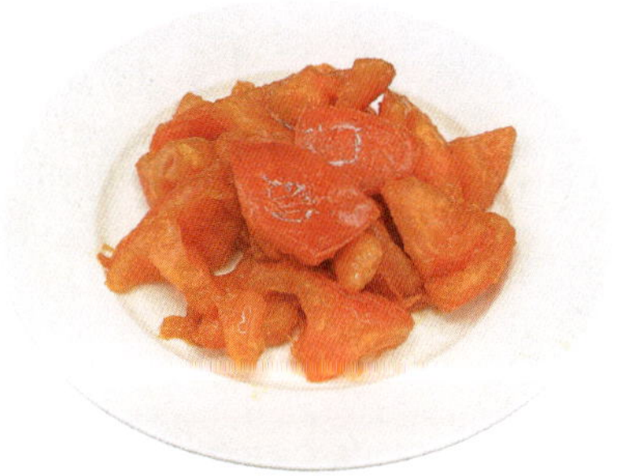

生熟比=119.9g/100g | 含油比=3.8g/100g | 含盐比=0.5g/100g

食物编码及食物名称：043119–番茄［西红柿］ | **烹饪方式：炖**

烹饪前

生重：227g

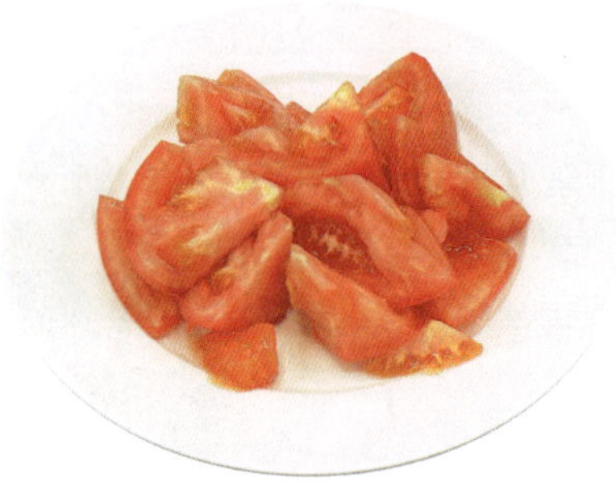

烹饪后

熟重：203g

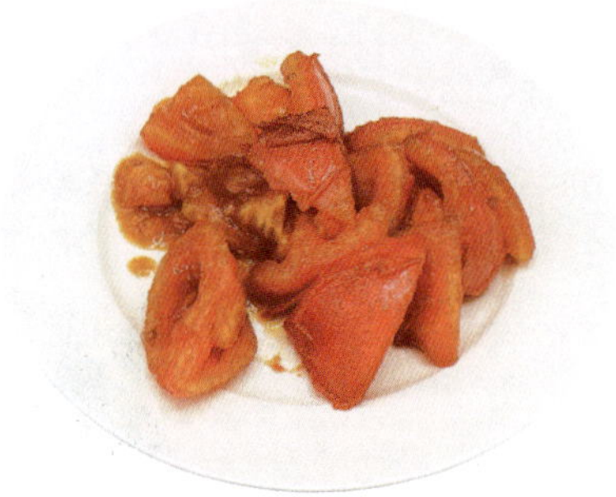

生熟比=111.8g/100g | 含油比=4.4g/100g | 含盐比=1.0g/100g

食物编码及食物名称：043119–番茄［西红柿］ | **烹饪方式：煮**

烹饪前

生重：254g

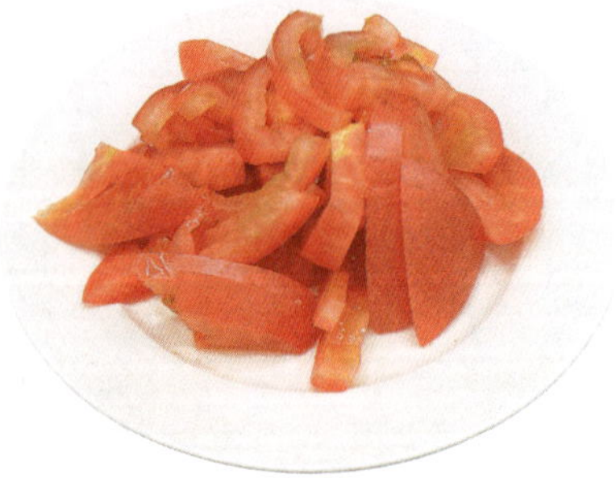

烹饪后

熟重：237g

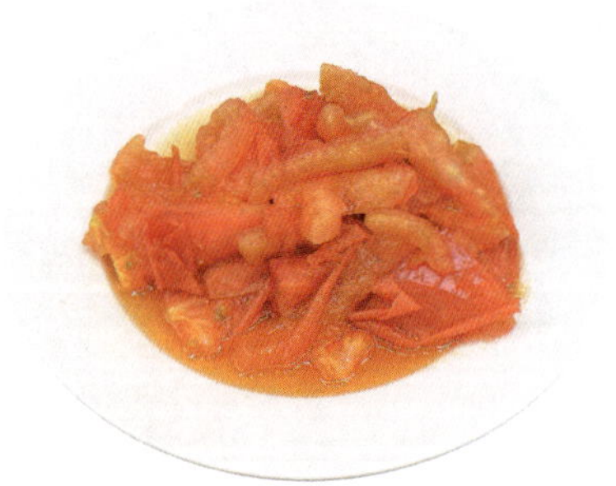

生熟比=107.2g/100g | 含油比=0g/100g | 含盐比=0g/100g

食物编码及食物名称：043119–番茄［西红柿］ **烹饪方式：烤**

烹饪前

生重：278g

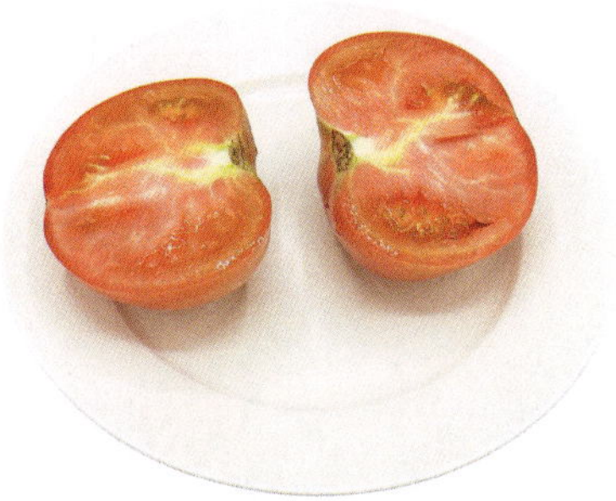

烹饪后

熟重：213g

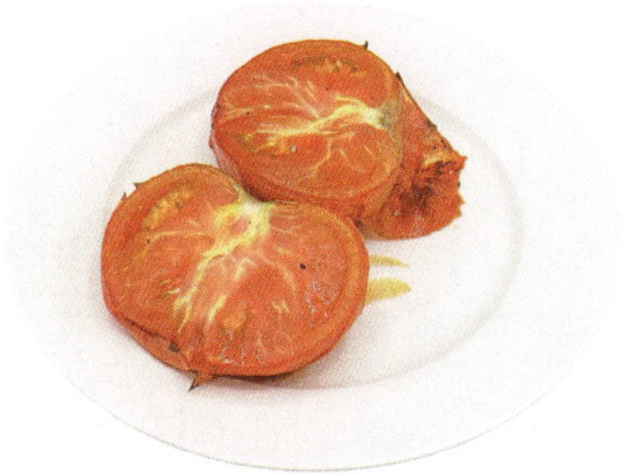

生熟比=130.5g/100g | 含油比=0g/100g | 含盐比=0g/100g

食物编码及食物名称：043119–番茄［西红柿］ **烹饪方式：蒸**

烹饪前

生重：278g

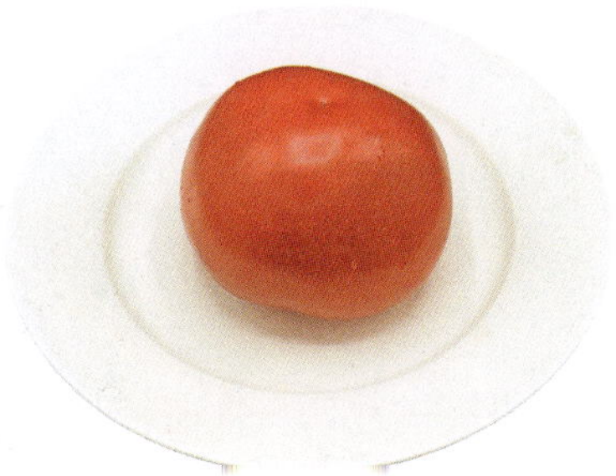

烹饪后

熟重：265g

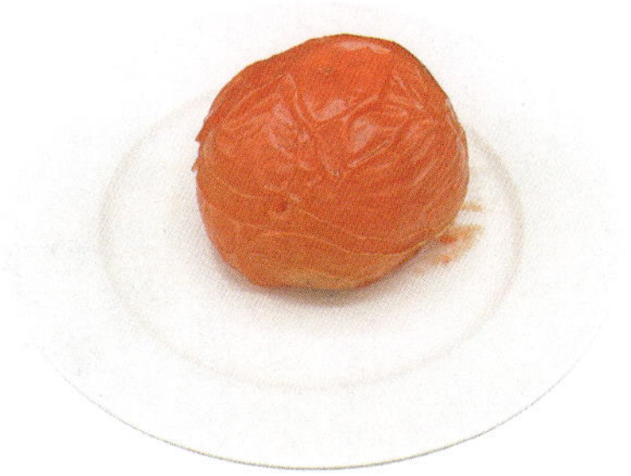

生熟比=104.9g/100g | 含油比=0g/100g | 含盐比=0g/100g

34. 043120–樱桃番茄［小西红柿］

食物编码及食物名称：043120–樱桃番茄［小西红柿］ **烹饪方式：炒**

烹饪前

生重：147g

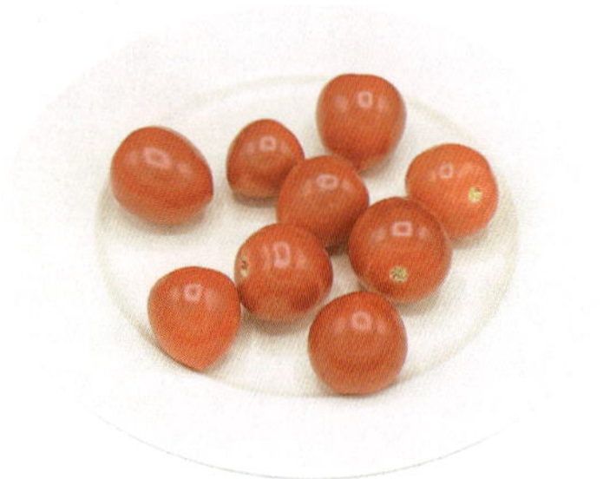

烹饪后

熟重：144g

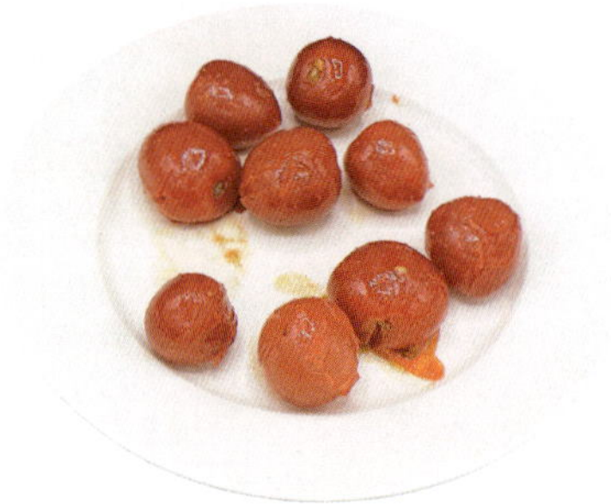

生熟比=102.1g/100g | 含油比=7.6g/100g | 含盐比=0.7g/100g

食物编码及食物名称：043120–樱桃番茄［小西红柿］ **烹饪方式：炖**

烹饪前

生重：120g

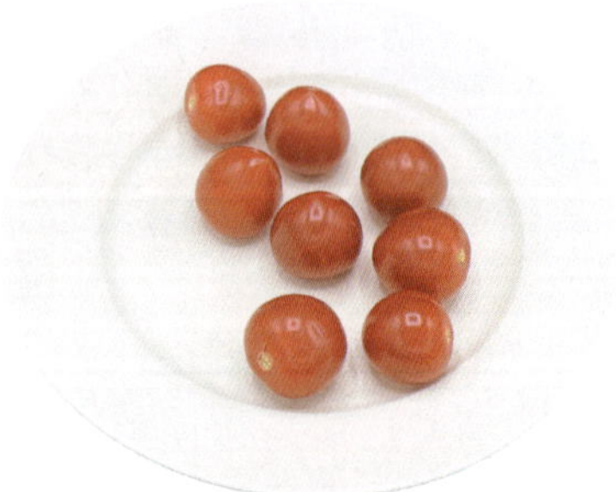

烹饪后

熟重：116g

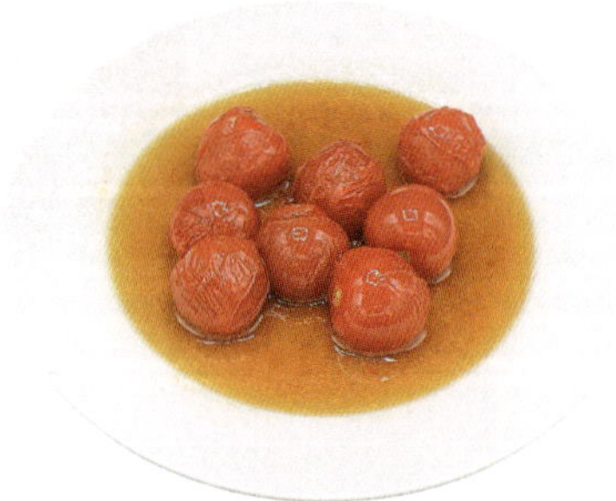

生熟比=103.4g/100g | 含油比=7.2g/100g | 含盐比=0.6g/100g

食物编码及食物名称：043120–樱桃番茄［小西红柿］ **烹饪方式：煮**

烹饪前

生重：144g

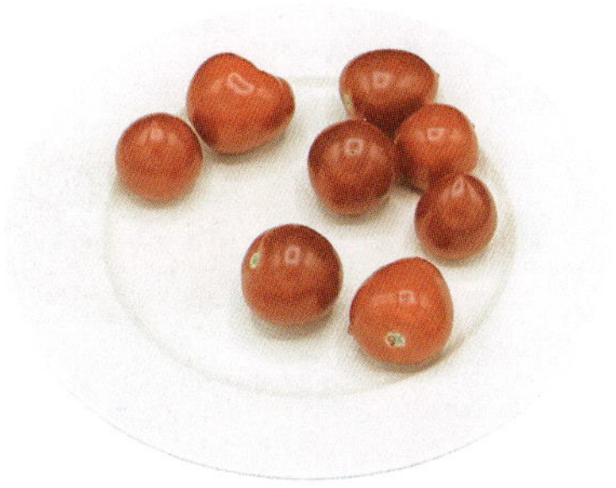

烹饪后

熟重：139g

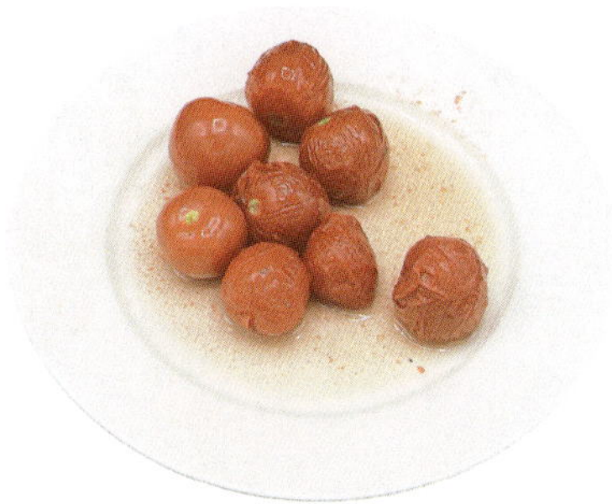

生熟比=103.6g/100g | 含油比=0g/100g | 含盐比=0.6g/100g

食物编码及食物名称：043120–樱桃番茄［小西红柿］ **烹饪方式：烤**

烹饪前

生重：156g

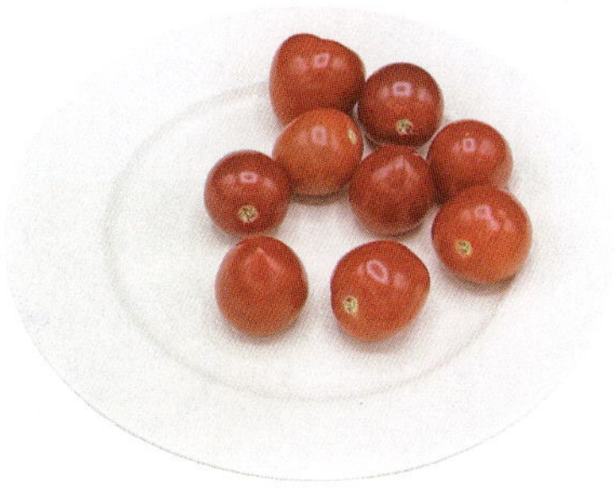

烹饪后

熟重：141g

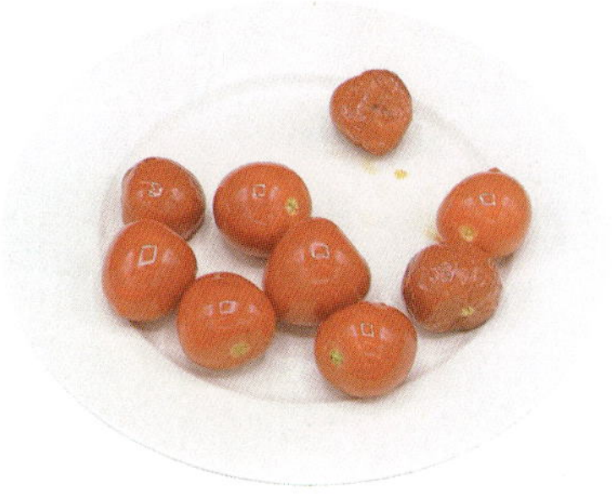

生熟比=110.6g/100g | 含油比=0.7g/100g | 含盐比=0g/100g

食物编码及食物名称：043120-樱桃番茄［小西红柿］ 烹饪方式：蒸

烹饪前

生重：126g

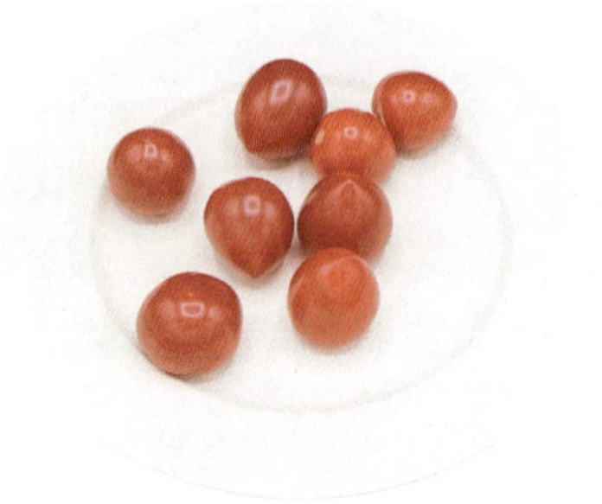

烹饪后

熟重：91g

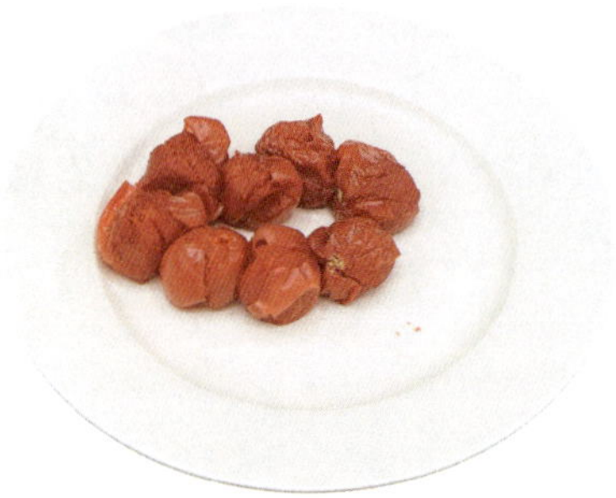

生熟比=138.5g/100g | 含油比=0g/100g | 含盐比=0g/100g

35. 043123-辣椒（青、尖）

食物编码及食物名称：043123-辣椒（青、尖） 烹饪方式：炒

烹饪前

生重：142g

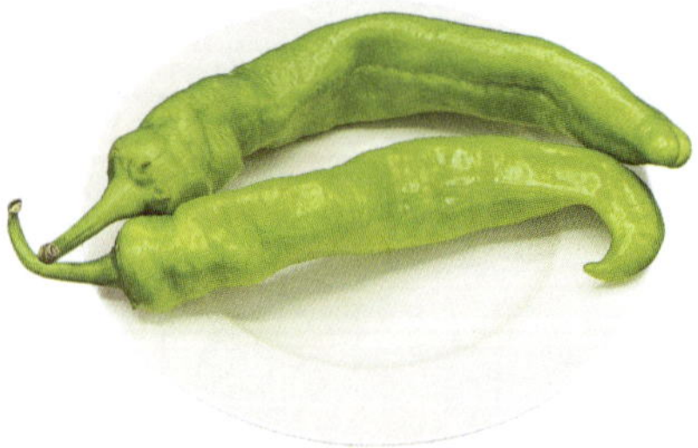

烹饪后

熟重：145g

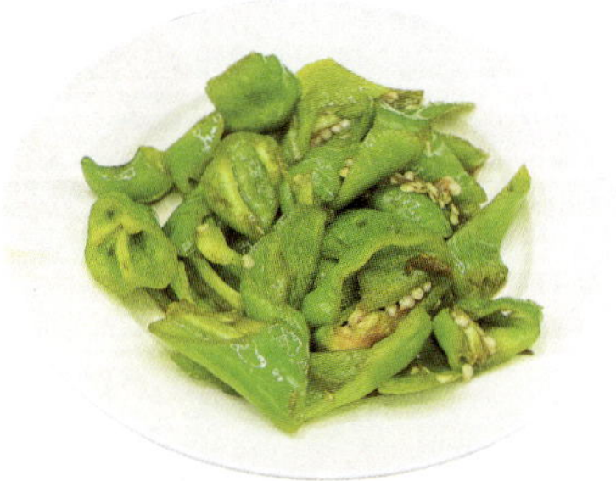

生熟比=97.9g/100g | 含油比=13.8g/100g | 含盐比=0.7g/100g

食物编码及食物名称：043123-辣椒（青、尖） **烹饪方式：炖**

烹饪前

生重：133g

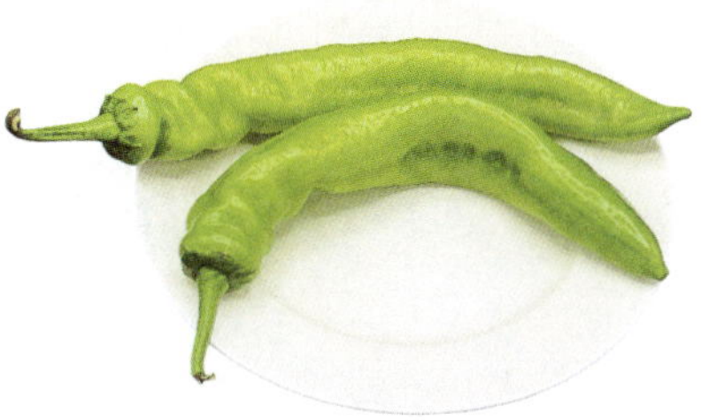

烹饪后

熟重：129g

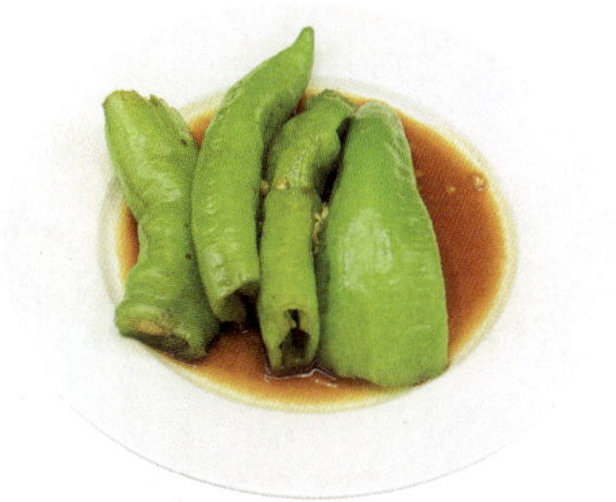

生熟比=103.1g/100g | 含油比=6.8g/100g | 含盐比=0g/100g

食物编码及食物名称：043123-辣椒（青、尖） **烹饪方式：煮**

烹饪前

生重：67g

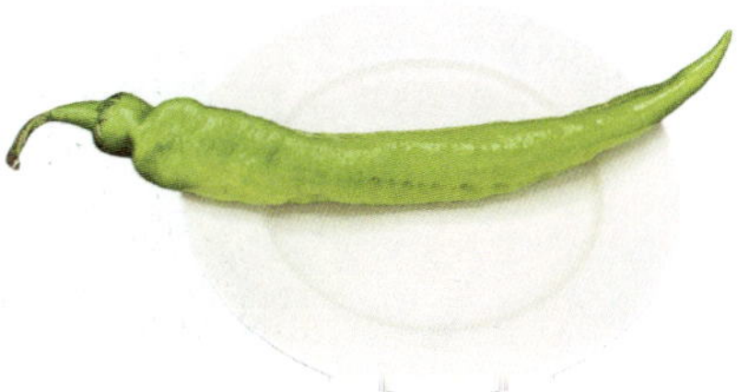

烹饪后

熟重：72g

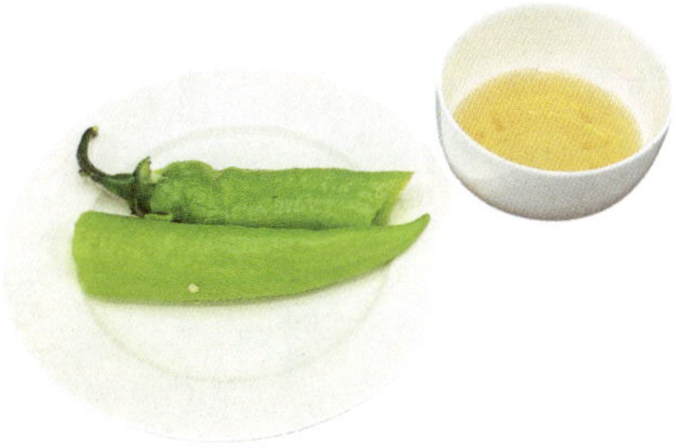

生熟比=93.1g/100g | 含油比=0g/100g | 含盐比=3.8g/100g

食物编码及食物名称：043123-辣椒（青、尖）	烹饪方式：蒸
烹饪前 生重：60g	烹饪后 熟重：58g

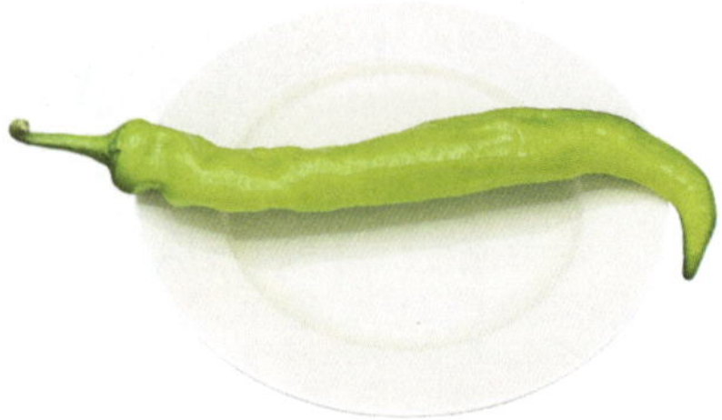

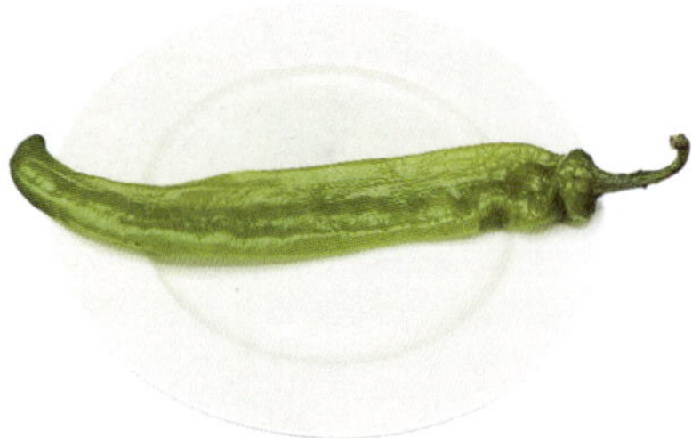

生熟比=103.4g/100g | 含油比=0g/100g | 含盐比=0g/100g

36. 043124–甜椒［灯笼椒、柿子椒］

食物编码及食物名称：043124–甜椒［灯笼椒、柿子椒］	烹饪方式：炒
烹饪前 生重：199g	烹饪后 熟重：178g

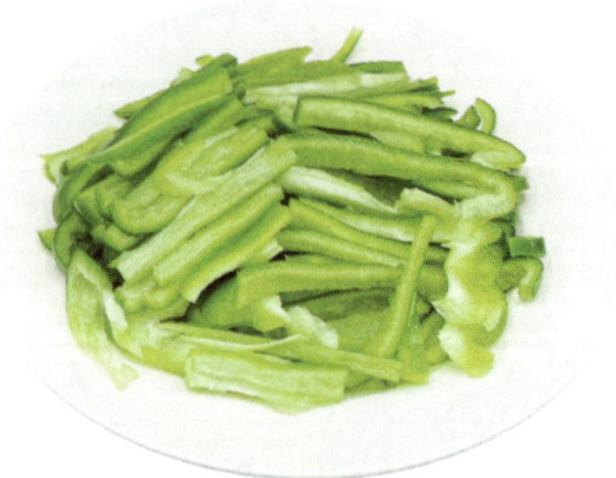

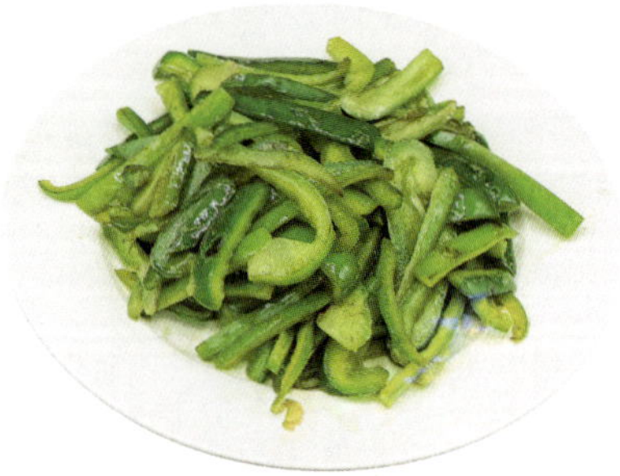

生熟比=111.8g/100g | 含油比=7.9g/100g | 含盐比=0.6g/100g

食物编码及食物名称：043124–甜椒［灯笼椒、柿子椒］ **烹饪方式：烤**

烹饪前

生重：170g

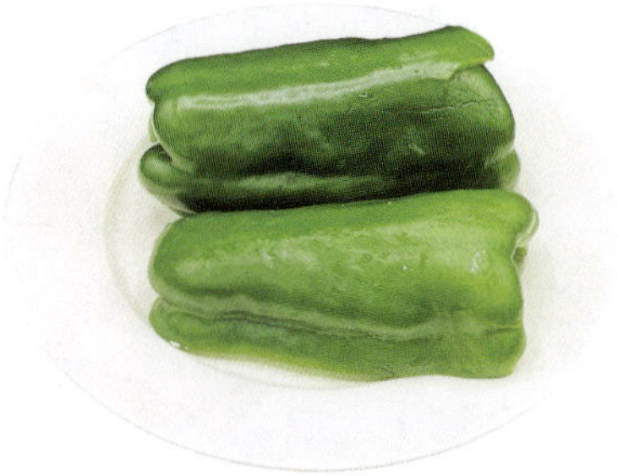

烹饪后

熟重：107g

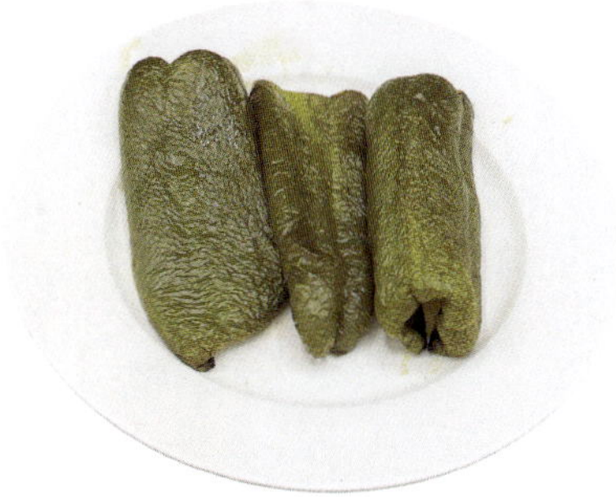

生熟比=158.9g/100g ｜ 含油比=0g/100g ｜ 含盐比=0g/100g

食物编码及食物名称：043124–甜椒［灯笼椒、柿子椒］ **烹饪方式：蒸**

烹饪前

生重：174g

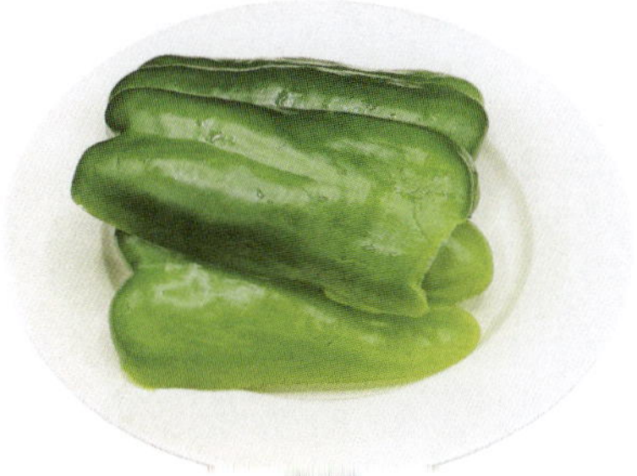

烹饪后

熟重：169g

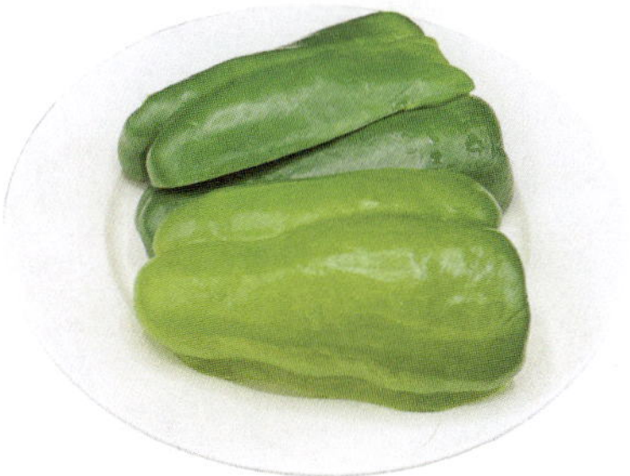

生熟比=103.0g/100g ｜ 含油比=0g/100g ｜ 含盐比=0g/100g

37. 043125–彩椒

食物编码及食物名称：043125–彩椒 | **烹饪方式：炒**

烹饪前

生重：191g

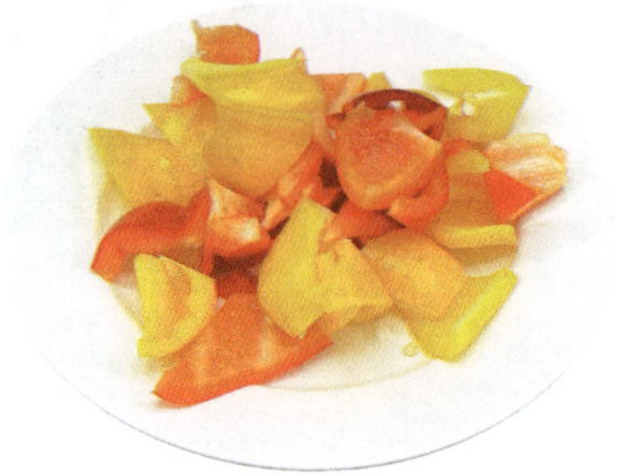

烹饪后

熟重：191g

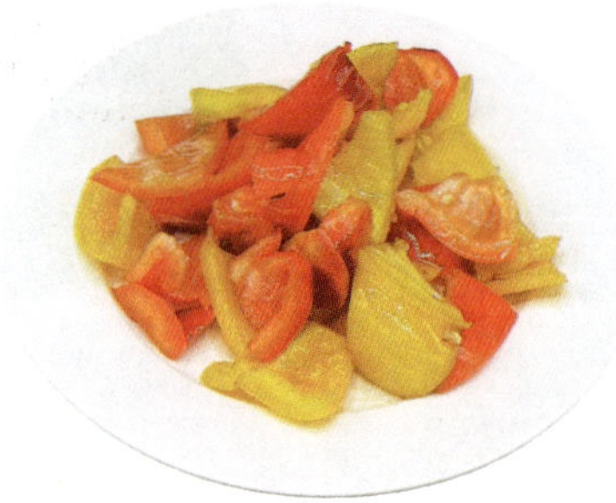

生熟比=100g/100g | 含油比=8.4g/100g | 含盐比=0.0g/100g

食物编码及食物名称：043125–彩椒 | **烹饪方式：炖**

烹饪前

生重：246g

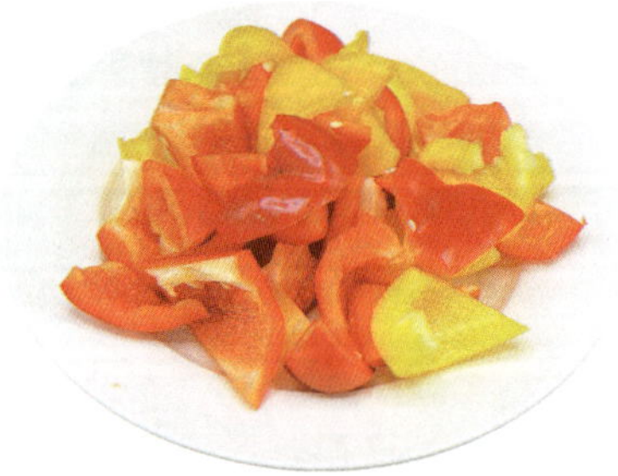

烹饪后

熟重：244g

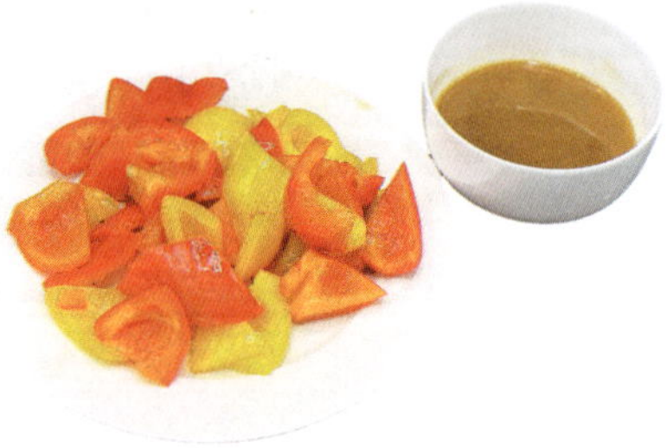

生熟比=100.8g/100g | 含油比=2.1g/100g | 含盐比=0.3g/100g

食物编码及食物名称：043125-彩椒　　**烹饪方式：煮**

烹饪前

生重：216g

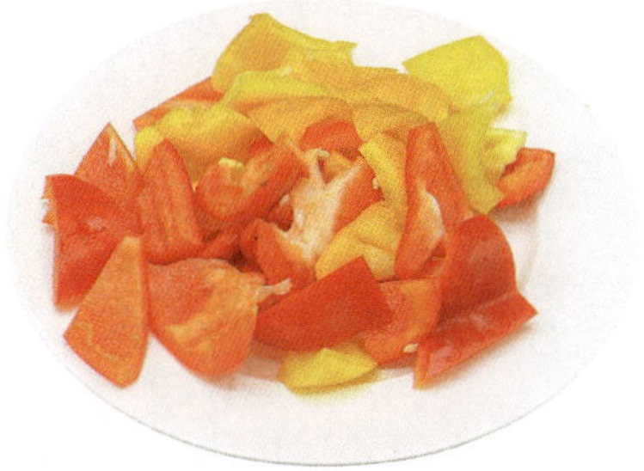

烹饪后

熟重：215g

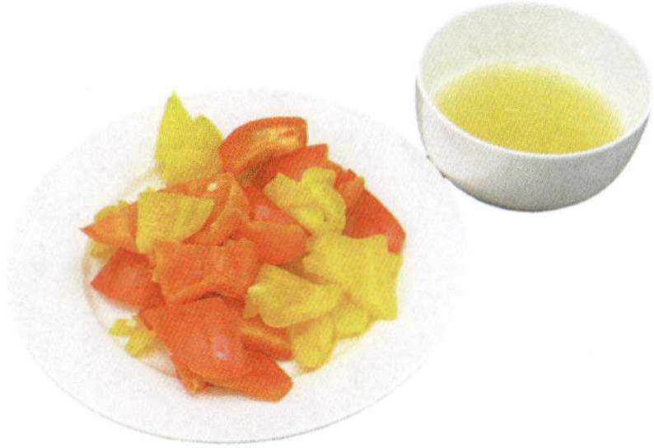

生熟比=100.5g/100g　|　含油比=0g/100g　|　含盐比=0g/100g

食物编码及食物名称：043125-彩椒　　**烹饪方式：烤**

烹饪前

生重：233g

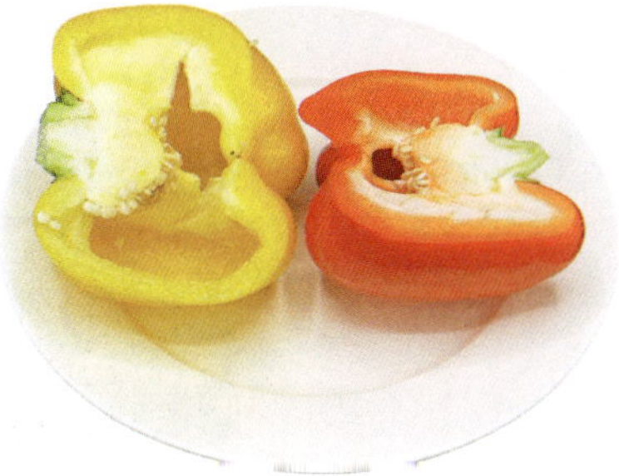

烹饪后

熟重：212g

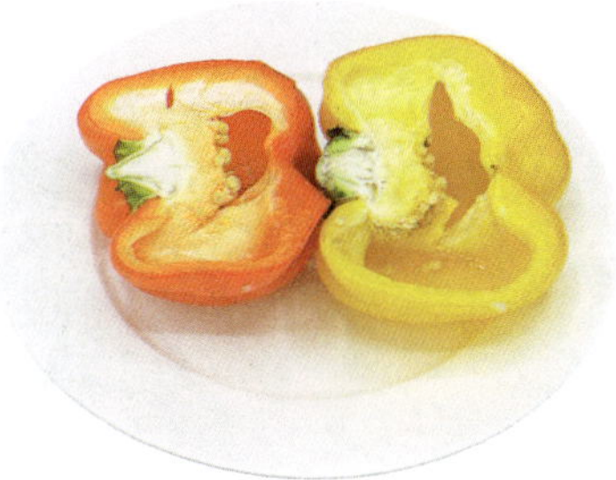

生熟比=109.9g/100g　|　含油比=0g/100g　|　含盐比=0g/100g

食物编码及食物名称：043125-彩椒 烹饪方式：蒸

烹饪前
生重：229g

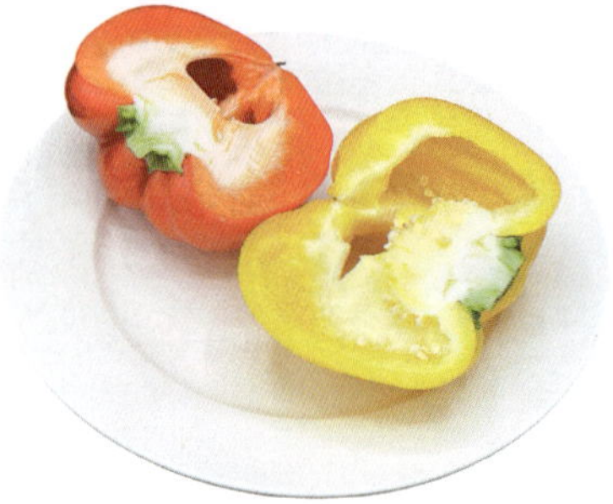

烹饪后
熟重：217g

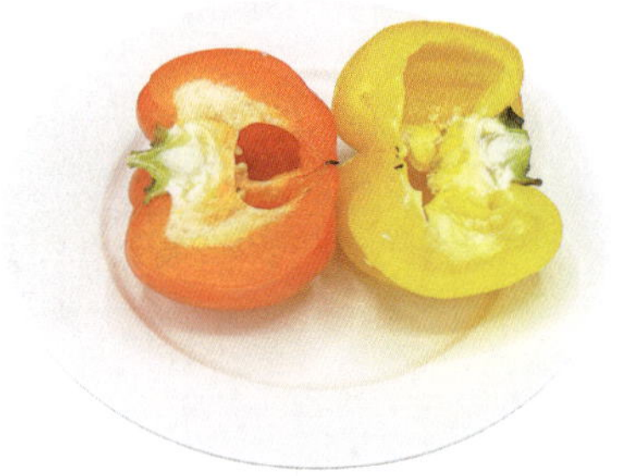

生熟比=105.5g/100g | 含油比=0g/100g | 含盐比=0g/100g

38. 043126-秋葵［黄秋葵、羊角豆］

食物编码及食物名称：043126-秋葵［黄秋葵、羊角豆］ 烹饪方式：炒

烹饪前
生重：107g

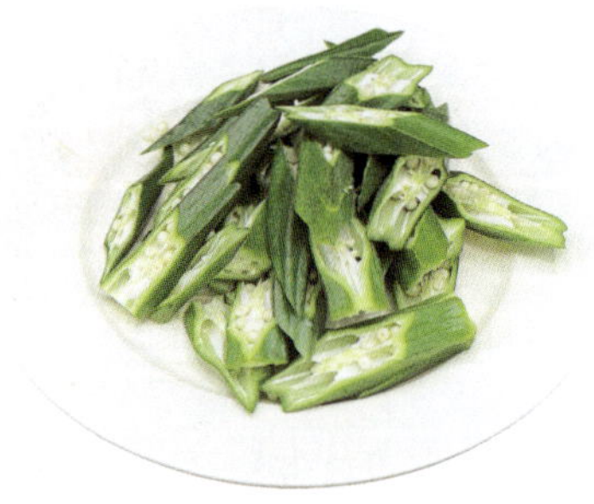

烹饪后
熟重：106g

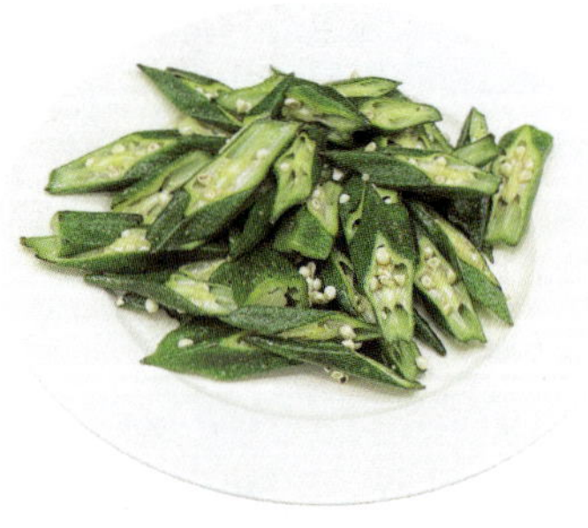

生熟比=100.9g/100g | 含油比=8.5g/100g | 含盐比=2.8g/100g

食物编码及食物名称：043126-秋葵［黄秋葵、羊角豆］ 烹饪方式：蒸

烹饪前

生重：124g

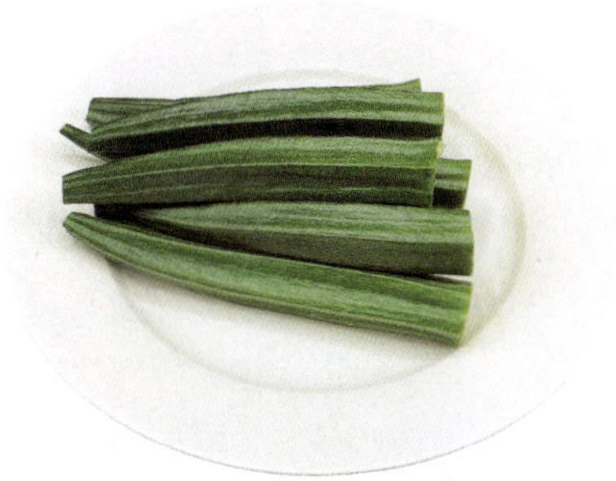

烹饪后

熟重：121g

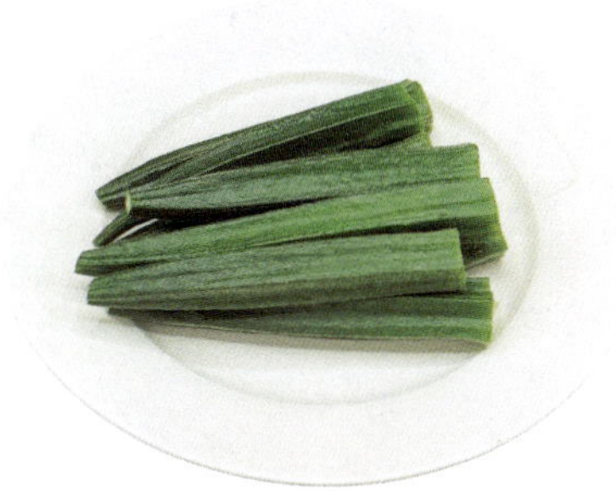

生熟比=102.5g/100g | 含油比=0g/100g | 含盐比=0g/100g

39. 043205-佛手瓜［棒瓜、菜肴梨］

食物编码及食物名称：043205-佛手瓜［棒瓜、菜肴梨］ 烹饪方式：炒

烹饪前

生重：148g

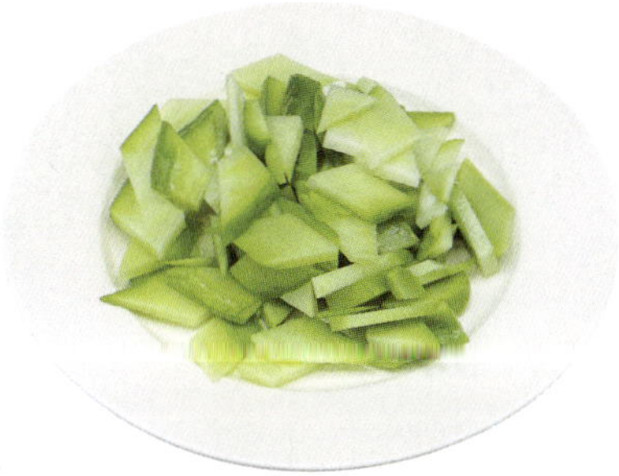

烹饪后

熟重：141g

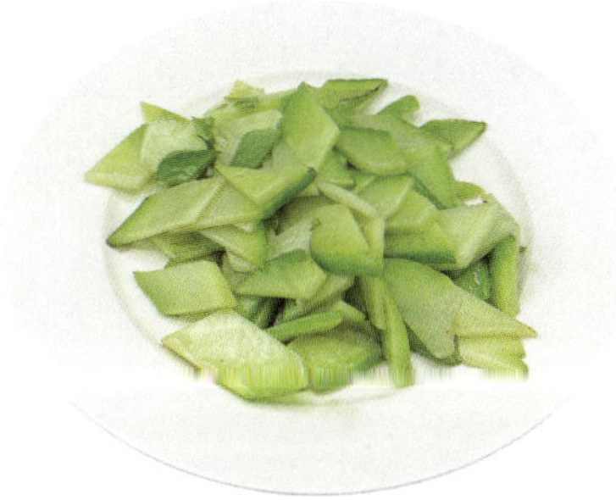

生熟比=105.0g/100g | 含油比=14.2g/100g | 含盐比=0.7g/100g

食物编码及食物名称：043205–佛手瓜［棒瓜、菜肴梨］ **烹饪方式：炖**

烹饪前

生重：173g

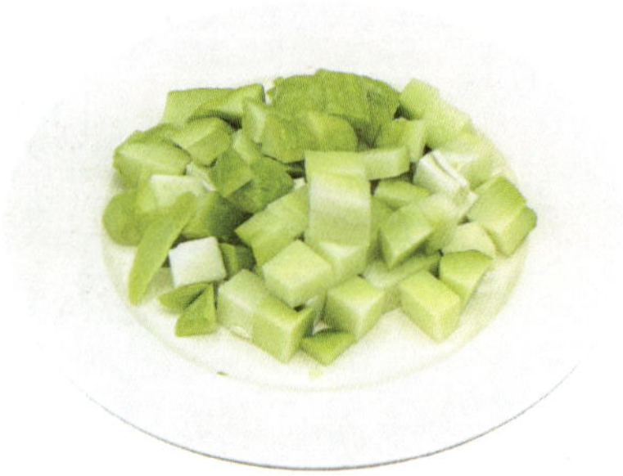

烹饪后

熟重：170g

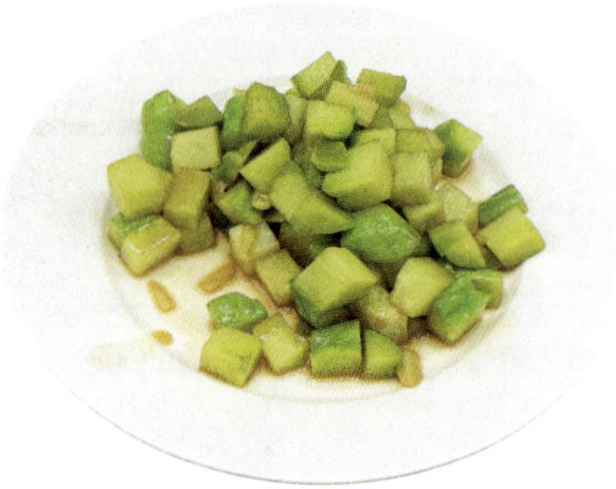

生熟比=101.8g/100g | 含油比=9.7g/100g | 含盐比=1.1g/100g

食物编码及食物名称：043205–佛手瓜［棒瓜、菜肴梨］ **烹饪方式：煮**

烹饪前

生重：178g

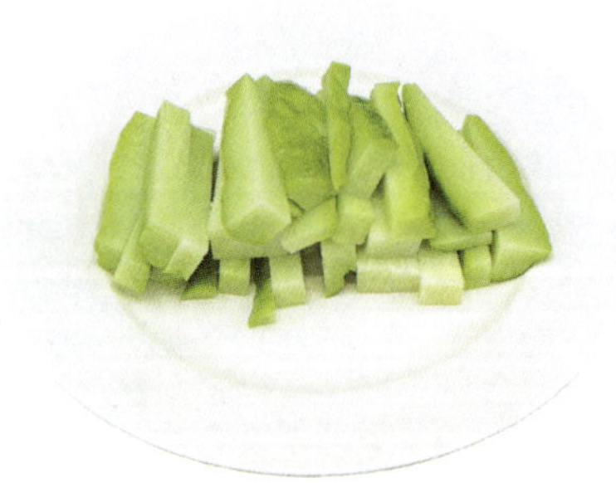

烹饪后

熟重：169g

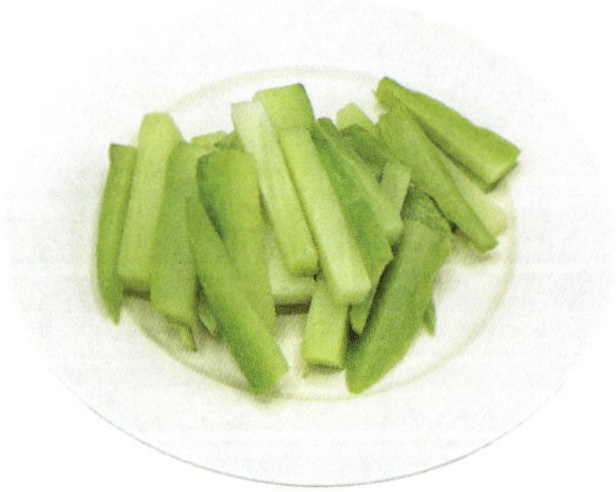

生熟比=105.3g/100g | 含油比=0g/100g | 含盐比=0.6g/100g

食物编码及食物名称：043205-佛手瓜［棒瓜、菜肴梨］　烹饪方式：蒸

烹饪前

生重：210g

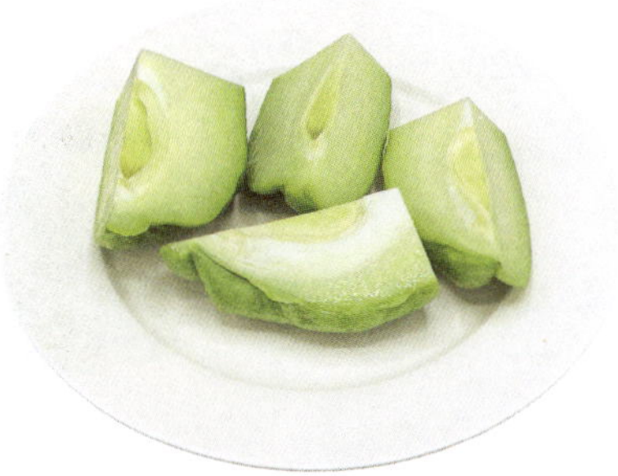

烹饪后

熟重：201g

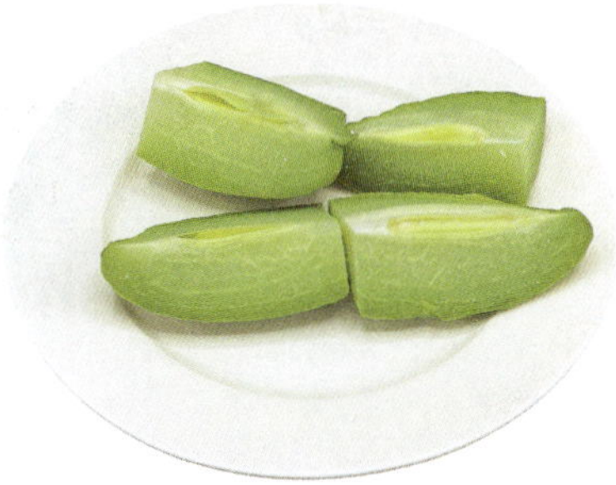

生熟比=104.5g/100g　|　含油比=0g/100g　|　含盐比=0g/100g

40. 043208-黄瓜（鲜）［胡瓜］

食物编码及食物名称：043208-黄瓜（鲜）［胡瓜］　烹饪方式：炒

烹饪前

生重：233g

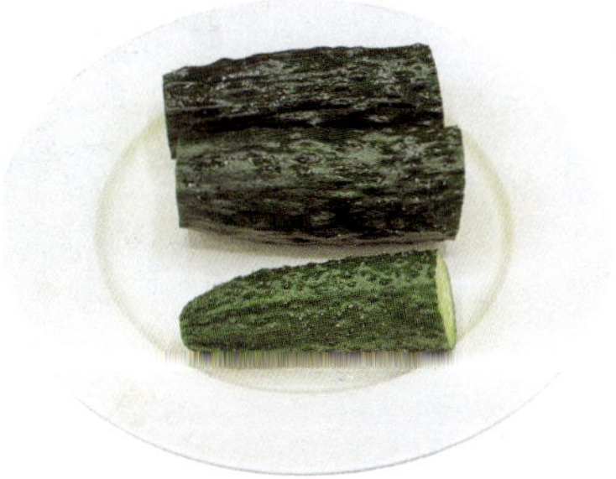

烹饪后

熟重：238g

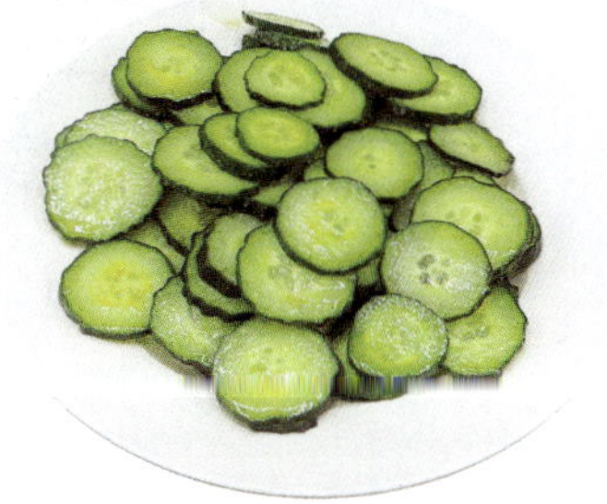

生熟比=97.9g/100g　|　含油比=11.8g/100g　|　含盐比=0.8g/100g

食物编码及食物名称：043208-黄瓜（鲜）[胡瓜] | **烹饪方式：炖**

烹饪前

生重：227g

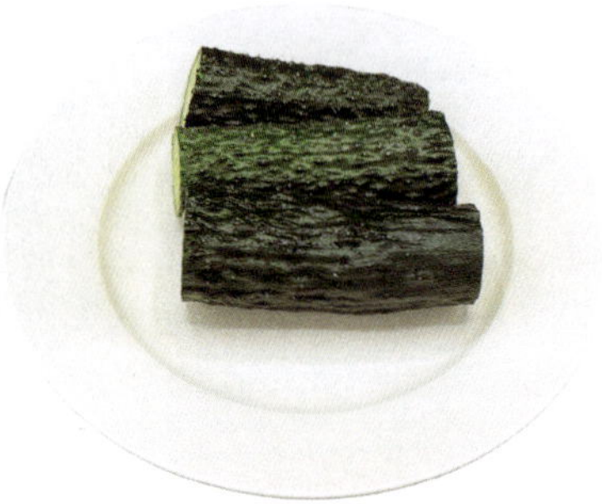

烹饪后

熟重：220g

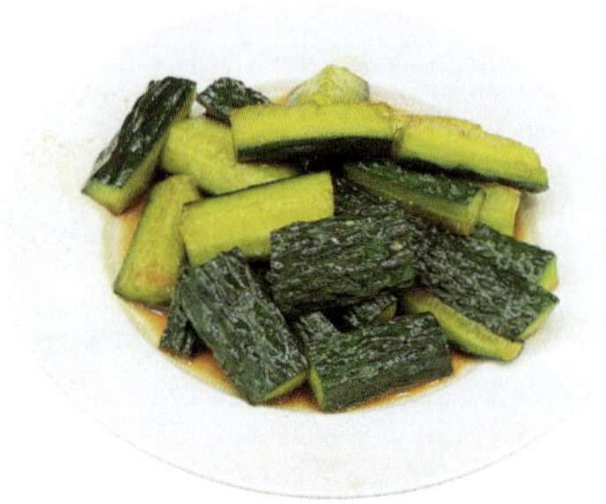

生熟比=103.2g/100g | 含油比=4.2g/100g | 含盐比=0g/100g

食物编码及食物名称：043208-黄瓜（鲜）[胡瓜] | **烹饪方式：煮**

烹饪前

生重：223g

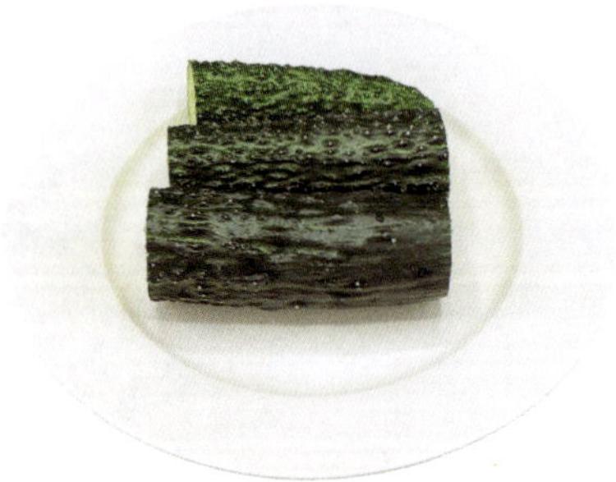

烹饪后

熟重：222g

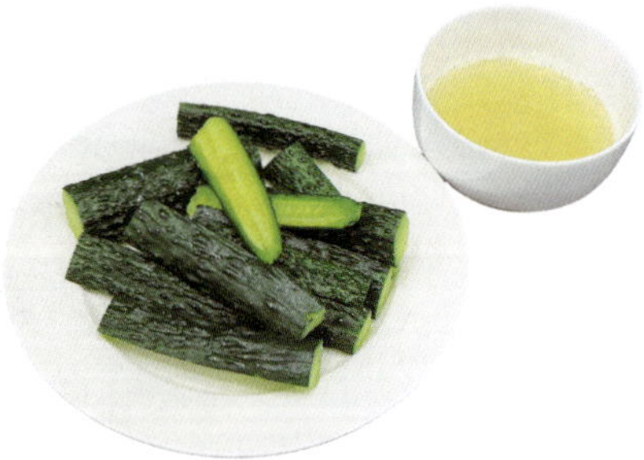

生熟比=100.5g/100g | 含油比=0g/100g | 含盐比=0.3g/100g

食物编码及食物名称：043208–黄瓜（鲜）[胡瓜] 烹饪方式：蒸

烹饪前

生重：231g

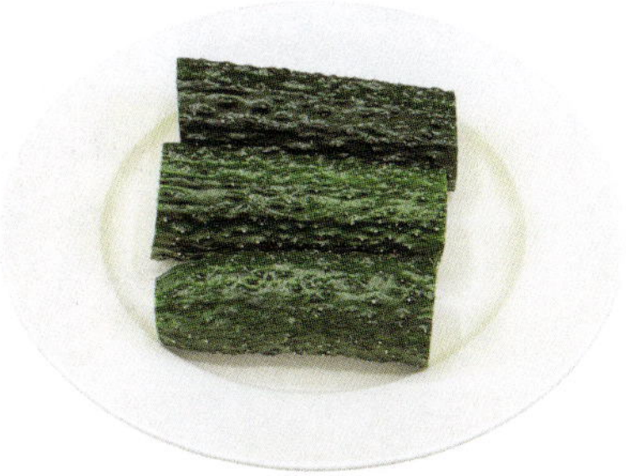

烹饪后

熟重：228g

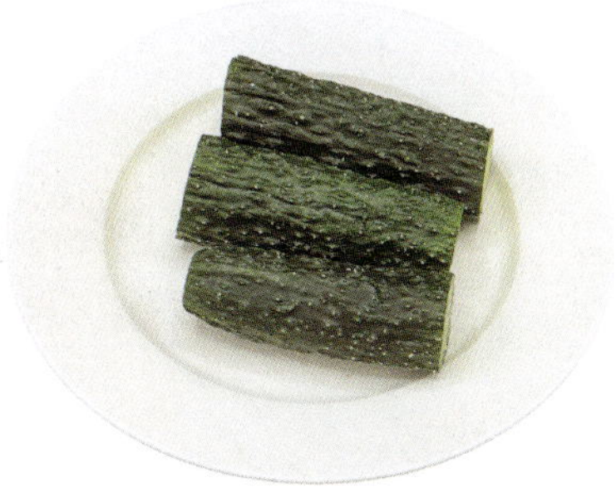

生熟比=101.3g/100g | 含油比=0g/100g | 含盐比=0g/100g

41. 043210–金瓜

食物编码及食物名称：043210–金瓜 烹饪方式：炒

烹饪前

生重：158g

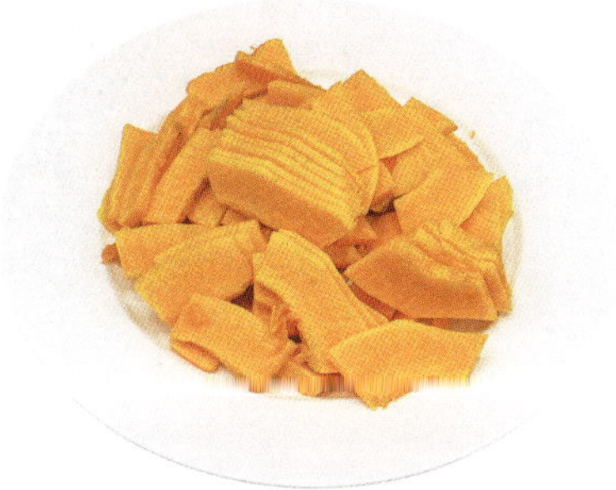

烹饪后

熟重：156g

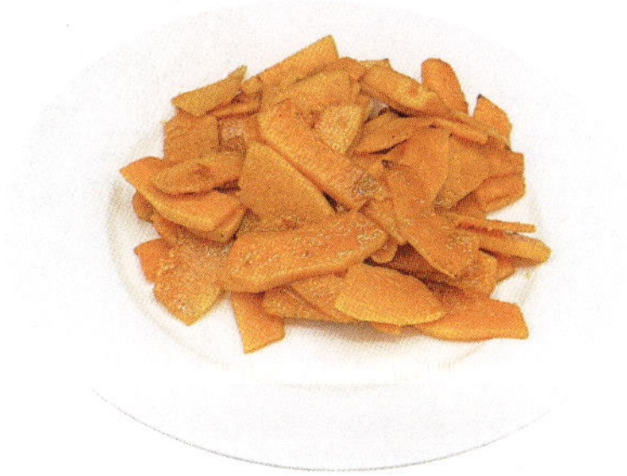

生熟比=101.3g/100g | 含油比=20.5g/100g | 含盐比=0g/100g

食物编码及食物名称：043210-金瓜 | **烹饪方式：炖**

烹饪前

生重：193g

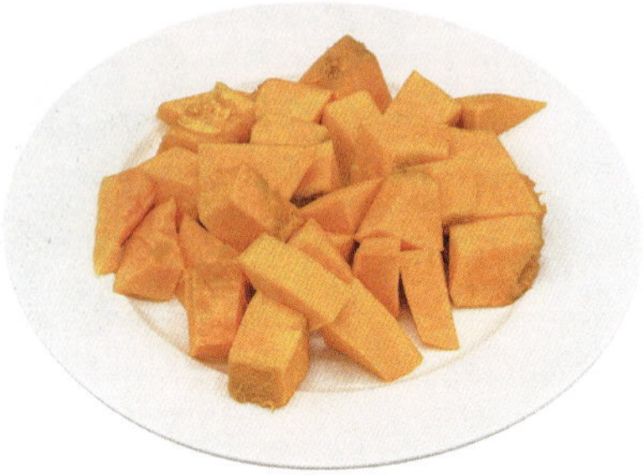

烹饪后

熟重：199g

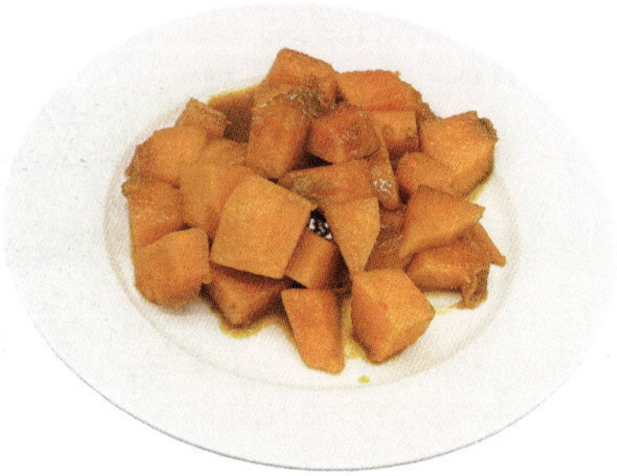

生熟比=97.0g/100g | 含油比=15.8g/100g | 含盐比=0g/100g

食物编码及食物名称：043210-金瓜 | **烹饪方式：煮**

烹饪前

生重：142g

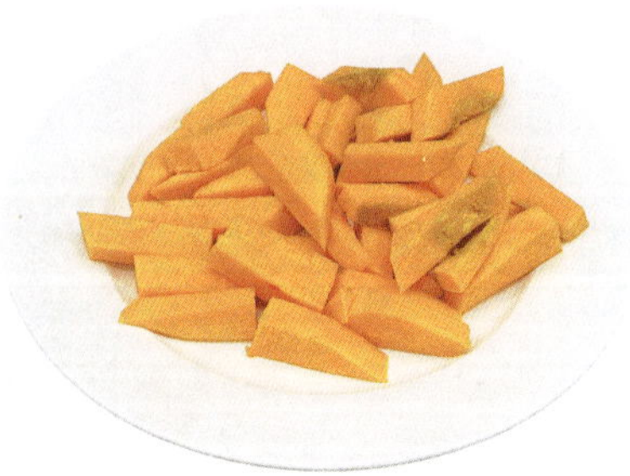

烹饪后

熟重：138g

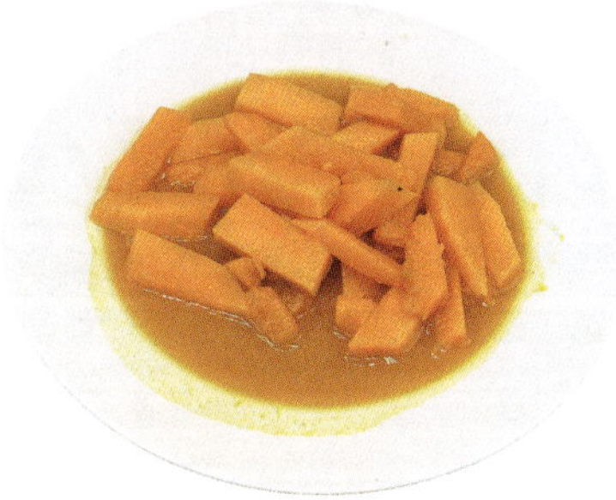

生熟比=102.9g/100g | 含油比=0g/100g | 含盐比=1.1g/100g

食物编码及食物名称：043210–金瓜 | **烹饪方式：烤**

烹饪前

生重：302g

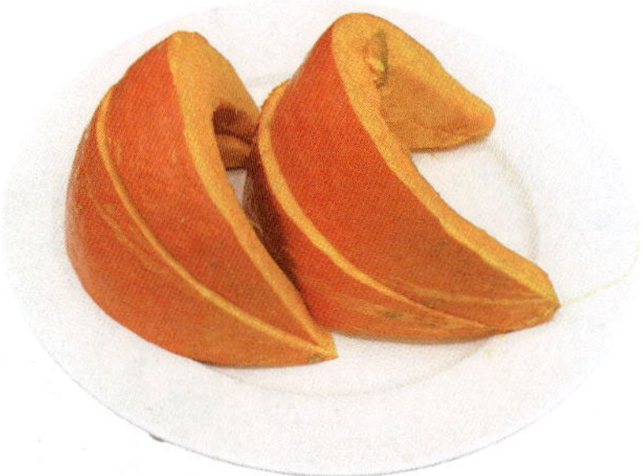

烹饪后

熟重：222g

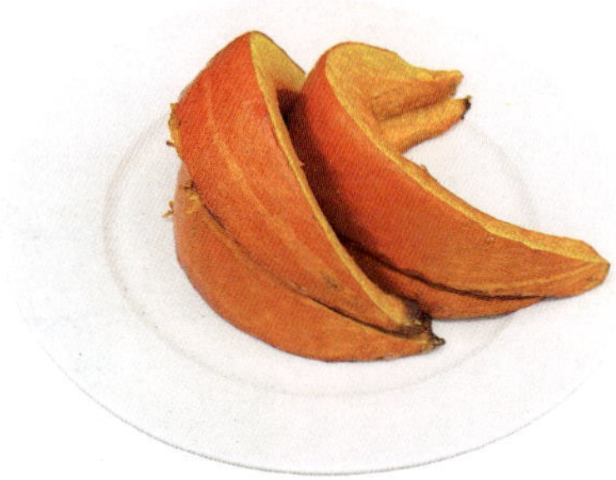

生熟比=136.0g/100g | 含油比=0g/100g | 含盐比=0g/100g

食物编码及食物名称：043210–金瓜 | **烹饪方式：蒸**

烹饪前

生重：281g

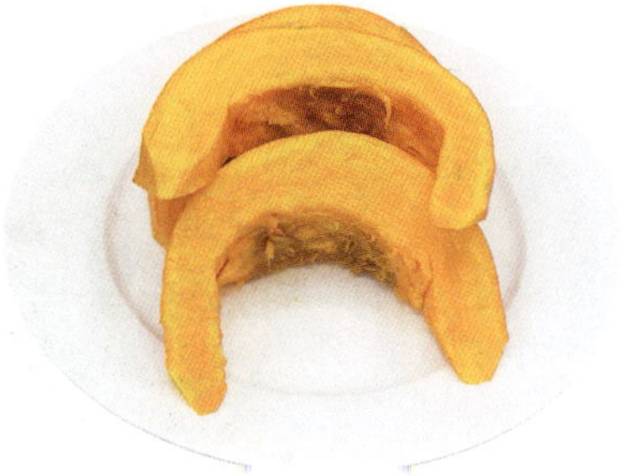

烹饪后

熟重：281g

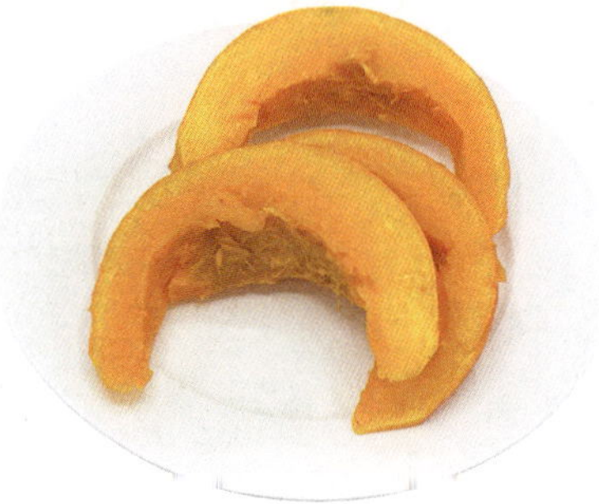

生熟比=100.0g/100g | 含油比=0g/100g | 含盐比=0g/100g

42. 043212-苦瓜（鲜）[凉瓜、癞瓜]

食物编码及食物名称：043212-苦瓜（鲜）[凉瓜、癞瓜] **烹饪方式：炒**

烹饪前
生重：212g

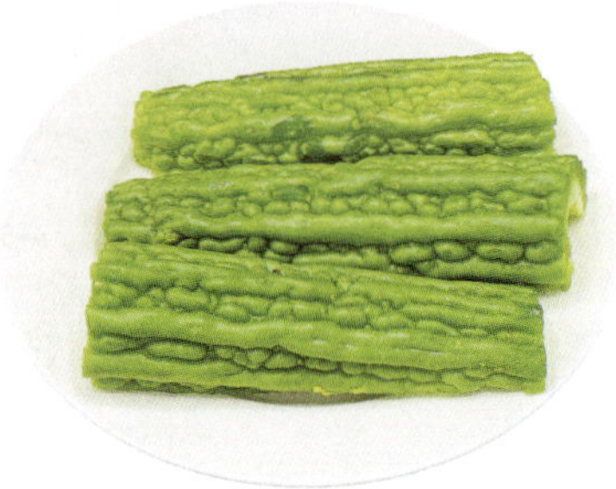

烹饪后
熟重：217g

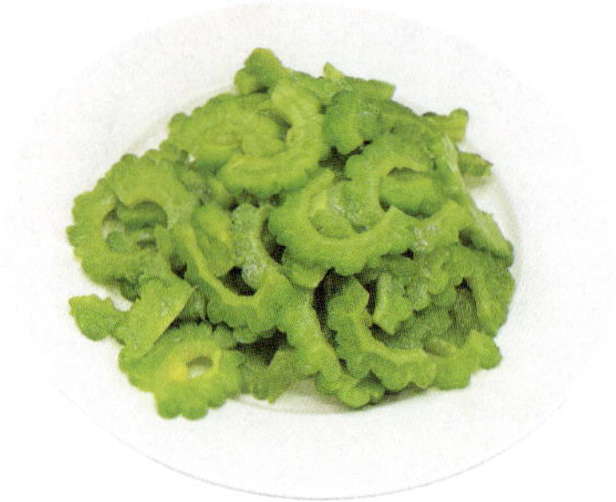

生熟比=97.7g/100g | 含油比=11.5g/100g | 含盐比=0.9g/100g

食物编码及食物名称：043212-苦瓜（鲜）[凉瓜、癞瓜] **烹饪方式：炖**

烹饪前
生重：186g

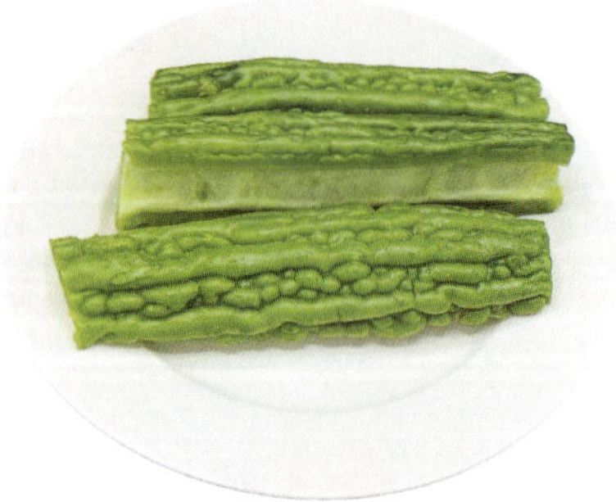

烹饪后
熟重：191g

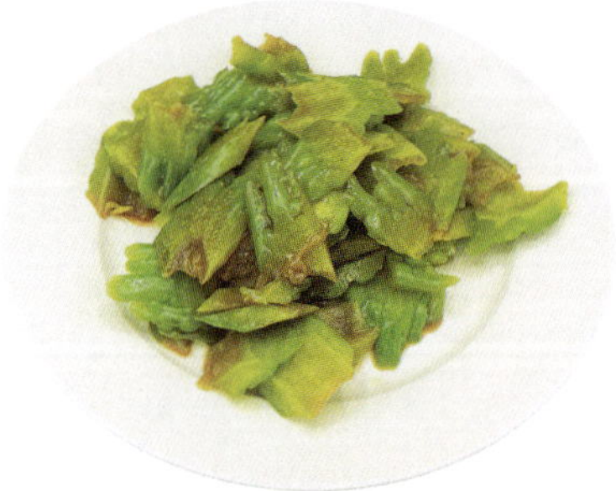

生熟比=97.4g/100g | 含油比=0/100g | 含盐比=0.5g/100g

食物编码及食物名称：043212-苦瓜（鲜）[凉瓜、癞瓜] **烹饪方式：煮**

烹饪前

生重：159g

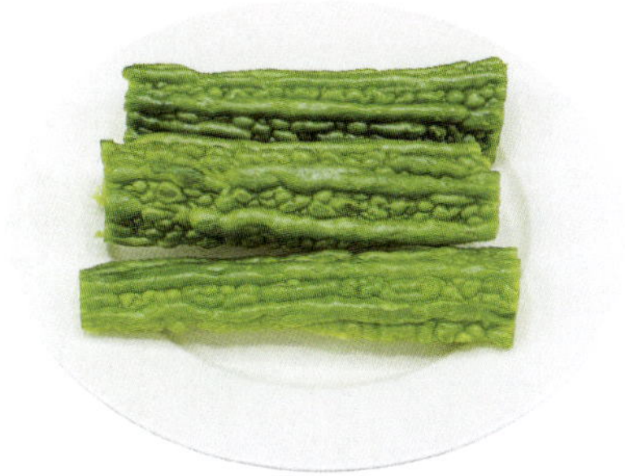

烹饪后

熟重：170g

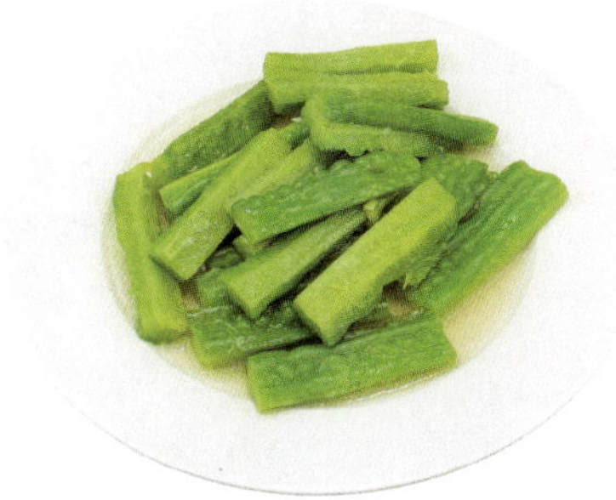

生熟比=93.5g/100g | 含油比=0g/100g | 含盐比=0.5g/100g

食物编码及食物名称：043212-苦瓜（鲜）[凉瓜、癞瓜] **烹饪方式：蒸**

烹饪前

生重：169g

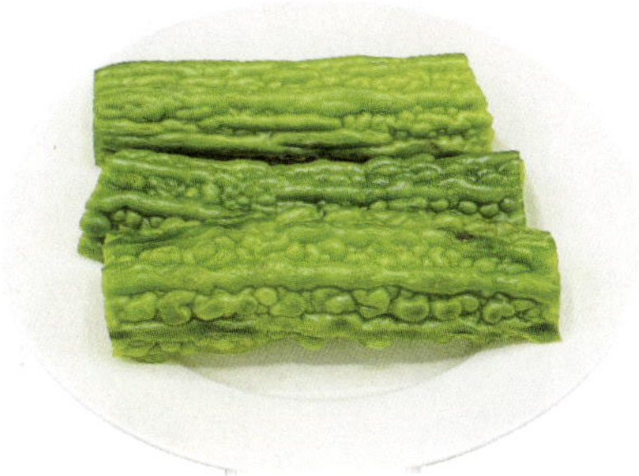

烹饪后

熟重：165g

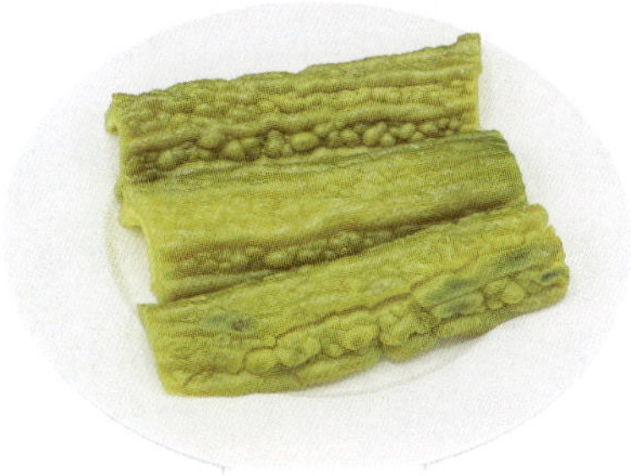

生熟比=102.4g/100g | 含油比=0g/100g | 含盐比=0g/100g

43. 043218–西葫芦

食物编码及食物名称：043218–西葫芦 **烹饪方式：炒**

烹饪前

生重：165g

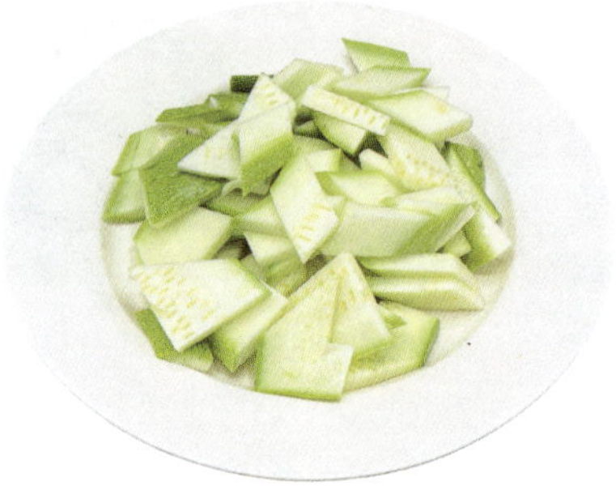

烹饪后

熟重：143g

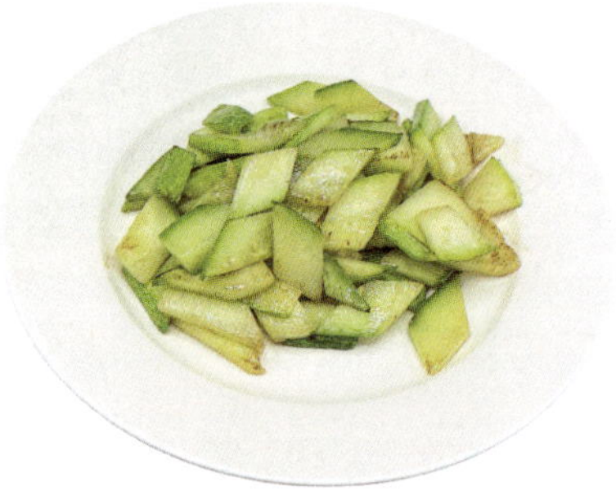

生熟比=115.4g/100g | 含油比=9.8g/100g | 含盐比=0.7g/100g

食物编码及食物名称：043218–西葫芦 **烹饪方式：炖**

烹饪前

生重：275g

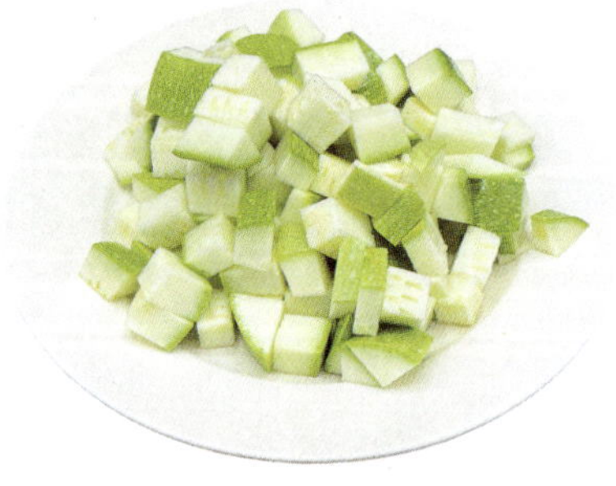

烹饪后

熟重：247g

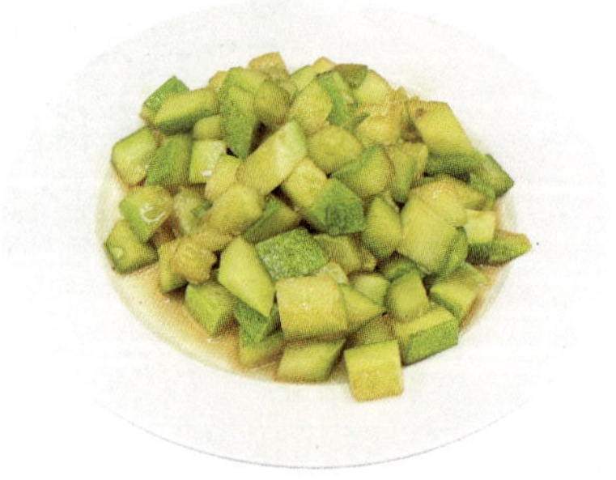

生熟比=111.3g/100g | 含油比=6.0g/100g | 含盐比=0.4g/100g

食物编码及食物名称：043218-西葫芦 **烹饪方式：煮**

烹饪前

生重：219g

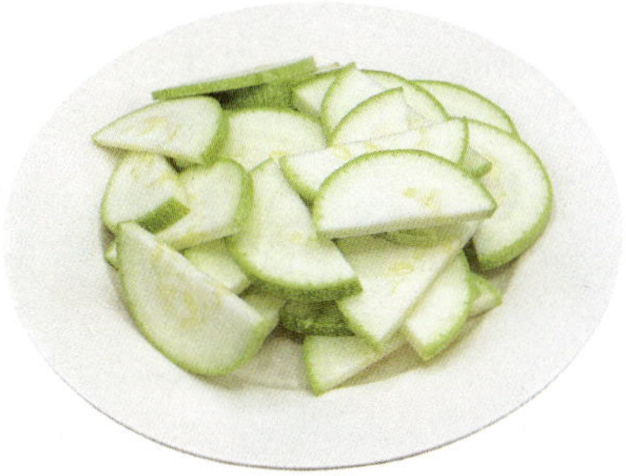

烹饪后

熟重：202g

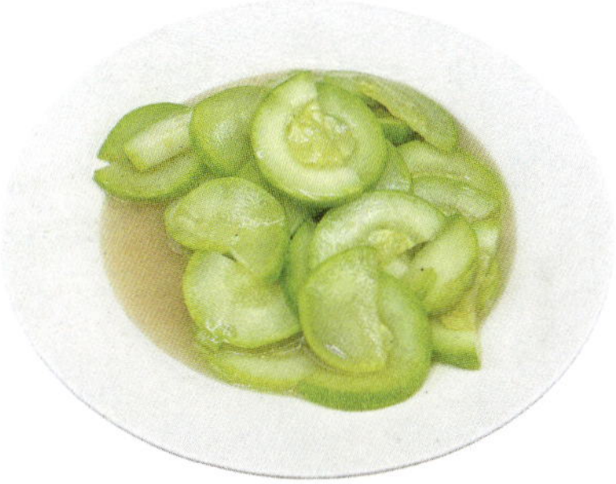

生熟比=108.4g/100g | 含油比=0g/100g | 含盐比=0.9g/100g

食物编码及食物名称：043218-西葫芦 **烹饪方式：烤**

烹饪前

生重：290g

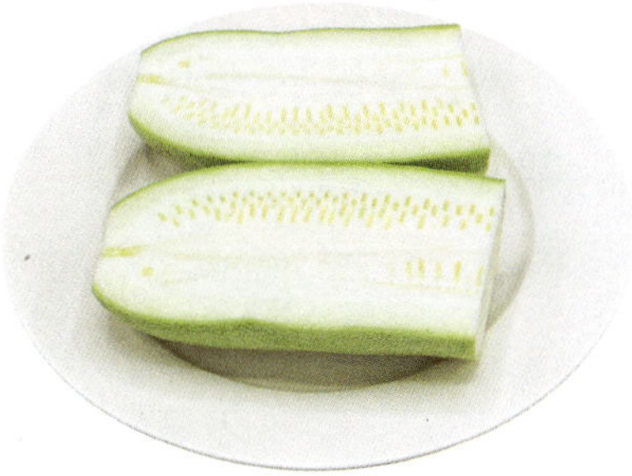

烹饪后

熟重：215g

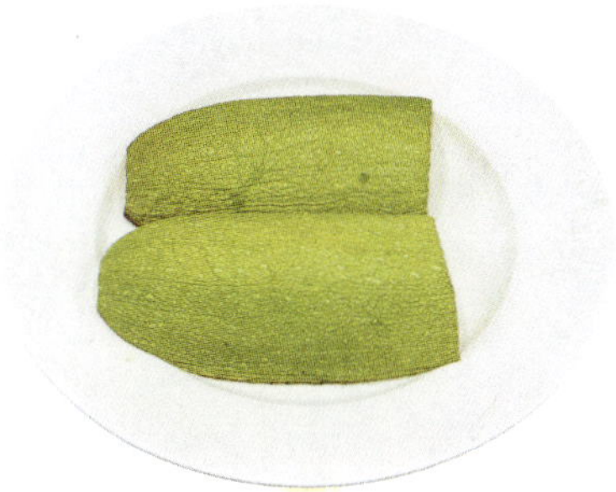

生熟比=134.9g/100g | 含油比=0g/100g | 含盐比=0g/100g

食物编码及食物名称：043218-西葫芦	烹饪方式：蒸
烹饪前 生重：391g	烹饪后 熟重：360g
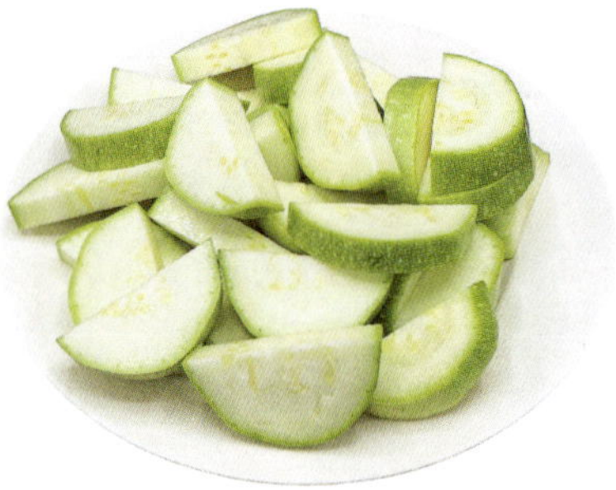	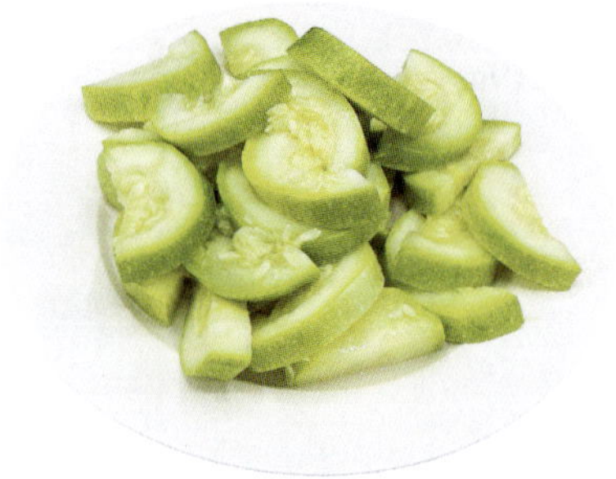

生熟比=108.6g/100g ｜ 含油比=0g/100g ｜ 含盐比=0g/100g

44. 043221-冬瓜

食物编码及食物名称：043221-冬瓜	烹饪方式：炒
烹饪前 生重：254g	烹饪后 熟重：226g
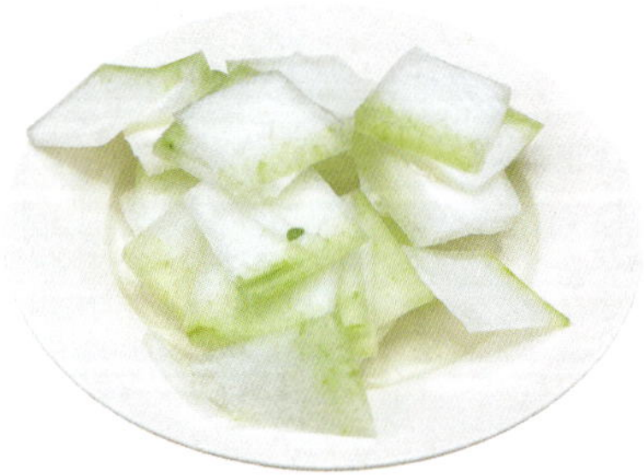	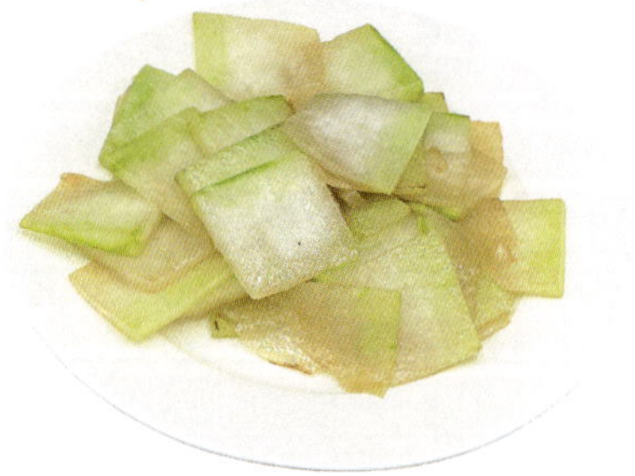

生熟比=112.4g/100g ｜ 含油比=7.5g/100g ｜ 含盐比=0.4g/100g

食物编码及食物名称：043221–冬瓜　　**烹饪方式：炖**

烹饪前

生重：196g

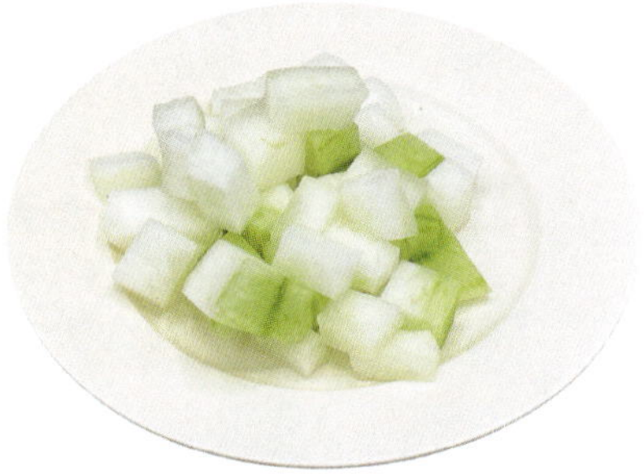

烹饪后

熟重：186g

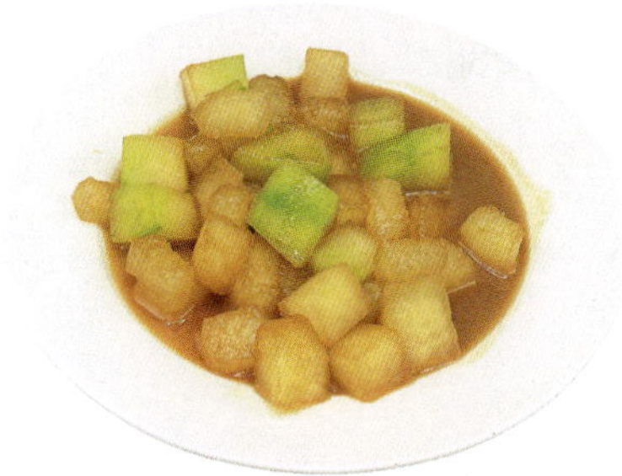

生熟比=105.4g/100g ｜ 含油比=6.9g/100g ｜ 含盐比=0.5g/100g

食物编码及食物名称：043221–冬瓜　　**烹饪方式：煮**

烹饪前

生重：191g

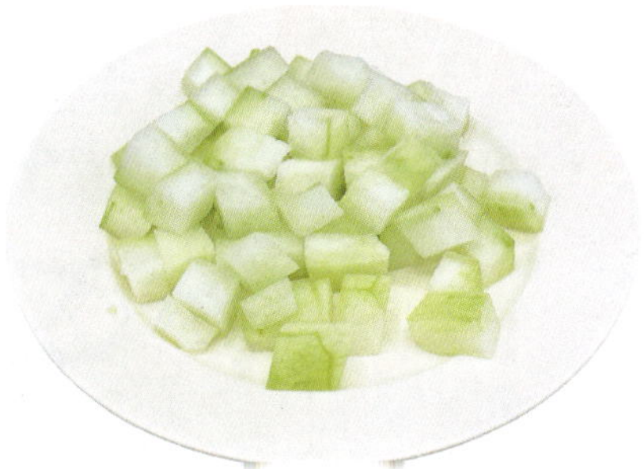

烹饪后

熟重：187g

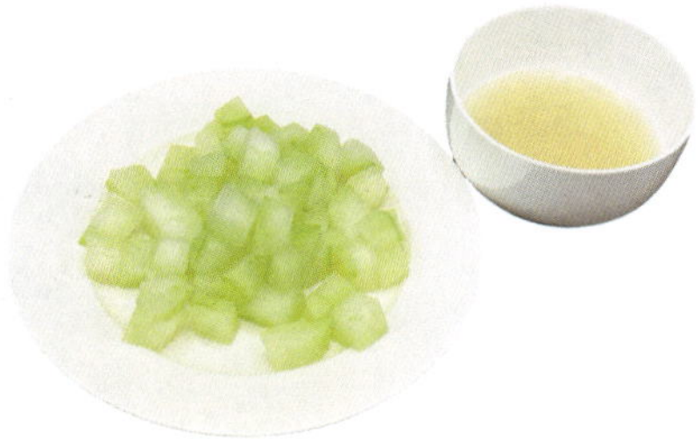

生熟比=102.1g/100g ｜ 含油比=0g/100g ｜ 含盐比=0g/100g

食物编码及食物名称：043221-冬瓜 | **烹饪方式：蒸**

烹饪前
生重：328g

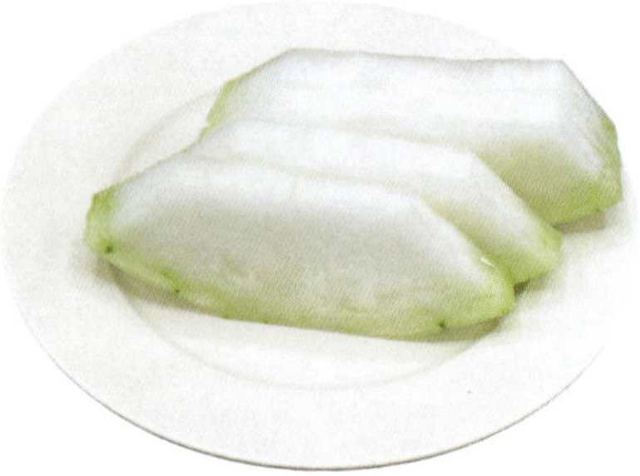

烹饪后
熟重：288g

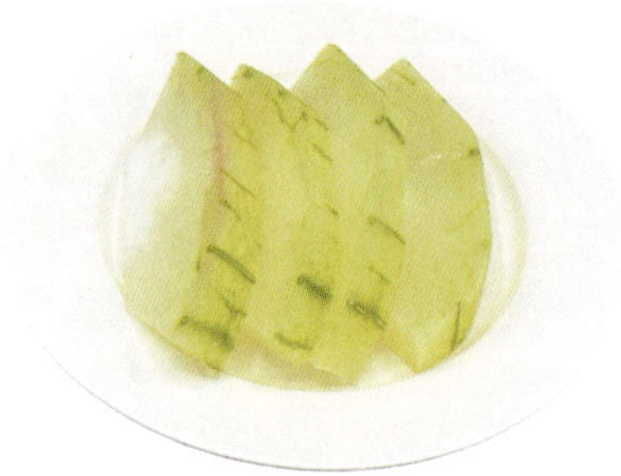

生熟比=113.9g/100g | 含油比=0g/100g | 含盐比=0g/100g

45. 043226-秋黄瓜［旱黄瓜］

食物编码及食物名称：043226-秋黄瓜［旱黄瓜］ | **烹饪方式：炒**

烹饪前
生重：527g

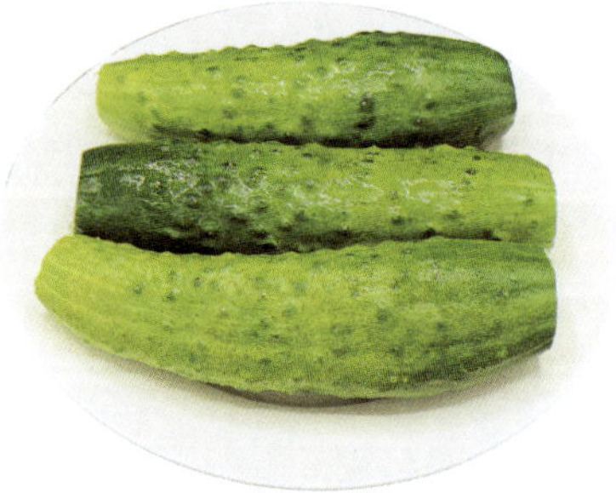

烹饪后
熟重：524g

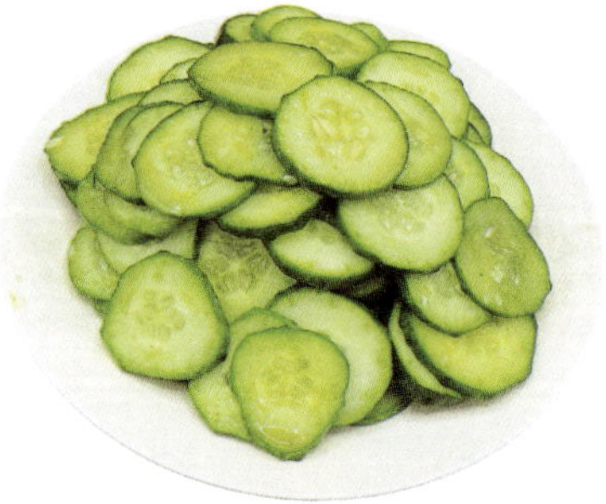

生熟比=100.6g/100g | 含油比=2.5g/100g | 含盐比=0.4g/100g

食物编码及食物名称：043226-秋黄瓜［旱黄瓜］ 烹饪方式：蒸

烹饪前

生重：505g

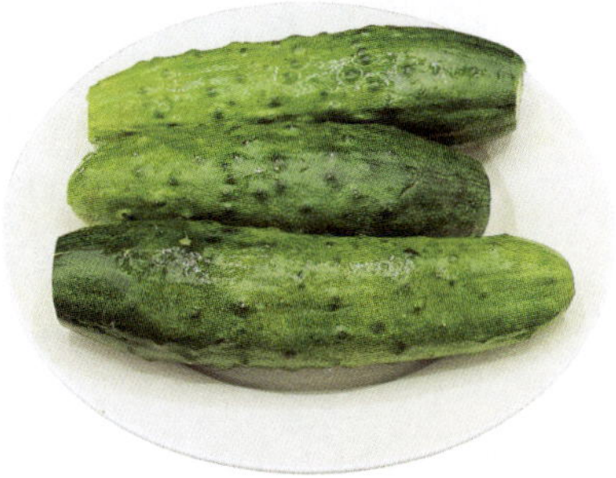

烹饪后

熟重：492g

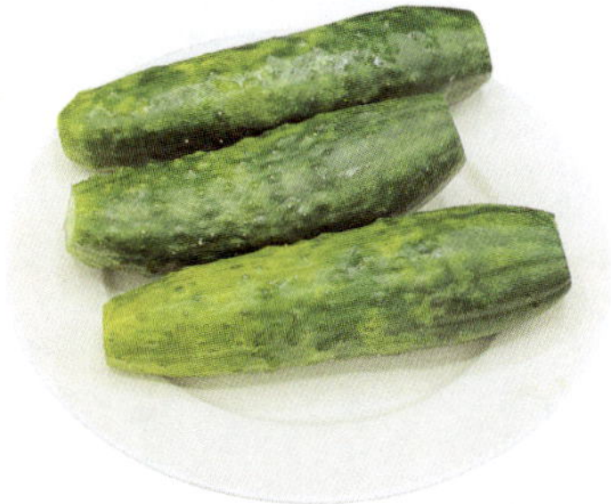

生熟比=102.6g/100g | 含油比=0g/100g | 含盐比=0g/100g

46. 043227-南瓜（栗面）

食物编码及食物名称：043227-南瓜（栗面） 烹饪方式：炒

烹饪前

生重：171g

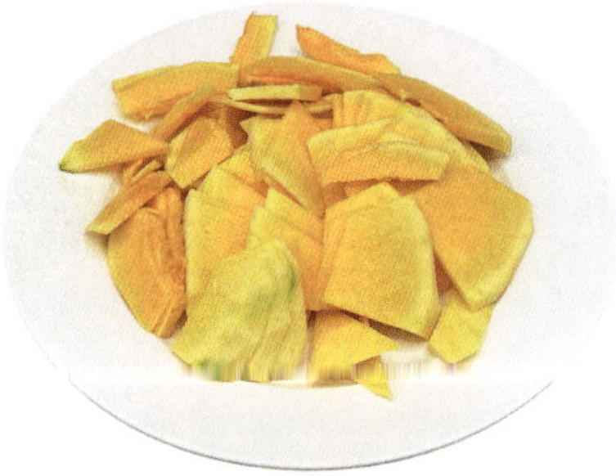

烹饪后

熟重：167g

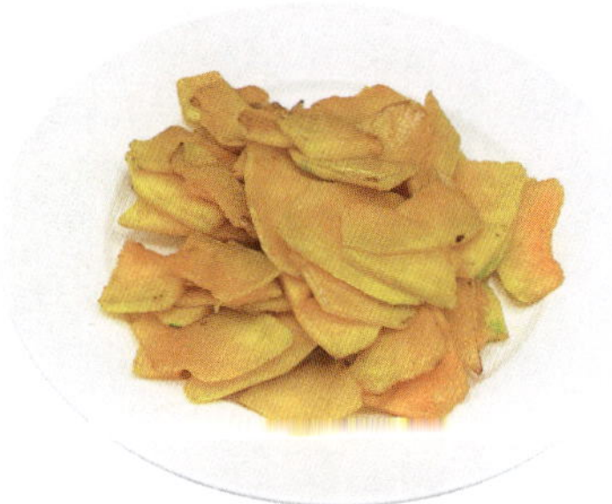

生熟比=102.4g/100g | 含油比=9.6g/100g | 含盐比=1.2g/100g

食物编码及食物名称：043227–南瓜（栗面） | **烹饪方式：炖**

烹饪前

生重：138g

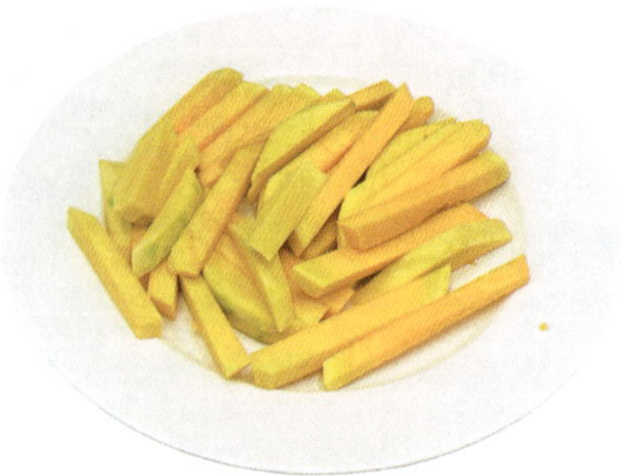

烹饪后

熟重：136g

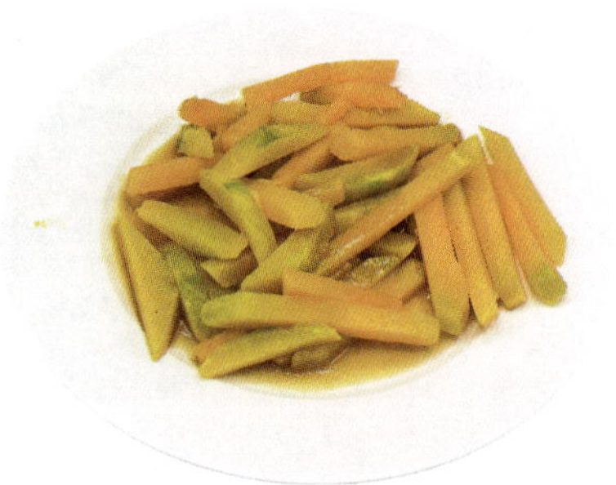

生熟比=101.5g/100g | 含油比=4.4g/100g | 含盐比=0.6g/100g

食物编码及食物名称：043227–南瓜（栗面） | **烹饪方式：煮**

烹饪前

生重：139g

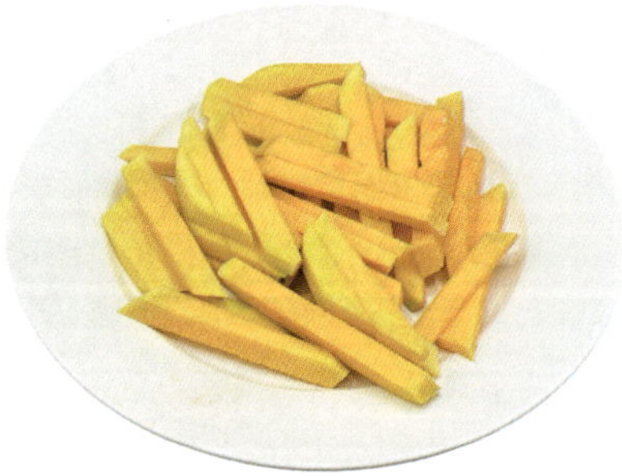

烹饪后

熟重：138g

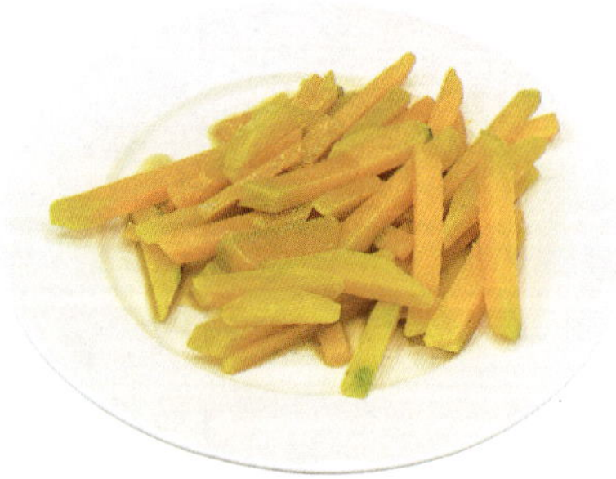

生熟比=100.7g/100g | 含油比=0g/100g | 含盐比=1.3g/100g

食物编码及食物名称：043227-南瓜（栗面）　烹饪方式：烤

烹饪前

生重：199g

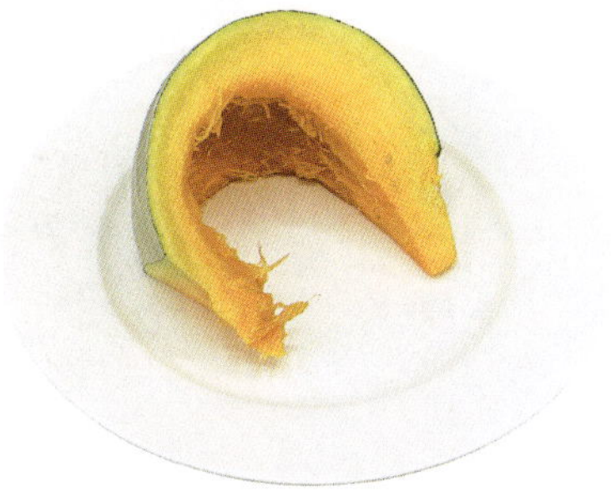

烹饪后

熟重：160g

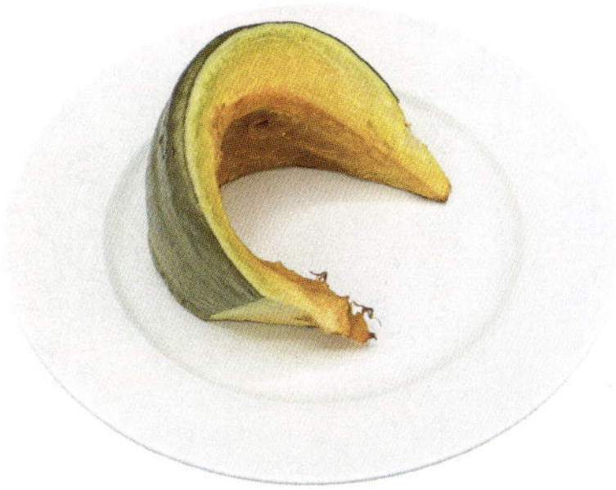

生熟比=124.4g/100g　|　含油比=0g/100g　|　含盐比=0g/100g

食物编码及食物名称：043227-南瓜（栗面）　烹饪方式：蒸

烹饪前

生重：203g

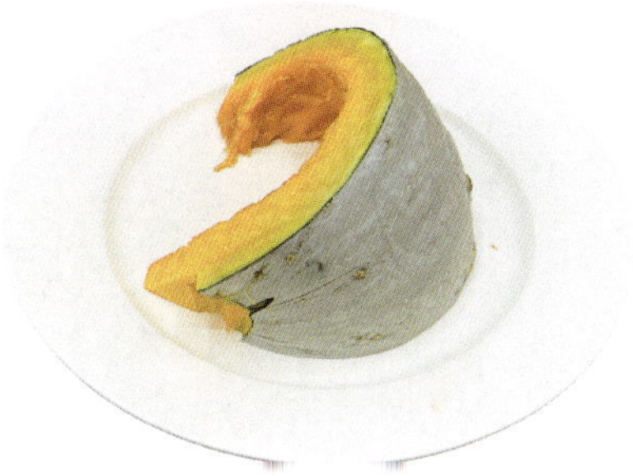

烹饪后

熟重：191g

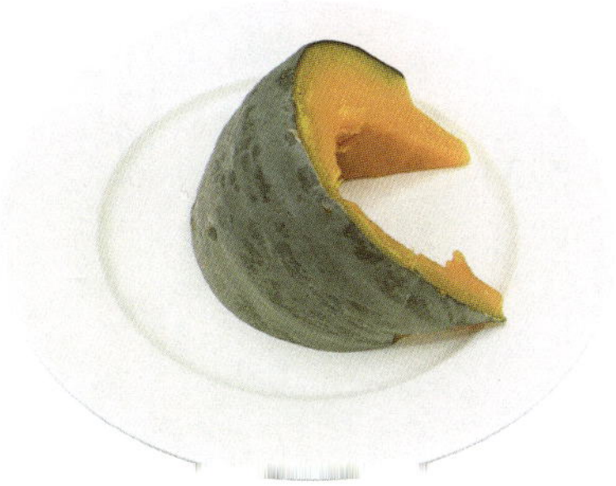

生熟比=106.3g/100g　|　含油比=0g/100g　|　含盐比=0g/100g

食物编码及食物名称：043227–南瓜（栗面） **烹饪方式：炸**

烹饪前

生重：169g

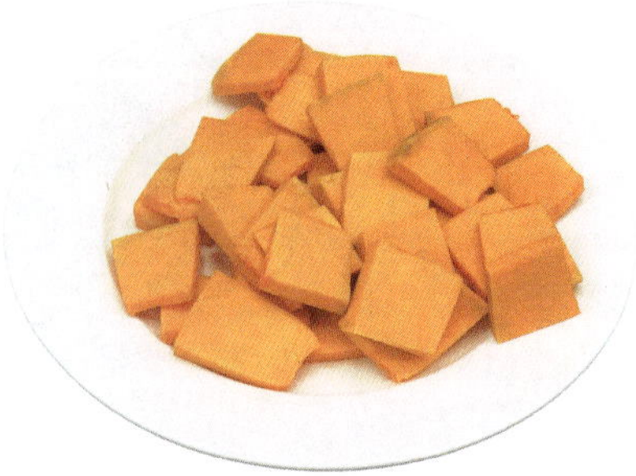

烹饪后

熟重：124g

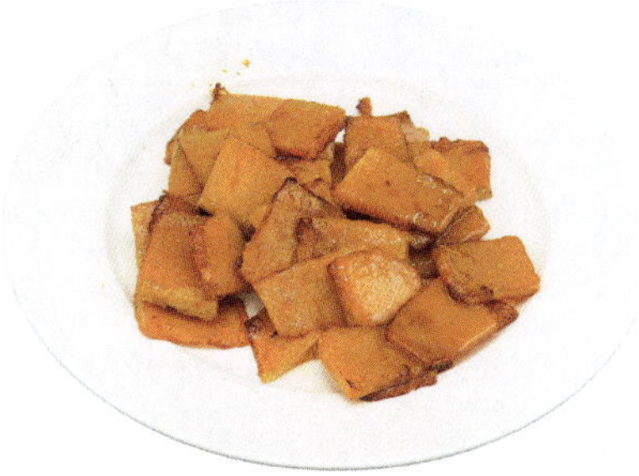

生熟比=136.0g/100g | 含油比=9.7g/100g | 含盐比=0g/100g

47. 043228–丝瓜

食物编码及食物名称：043228–丝瓜 **烹饪方式：炒**

烹饪前

生重：234g

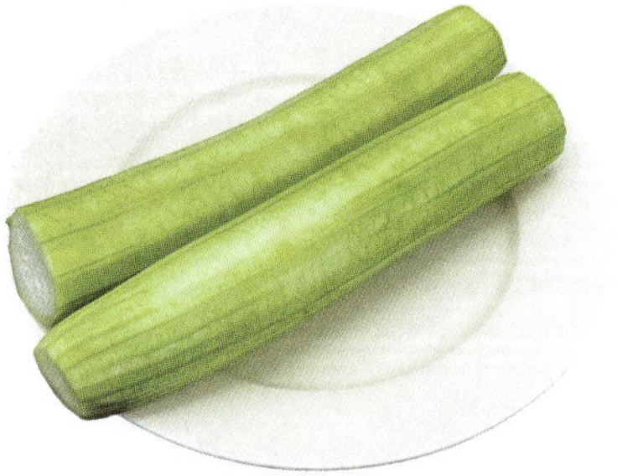

烹饪后

熟重：159g

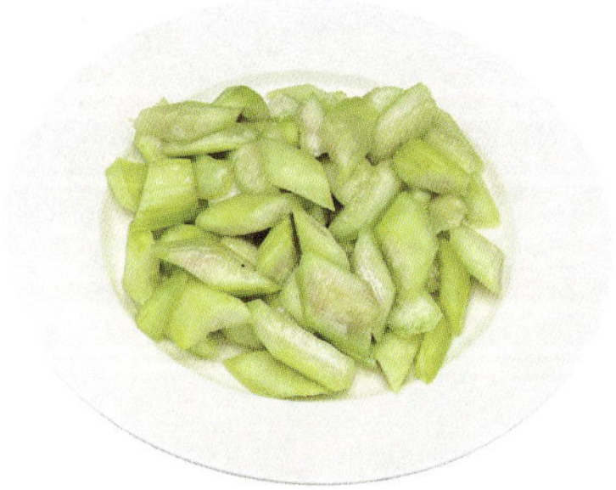

生熟比=147.2g/100g | 含油比=9.4g/100g | 含盐比=0.6g/100g

食物编码及食物名称：043228-丝瓜 | **烹饪方式：炖**

烹饪前

生重：155g

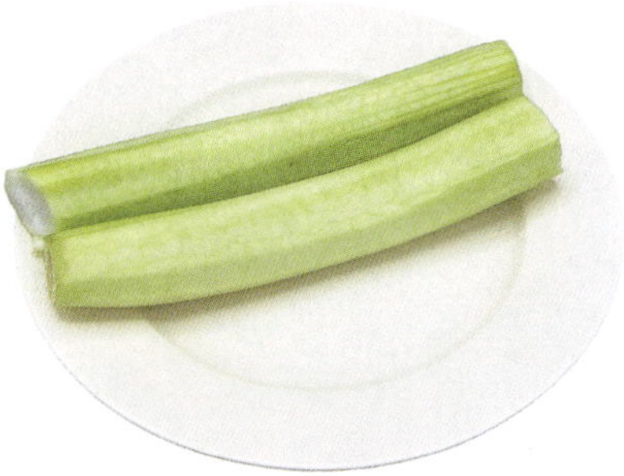

烹饪后

熟重：244g

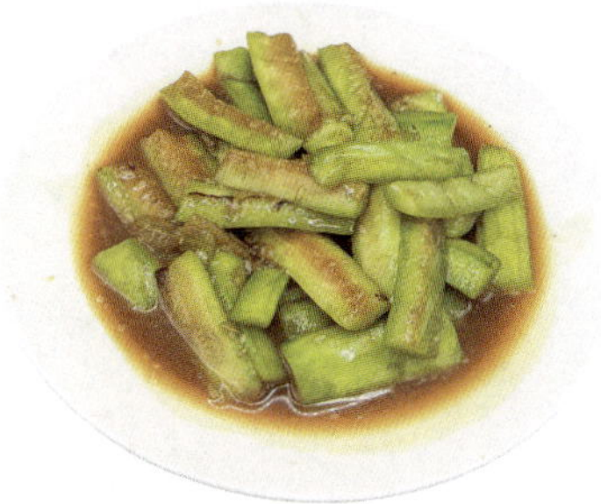

生熟比=63.5g/100g | 含油比=6.9g/100g | 含盐比=0g/100g

食物编码及食物名称：043228-丝瓜 | **烹饪方式：煮**

烹饪前

生重：272g

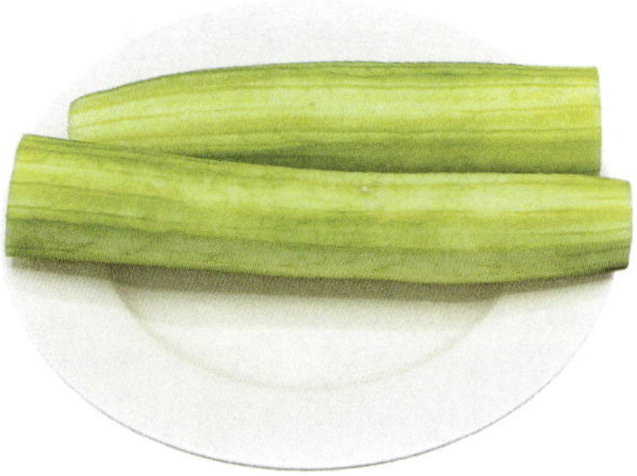

烹饪后

熟重：244g

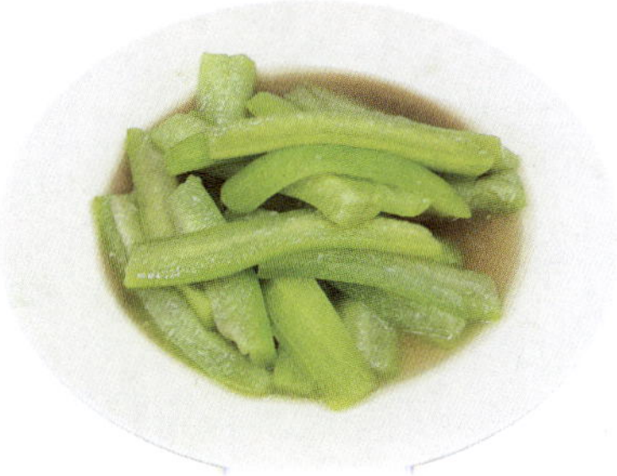

生熟比=111.5g/100g | 含油比=0g/100g | 含盐比=0.8g/100g

食物编码及食物名称：043228-丝瓜 **烹饪方式：蒸**

烹饪前

生重：155g

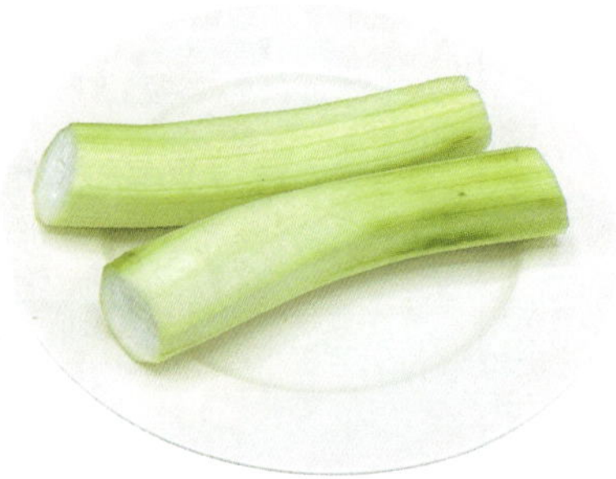

烹饪后

熟重：123g

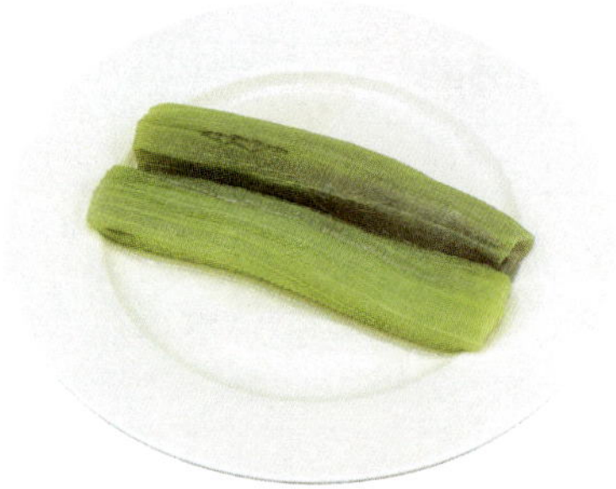

生熟比=126.0g/100g | 含油比=0g/100g | 含盐比=0g/100g

48. 043xxx-毛冬瓜

食物编码及食物名称：043xxx-毛冬瓜 **烹饪方式：炒**

烹饪前

生重：150g

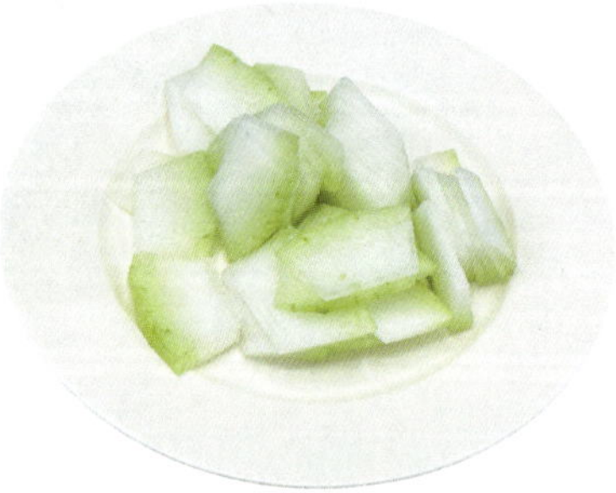

烹饪后

熟重：156g

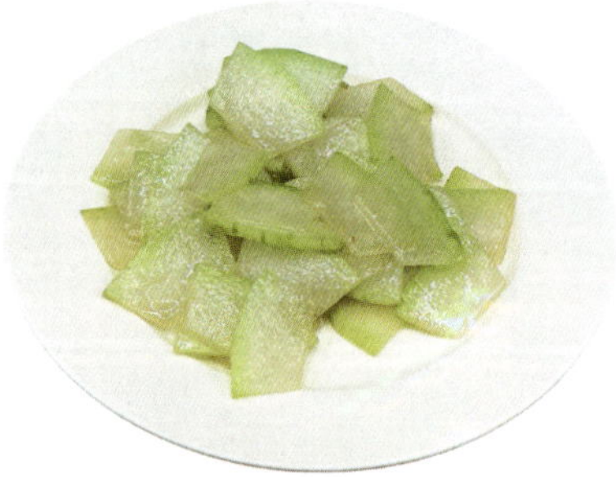

生熟比=96.2g/100g | 含油比=14.7g/100g | 含盐比=0g/100g

食物编码及食物名称：043xxx-毛冬瓜 **烹饪方式：炖**

烹饪前

生重：160g

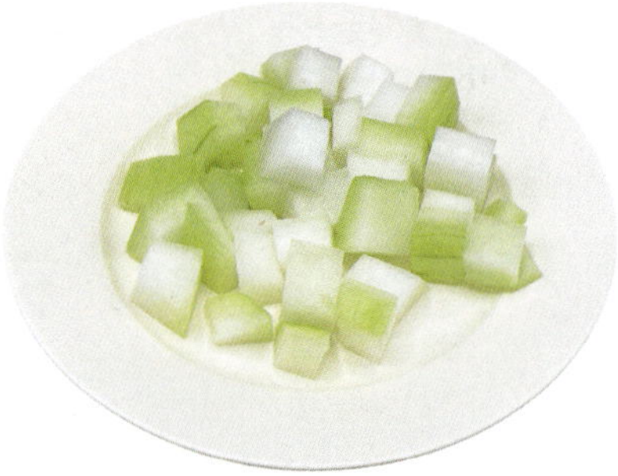

烹饪后

熟重：158g

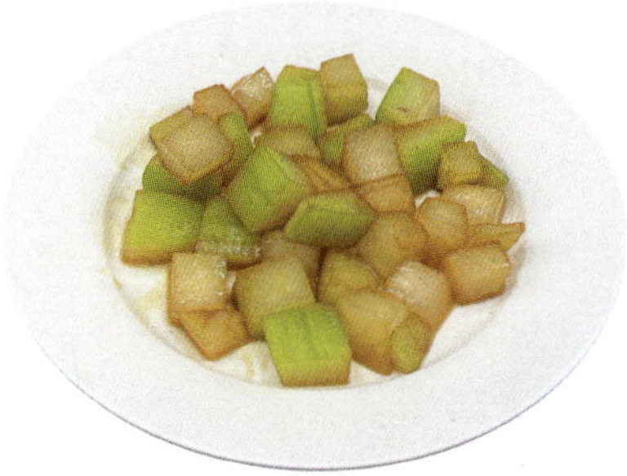

生熟比=101.3g/100g | 含油比=9.5g/100g | 含盐比=0g/100g

食物编码及食物名称：043xxx-毛冬瓜 **烹饪方式：煮**

烹饪前

生重：192g

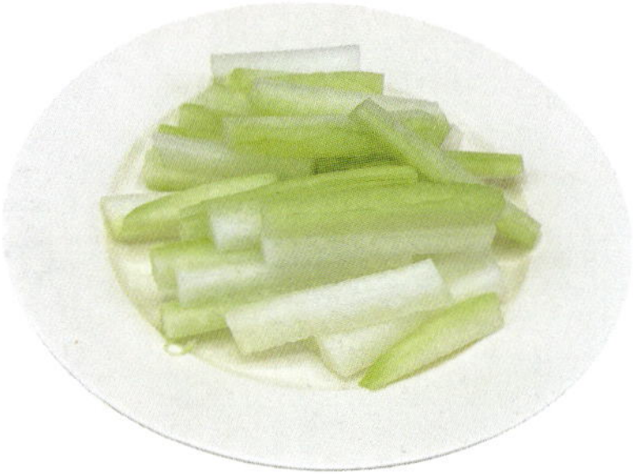

烹饪后

熟重：190g

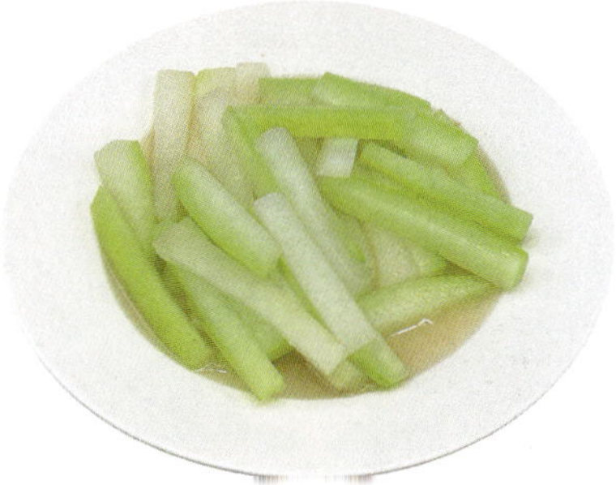

生熟比=101.1g/100g | 含油比=0g/100g | 含盐比=0.4g/100g

食物编码及食物名称：043xxx-毛冬瓜 **烹饪方式：蒸**

烹饪前

生重：281g

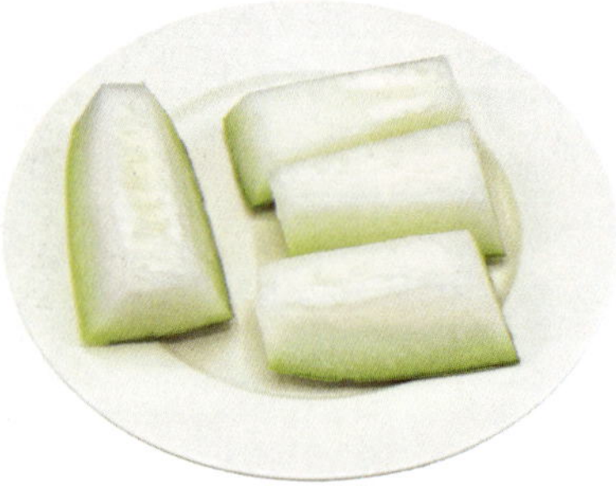

烹饪后

熟重：248g

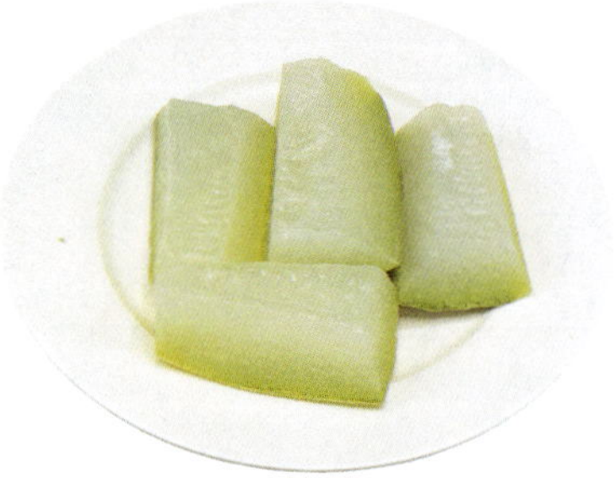

生熟比=113.3g/100g | 含油比=0g/100g | 含盐比=0g/100g

49. 044101-大蒜（白皮、鲜）[蒜头]

食物编码及食物名称：044101-大蒜（白皮、鲜）[蒜头] **烹饪方式：炒**

烹饪前

生重：111g

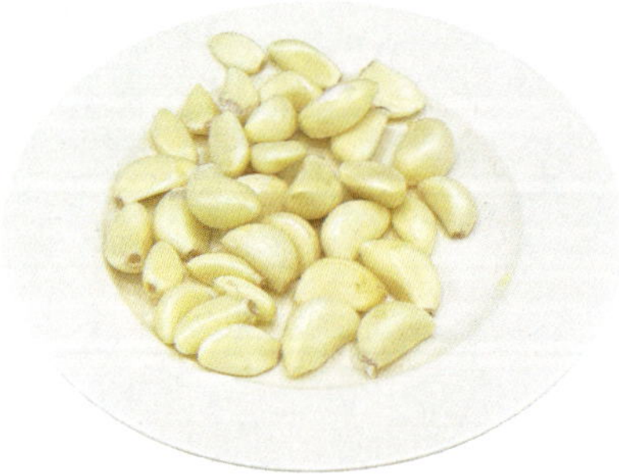

烹饪后

熟重：107g

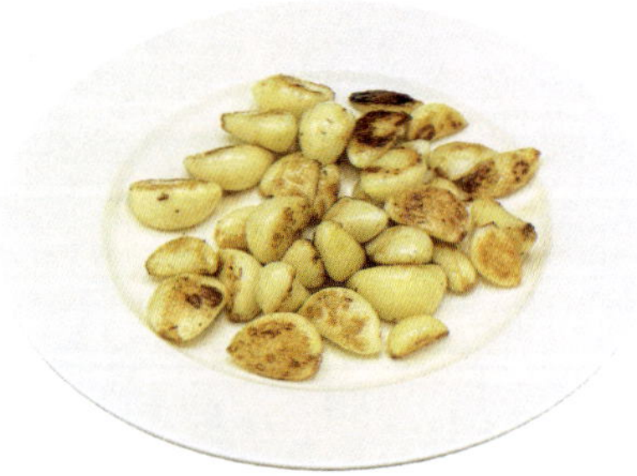

生熟比=103.7g/100g | 含油比=9.3g/100g | 含盐比=1.9g/100g

食物编码及食物名称：044101–大蒜（白皮、鲜）[蒜头] **烹饪方式：炖**

烹饪前

生重：119g

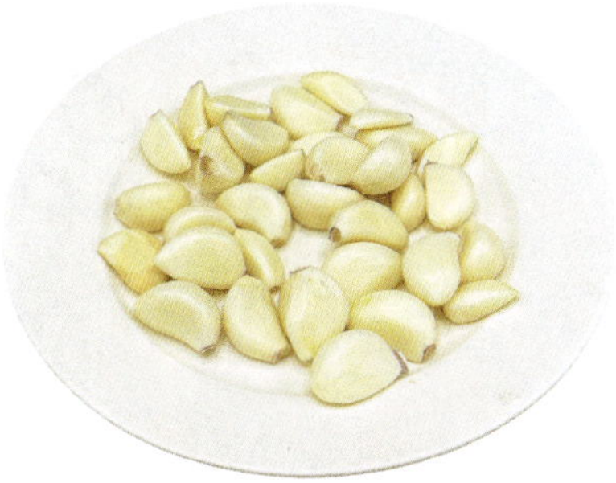

烹饪后

熟重：119g

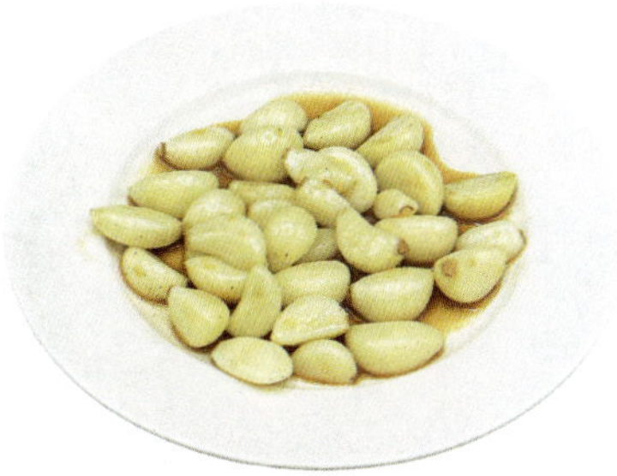

生熟比=100.0g/100g | 含油比=7.5g/100g | 含盐比=0g/100g

食物编码及食物名称：044101–大蒜（白皮、鲜）[蒜头] **烹饪方式：煮**

烹饪前

生重：118g

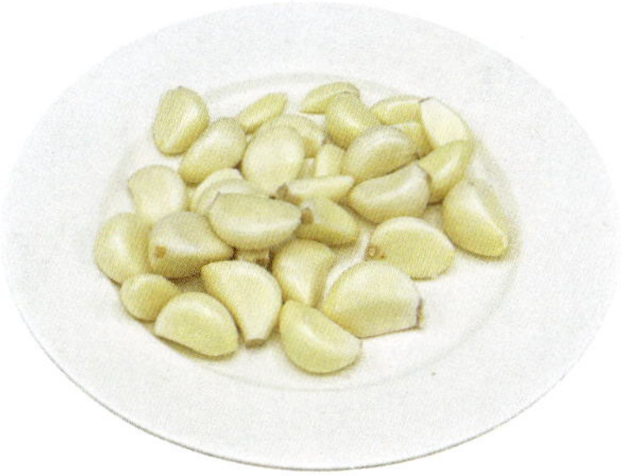

烹饪后

熟重：117g

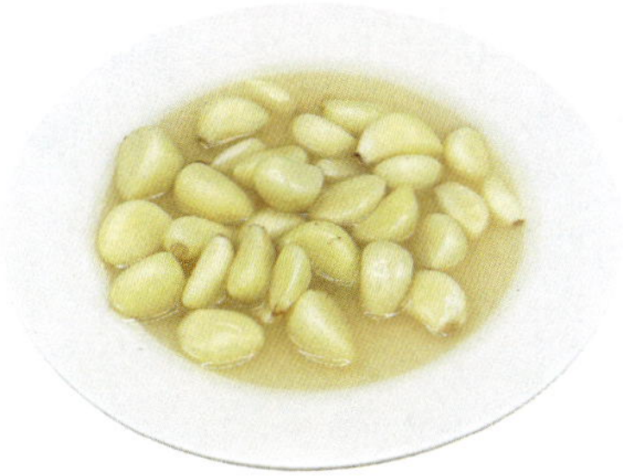

生熟比=100.9g/100g | 含油比=0g/100g | 含盐比=1.2g/100g

食物编码及食物名称：044101-大蒜（白皮、鲜）[蒜头] | **烹饪方式：烤**

烹饪前

生重：155g

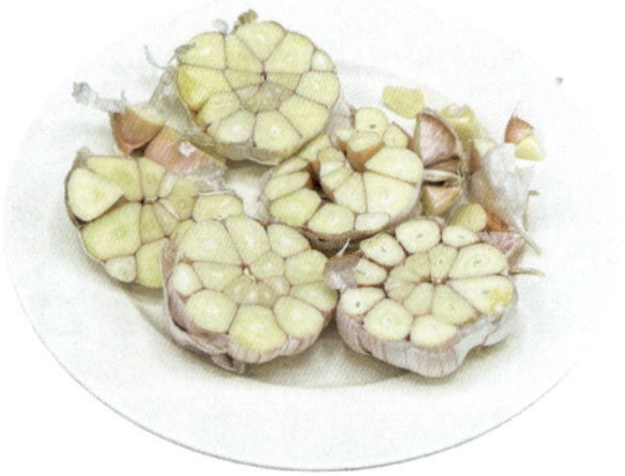

烹饪后

熟重：137g

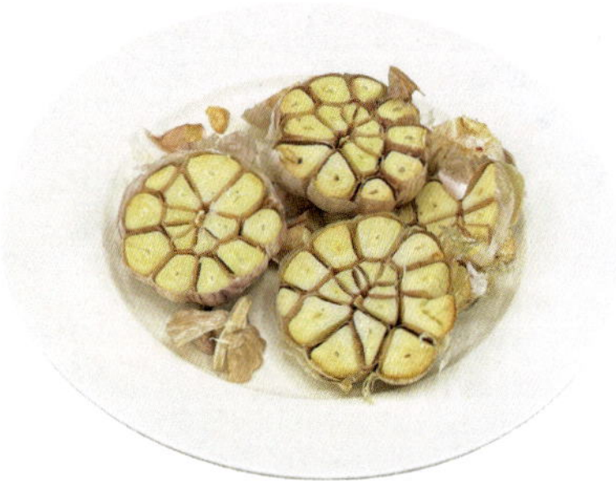

生熟比=113.1g/100g | 含油比=1.5g/100g | 含盐比=0.7g/100g

食物编码及食物名称：044101-大蒜（白皮、鲜）[蒜头] | **烹饪方式：蒸**

烹饪前

生重：123g

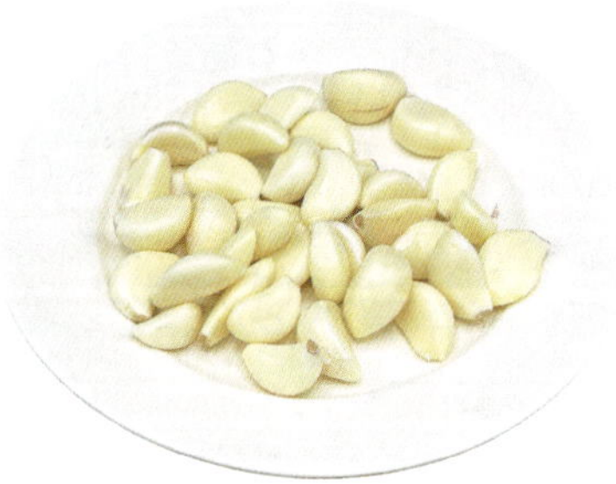

烹饪后

熟重：126g

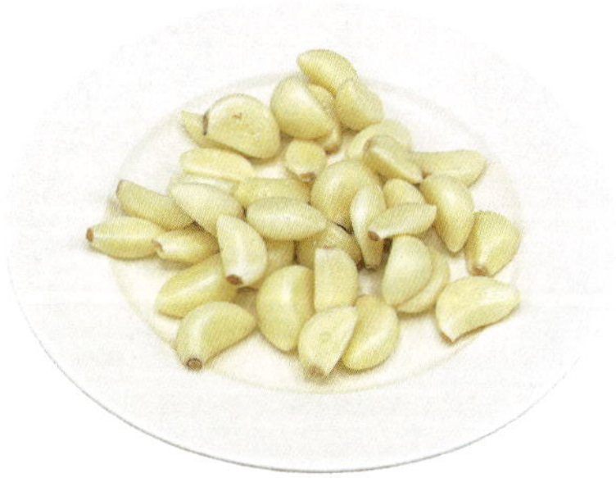

生熟比=97.6g/100g | 含油比=0g/100g | 含盐比=0g/100g

食物编码及食物名称：044101-大蒜（白皮、鲜）[蒜头]　　**烹饪方式：炸**

烹饪前

生重：141g

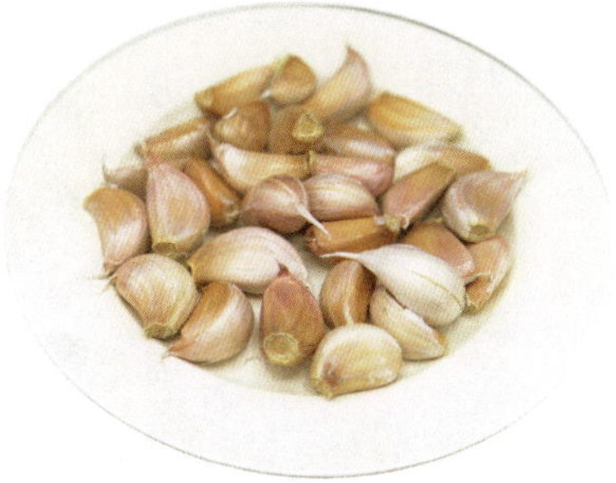

烹饪后

熟重：140g

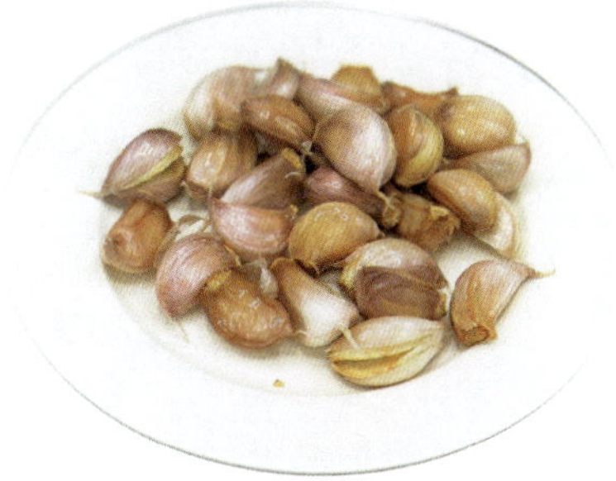

生熟比=101.0g/100g | 含油比=10.7g/100g | 含盐比=0g/100g

50. 044103-大蒜（紫皮、鲜）[蒜头]

食物编码及食物名称：044103-大蒜（紫皮、鲜）[蒜头]　　**烹饪方式：炒**

烹饪前

生重：94g

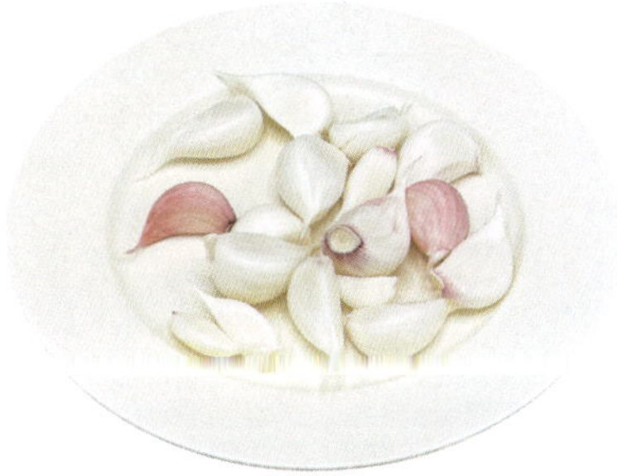

烹饪后

熟重：93g

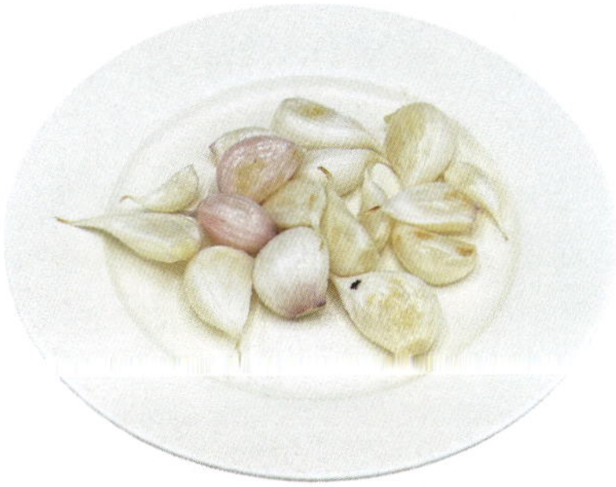

生熟比=101.1g/100g | 含油比=17.2g/100g | 含盐比=0g/100g

食物编码及食物名称：044103–大蒜（紫皮、鲜）[蒜头] | **烹饪方式：炖**

烹饪前

生重：112g

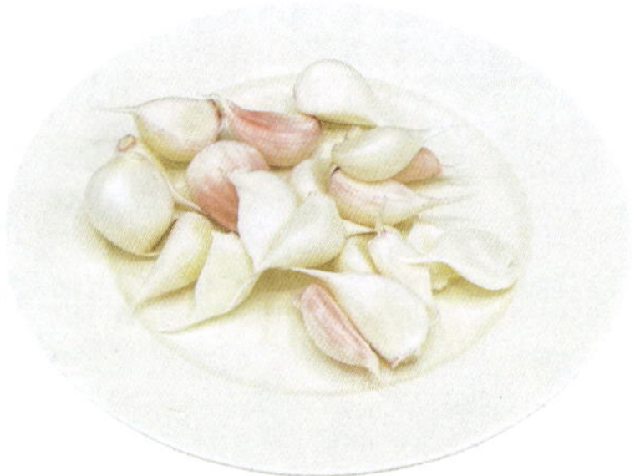

烹饪后

熟重：111g

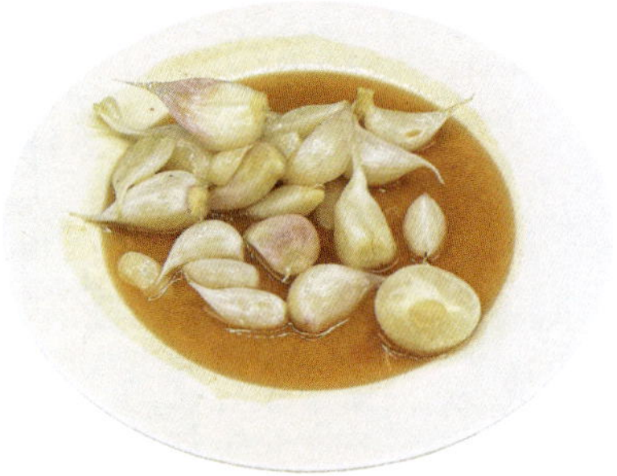

生熟比=100.9g/100g | 含油比=6.1g/100g | 含盐比=0.6g/100g

食物编码及食物名称：044103–大蒜（紫皮、鲜）[蒜头] | **烹饪方式：煮**

烹饪前

生重：111g

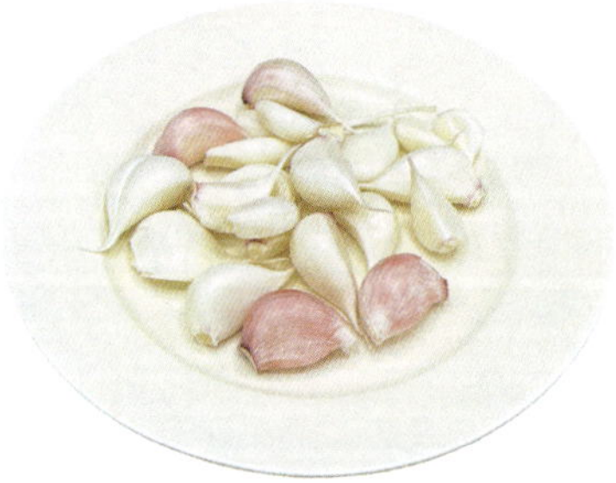

烹饪后

熟重：111g

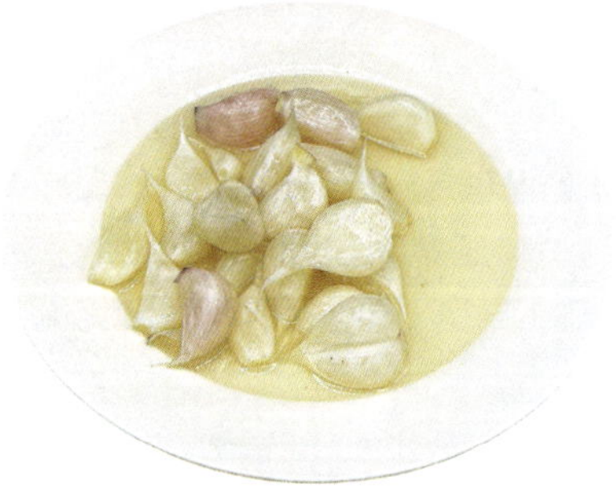

生熟比=100.0g/100g | 含油比=0g/100g | 含盐比=0.6g/100g

食物编码及食物名称：044103–大蒜（紫皮、鲜）[蒜头]　**烹饪方式：烤**

烹饪前

生重：161g

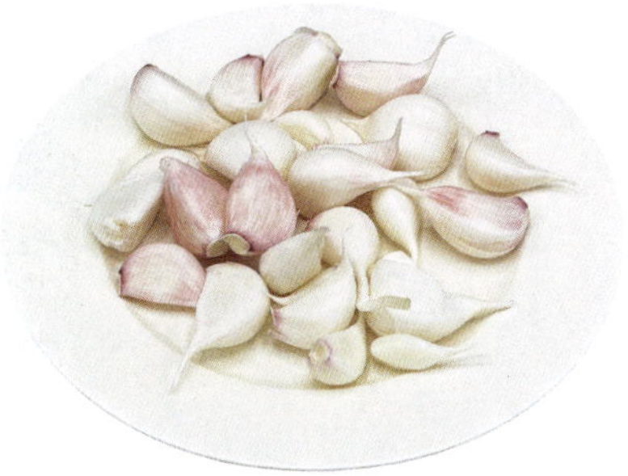

烹饪后

熟重：143g

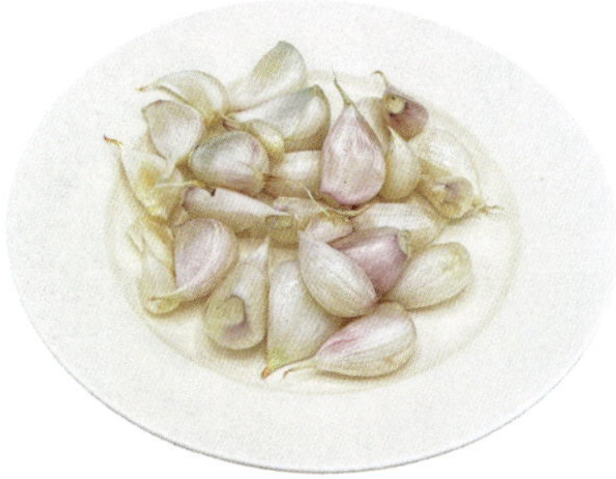

生熟比=112.6g/100g | 含油比=0.7g/100g | 含盐比=0g/100g

51. 044104–青蒜（青葱）

食物编码及食物名称：044104–青蒜（青葱）　**烹饪方式：炒**

烹饪前

生重：87g

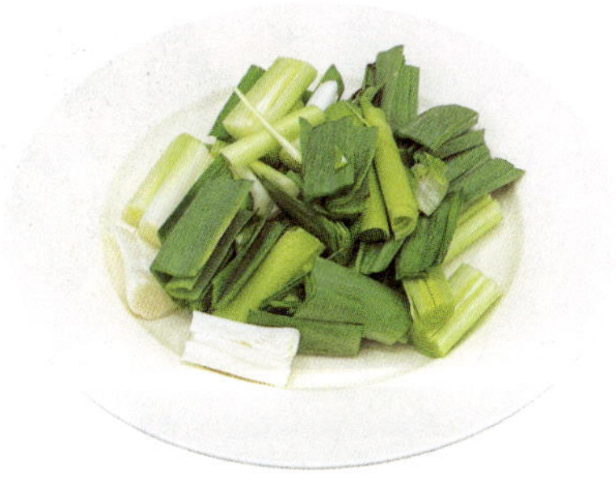

烹饪后

熟重：87g

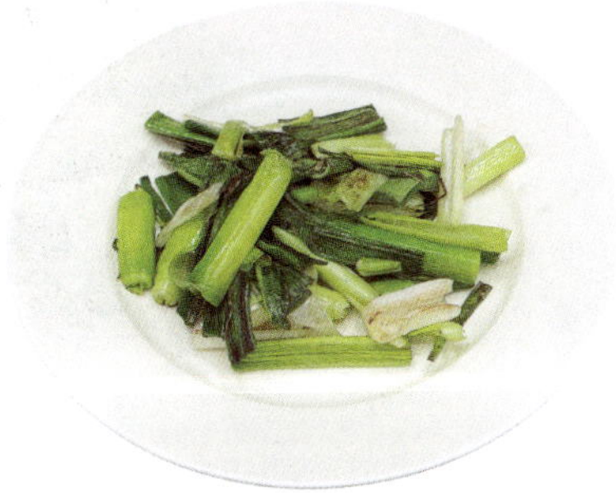

生熟比=100.0g/100g | 含油比=17.2g/100g | 含盐比=0g/100g

食物编码及食物名称：044104–青蒜（青葱） | **烹饪方式：炖**

烹饪前

生重：65g

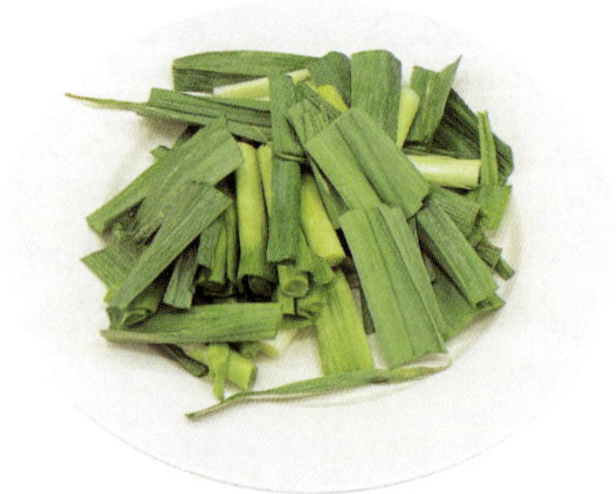

烹饪后

熟重：80g

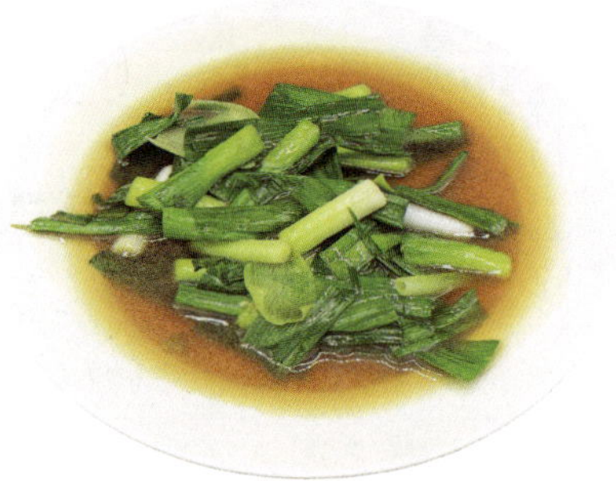

生熟比=81.3g/100g | 含油比=8.7g/100g | 含盐比=0.6g/100g

食物编码及食物名称：044104–青蒜（青葱） | **烹饪方式：煮**

烹饪前

生重：78g

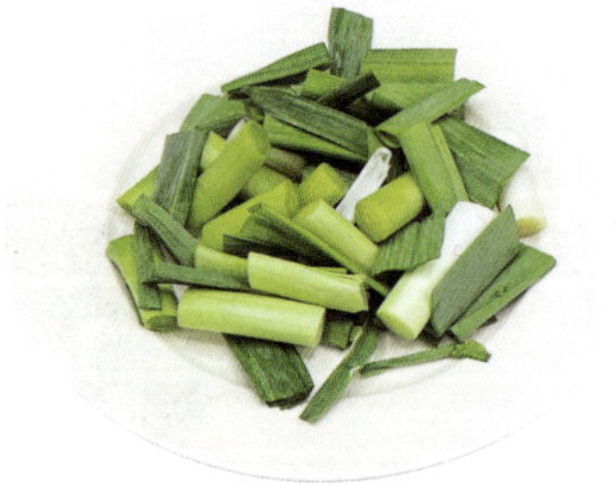

烹饪后

熟重：84g

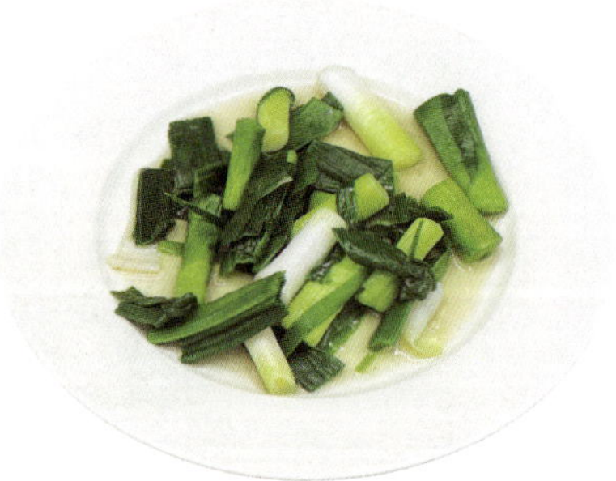

生熟比=92.9g/100g | 含油比=0g/100g | 含盐比=0g/100g

食物编码及食物名称：044104-青蒜（青葱） **烹饪方式：烤**

烹饪前

生重：99g

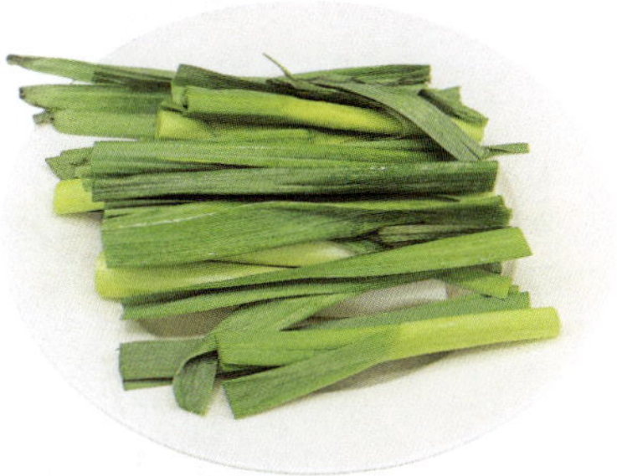

烹饪后

熟重：73g

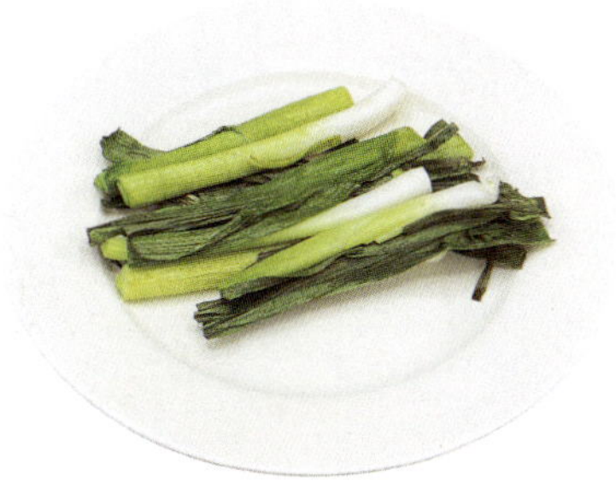

生熟比=135.6g/100g | 含油比=0g/100g | 含盐比=0g/100g

食物编码及食物名称：044104-青蒜（青葱） **烹饪方式：蒸**

烹饪前

生重：94g

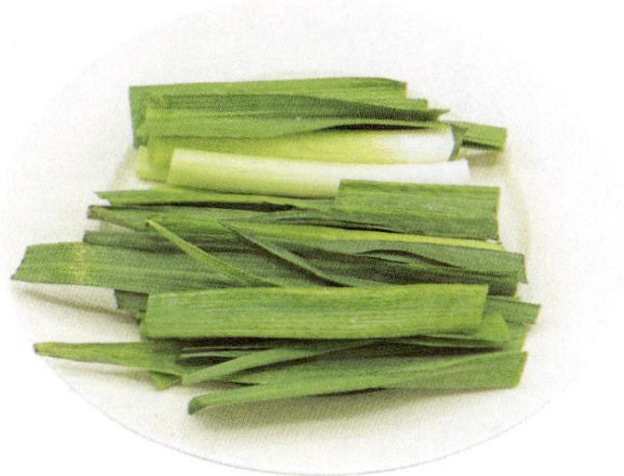

烹饪后

熟重：93g

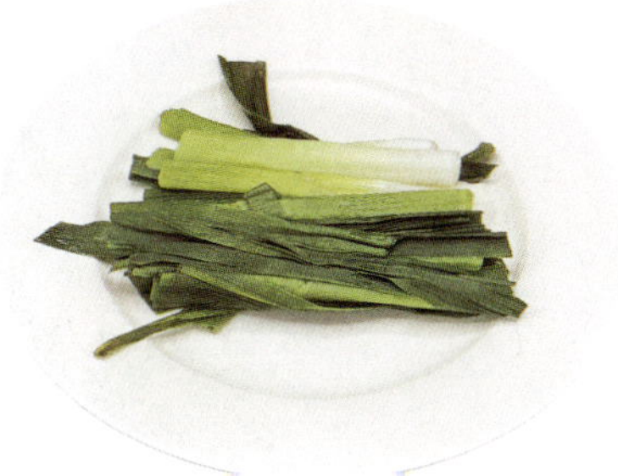

生熟比=101.1g/100g | 含油比=0g/100g | 含盐比=0g/100g

52. 044105–蒜黄（黄色）

食物编码及食物名称：044105–蒜黄（黄色） | **烹饪方式：炒**

烹饪前

生重：164g

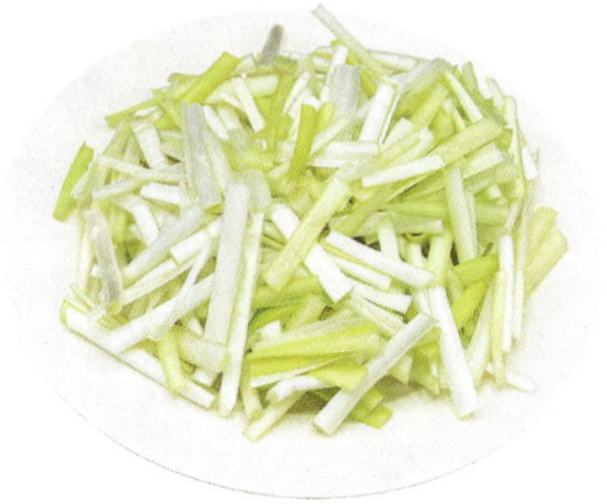

烹饪后

熟重：168g

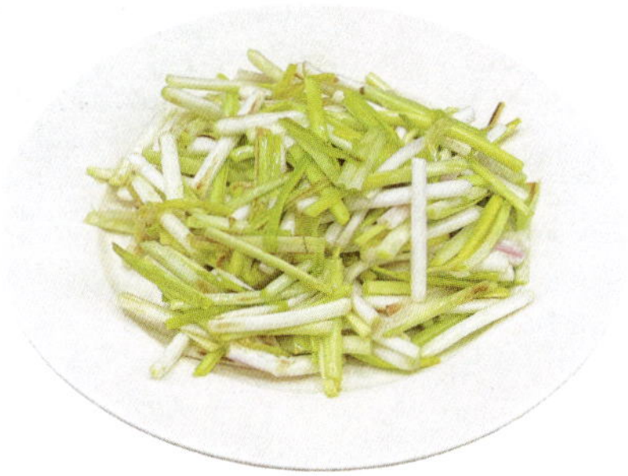

生熟比=97.6g/100g | 含油比=16.1g/100g | 含盐比=0.6g/100g

食物编码及食物名称：044105–蒜黄（黄色） | **烹饪方式：炖**

烹饪前

生重：196g

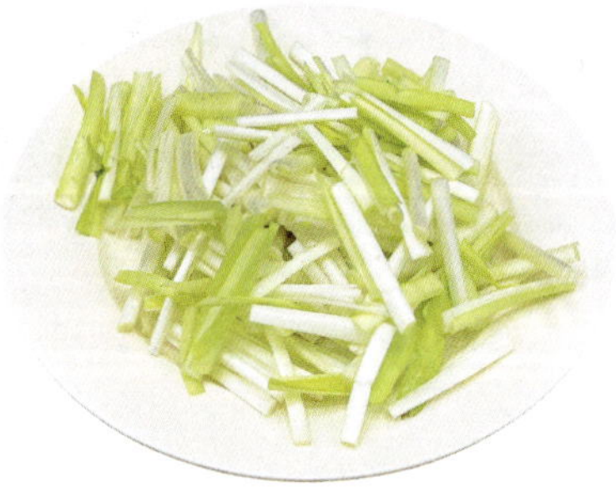

烹饪后

熟重：207g

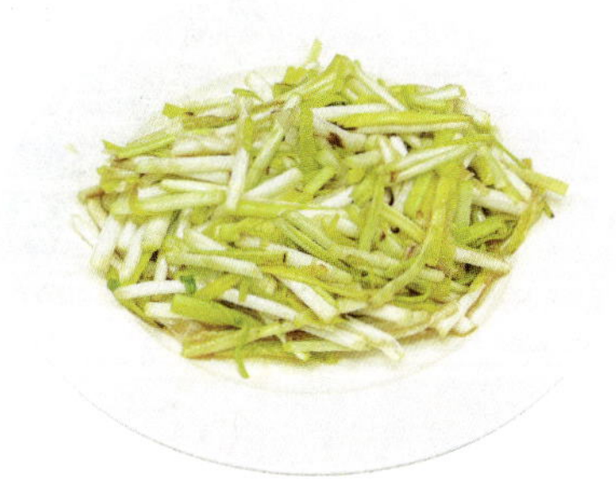

生熟比=94.7g/100g | 含油比=6.3g/100g | 含盐比=0g/100g

食物编码及食物名称：044105–蒜黄（黄色） **烹饪方式：煮**

烹饪前

生重：144g

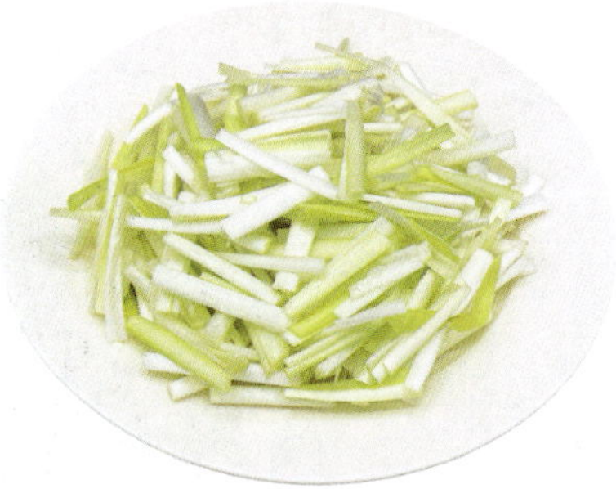

烹饪后

熟重：151g

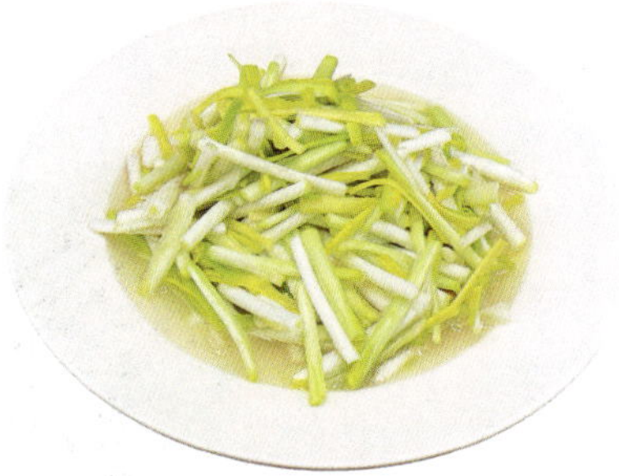

生熟比=95.4g/100g | 含油比=0g/100g | 含盐比=0.5g/100g

食物编码及食物名称：044105–蒜黄（黄色） **烹饪方式：烤**

烹饪前

生重：131g

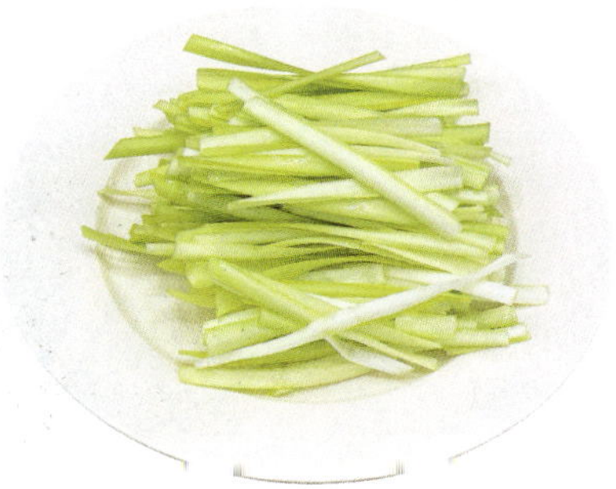

烹饪后

熟重：97g

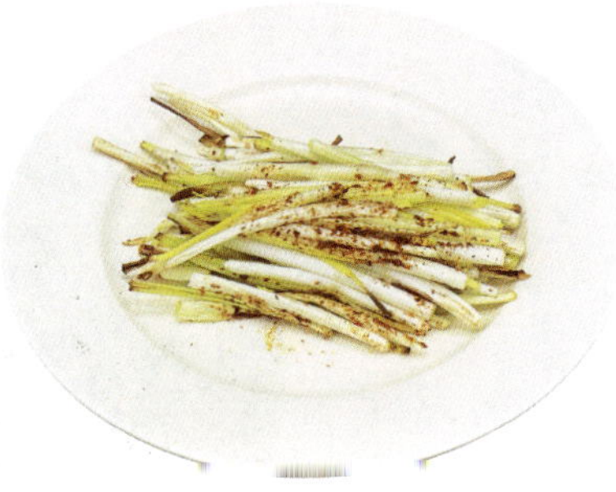

生熟比=135.1g/100g | 含油比=0g/100g | 含盐比=0g/100g

53. 044106–蒜苗（绿色、青蒜）

食物编码及食物名称：044106–蒜苗（绿色、青蒜） 烹饪方式：炒

烹饪前

生重：155g

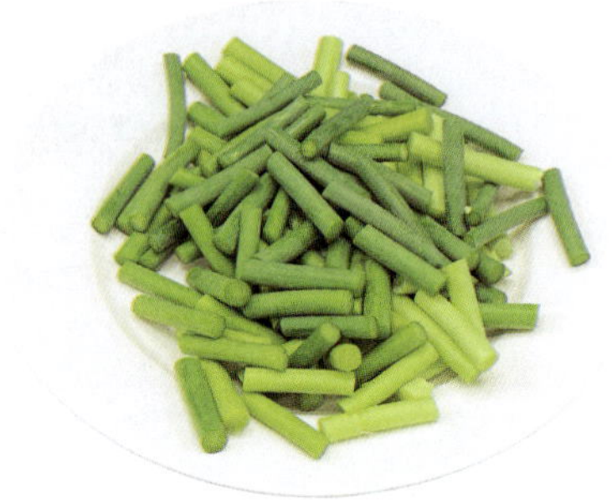

烹饪后

熟重：157g

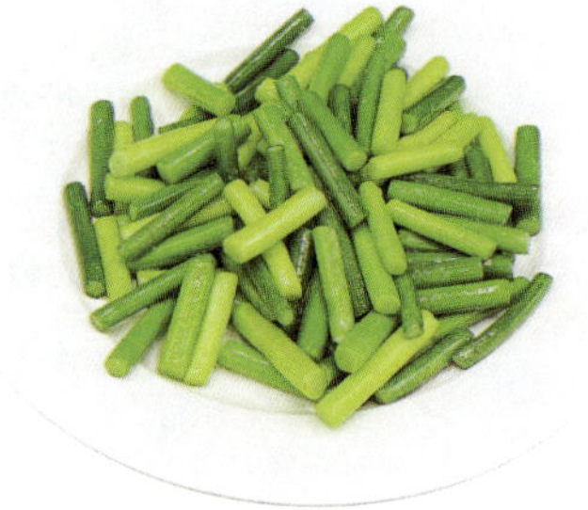

生熟比=98.7g/100g | 含油比=7.6g/100g | 含盐比=1.3g/100g

食物编码及食物名称：044106–蒜苗（绿色、青蒜） 烹饪方式：炖

烹饪前

生重：187g

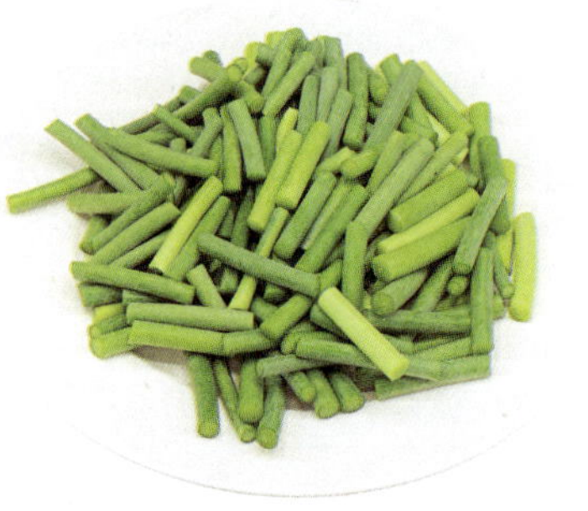

烹饪后

熟重：184g

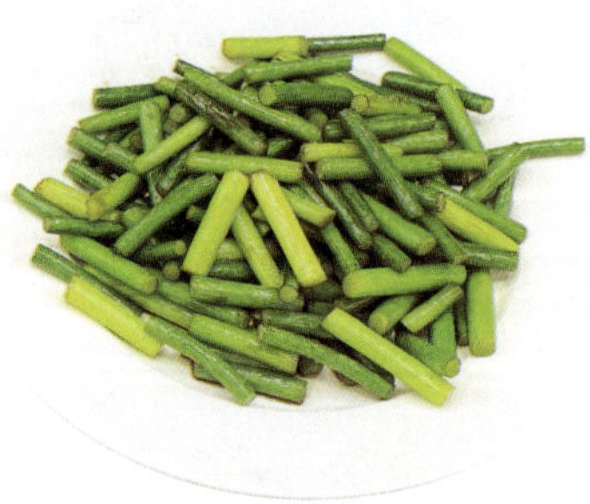

生熟比=101.6g/100g | 含油比=4.8g/100g | 含盐比=0.5g/100g

食物编码及食物名称：044106–蒜苗（绿色、青蒜）　烹饪方式：煮

烹饪前

生重：153g

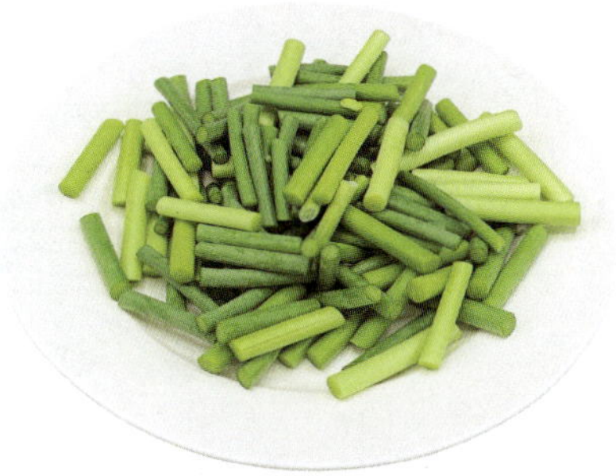

烹饪后

熟重：157g

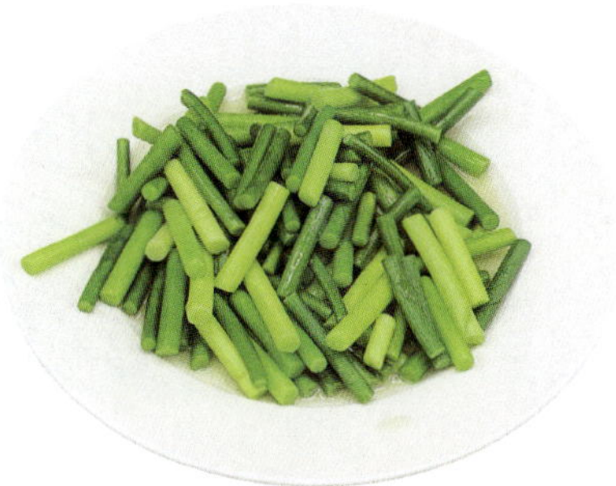

生熟比=97.5g/100g　|　含油比=0g/100g　|　含盐比=1.1g/100g

食物编码及食物名称：044106–蒜苗（绿色、青蒜）　烹饪方式：烤

烹饪前

生重：159g

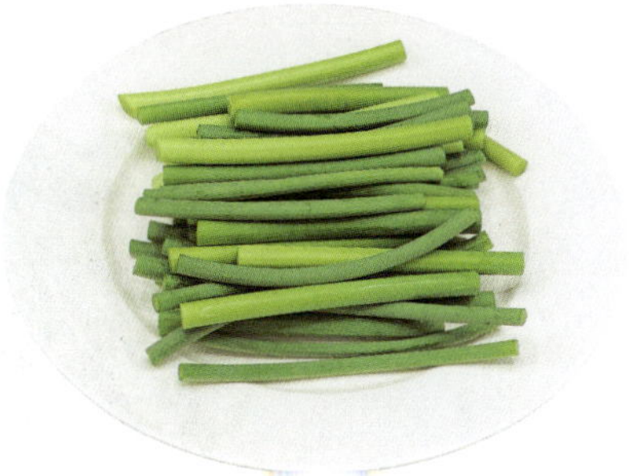

烹饪后

熟重：124g

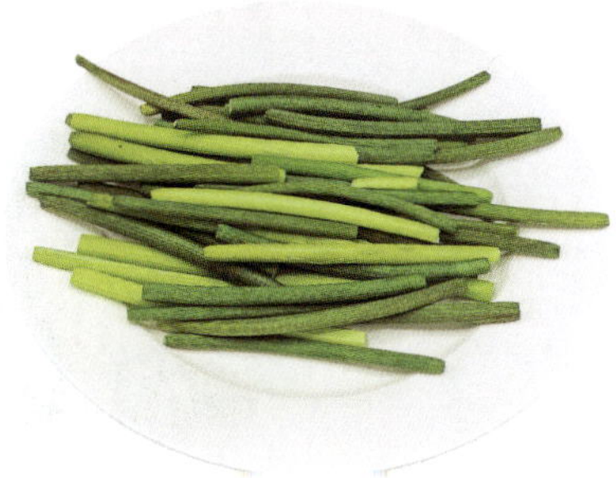

生熟比=128.2g/100g　|　含油比=0g/100g　|　含盐比=0g/100g

食物编码及食物名称：044106–蒜苗（绿色、青蒜） **烹饪方式：蒸**

烹饪前

生重：123g

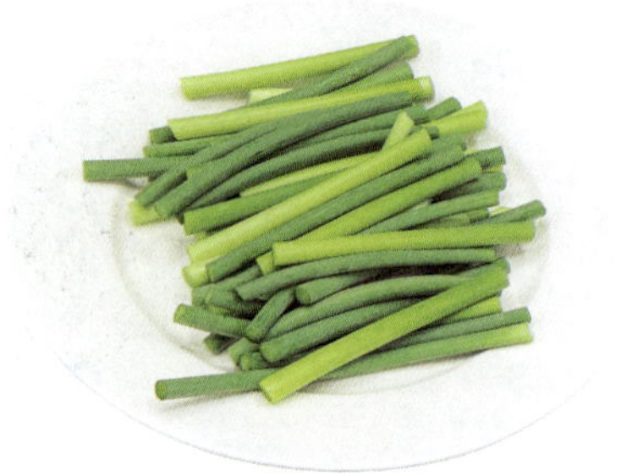

烹饪后

熟重：123g

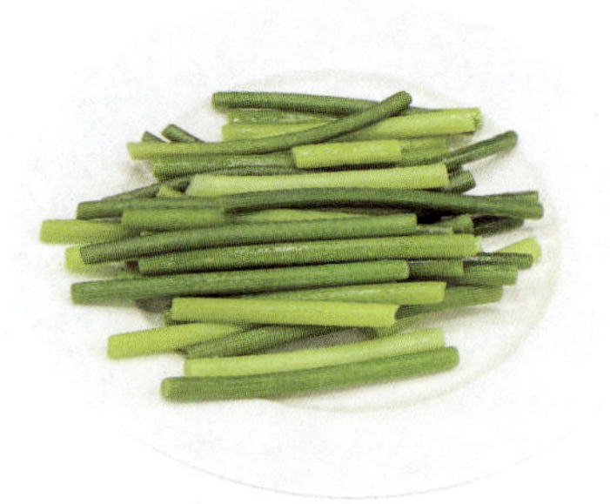

生熟比=100.0g/100g | 含油比=0g/100g | 含盐比=0g/100g

54. 044107–蒜薹（圆）

食物编码及食物名称：044107–蒜薹（圆） **烹饪方式：炸**

烹饪前

生重：218g

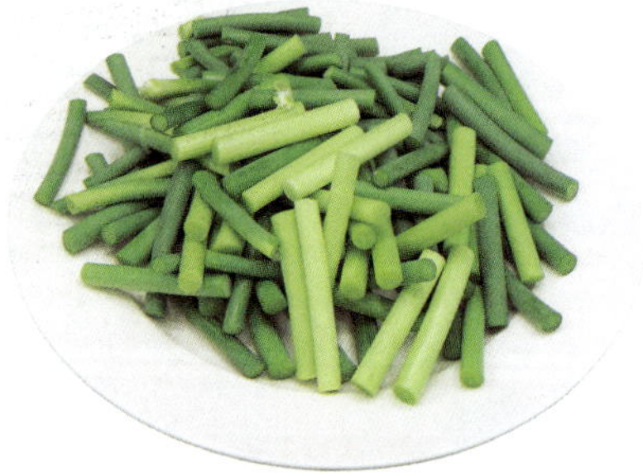

烹饪后

熟重：192g

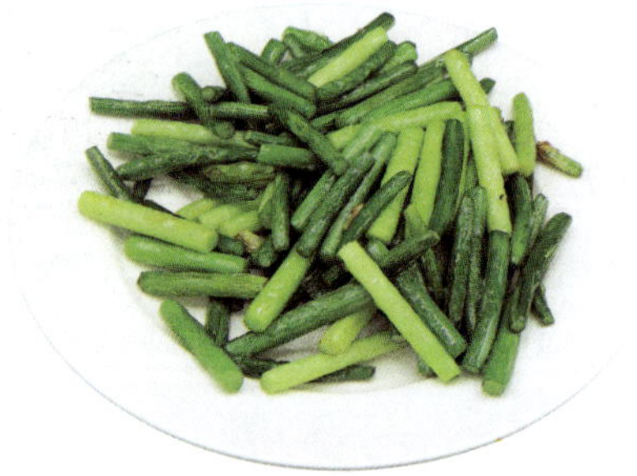

生熟比=114.0g/100g | 含油比=20.3g/100g | 含盐比=0g/100g

55. 044205–葱（小葱、鲜）

食物编码及食物名称：044205–葱（小葱、鲜） **烹饪方式：炒**

烹饪前

生重：72g

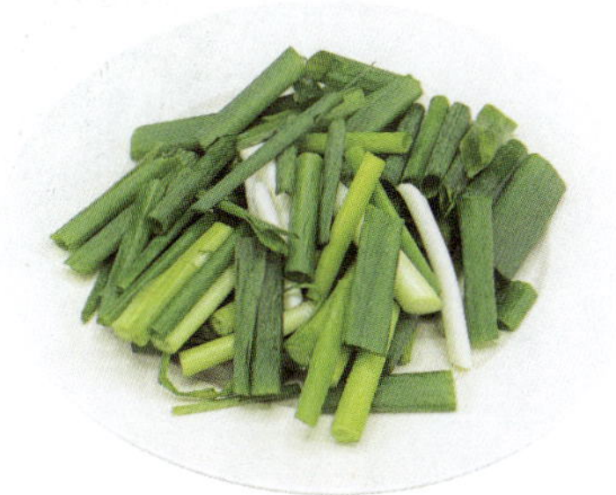

烹饪后

熟重：73g

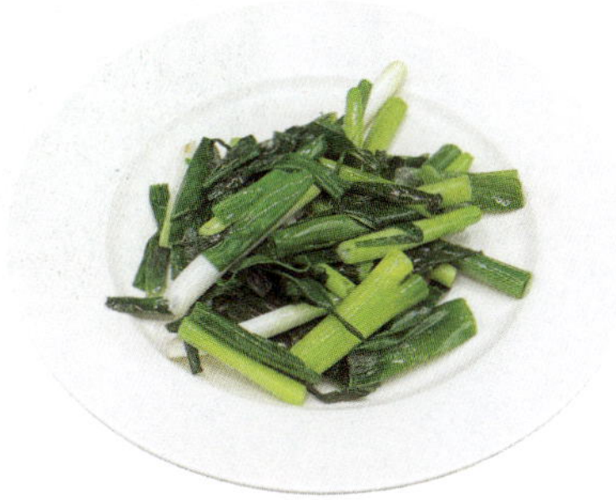

生熟比=98.6g/100g | 含油比=8.2g/100g | 含盐比=0g/100g

食物编码及食物名称：044205–葱（小葱、鲜） **烹饪方式：炖**

烹饪前

生重：71g

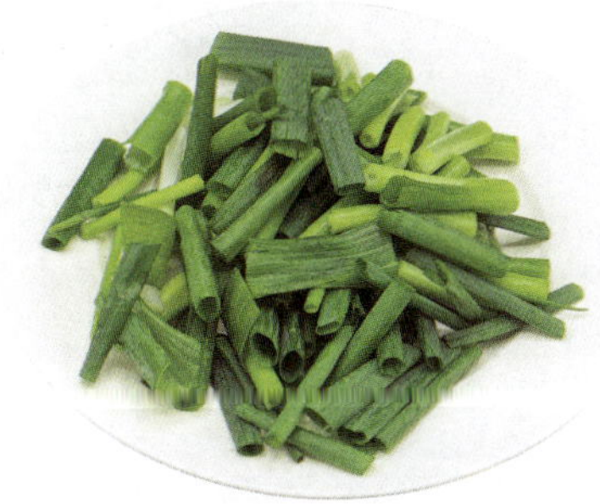

烹饪后

熟重：85g

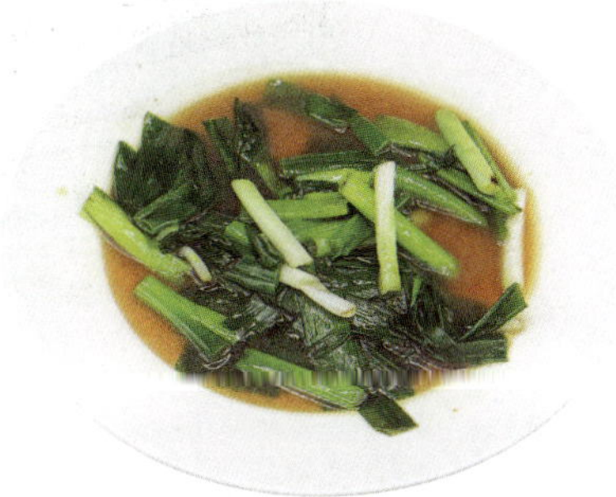

生熟比=83.5g/100g | 含油比=8.3g/100g | 含盐比=0.8g/100g

食物编码及食物名称：044205-葱（小葱、鲜） 烹饪方式：煮

烹饪前

生重：64g

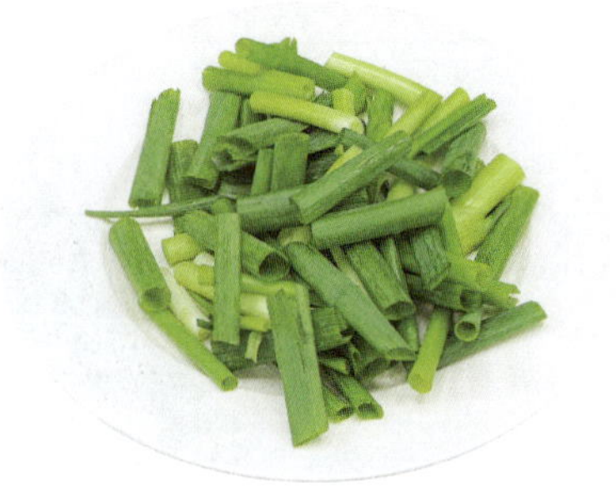

烹饪后

熟重：69g

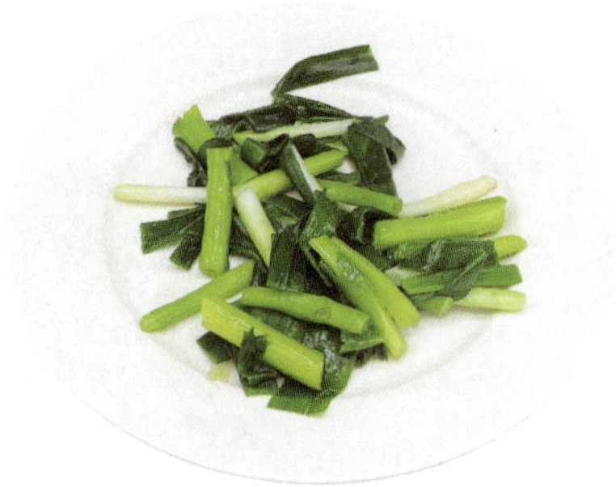

生熟比=92.8g/100g | 含油比=0g/100g | 含盐比=0g/100g

食物编码及食物名称：044205-葱（小葱、鲜） 烹饪方式：烤

烹饪前

生重：160g

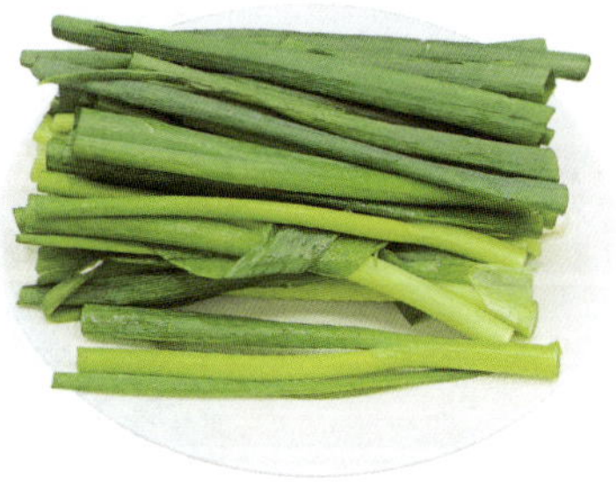

烹饪后

熟重：119g

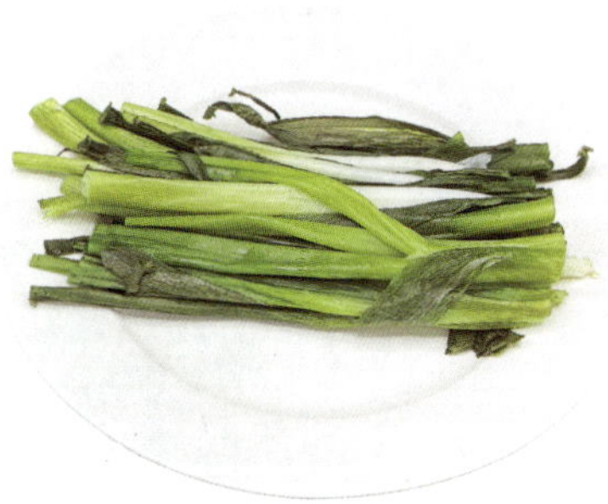

生熟比=134.5g/100g | 含油比=0.8g/100g | 含盐比=0g/100g

食物编码及食物名称：044205–葱（小葱、鲜） **烹饪方式：炸**

烹饪前

生重：95g

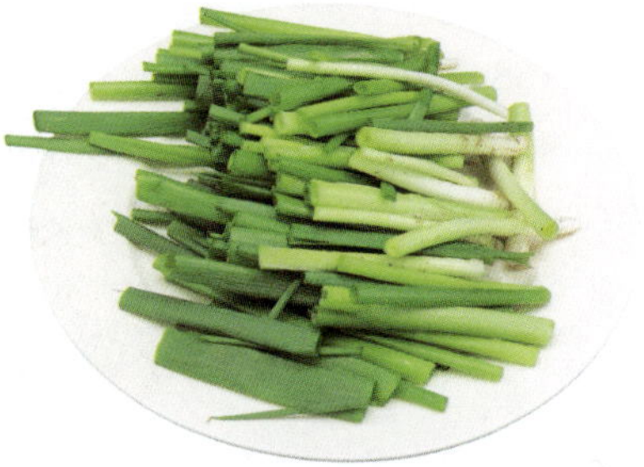

烹饪后

熟重：67g

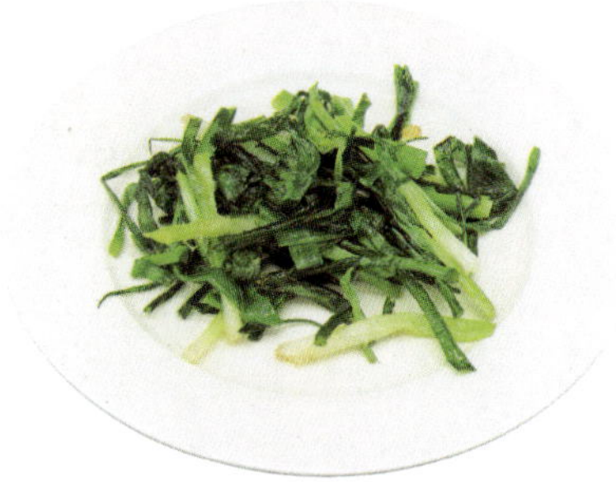

生熟比=142g/100g | 含油比=65.7g/100g | 含盐比=0g/100g

56. 044206–大葱

食物编码及食物名称：044206–大葱 **烹饪方式：炒**

烹饪前

生重：157g

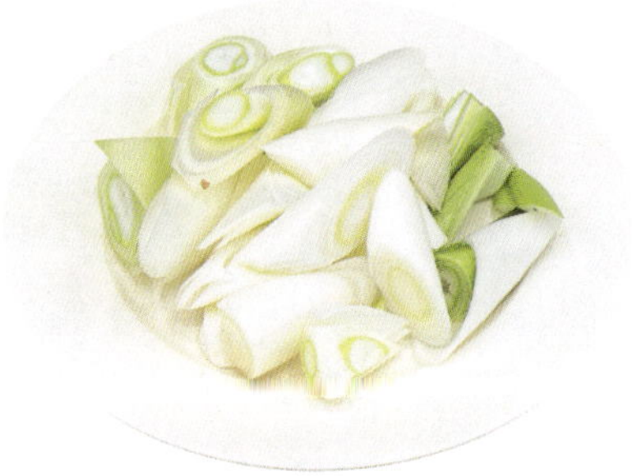

烹饪后

熟重：156g

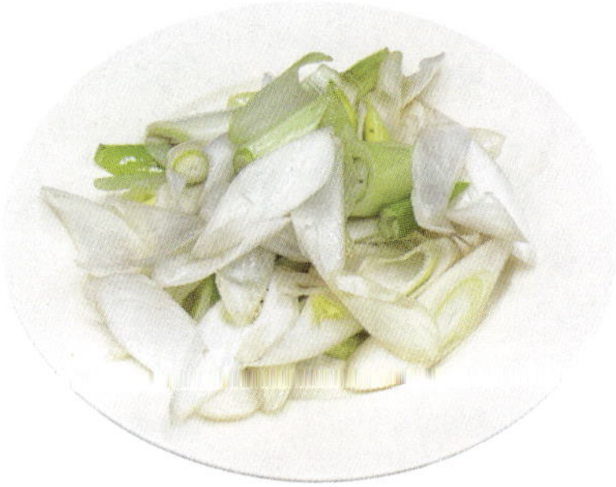

生熟比=100.6g/100g | 含油比=7.1g/100g | 含盐比=0.6g/100g

食物编码及食物名称：044206-大葱 | **烹饪方式：炖**

烹饪前

生重：163g

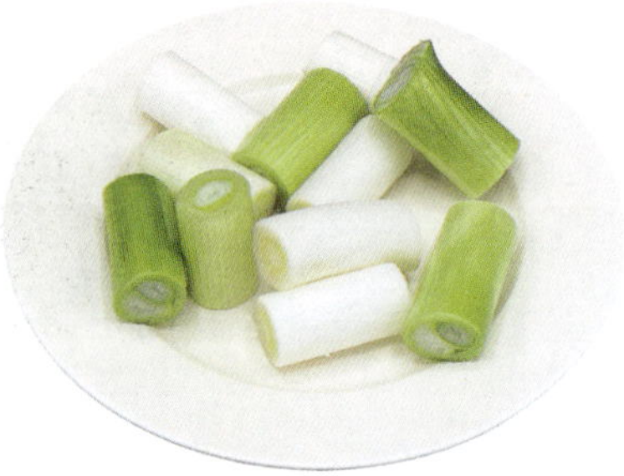

烹饪后

熟重：168g

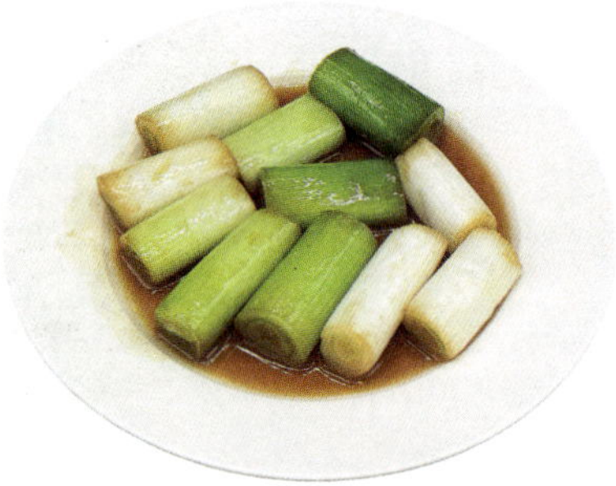

生熟比=97.0g/100g | 含油比=5.6g/100g | 含盐比=0.5g/100g

食物编码及食物名称：044206-大葱 | **烹饪方式：烤**

烹饪前

生重：127g

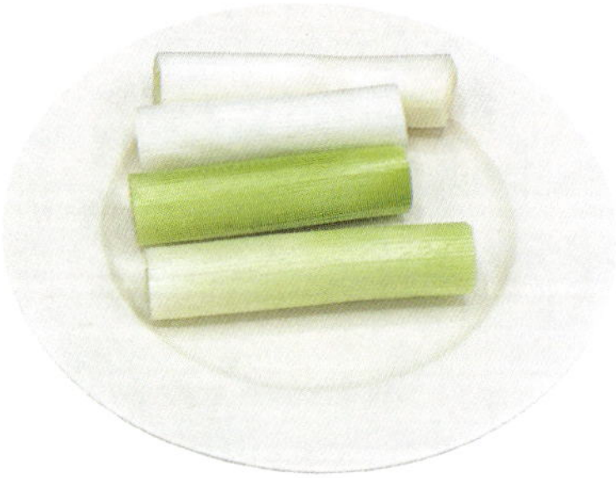

烹饪后

熟重：113g

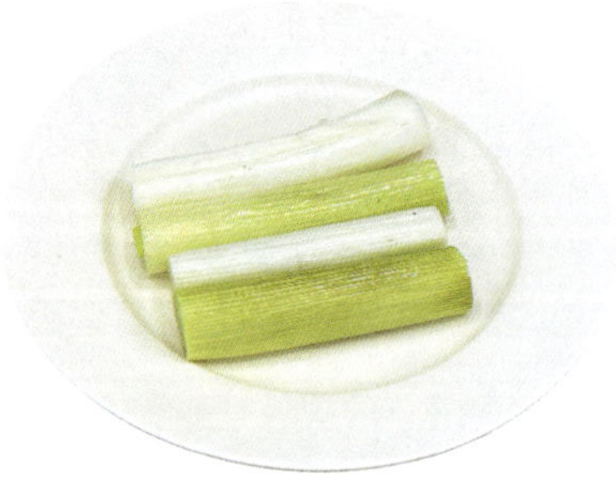

生熟比=112.4g/100g | 含油比=0.9g/100g | 含盐比=0g/100g

食物编码及食物名称：044206-大葱　　**烹饪方式：炸**

烹饪前

生重：149g

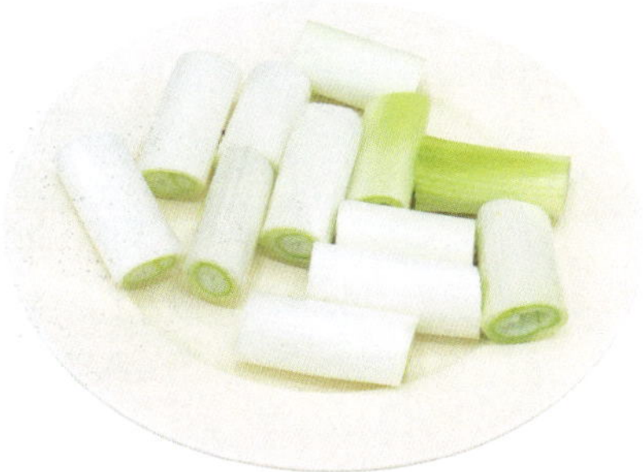

烹饪后

熟重：140g

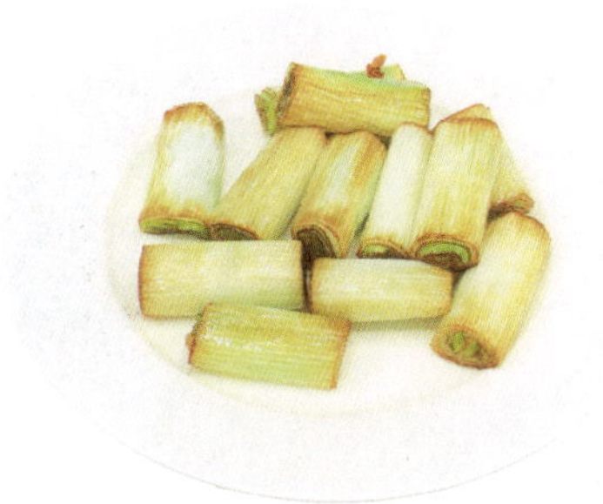

生熟比=106.0g/100g　|　含油比=23.6g/100g　|　含盐比=0g/100g

57. 044207-细香葱［香葱、四季葱］

食物编码及食物名称：044207-细香葱［香葱、四季葱］　　**烹饪方式：炒**

烹饪前

生重：55g

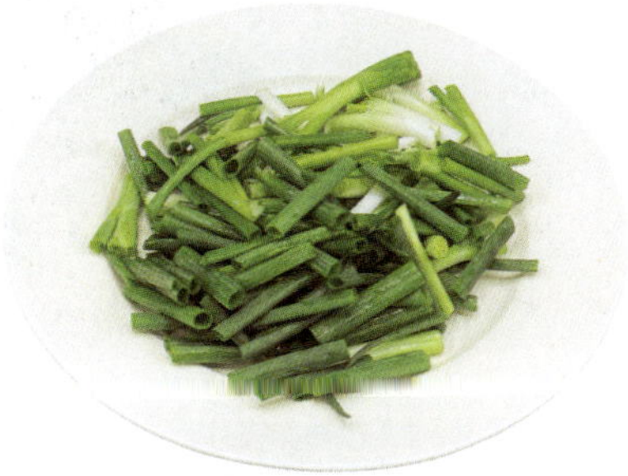

烹饪后

熟重：60g

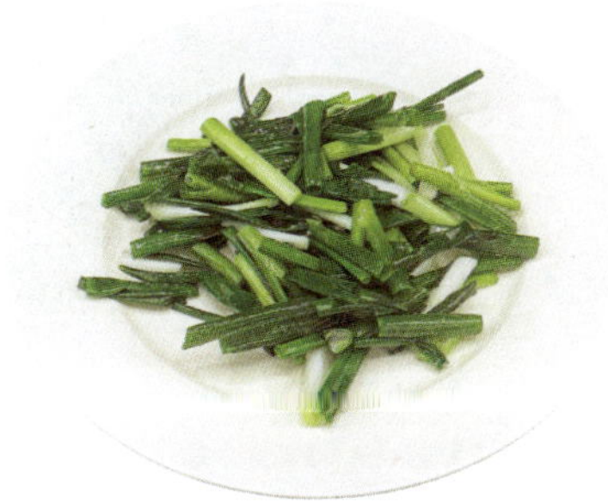

生熟比=91.7g/100g　|　含油比=8.3g/100g　|　含盐比=0g/100g

食物编码及食物名称：044207-细香葱［香葱、四季葱］ | **烹饪方式：炖**

烹饪前

生重：56g

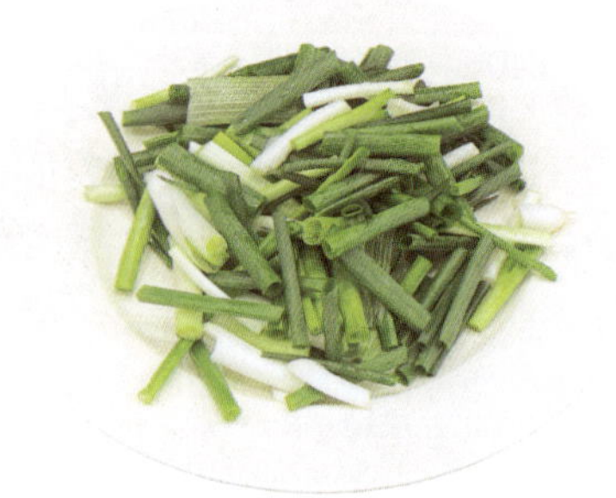

烹饪后

熟重：76g

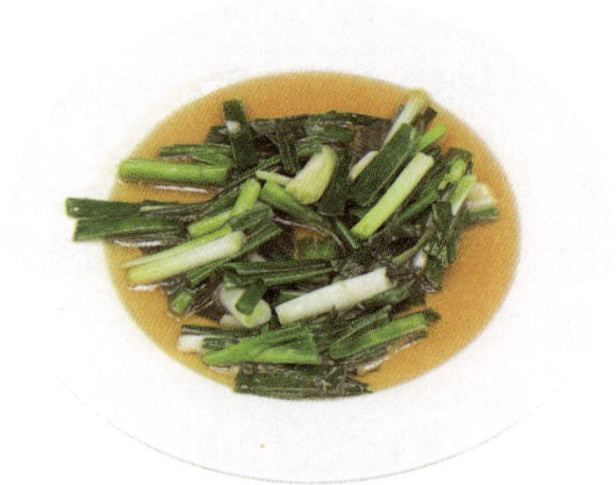

生熟比=73.7g/100g | 含油比=9.1g/100g | 含盐比=0.8g/100g

食物编码及食物名称：044207-细香葱［香葱、四季葱］ | **烹饪方式：煮**

烹饪前

生重：50g

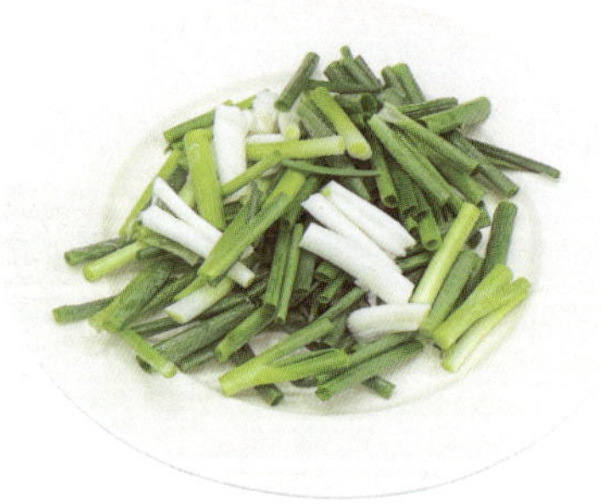

烹饪后

熟重：61g

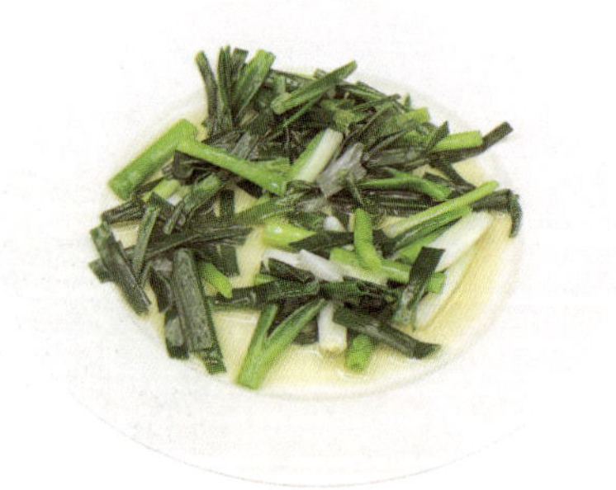

生熟比=82.0g/100g | 含油比=0g/100g | 含盐比=1.3g/100g

食物编码及食物名称：044207-细香葱［香葱、四季葱］ | **烹饪方式：烤**

烹饪前

生重：61g

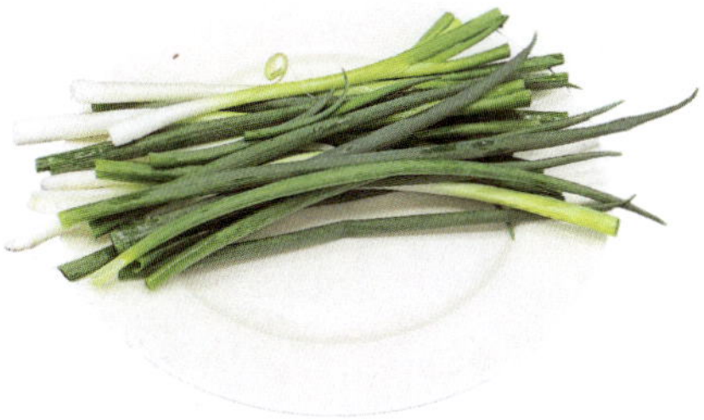

烹饪后

熟重：34g

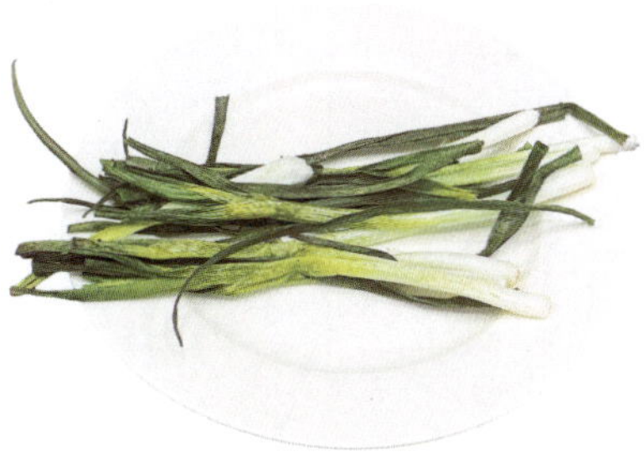

生熟比=179.4g/100g | 含油比=2.9g/100g | 含盐比=0g/100g

食物编码及食物名称：044207-细香葱［香葱、四季葱］ | **烹饪方式：蒸**

烹饪前

生重：47g

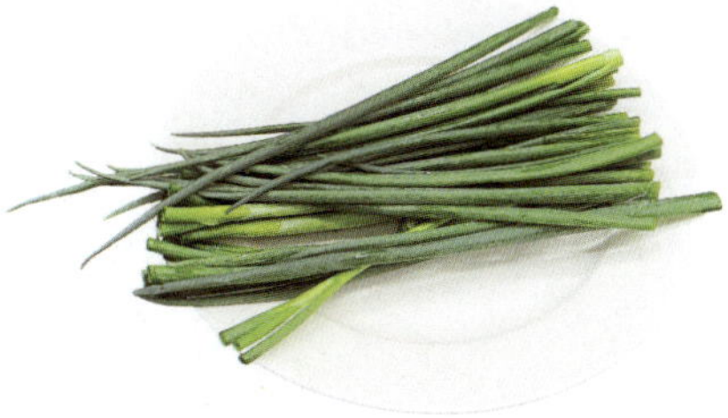

烹饪后

熟重：48g

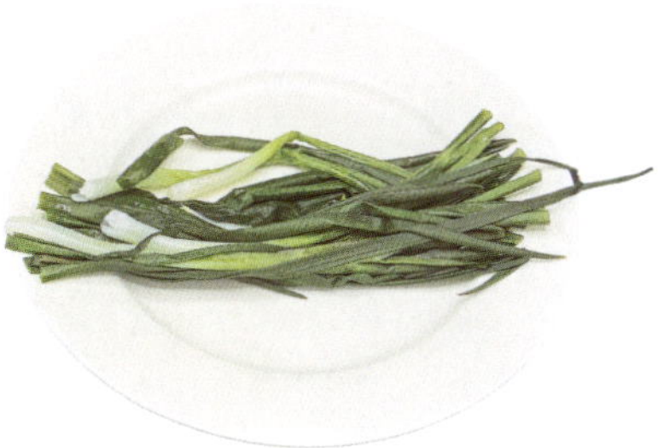

生熟比=97.9g/100g | 含油比=0g/100g | 含盐比=0g/100g

58. 044301–洋葱（鲜）[葱头]

食物编码及食物名称：044301–洋葱（鲜）[葱头] **烹饪方式：炒**

烹饪前
生重：125g

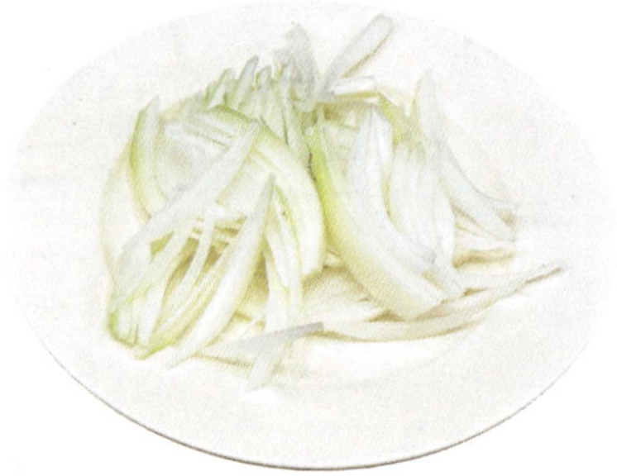

烹饪后
熟重：118g

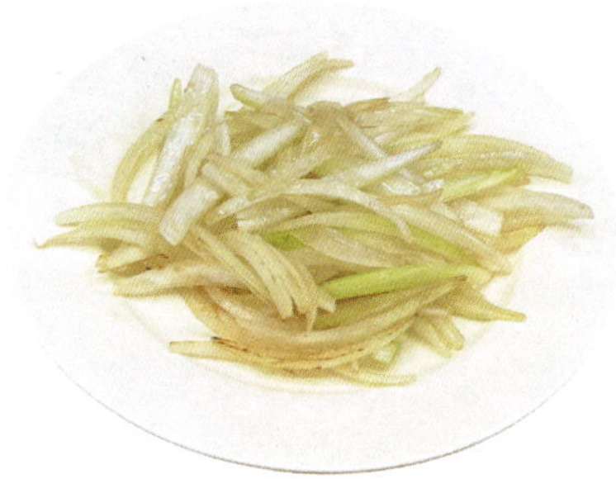

生熟比=105.9g/100g | 含油比=11.0g/100g | 含盐比=0g/100g

食物编码及食物名称：044301–洋葱（鲜）[葱头] **烹饪方式：炖**

烹饪前
生重：192g

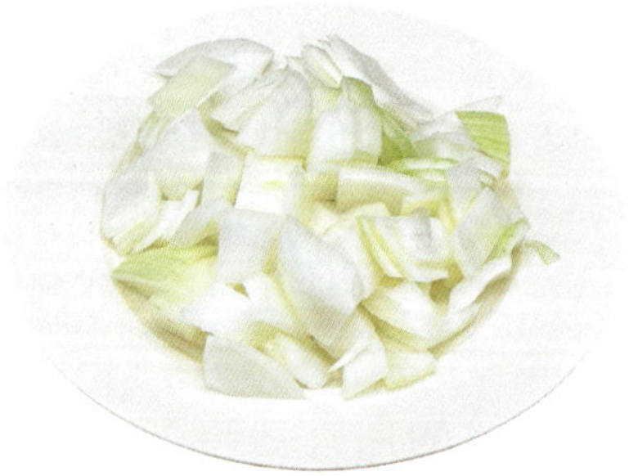

烹饪后
熟重：192g

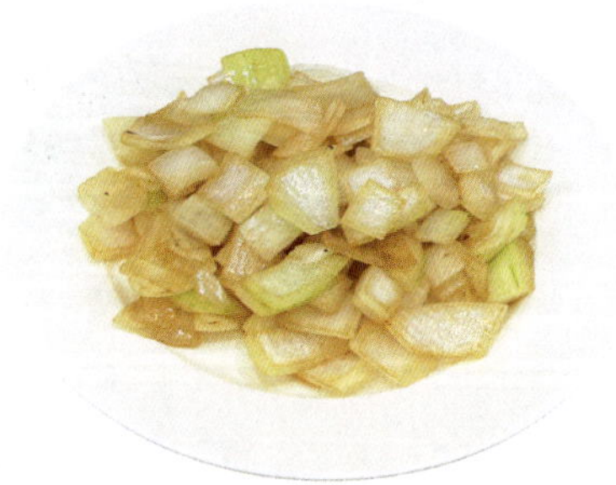

生熟比=100.0g/100g | 含油比=7.3g/100g | 含盐比=0g/100g

食物编码及食物名称：044301–洋葱（鲜）[葱头]　　烹饪方式：煮

烹饪前

生重：163g

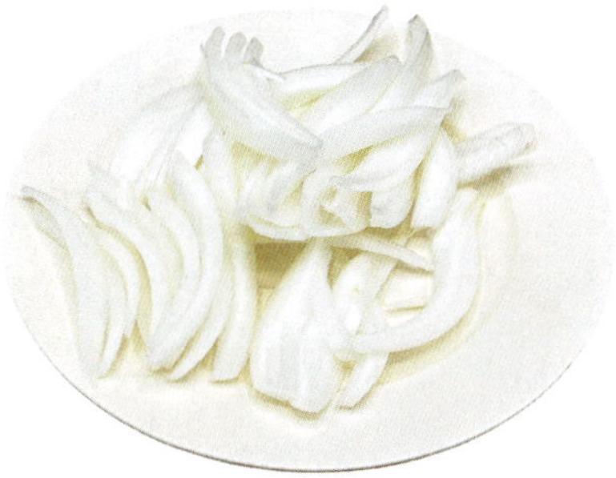

烹饪后

熟重：165g

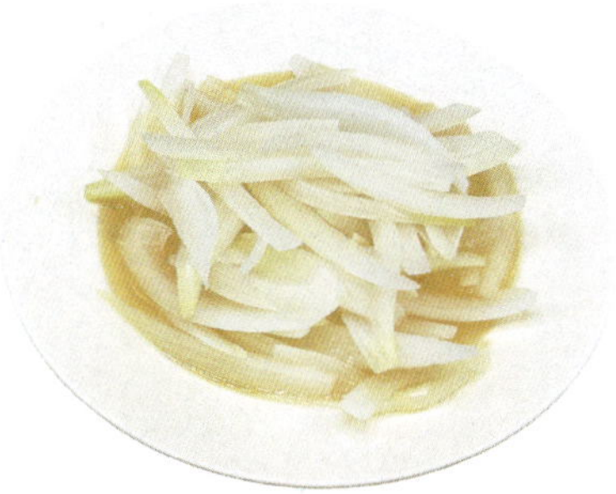

生熟比=98.8g/100g　|　含油比=0g/100g　|　含盐比=0g/100g

食物编码及食物名称：044301–洋葱（鲜）[葱头]　　烹饪方式：烤

烹饪前

生重：152g

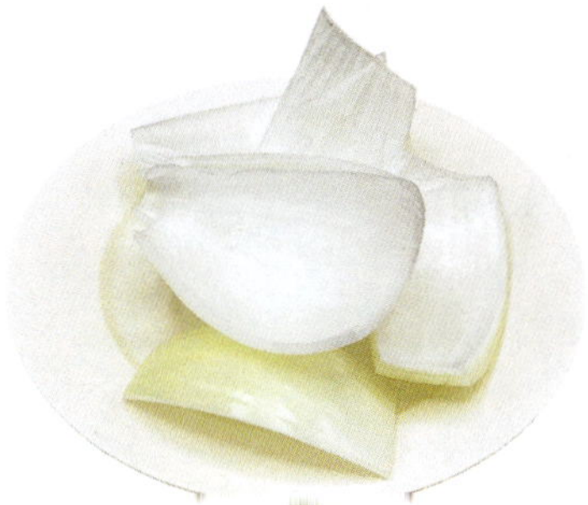

烹饪后

熟重：93g

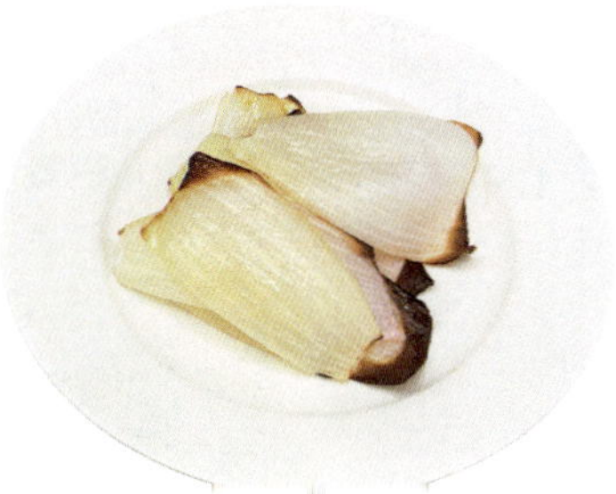

生熟比=163.4g/100g　|　含油比=0g/100g　|　含盐比=0g/100g

59. 044402-韭黄（韭芽、黄色）

食物编码及食物名称：044402-韭黄（韭芽、黄色） **烹饪方式：炒**

烹饪前

生重：158g

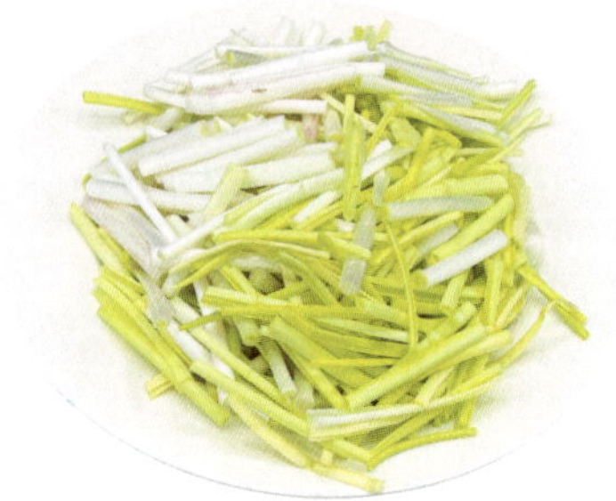

烹饪后

熟重：166g

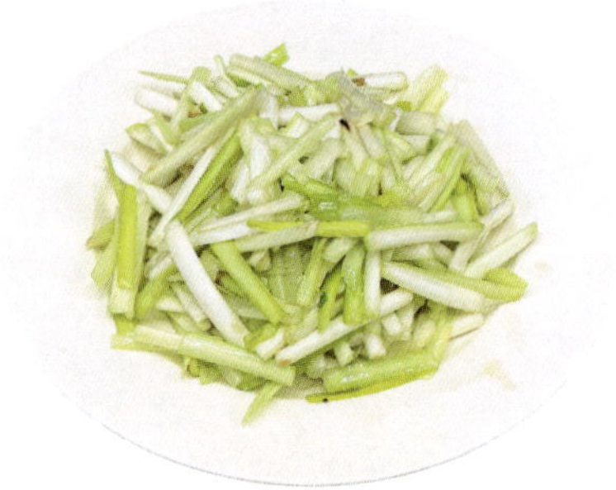

生熟比=95.2g/100g | 含油比=13.3g/100g | 含盐比=0.6g/100g

食物编码及食物名称：044402-韭黄（韭芽、黄色） **烹饪方式：炖**

烹饪前

生重：129g

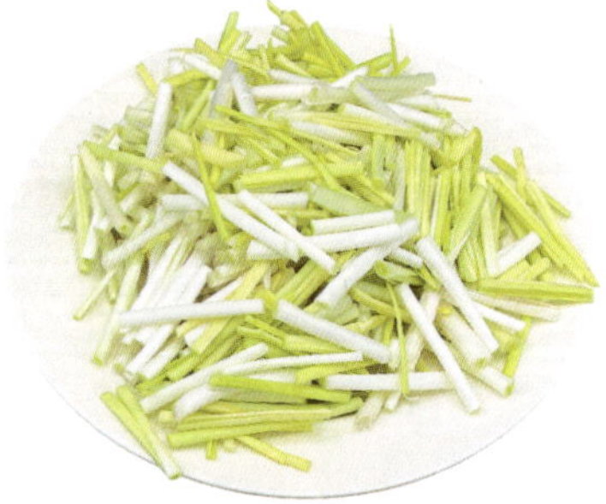

烹饪后

熟重：136g

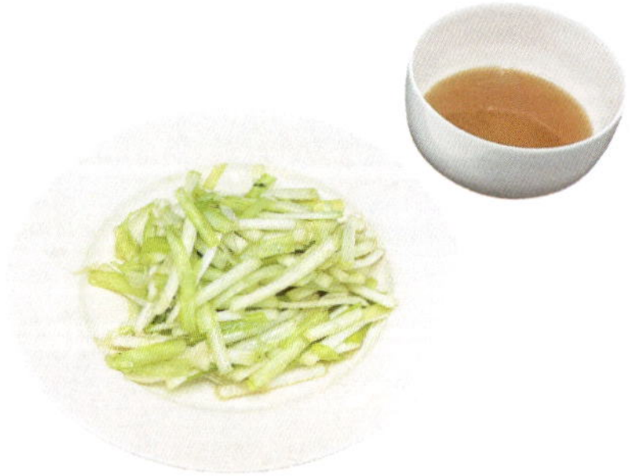

生熟比=94.9g/100g | 含油比=9.4g/100g | 含盐比=0.5g/100g

食物编码及食物名称：044402-韭黄（韭芽、黄色） **烹饪方式：煮**

烹饪前

生重：141g

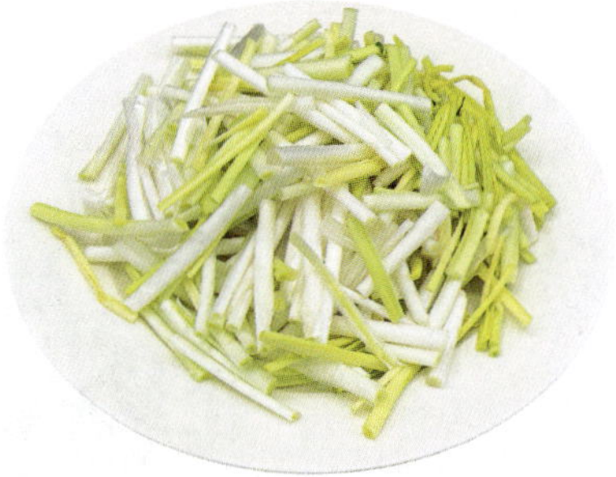

烹饪后

熟重：143g

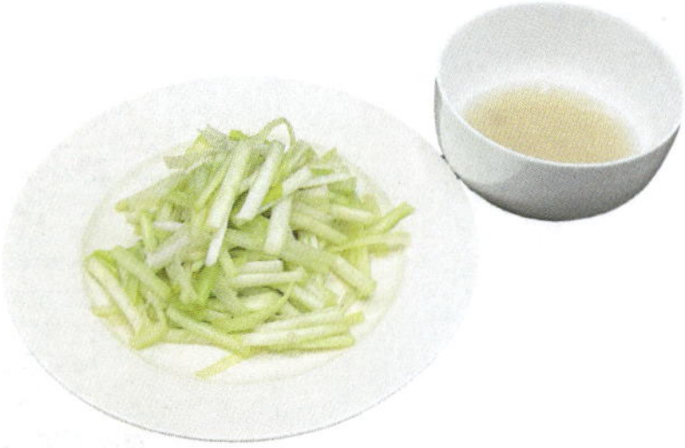

生熟比=98.6/100g | 含油比=0g/100g | 含盐比=0g/100g

食物编码及食物名称：044402-韭黄（韭芽、黄色） **烹饪方式：烤**

烹饪前

生重：104g

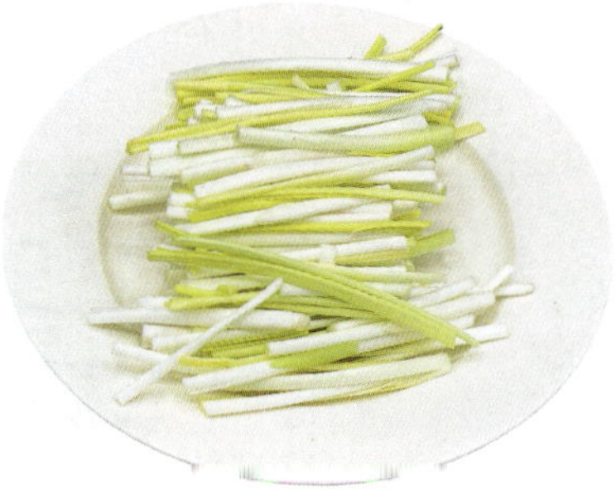

烹饪后

熟重：64g

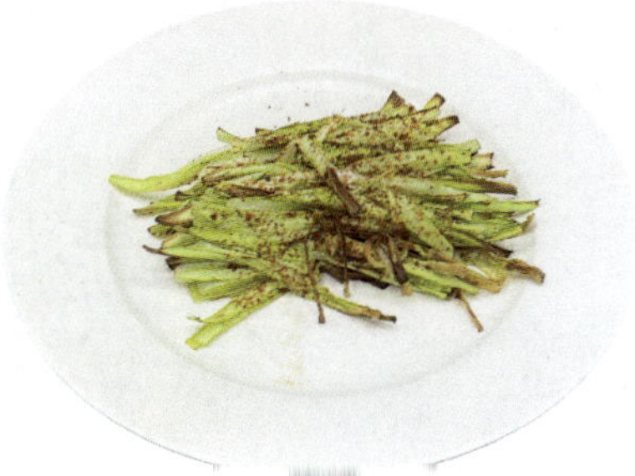

生熟比=162.5g/100g | 含油比=0g/100g | 含盐比=0g/100g

60. 044403-韭薹

食物编码及食物名称：044403-韭薹 **烹饪方式：炒**

烹饪前

生重：96g

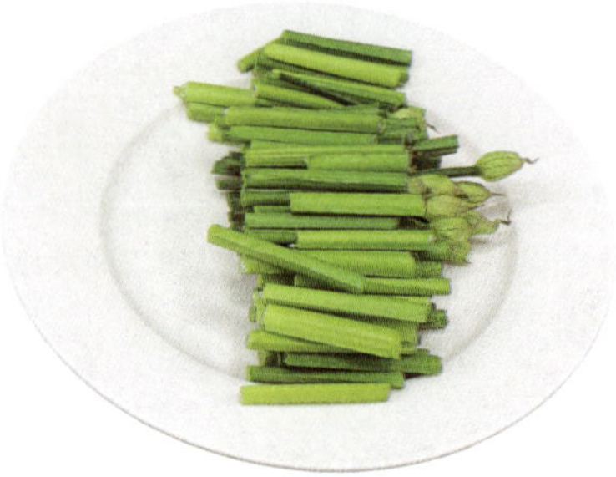

烹饪后

熟重：88g

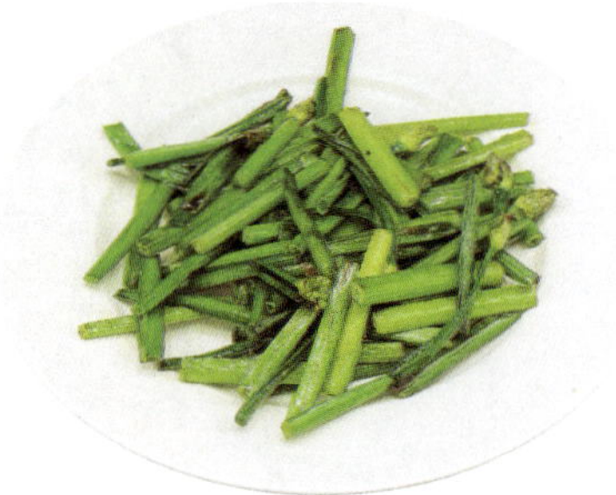

生熟比=109.1g/100g | 含油比=10.2g/100g | 含盐比=1.1g/100g

食物编码及食物名称：044403-韭薹 **烹饪方式：蒸**

烹饪前

生重：84g

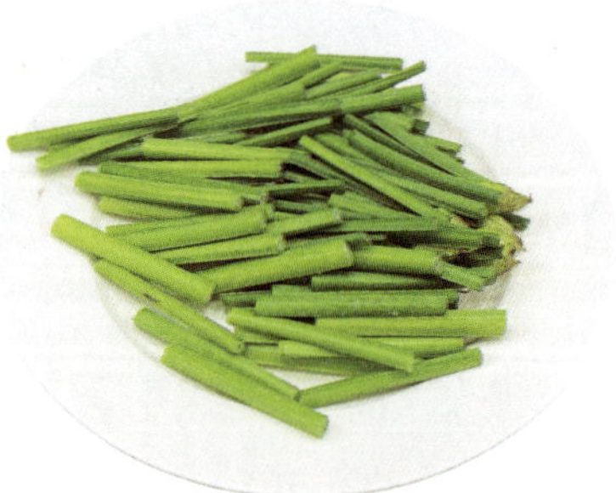

烹饪后

熟重：81g

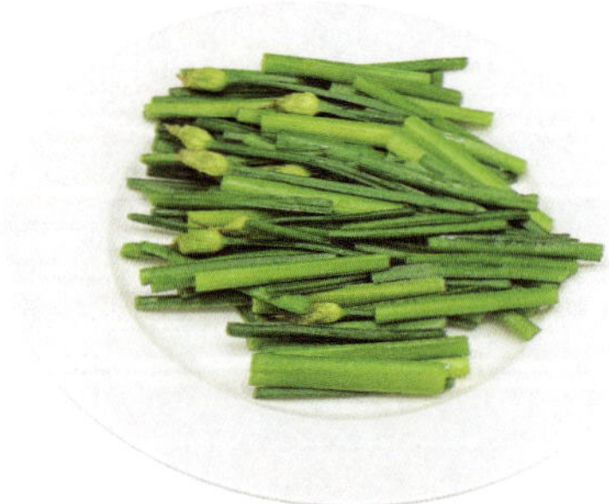

生熟比=103.7g/100g | 含油比=0g/100g | 含盐比=0g/100g

61. 044404–韭菜

食物编码及食物名称：044404–韭菜　　**烹饪方式：炒**

烹饪前

生重：175g

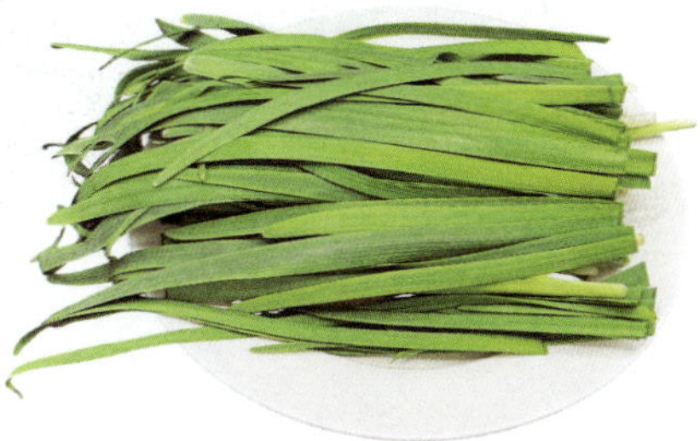

烹饪后

熟重：160g

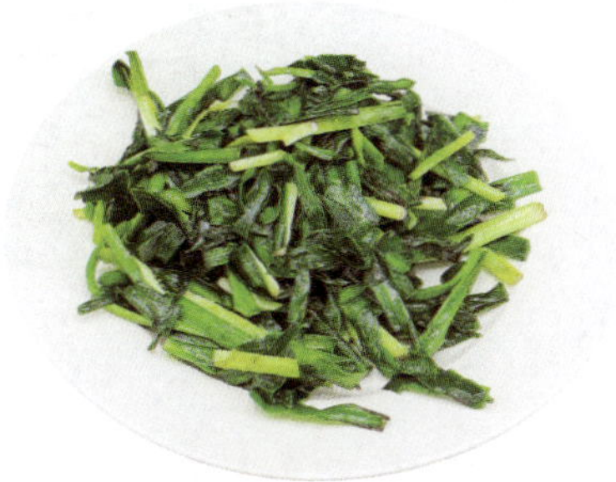

生熟比=109.4g/100g　|　含油比=7.5g/100g　|　含盐比=0.6g/100g

食物编码及食物名称：044404–韭菜　　**烹饪方式：炖**

烹饪前

生重：151g

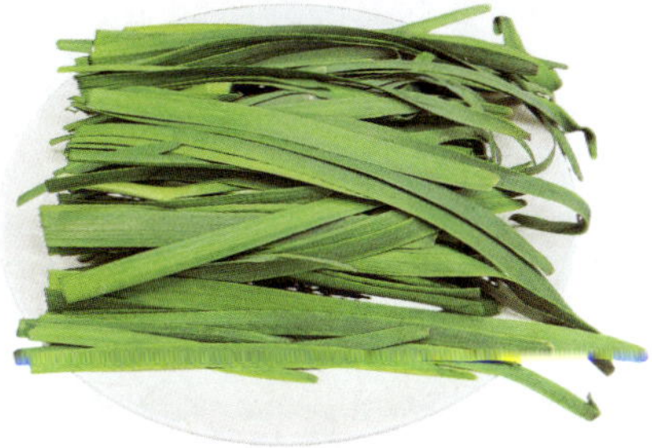

烹饪后

熟重：165g

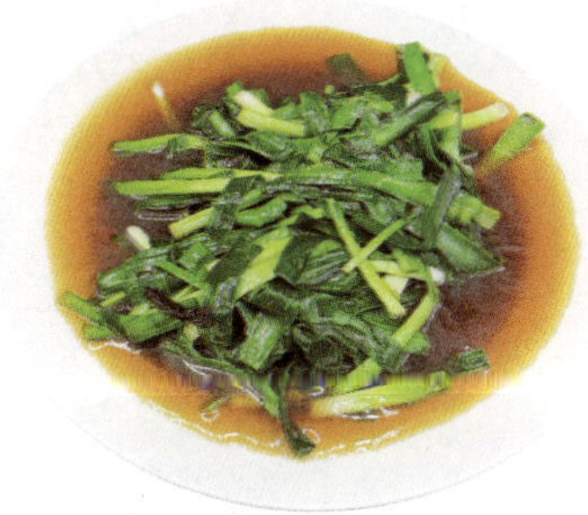

生熟比=91.5g/100g　|　含油比=6.1g/100g　|　含盐比=0g/100g

食物编码及食物名称：044404–韭菜 **烹饪方式：烤**

烹饪前

生重：137g

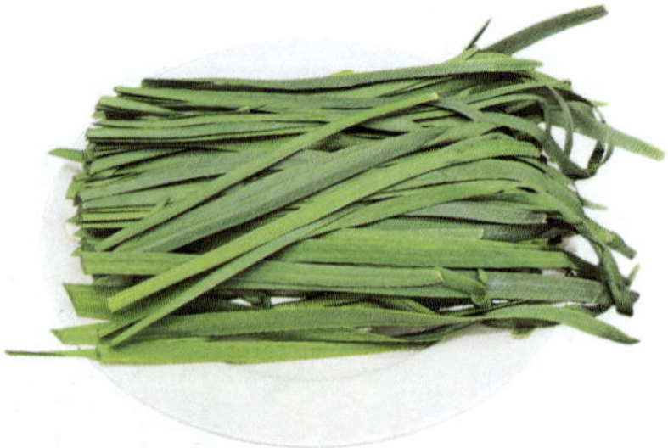

烹饪后

熟重：97g

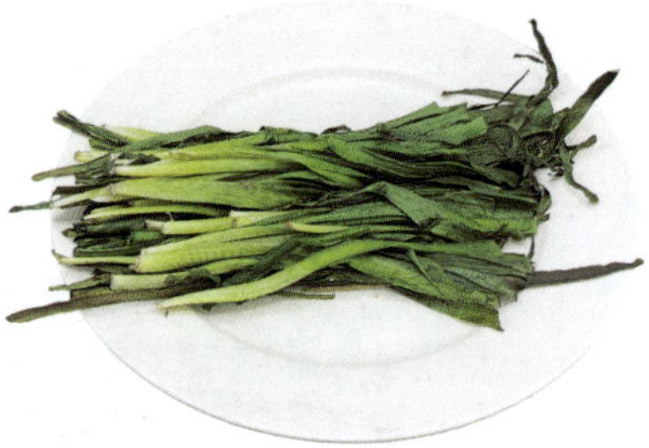

生熟比=141.2g/100g | 含油比=0g/100g | 含盐比=0g/100g

62. 045101x–大白菜

食物编码及食物名称：045101x–大白菜 **烹饪方式：炒**

烹饪前

生重：173g

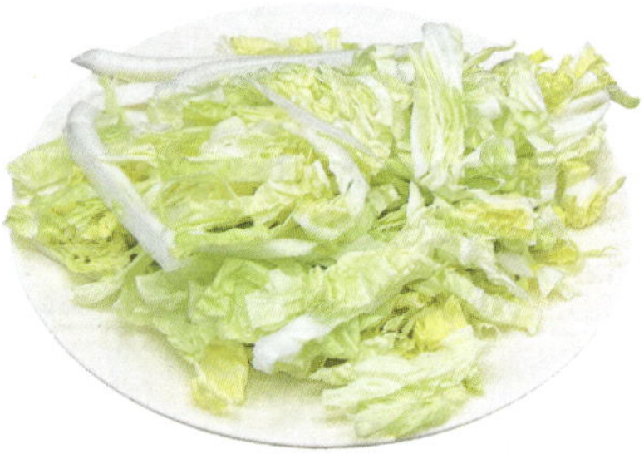

烹饪后

熟重：165g

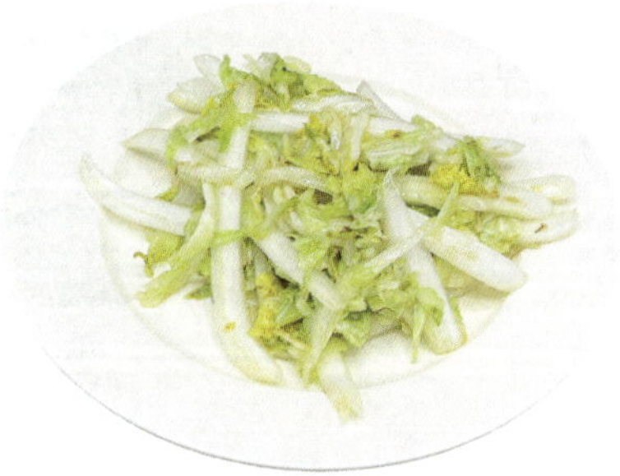

生熟比=104.8g/100g | 含油比=17.0g/100g | 含盐比=0.6g/100g

食物编码及食物名称：045101x–大白菜　**烹饪方式：炖**

烹饪前

生重：205g

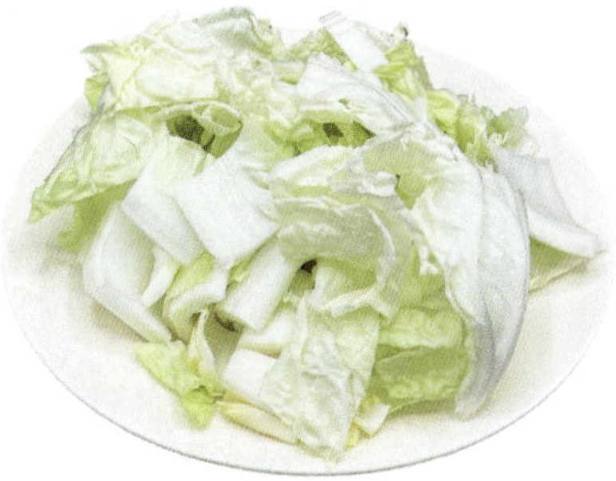

烹饪后

熟重：203g

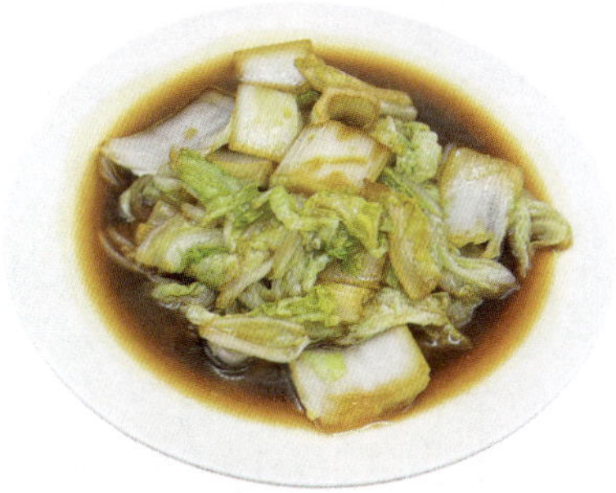

生熟比=101.0g/100g ｜ 含油比=10.8g/100g ｜ 含盐比=0.4g/100g

食物编码及食物名称：045101x–大白菜　**烹饪方式：煮**

烹饪前

生重：177g

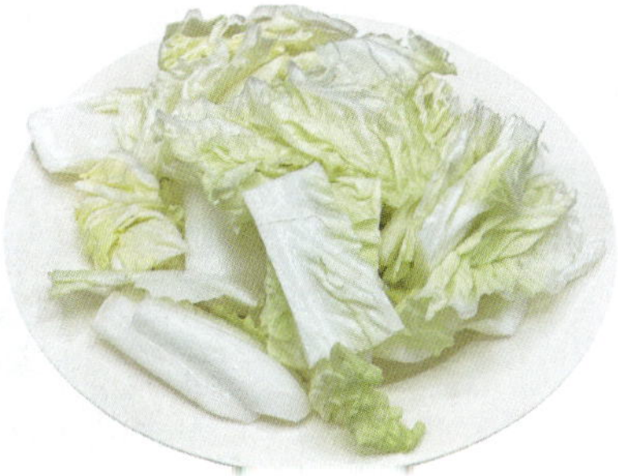

烹饪后

熟重：196g

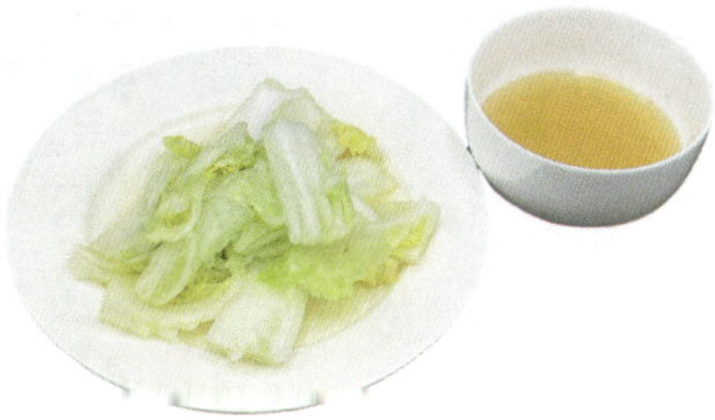

生熟比=90.3g/100g ｜ 含油比=0g/100g ｜ 含盐比=0.4g/100g

食物编码及食物名称：045101x-大白菜 **烹饪方式：蒸**

烹饪前

生重：199g

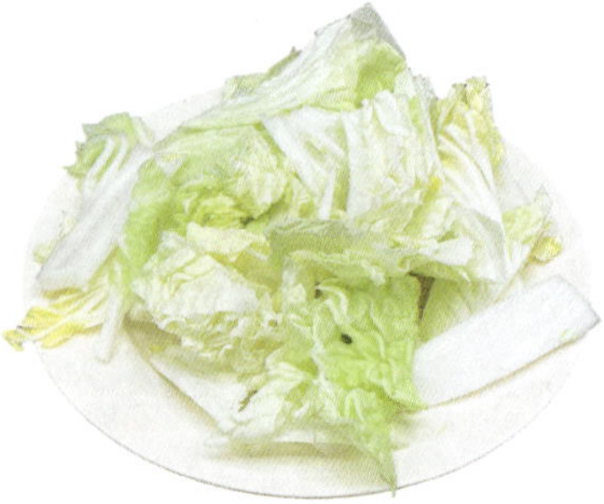

烹饪后

熟重：194g

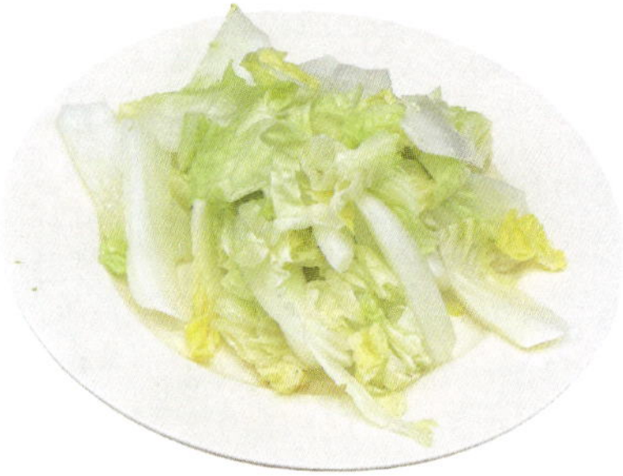

生熟比=102.6g/100g | 含油比=0g/100g | 含盐比=0g/100g

63. 045108-白菜薹［菜薹、菜心］

食物编码及食物名称：045108-白菜薹［菜薹、菜心］ **烹饪方式：炒**

烹饪前

生重：140g

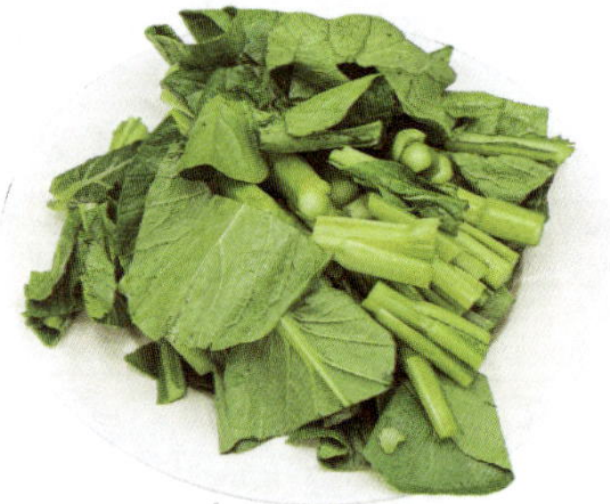

烹饪后

熟重：136g

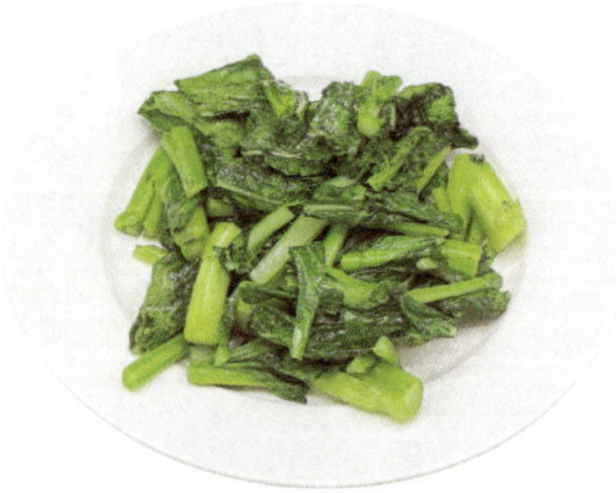

生熟比=102.9g/100g | 含油比=7.4g/100g | 含盐比=0g/100g

食物编码及食物名称：045108-白菜薹［菜薹、菜心］ | 烹饪方式：蒸

烹饪前

生重：115g

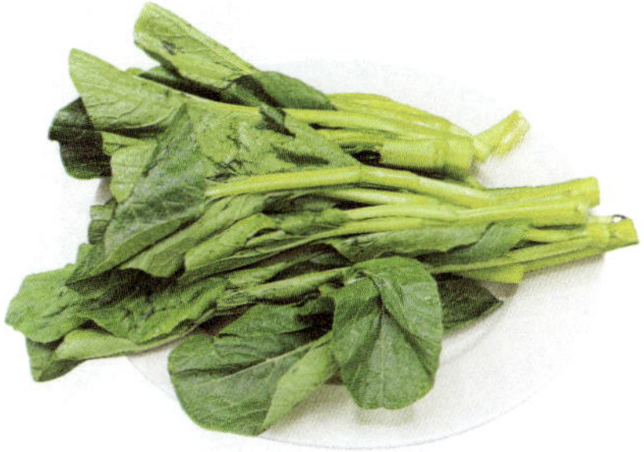

烹饪后

熟重：110g

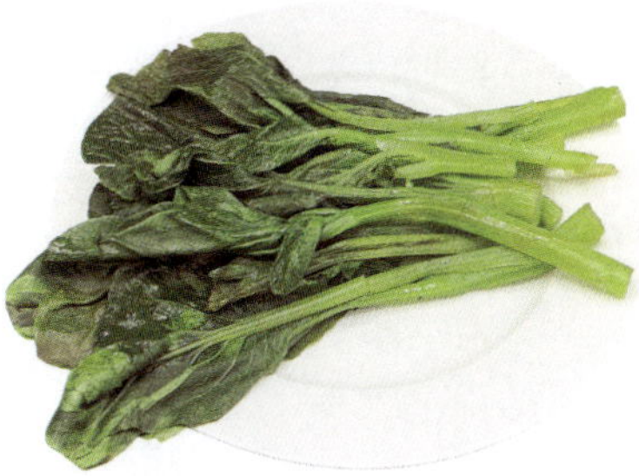

生熟比=104.5g/100g ｜ 含油比=0g/100g ｜ 含盐比=0g/100g

64. 045119-酸白菜［酸菜］

食物编码及食物名称：045119-酸白菜［酸菜］ | 烹饪方式：炒

烹饪前

生重：236g

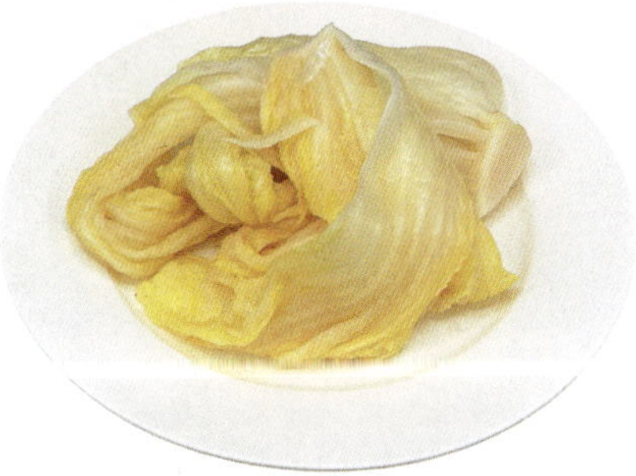

烹饪后

熟重：231g

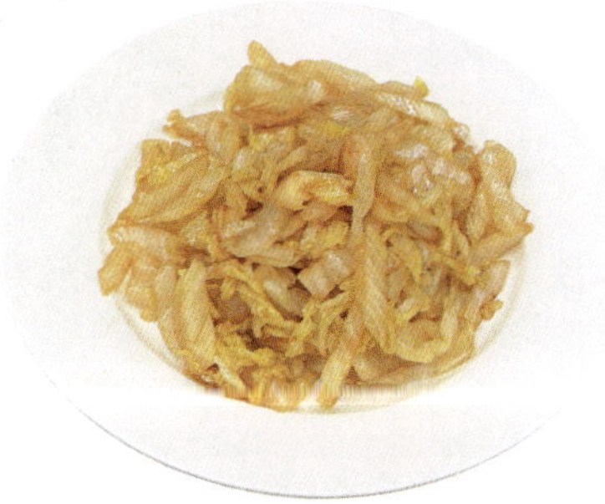

生熟比=102.2g/100g ｜ 含油比=6.9g/100g ｜ 含盐比=0g/100g

食物编码及食物名称：045119-酸白菜［酸菜］ | **烹饪方式：炖**

烹饪前

生重：203g

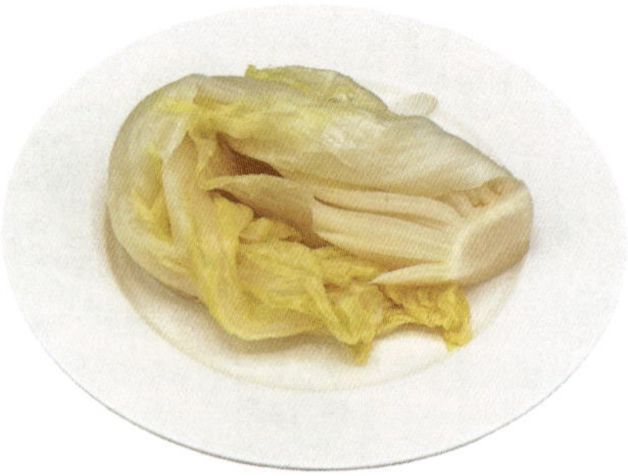

烹饪后

熟重：216g

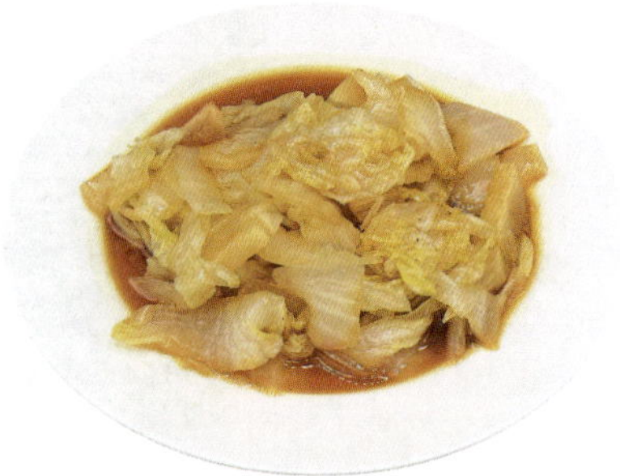

生熟比=94.0g/100g | 含油比=5.1g/100g | 含盐比=0g/100g

食物编码及食物名称：045119-酸白菜［酸菜］ | **烹饪方式：煮**

烹饪前

生重：188g

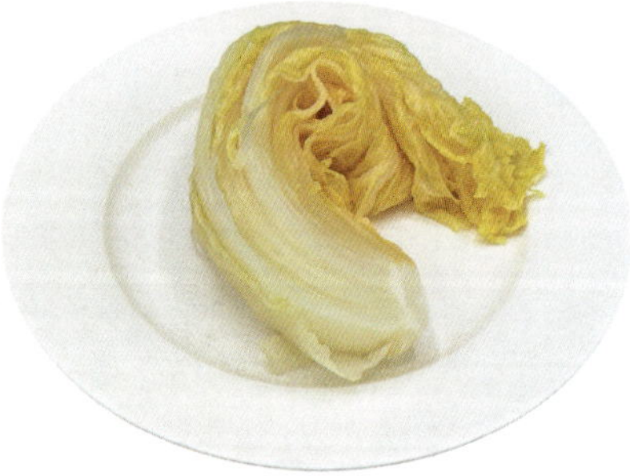

烹饪后

熟重：209g

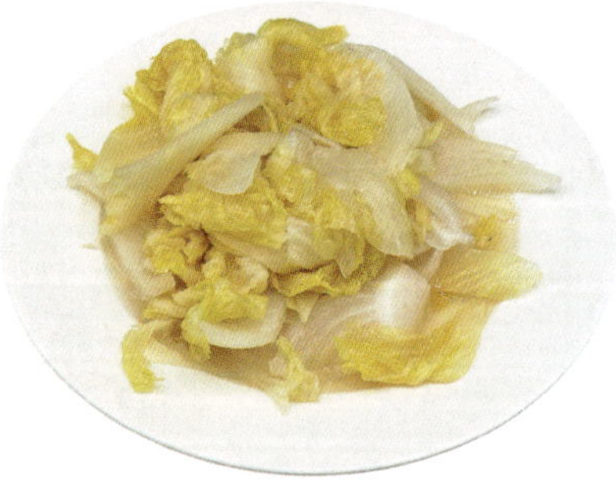

生熟比=90.0g/100g | 含油比=0g/100g | 含盐比=0g/100g

食物编码及食物名称：045119–酸白菜［酸菜］　**烹饪方式：烤**

烹饪前

生重：180g

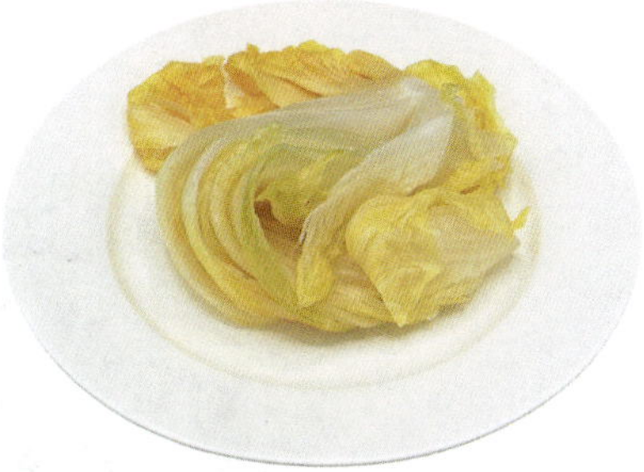

烹饪后

熟重：171g

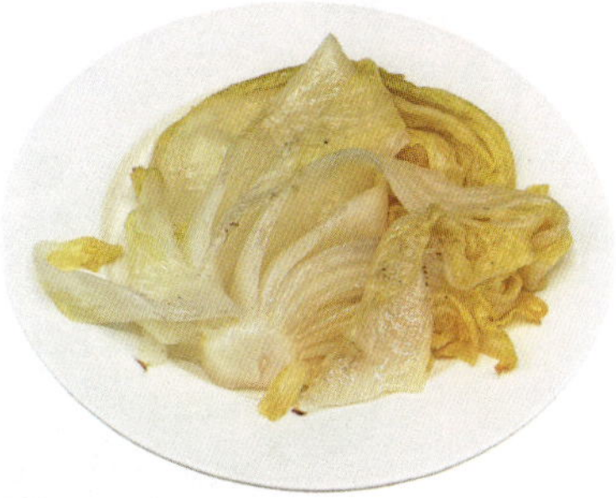

生熟比=105.3g/100g　|　含油比=1.2g/100g　|　含盐比=0g/100g

食物编码及食物名称：045119–酸白菜［酸菜］　**烹饪方式：蒸**

烹饪前

生重：272g

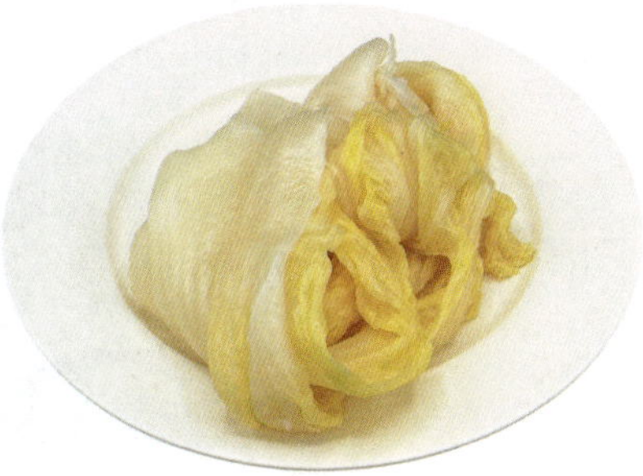

烹饪后

熟重：269g

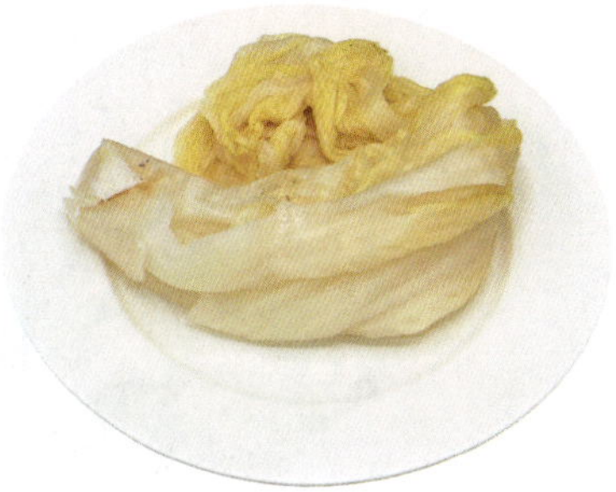

生熟比=101.1g/100g　|　含油比=0g/100g　|　含盐比=0g/100g

65. 045120–小白菜［青菜］

食物编码及食物名称：045120–小白菜［青菜］ **烹饪方式：炒**

烹饪前

生重：250g

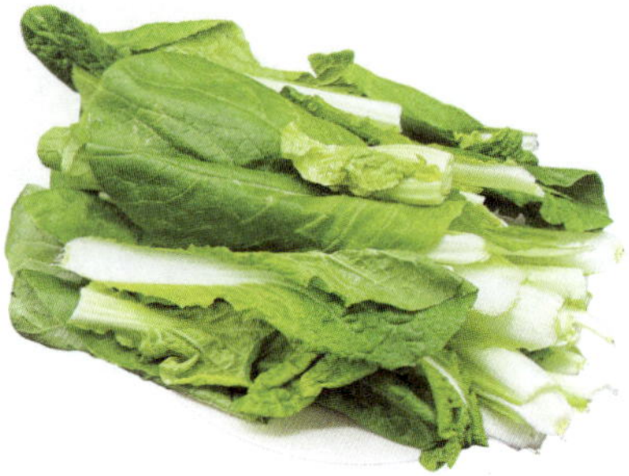

烹饪后

熟重：241g

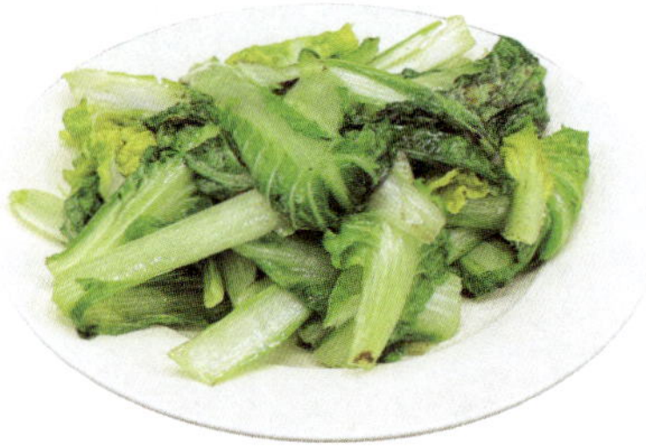

生熟比=103.7g/100g | 含油比=9.1g/100g | 含盐比=0.4g/100g

食物编码及食物名称：045120–小白菜［青菜］ **烹饪方式：蒸**

烹饪前

生重：213g

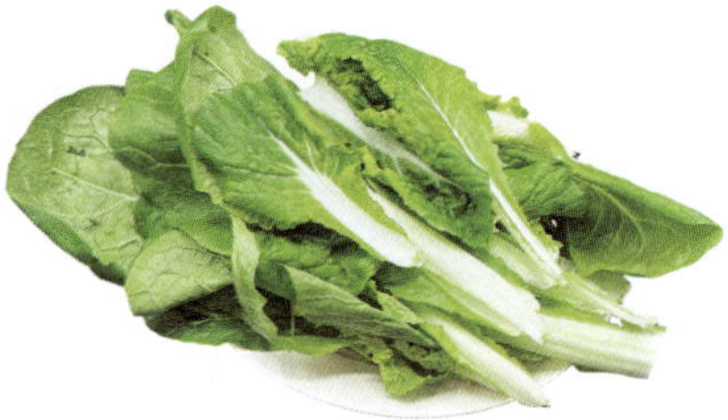

烹饪后

熟重：221g

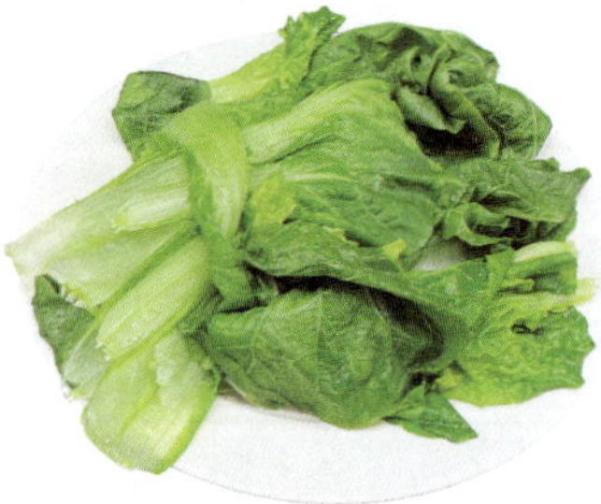

生熟比=96.4g/100g | 含油比=0g/100g | 含盐比=0g/100g

66. 045121–奶白菜

食物编码及食物名称：045121–奶白菜　　**烹饪方式：炒**

烹饪前

生重：148g

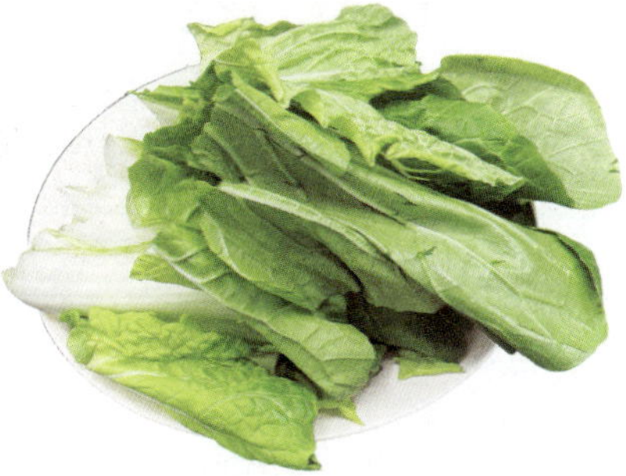

烹饪后

熟重：148g

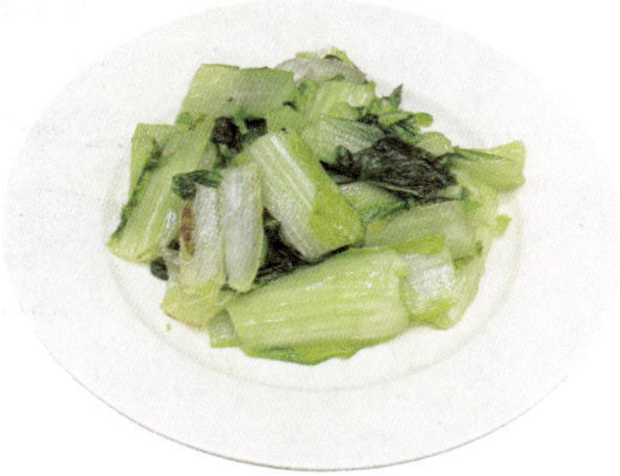

生熟比=100.0g/100g | 含油比=9.5g/100g | 含盐比=0.7g/100g

食物编码及食物名称：045121–奶白菜　　**烹饪方式：煮**

烹饪前

生重：167g

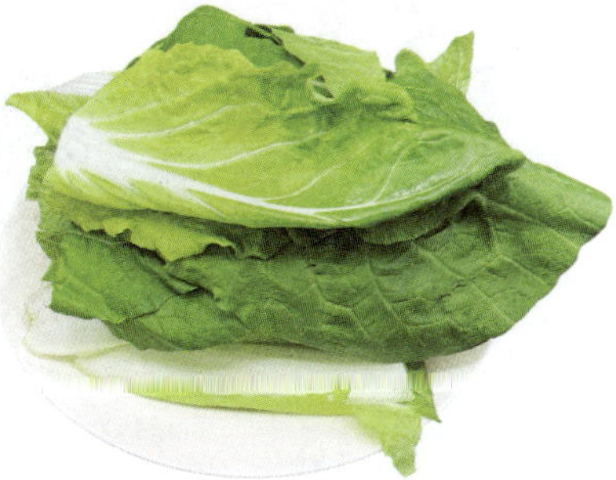

烹饪后

熟重：177g

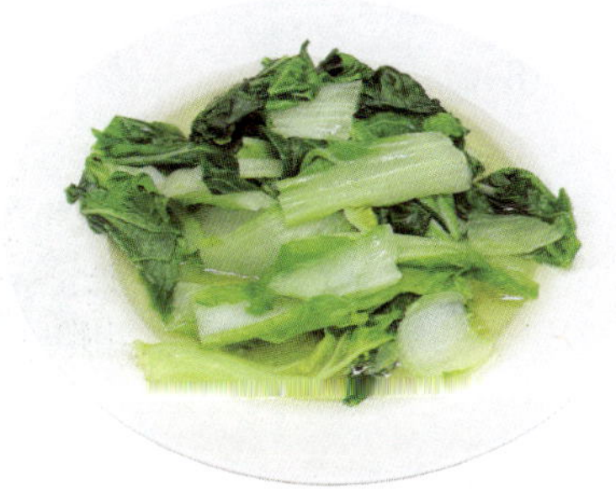

生熟比=94.4g/100g | 含油比=0g/100g | 含盐比=0g/100g

食物编码及食物名称：045121-奶白菜 | **烹饪方式：蒸**

烹饪前

生重：178g

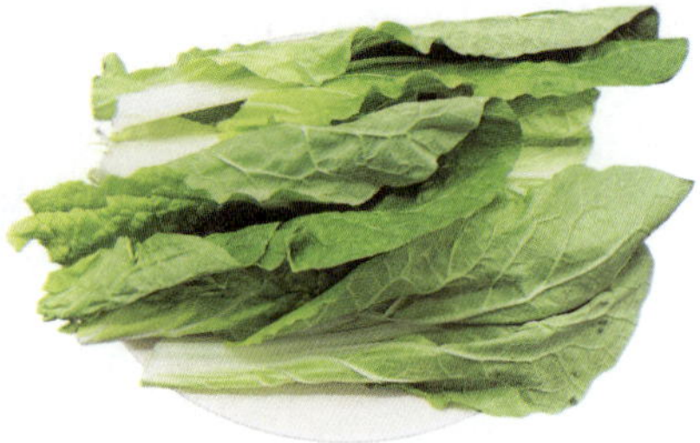

烹饪后

熟重：176g

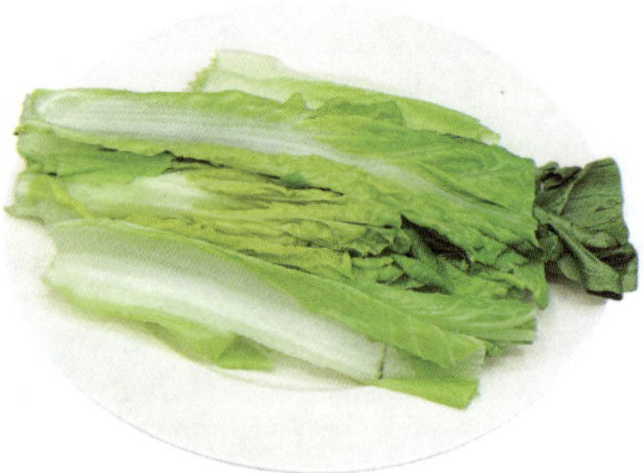

生熟比=101.1g/100g | 含油比=0g/100g | 含盐比=0g/100g

67. 045122-鸡毛菜

食物编码及食物名称：045122-鸡毛菜 | **烹饪方式：炒**

烹饪前

生重：184g

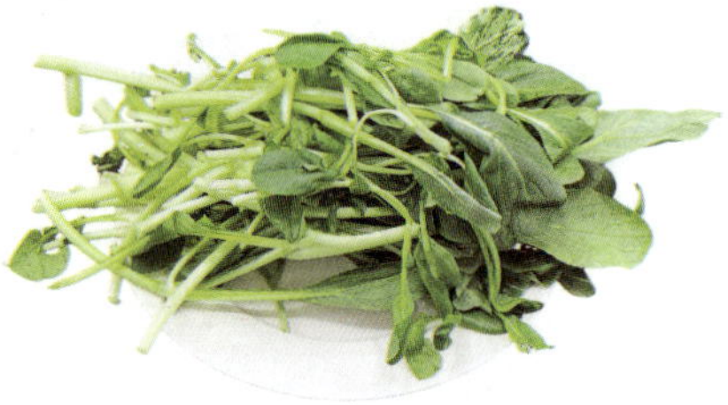

烹饪后

熟重：177g

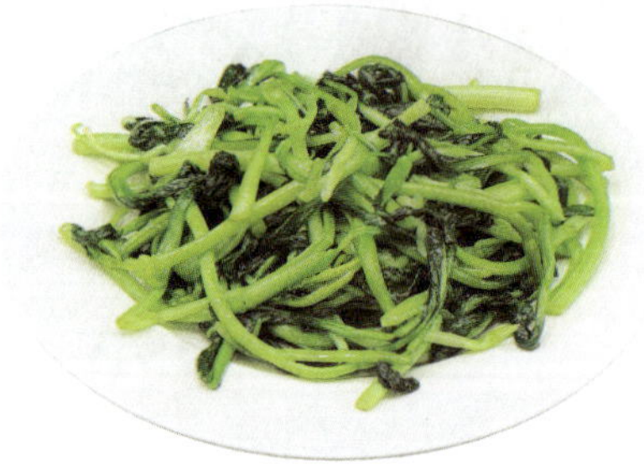

生熟比=104.0g/100g | 含油比=16.9g/100g | 含盐比=1.7g/100g

食物编码及食物名称：045122–鸡毛菜	烹饪方式：蒸
烹饪前 生重：166g	烹饪后 熟重：163g

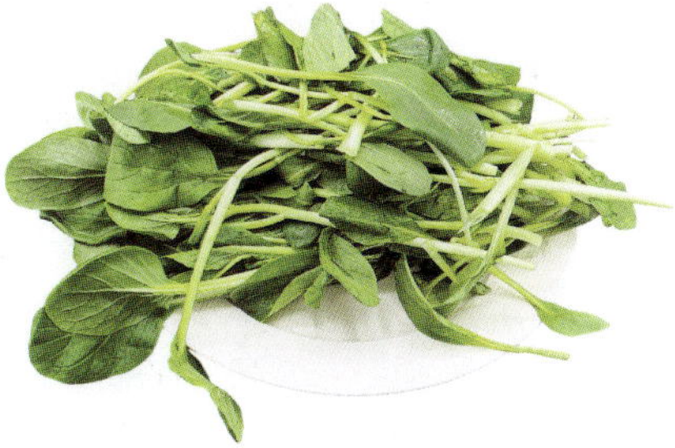

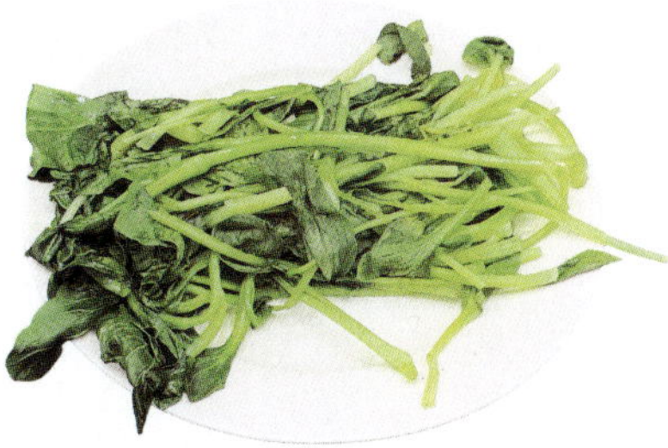

生熟比=101.8g/100g | 含油比=0g/100g | 含盐比=0g/100g

68. 045123–娃娃菜

食物编码及食物名称：045123–娃娃菜	烹饪方式：炒
烹饪前 生重：204g	烹饪后 熟重：186g

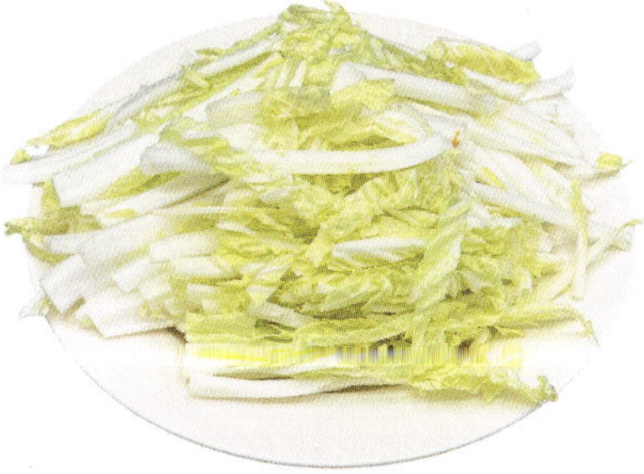

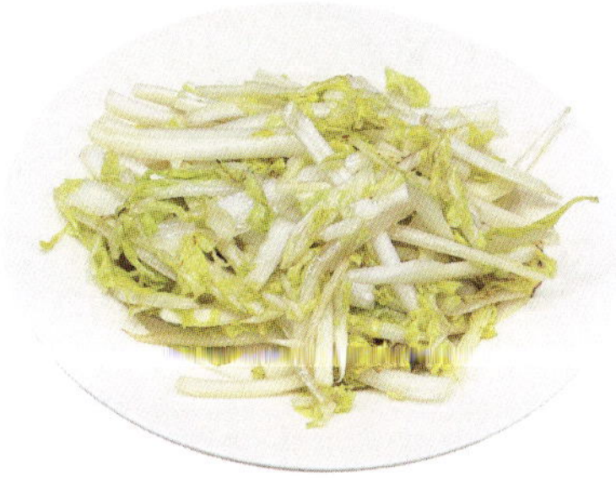

生熟比=109.7g/100g | 含油比=12.9g/100g | 含盐比=0g/100g

食物编码及食物名称：045123–娃娃菜 | **烹饪方式：炖**

烹饪前

生重：218g

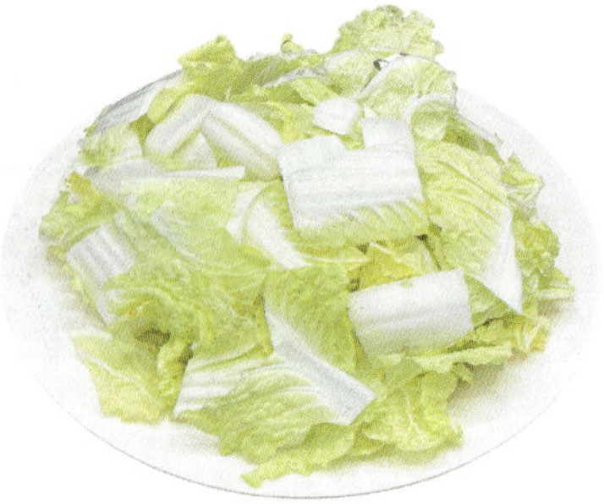

烹饪后

熟重：209g

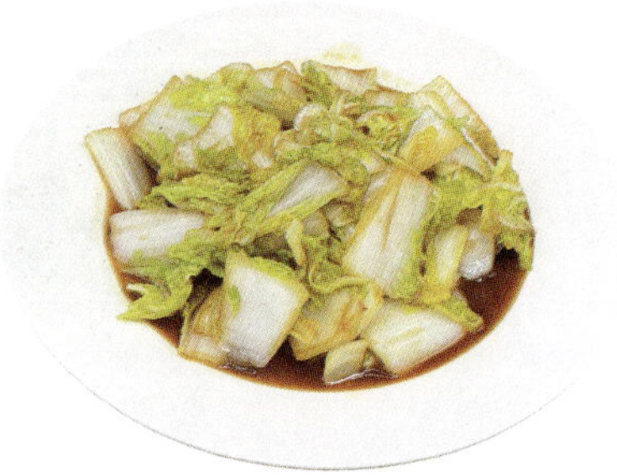

生熟比=104.3g/100g | 含油比=7.4g/100g | 含盐比=0.4g/100g

食物编码及食物名称：045123–娃娃菜 | **烹饪方式：煮**

烹饪前

生重：211g

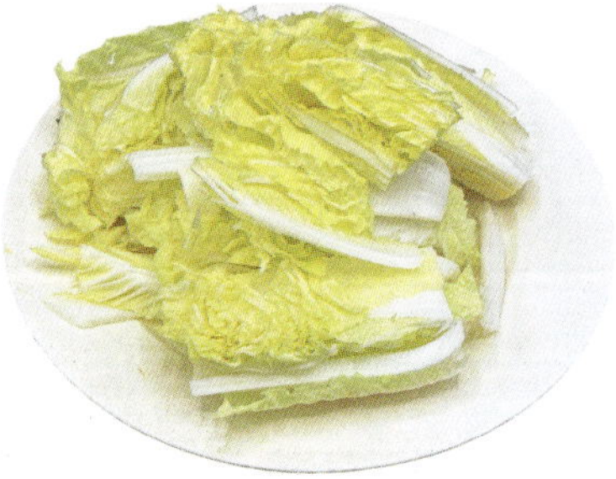

烹饪后

熟重：239g

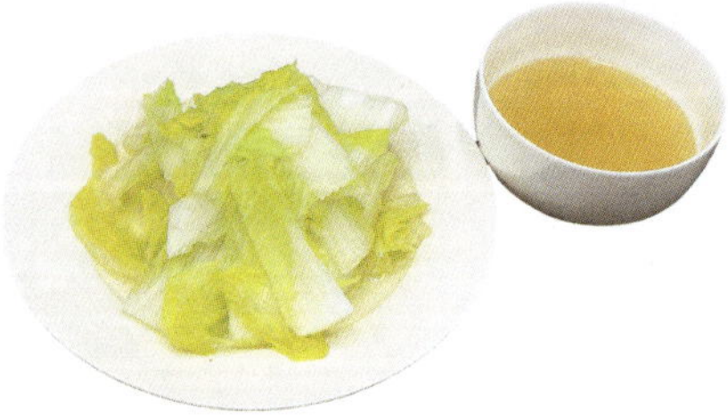

生熟比=88.3g/100g | 含油比=0g/100g | 含盐比=0.3g/100g

食物编码及食物名称：045123–娃娃菜 | **烹饪方式：蒸**

烹饪前

生重：228g

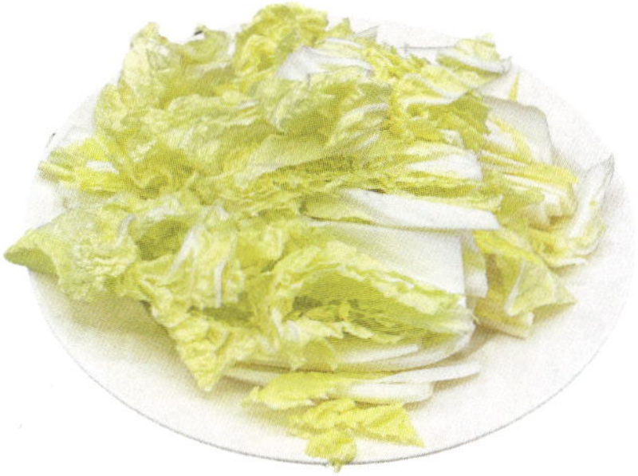

烹饪后

熟重：222g

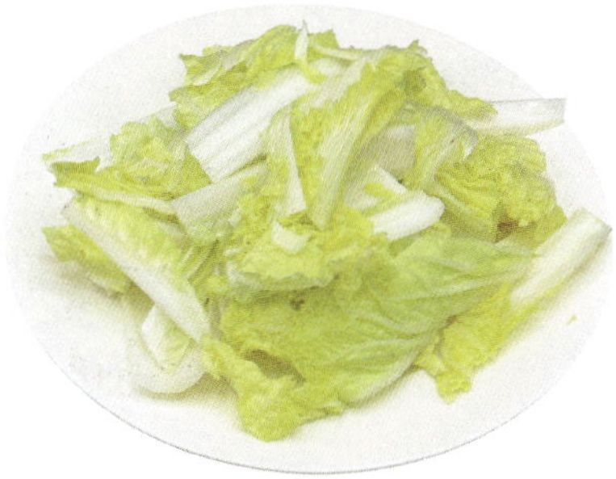

生熟比=102.7g/100g　|　含油比=0g/100g　|　含盐比=0g/100g

69. 045125–油菜

食物编码及食物名称：045125–油菜 | **烹饪方式：炒**

烹饪前

生重：185g

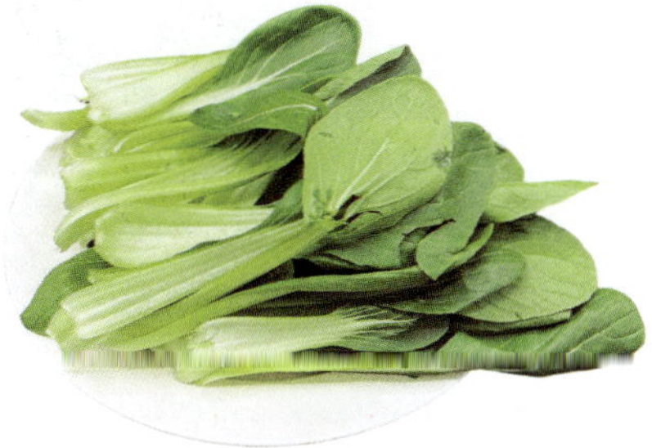

烹饪后

熟重：176g

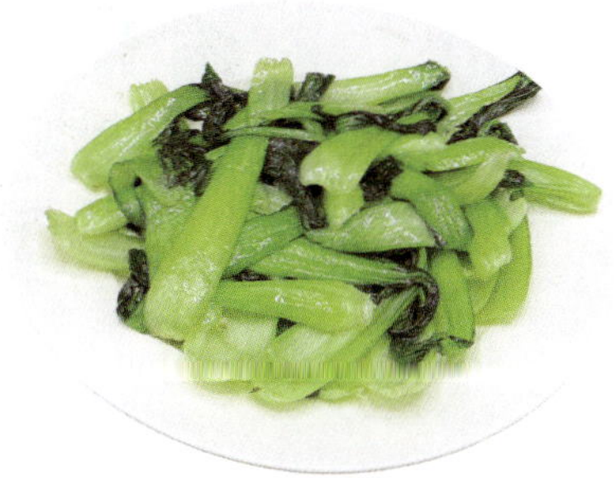

生熟比=105.1g/100g　|　含油比=9.7g/100g　|　含盐比=1.1g/100g

食物编码及食物名称：045125-油菜 **烹饪方式：蒸**

烹饪前

生重：188g

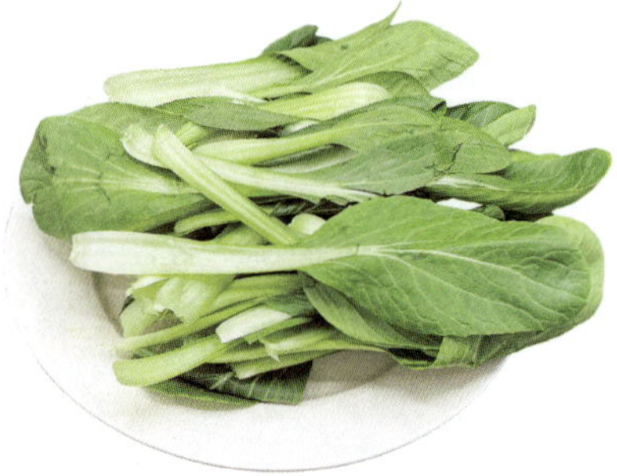

烹饪后

熟重：188g

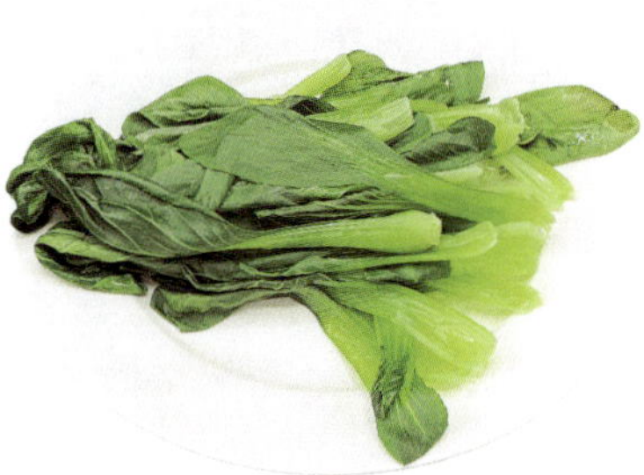

生熟比=100.0g/100g | 含油比=0g/100g | 含盐比=0g/100g

食物编码及食物名称：045125-油菜 **烹饪方式：炸**

烹饪前

生重：78g

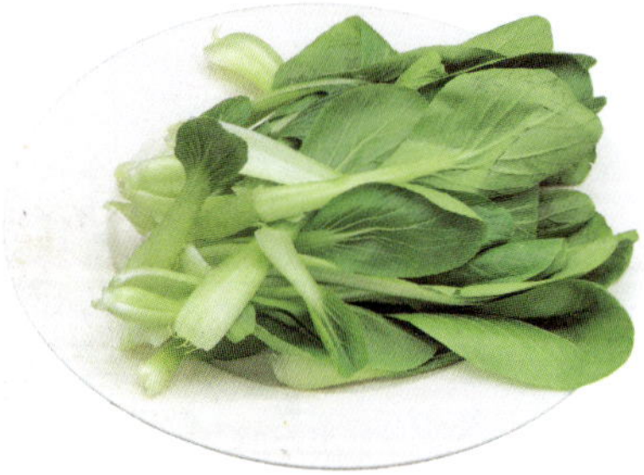

烹饪后

熟重：48g

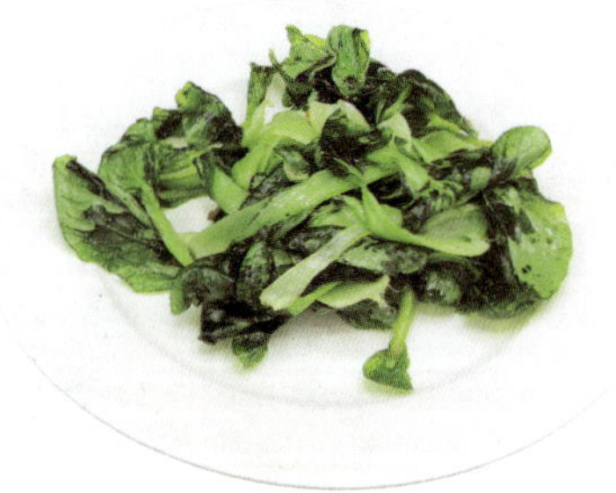

生熟比=163.0g/100g | 含油比=83.3g/100g | 含盐比=0g/100g

70. 045201–圆白菜、卷心菜

食物编码及食物名称：045201–圆白菜、卷心菜　　**烹饪方式：炒**

烹饪前

生重：168g

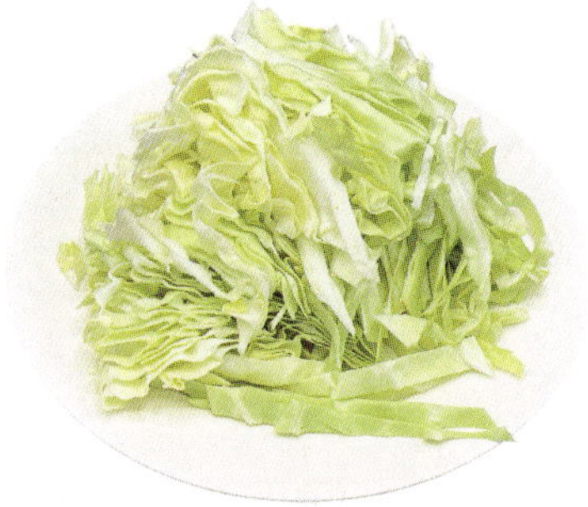

烹饪后

熟重：152g

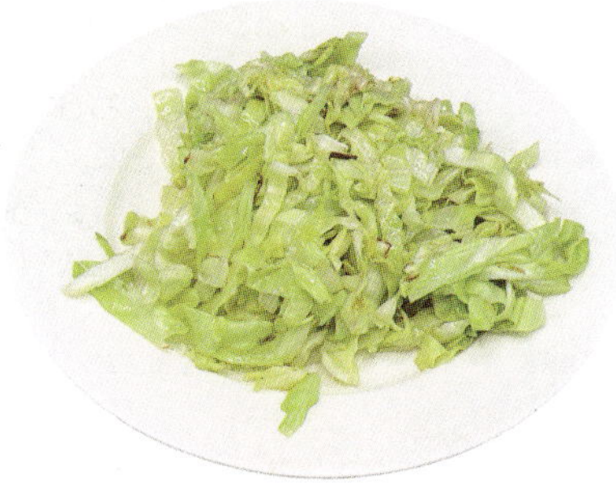

生熟比=110.5g/100g　|　含油比=11.8g/100g　|　含盐比=0.7g/100g

食物编码及食物名称：045201–圆白菜、卷心菜　　**烹饪方式：炖**

烹饪前

生重：188g

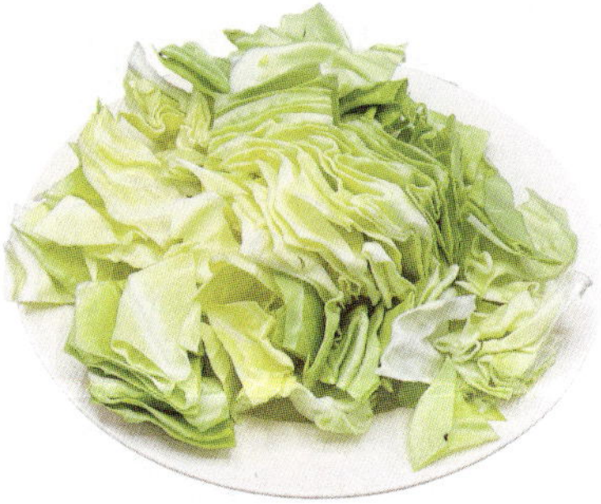

烹饪后

熟重：181g

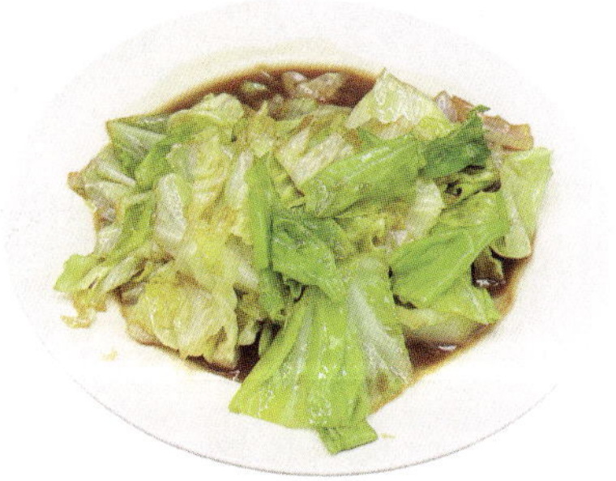

生熟比=103.9g/100g　|　含油比=8.8g/100g　|　含盐比=0.4g/100g

食物编码及食物名称：045201-圆白菜、卷心菜 | 烹饪方式：煮

烹饪前

生重：185g

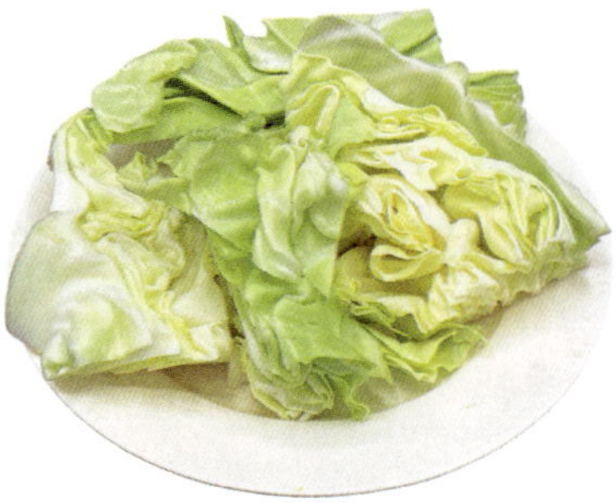

烹饪后

熟重：201g

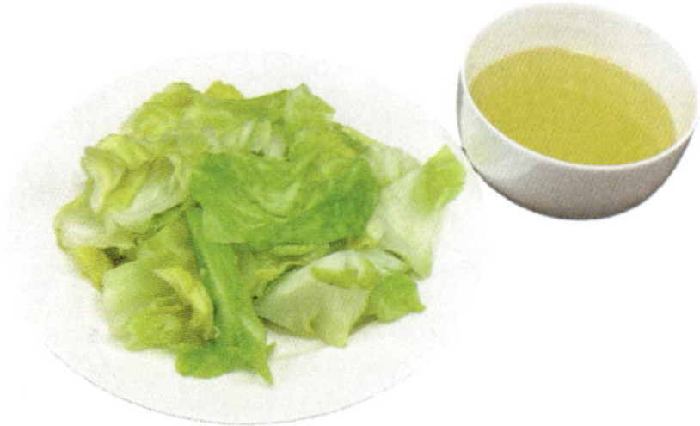

生熟比=92.0g/100g | 含油比=0g/100g | 含盐比=0.3g/100g

食物编码及食物名称：045201-圆白菜、卷心菜 | 烹饪方式：蒸

烹饪前

生重：221g

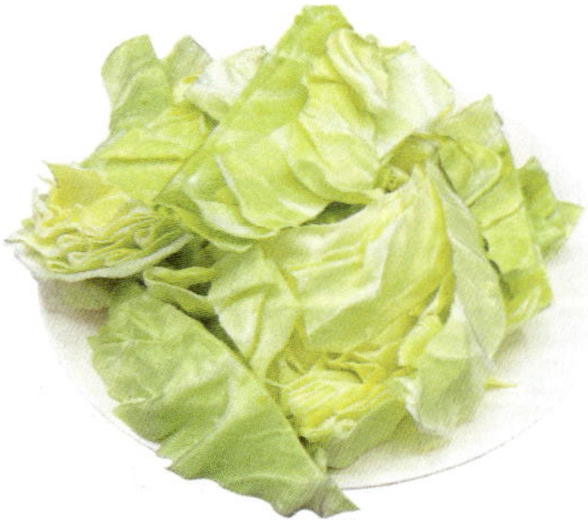

烹饪后

熟重：220g

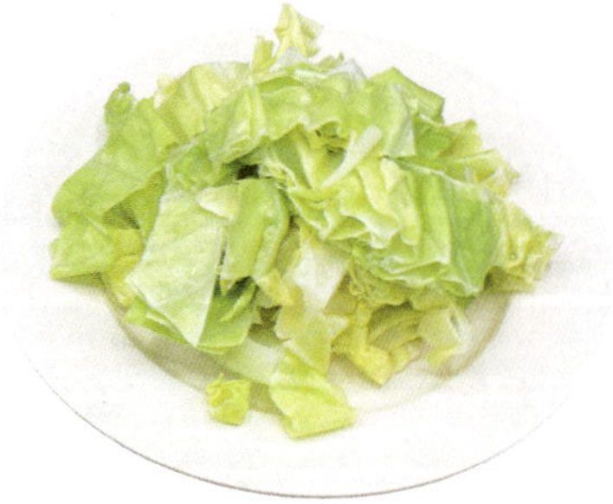

生熟比=100.5g/100g | 含油比=0g/100g | 含盐比=0g/100g

71. 045206-芥菜（大叶、鲜）[盖菜]

食物编码及食物名称：045206-芥菜（大叶、鲜）[盖菜]　　**烹饪方式：炒**

烹饪前

生重：238g

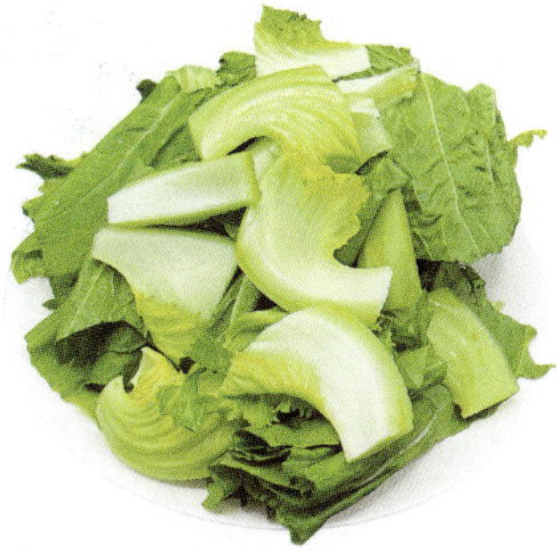

烹饪后

熟重：177g

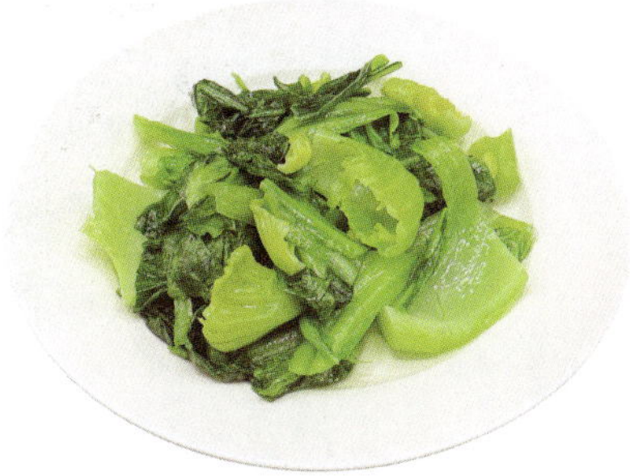

生熟比=134.5g/100g ｜ 含油比=9.0g/100g ｜ 含盐比=0.6g/100g

食物编码及食物名称：045206-芥菜（大叶、鲜）[盖菜]　　**烹饪方式：炖**

烹饪前

生重：175g

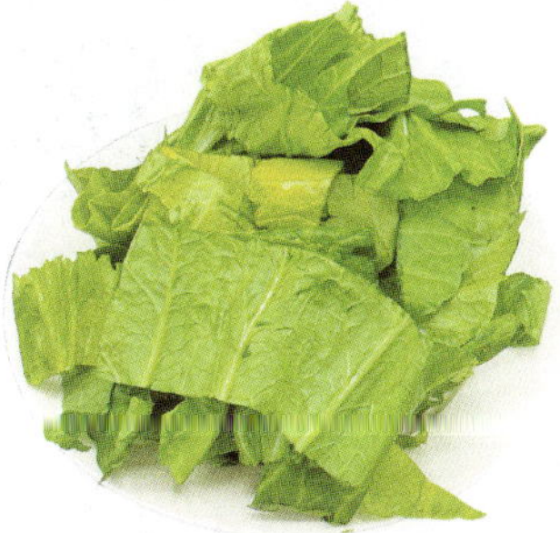

烹饪后

熟重：264g

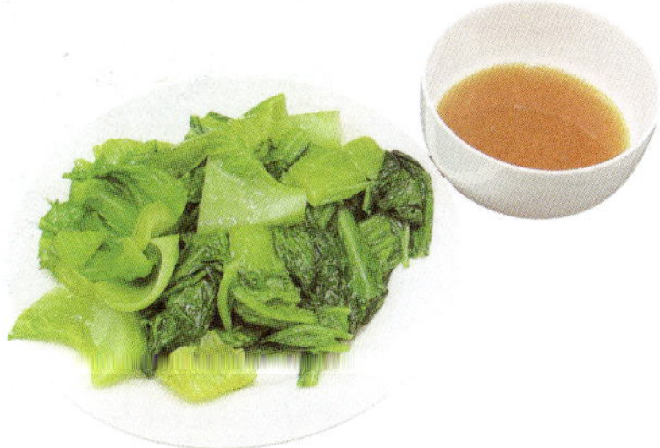

生熟比=66.3g/100g ｜ 含油比=20.2g/100g ｜ 含盐比=0.4g/100g

食物编码及食物名称：045206–芥菜（大叶、鲜）[盖菜]　**烹饪方式：煮**

烹饪前

生重：231g

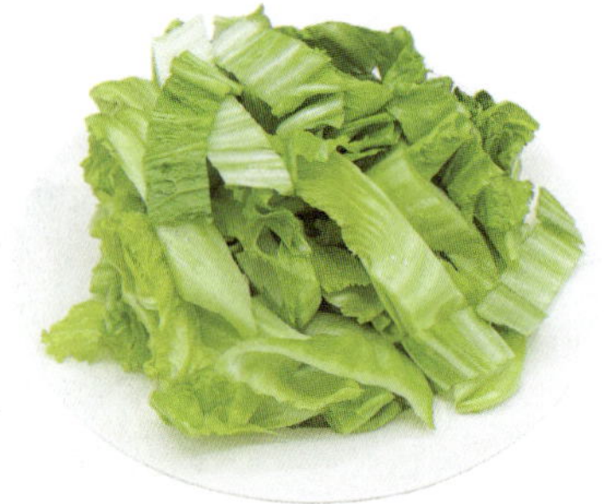

烹饪后

熟重：220g

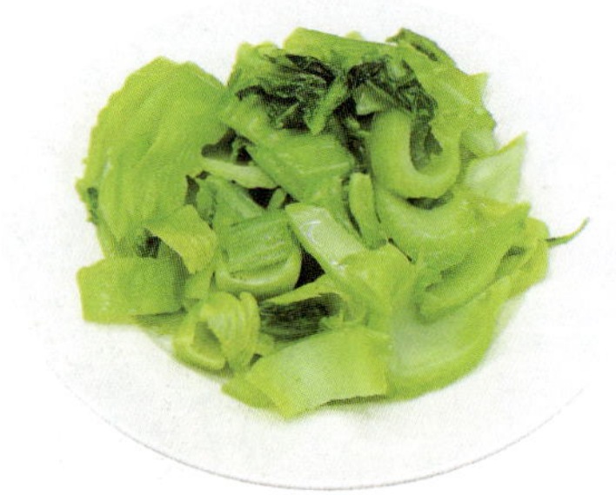

生熟比=105.0g/100g ｜ 含油比=0g/100g ｜ 含盐比=0.4g/100g

食物编码及食物名称：045206–芥菜（大叶、鲜）[盖菜]　**烹饪方式：蒸**

烹饪前

生重：163g

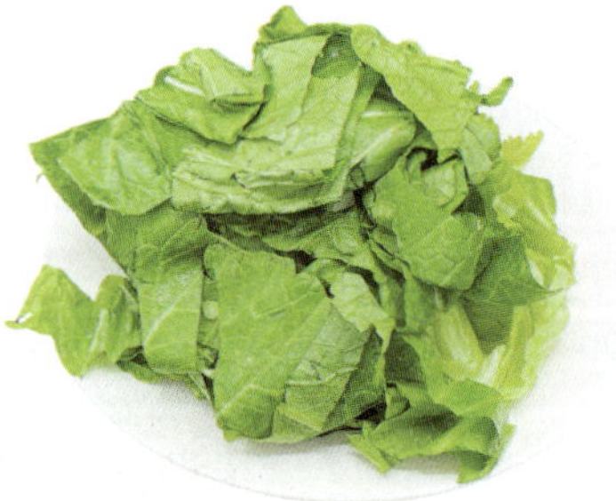

烹饪后

熟重：251g

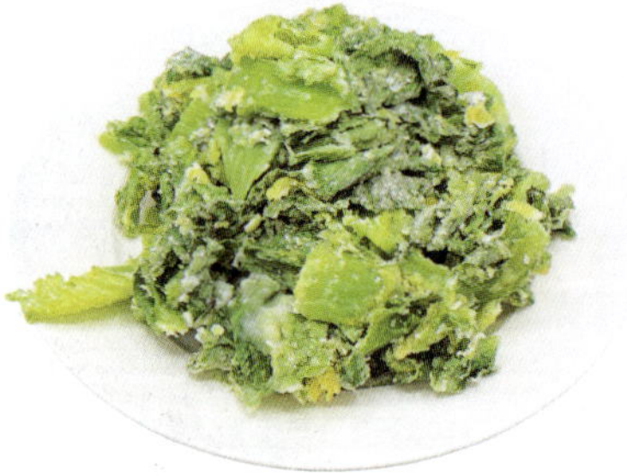

生熟比=64.9g/100g ｜ 含油比=0g/100g ｜ 含盐比=0g/100g

72. 045211–结球甘蓝（紫）[圆白菜]

食物编码及食物名称：045211–结球甘蓝（紫）[圆白菜]　　**烹饪方式：炒**

烹饪前

生重：215g

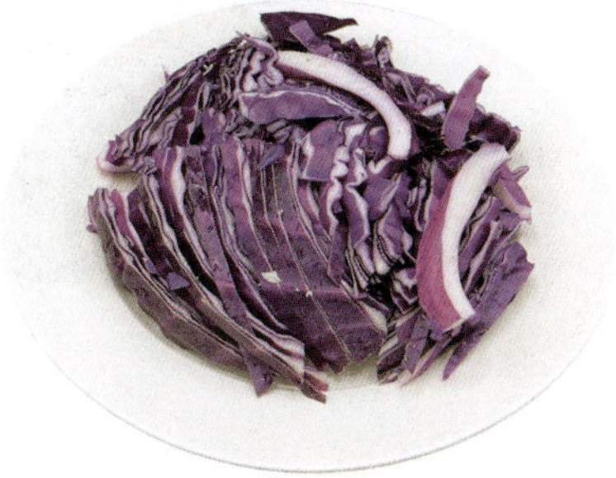

烹饪后

熟重：201g

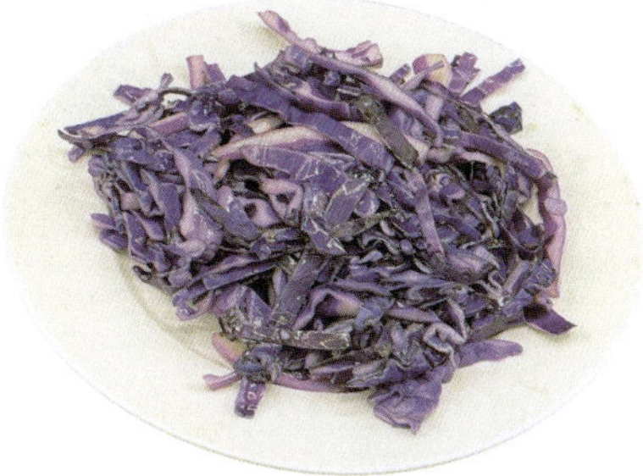

生熟比=107.0g/100g | 含油比=22.4g/100g | 含盐比=0.5g/100g

食物编码及食物名称：045211–结球甘蓝（紫）[圆白菜]　　**烹饪方式：炖**

烹饪前

生重：195g

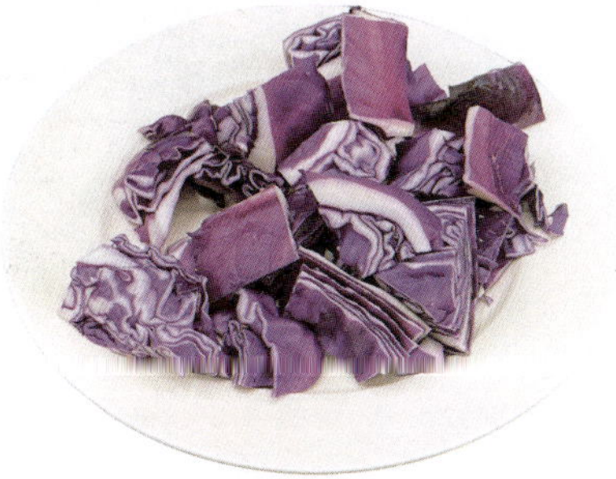

烹饪后

熟重：199g

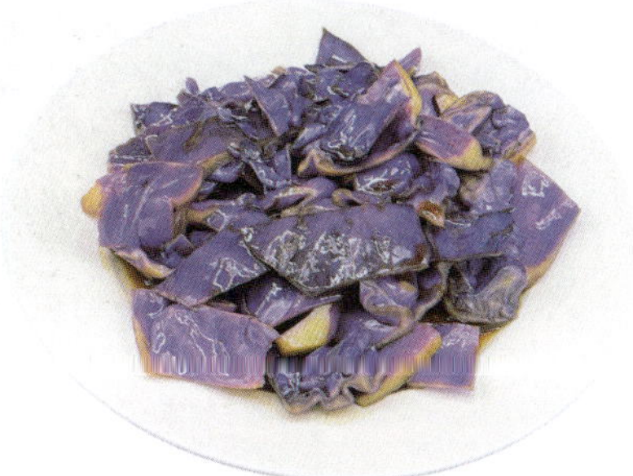

生熟比=98.0g/100g | 含油比=12.6g/100g | 含盐比=0g/100g

食物编码及食物名称：045211–结球甘蓝（紫）[圆白菜] | **烹饪方式：煮**

烹饪前

生重：145g

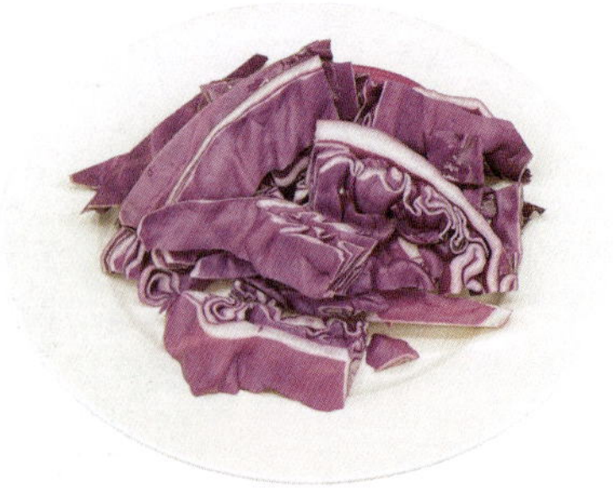

烹饪后

熟重：125g

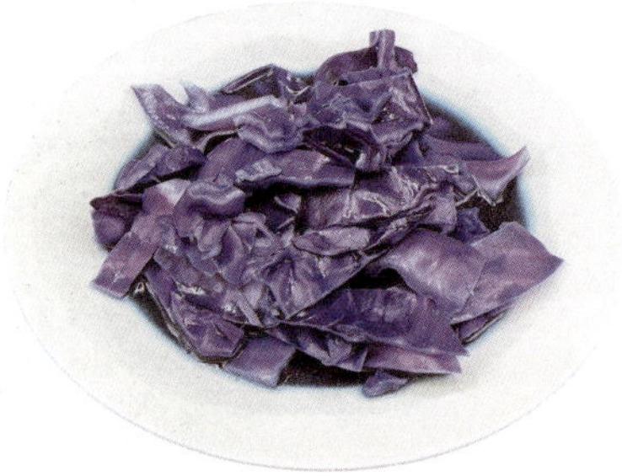

生熟比=116.0g/100g | 含油比=0g/100g | 含盐比=0.5g/100g

食物编码及食物名称：045211–结球甘蓝（紫）[圆白菜] | **烹饪方式：蒸**

烹饪前

生重：236g

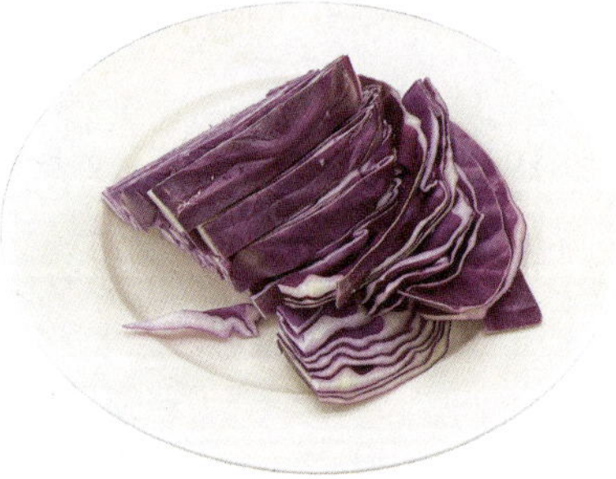

烹饪后

熟重：237g

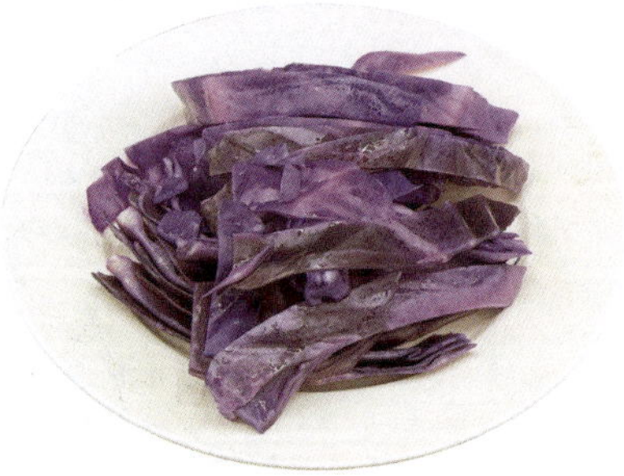

生熟比=99.6g/100g | 含油比=0g/100g | 含盐比=0g/100g

73. 045212–抱子甘蓝［小圆白菜］

食物编码及食物名称：045212–抱子甘蓝［小圆白菜］　　**烹饪方式：炒**

烹饪前

生重：150g

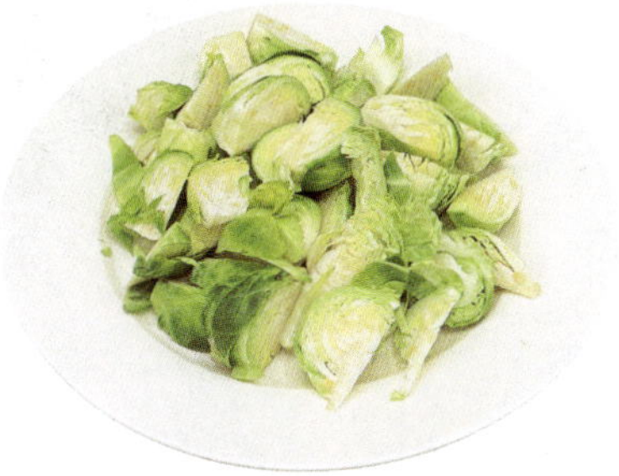

烹饪后

熟重：150g

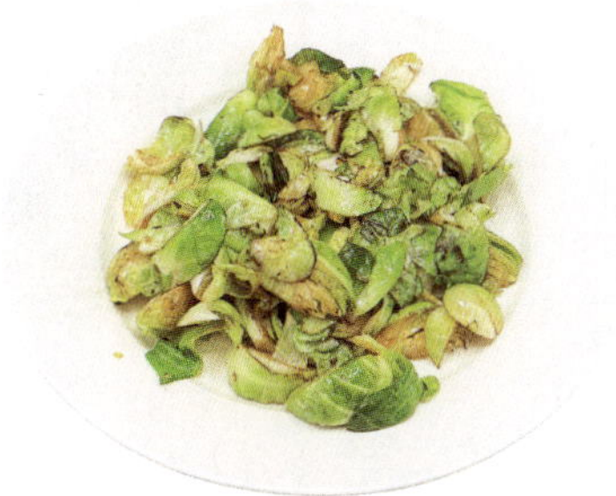

生熟比=100.0g/100g　|　含油比=8.0g/100g　|　含盐比=0.7g/100g

食物编码及食物名称：045212–抱子甘蓝［小圆白菜］　　**烹饪方式：煮**

烹饪前

生重：144g

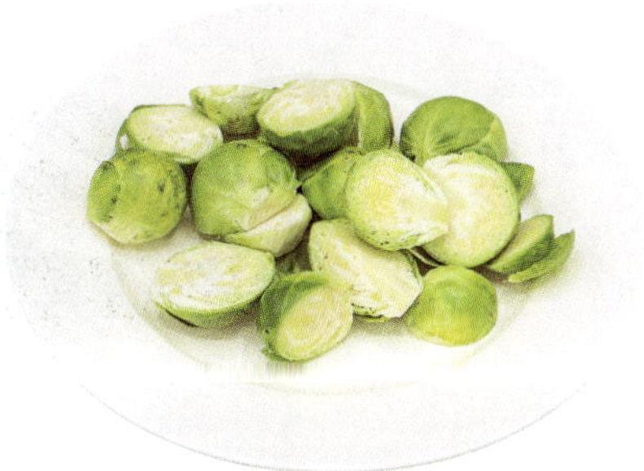

烹饪后

熟重：160g

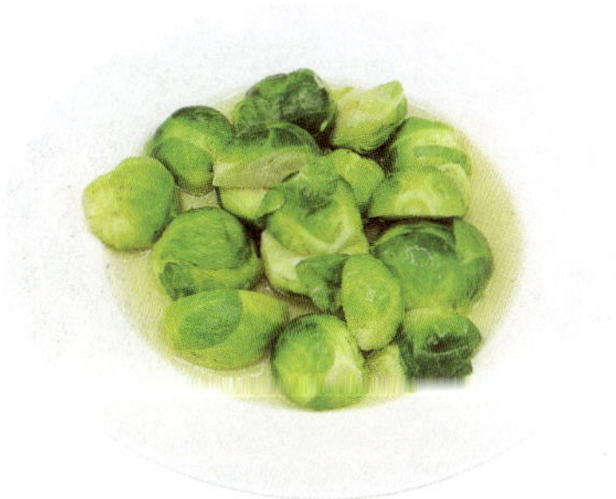

生熟比=90.0g/100g　|　含油比=0g/100g　|　含盐比=0.5g/100g

食物编码及食物名称：045212–抱子甘蓝［小圆白菜］ | **烹饪方式：蒸**

烹饪前

生重：176g

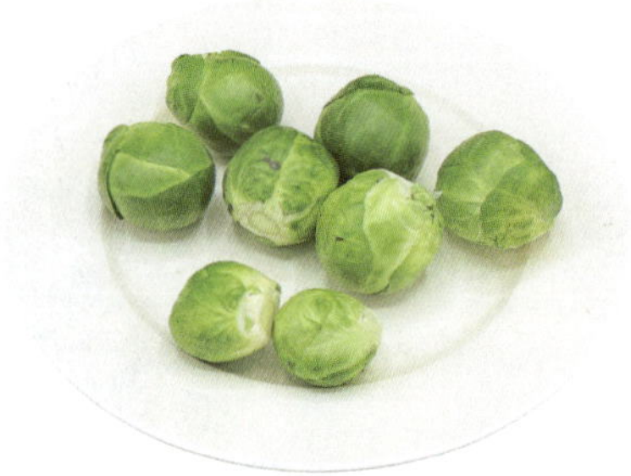

烹饪后

熟重：177g

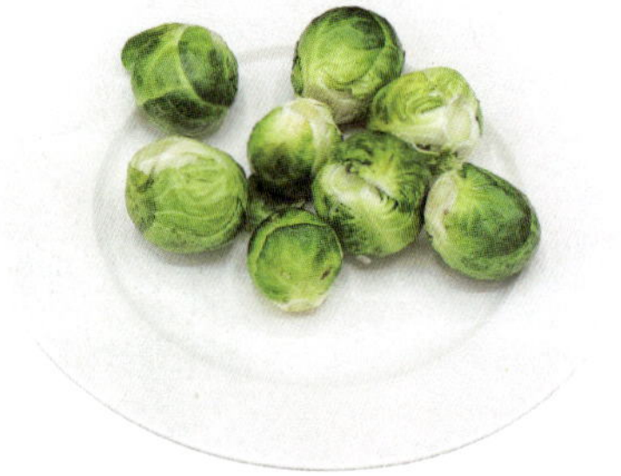

生熟比=99.4g/100g | 含油比=0g/100g | 含盐比=0g/100g

74. 045213–羽衣甘蓝

食物编码及食物名称：045213–羽衣甘蓝 | **烹饪方式：炒**

烹饪前

生重：95g

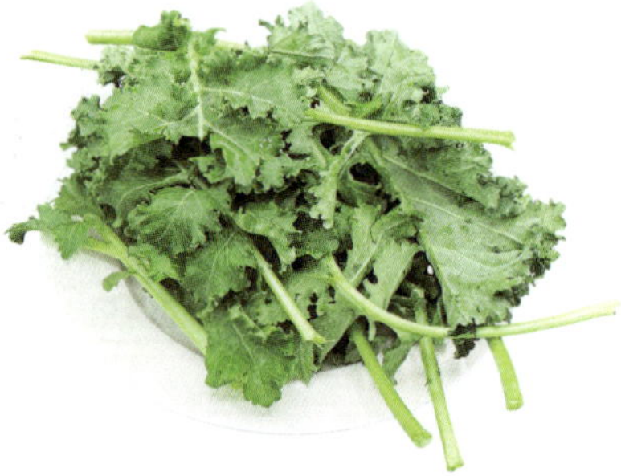

烹饪后

熟重：97g

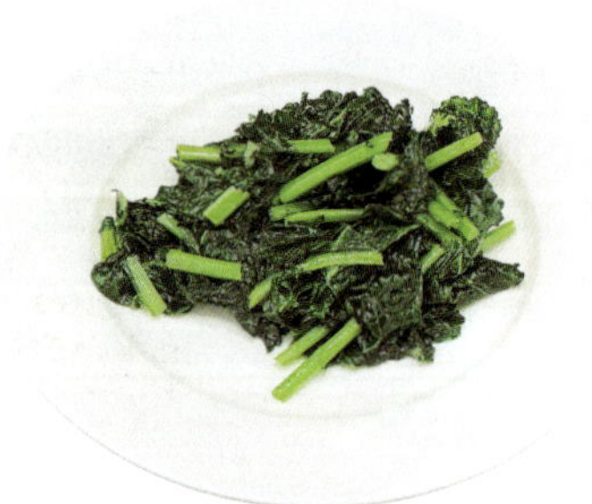

生熟比=97.9g/100g | 含油比=16.5g/100g | 含盐比=1.0g/100g

食物编码及食物名称：045213–羽衣甘蓝 **烹饪方式：炖**

烹饪前

生重：99g

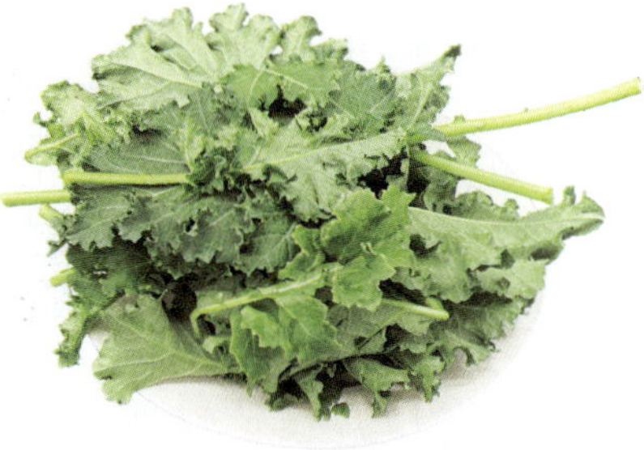

烹饪后

熟重：101g

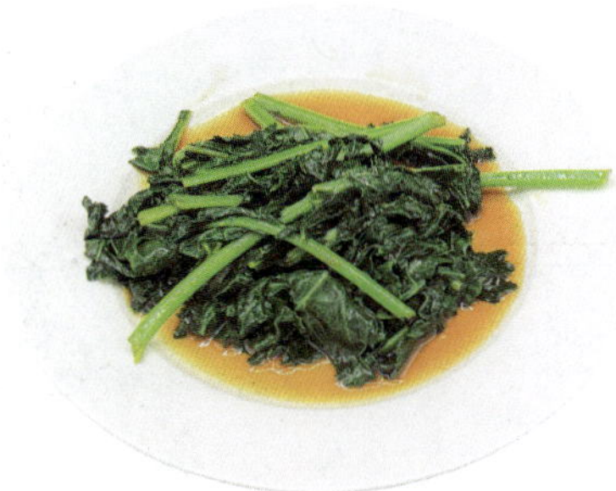

生熟比=98.0g/100g | 含油比=8.3g/100g | 含盐比=0g/100g

食物编码及食物名称：045213–羽衣甘蓝 **烹饪方式：煮**

烹饪前

生重：102g

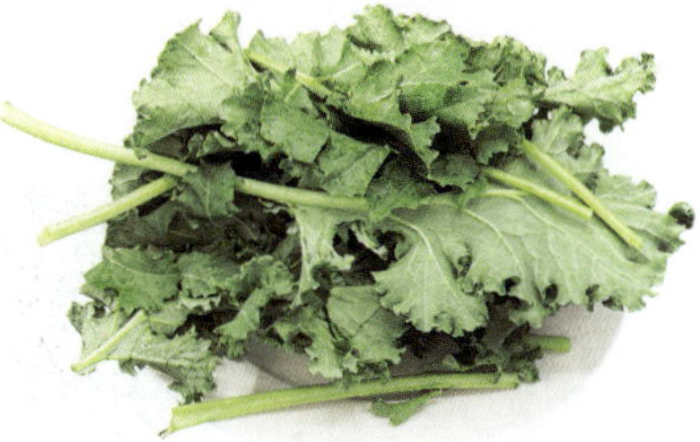

烹饪后

熟重：113g

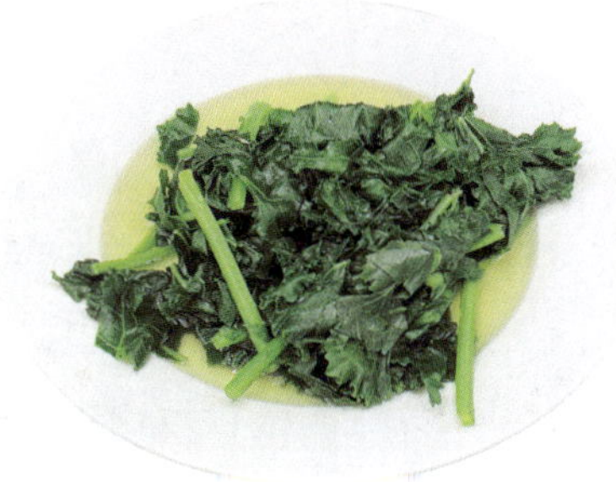

生熟比=90.3g/100g | 含油比=0g/100g | 含盐比=0.6g/100g

食物编码及食物名称：045213-羽衣甘蓝 | **烹饪方式：蒸**

烹饪前

生重：99g

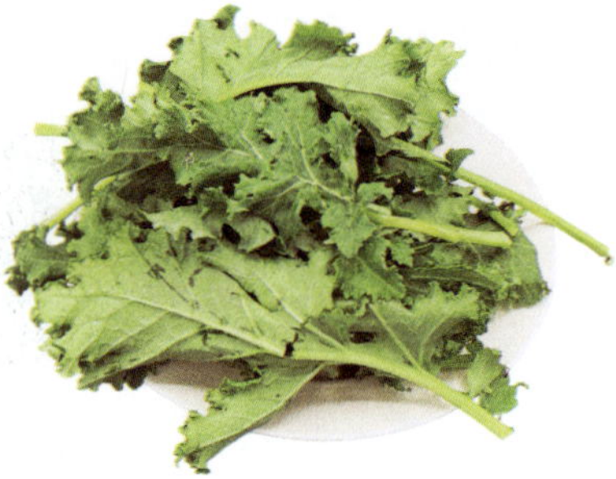

烹饪后

熟重：90g

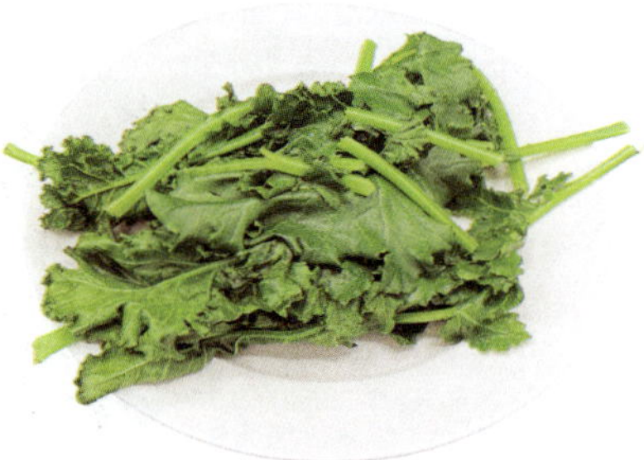

生熟比=110.0g/100g | 含油比=0g/100g | 含盐比=0g/100g

75. 045215-芥蓝［甘蓝菜、盖蓝菜］

食物编码及食物名称：045215-芥蓝［甘蓝菜、盖蓝菜］ | **烹饪方式：炒**

烹饪前

生重：127g

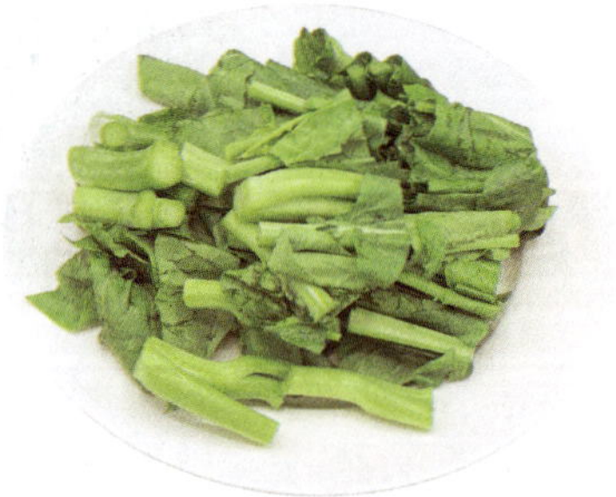

烹饪后

熟重：123g

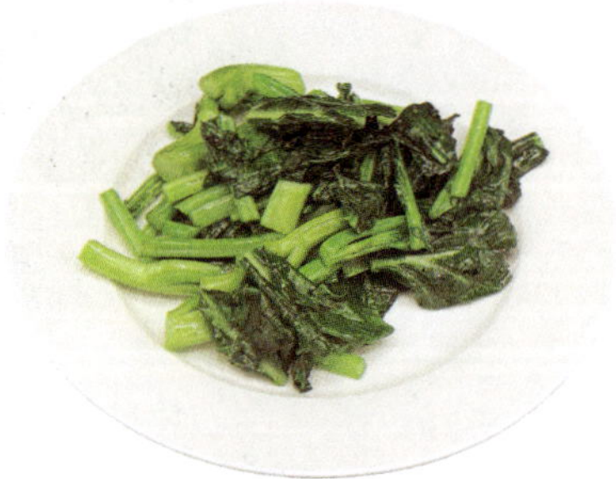

生熟比=103.3g/100g | 含油比=8.1g/100g | 含盐比=0.8g/100g

食物编码及食物名称：045215–芥蓝［甘蓝菜、盖蓝菜］ **烹饪方式：蒸**

烹饪前

生重：115g

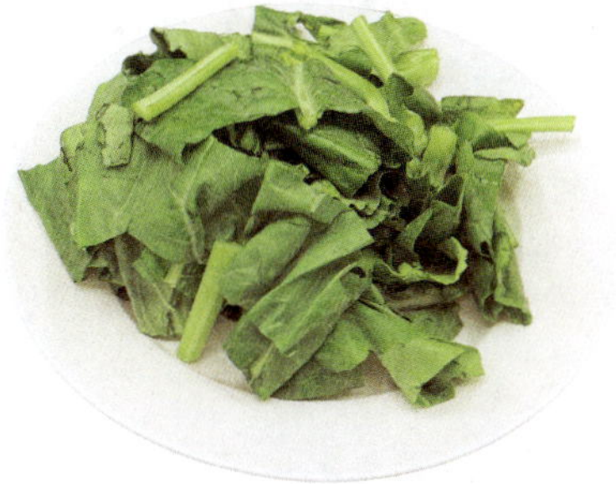

烹饪后

熟重：110g

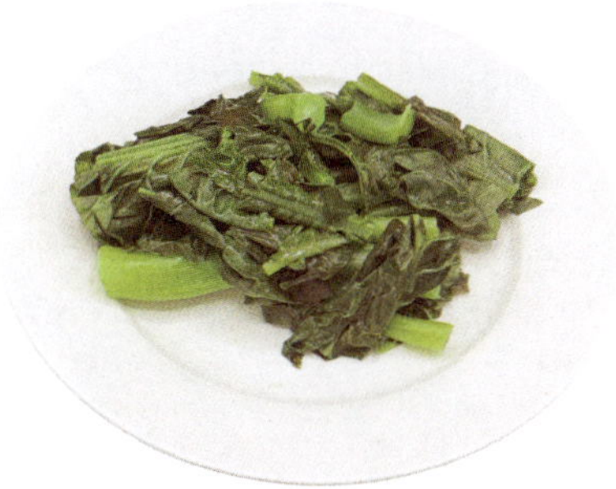

生熟比=104.5g/100g | 含油比=0g/100g | 含盐比=0g/100g

76. 045216–菜花（白色）［花椰菜］

食物编码及食物名称：045216–菜花（白色）［花椰菜］ **烹饪方式：炒**

烹饪前

生重：219g

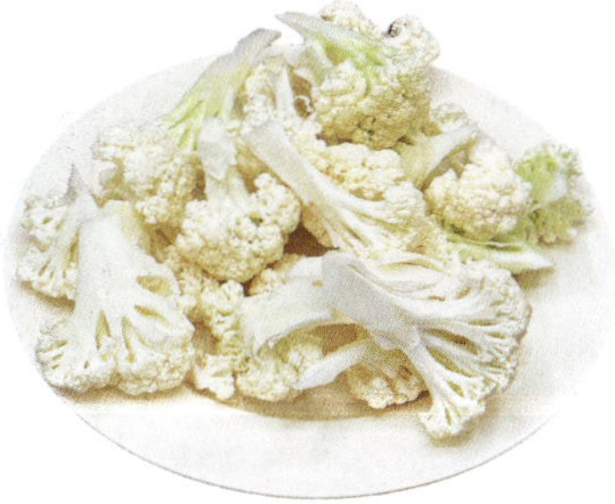

烹饪后

熟重：185g

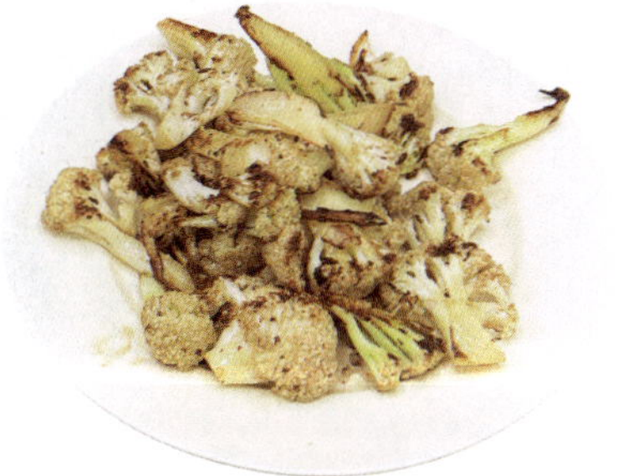

生熟比=118.4g/100g | 含油比=17.8g/100g | 含盐比=1.1g/100g

食物编码及食物名称：045216-菜花（白色）[花椰菜]	烹饪方式：蒸
烹饪前 生重：211g	烹饪后 熟重：208g

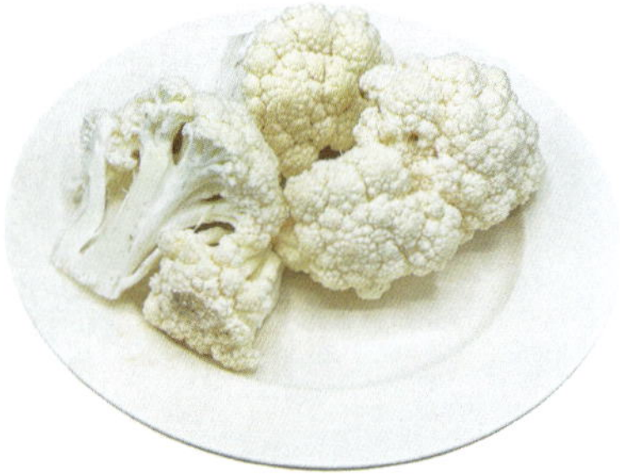

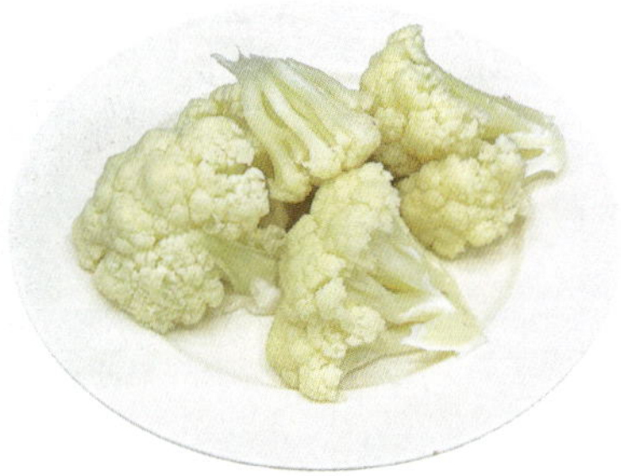

生熟比=101.4g/100g | 含油比=0g/100g | 含盐比=0g/100g

77. 045217-西兰花 [绿菜花]

食物编码及食物名称：045217-西兰花 [绿菜花]	烹饪方式：炒
烹饪前 生重：118g	烹饪后 熟重：108g

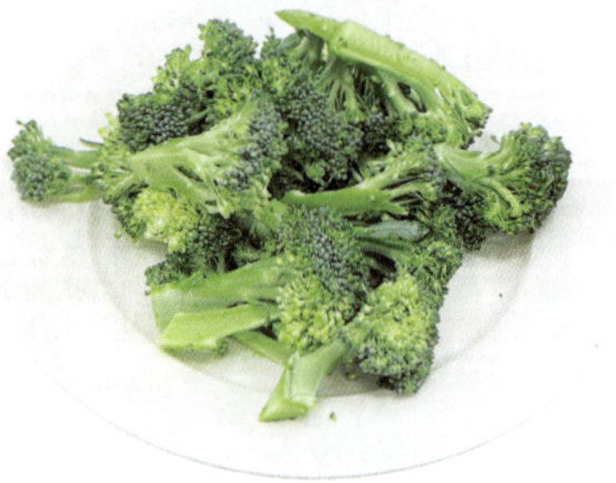

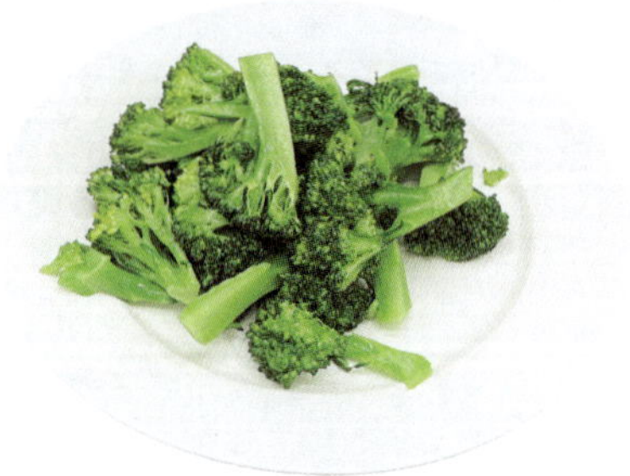

生熟比=109.3g/100g | 含油比=18.5g/100g | 含盐比=0g/100g

食物编码及食物名称：045217-西兰花［绿菜花］ | **烹饪方式：炖**

烹饪前

生重：93g

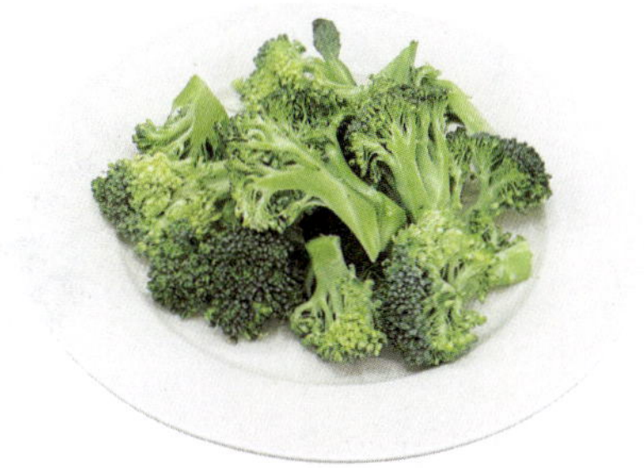

烹饪后

熟重：137g

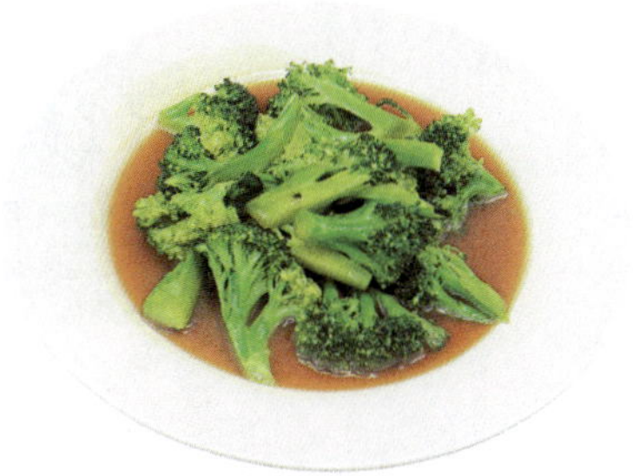

生熟比=67.9g/100g ｜ 含油比=16.3g/100g ｜ 含盐比=1.3g/100g

食物编码及食物名称：045217-西兰花［绿菜花］ | **烹饪方式：煮**

烹饪前

生重：117g

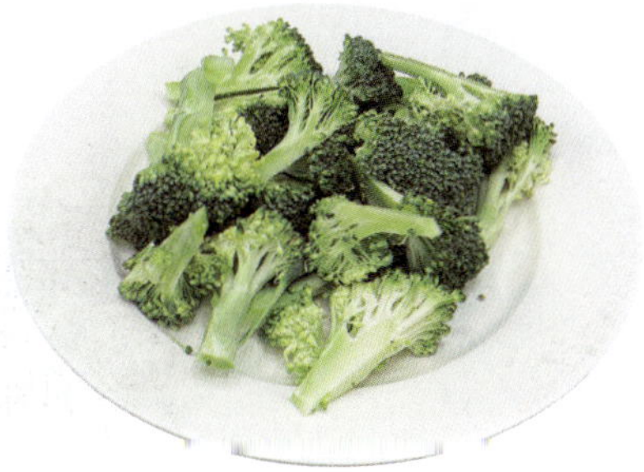

烹饪后

熟重：151g

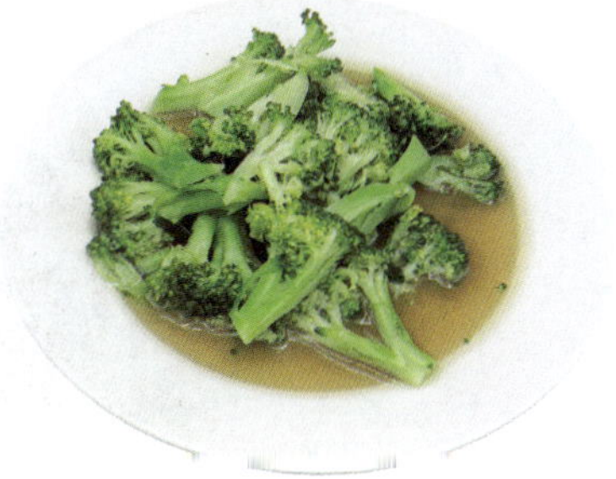

生熟比=77.5g/100g ｜ 含油比=0g/100g ｜ 含盐比=0.4g/100g

食物编码及食物名称：045217–西兰花［绿菜花］ 烹饪方式：蒸

烹饪前

生重：93g

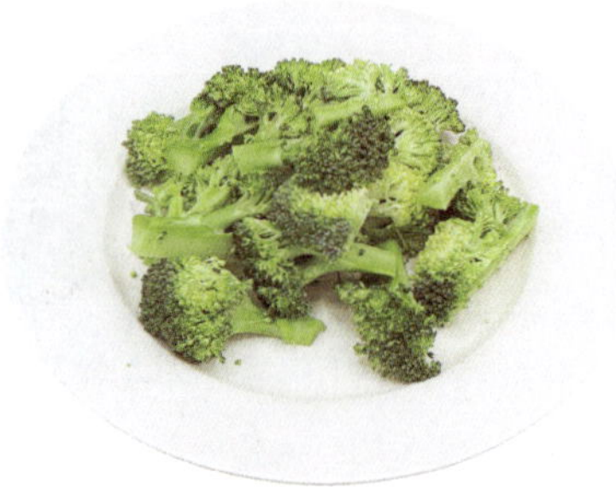

烹饪后

熟重：91g

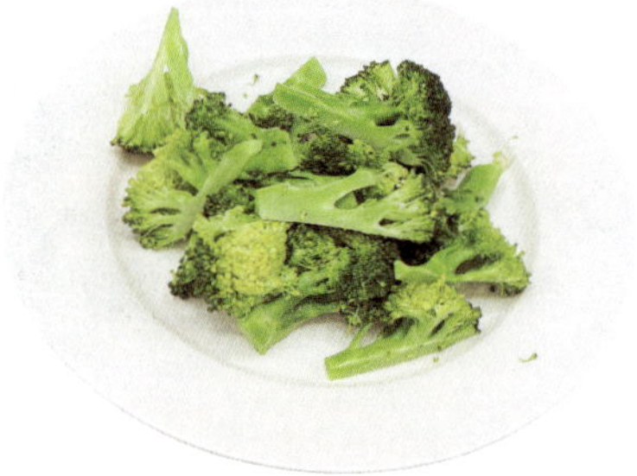

生熟比=102.2g/100g | 含油比=0g/100g | 含盐比=0g/100g

78. 045301–菠菜（鲜）［赤根菜］

食物编码及食物名称：045301–菠菜（鲜）［赤根菜］ 烹饪方式：炒

烹饪前

生重：116g

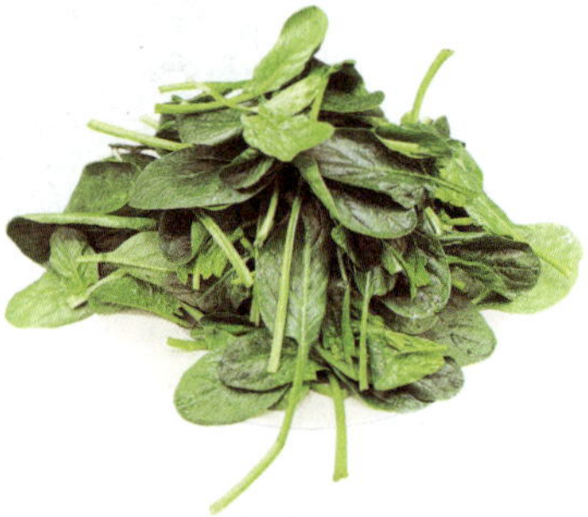

烹饪后

熟重：102g

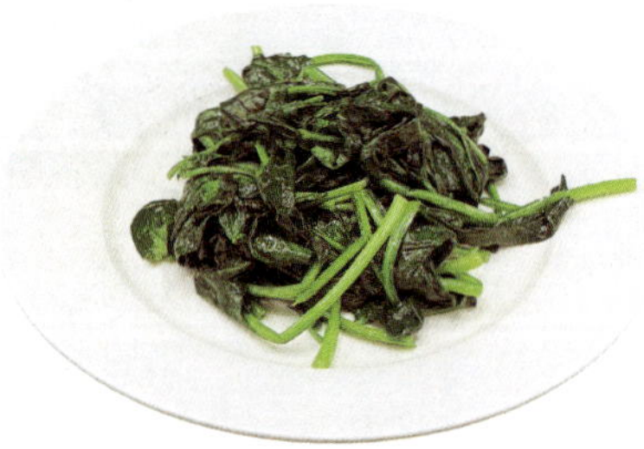

生熟比=113.7g/100g | 含油比=13.7g/100g | 含盐比=1.0g/100g

食物编码及食物名称：045301–菠菜（鲜）[赤根菜]　烹饪方式：蒸

烹饪前

生重：134g

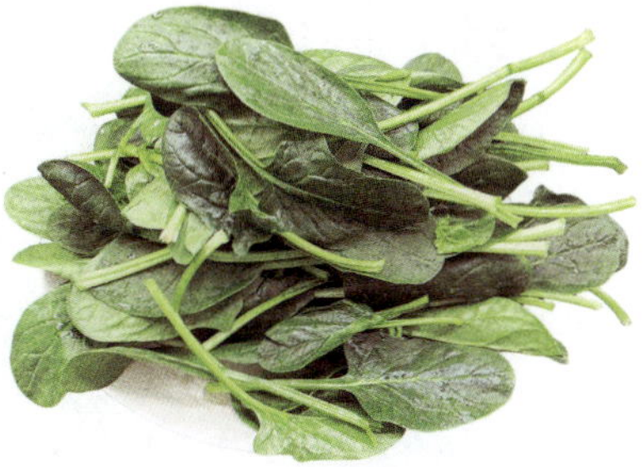

烹饪后

熟重：132g

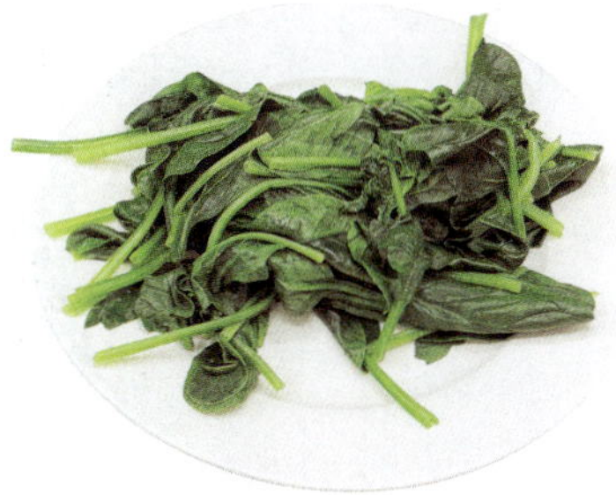

生熟比=101.5g/100g | 含油比=0g/100g | 含盐比=0g/100g

79. 045309–萝卜缨（小萝卜）

食物编码及食物名称：045309–萝卜缨（小萝卜）　烹饪方式：炒

烹饪前

生重：87g

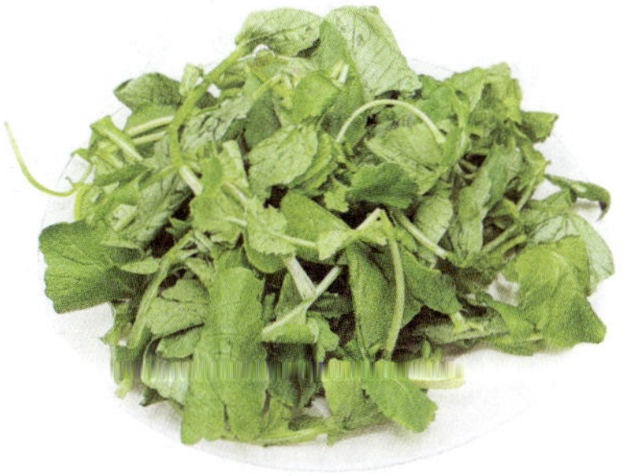

烹饪后

熟重：74g

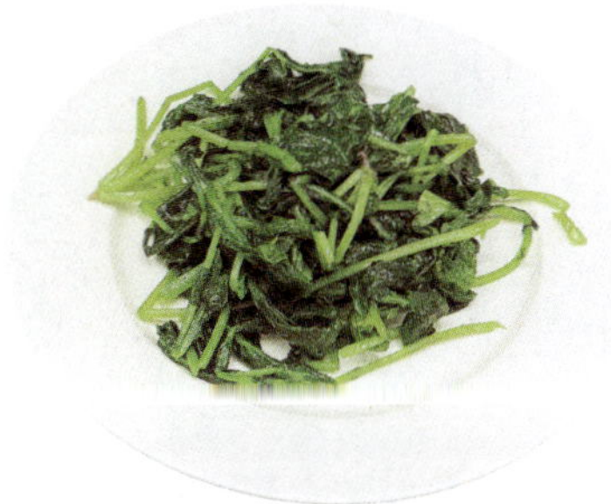

生熟比=117.6g/100g | 含油比=17.6g/100g | 含盐比=1.4g/100g

食物编码及食物名称：045309–萝卜缨（小萝卜）	烹饪方式：蒸

烹饪前

生重：101g

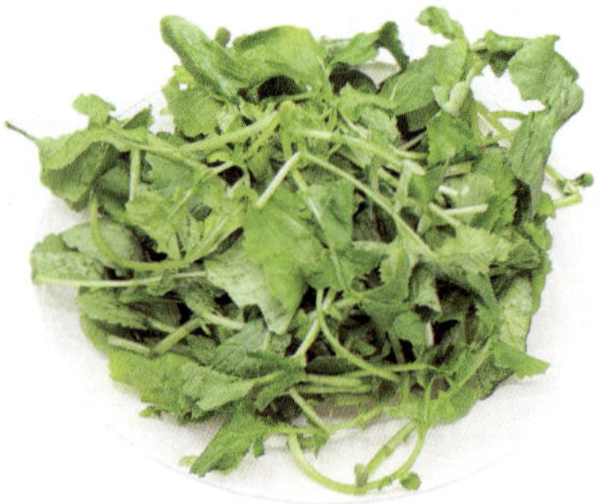

烹饪后

熟重：94g

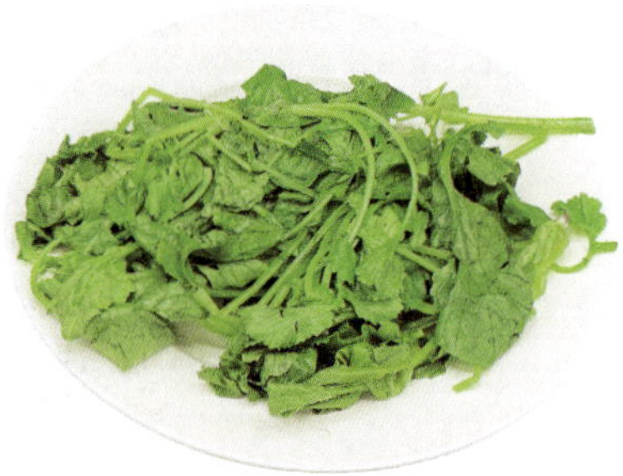

生熟比=107.4g/100g | 含油比=0g/100g | 含盐比=0g/100g

80. 045312–芹菜茎

食物编码及食物名称：045312–芹菜茎	烹饪方式：炒

烹饪前

生重：171g

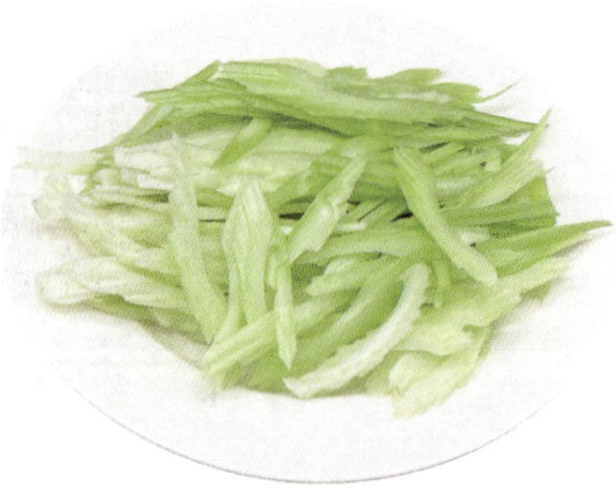

烹饪后

熟重：168g

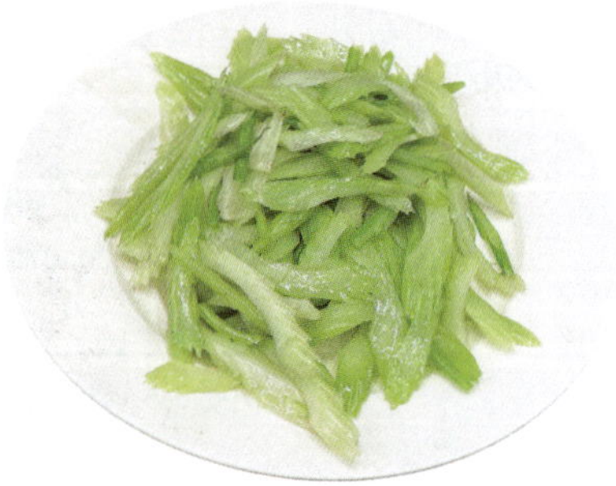

生熟比=101.8g/100g | 含油比=8.9g/100g | 含盐比=0.6g/100g

食物编码及食物名称：045312-芹菜茎　　**烹饪方式：蒸**

烹饪前

生重：185g

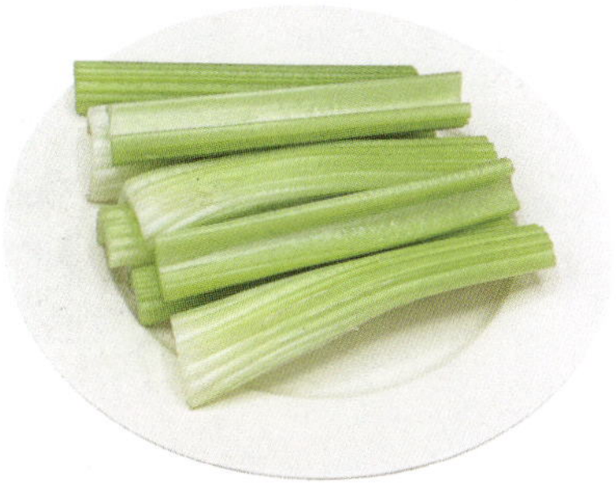

烹饪后

熟重：171g

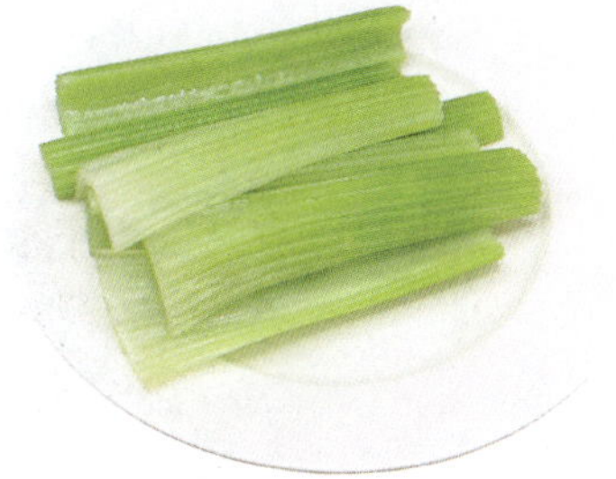

生熟比=108.2g/100g　|　含油比=0g/100g　|　含盐比=0g/100g

81. 045313-芹菜叶（鲜）

食物编码及食物名称：045313-芹菜叶（鲜）　　**烹饪方式：炒**

烹饪前

生重：71g

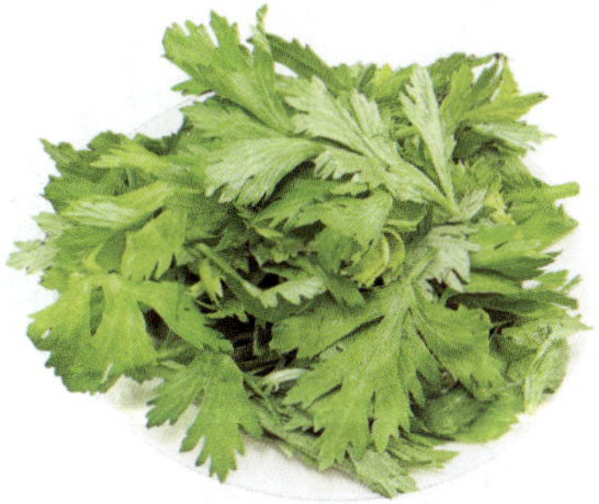

烹饪后

熟重：75g

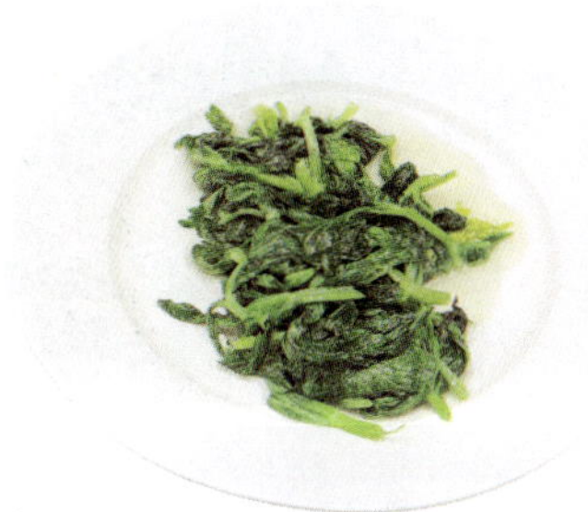

生熟比=94.7g/100g　|　含油比=9.4g/100g　|　含盐比=1.2g/100g

食物编码及食物名称：045313-芹菜叶（鲜） **烹饪方式：蒸**

烹饪前

生重：60g

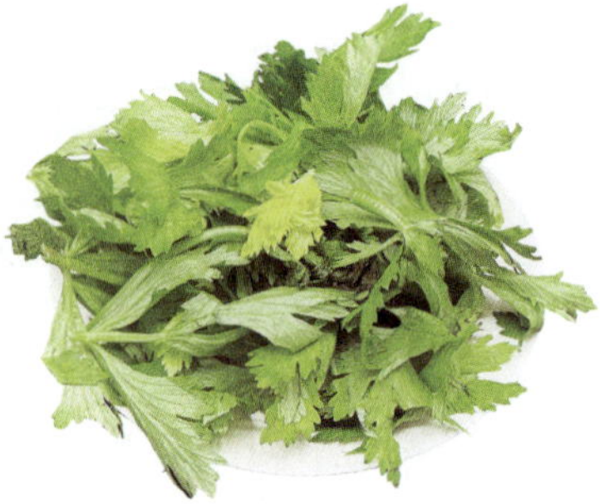

烹饪后

熟重：55g

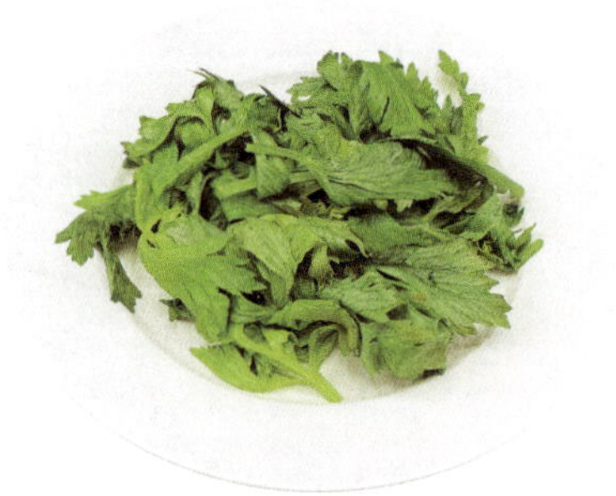

生熟比=109.1g/100g | 含油比=0g/100g | 含盐比=0g/100g

82. 045317-香菜（鲜）[芫荽]

食物编码及食物名称：045317-香菜（鲜）[芫荽] **烹饪方式：炒**

烹饪前

生重：53g

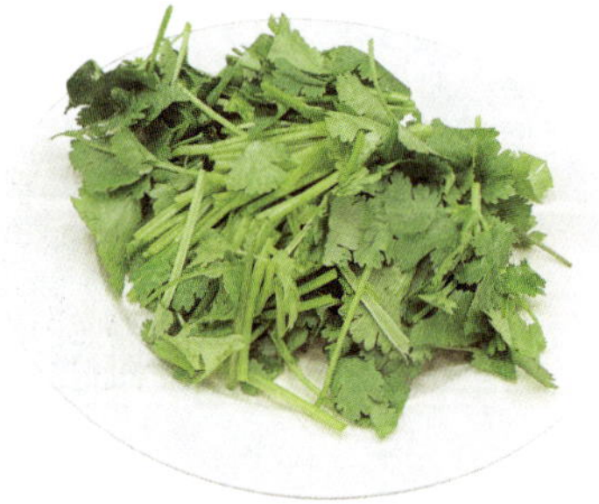

烹饪后

熟重：52g

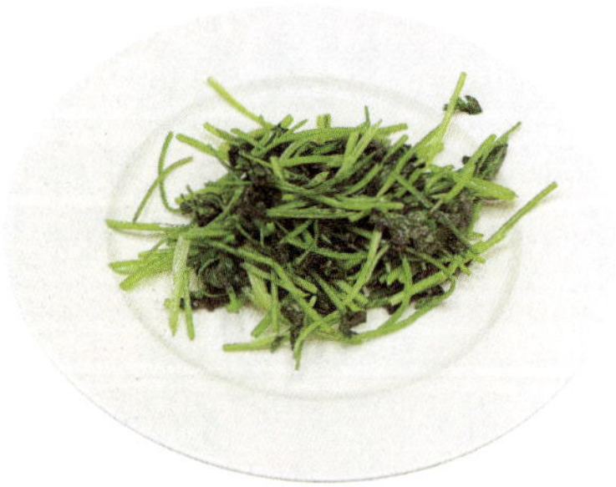

生熟比=101.9g/100g | 含油比=15.4g/100g | 含盐比=1.9g/100g

食物编码及食物名称：045317-香菜（鲜）[芫荽] | **烹饪方式：蒸**

烹饪前

生重：51g

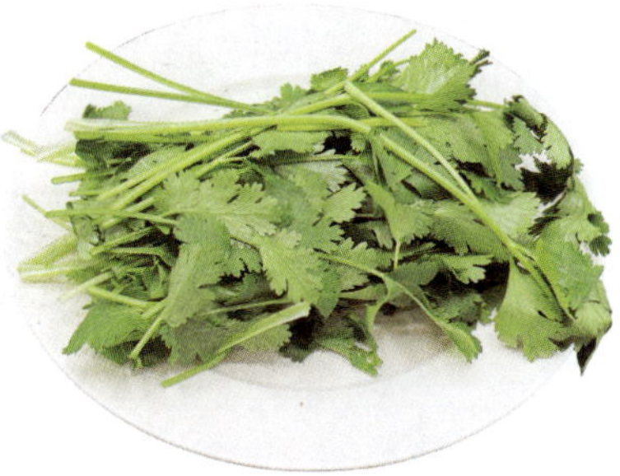

烹饪后

熟重：50g

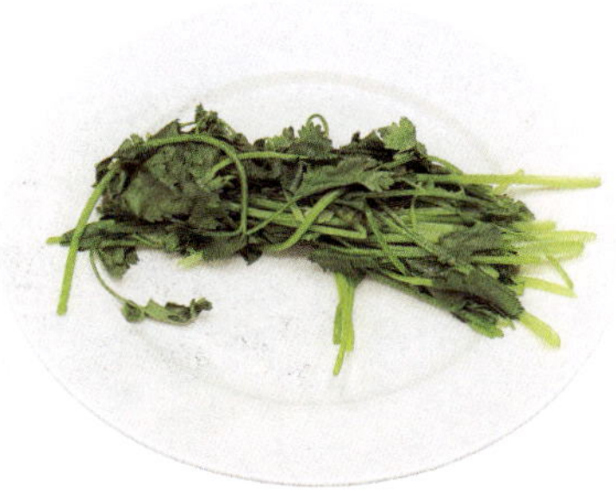

生熟比=102.0g/100g | 含油比=0g/100g | 含盐比=0g/100g

83. 045320-苋菜（紫、鲜）[红苋]

食物编码及食物名称：045320-苋菜（紫、鲜）[红苋] | **烹饪方式：炒**

烹饪前

生重：121g

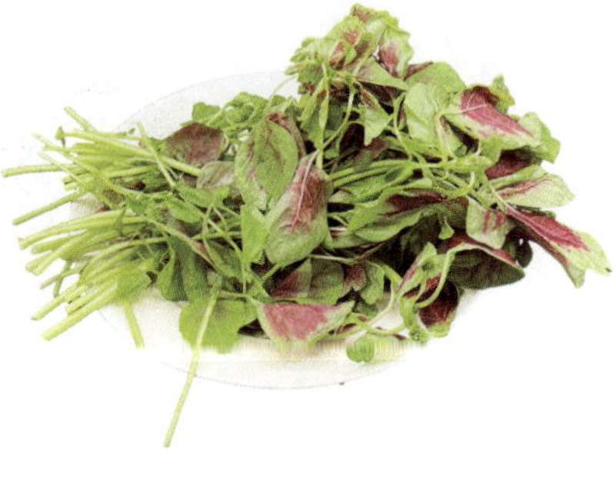

烹饪后

熟重：135g

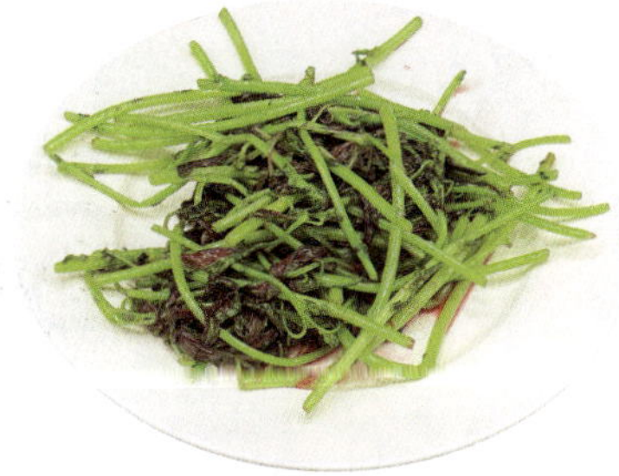

生熟比=89.6g/100g | 含油比=10.4g/100g | 含盐比=1.5g/100g

食物编码及食物名称：045320-苋菜（紫、鲜）[红苋] **烹饪方式：蒸**

烹饪前

生重：158g

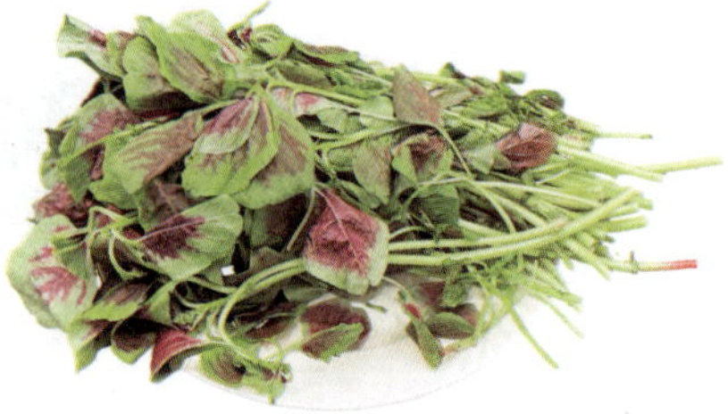

烹饪后

熟重：110g

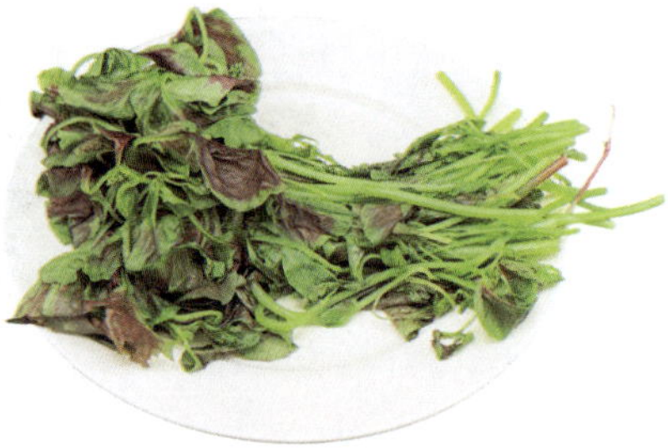

生熟比=143.6g/100g | 含油比=0g/100g | 含盐比=0g/100g

84. 045321-茼蒿（鲜）[蓬蒿菜、艾菜]

食物编码及食物：045321-茼蒿（鲜）[蓬蒿菜、艾菜] **烹饪方式：炒**

烹饪前

生重：82g

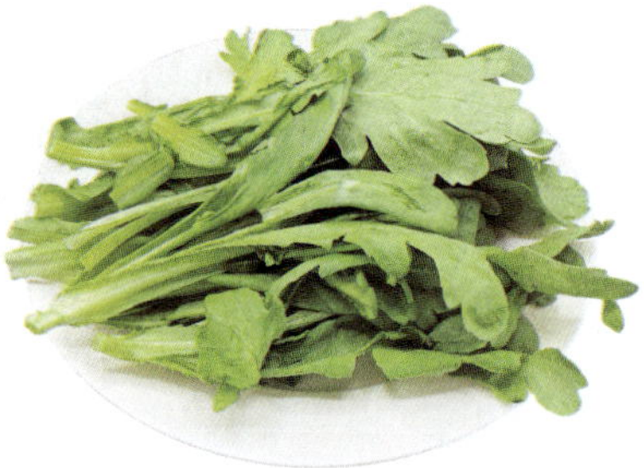

烹饪后

熟重：78g

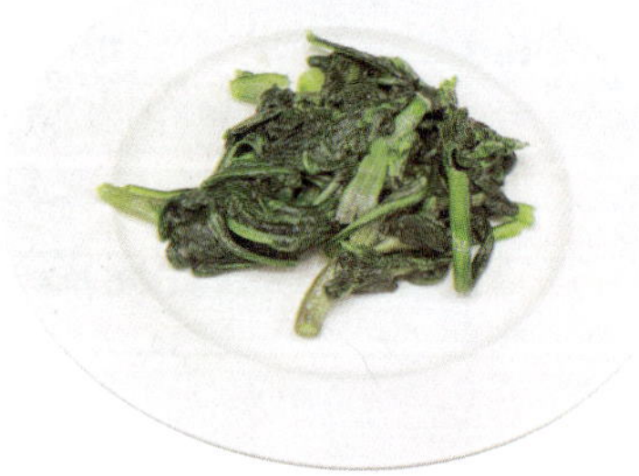

生熟比=105.1g/100g | 含油比=15.4g/100g | 含盐比=1.3g/100g

食物编码及食物名称：045321-茼蒿（鲜）[蓬蒿菜、艾菜]	烹饪方式：蒸

烹饪前

生重：120g

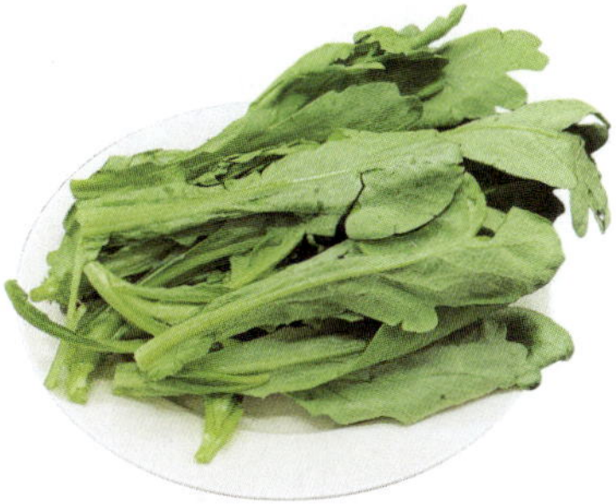

烹饪后

熟重：114g

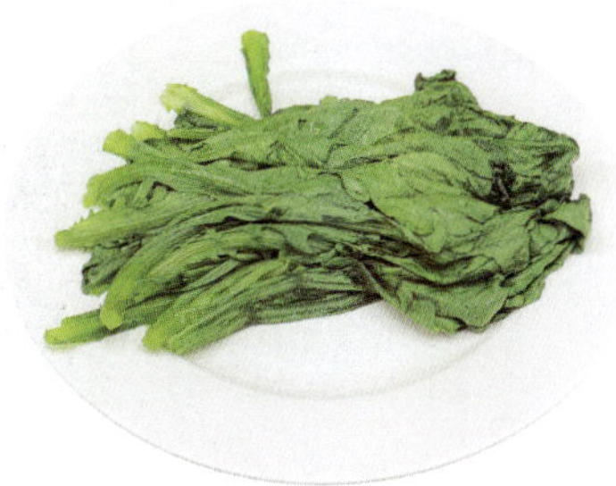

生熟比=105.3g/100g | 含油比=0g/100g | 含盐比=0g/100g

85. 045322-茴香（鲜）[小茴香]

食物编码及食物名称：045322-茴香（鲜）[小茴香]	烹饪方式：炒

烹饪前

生重：124g

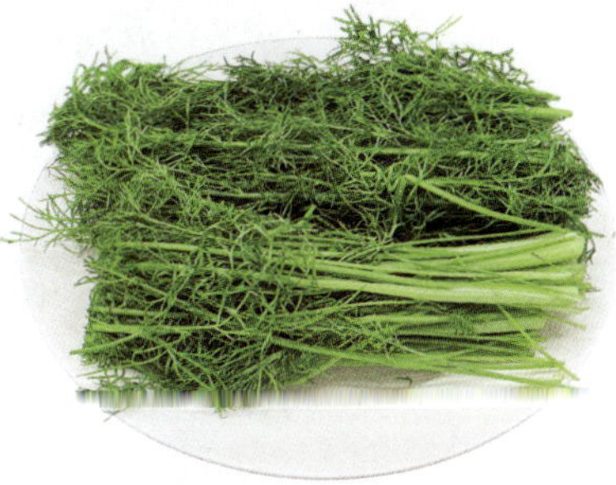

烹饪后

熟重：147g

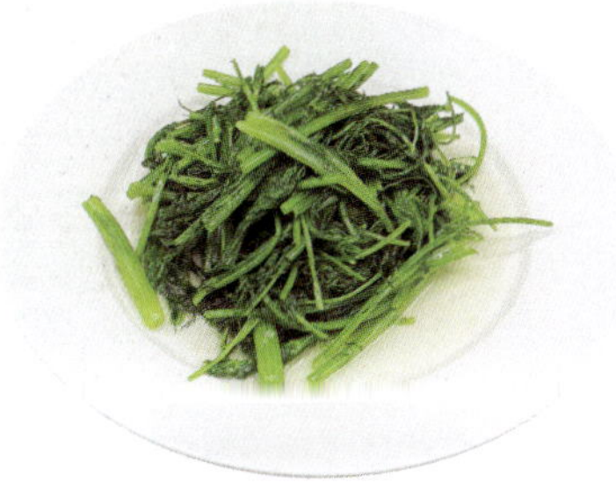

生熟比=84.4g/100g | 含油比=28.6g/100g | 含盐比=0.7g/100g

食物编码及食物名称：045322-茴香（鲜）[小茴香]　　**烹饪方式：煮**

烹饪前

生重：140g

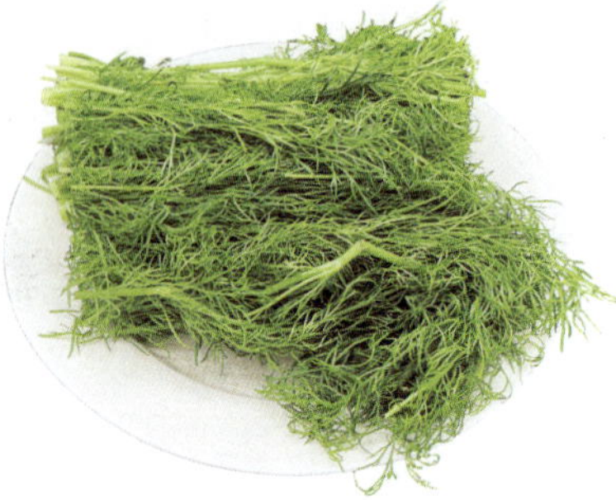

烹饪后

熟重：136g

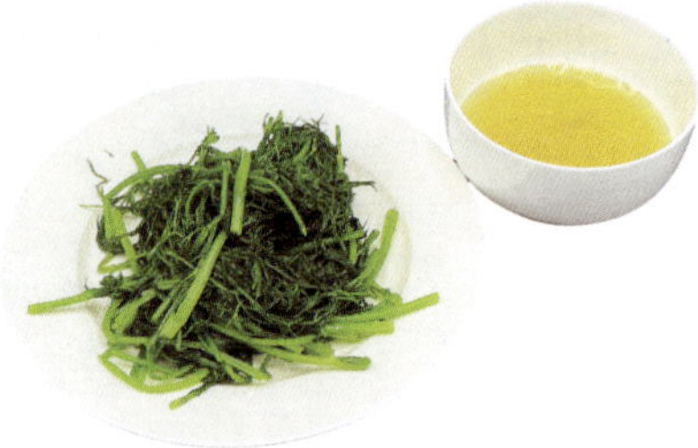

生熟比=102.9g/100g | 含油比=0g/100g | 含盐比=1.3g/100g

食物编码及食物名称：045322-茴香（鲜）[小茴香]　　**烹饪方式：蒸**

烹饪前

生重：178g

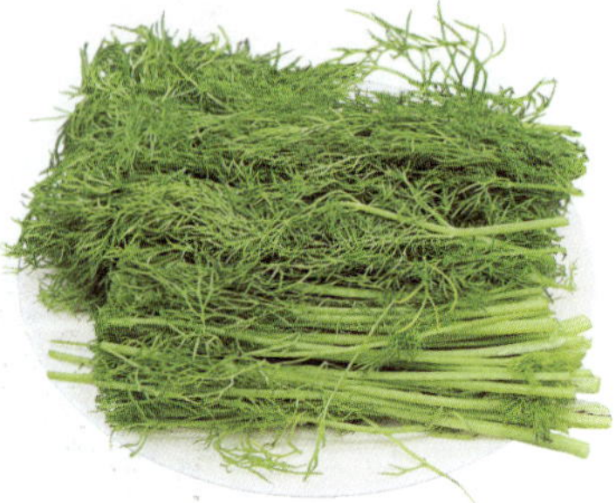

烹饪后

熟重：279g

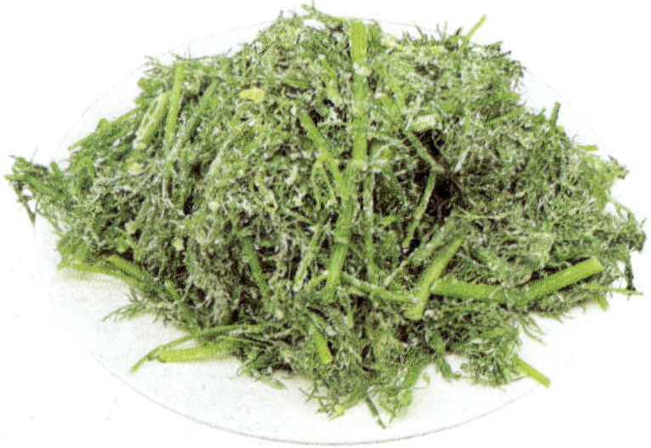

生熟比=63.8g/100g | 含油比=0g/100g | 含盐比=0g/100g

86. 045324-莴笋（鲜）[莴苣]

食物编码及食物名称：045324-莴笋（鲜）[莴苣]　　**烹饪方式：炒**

烹饪前

生重：177g

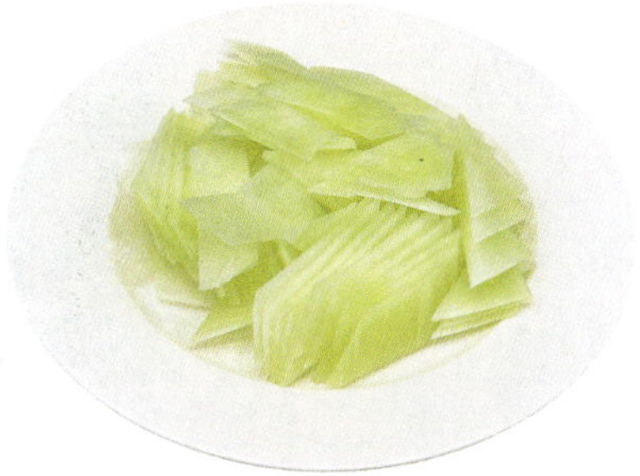

烹饪后

熟重：139g

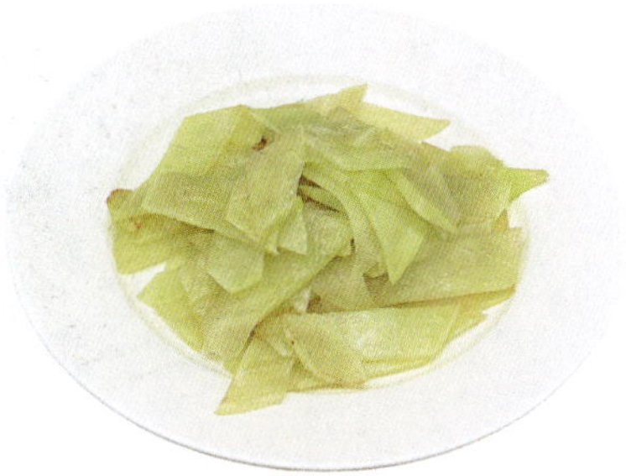

生熟比=127.3g/100g　|　含油比=5.8g/100g　|　含盐比=0.7g/100g

食物编码及食物名称：045324-莴笋（鲜）[莴苣]　　**烹饪方式：蒸**

烹饪前

生重：168g

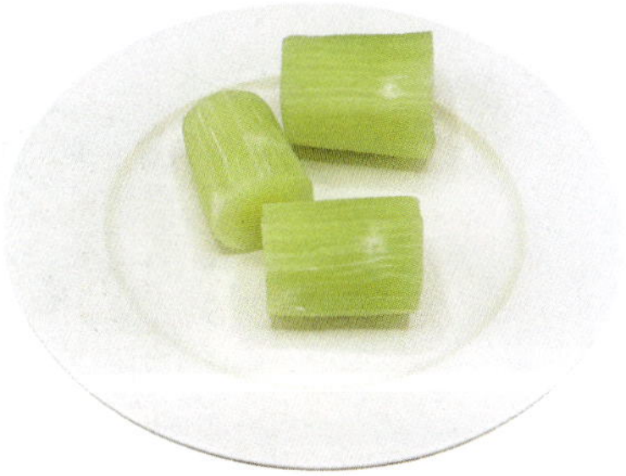

烹饪后

熟重：159g

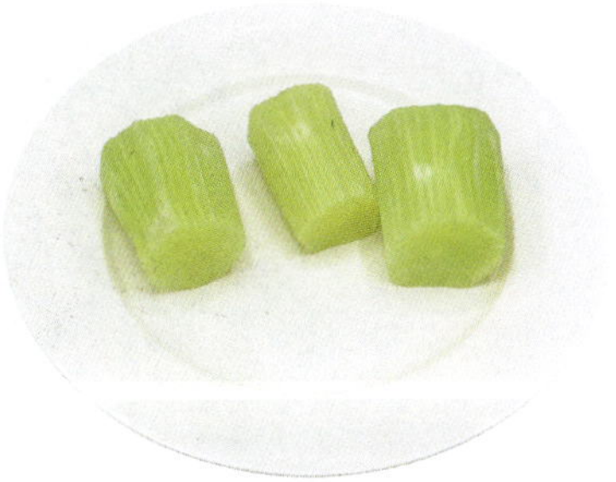

生熟比=105.7g/100g　|　含油比=0g/100g　|　含盐比=0g/100g

87. 045331-芹菜（茎）[旱芹、药芹]

食物编码及食物名称：045331-芹菜（茎）[旱芹、药芹] | **烹饪方式：炒**

烹饪前

生重：116g

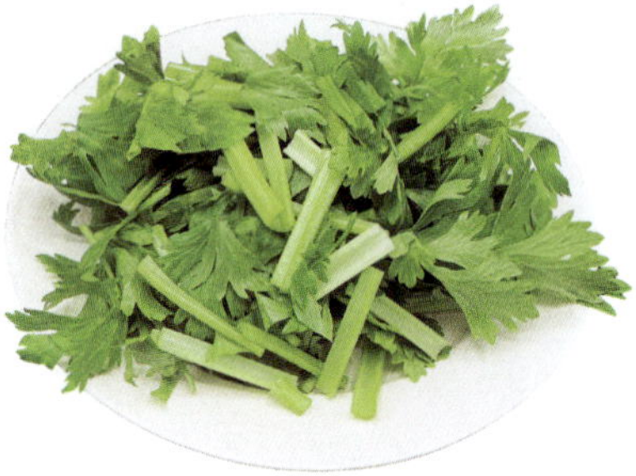

烹饪后

熟重：109g

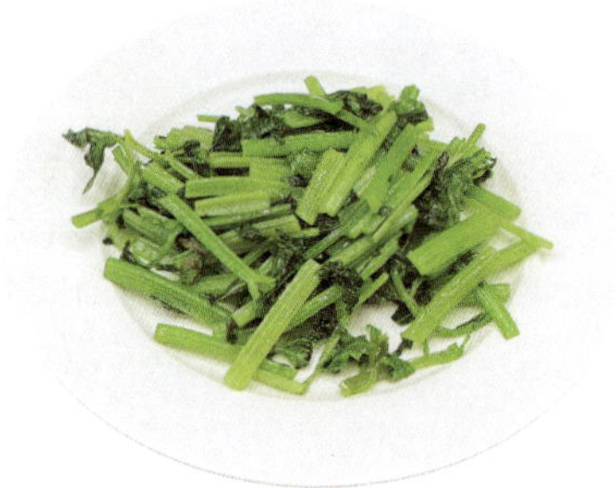

生熟比=106.4g/100g | 含油比=15.6g/100g | 含盐比=0.9g/100g

食物编码及食物名称：045331-芹菜（茎）[旱芹、药芹] | **烹饪方式：蒸**

烹饪前

生重：131g

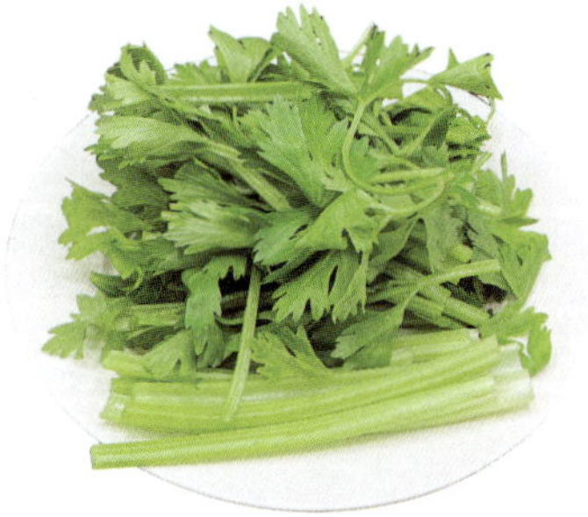

烹饪后

熟重：126g

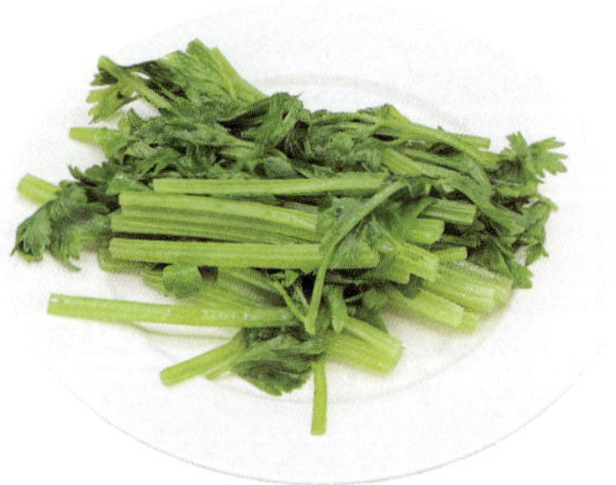

生熟比=104.0g/100g | 含油比=0g/100g | 含盐比=0g/100g

88. 045332-西芹［西洋芹菜、美芹］

食物编码及食物名称：045332-西芹［西洋芹菜、美芹］ **烹饪方式：炒**

烹饪前

生重：191g

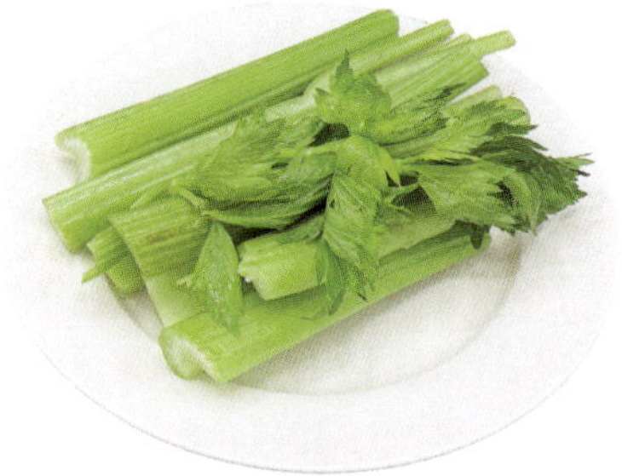

烹饪后

熟重：187g

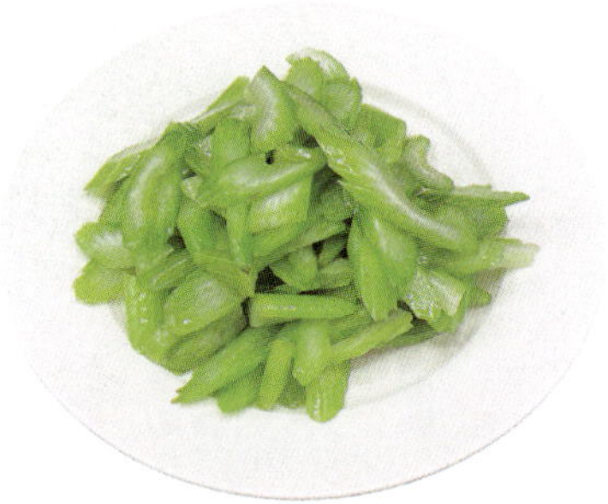

生熟比=102.1g/100g ｜ 含油比=12.8g/100g ｜ 含盐比=0.5g/100g

食物编码及食物名称：045332-西芹［西洋芹菜、美芹］ **烹饪方式：炖**

烹饪前

生重：177g

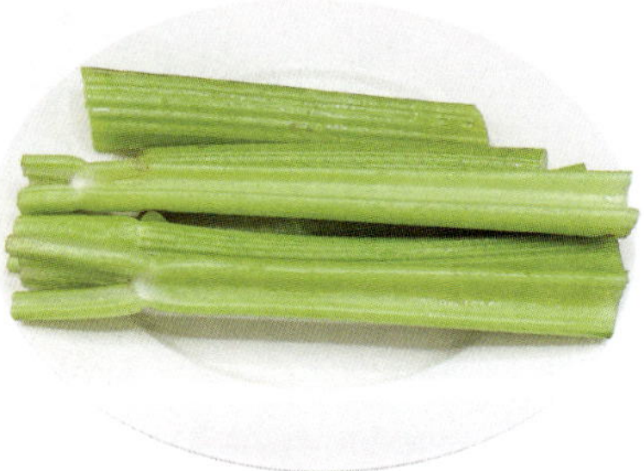

烹饪后

熟重：181g

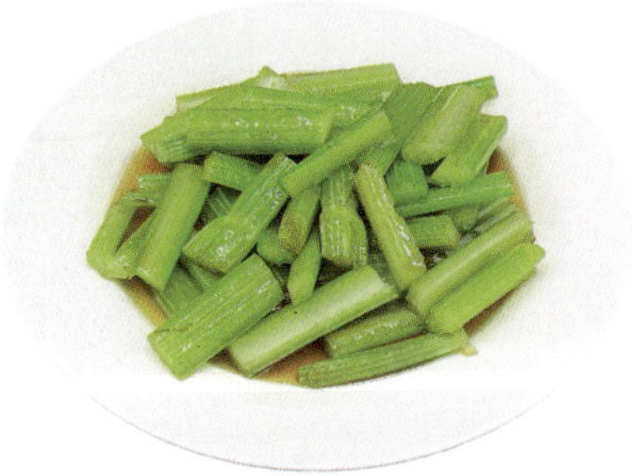

生熟比=97.8g/100g ｜ 含油比=4.3g/100g ｜ 含盐比=0g/100g

食物编码及食物名称：045332-西芹［西洋芹菜、美芹］ **烹饪方式：煮**

烹饪前

生重：153g

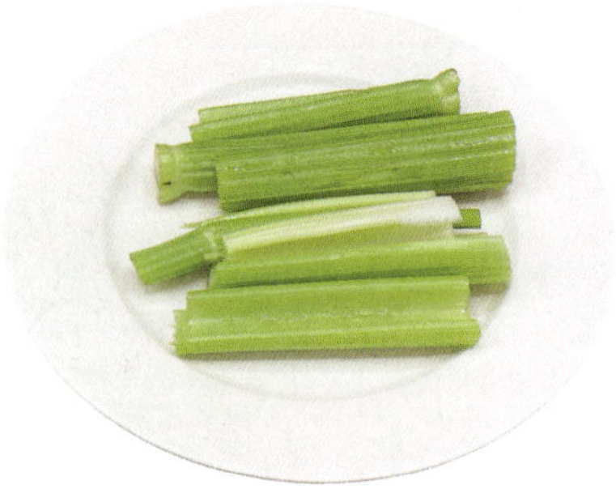

烹饪后

熟重：125g

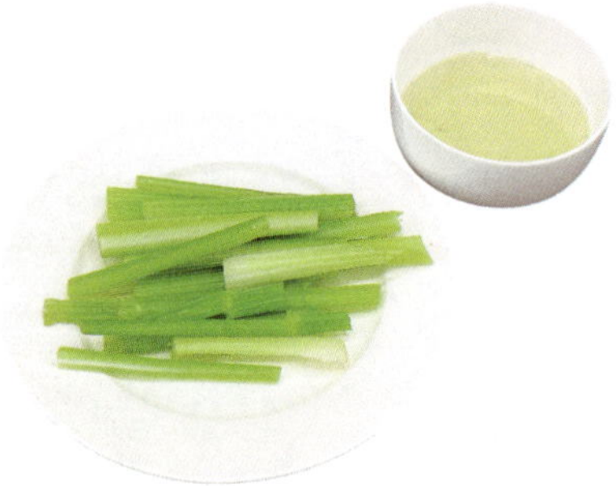

生熟比=122.4g/100g | 含油比=0g/100g | 含盐比=0.9g/100g

食物编码及食物名称：045332-西芹［西洋芹菜、美芹］ **烹饪方式：蒸**

烹饪前

生重：125g

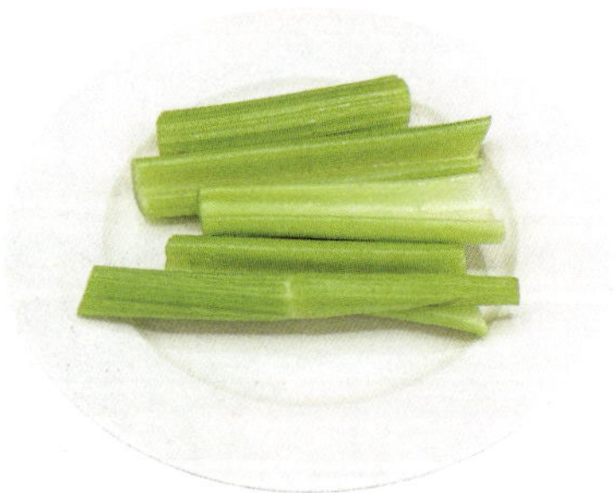

烹饪后

熟重：115g

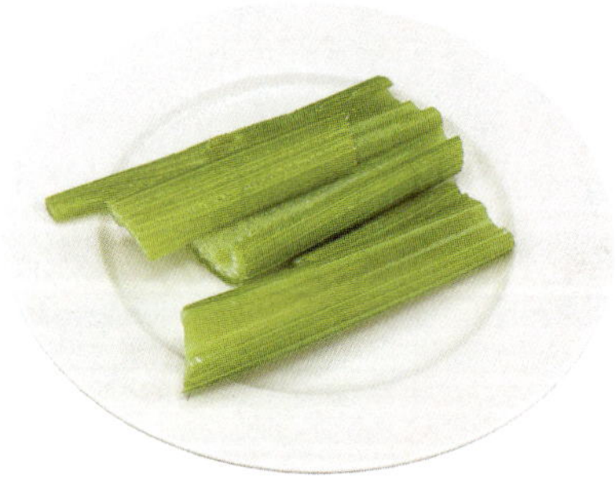

生熟比=108.7g/100g | 含油比=0g/100g | 含盐比=0g/100g

89. 045333-生菜［叶用莴苣］

食物编码及食物名称：045333-生菜［叶用莴苣］　　**烹饪方式：炒**

烹饪前

生重：80g

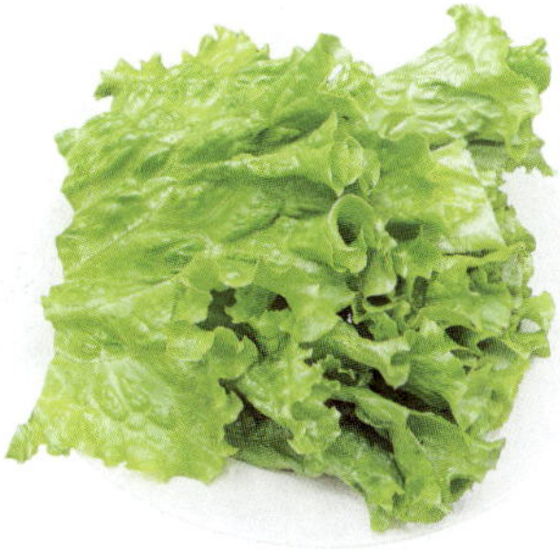

烹饪后

熟重：76g

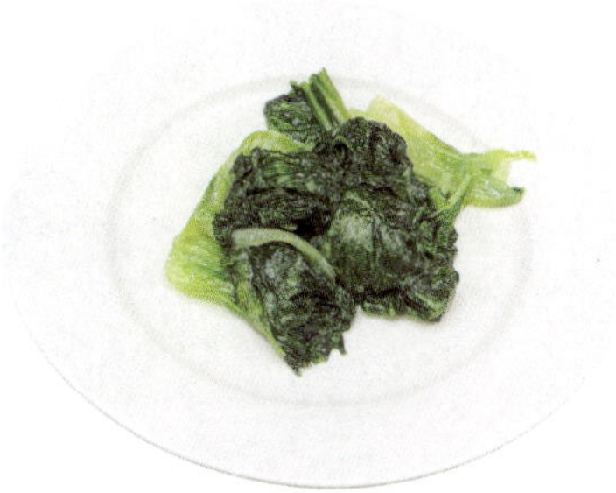

生熟比=105.3g/100g ｜ 含油比=9.2g/100g ｜ 含盐比=1.3g/100g

食物编码及食物名称：045333-生菜［叶用莴苣］　　**烹饪方式：蒸**

烹饪前

生重：153g

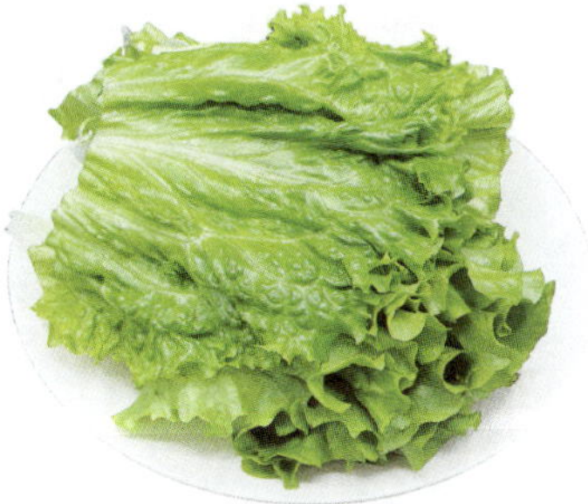

烹饪后

熟重：146g

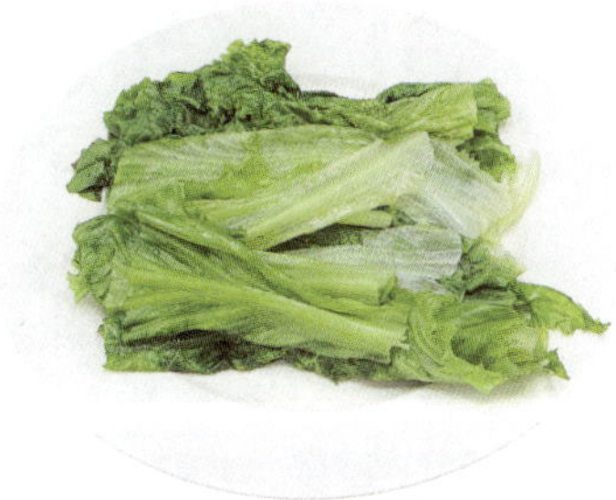

生熟比=104.8g/100g ｜ 含油比=0g/100g ｜ 含盐比=0g/100g

90. 045334-油麦菜

食物编码及食物名称：045334-油麦菜 **烹饪方式：炒**

烹饪前

生重：143g

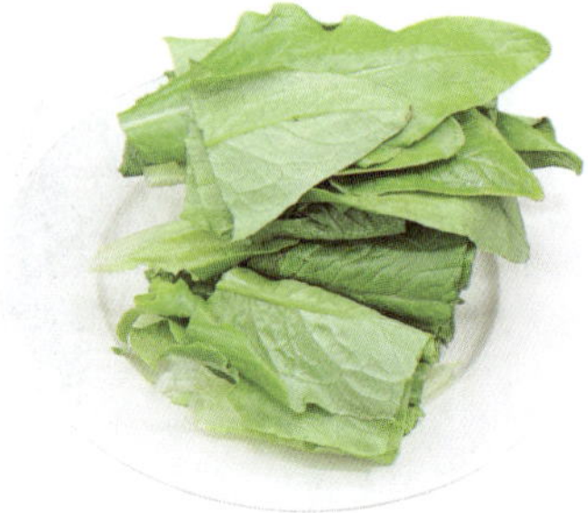

烹饪后

熟重：137g

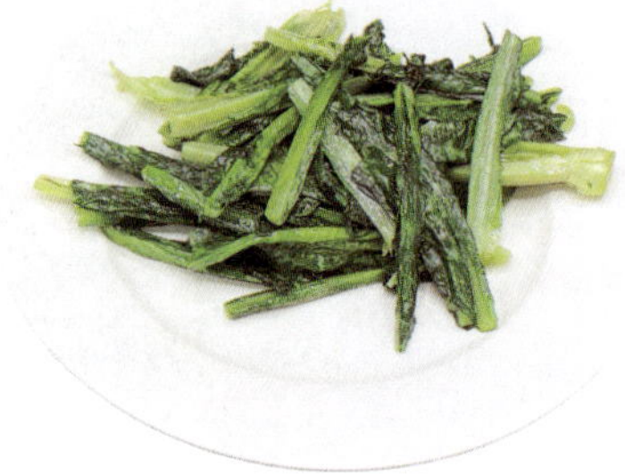

生熟比=104.4g/100g | 含油比=10.2g/100g | 含盐比=0.7g/100g

食物编码及食物名称：045334-油麦菜 **烹饪方式：蒸**

烹饪前

生重：143g

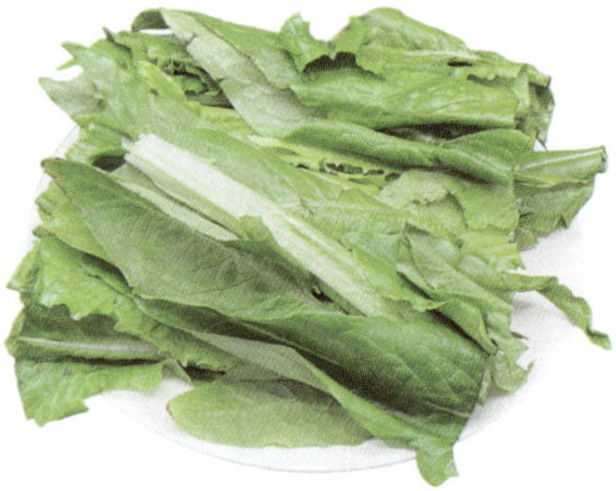

烹饪后

熟重：144g

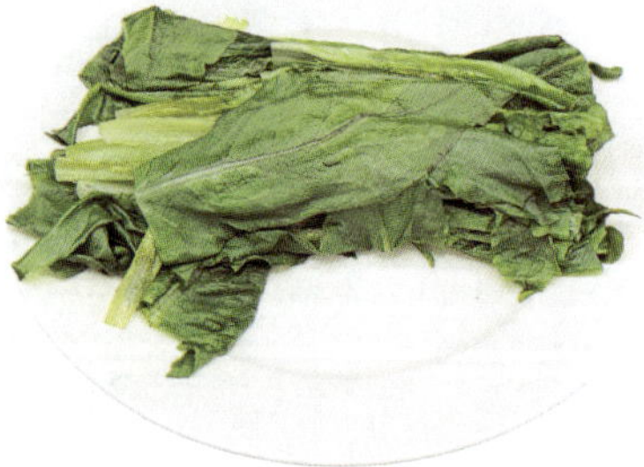

生熟比=99.3g/100g | 含油比=0g/100g | 含盐比=0g/100g

91. 045336-莴笋叶［莴苣菜］

食物编码及食物名称：045336-莴笋叶［莴苣菜］　**烹饪方式：炒**

烹饪前

生重：140g

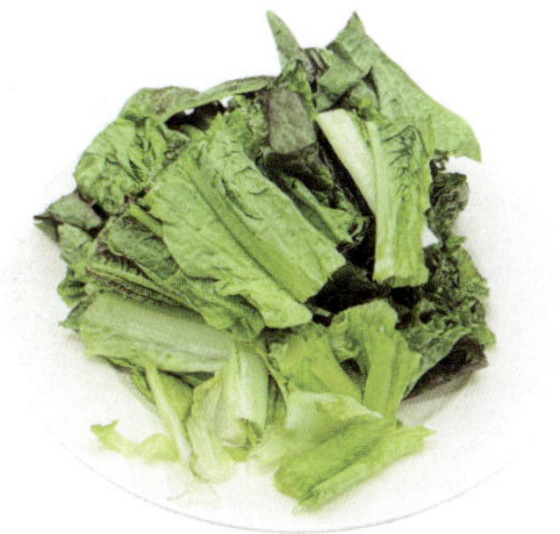

烹饪后

熟重：133g

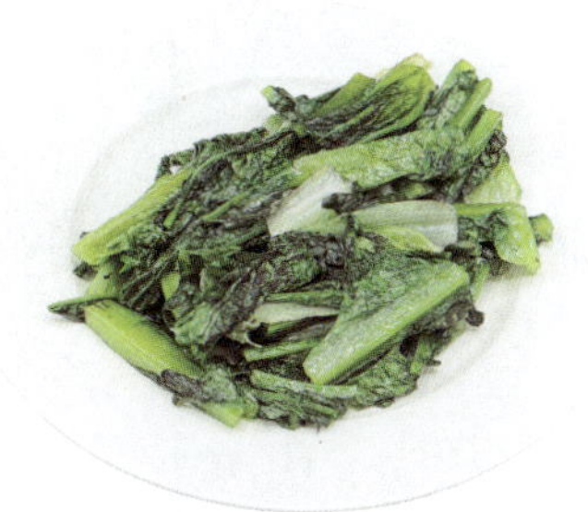

生熟比=105.3g/100g　|　含油比=7.5g/100g　|　含盐比=0.8g/100g

食物编码及食物名称：045336-莴笋叶［莴苣菜］　**烹饪方式：蒸**

烹饪前

生重：164g

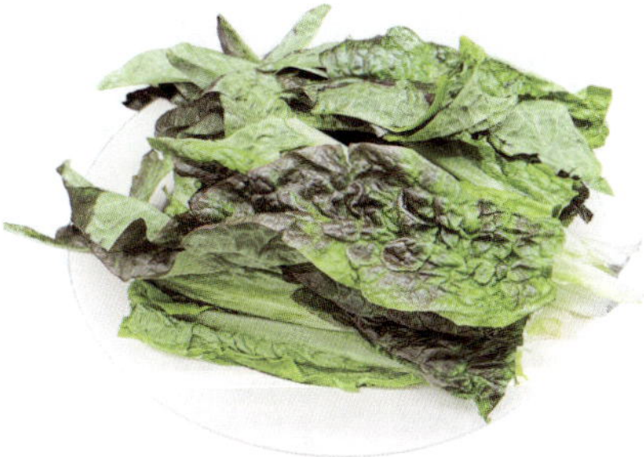

烹饪后

熟重：167g

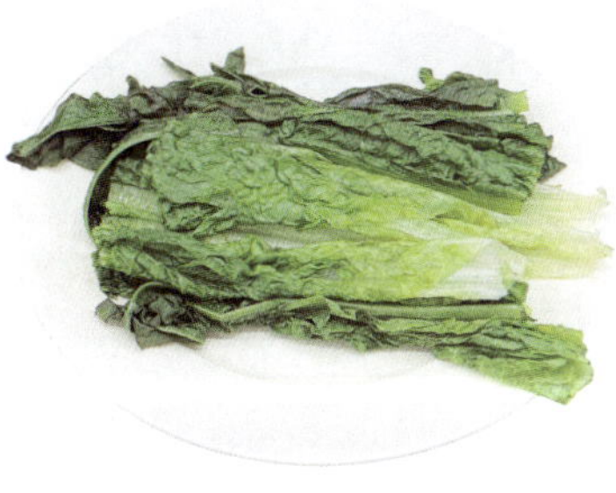

生熟比=98.2g/100g　|　含油比=0g/100g　|　含盐比=0g/100g

92. 045339-球茎茴香［甜茴香、意大利茴香］

食物编码及食物名称：045339-球茎茴香［甜茴香、意大利茴香］ **烹饪方式：炒**

烹饪前

生重：162g

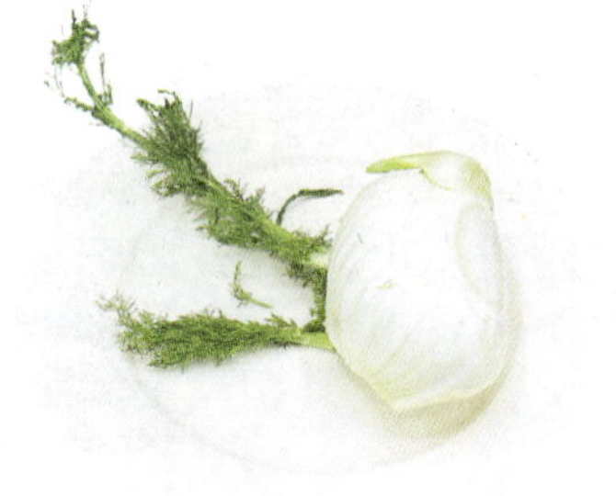

烹饪后

熟重：151g

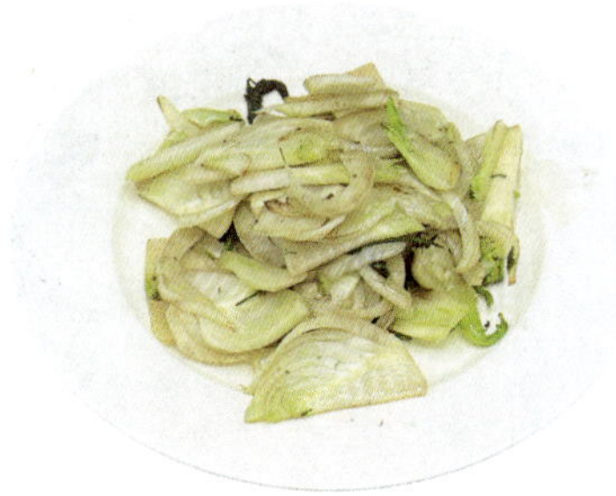

生熟比=107.3g/100g | 含油比=9.9g/100g | 含盐比=2.0g/100g

食物编码及食物名称：045339-球茎茴香［甜茴香、意大利茴香］ **烹饪方式：煮**

烹饪前

生重：201g

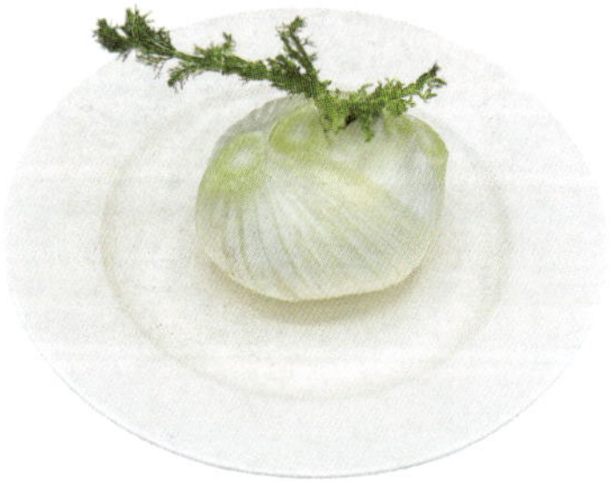

烹饪后

熟重：202g

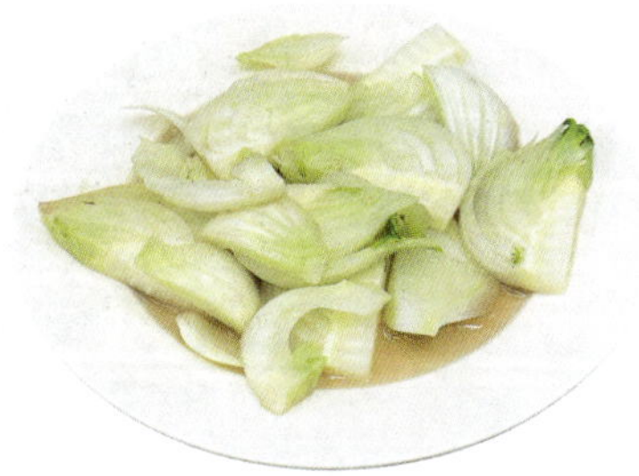

生熟比=99.5g/100g | 含油比=0g/100g | 含盐比=0.4g/100g

食物编码及食物名称：045339–球茎茴香［甜茴香、意大利茴香］ | **烹饪方式：蒸**

烹饪前

生重：137g

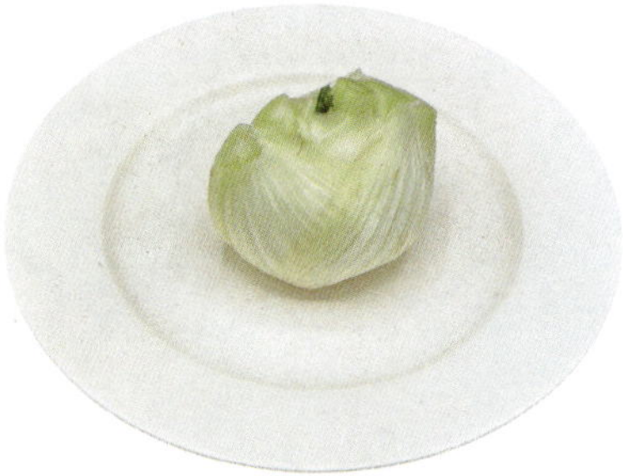

烹饪后

熟重：134g

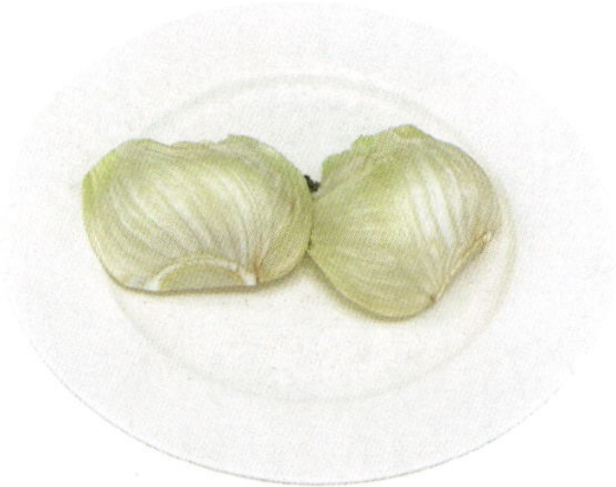

生熟比=102.2g/100g | 含油比=0g/100g | 含盐比=0g/100g

93. 045405–冬笋（鲜）

食物编码及食物名称：045405–冬笋（鲜） | **烹饪方式：炒**

烹饪前

生重：92g

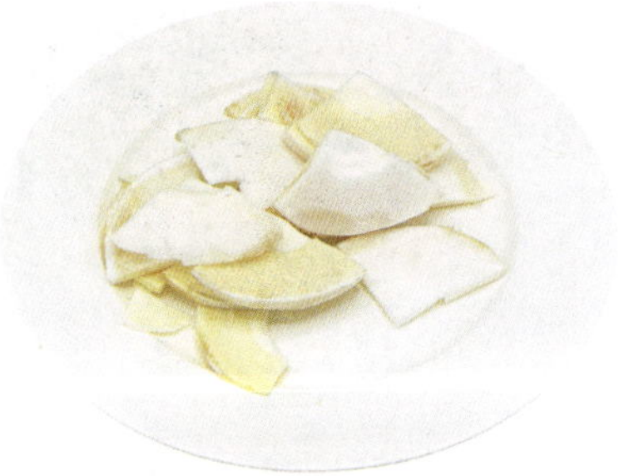

烹饪后

熟重：83g

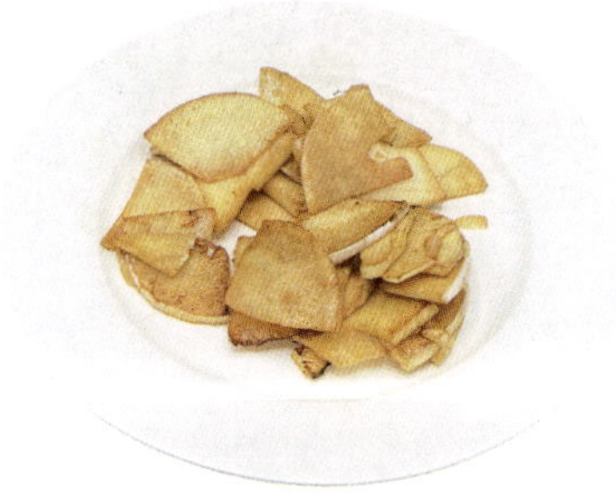

生熟比=110.8g/100g | 含油比=16.9g/100g | 含盐比=1.2g/100g

食物编码及食物名称：045405–冬笋（鲜） **烹饪方式：炖**

烹饪前

生重：92g

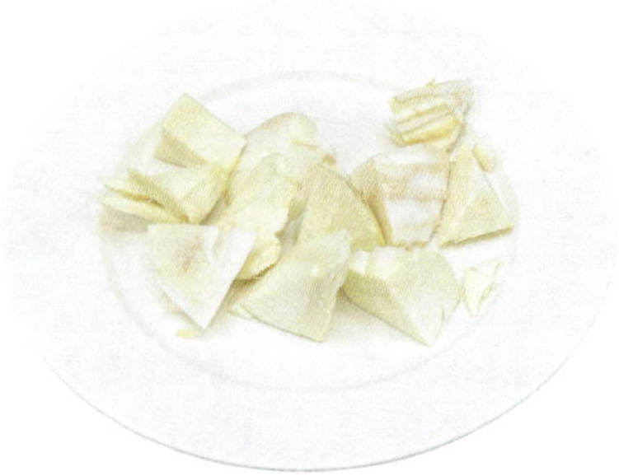

烹饪后

熟重：91g

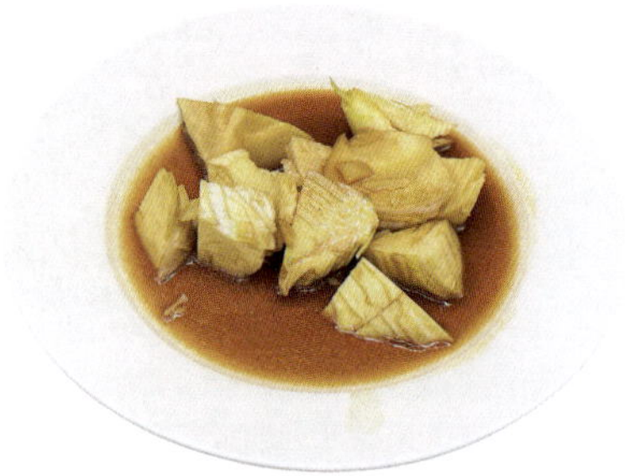

生熟比=101.1g/100g | 含油比=8.7g/100g | 含盐比=0g/100g

食物编码及食物名称：045405–冬笋（鲜） **烹饪方式：煮**

烹饪前

生重：146g

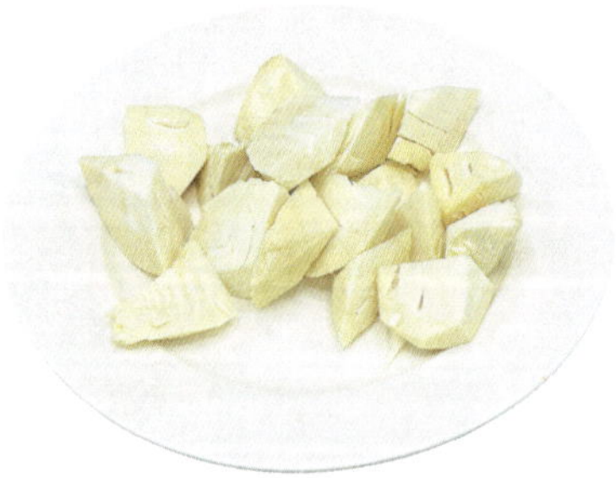

烹饪后

熟重：141g

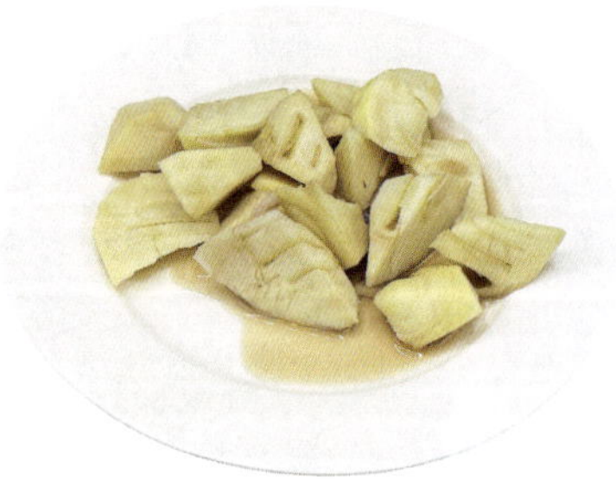

生熟比=103.5g/100g | 含油比=0g/100g | 含盐比=1.3g/100g

食物编码及食物名称：045405-冬笋（鲜） **烹饪方式：蒸**

烹饪前

生重：208g

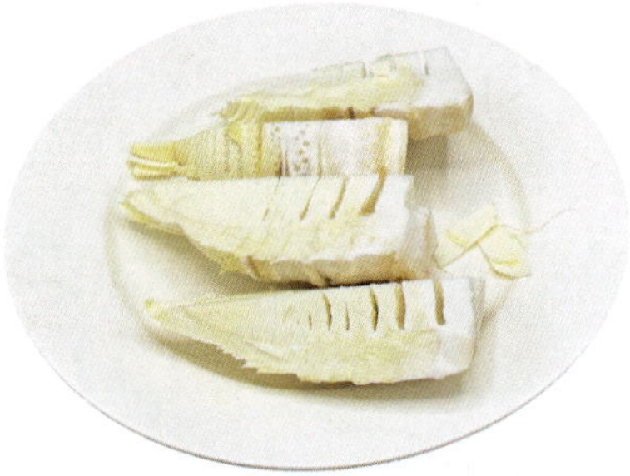

烹饪后

熟重：189g

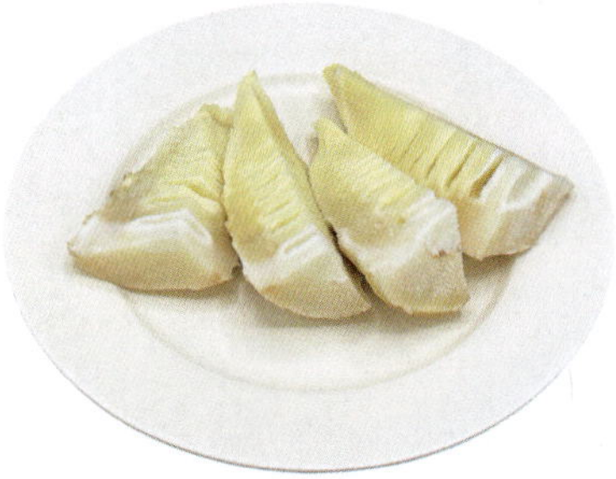

生熟比=110.1g/100g | 含油比=0g/100g | 含盐比=0g/100g

94. 045409-百合（鲜）

食物编码及食物名称：045409-百合（鲜） **烹饪方式：炒**

烹饪前

生重：77g

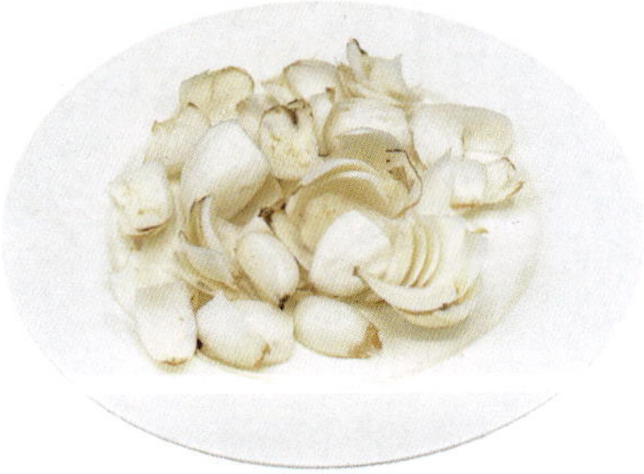

烹饪后

熟重：75g

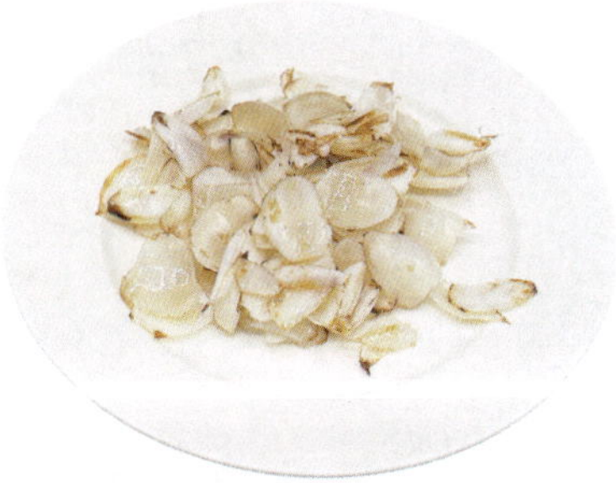

生熟比=102.7g/100g | 含油比=17.3g/100g | 含盐比=1.3g/100g

食物编码及食物名称：045409-百合（鲜） 烹饪方式：煮

烹饪前

生重：67g

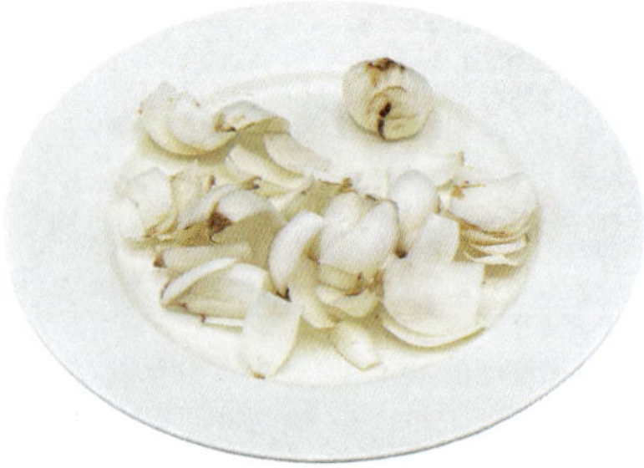

烹饪后

熟重：73g

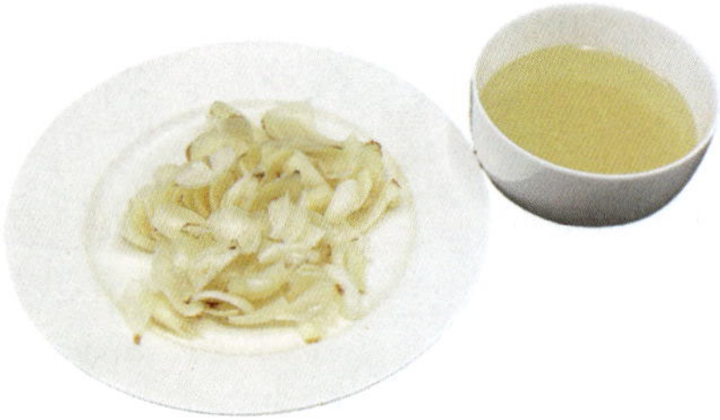

生熟比=91.8g/100g | 含油比=0g/100g | 含盐比=0.4g/100g

食物编码及食物名称：045409-百合（鲜） 烹饪方式：蒸

烹饪前

生重：89g

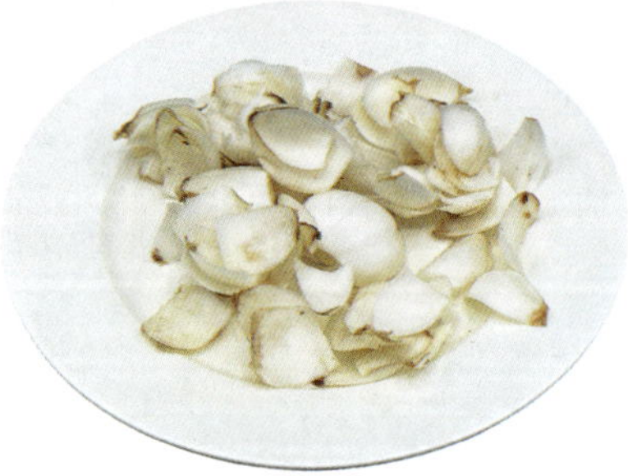

烹饪后

熟重：88g

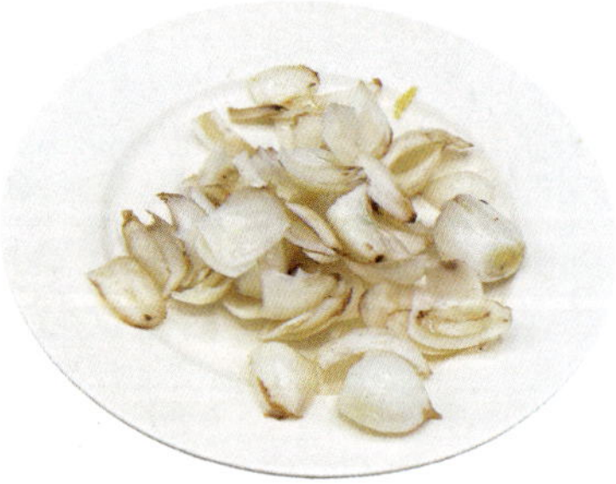

生熟比=101.1g/100g | 含油比=0g/100g | 含盐比=0g/100g

95. 045411-百合（脱水）

食物编码及食物名称：045411-百合（脱水）　烹饪方式：炒

烹饪前

生重：50g

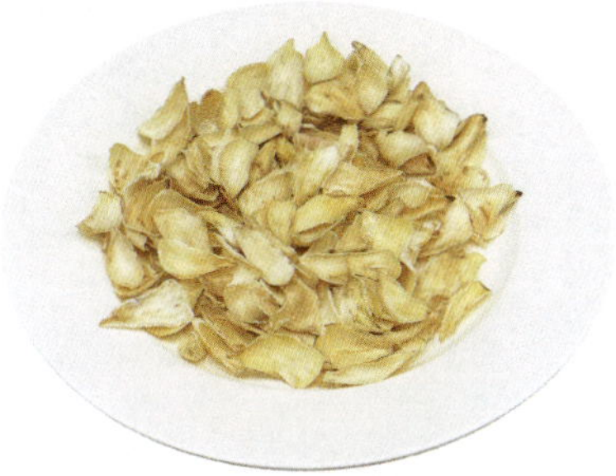

烹饪后

熟重：107g

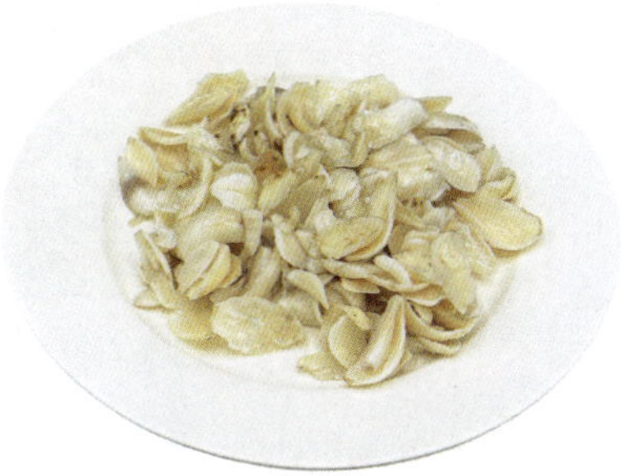

生熟比=46.7g/100g | 含油比=17.8g/100g | 含盐比=0.9g/100g

食物编码及食物名称：045411-百合（脱水）　烹饪方式：煮

烹饪前

生重：50g

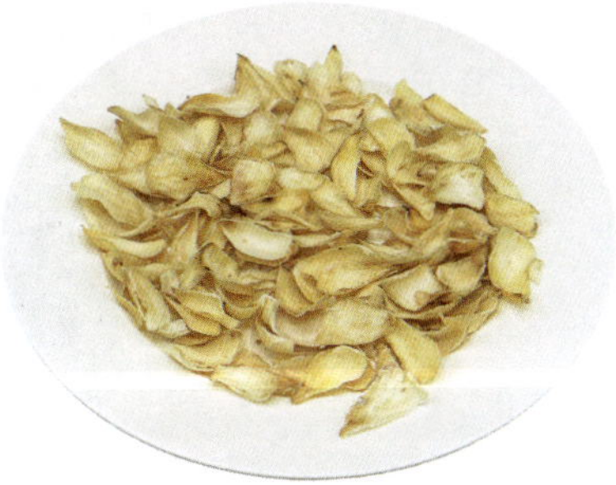

烹饪后

熟重：107g

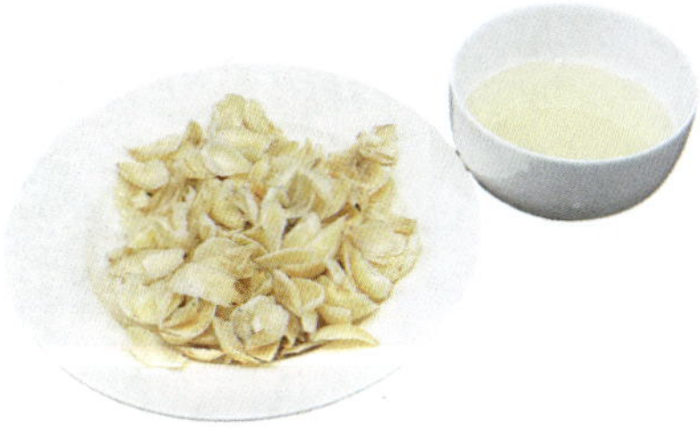

生熟比=46.7g/100g | 含油比=0g/100g | 含盐比=0g/100g

食物编码及食物名称：045411–百合（脱水） | 烹饪方式：蒸

烹饪前
生重：50g

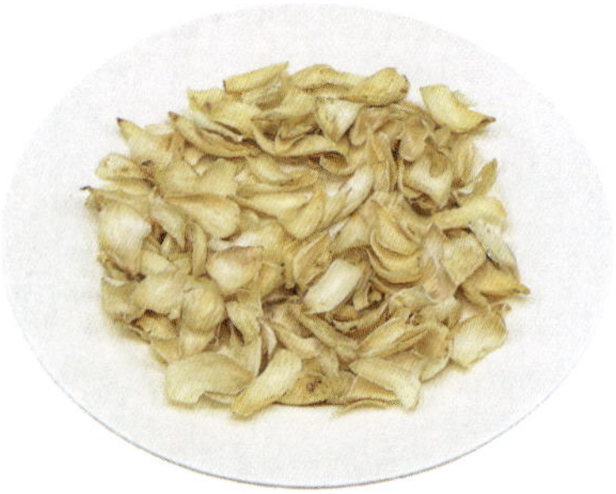

烹饪后
熟重：115g

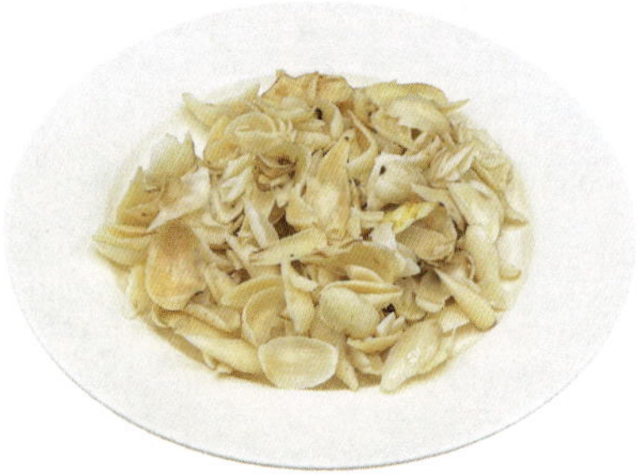

生熟比=43.5g/100g | 含油比=0g/100g | 含盐比=0g/100g

96. 045415–芦笋（绿）[石刁柏、龙须菜]

食物编码及食物名称：045415–芦笋（绿）[石刁柏、龙须菜] | 烹饪方式：炒

烹饪前
生重：132g

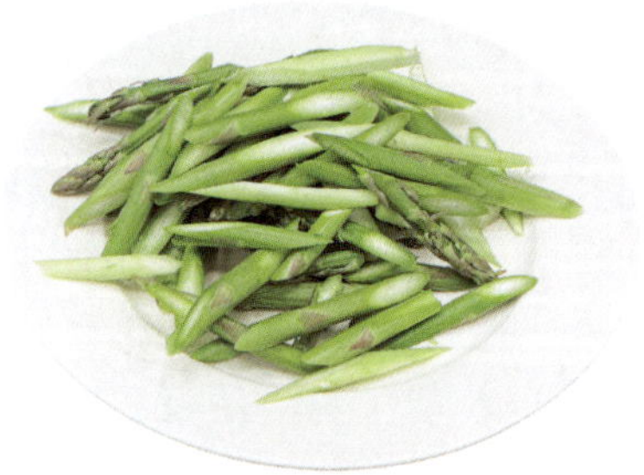

烹饪后
熟重：134g

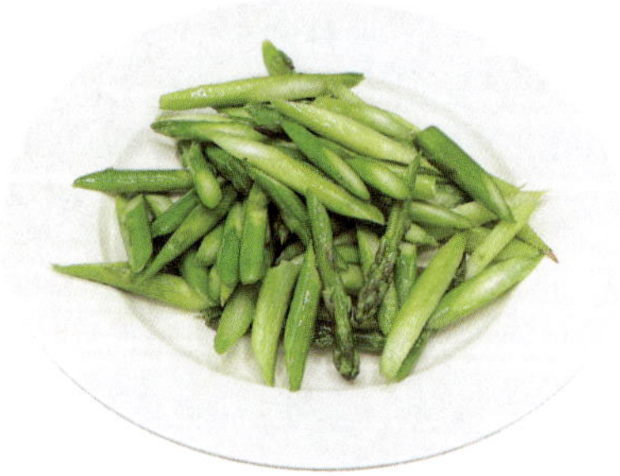

生熟比=98.5g/100g | 含油比=11.2g/100g | 含盐比=0.7g/100g

食物编码及食物名称：045415–芦笋（绿）[石刁柏、龙须菜] | **烹饪方式：炖**

烹饪前

生重：145g

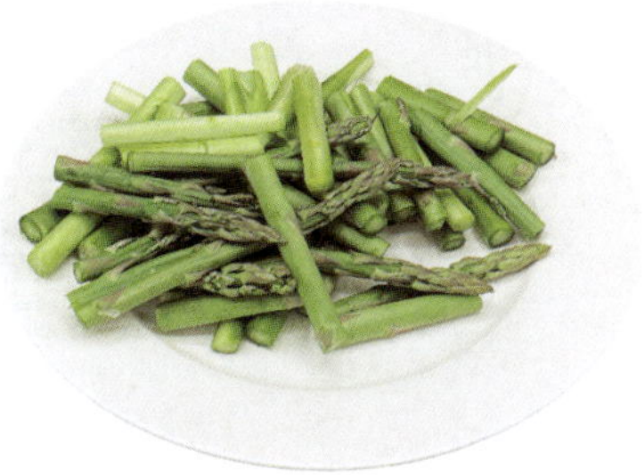

烹饪后

熟重：138g

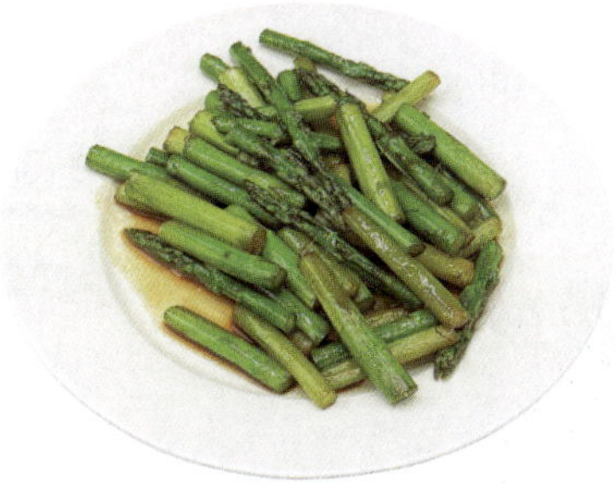

生熟比=105.1g/100g | 含油比=11.8g/100g | 含盐比=0.7g/100g

食物编码及食物名称：045415–芦笋（绿）[石刁柏、龙须菜] | **烹饪方式：煮**

烹饪前

生重：218g

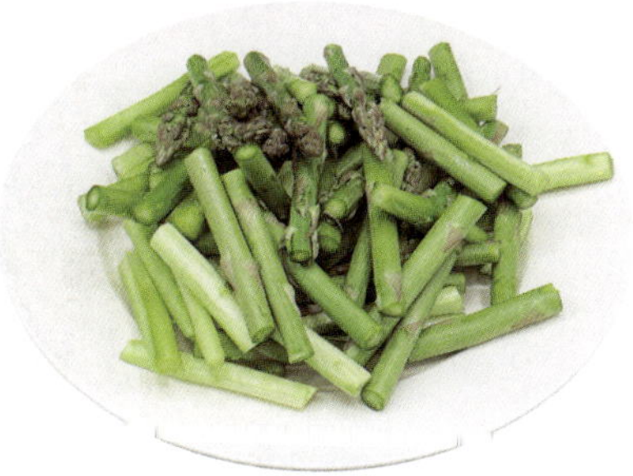

烹饪后

熟重：218g

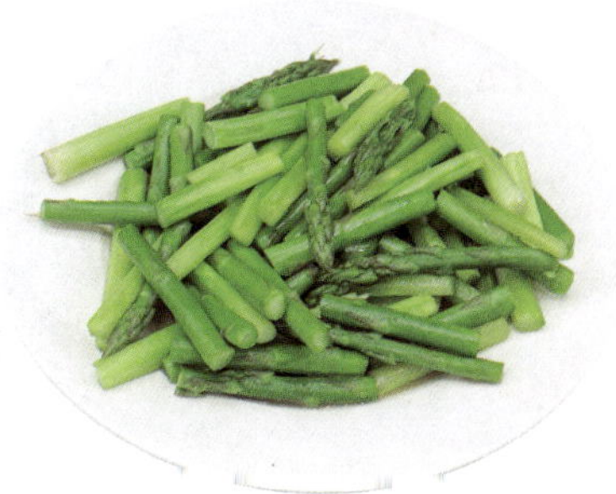

生熟比=100.0g/100g | 含油比=0g/100g | 含盐比=0g/100g

食物编码及食物名称：045415–芦笋（绿）[石刁柏、龙须菜] **烹饪方式：烤**

烹饪前

生重：156g

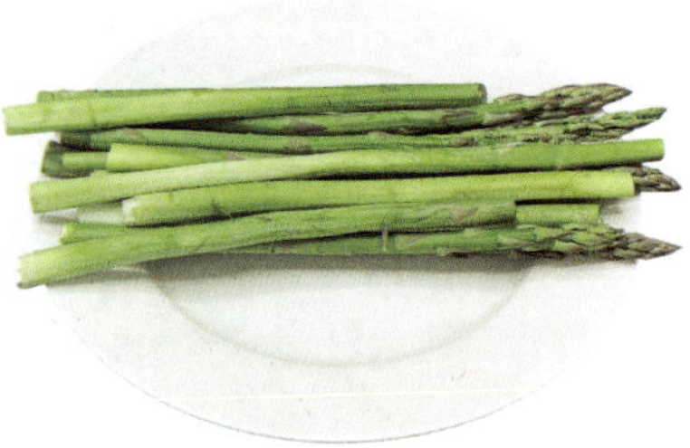

烹饪后

熟重：120g

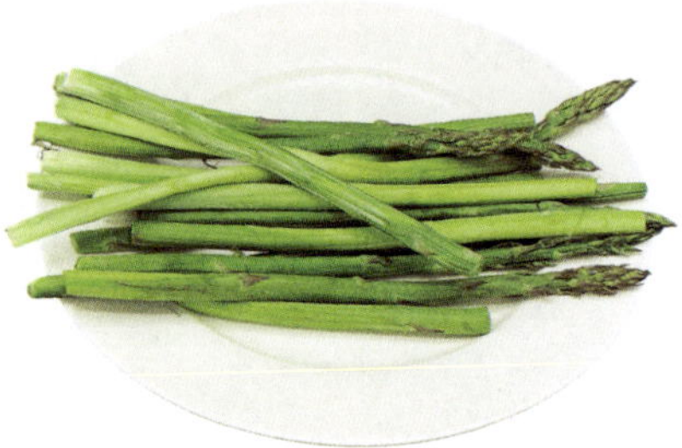

生熟比=130.0g/100g | 含油比=0g/100g | 含盐比=0g/100g

食物编码及食物名称：045415–芦笋（绿）[石刁柏、龙须菜] **烹饪方式：蒸**

烹饪前

生重：122g

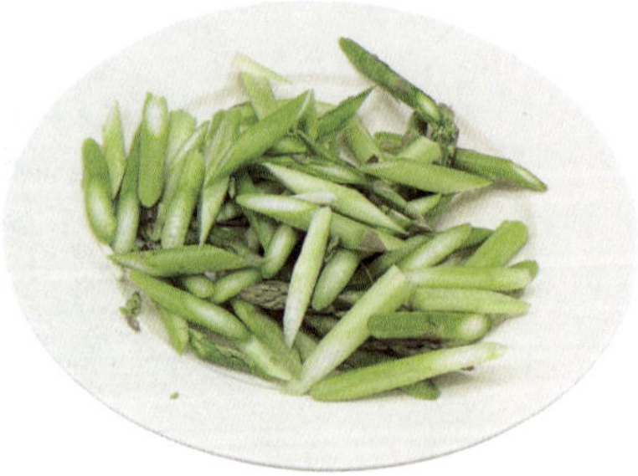

烹饪后

熟重：140g

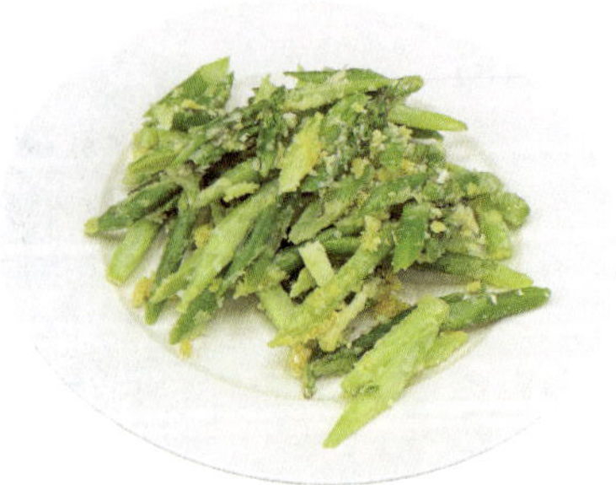

生熟比=87.1g/100g | 含油比=0g/100g | 含盐比=0g/100g

食物编码及食物名称：046007-茭白（鲜）[茭笋、茭粑]　**烹饪方式：煮**

烹饪前

生重：143g

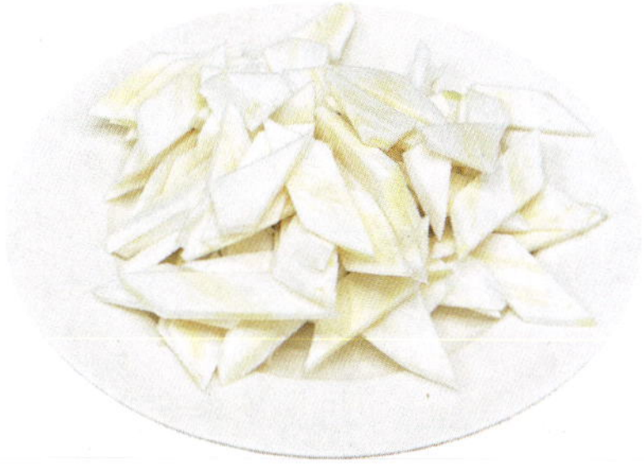

烹饪后

熟重：157g

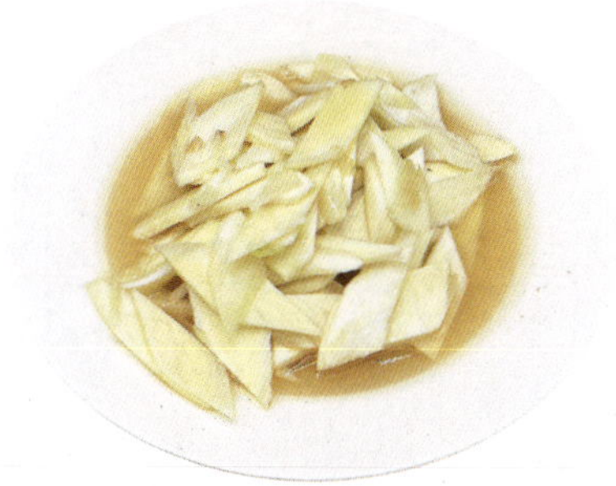

生熟比=91.1g/100g ｜ 含油比=0g/100g ｜ 含盐比=0.9g/100g

99. 046008-荸荠（鲜）[马蹄、地栗]

食物编码及食物名称：046008-荸荠（鲜）[马蹄、地栗]　**烹饪方式：蒸**

烹饪前

生重：218g

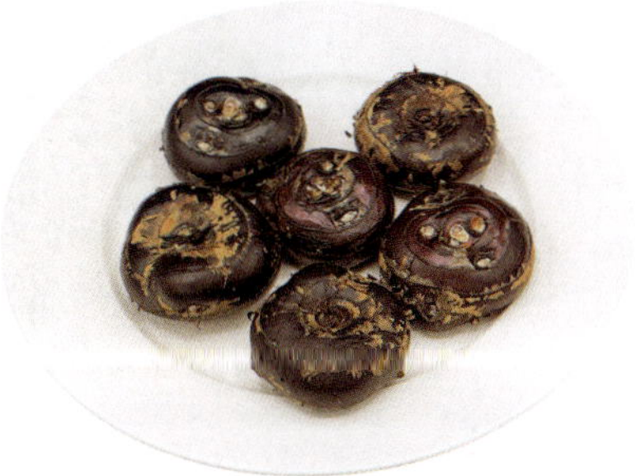

烹饪后

熟重：212g

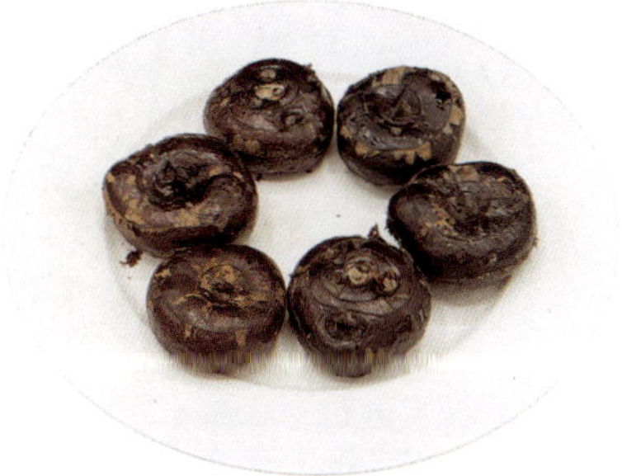

生熟比=102.8g/100g ｜ 含油比=0g/100g ｜ 含盐比=0g/100g

100. 046010–藕［莲藕］

食物编码及食物名称：046010–藕［莲藕］ **烹饪方式：炒**

烹饪前

生重：166g

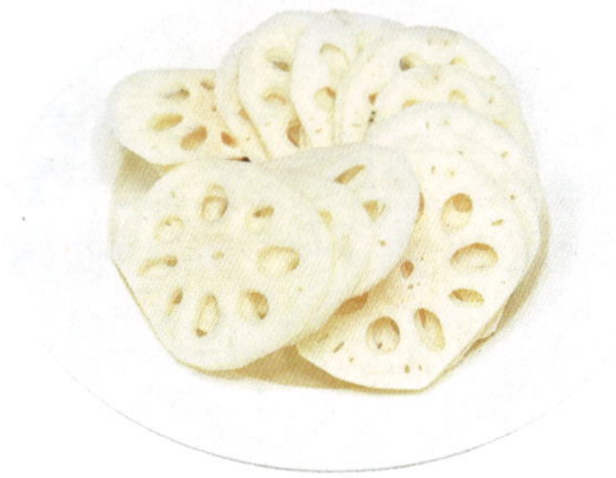

烹饪后

熟重：166g

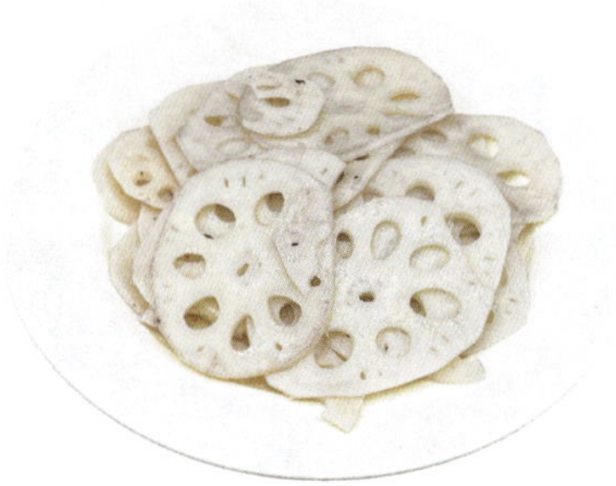

生熟比=100.0g/100g | 含油比=3.0g/100g | 含盐比=0.6g/100g

食物编码及食物名称：046010–藕［莲藕］ **烹饪方式：炖**

烹饪前

生重：257g

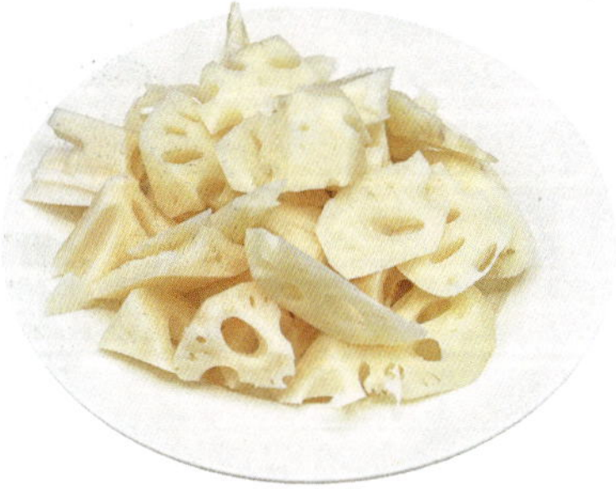

烹饪后

熟重：256g

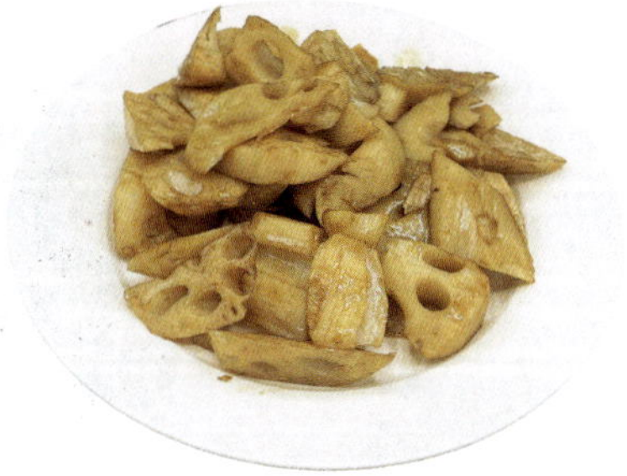

生熟比=100.4g/100g | 含油比=2.3g/100g | 含盐比=0g/100g

食物编码及食物名称：046010–藕［莲藕］　　**烹饪方式：煮**

烹饪前

生重：279g

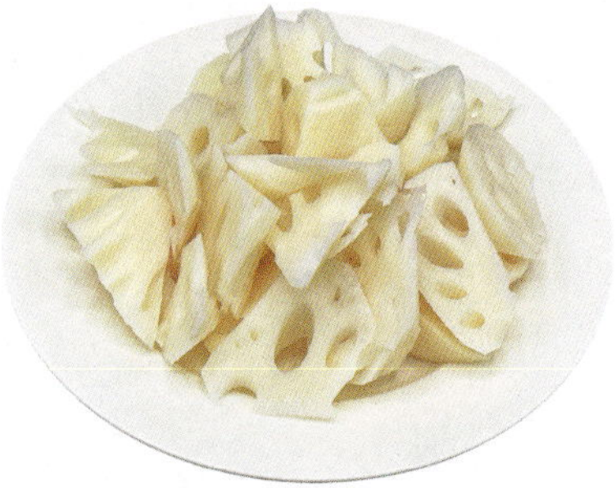

烹饪后

熟重：276g

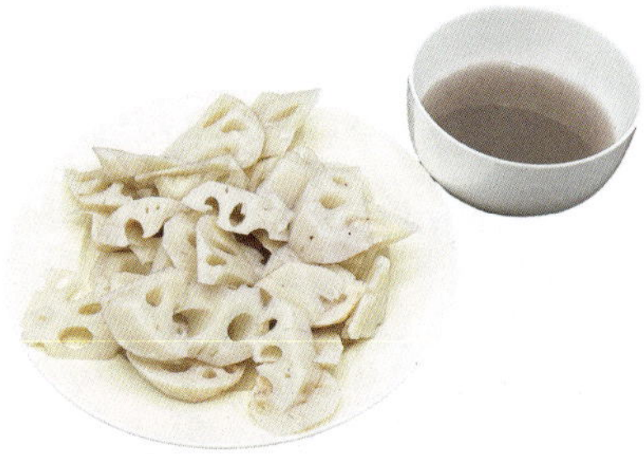

生熟比=101.1g/100g　|　含油比=0g/100g　|　含盐比=0.5g/100g

食物编码及食物名称：046010–藕［莲藕］　　**烹饪方式：蒸**

烹饪前

生重：378g

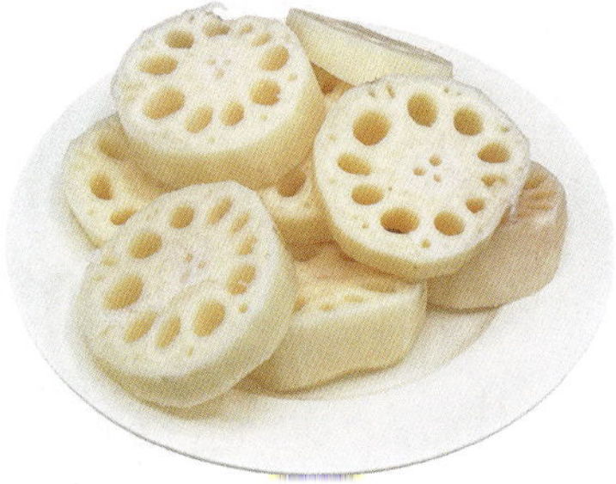

烹饪后

熟重：344g

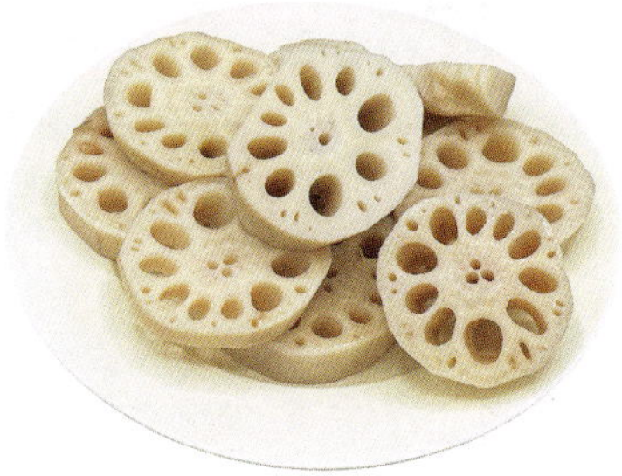

生熟比=109.9g/100g　|　含油比=0g/100g　|　含盐比=0g/100g

101. 047104–山药（鲜）[薯蓣、大薯]

食物编码及食物名称：047104–山药（鲜）[薯蓣、大薯] **烹饪方式：炒**

烹饪前

生重：226g

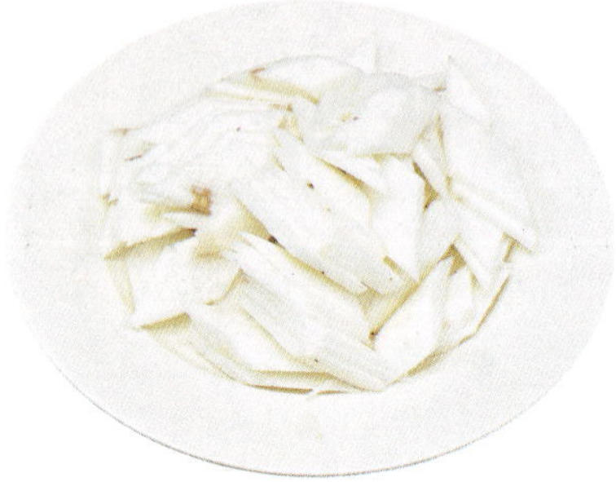

烹饪后

熟重：220g

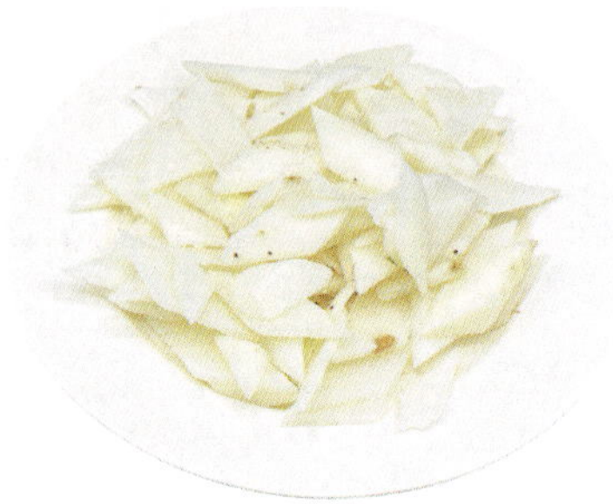

生熟比=102.7g/100g | 含油比=8.2g/100g | 含盐比=0.5g/100g

食物编码及食物名称：047104–山药（鲜）[薯蓣、大薯] **烹饪方式：炖**

烹饪前

生重：123g

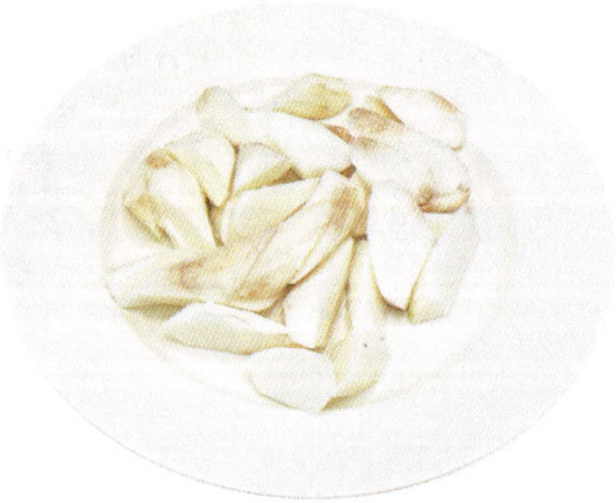

烹饪后

熟重：121g

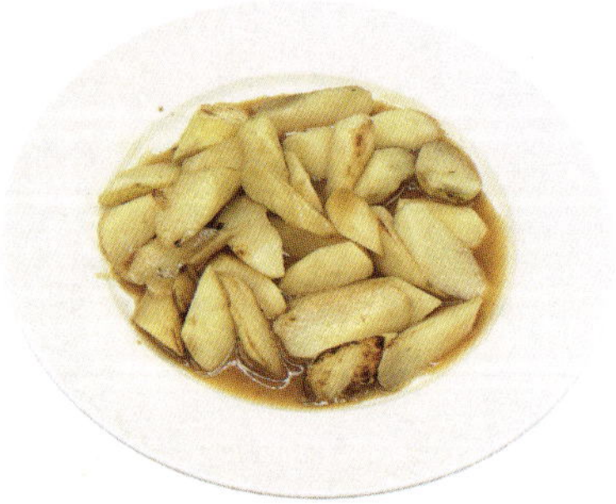

生熟比=101.7g/100g | 含油比=9.3g/100g | 含盐比=0.7g/100g

食物编码及食物名称：047104–山药（鲜）[薯蓣、大薯]　　**烹饪方式：煮**

烹饪前

生重：129g

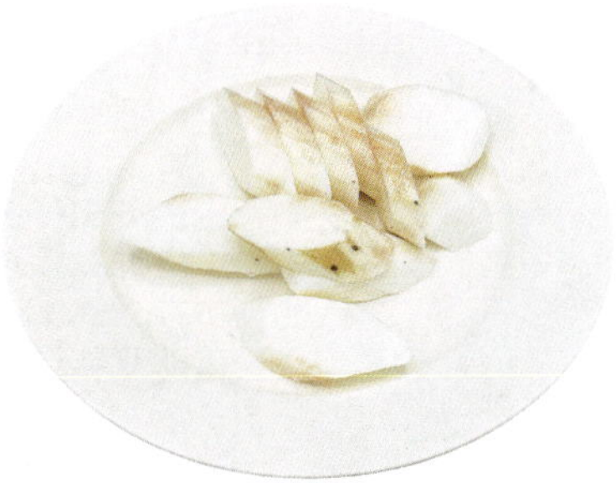

烹饪后

熟重：128g

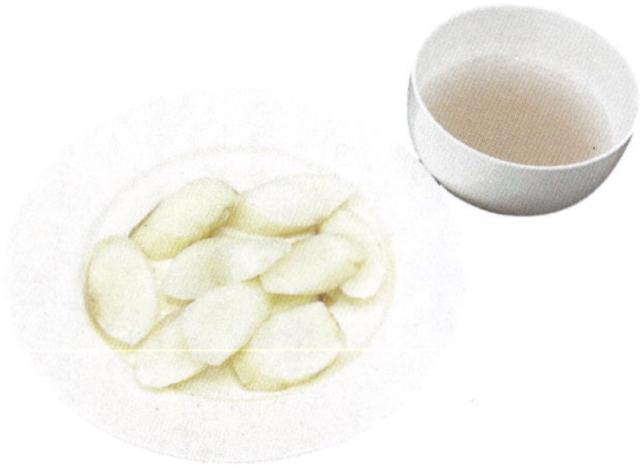

生熟比=100.8g/100g | 含油比=0g/100g | 含盐比=0.8g/100g

食物编码及食物名称：047104–山药（鲜）[薯蓣、大薯]　　**烹饪方式：烤**

烹饪前

生重：259g

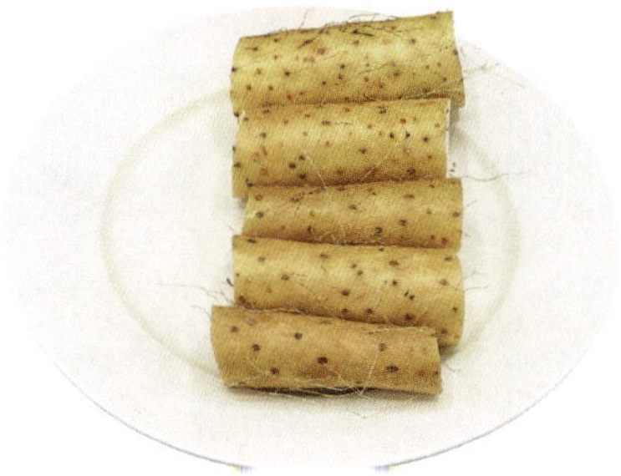

烹饪后

熟重：203g

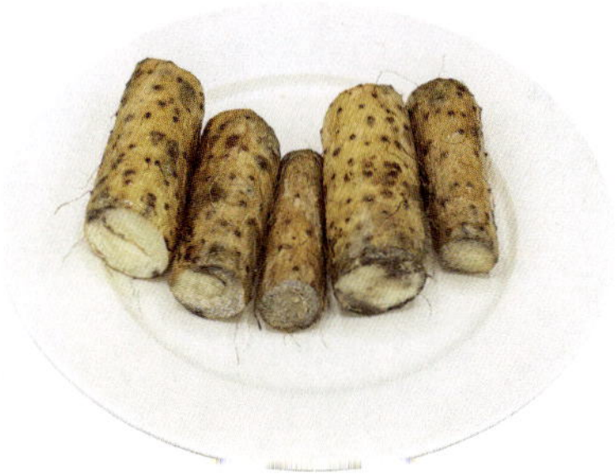

生熟比=127.6g/100g | 含油比=0g/100g | 含盐比=0g/100g

食物编码及食物名称：047104–山药（鲜）[薯蓣、大薯] | **烹饪方式：蒸**

烹饪前

生重：244g

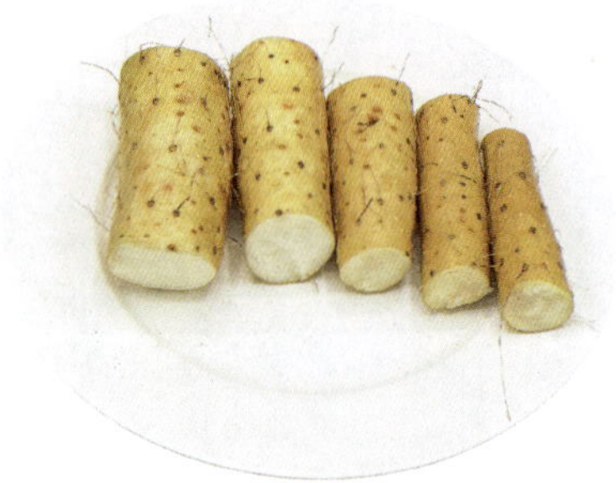

烹饪后

熟重：225g

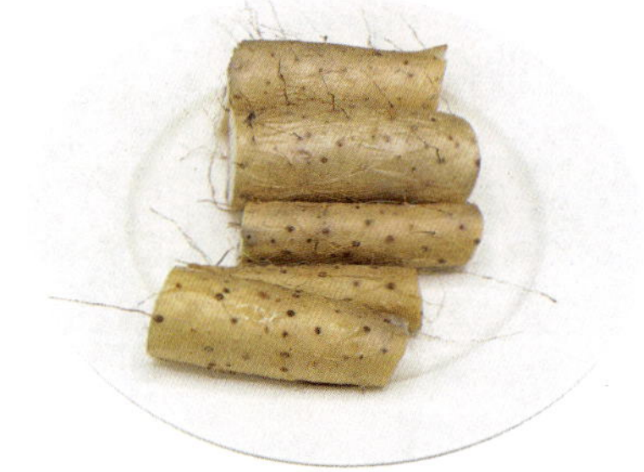

生熟比=108.4g/100g | 含油比=0g/100g | 含盐比=0g/100g

102. 047203–芋头 [芋艿、毛芋]

食物编码及食物名称：047203–芋头 [芋艿、毛芋] | **烹饪方式：炒**

烹饪前

生重：199g

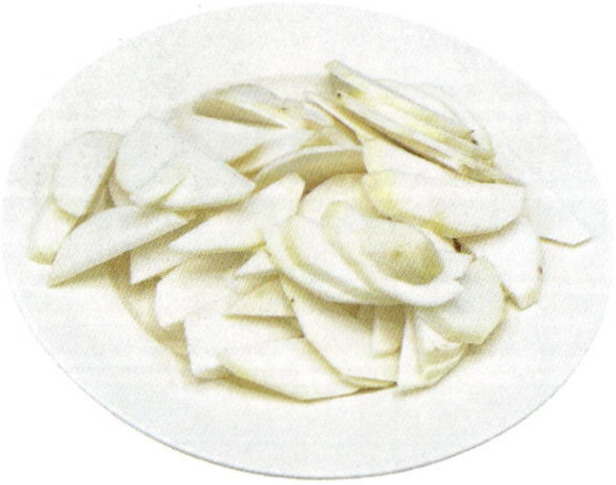

烹饪后

熟重：188g

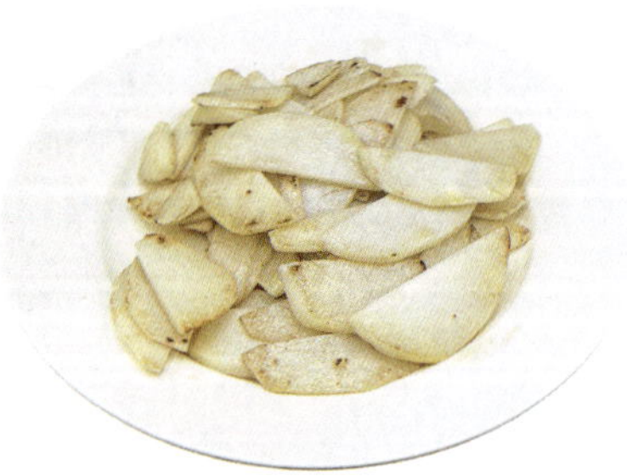

生熟比=105.9g/100g | 含油比=11.7g/100g | 含盐比=0.5g/100g

食物编码及食物名称：047203–芋头［芋艿、毛芋］　　**烹饪方式：炖**

烹饪前

生重：194g

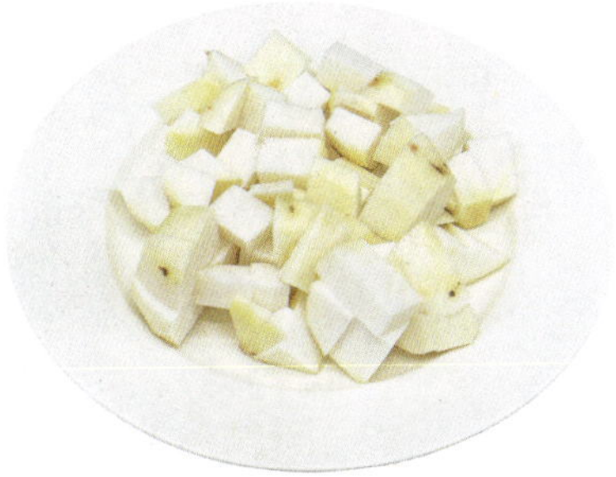

烹饪后

熟重：196g

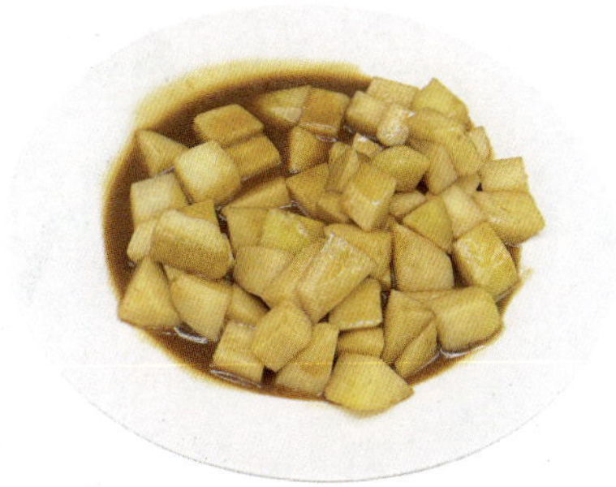

生熟比=99.0g/100g ｜ 含油比=11.7g/100g ｜ 含盐比=0.4g/100g

食物编码及食物名称：047203–芋头［芋艿、毛芋］　　**烹饪方式：煮**

烹饪前

生重：259g

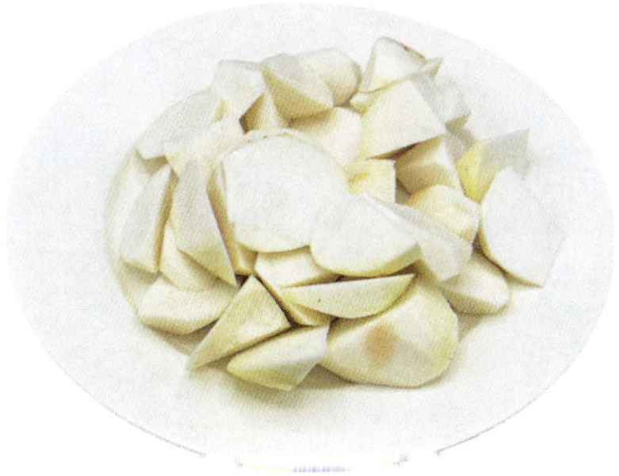

烹饪后

熟重：294g

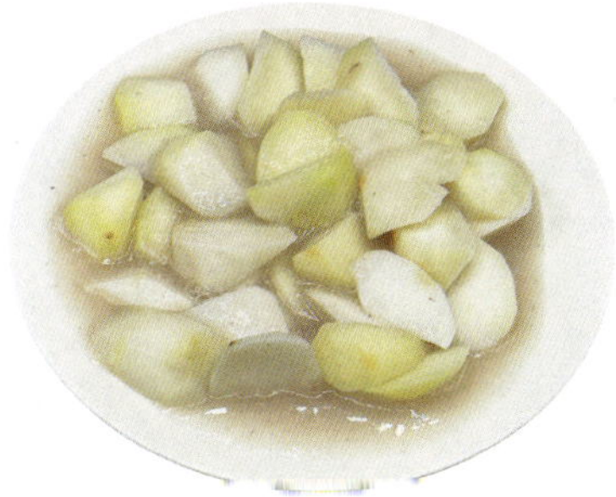

生熟比=88.1g/100g ｜ 含油比=0g/100g ｜ 含盐比=0g/100g

食物编码及食物名称：047203-芋头［芋艿、毛芋］ **烹饪方式：烤**

烹饪前

生重：251g

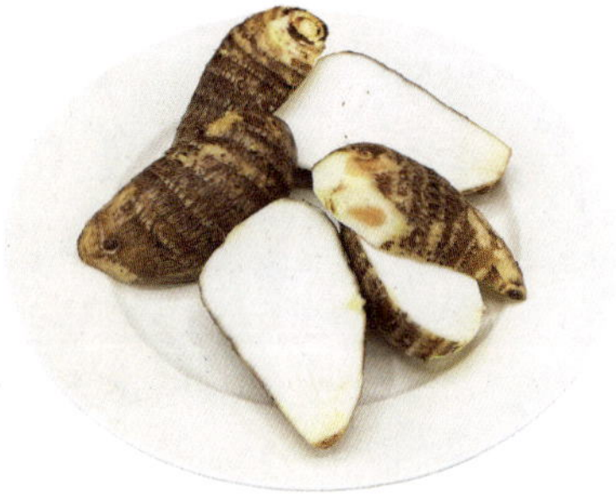

烹饪后

熟重：206g

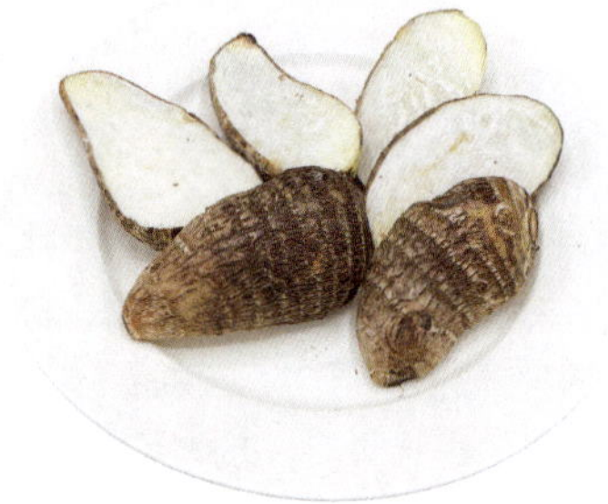

生熟比=121.8g/100g | 含油比=0g/100g | 含盐比=0g/100g

103. 0472xx-大芋头（荔浦芋头）

食物编码及食物名称：0472xx-大芋头（荔浦芋头） **烹饪方式：炒**

烹饪前

生重：167g

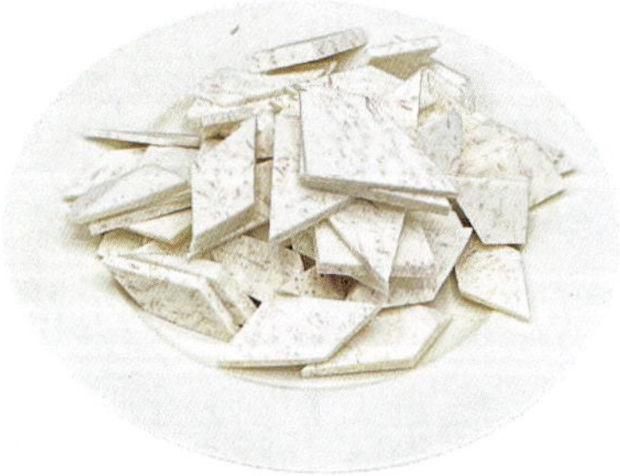

烹饪后

熟重：177g

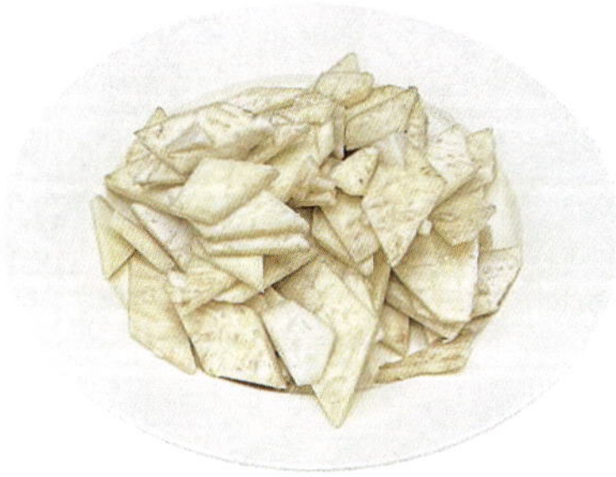

生熟比=94.4g/100g | 含油比=7.3g/100g | 含盐比=0.6g/100g

食物编码及食物名称：0472xx–大芋头（荔浦芋头） **烹饪方式：炖**

烹饪前

生重：278g

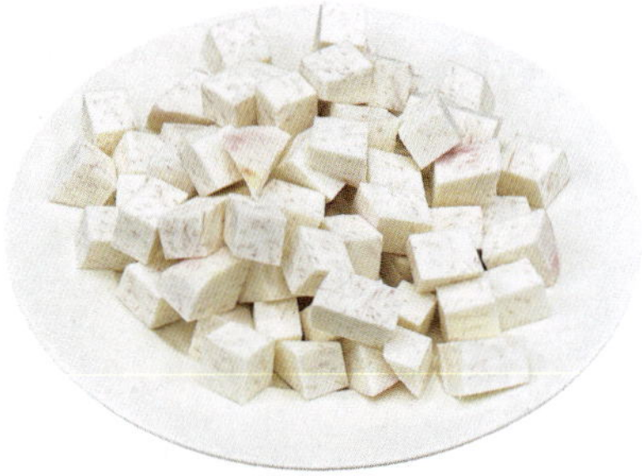

烹饪后

熟重：296g

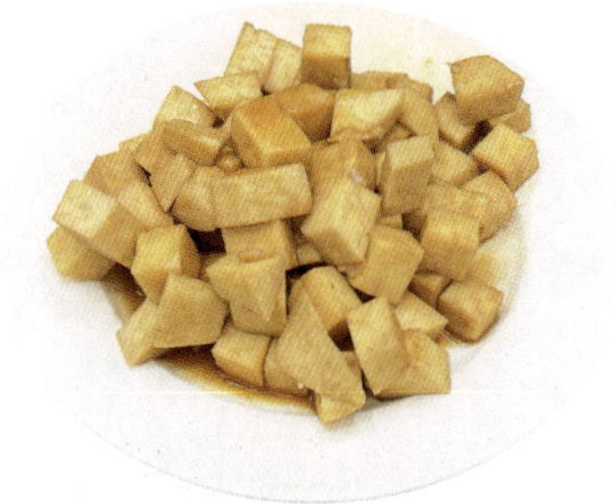

生熟比=93.9g/100g　|　含油比=4.8g/100g　|　含盐比=0.3g/100g

食物编码及食物名称：0472xx–大芋头（荔浦芋头） **烹饪方式：煮**

烹饪前

生重：161g

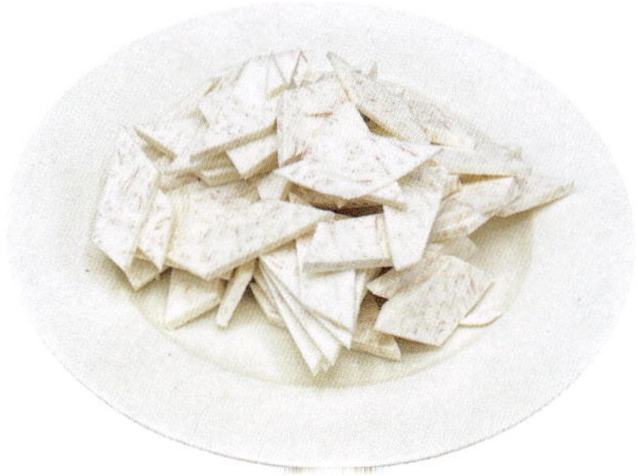

烹饪后

熟重：199g

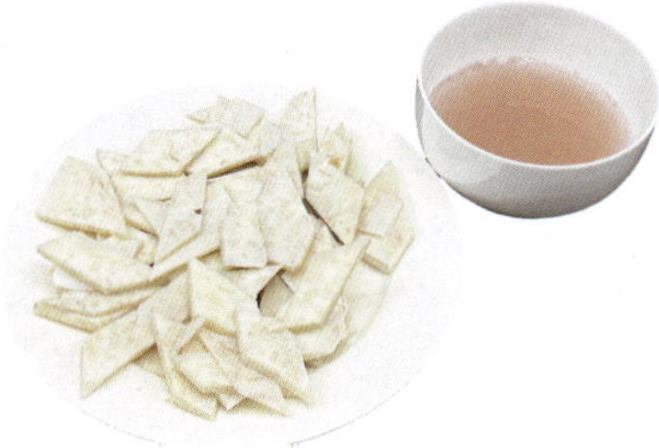

生熟比=80.9g/100g　|　含油比=0g/100g　|　含盐比=0g/100g

食物编码及食物名称：0472xx-大芋头（荔浦芋头） | **烹饪方式：烤**

烹饪前

生重：254g

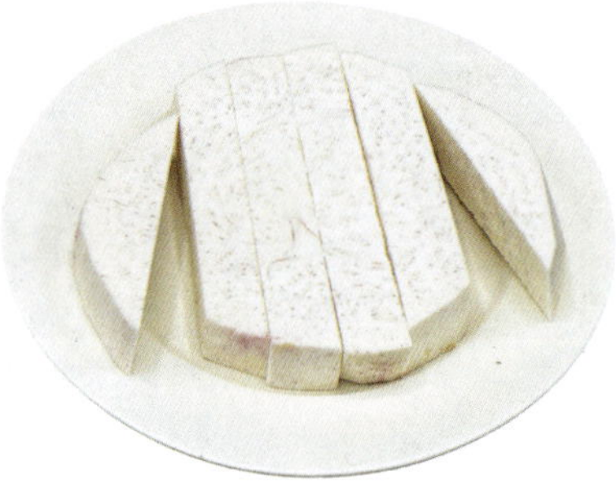

烹饪后

熟重：220g

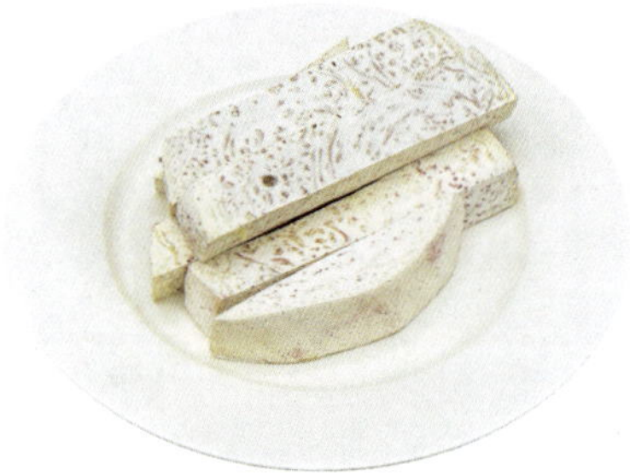

生熟比=115.5g/100g | 含油比=0g/100g | 含盐比=0g/100g

食物编码及食物名称：0472xx-大芋头（荔浦芋头） | **烹饪方式：蒸**

烹饪前

生重：379g

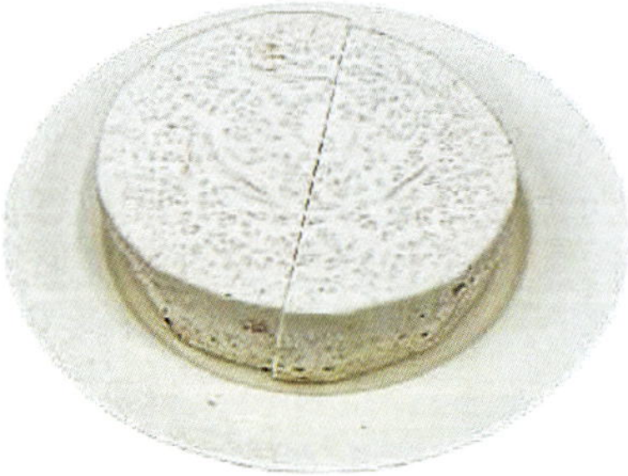

烹饪后

熟重：390g

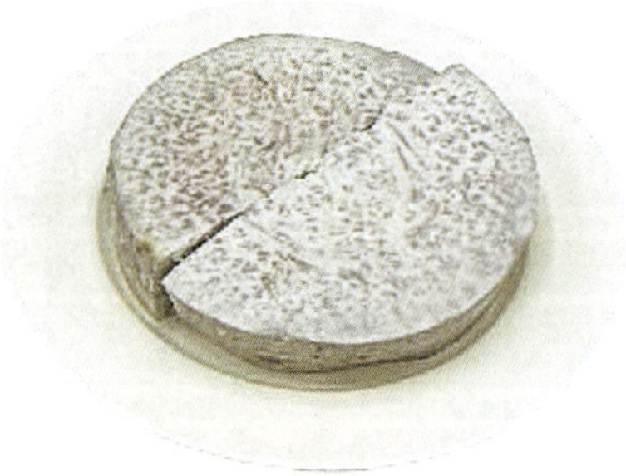

生熟比=97.2g/100g | 含油比=0g/100g | 含盐比=0g/100g

104. 047301-姜（鲜）[黄姜]

食物编码及食物名称：047301-姜（鲜）[黄姜]　　**烹饪方式：炒**

烹饪前

生重：49g

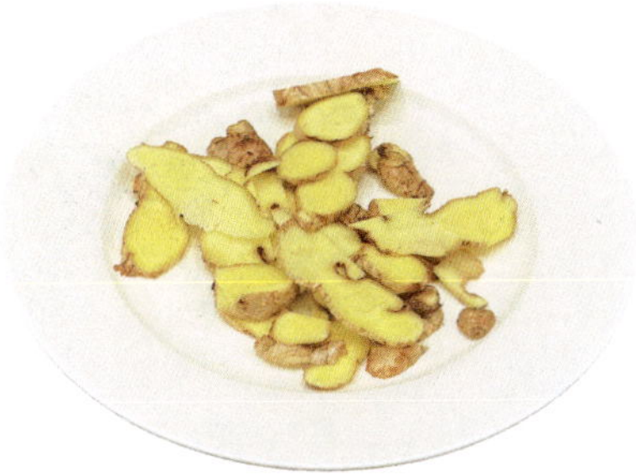

烹饪后

熟重：47g

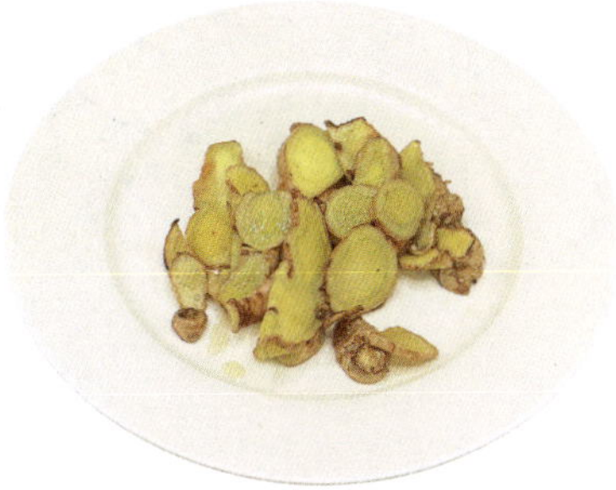

生熟比=104.3g/100g　|　含油比=36.2g/100g　|　含盐比=2.1g/100g

食物编码及食物名称：047301-姜（鲜）[黄姜]　　**烹饪方式：炖**

烹饪前

生重：56g

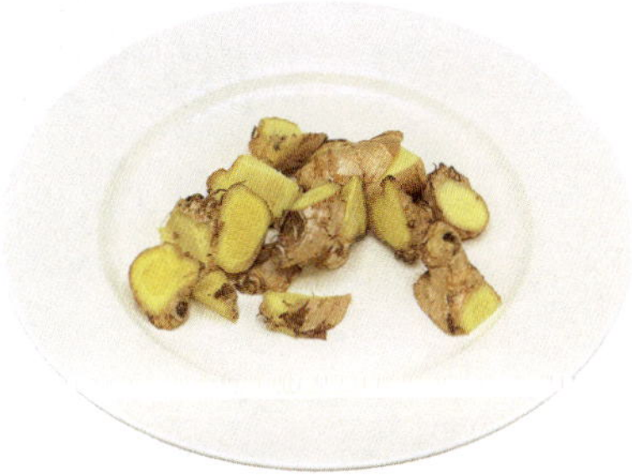

烹饪后

熟重：56g

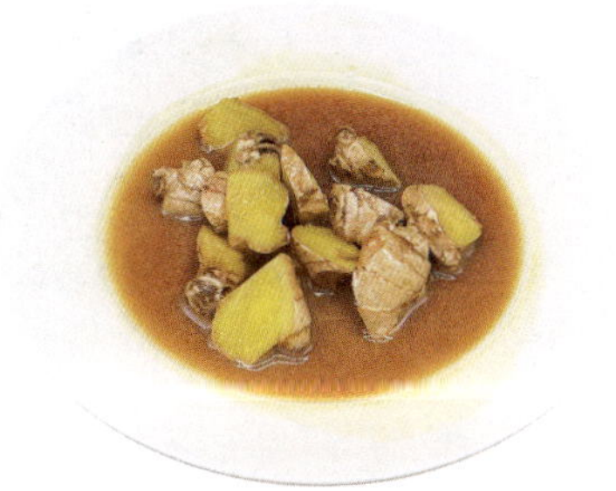

生熟比=100.0g/100g　|　含油比=16.0g/100g　|　含盐比=1.1g/100g

食物编码及食物名称：047301-姜（鲜）[黄姜] | **烹饪方式：煮**

烹饪前

生重：138g

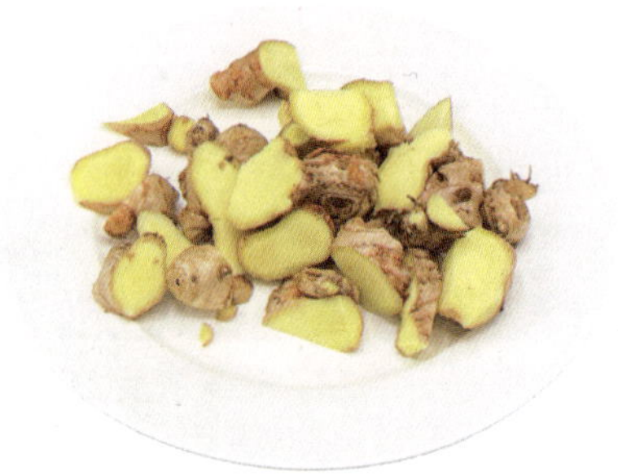

烹饪后

熟重：141g

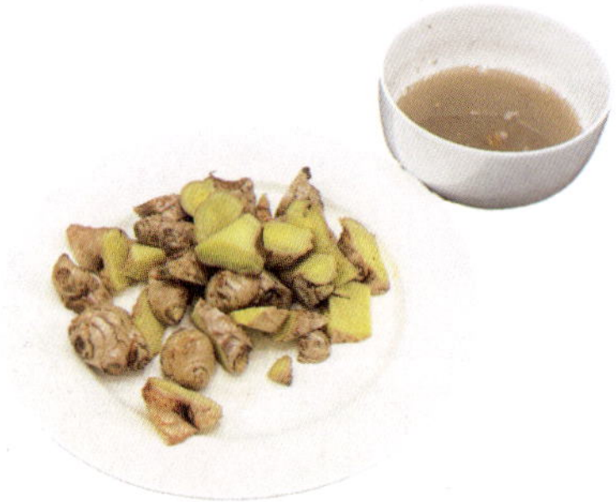

生熟比=97.9g/100g | 含油比=0g/100g | 含盐比=0.5g/100g

食物编码及食物名称：047301-姜（鲜）[黄姜] | **烹饪方式：蒸**

烹饪前

生重：144g

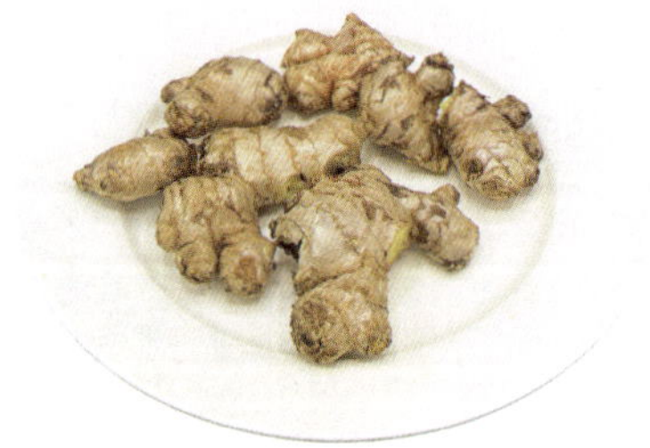

烹饪后

熟重：140g

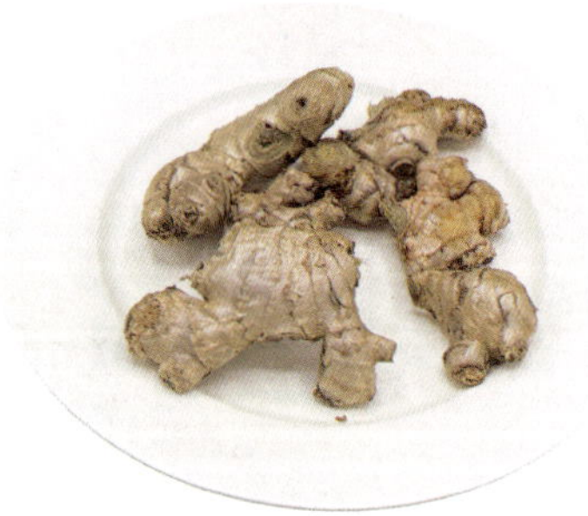

生熟比=102.9g/100g | 含油比=0g/100g | 含盐比=0g/100g

105. 048001-艾蒿

食物编码及食物名称：048001-艾蒿　　**烹饪方式：炒**

烹饪前

生重：145g

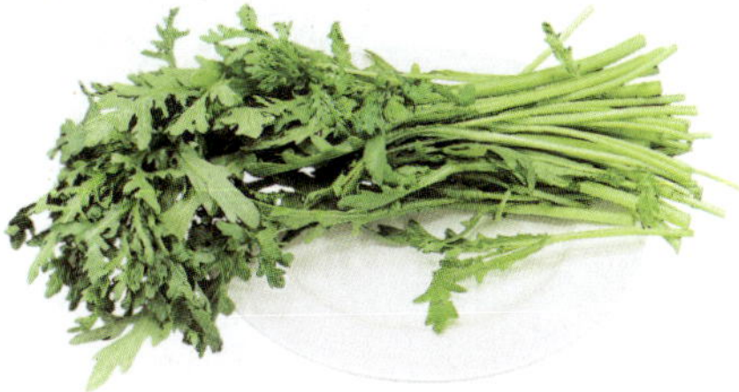

烹饪后

熟重：155g

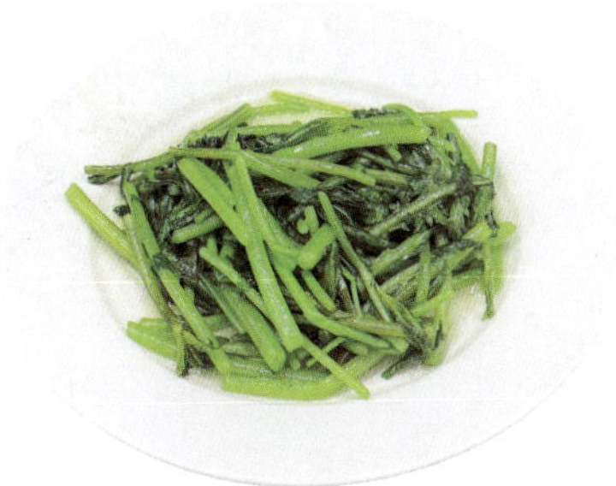

生熟比=93.5g/100g ｜ 含油比=18.1g/100g ｜ 含盐比=0.6g/100g

食物编码及食物名称：048001-艾蒿　　**烹饪方式：煮**

烹饪前

生重：259g

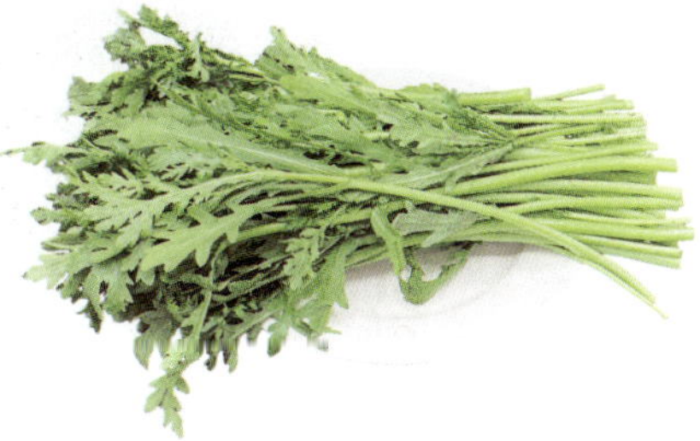

烹饪后

熟重：228g

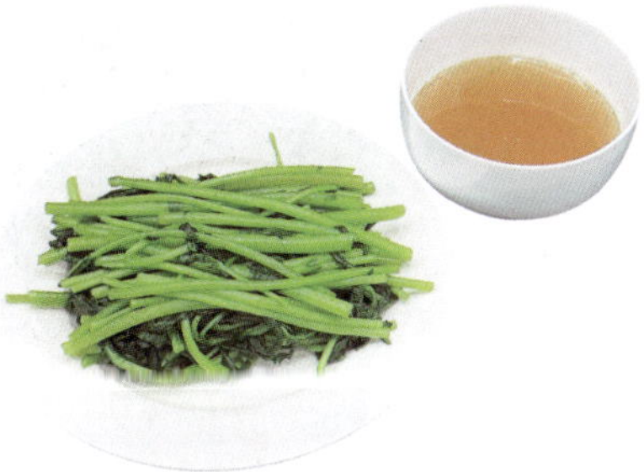

生熟比=113.6g/100g ｜ 含油比=0g/100g ｜ 含盐比=0.8g/100g

食物编码及食物名称：048001-艾蒿 | 烹饪方式：蒸

烹饪前
生重：225g

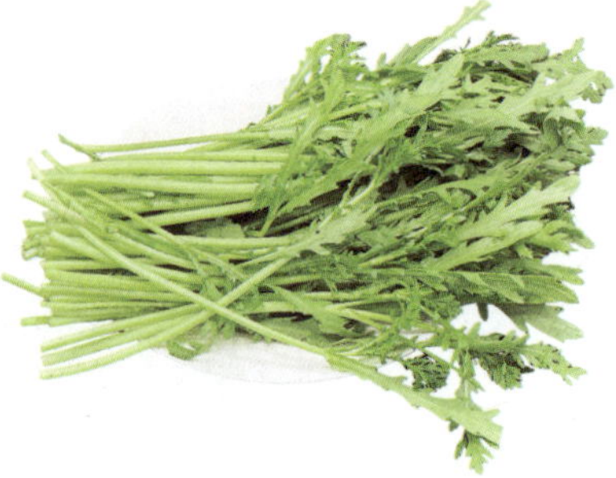

烹饪后
熟重：326g

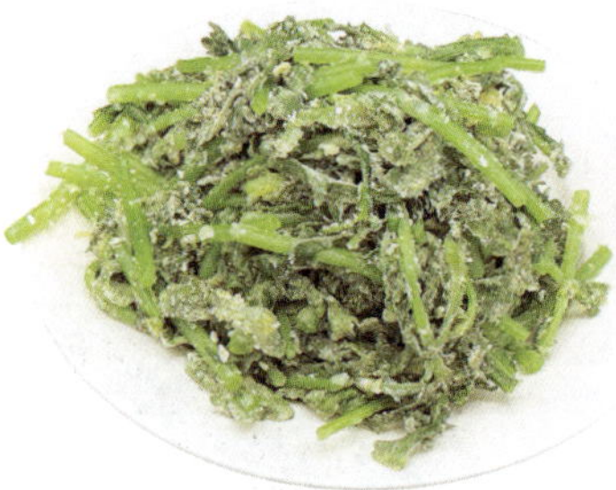

生熟比=69.0g/100g | 含油比=0g/100g | 含盐比=0g/100g

106. 048055-香椿（鲜）[香椿芽]

食物编码及食物名称：048055-香椿（鲜）[香椿芽] | 烹饪方式：炒

烹饪前
生重：118g

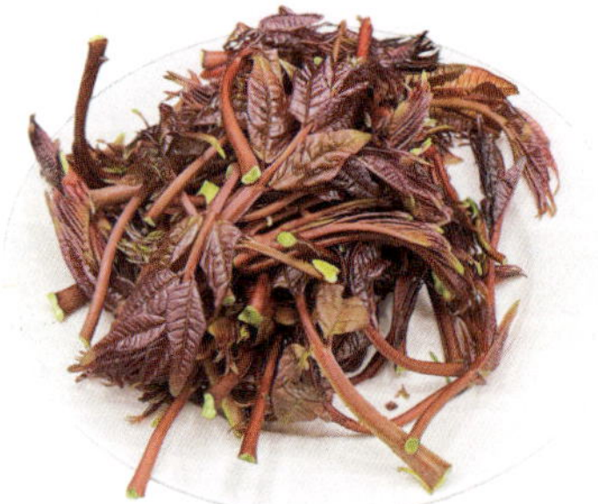

烹饪后
熟重：119g

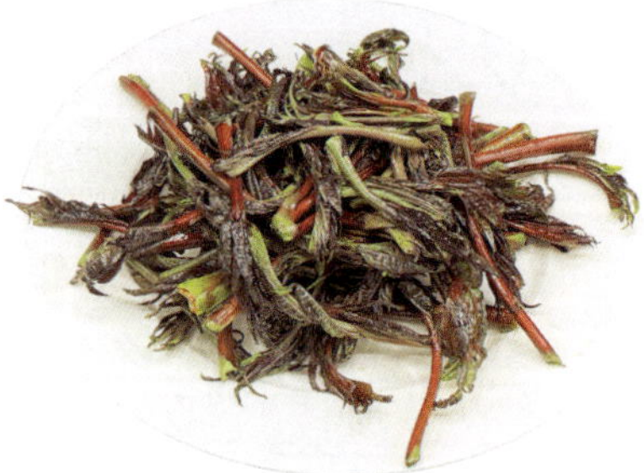

生熟比=99.2g/100g | 含油比=9.2g/100g | 含盐比=0.8g/100g

食物编码及食物名称：048055-香椿（鲜）[香椿芽]　**烹饪方式：煮**

烹饪前

生重：109g

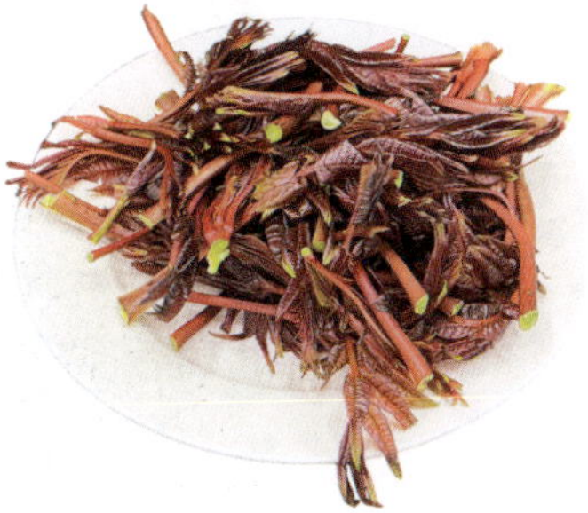

烹饪后

熟重：124g

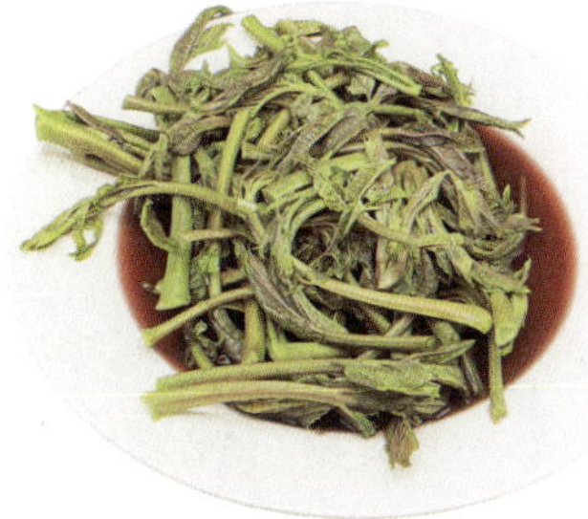

生熟比=87.9g/100g　|　含油比=0g/100g　|　含盐比=0.5g/100g

食物编码及食物名称：048055-香椿（鲜）[香椿芽]　**烹饪方式：蒸**

烹饪前

生重：95g

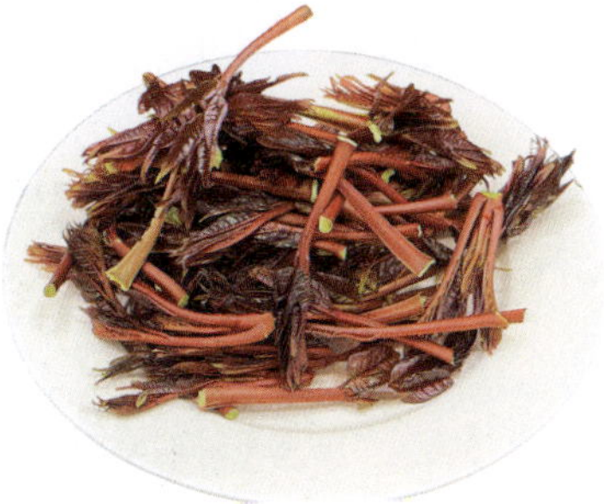

烹饪后

熟重：91g

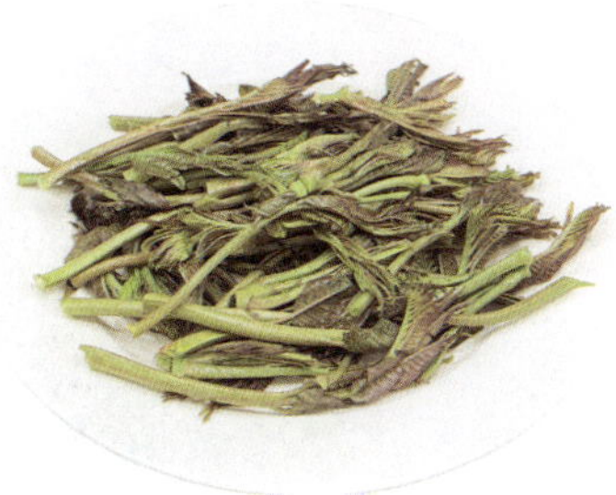

生熟比=104.4g/100g　|　含油比=0g/100g　|　含盐比=0g/100g

107. 048081-苦苣菜

食物编码及食物名称：048081-苦苣菜 | **烹饪方式：炒**

烹饪前

生重：119g

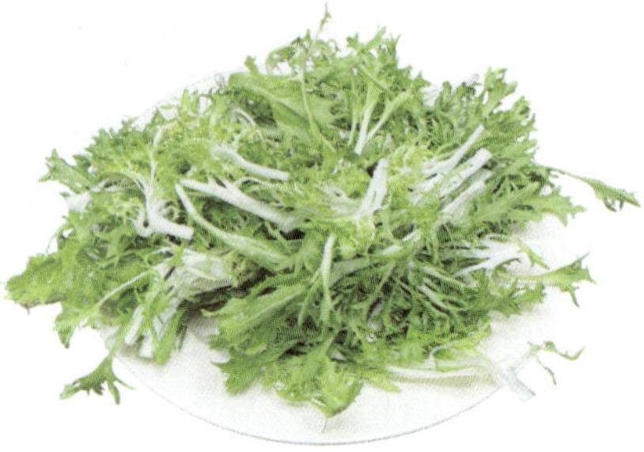

烹饪后

熟重：105g

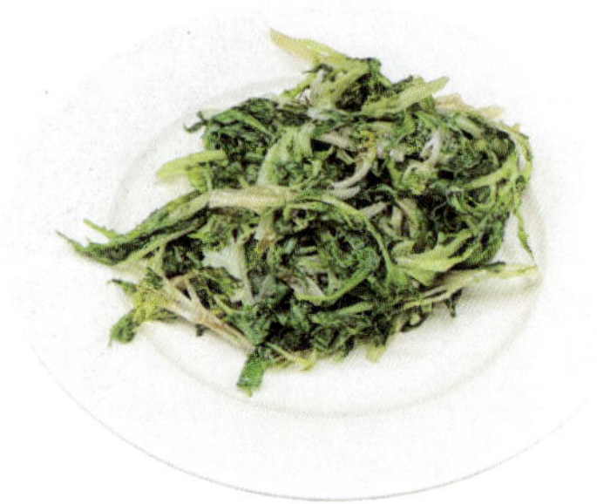

生熟比=113.3g/100g | 含油比=10.5g/100g | 含盐比=1.0g/100g

食物编码及食物名称：048081-苦苣菜 | **烹饪方式：蒸**

烹饪前

生重：153g

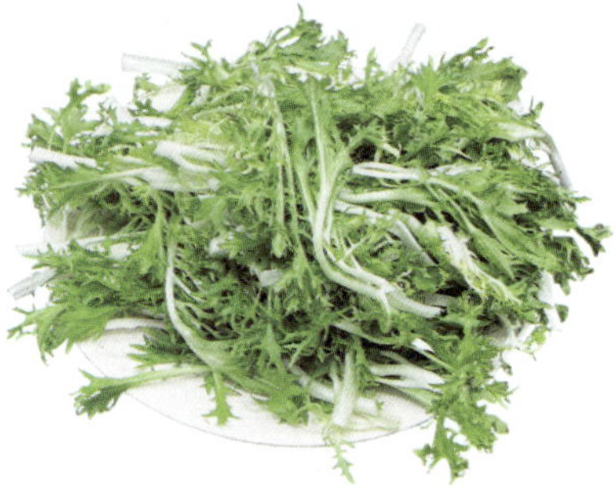

烹饪后

熟重：154g

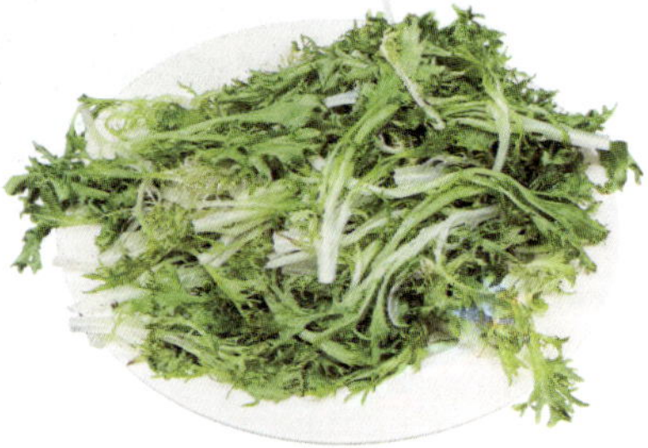

生熟比=99.4g/100g | 含油比=0g/100g | 含盐比=0g/100g

108. 04xxxx-儿菜

食物编码及食物名称：04xxxx-儿菜 **烹饪方式：炒**

烹饪前

生重：198g

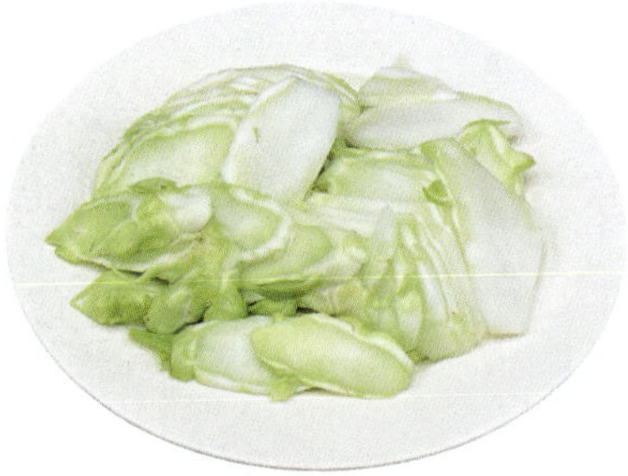

烹饪后

熟重：171g

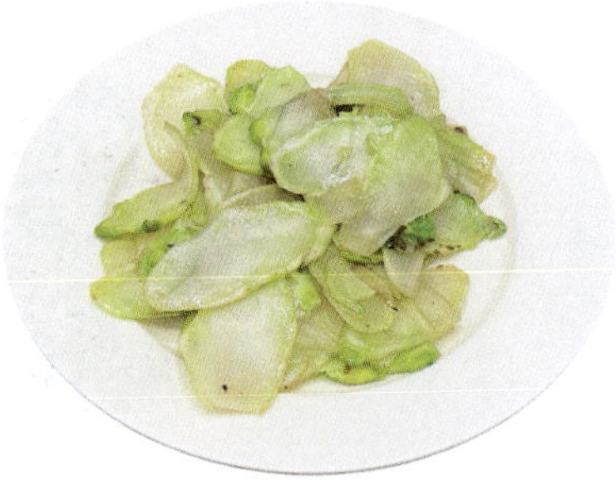

生熟比=115.8g/100g | 含油比=7.6g/100g | 含盐比=1.8g/100g

食物编码及食物名称：04xxxx-儿菜 **烹饪方式：蒸**

烹饪前

生重：195g

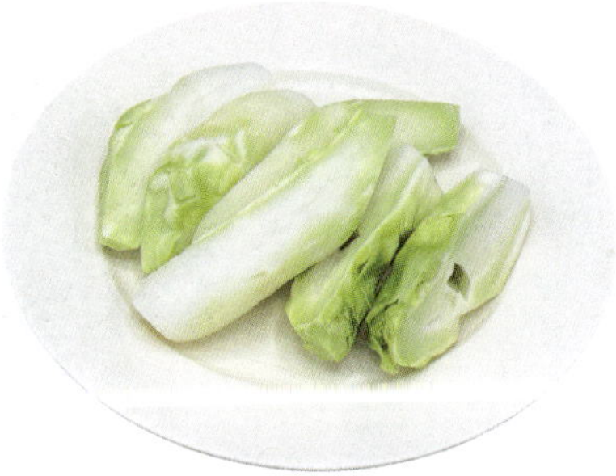

烹饪后

熟重：183g

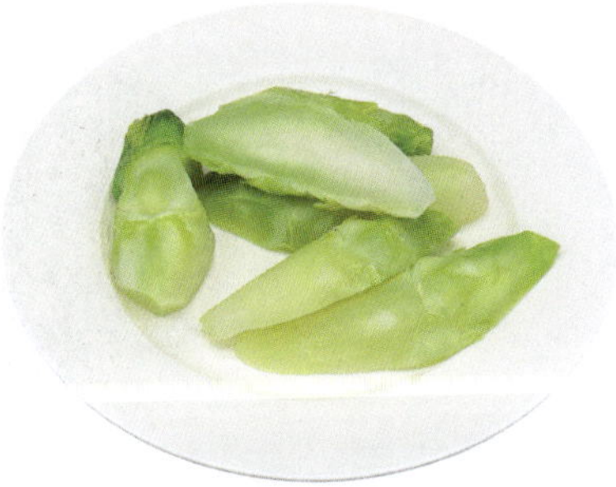

生熟比=106.6g/100g | 含油比=0g/100g | 含盐比=0g/100g

109. 04xxxx–萝卜苗

食物编码及食物名称：04xxxx–萝卜苗 | **烹饪方式：炒**

烹饪前

生重：66g

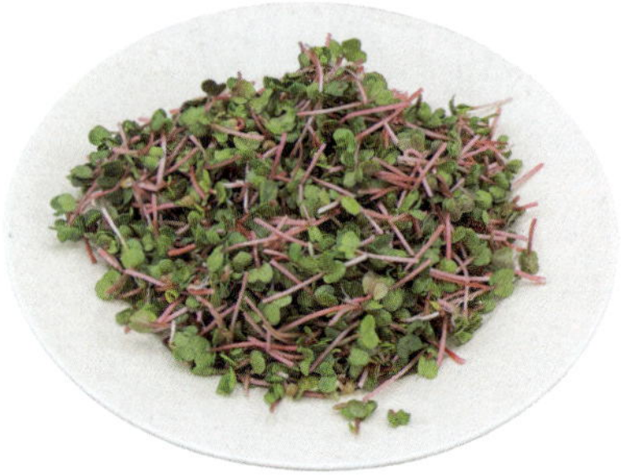

烹饪后

熟重：56g

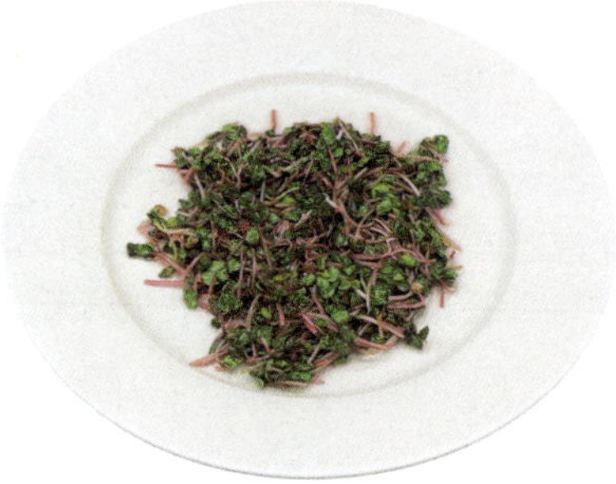

生熟比=117.9g/100g | 含油比=9.1g/100g | 含盐比=1.5g/100g

食物编码及食物名称：04xxxx–萝卜苗 | **烹饪方式：蒸**

烹饪前

生重：48g

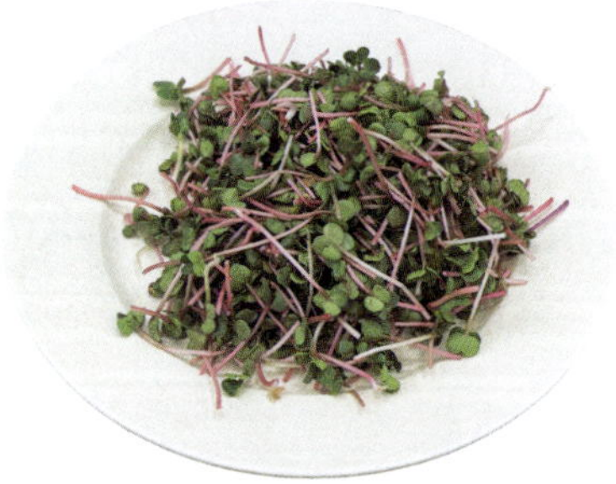

烹饪后

熟重：43g

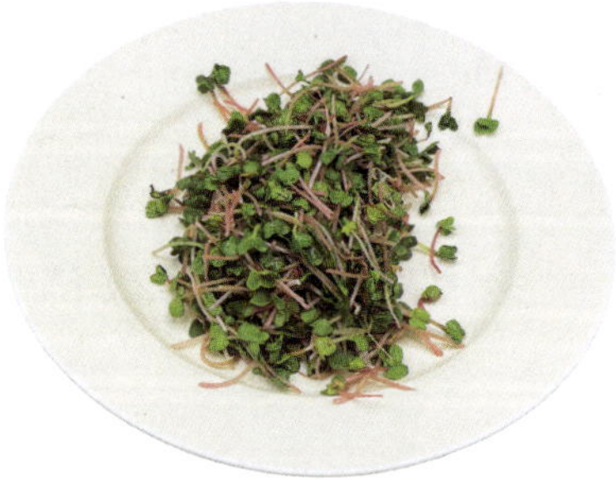

生熟比=111.6g/100g | 含油比=0g/100g | 含盐比=0g/100g

110. 04xxxx-黄心菜

食物编码及食物名称：04xxxx-黄心菜　　**烹饪方式：炒**

烹饪前

生重：182g

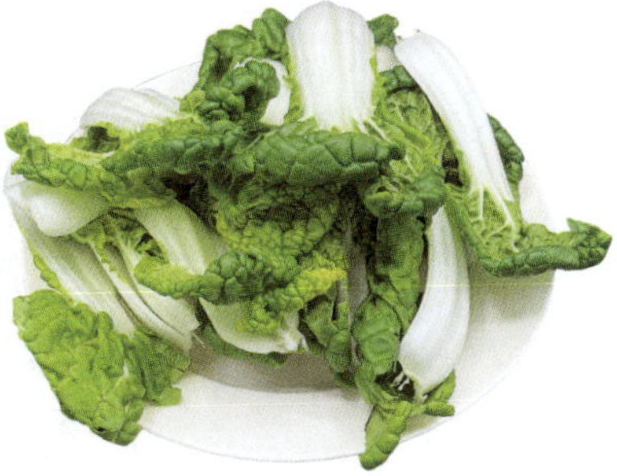

烹饪后

熟重：167g

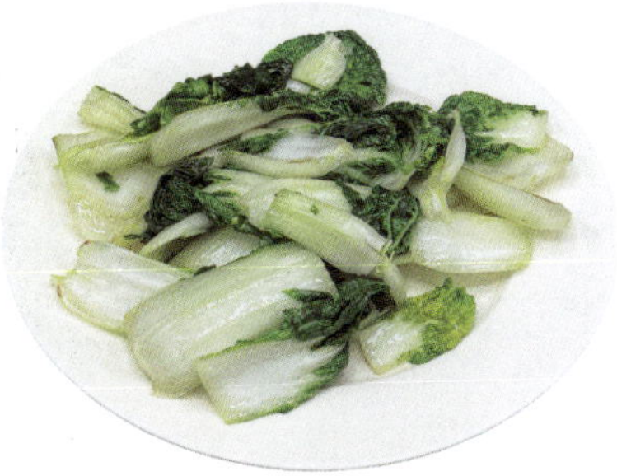

生熟比=109.0g/100g | 含油比=7.2g/100g | 含盐比=0.6g/100g

食物编码及食物名称：04xxxx-黄心菜　　**烹饪方式：蒸**

烹饪前

生重：214g

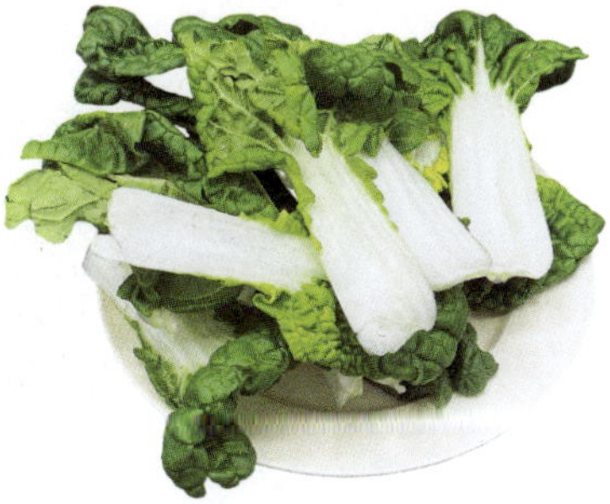

烹饪后

熟重：209g

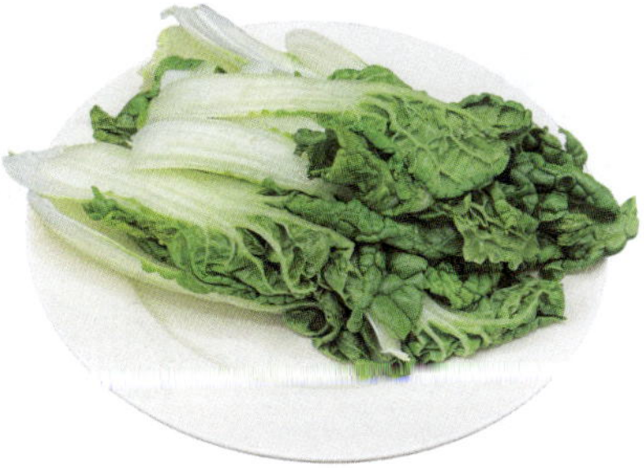

生熟比=102.4g/100g | 含油比=0g/100g | 含盐比=0g/100g

111. 04xxxx–冰草

食物编码及食物名称：04xxxx–冰草 | **烹饪方式：炒**

烹饪前

生重：184g

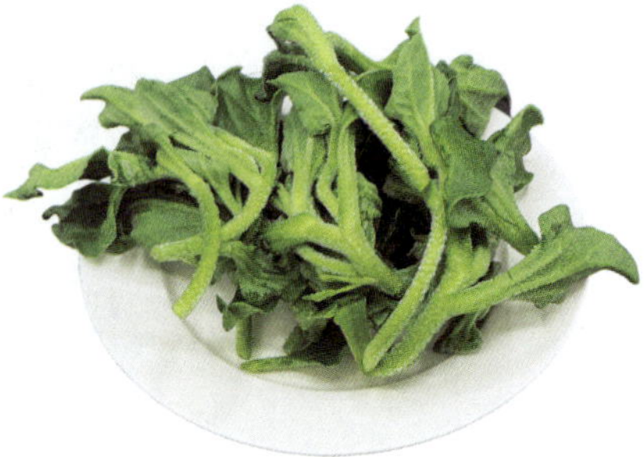

烹饪后

熟重：151g

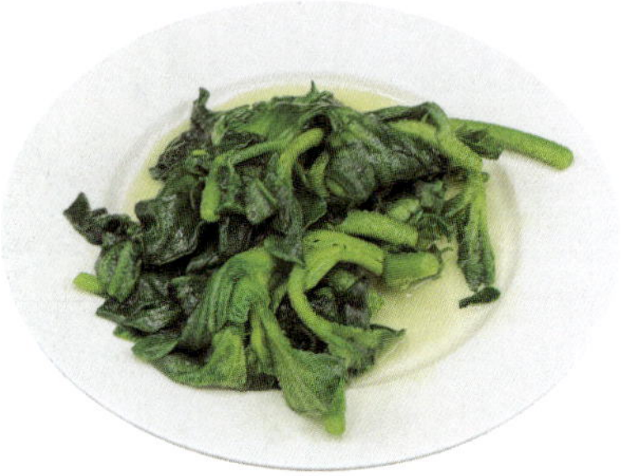

生熟比=121.9g/100g | 含油比=8.5g/100g | 含盐比=0.6g/100g

食物编码及食物名称：04xxxx–冰草 | **烹饪方式：蒸**

烹饪前

生重：181g

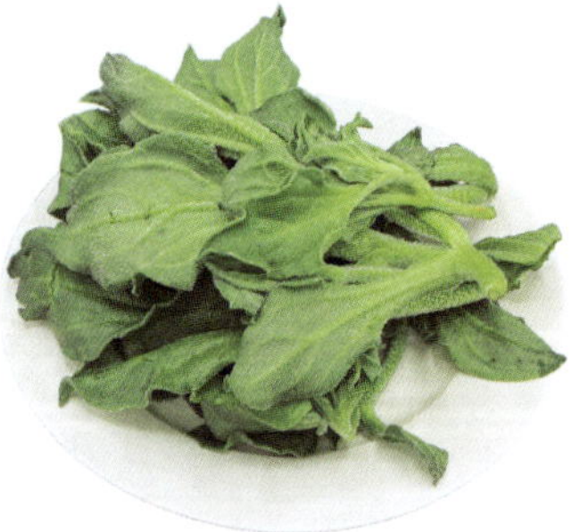

烹饪后

熟重：157g

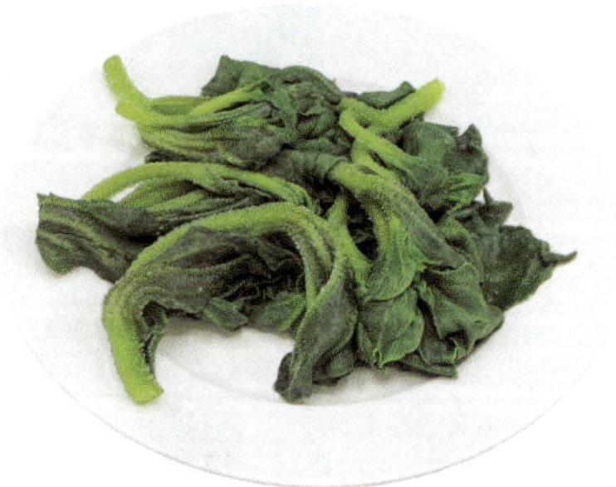

生熟比=115.3g/100g | 含油比=0g/100g | 含盐比=0g/100g

112. 04xxxx-芝麻菜

食物编码及食物名称：04xxxx-芝麻菜　　烹饪方式：炒

烹饪前

生重：148g

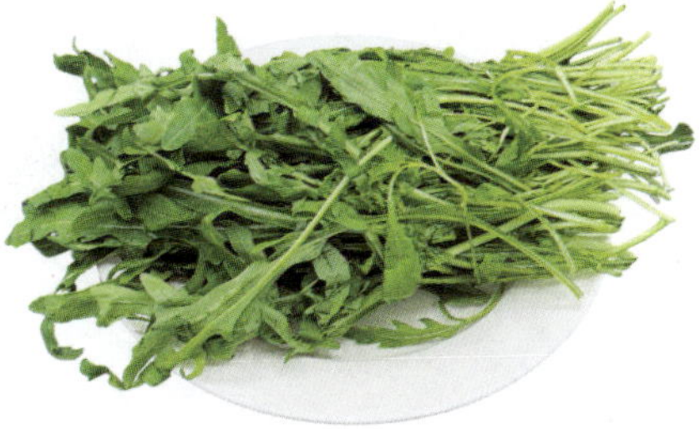

烹饪后

熟重：129g

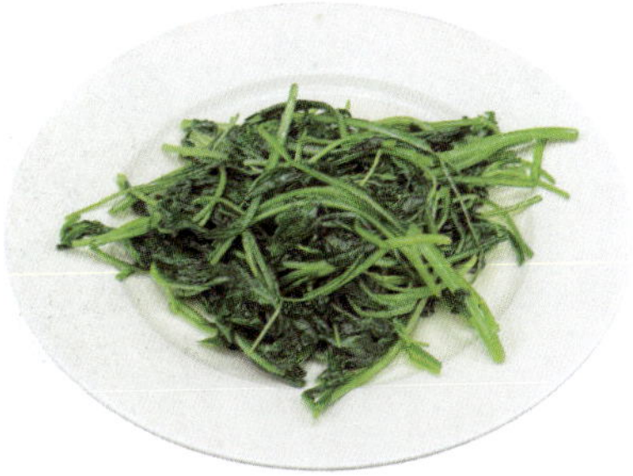

生熟比=114.7g/100g | 含油比=13.7g/100g | 含盐比=1.4g/100g

食物编码及食物名称：04xxxx-芝麻菜　　烹饪方式：蒸

烹饪前

生重：129g

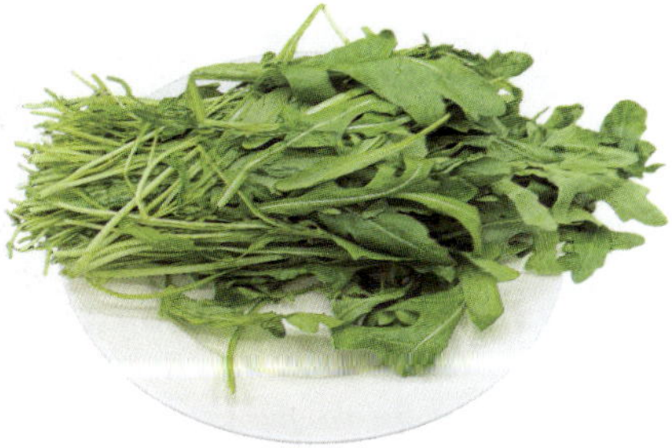

烹饪后

熟重：126g

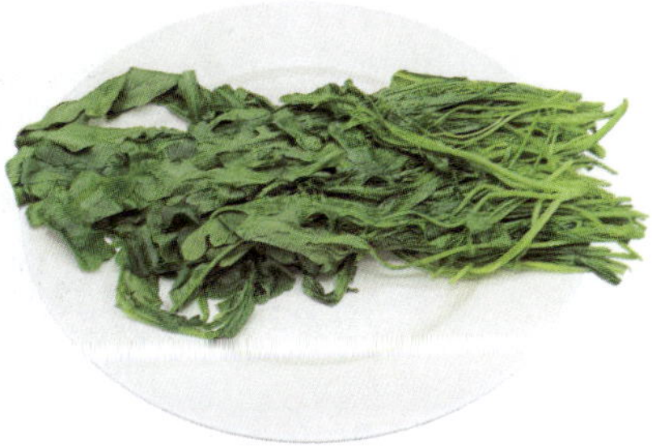

生熟比=102.4g/100g | 含油比=0g/100g | 含盐比=0g/100g

113. 04xxxx–韩苏叶

食物编码及食物名称：04xxxx–韩苏叶 **烹饪方式：炒**

烹饪前

生重：20g

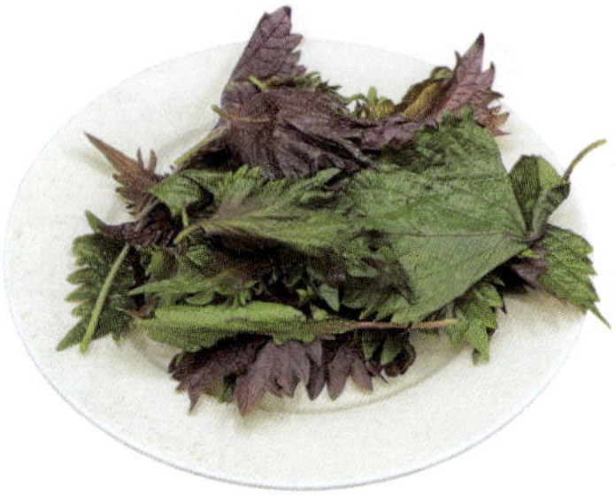

烹饪后

熟重：22g

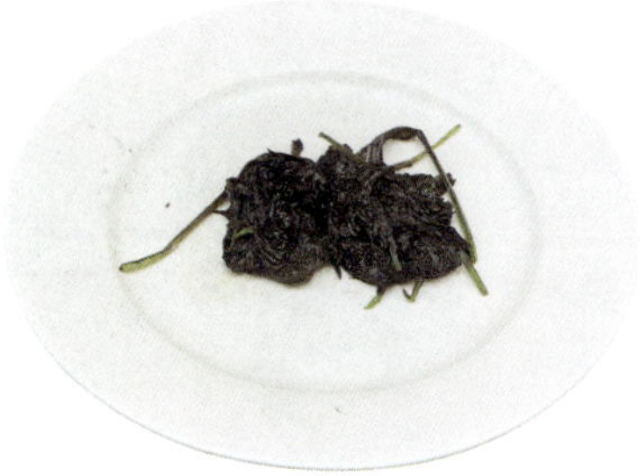

生熟比=90.9g/100g | 含油比=13.6g/100g | 含盐比=4.5g/100g

食物编码及食物名称：04xxxx–韩苏叶 **烹饪方式：蒸**

烹饪前

生重：18g

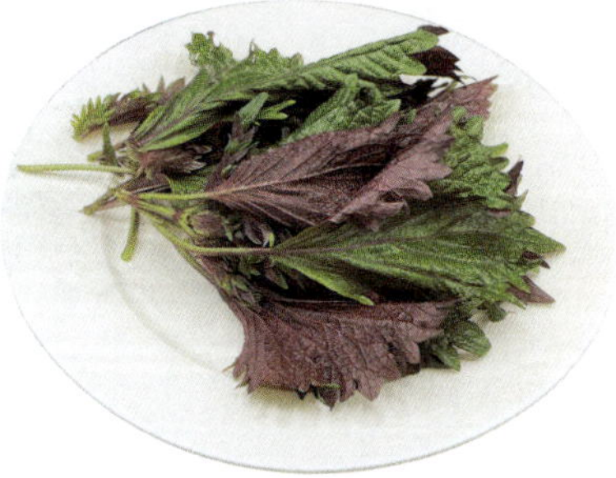

烹饪后

熟重：24g

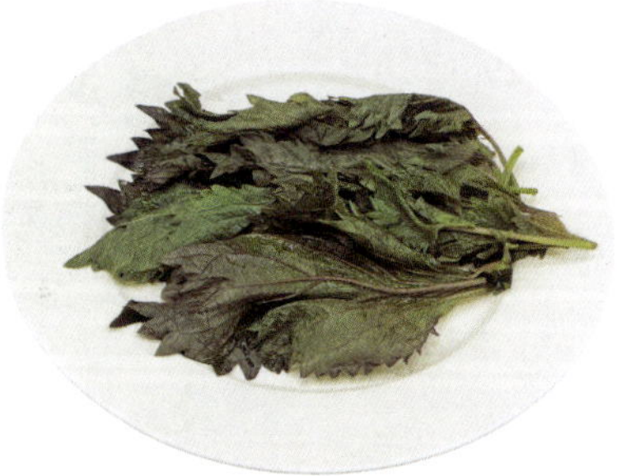

生熟比=75.0g/100g | 含油比=0g/100g | 含盐比=0g/100g

06

第六章

菌藻类及制品

1. 051008-金针菇（鲜）[智力菇]

食物编码及食物名称：051008-金针菇（鲜）[智力菇] **烹饪方式：炒**

烹饪前

生重：179g

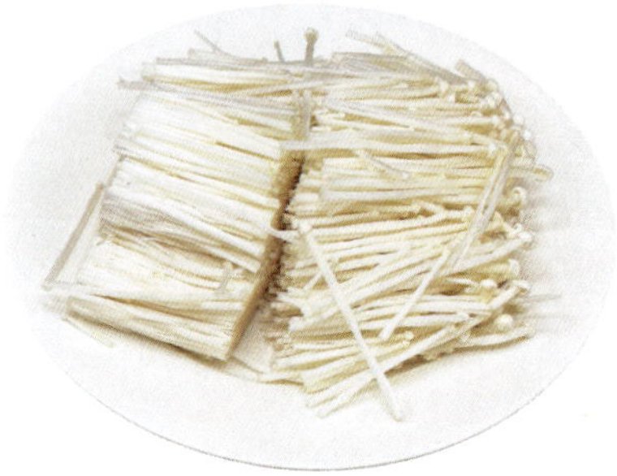

烹饪后

熟重：176g

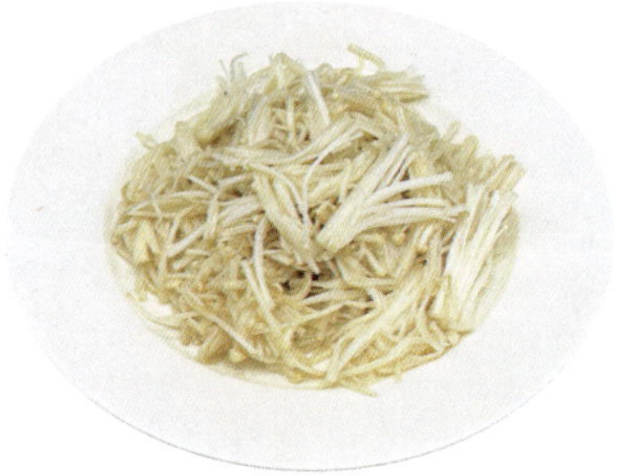

生熟比=101.7g/100g | 含油比=10.2g/100g | 含盐比=0.6g/100g

食物编码及食物名称：051008-金针菇（鲜）[智力菇] **烹饪方式：炖**

烹饪前

生重：140g

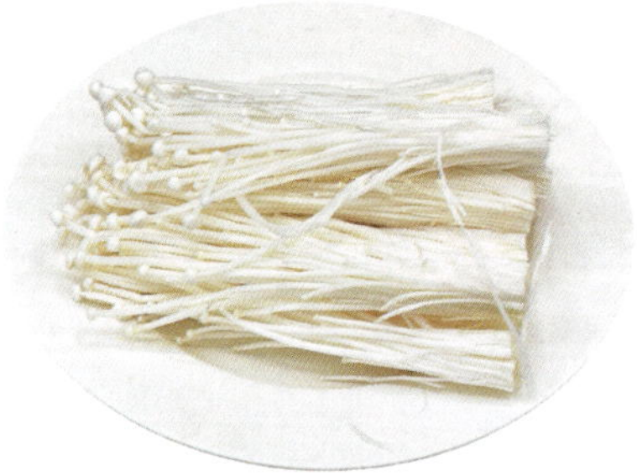

烹饪后

熟重：157g

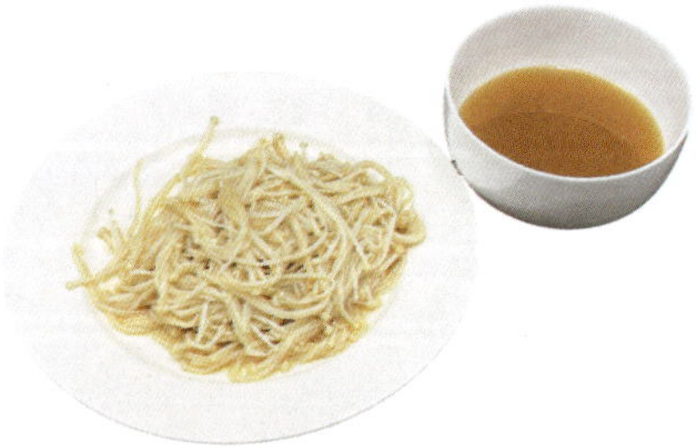

生熟比=89.2g/100g | 含油比=9.3g/100g | 含盐比=0.9g/100g

食物编码及食物名称：051008-金针菇（鲜）[智力菇] **烹饪方式：煮**

烹饪前

生重：138g

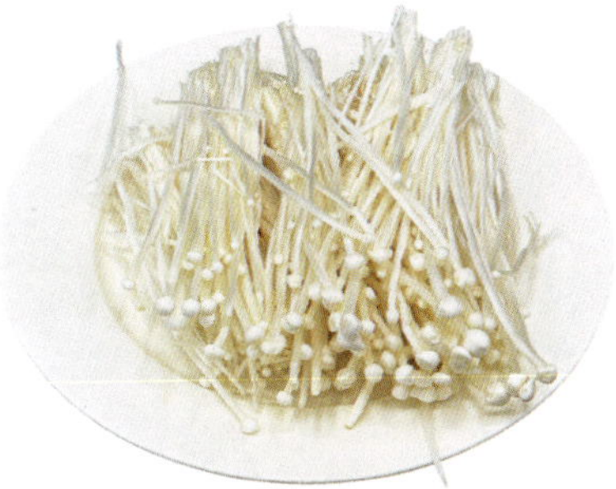

烹饪后

熟重：168g

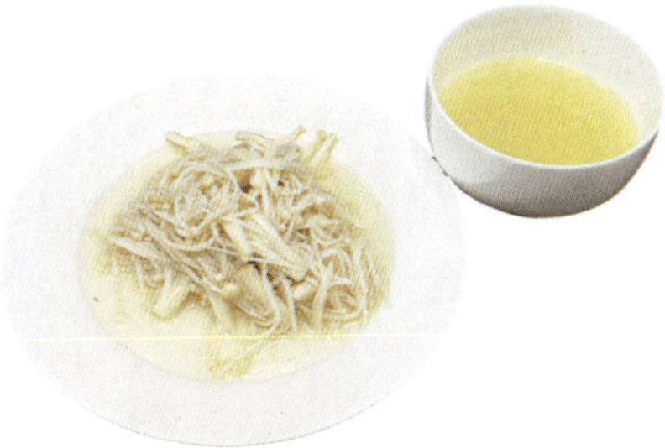

生熟比=82.1g/100g | 含油比=0g/100g | 含盐比=0g/100g

食物编码及食物名称：051008-金针菇（鲜）[智力菇] **烹饪方式：烤**

烹饪前

生重：181g

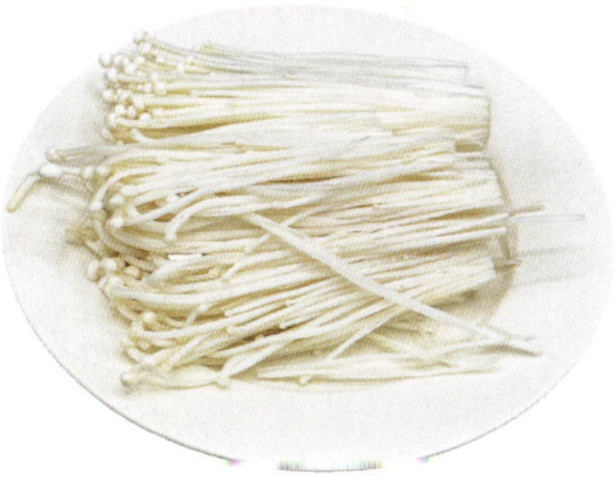

烹饪后

熟重：159g

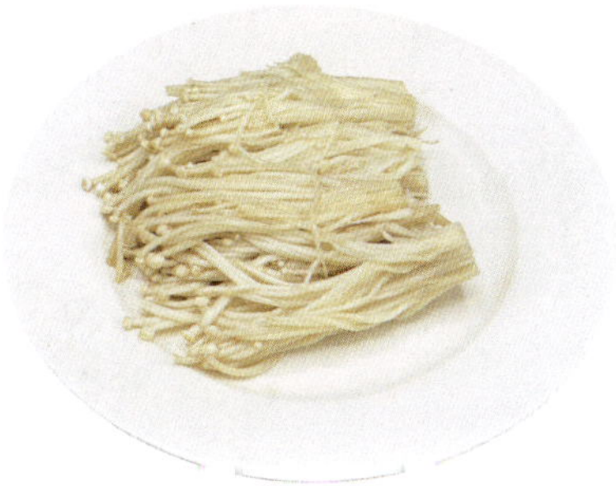

生熟比=113.8g/100g | 含油比=3.1g/100g | 含盐比=0.6g/100g

食物编码及食物名称：051008-金针菇（鲜）[智力菇]　烹饪方式：蒸

烹饪前
生重：207g

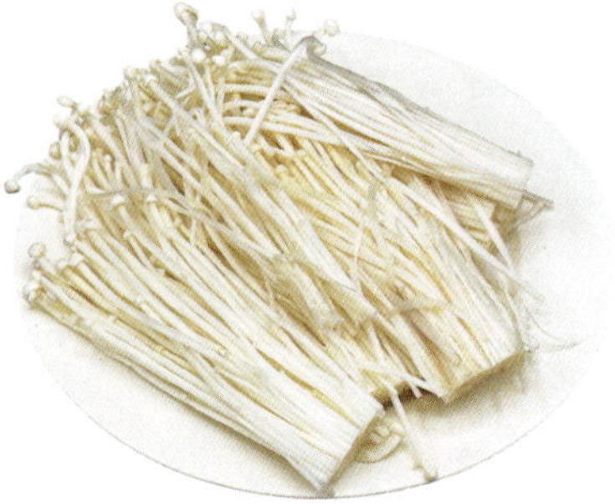

烹饪后
熟重：170g

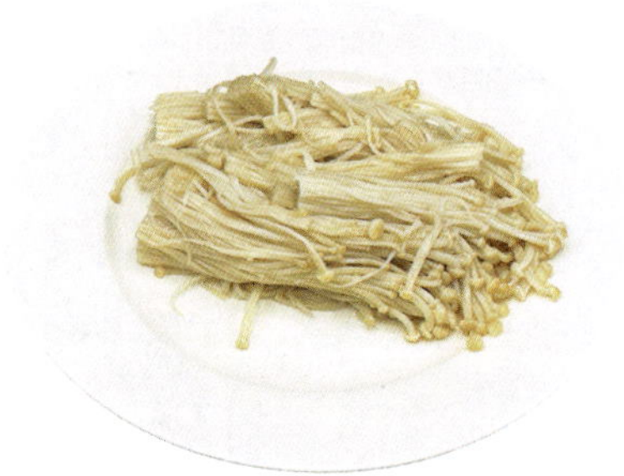

生熟比=121.8g/100g | 含油比=0g/100g | 含盐比=0g/100g

2. 051010-口蘑（白蘑）

食物编码及食物名称：051010-口蘑（白蘑）　烹饪方式：炒

烹饪前
生重：151g

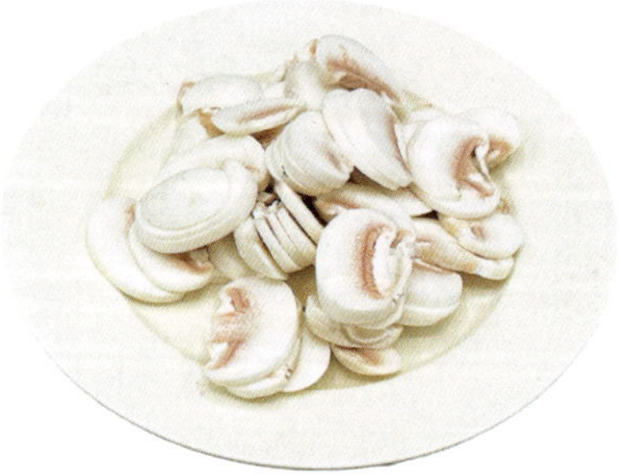

烹饪后
熟重：102g

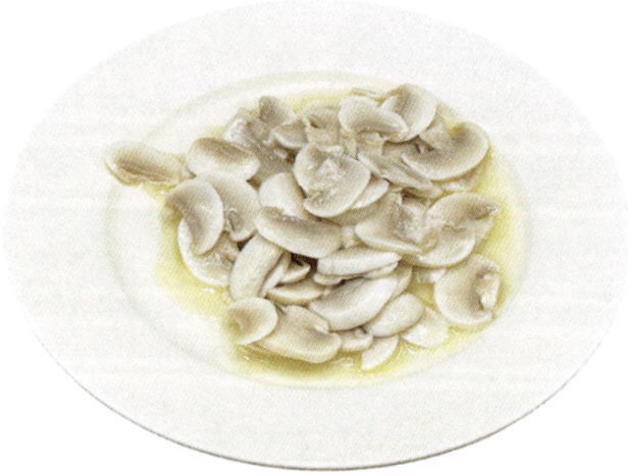

生熟比=148.0g/100g | 含油比=14.7g/100g | 含盐比=0g/100g

食物编码及食物名称：051010–口蘑（白蘑）　**烹饪方式：炖**

烹饪前

生重：225g

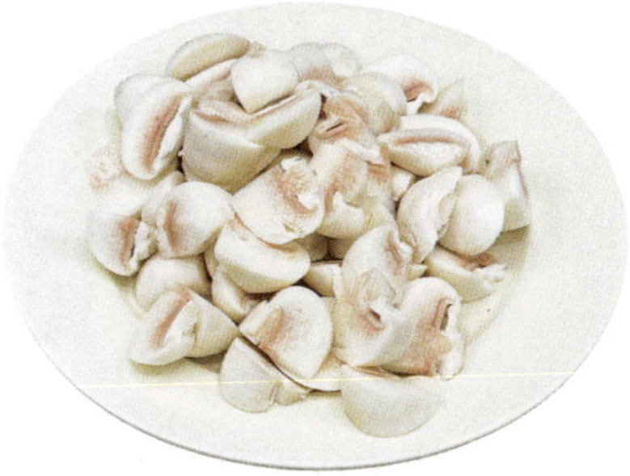

烹饪后

熟重：146g

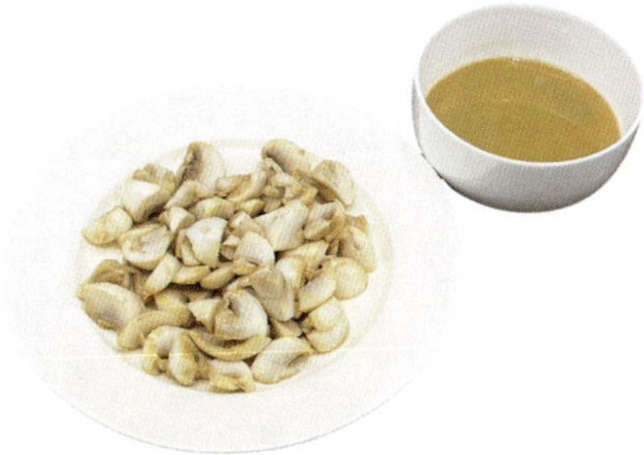

生熟比=154.1g/100g　|　含油比=9.8g/100g　|　含盐比=0g/100g

食物编码及食物名称：051010–口蘑（白蘑）　**烹饪方式：煮**

烹饪前

生重：106g

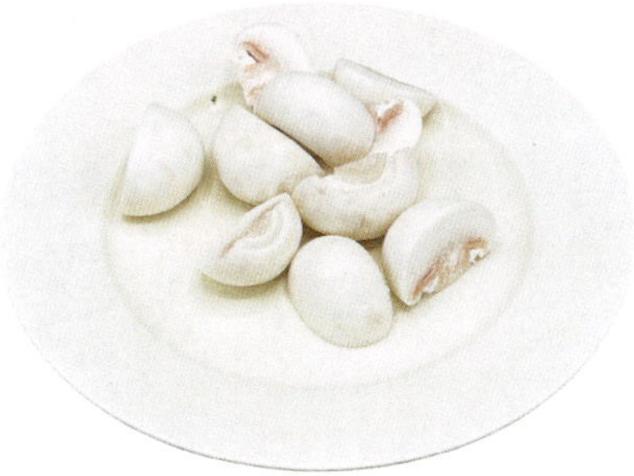

烹饪后

熟重：67g

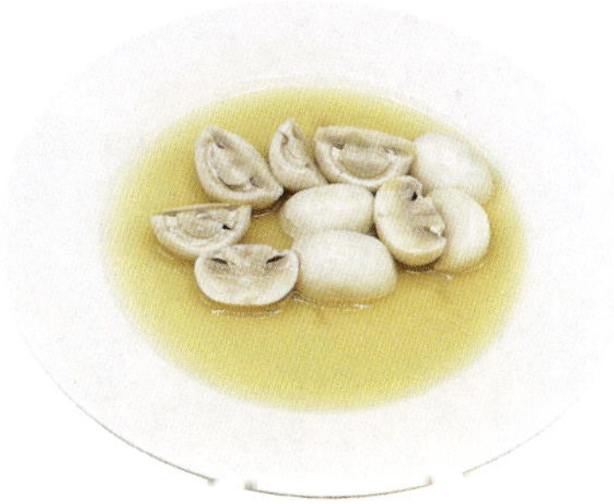

生熟比=158.2g/100g　|　含油比=0g/100g　|　含盐比=1.0g/100g

食物编码及食物名称：051010–口蘑（白蘑） **烹饪方式：烤**

烹饪前

生重：147g

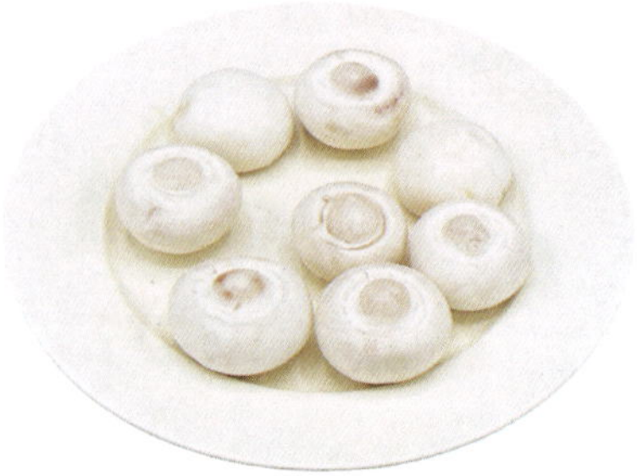

烹饪后

熟重：102g

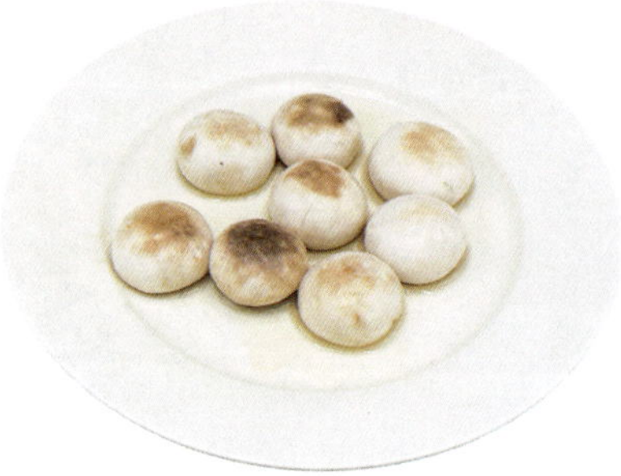

生熟比=144.1g/100g | 含油比=0g/100g | 含盐比=0g/100g

食物编码及食物名称：051010–口蘑（白蘑） **烹饪方式：蒸**

烹饪前

生重：149g

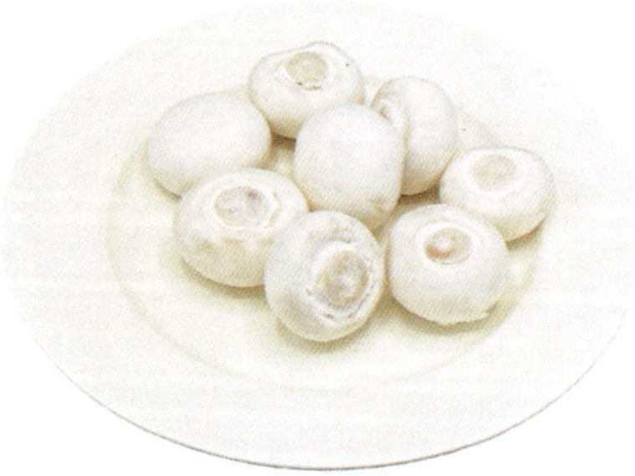

烹饪后

熟重：85g

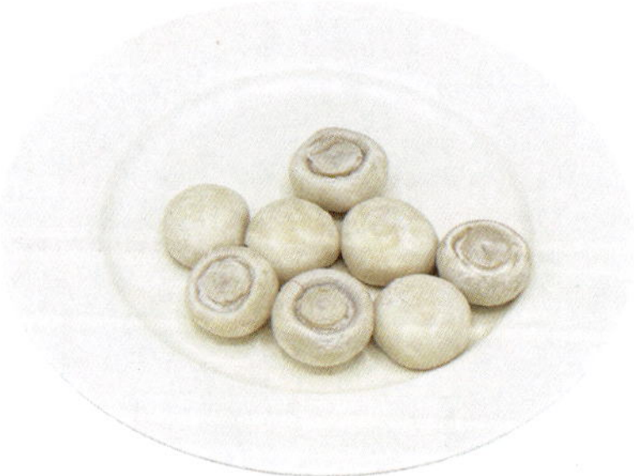

生熟比=175.3g/100g | 含油比=0g/100g | 含盐比=0g/100g

3. 051013-木耳（干）[黑木耳、云耳]

食物编码及食物名称：051013-木耳（干）[黑木耳、云耳] **烹饪方式：炒**

烹饪前

生重：20g

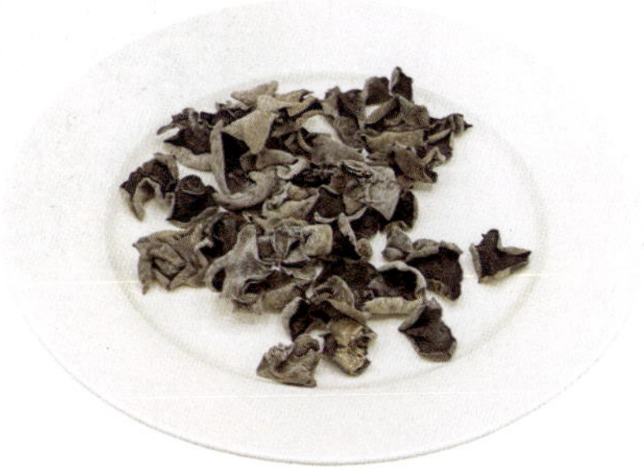

烹饪后

熟重：186g

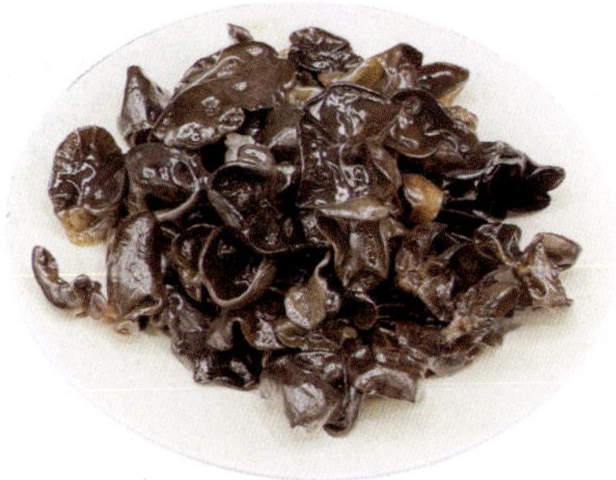

生熟比=10.8g/100g | 含油比=8.6g/100g | 含盐比=0.5g/100g

食物编码及食物名称：051013-木耳（干）[黑木耳、云耳] **烹饪方式：炖**

烹饪前

生重：20g

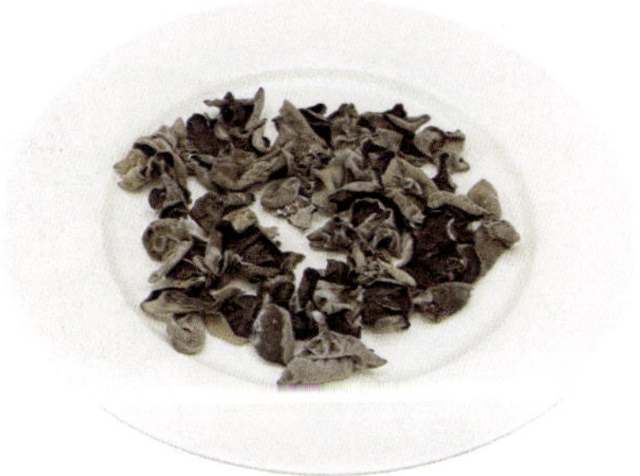

烹饪后

熟重：187g

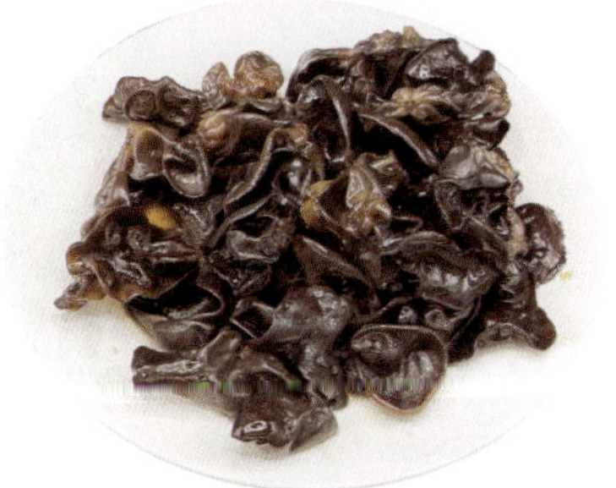

生熟比=10.7g/100g | 含油比=11.2g/100g | 含盐比=0.5g/100g

食物编码及食物名称：051013-木耳（干）[黑木耳、云耳]	烹饪方式：煮

烹饪前

生重：20g

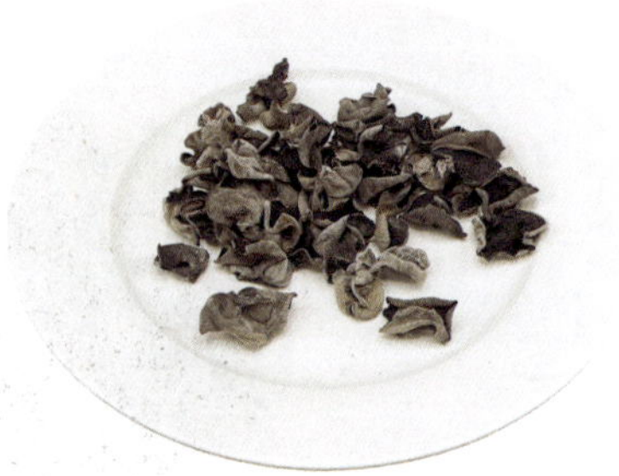

烹饪后

熟重：202g

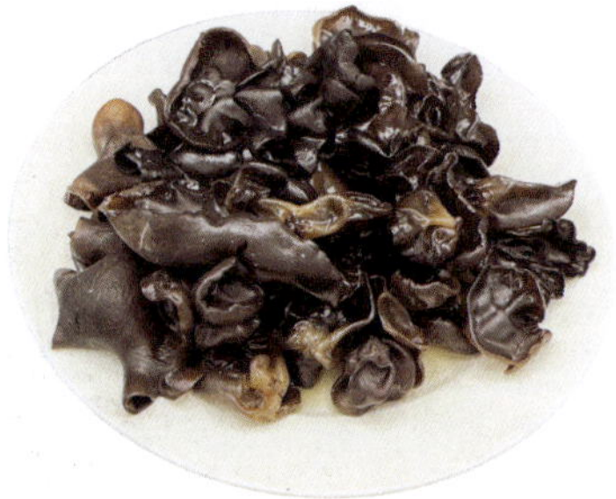

生熟比=9.9g/100g | 含油比=0g/100g | 含盐比=0g/100g

4. 051020-香菇（干）[香蕈、冬菇]

食物编码及食物名称：051020-香菇（干）[香蕈、冬菇]	烹饪方式：炒

烹饪前

生重：20g

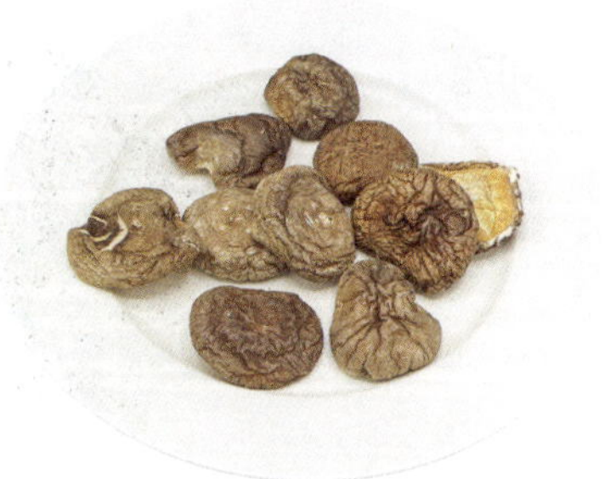

烹饪后

熟重：136g

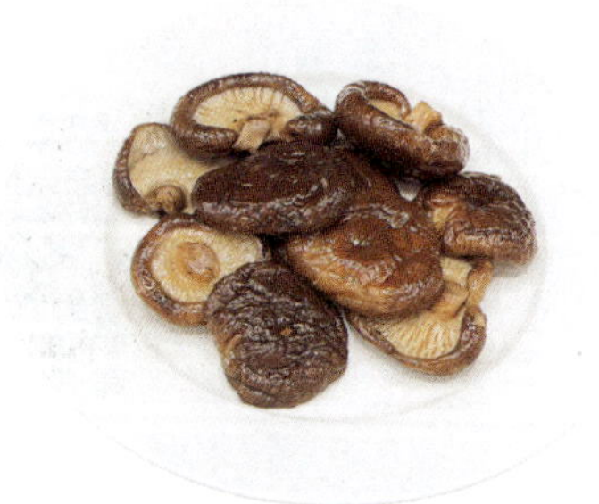

生熟比=14.7g/100g | 含油比=14.7g/100g | 含盐比=0.7g/100g

食物编码及食物名称：051020–香菇（干）[香蕈、冬菇]　**烹饪方式：炖**

烹饪前

生重：20g

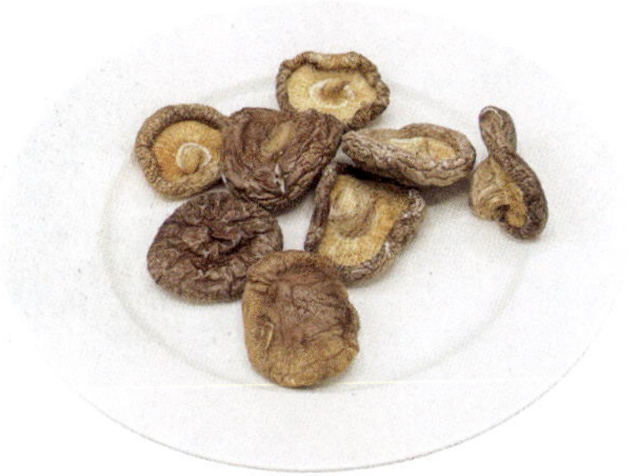

烹饪后

熟重：128g

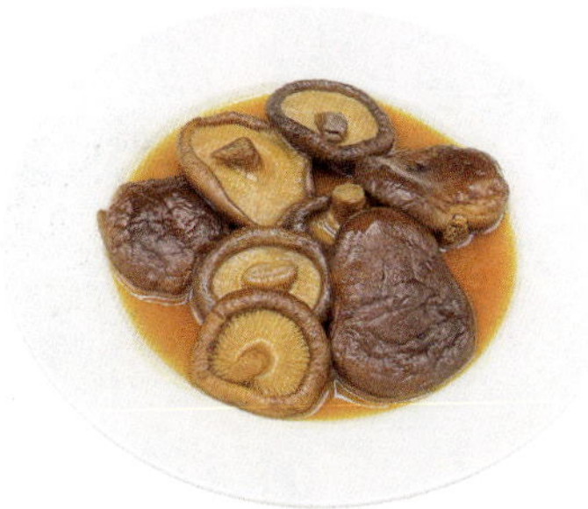

生熟比=15.6g/100g | 含油比=6.8g/100g | 含盐比=0.6g/100g

食物编码及食物名称：051020–香菇（干）[香蕈、冬菇]　**烹饪方式：煮**

烹饪前

生重：20g

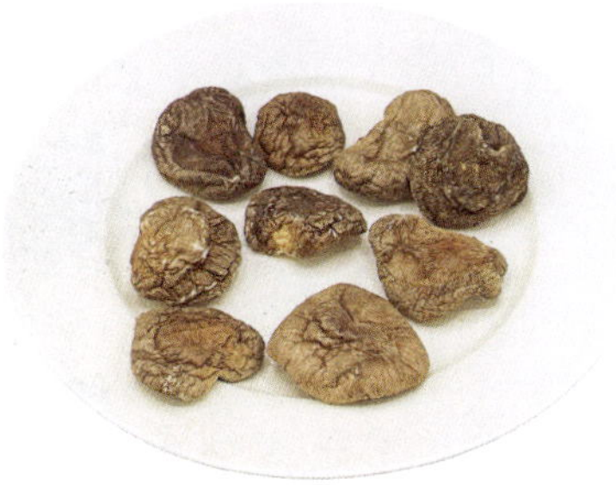

烹饪后

熟重：111g

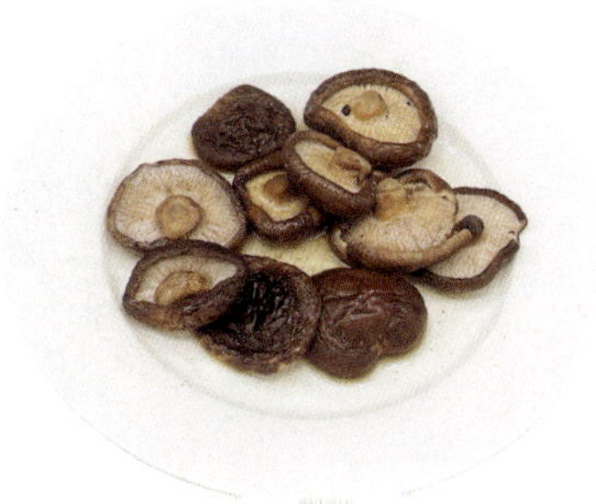

生熟比=18.0g/100g | 含油比=0g/100g | 含盐比=0.8g/100g

食物编码及食物名称：051020-香菇（干）[香蕈、冬菇] **烹饪方式：烤**

烹饪前

生重：20g

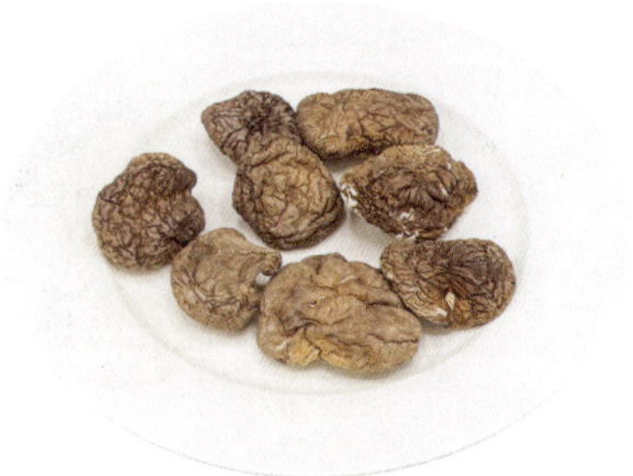

烹饪后

熟重：72g

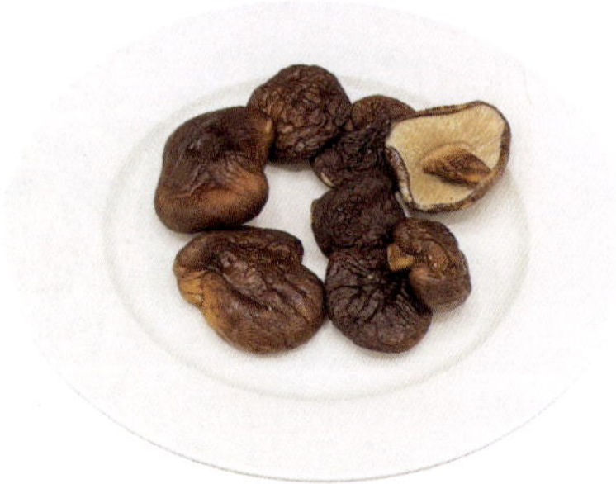

生熟比=27.8g/100g | 含油比=0g/100g | 含盐比=0g/100g

食物编码及食物名称：051020-香菇（干）[香蕈、冬菇] **烹饪方式：蒸**

烹饪前

生重：20g

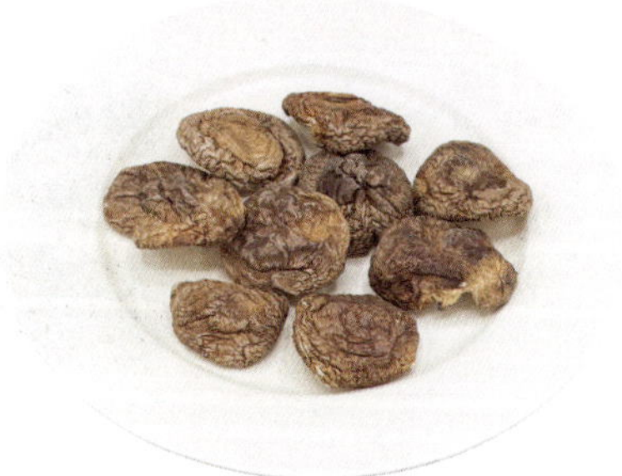

烹饪后

熟重：106g

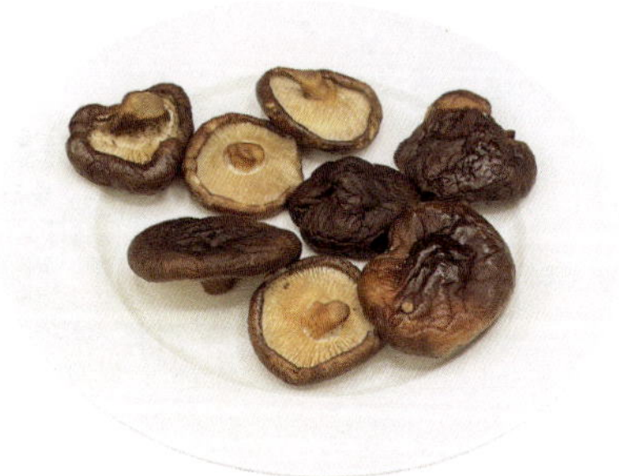

生熟比=18.9g/100g | 含油比=0g/100g | 含盐比=0g/100g

5. 051024–银耳（干）[白木耳]

食物编码及食物名称：051024–银耳（干）[白木耳]　**烹饪方式：炒**

烹饪前

生重：20g

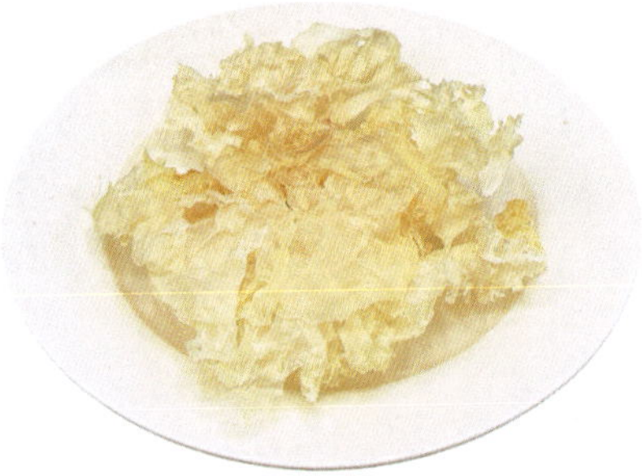

烹饪后

熟重：227g

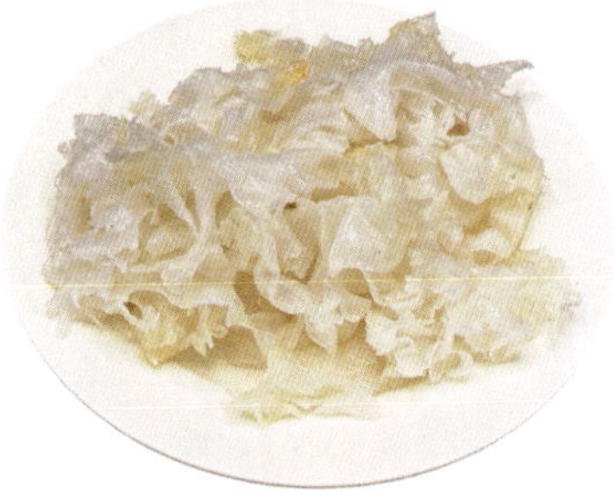

生熟比=8.8g/100g | 含油比=16.7g/100g | 含盐比=0.4g/100g

食物编码及食物名称：051024–银耳（干）[白木耳]　**烹饪方式：炖**

烹饪前

生重：20g

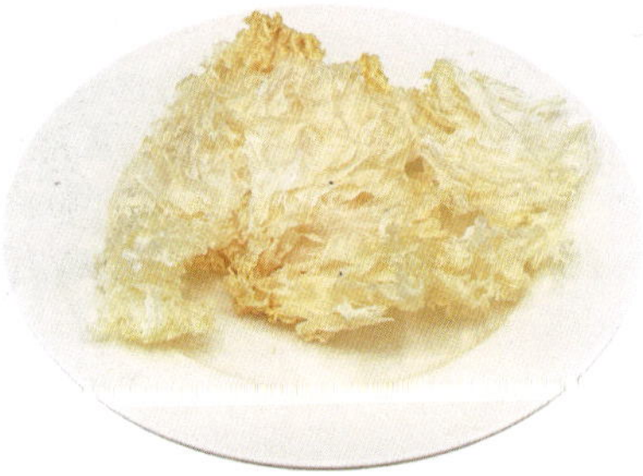

烹饪后

熟重：247g

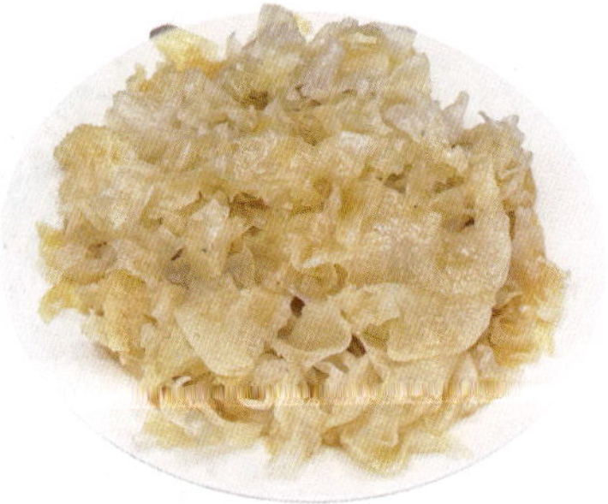

生熟比=8.1g/100g | 含油比=3.8g/100g | 含盐比=0g/100g

食物编码及食物名称：051024–银耳（干）[白木耳] | **烹饪方式：煮**

烹饪前

生重：20g

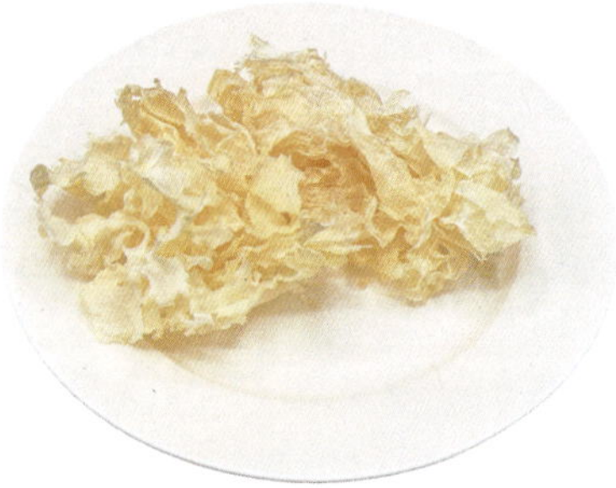

烹饪后

熟重：272g

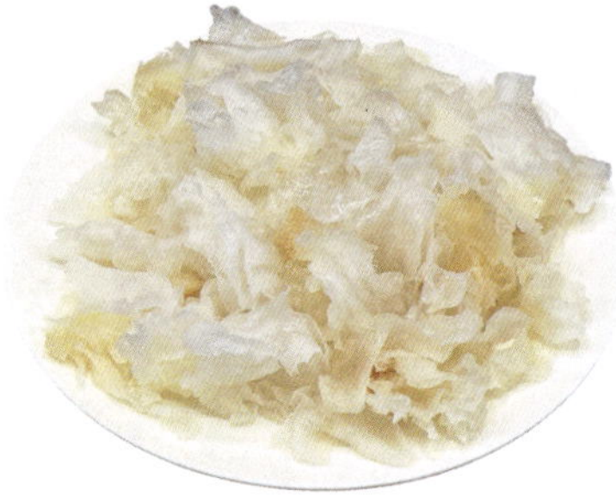

生熟比=7.4g/100g | 含油比=0g/100g | 含盐比=0.3g/100g

6. 051038–鸡枞 [蚁枞、伞把菇、鸡枞菌]

食物编码及食物名称：051038–鸡枞 [蚁枞、伞把菇、鸡枞菌] | **烹饪方式：炒**

烹饪前

生重：97g

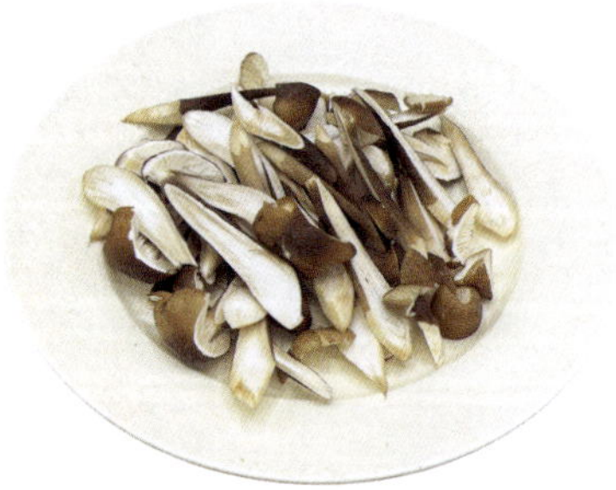

烹饪后

熟重：89g

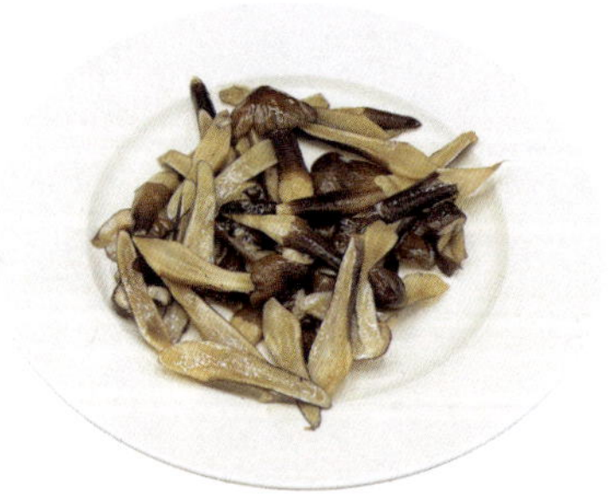

生熟比=109.0g/100g | 含油比=10.1g/100g | 含盐比=1.1g/100g

食物编码及食物名称：051038-鸡枞［蚁枞、伞把菇、鸡枞菌］ **烹饪方式：炖**

烹饪前

生重：96g

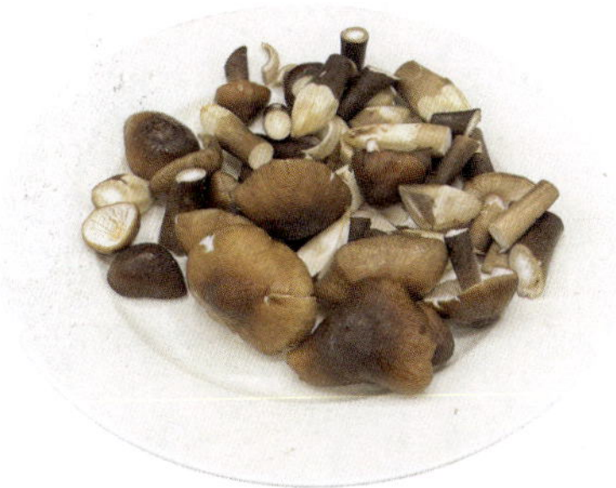

烹饪后

熟重：97g

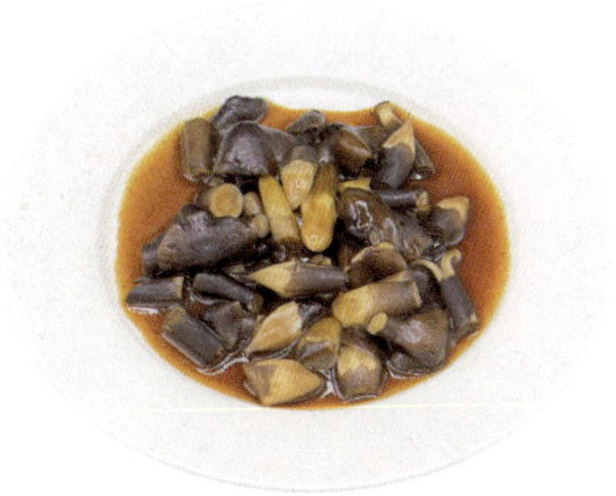

生熟比=99.0g/100g | 含油比=10.0g/100g | 含盐比=0.8g/100g

食物编码及食物名称：051038-鸡枞［蚁枞、伞把菇、鸡枞菌］ **烹饪方式：煮**

烹饪前

生重：109g

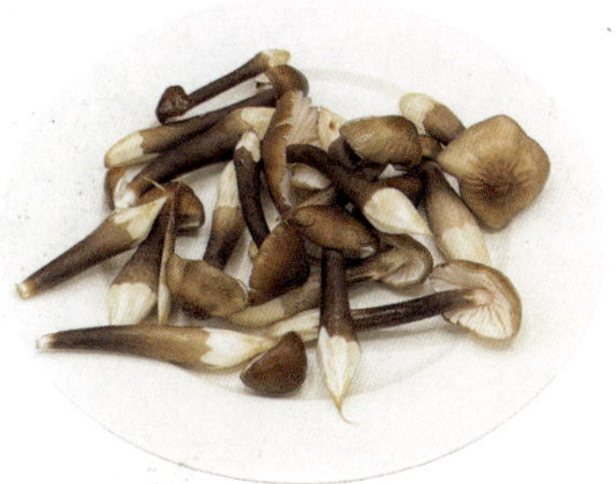

烹饪后

熟重：92g

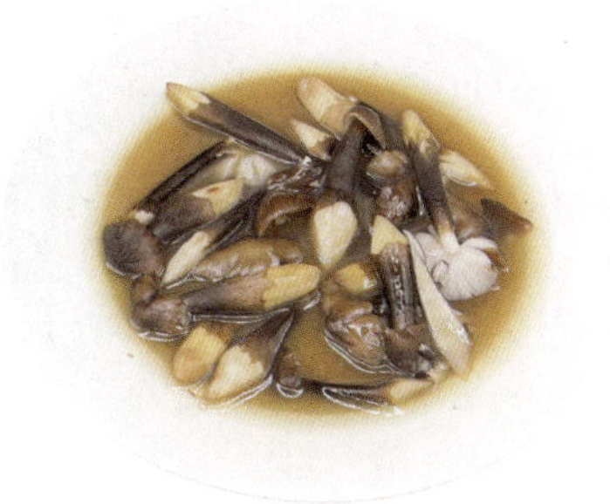

生熟比=118.5g/100g | 含油比=0g/100g | 含盐比=0g/100g

食物编码及食物名称：051038-鸡枞［蚁枞、伞把菇、鸡枞菌］ | **烹饪方式：烤**

烹饪前

生重：103g

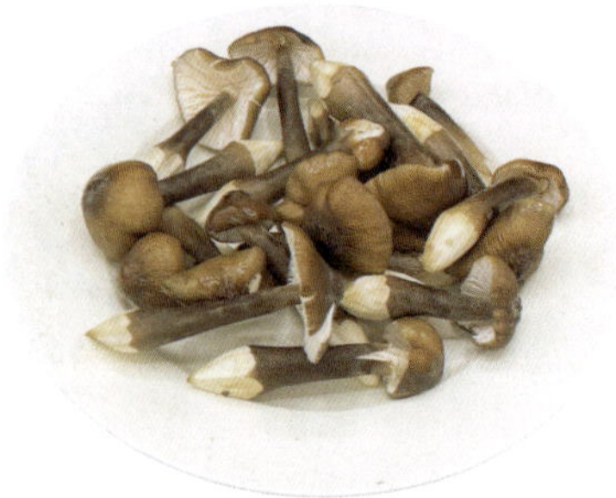

烹饪后

熟重：56g

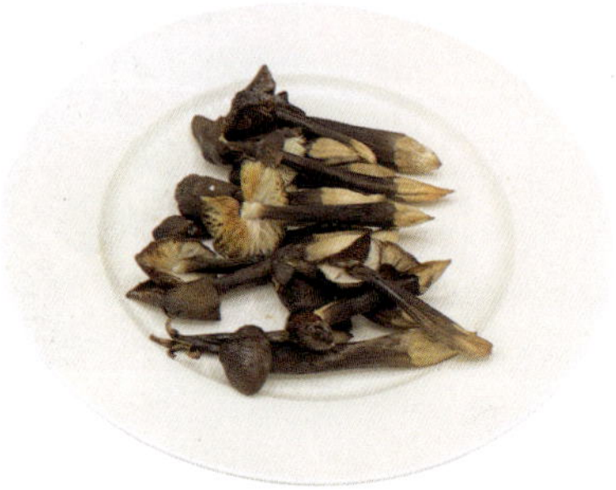

生熟比=183.9g/100g | 含油比=0g/100g | 含盐比=0g/100g

食物编码及食物名称：051038-鸡枞［蚁枞、伞把菇、鸡枞菌］ | **烹饪方式：蒸**

烹饪前

生重：106g

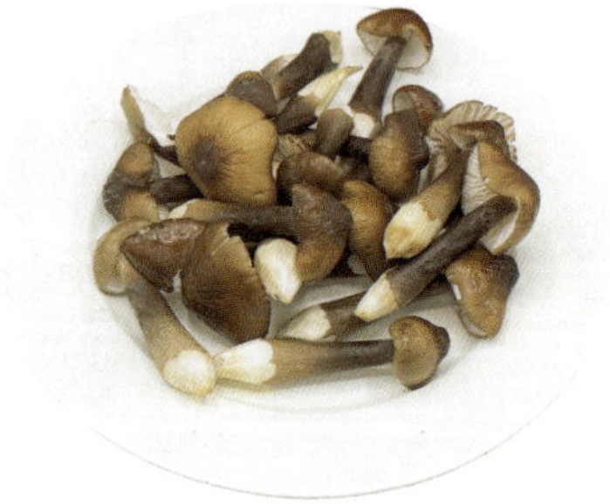

烹饪后

熟重：94g

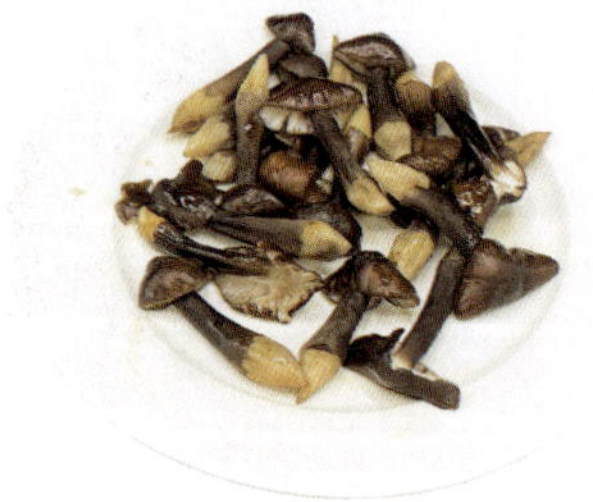

生熟比=112.8g/100g | 含油比=0g/100g | 含盐比=0g/100g

7. 051044–牛肝菌（黑）[铜色牛肝菌]

食物编码及食物名称：051044–牛肝菌（黑）[铜色牛肝菌]　　**烹饪方式：炒**

烹饪前

生重：104g

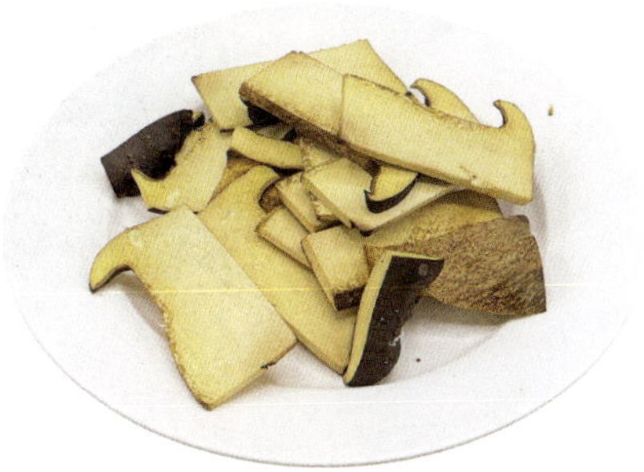

烹饪后

熟重：80g

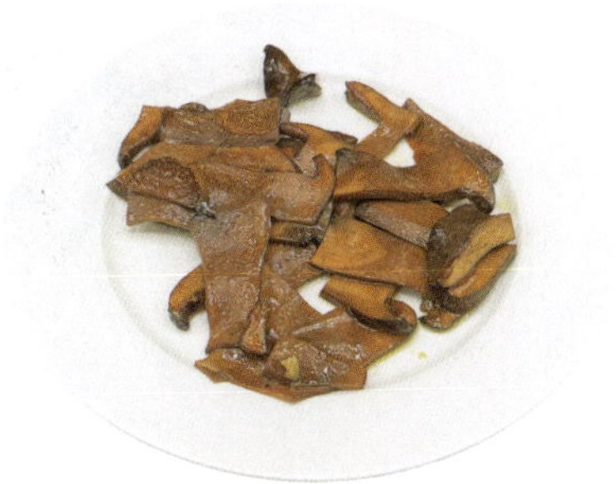

生熟比=130.0g/100g | 含油比=10.0g/100g | 含盐比=0g/100g

食物编码及食物名称：051044–牛肝菌（黑）[铜色牛肝菌]　　**烹饪方式：炖**

烹饪前

生重：115g

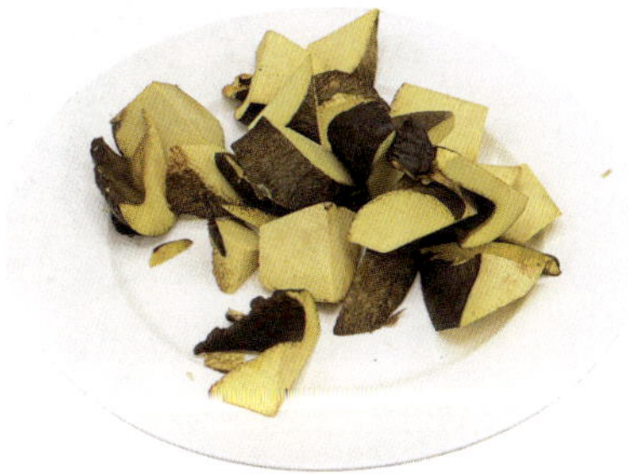

烹饪后

熟重：99g

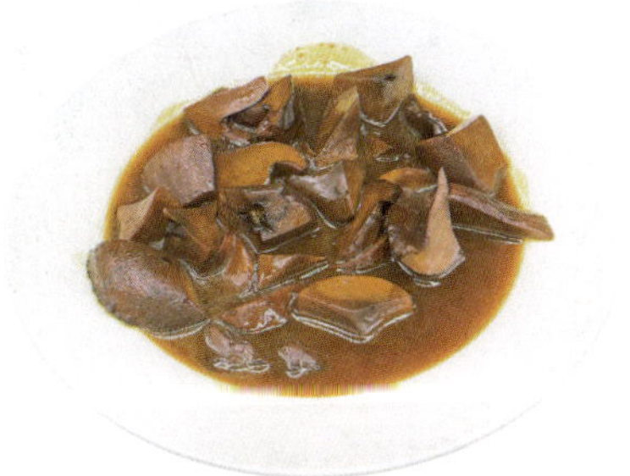

生熟比=116.2g/100g | 含油比=11.1g/100g | 含盐比=0.7g/100g

食物编码及食物名称：051044–牛肝菌（黑）[铜色牛肝菌] | **烹饪方式：煮**

烹饪前

生重：116g

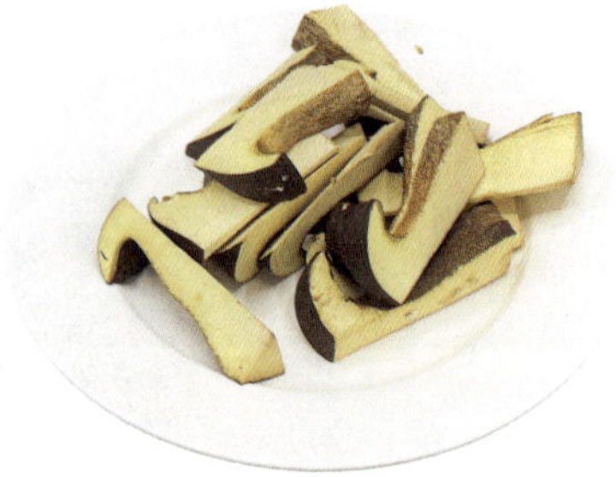

烹饪后

熟重：97g

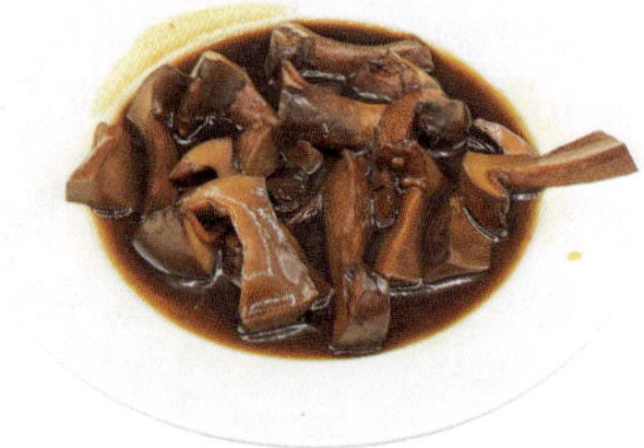

生熟比=119.6g/100g | 含油比=0g/100g | 含盐比=0.8g/100g

食物编码及食物名称：051044–牛肝菌（黑）[铜色牛肝菌] | **烹饪方式：烤**

烹饪前

生重：246g

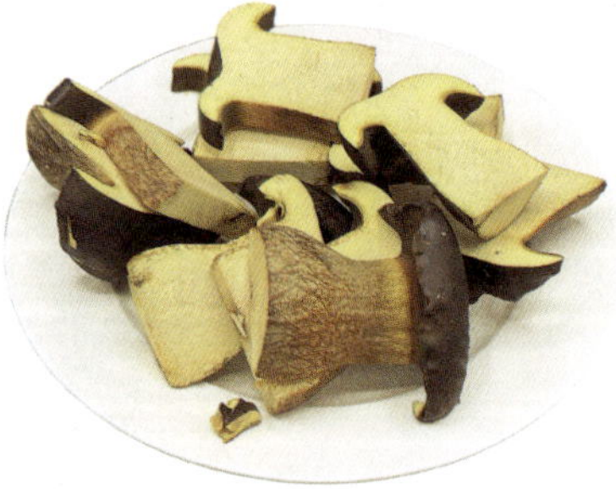

烹饪后

熟重：192g

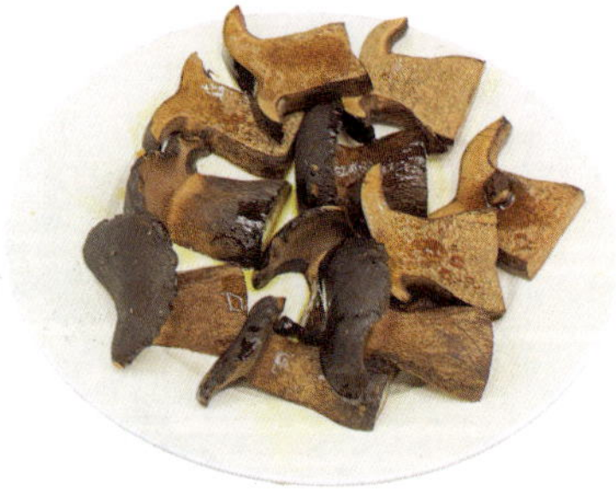

生熟比=128.1g/100g | 含油比=0g/100g | 含盐比=0g/100g

食物编码及食物名称：051044–牛肝菌（黑）[铜色牛肝菌]　　**烹饪方式：蒸**

烹饪前

生重：155g

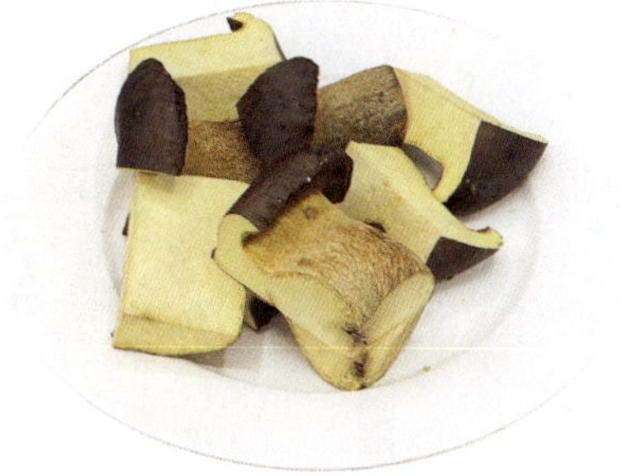

烹饪后

熟重：120g

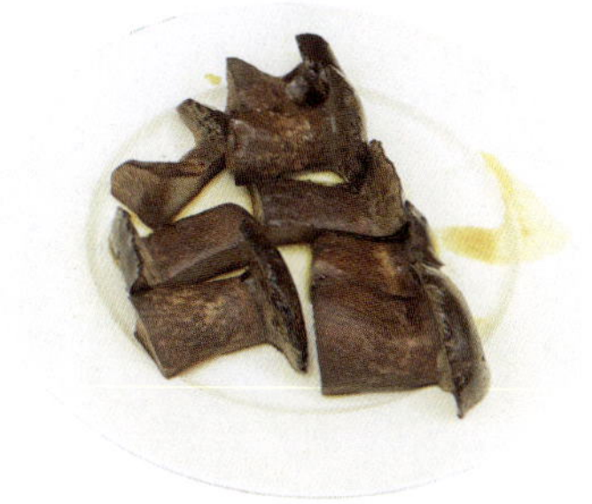

生熟比=129.2g/100g　|　含油比=0g/100g　|　含盐比=0g/100g

8. 051051–杏鲍菇

食物编码及食物名称：051051–杏鲍菇　　**烹饪方式：炒**

烹饪前

生重：174g

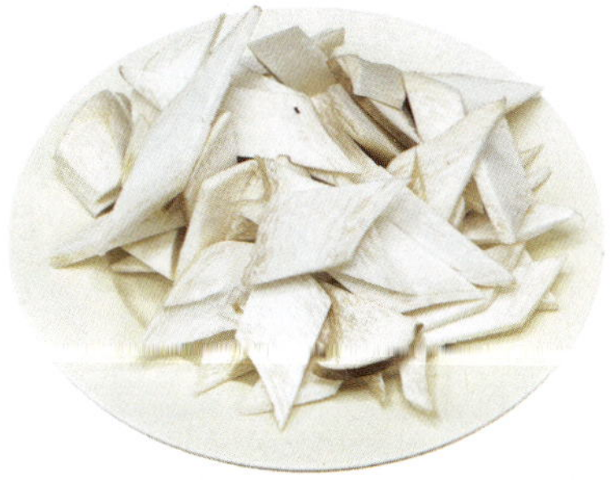

烹饪后

熟重：174g

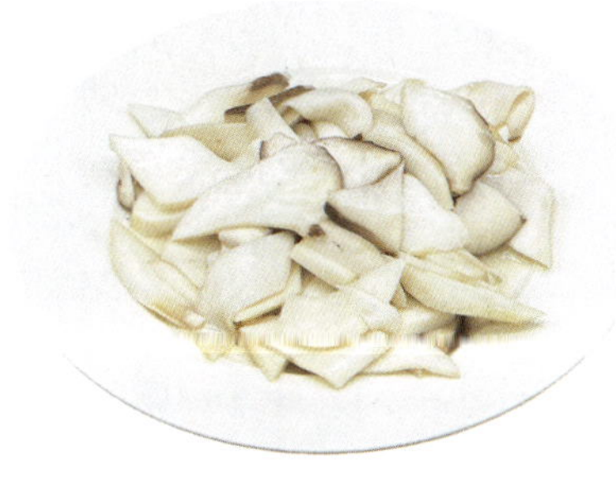

生熟比=100.0g/100g　|　含油比=5.2g/100g　|　含盐比=0g/100g

食物编码及食物名称：051051-杏鲍菇 | **烹饪方式：炖**

烹饪前

生重：132g

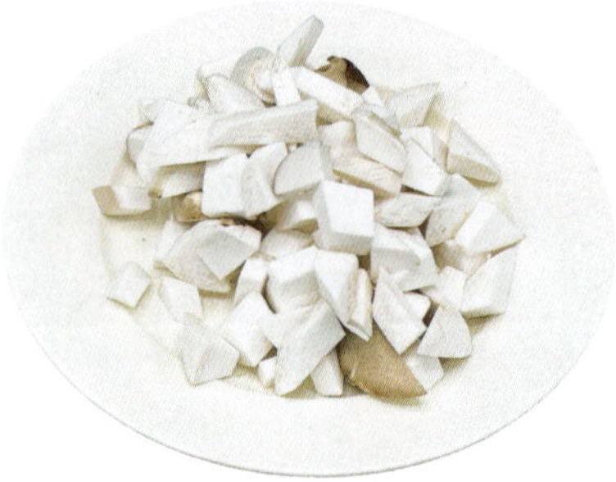

烹饪后

熟重：132g

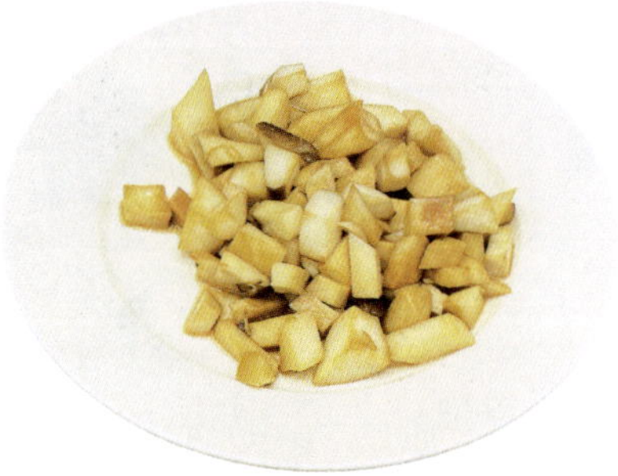

生熟比=100.0g/100g | 含油比=15.2g/100g | 含盐比=0.8g/100g

食物编码及食物名称：051051-杏鲍菇 | **烹饪方式：煮**

烹饪前

生重：173g

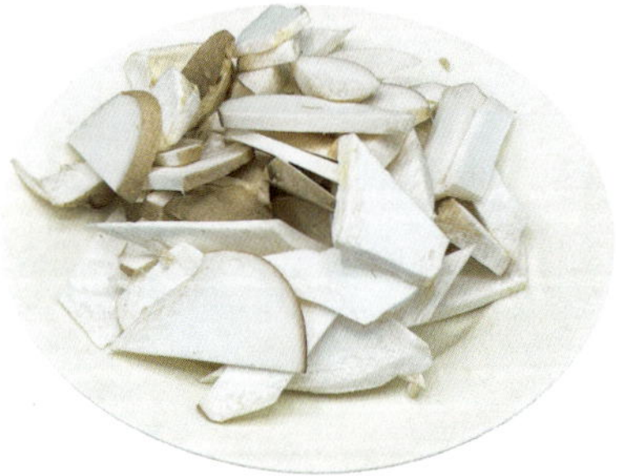

烹饪后

熟重：153g

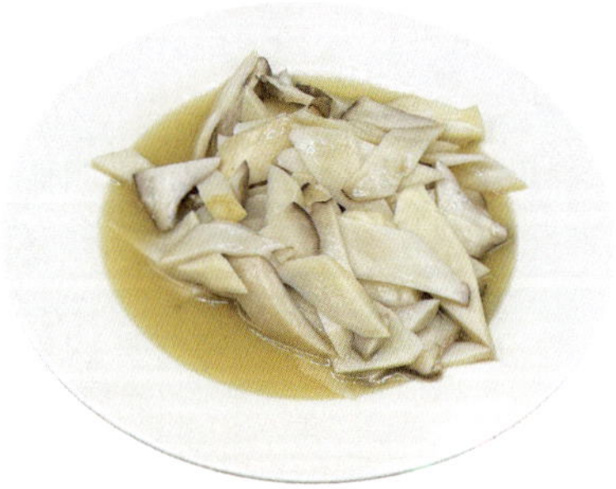

生熟比=113.1g/100g | 含油比=0g/100g | 含盐比=0.5g/100g

食物编码及食物名称：051051–杏鲍菇 **烹饪方式：烤**

烹饪前

生重：141g

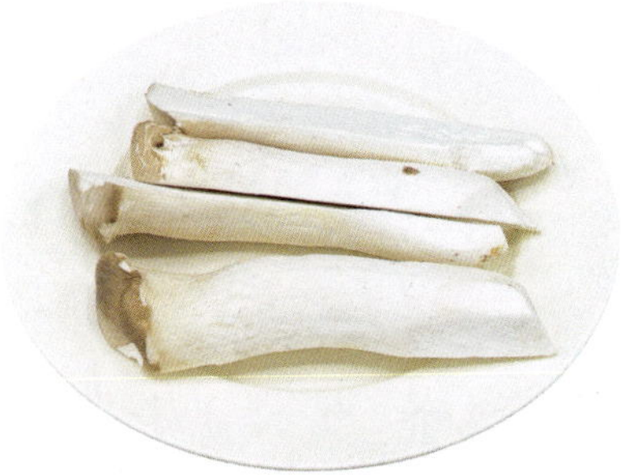

烹饪后

熟重：106g

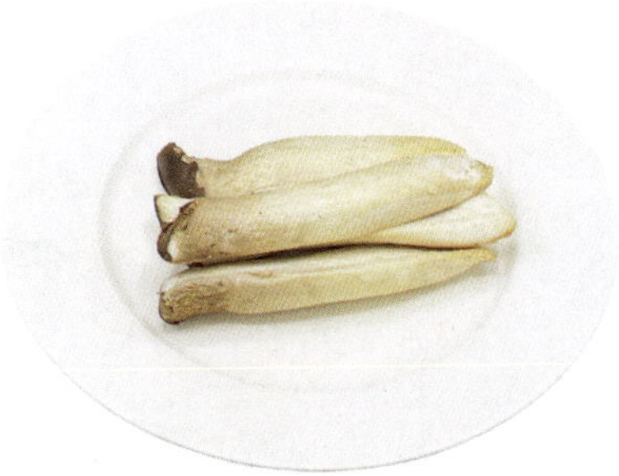

生熟比=133.0g/100g | 含油比=0g/100g | 含盐比=0g/100g

食物编码及食物名称：051051–杏鲍菇 **烹饪方式：蒸**

烹饪前

生重：168g

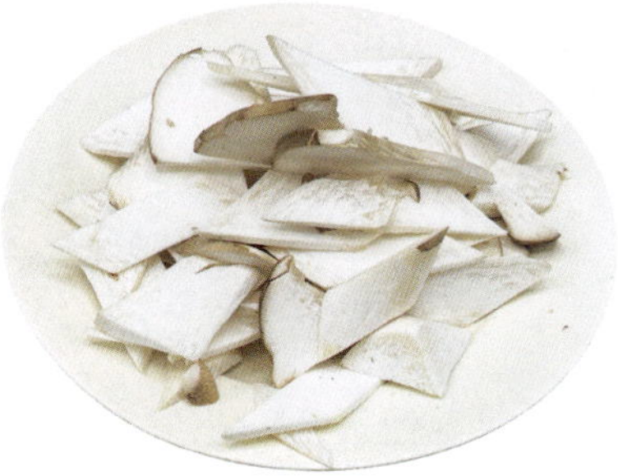

烹饪后

熟重：165g

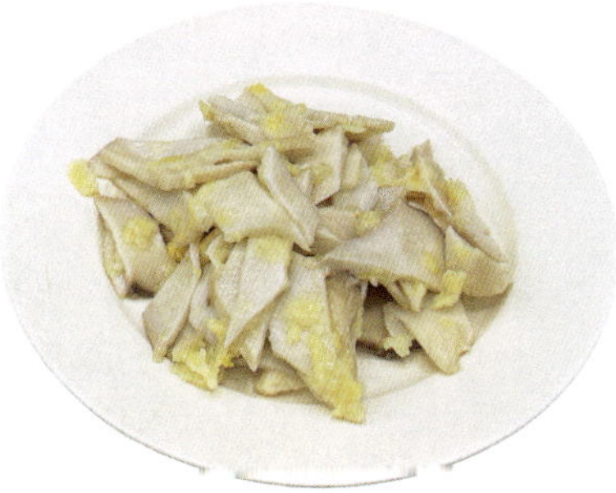

生熟比=101.8g/100g | 含油比=0g/100g | 含盐比=0g/100g

9. 051054–竹荪（干）[竹笙、竹参]

食物编码及食物名称：051054–竹荪（干）[竹笙、竹参] **烹饪方式：炒**

烹饪前

生重：10g

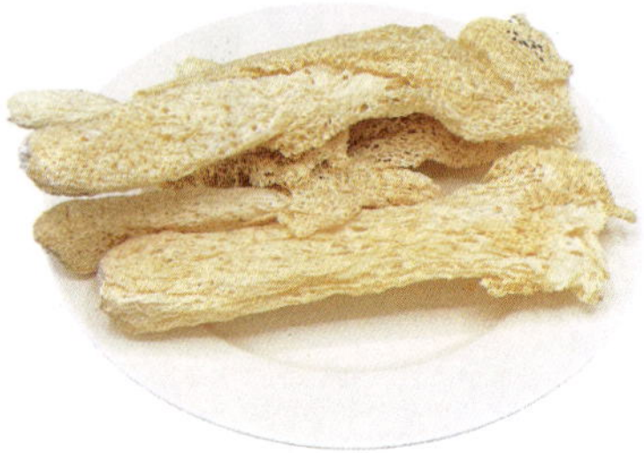

烹饪后

熟重：76g

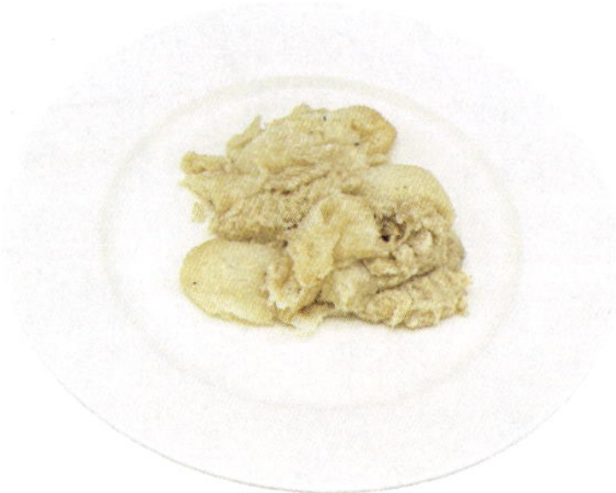

生熟比=13.2g/100g | 含油比=18.4g/100g | 含盐比=0g/100g

食物编码及食物名称：051054–竹荪（干）[竹笙、竹参] **烹饪方式：炖**

烹饪前

生重：10g

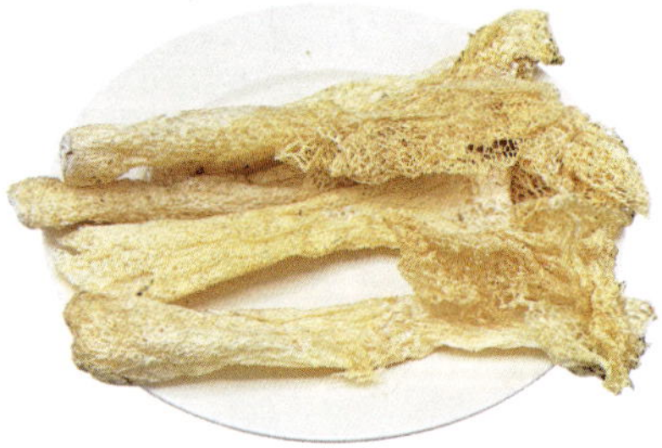

烹饪后

熟重：115g

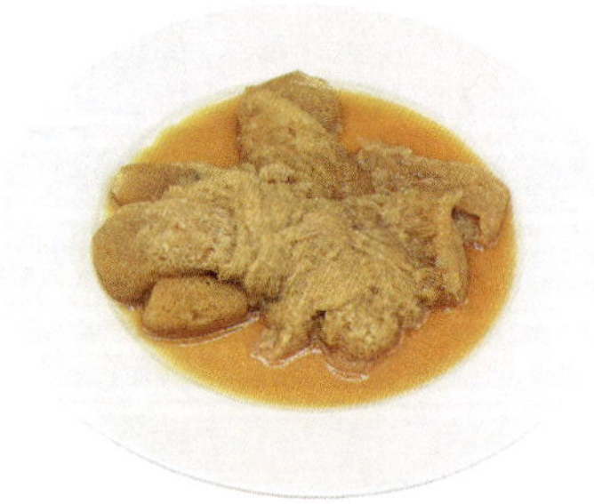

生熟比=8.7g/100g | 含油比=11.6g/100g | 含盐比=0g/100g

食物编码及食物名称：051054-竹荪（干）[竹笙、竹参]　烹饪方式：煮

烹饪前

生重：10g

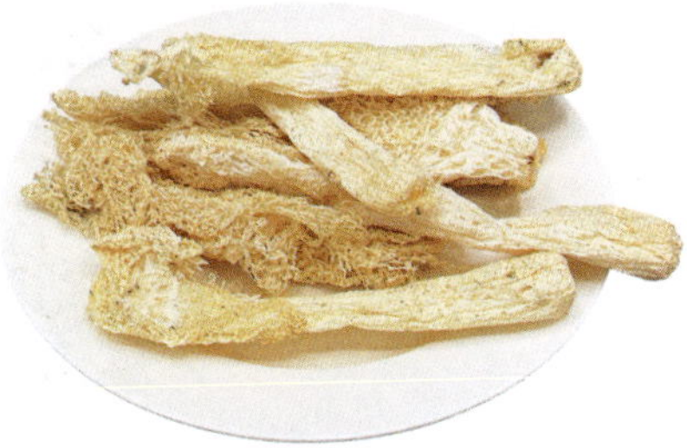

烹饪后

熟重：124g

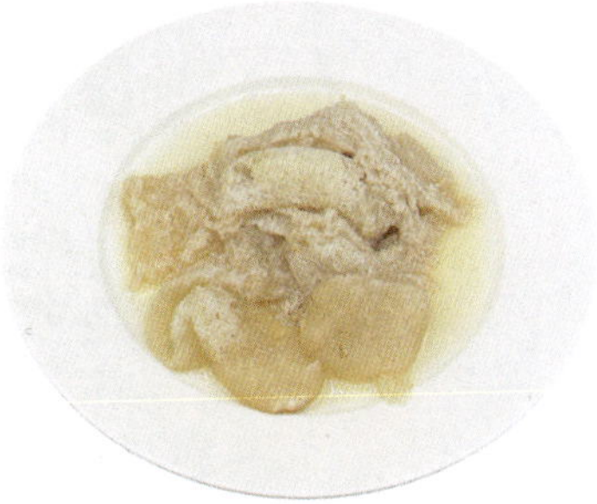

生熟比=8.1g/100g | 含油比=0g/100g | 含盐比=0.7g/100g

10. 051xxx-白玉菇

食物编码及食物名称：051xxx-白玉菇　烹饪方式：炒

烹饪前

生重：211g

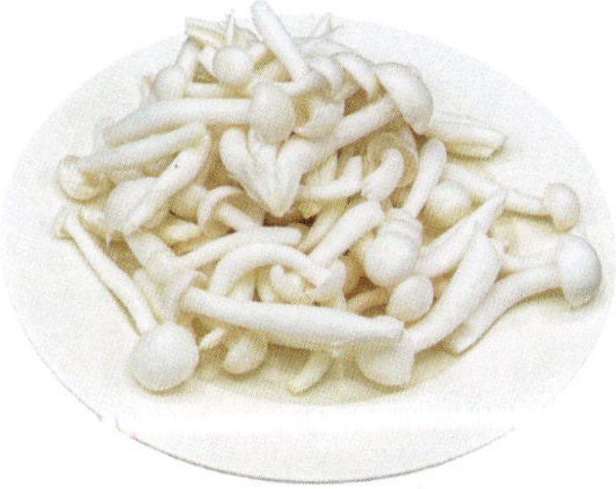

烹饪后

熟重：130g

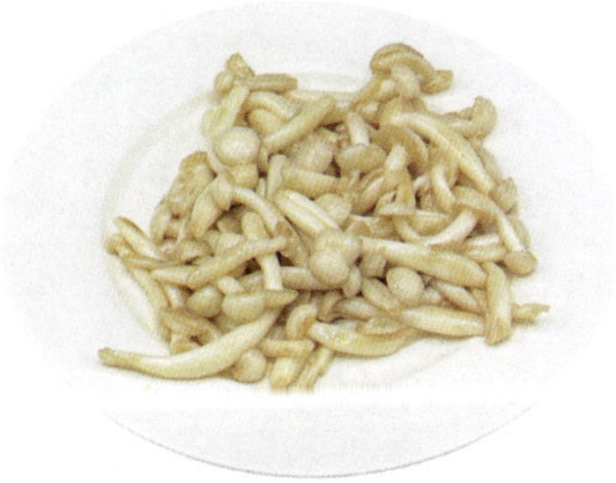

生熟比=162.3g/100g | 含油比=10.0g/100g | 含盐比=0.8g/100g

食物编码及食物名称：051xxx-白玉菇 **烹饪方式：炖**

烹饪前

生重：122g

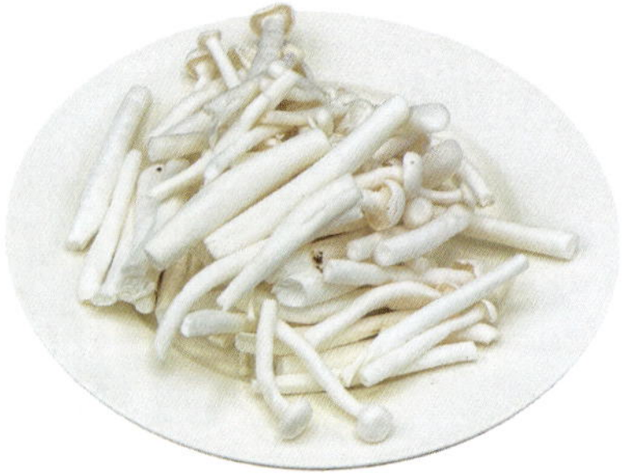

烹饪后

熟重：131g

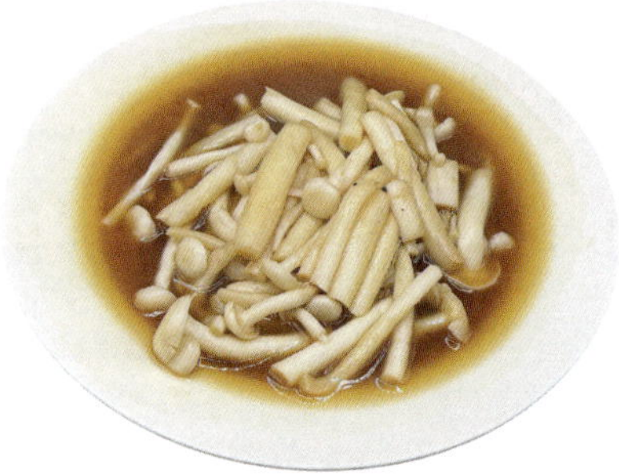

生熟比=93.1g/100g | 含油比=3.6g/100g | 含盐比=0.5g/100g

食物编码及食物名称：051xxx-白玉菇 **烹饪方式：煮**

烹饪前

生重：111g

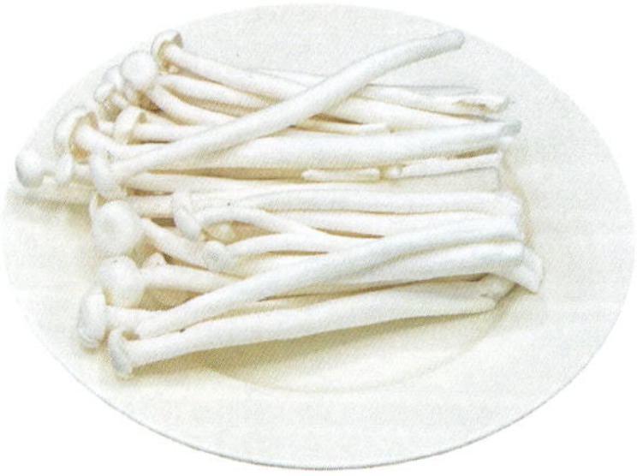

烹饪后

熟重：117g

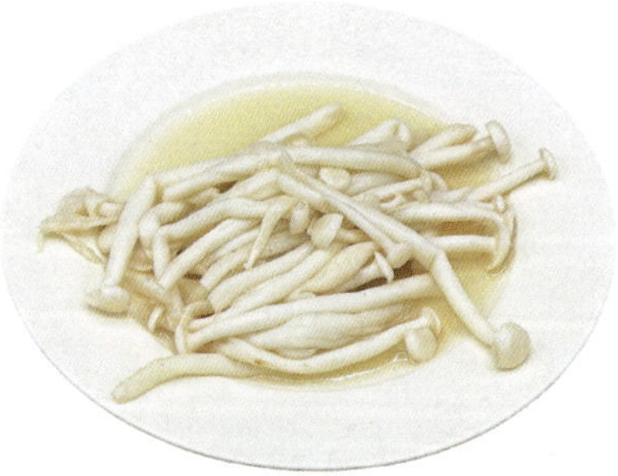

生熟比=94.9g/100g | 含油比=0g/100g | 含盐比=0g/100g

食物编码及食物名称：051xxx-白玉菇

烹饪方式：烤

烹饪前

生重：113g

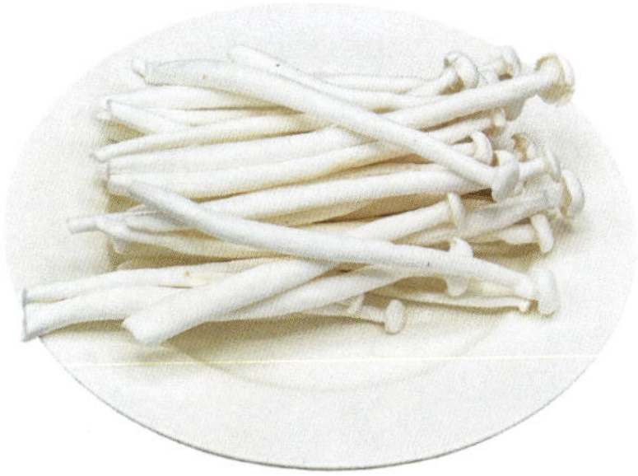

烹饪后

熟重：80g

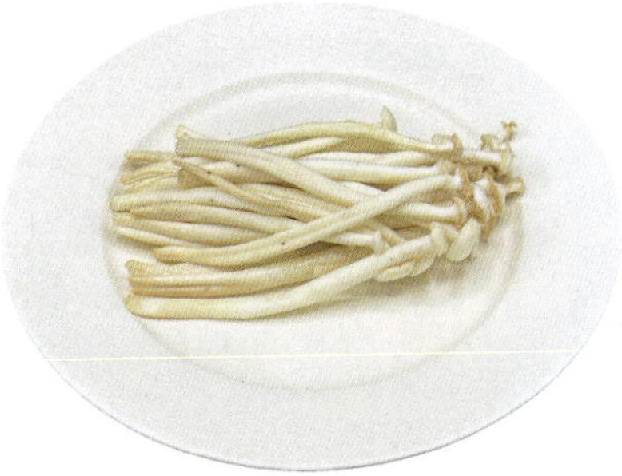

生熟比=141.3g/100g | 含油比=0g/100g | 含盐比=0g/100g

食物编码及食物名称：051xxx-白玉菇

烹饪方式：蒸

烹饪前

生重：177g

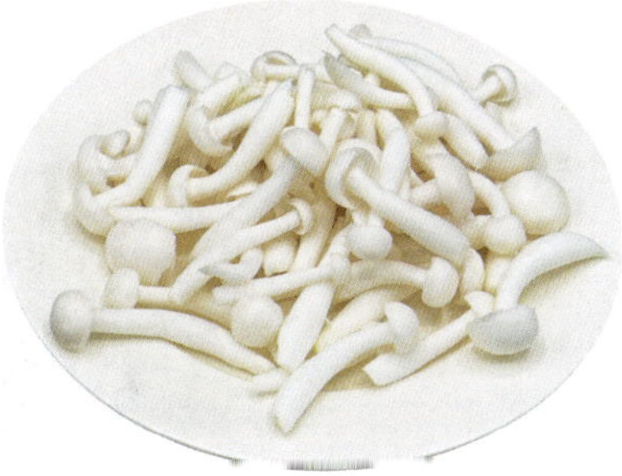

烹饪后

熟重：106g

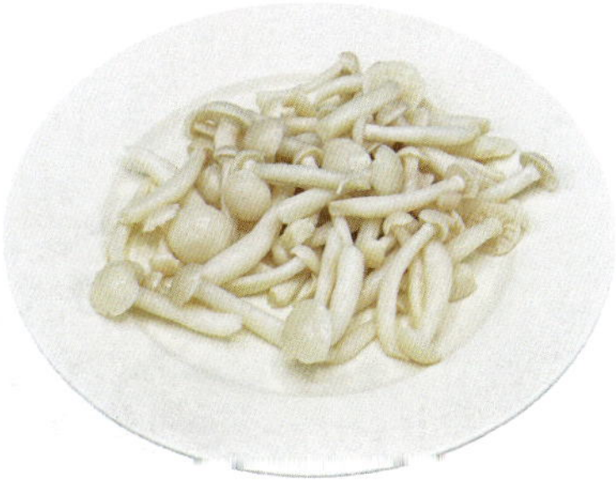

生熟比=167.0g/100g | 含油比=0g/100g | 含盐比=0g/100g

食物编码及食物名称：051xxx-白玉菇 | **烹饪方式：炸**

烹饪前

生重：61g

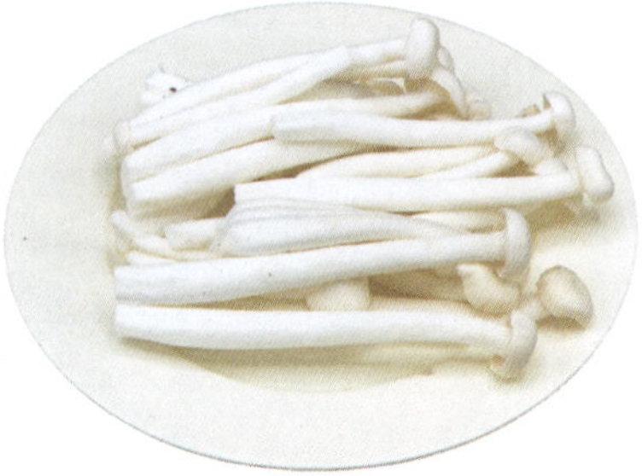

烹饪后

熟重：37g

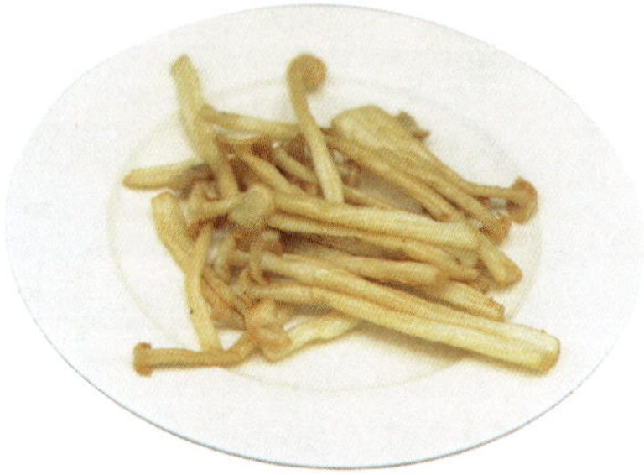

生熟比=164.9g/100g | 含油比=32.4g/100g | 含盐比=0g/100g

11. 051xxx-褐菇

食物编码及食物名称：051xxx-褐菇 | **烹饪方式：炒**

烹饪前

生重：71g

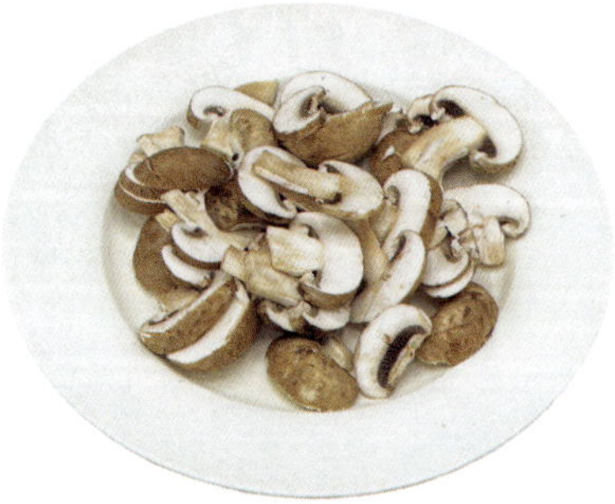

烹饪后

熟重：77g

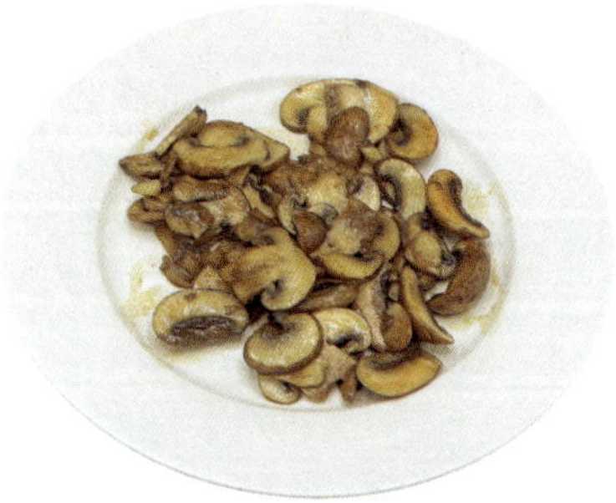

生熟比=92.2g/100g | 含油比=19.5g/100g | 含盐比=1.3g/100g

食物编码及食物名称：051xxx–褐菇 **烹饪方式：炖**

烹饪前

生重：102g

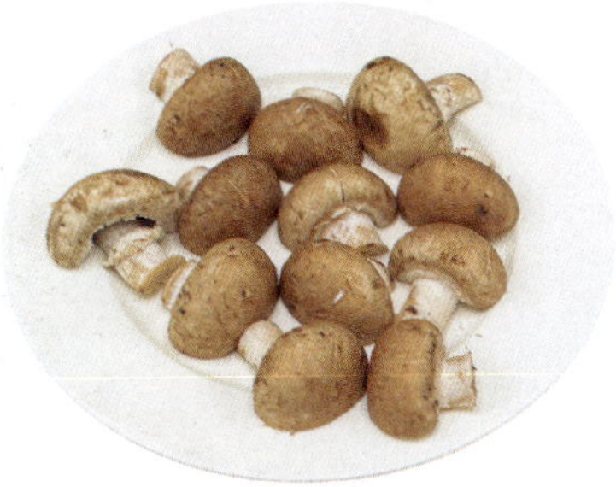

烹饪后

熟重：98g

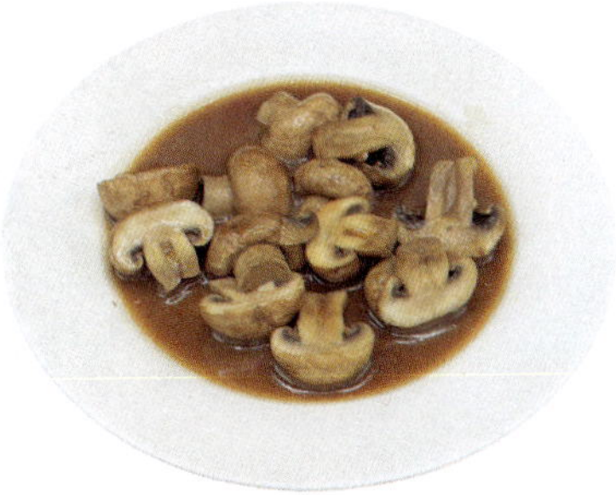

生熟比=104.1g/100g | 含油比=7.3g/100g | 含盐比=0g/100g

食物编码及食物名称：051xxx–褐菇 **烹饪方式：煮**

烹饪前

生重：106g

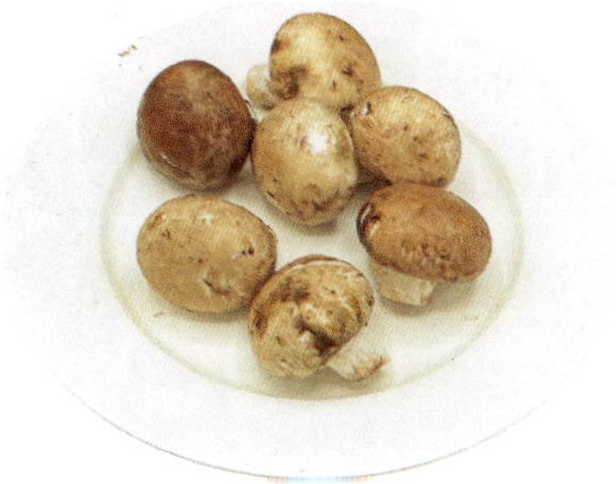

烹饪后

熟重：109g

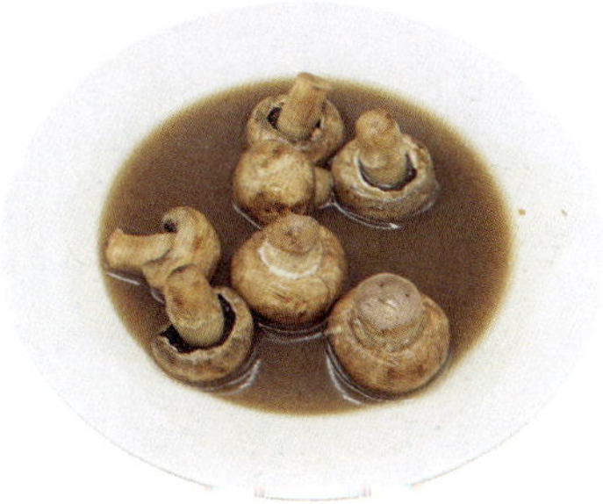

生熟比=97.2g/100g | 含油比=0g/100g | 含盐比=0.6g/100g

食物编码及食物名称：051xxx–褐菇　　**烹饪方式：烤**

烹饪前

生重：124g

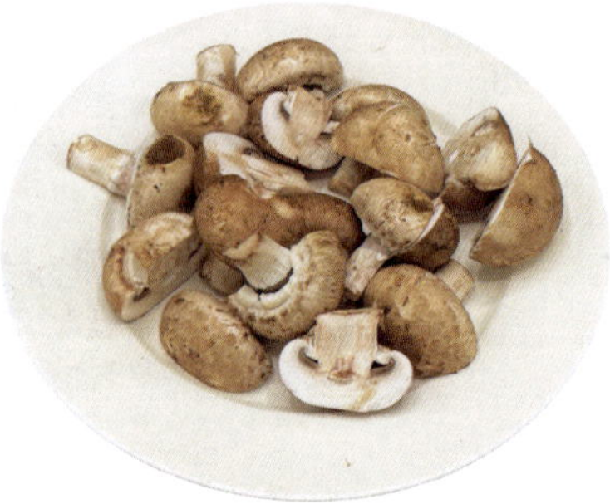

烹饪后

熟重：82g

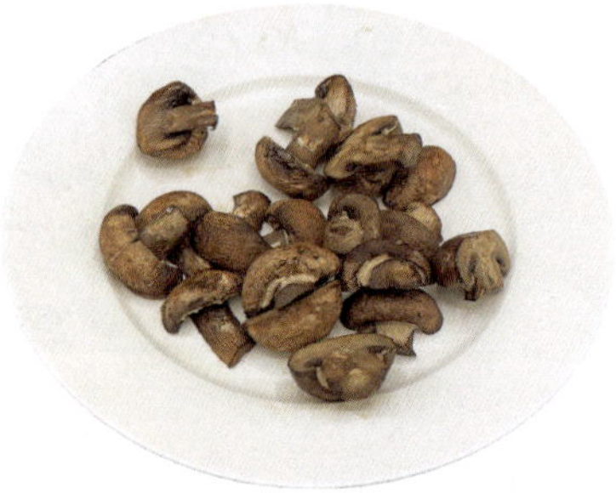

生熟比=151.2g/100g | 含油比=0g/100g | 含盐比=0g/100g

食物编码及食物名称：051xxx–褐菇　　**烹饪方式：蒸**

烹饪前

生重：88g

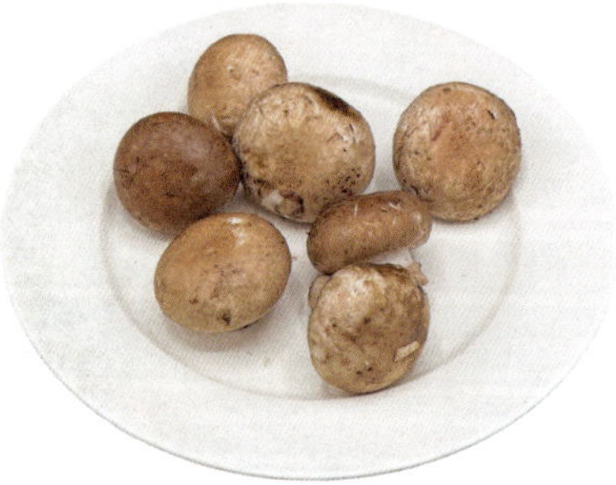

烹饪后

熟重：84g

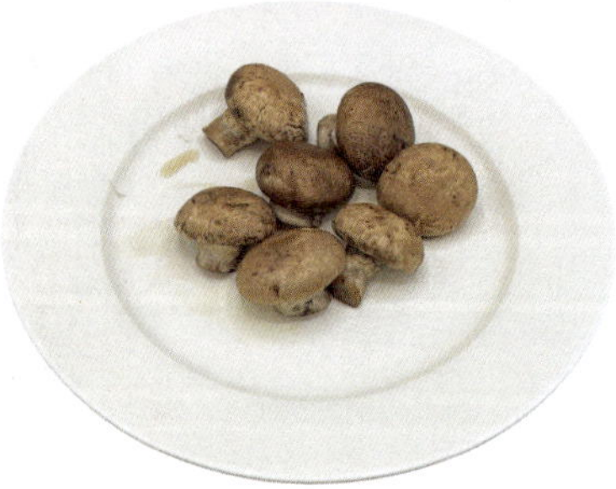

生熟比=104.8g/100g | 含油比=0g/100g | 含盐比=0g/100g

12. 051xxx-赤松茸

食物编码及食物名称：051xxx-赤松茸　　**烹饪方式：炒**

烹饪前

生重：104g

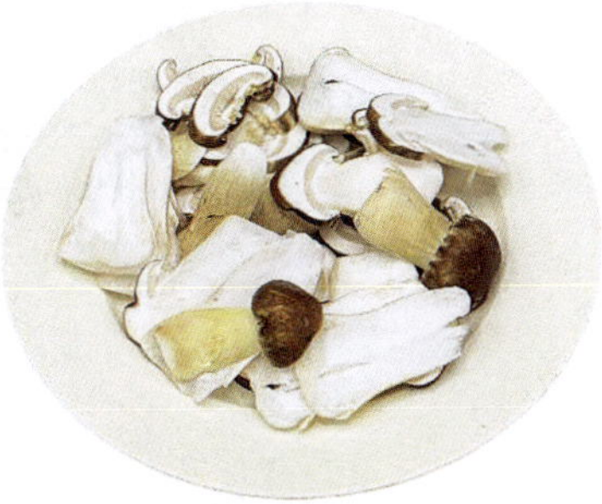

烹饪后

熟重：85g

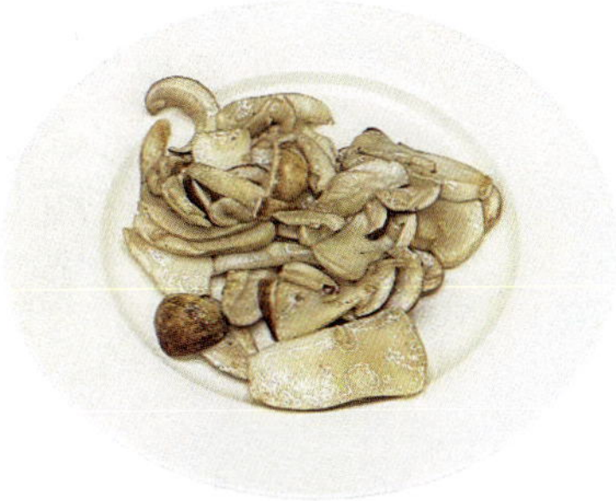

生熟比=122.4g/100g | 含油比=15.3g/100g | 含盐比=0g/100g

食物编码及食物名称：051xxx-赤松茸　　**烹饪方式：炖**

烹饪前

生重：94g

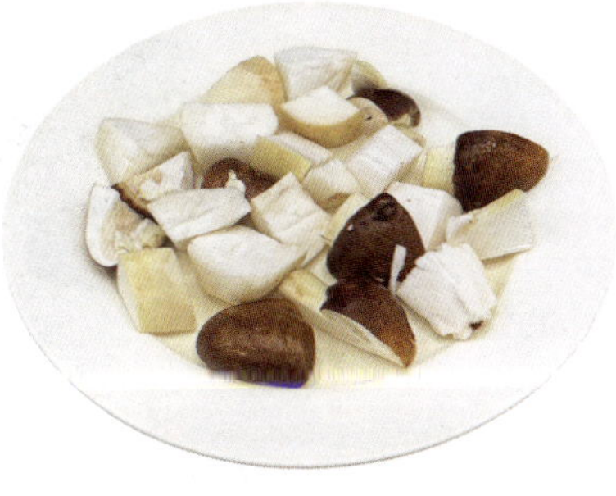

烹饪后

熟重：85g

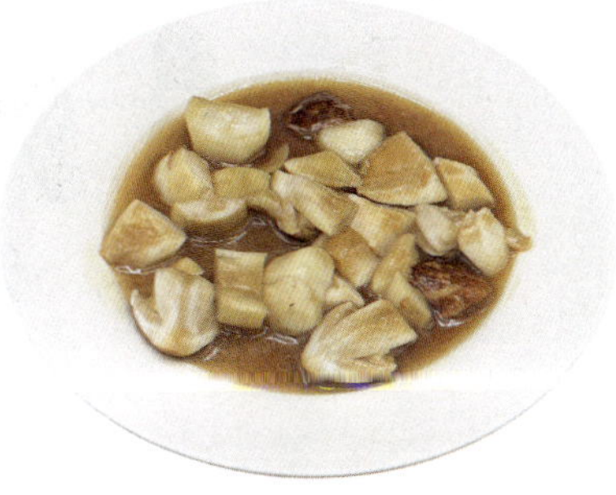

生熟比=110.6g/100g | 含油比=19.8g/100g | 含盐比=0.9g/100g

食物编码及食物名称：051xxx-赤松茸 | **烹饪方式：煮**

烹饪前
生重：100g

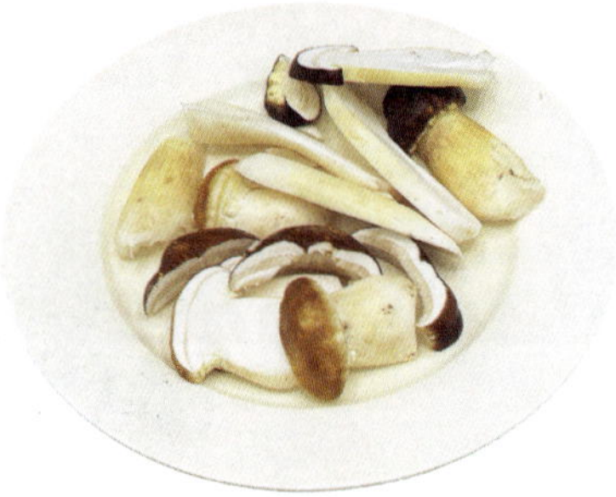

烹饪后
熟重：83g

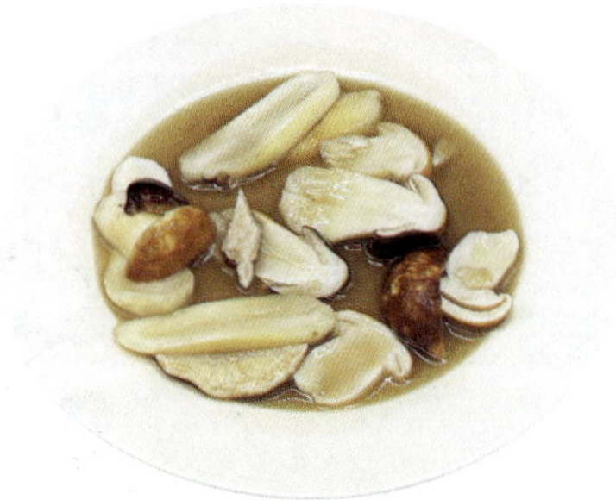

生熟比=120.5g/100g | 含油比=0g/100g | 含盐比=0g/100g

食物编码及食物名称：051xxx-赤松茸 | **烹饪方式：烤**

烹饪前
生重：103g

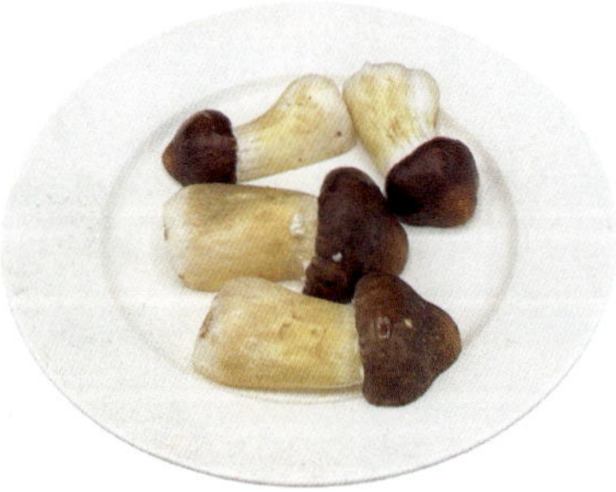

烹饪后
熟重：64g

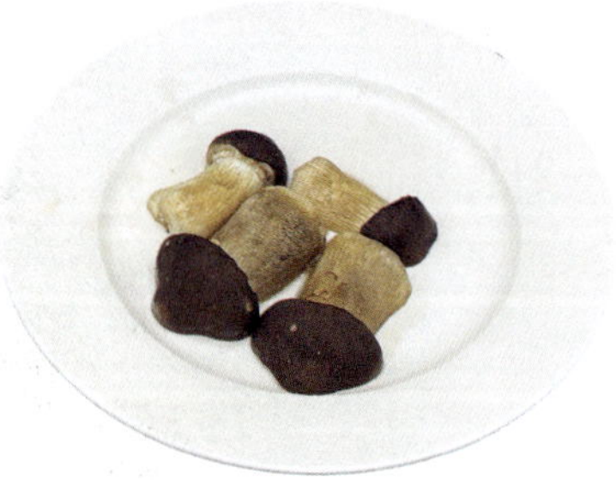

生熟比=160.9g/100g | 含油比=0g/100g | 含盐比=0g/100g

食物编码及食物名称：051xxx–赤松茸 | **烹饪方式：蒸**

烹饪前

生重：75g

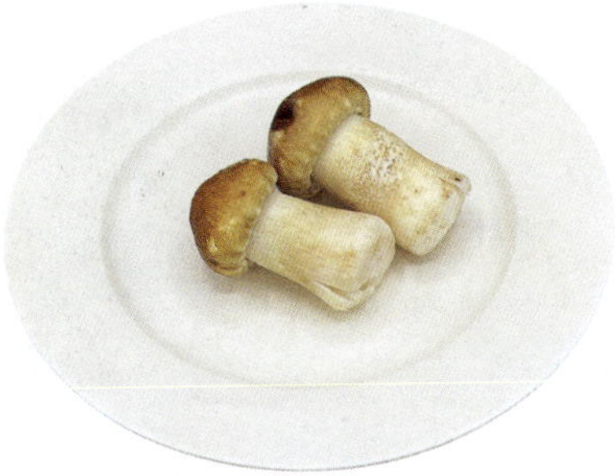

烹饪后

熟重：54g

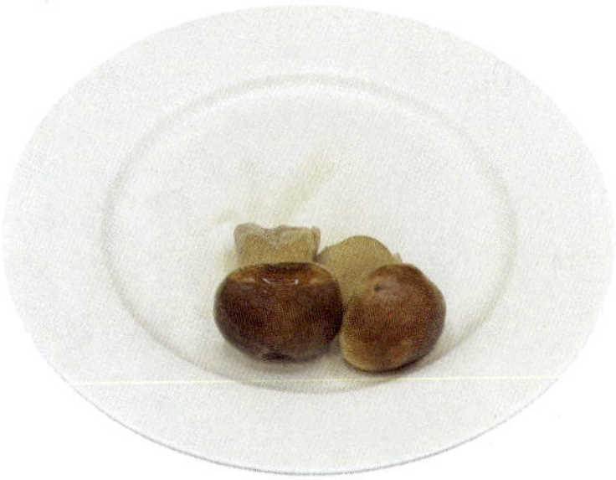

生熟比=138.9g/100g ｜ 含油比=0g/100g ｜ 含盐比=0g/100g

13. 051xxx–鹿茸菇

食物编码及食物名称：051xxx–鹿茸菇 | **烹饪方式：炒**

烹饪前

生重：121g

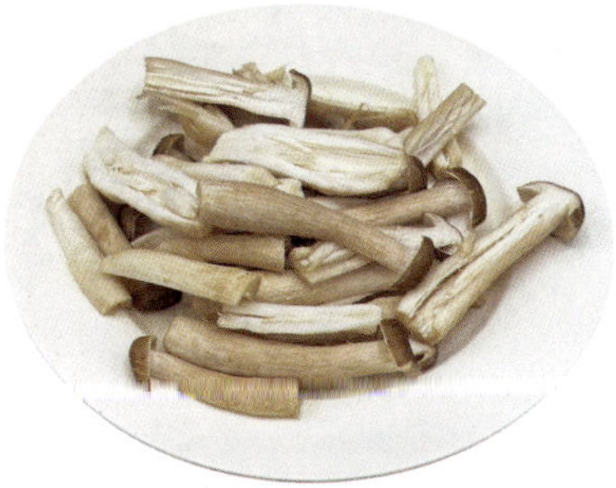

烹饪后

熟重：116g

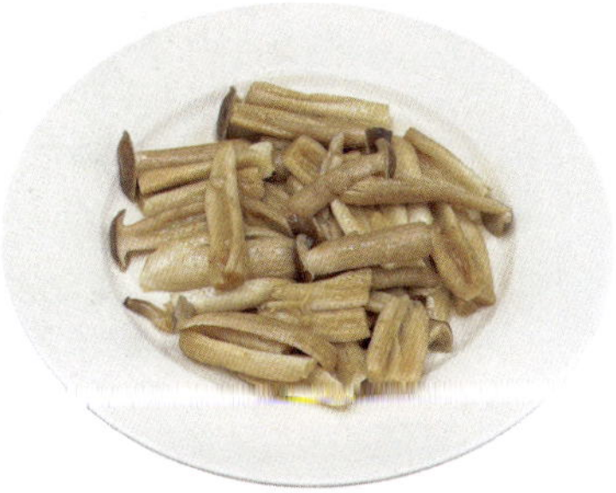

生熟比=104.3g/100g ｜ 含油比=11.2g/100g ｜ 含盐比=0.9g/100g

食物编码及食物名称：051xxx-鹿茸菇 **烹饪方式：炖**

烹饪前

生重：70g

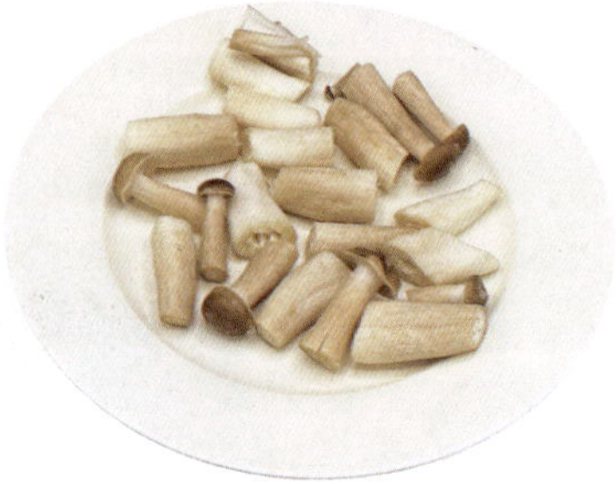

烹饪后

熟重：66g

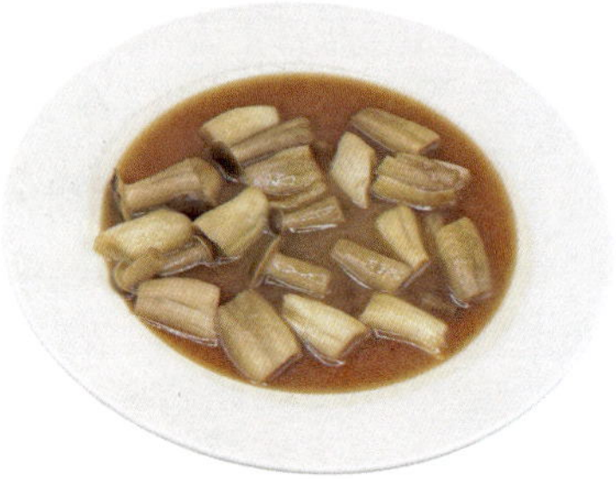

生熟比=106.1g/100g | 含油比=15.5g/100g | 含盐比=0g/100g

食物编码及食物名称：051xxx-鹿茸菇 **烹饪方式：煮**

烹饪前

生重：92g

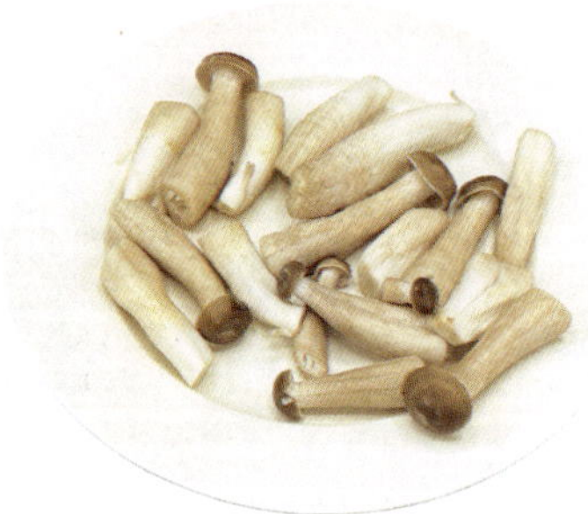

烹饪后

熟重：78g

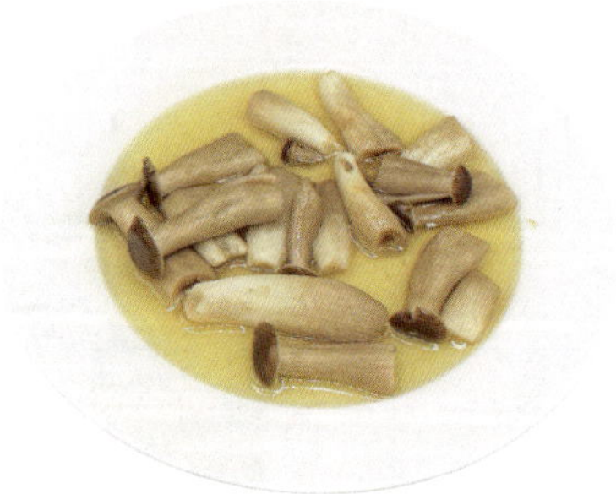

生熟比=117.9g/100g | 含油比=0g/100g | 含盐比=0.8g/100g

食物编码及食物名称：051xxx–鹿茸菇 | **烹饪方式：烤**

烹饪前

生重：73g

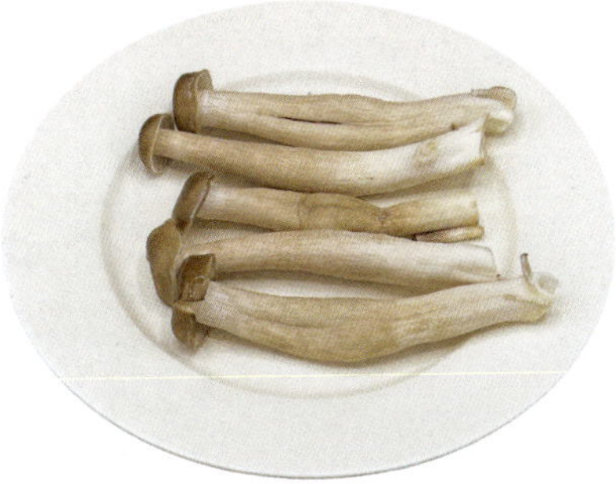

烹饪后

熟重：39g

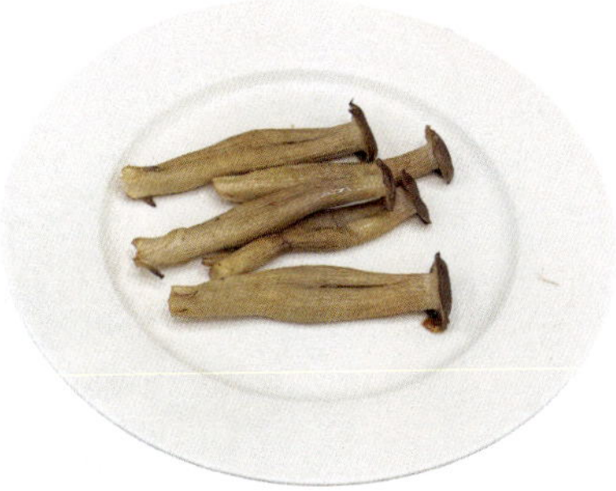

生熟比=187.2g/100g | 含油比=0g/100g | 含盐比=0g/100g

食物编码及食物名称：051xxx–鹿茸菇 | **烹饪方式：蒸**

烹饪前

生重：65g

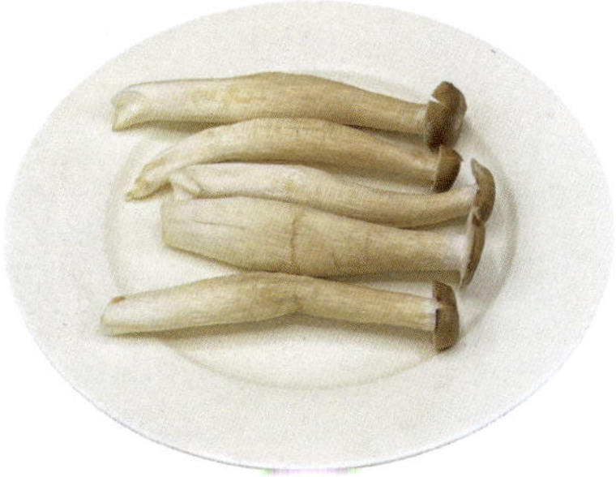

烹饪后

熟重：49g

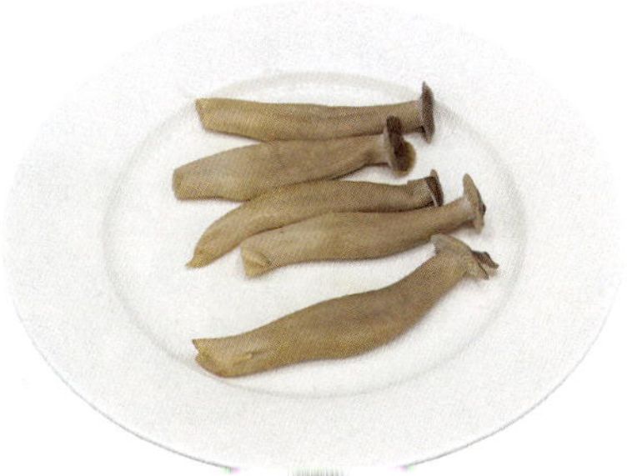

生熟比=132.7g/100g | 含油比=0g/100g | 含盐比=0g/100g

14. 051xxx-花菇

食物编码及食物名称：051xxx-花菇 **烹饪方式：炒**

烹饪前

生重：102g

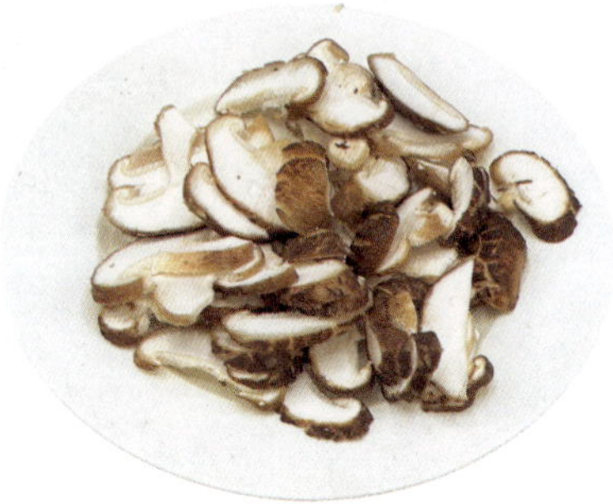

烹饪后

熟重：115g

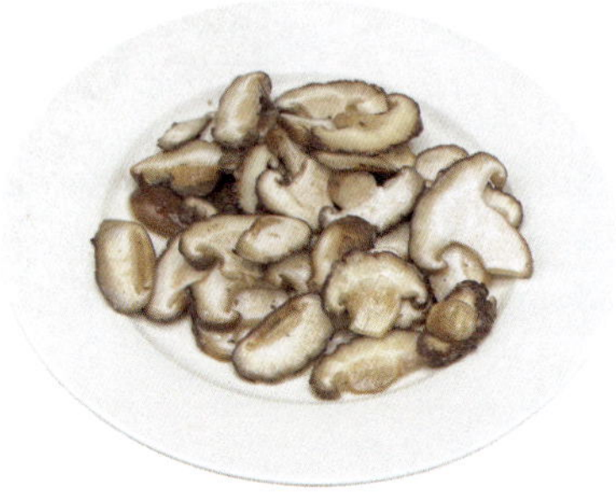

生熟比=88.7g/100g | 含油比=11.3g/100g | 含盐比=0.9g/100g

食物编码及食物名称：051xxx-花菇 **烹饪方式：炖**

烹饪前

生重：95g

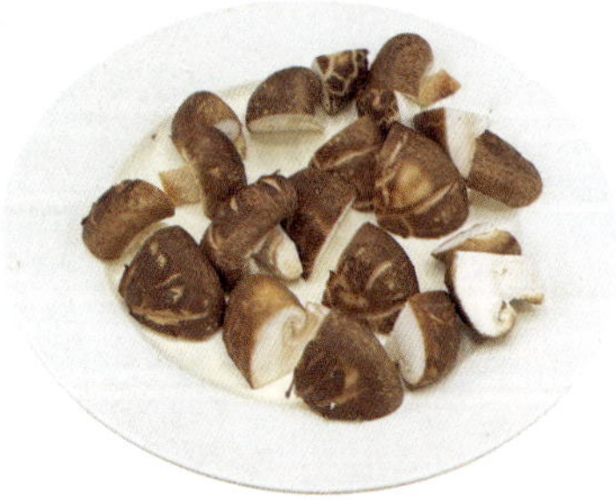

烹饪后

熟重：104g

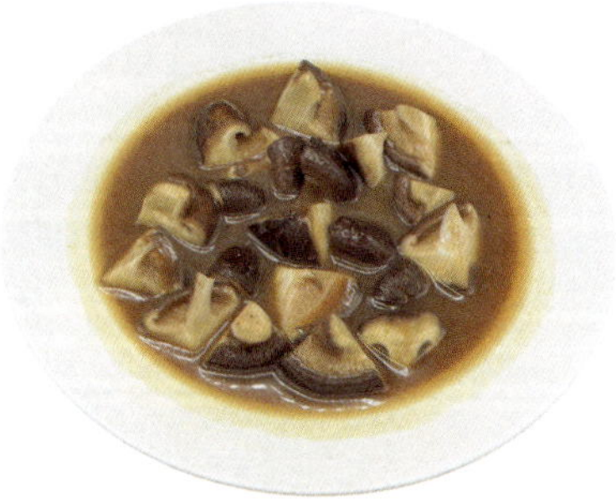

生熟比=91.3g/100g | 含油比=8.1g/100g | 含盐比=0.6g/100g

食物编码及食物名称：051xxx-花菇　**烹饪方式：煮**

烹饪前

生重：108g

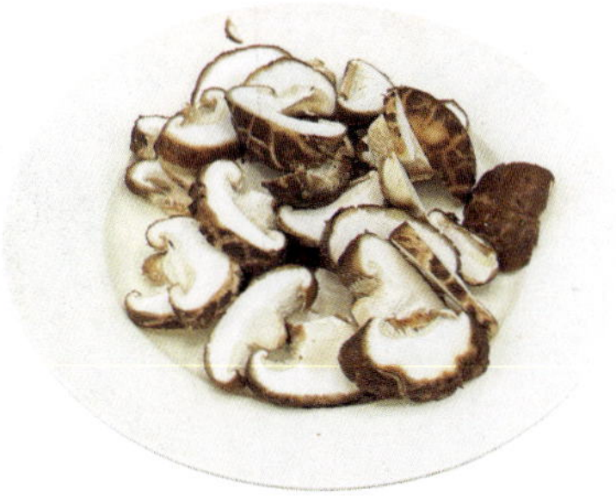

烹饪后

熟重：105g

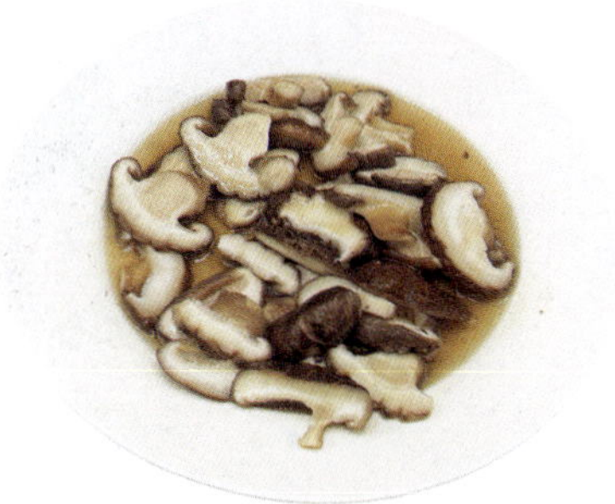

生熟比=102.9g/100g | 含油比=0g/100g | 含盐比=0.7g/100g

食物编码及食物名称：051xxx-花菇　**烹饪方式：烤**

烹饪前

生重：92g

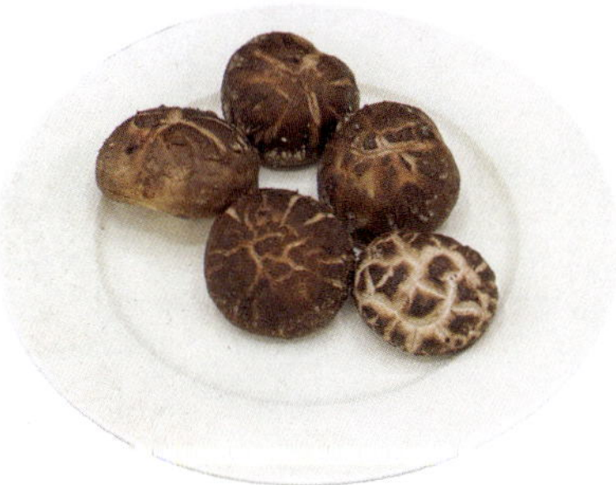

烹饪后

熟重：68g

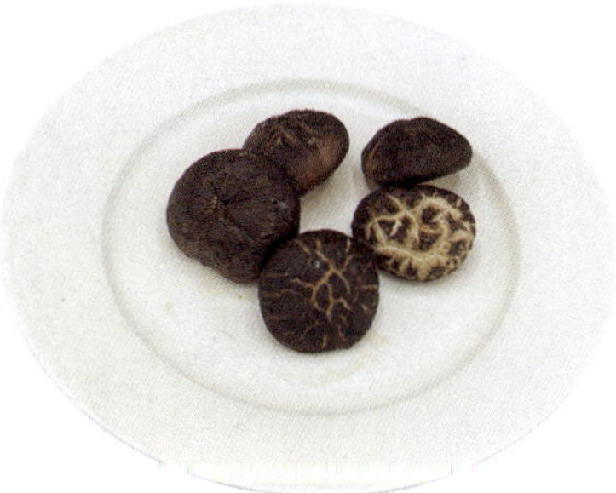

生熟比=135.3g/100g | 含油比=0g/100g | 含盐比=0g/100g

食物编码及食物名称：051xxx–花菇	烹饪方式：蒸

烹饪前

生重：81g

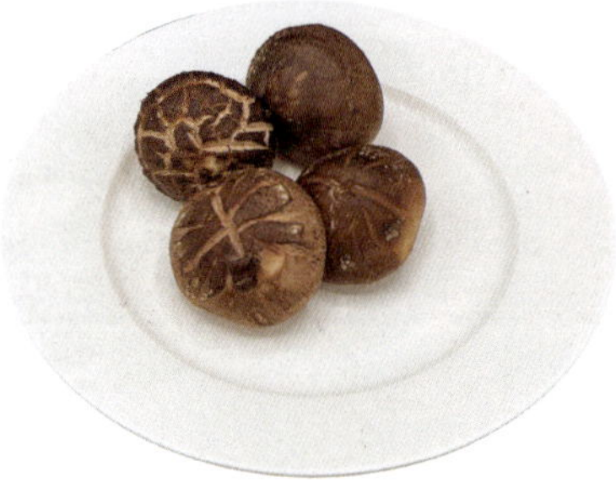

烹饪后

熟重：70g

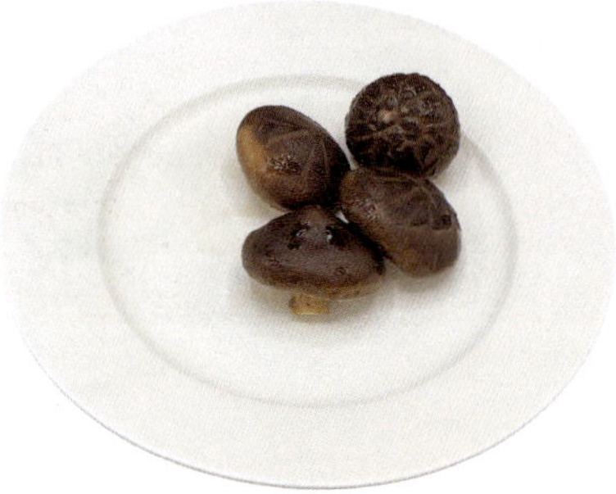

生熟比=115.7g/100g | 含油比=0g/100g | 含盐比=0g/100g

15. 051xxx–舞茸

食物编码及食物名称：051xxx–舞茸	烹饪方式：炒

烹饪前

生重：162g

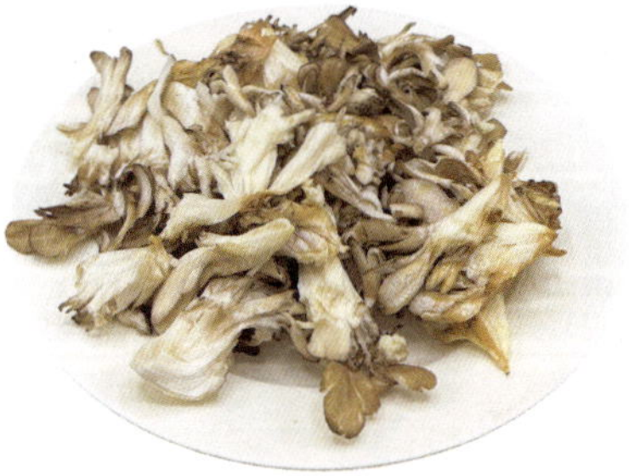

烹饪后

熟重：144g

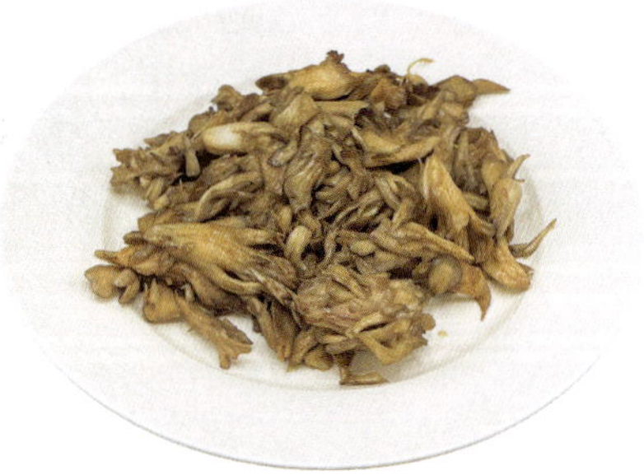

生熟比=112.5g/100g | 含油比=18.8g/100g | 含盐比=0.7g/100g

食物编码及食物名称：051xxx-舞茸　　**烹饪方式：炖**

烹饪前

生重：151g

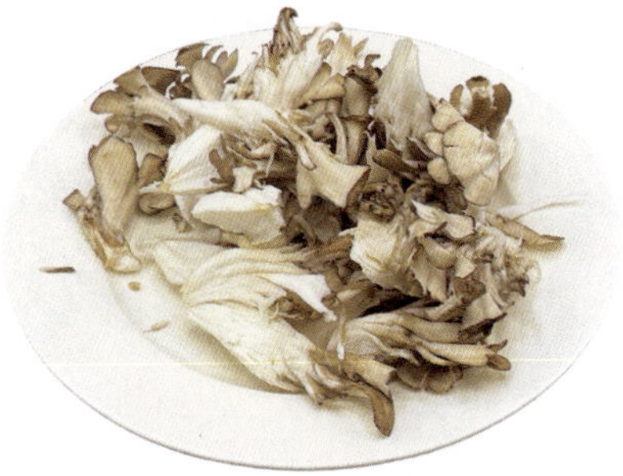

烹饪后

熟重：137g

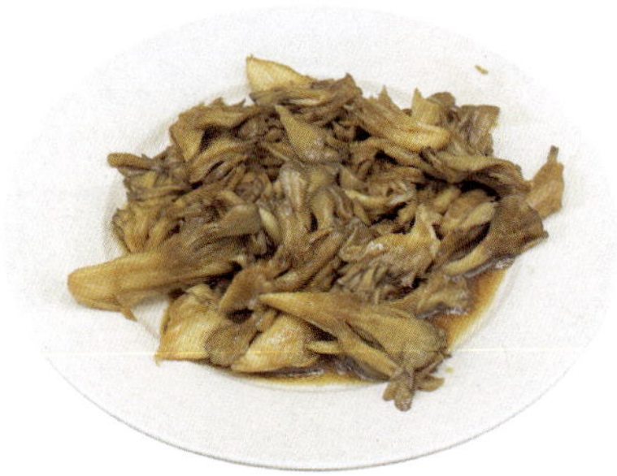

生熟比=110.2g/100g　|　含油比=11.2g/100g　|　含盐比=0.6g/100g

食物编码及食物名称：051xxx-舞茸　　**烹饪方式：煮**

烹饪前

生重：116g

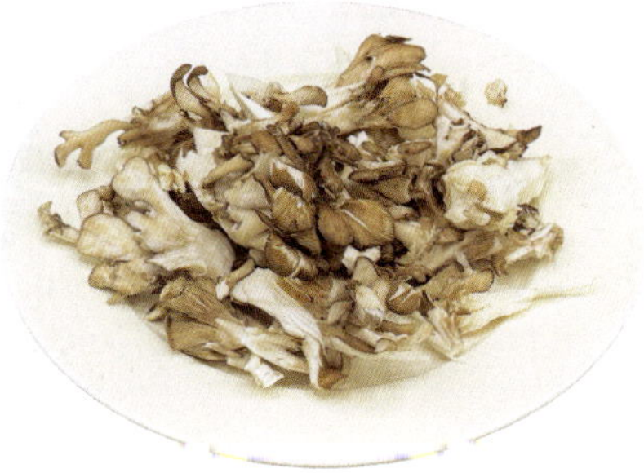

烹饪后

熟重：118g

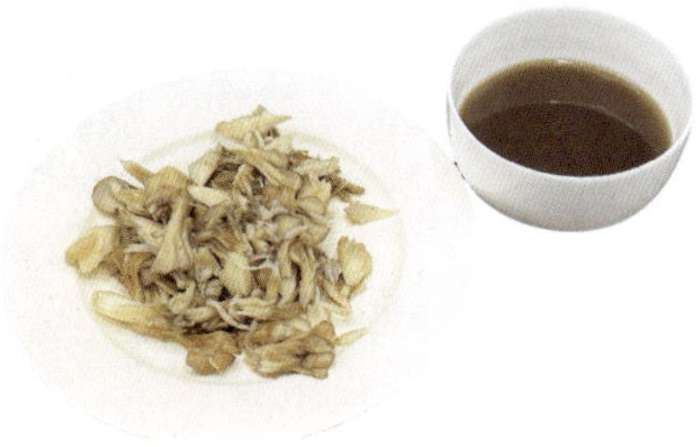

生熟比=98.3g/100g　|　含油比=0g/100g　|　含盐比=0g/100g

食物编码及食物名称：051xxx–舞茸 | **烹饪方式：烤**

烹饪前

生重：90g

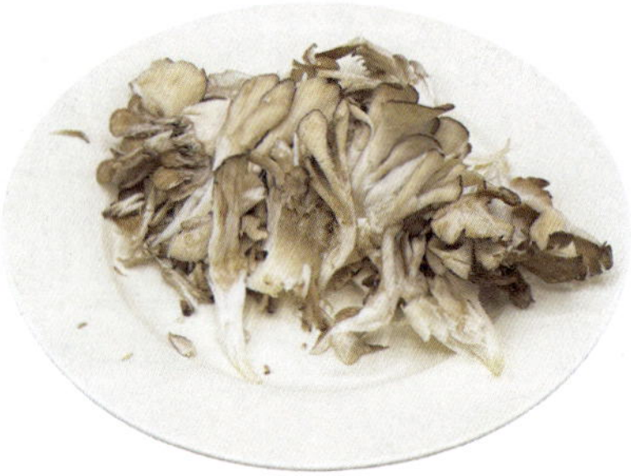

烹饪后

熟重：76g

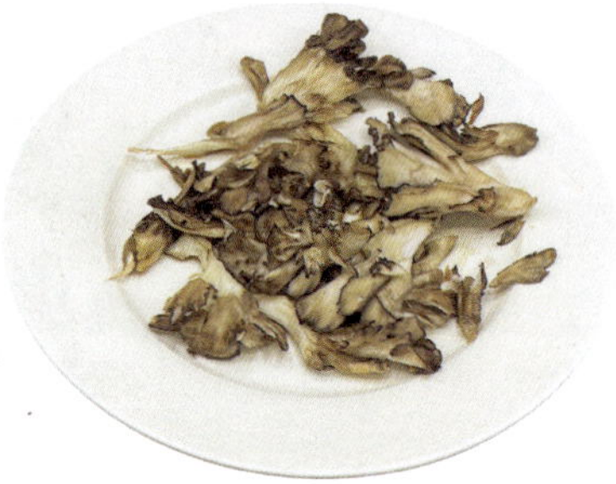

生熟比=118.4g/100g | 含油比=0g/100g | 含盐比=0g/100g

食物编码及食物名称：051xxx–舞茸 | **烹饪方式：蒸**

烹饪前

生重：104g

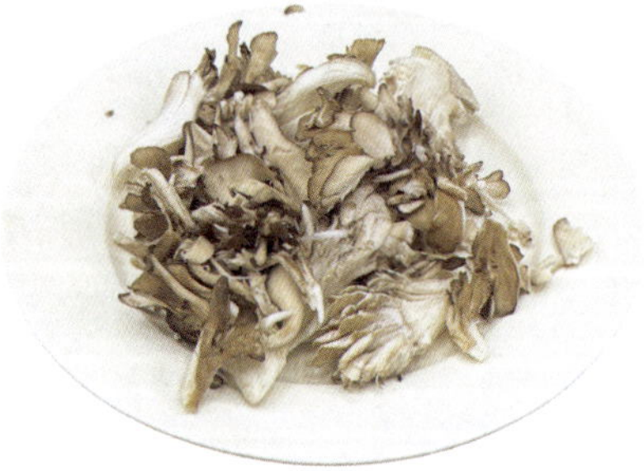

烹饪后

熟重：93g

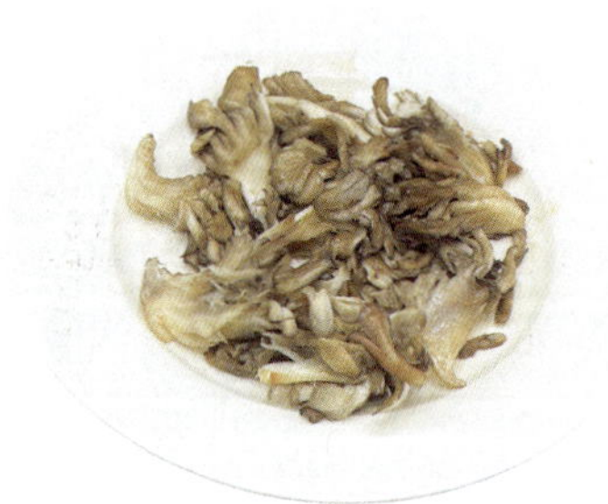

生熟比=111.8g/100g | 含油比=0g/100g | 含盐比=0g/100g

16. 051xxx–榆黄蘑

食物编码及食物名称：051xxx–榆黄蘑 烹饪方式：炒

烹饪前

生重：60g

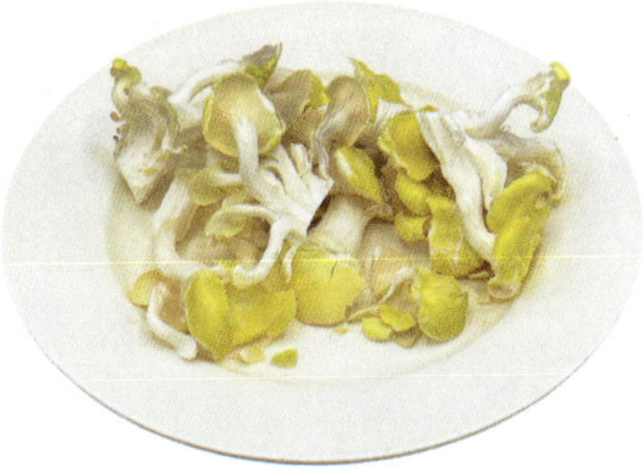

烹饪后

熟重：56g

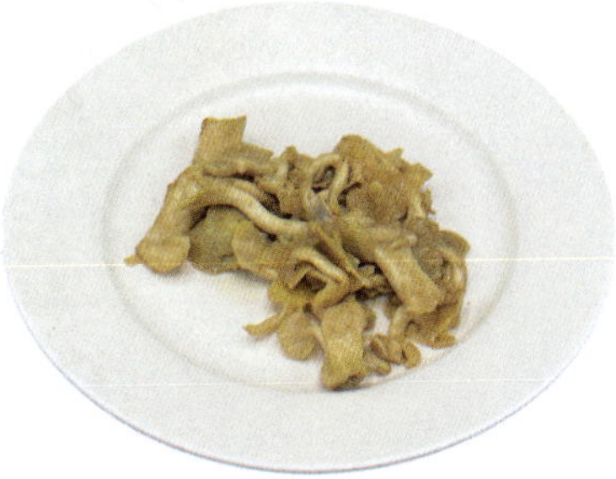

生熟比=107.1g/100g | 含油比=30.4g/100g | 含盐比=0g/100g

食物编码及食物名称：051xxx–榆黄蘑 烹饪方式：炖

烹饪前

生重：72g

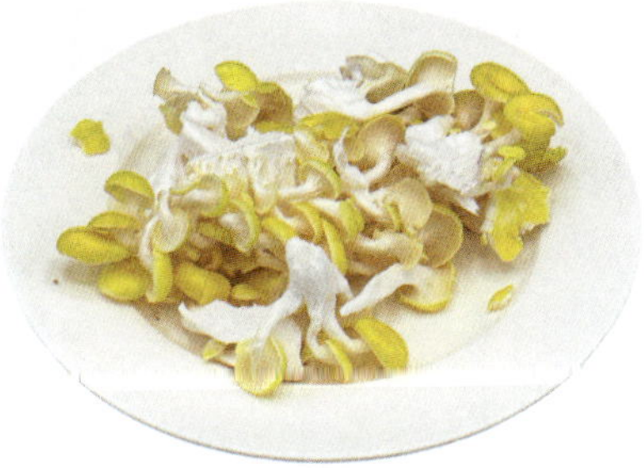

烹饪后

熟重：76g

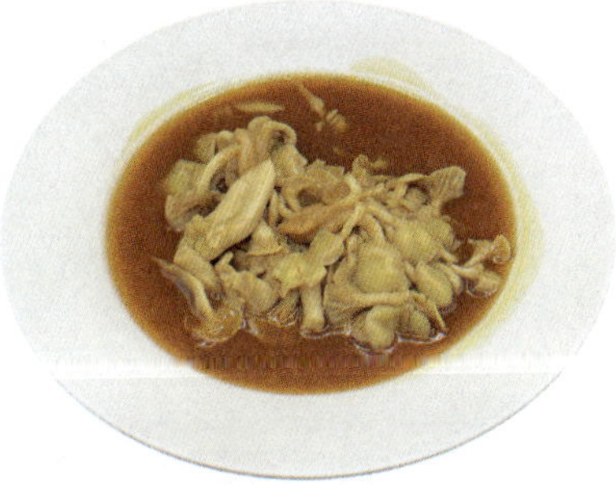

生熟比=94.7g/100g | 含油比=7.0g/100g | 含盐比=0.9g/100g

食物编码及食物名称：051xxx-榆黄蘑 | **烹饪方式：煮**

烹饪前

生重：104g

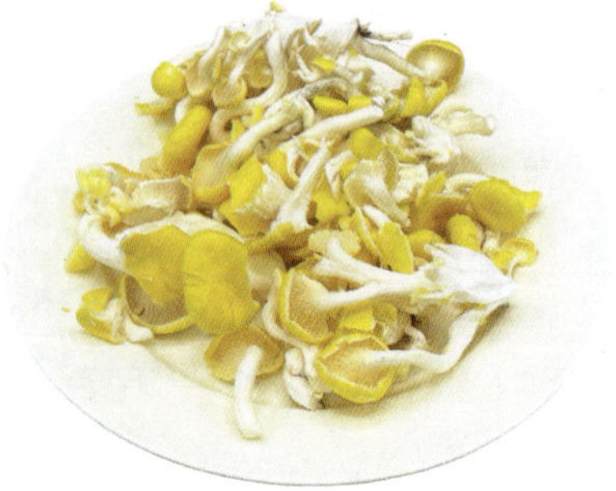

烹饪后

熟重：110g

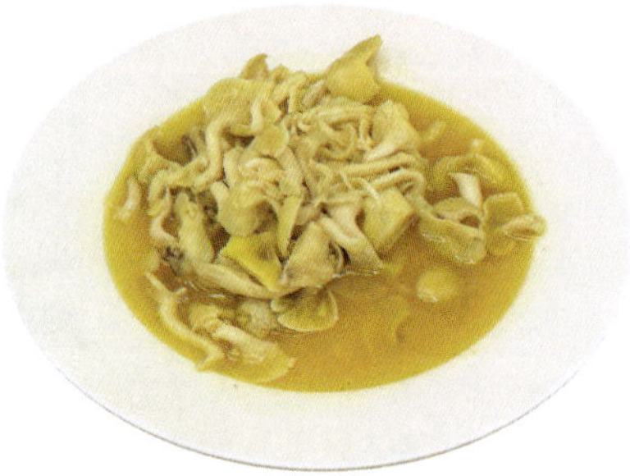

生熟比=94.5g/100g | 含油比=0g/100g | 含盐比=0.6g/100g

食物编码及食物名称：051xxx-榆黄蘑 | **烹饪方式：烤**

烹饪前

生重：71g

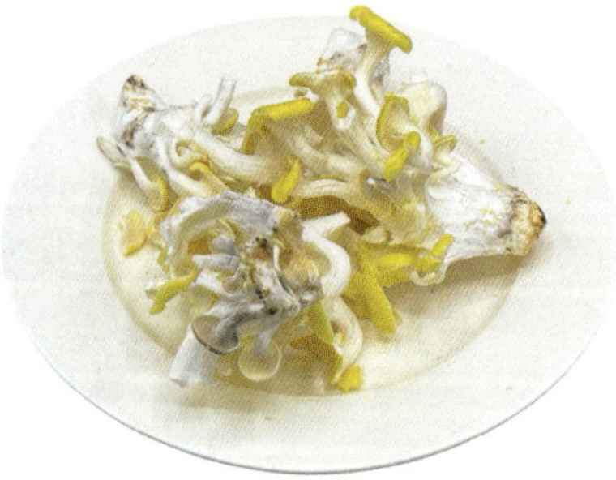

烹饪后

熟重：48g

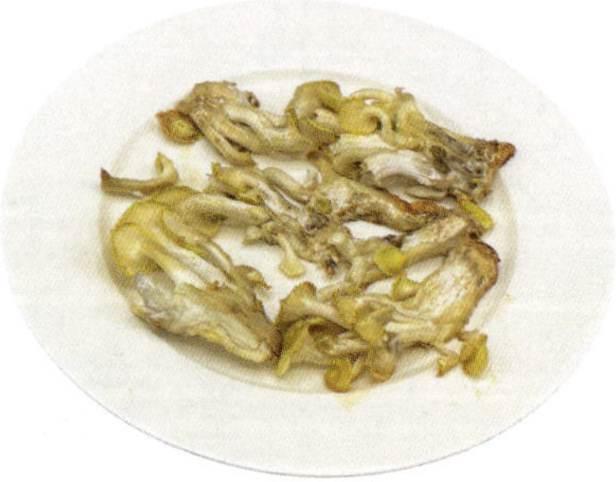

生熟比=147.9g/100g | 含油比=0/100g | 含盐比=0g/100g

食物编码及食物名称：051xxx–榆黄蘑　　**烹饪方式：蒸**

烹饪前

生重：54g

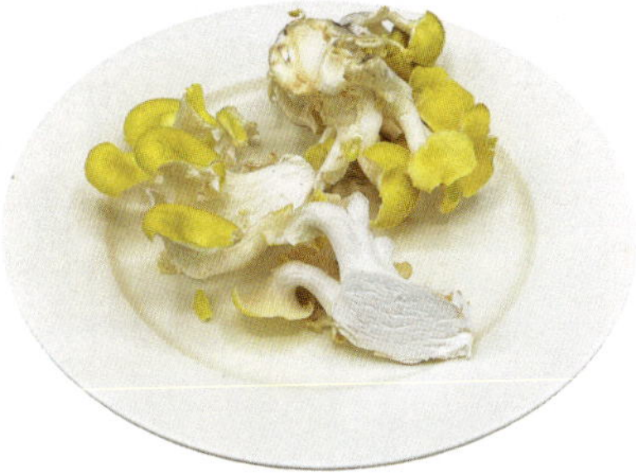

烹饪后

熟重：48g

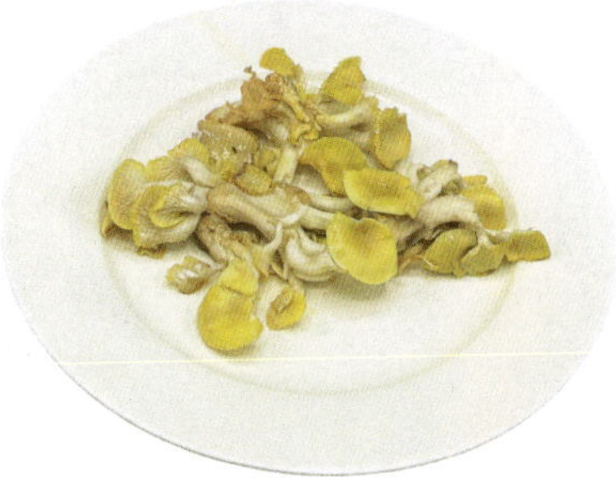

生熟比=112.5g/100g | 含油比=0g/100g | 含盐比=0g/100g

17. 051xxx–猪肚菌

食物编码及食物名称：051xxx–猪肚菌　　**烹饪方式：炒**

烹饪前

生重：92g

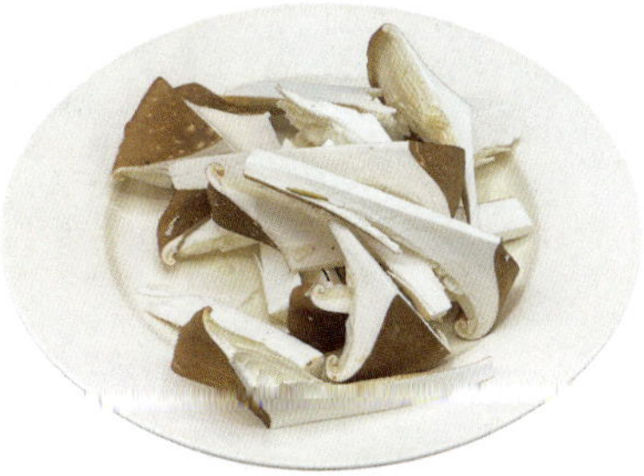

烹饪后

熟重：90g

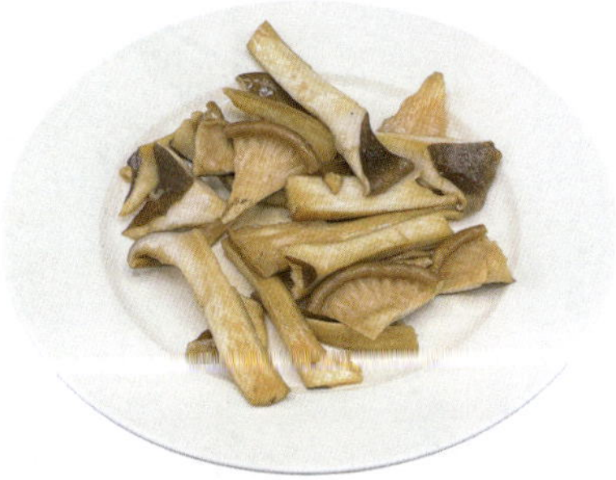

生熟比=102.2g/100g | 含油比=11.1g/100g | 含盐比=0g/100g

食物编码及食物名称：051xxx–猪肚菌 **烹饪方式：炖**

烹饪前

生重：92g

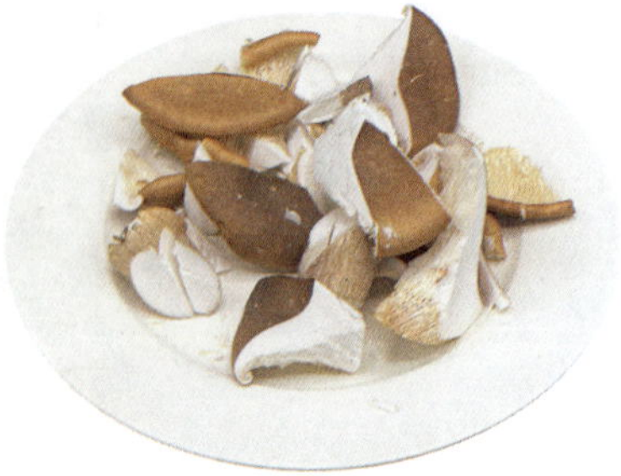

烹饪后

熟重：89g

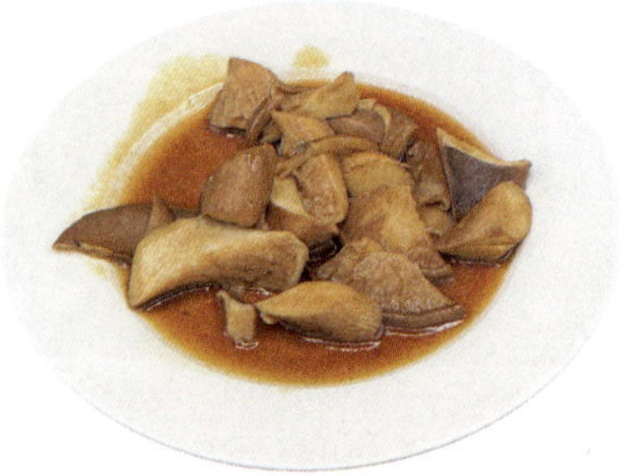

生熟比=103.4g/100g | 含油比=14.0g/100g | 含盐比=0.9g/100g

食物编码及食物名称：051xxx–猪肚菌 **烹饪方式：煮**

烹饪前

生重：78g

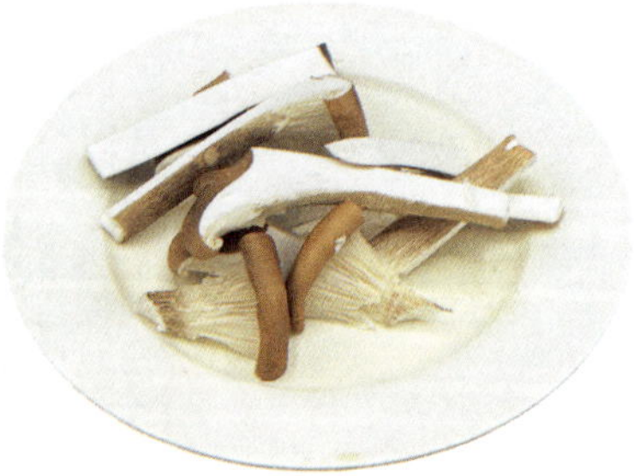

烹饪后

熟重：74

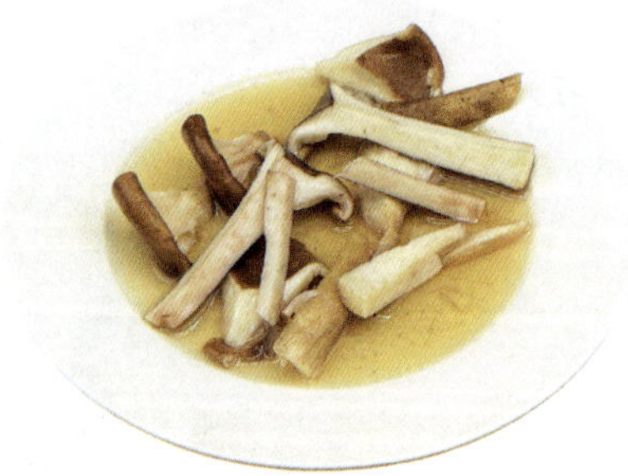

生熟比=105.4g/100g | 含油比=0g/100g | 含盐比=0g/100g

食物编码及食物名称：051xxx–猪肚菌　　**烹饪方式：烤**

烹饪前

生重：74g

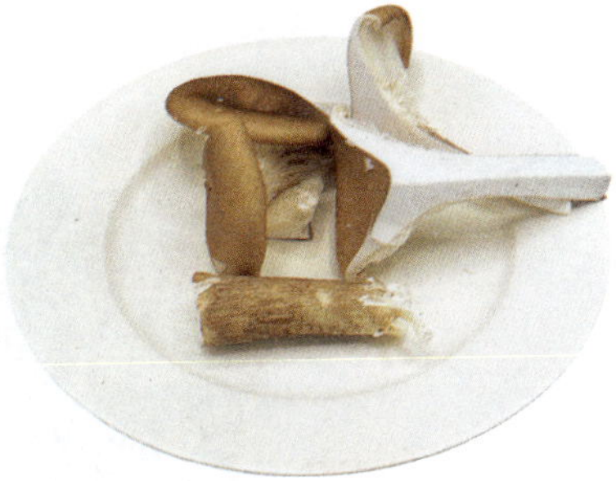

烹饪后

熟重：51g

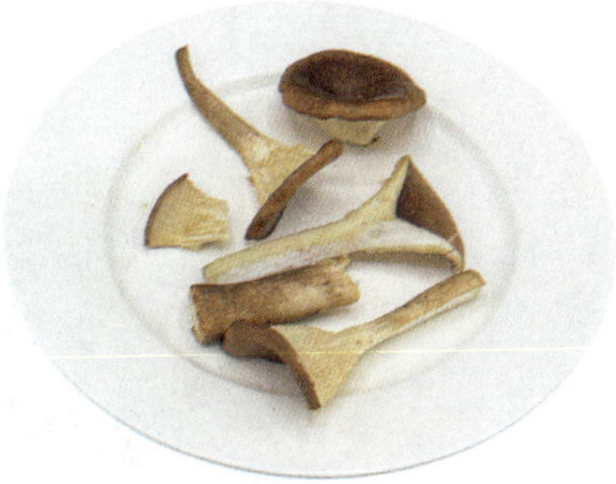

生熟比=145.1g/100g　|　含油比=0g/100g　|　含盐比=0g/100g

食物编码及食物名称：051xxx–猪肚菌　　**烹饪方式：蒸**

烹饪前

生重：37g

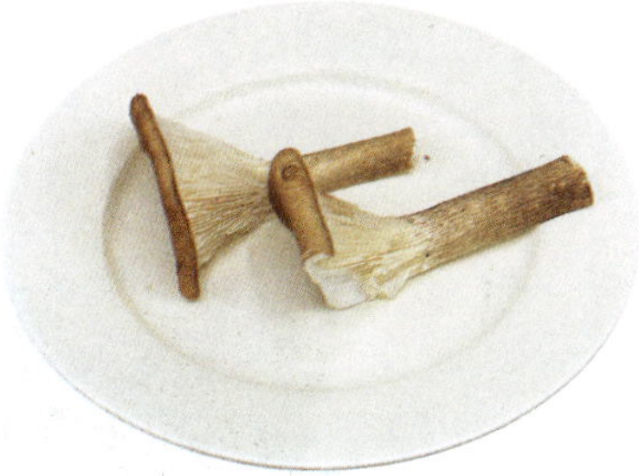

烹饪后

熟重：32g

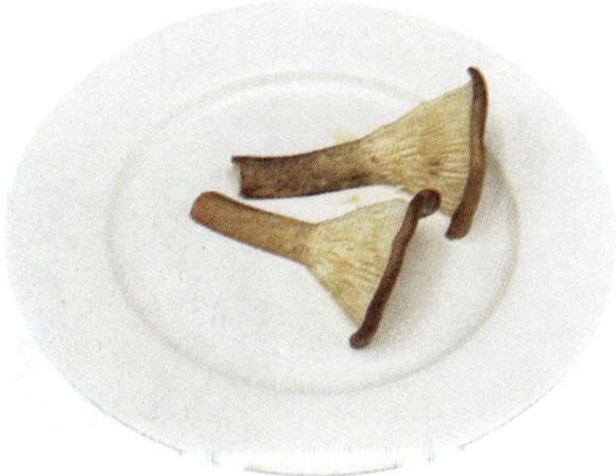

生熟比=115.6g/100g　|　含油比=0g/100g　|　含盐比=0g/100g

18. 052002–海带（鲜）[江白菜]

食物编码及食物名称：052002–海带（鲜）[江白菜]　　**烹饪方式：炒**

烹饪前

生重：99g

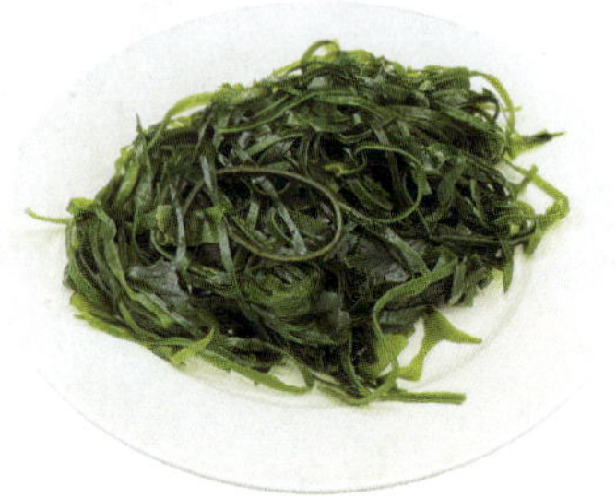

烹饪后

熟重：76g

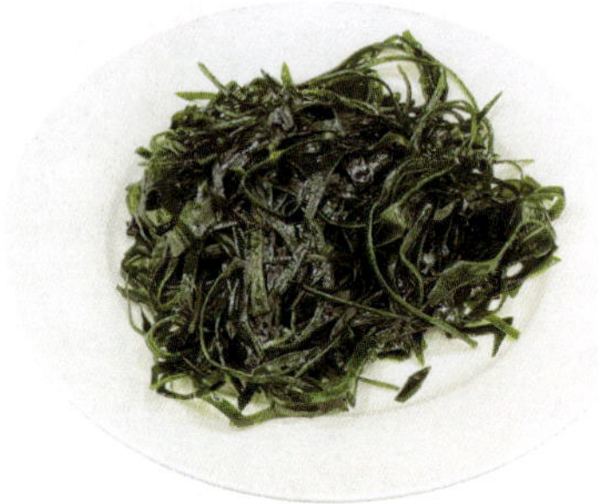

生熟比=130.3g/100g | 含油比=13.2g/100g | 含盐比=0g/100g

食物编码及食物名称：052002–海带（鲜）[江白菜]　　**烹饪方式：炖**

烹饪前

生重：126g

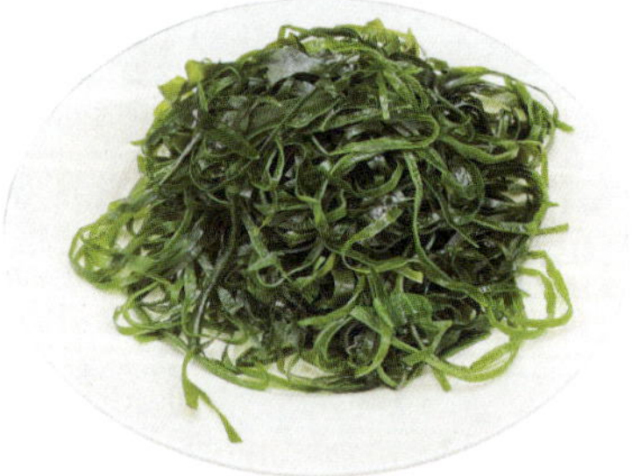

烹饪后

熟重：161g

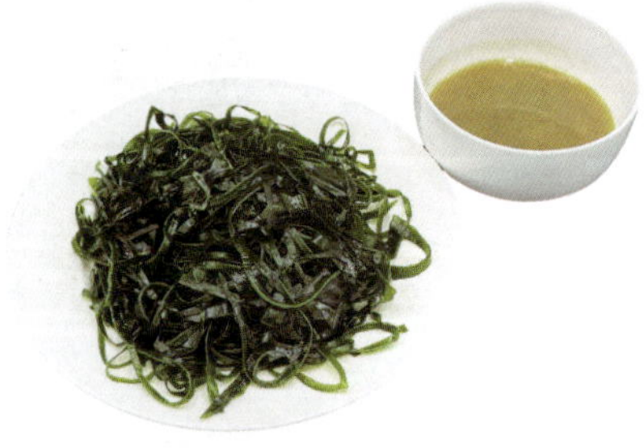

生熟比=78.3g/100g | 含油比=6.7g/100g | 含盐比=0g/100g

食物编码及食物名称：052002-海带（鲜）[江白菜]　　**烹饪方式：煮**

烹饪前

生重：112g

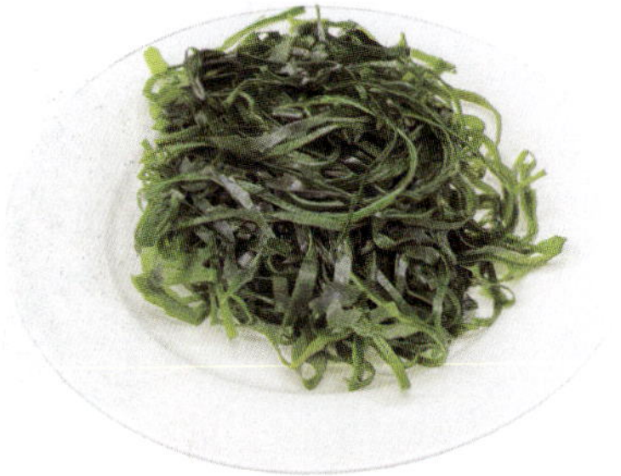

烹饪后

熟重：158g

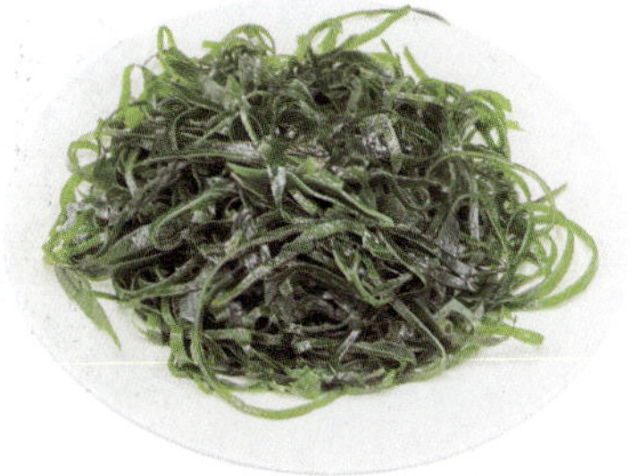

生熟比=70.9g/100g ｜ 含油比=0g/100g ｜ 含盐比=0g/100g

19. 052008-紫菜（干）

食物编码及食物名称：052008-紫菜（干）　　**烹饪方式：炖**

烹饪前

生重：10g

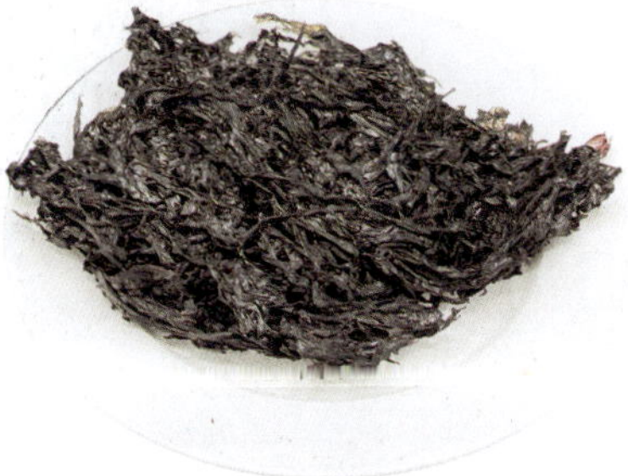

烹饪后

熟重：138g

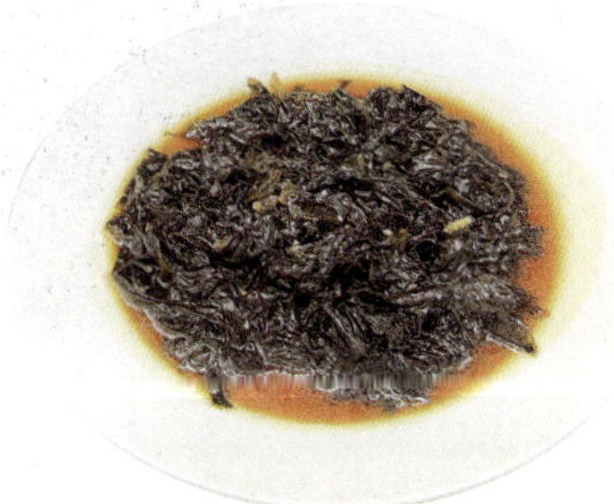

生熟比=7.2g/100g ｜ 含油比=7.6g/100g ｜ 含盐比=0g/100g

食物编码及食物名称：052008-紫菜（干） | **烹饪方式：煮**

烹饪前

生重：10g

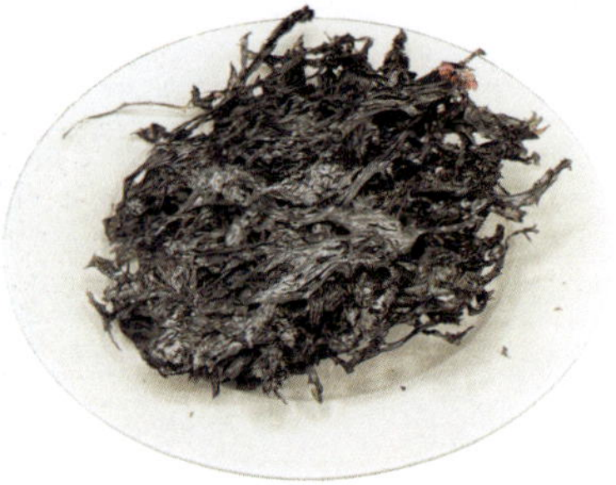

烹饪后

熟重：180g

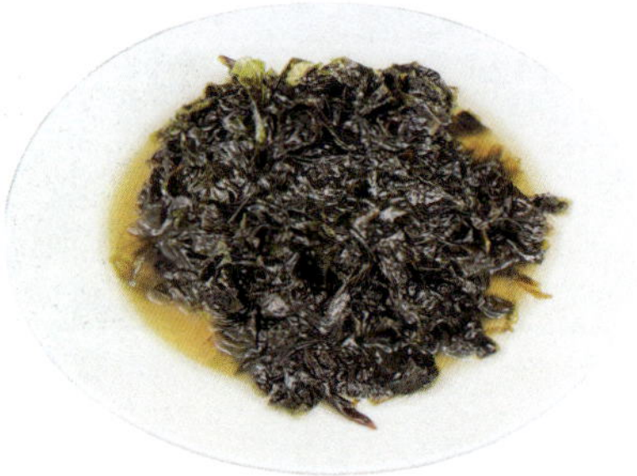

生熟比=5.6g/100g | 含油比=0g/100g | 含盐比=0g/100g

食物编码及食物名称：052008-紫菜（干） | **烹饪方式：烤**

烹饪前

生重：10g

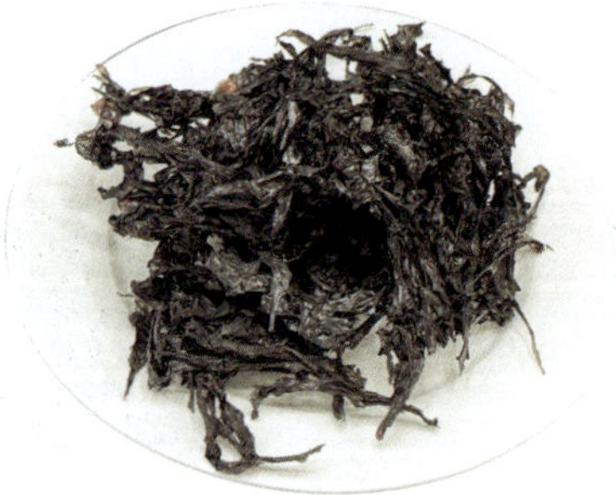

烹饪后

熟重：9g

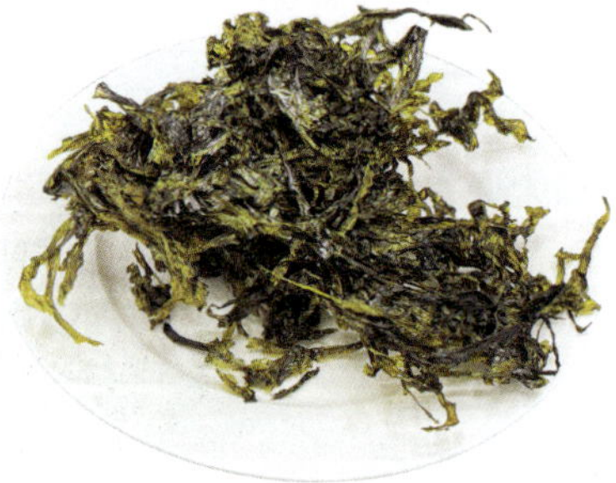

生熟比=111.1g/100g | 含油比=0g/100g | 含盐比=0g/100g

20. 052010–裙带菜（干）[海芥菜、海木耳]

食物编码及食物名称：052010–裙带菜（干）[海芥菜、海木耳]　**烹饪方式：炖**

烹饪前

生重：25g

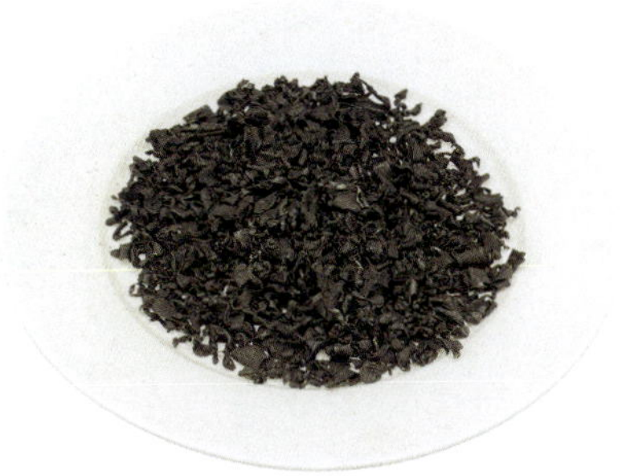

烹饪后

熟重：377g

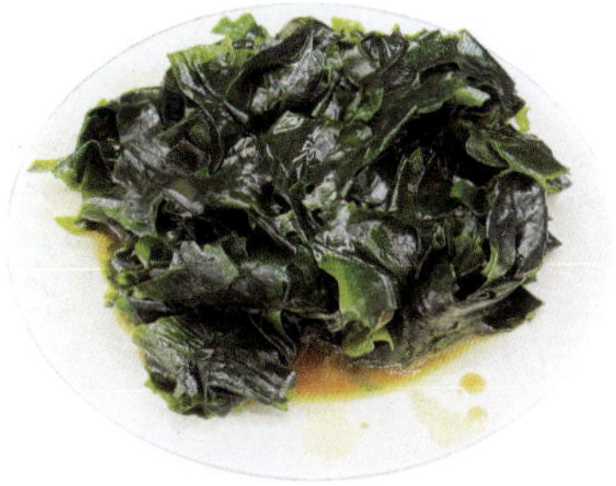

生熟比=6.6g/100g　|　含油比=0g/100g　|　含盐比=0g/100g

食物编码及食物名称：052010–裙带菜（干）[海芥菜、海木耳]　**烹饪方式：煮**

烹饪前

生重：25g

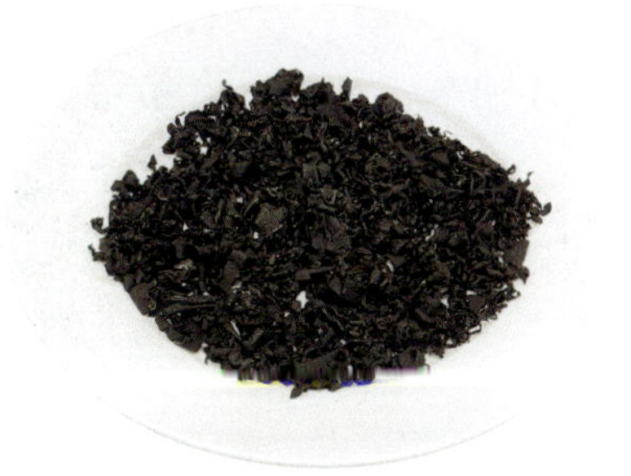

烹饪后

熟重：507g

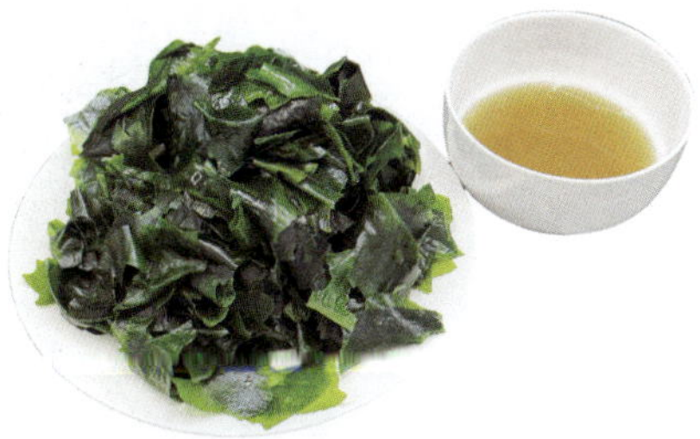

生熟比=4.9g/100g　|　含油比=0g/100g　|　含盐比=0g/100g

21. 052xxx-深海裙带梗

食物编码及食物名称：052xxx-深海裙带梗 **烹饪方式：炒**

烹饪前

生重：98g

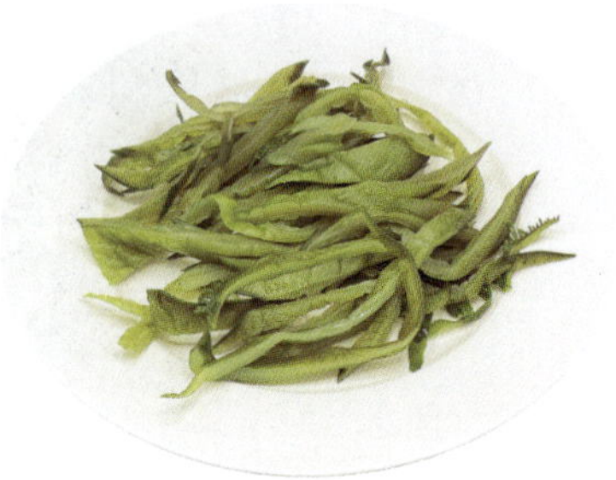

烹饪后

熟重：97g

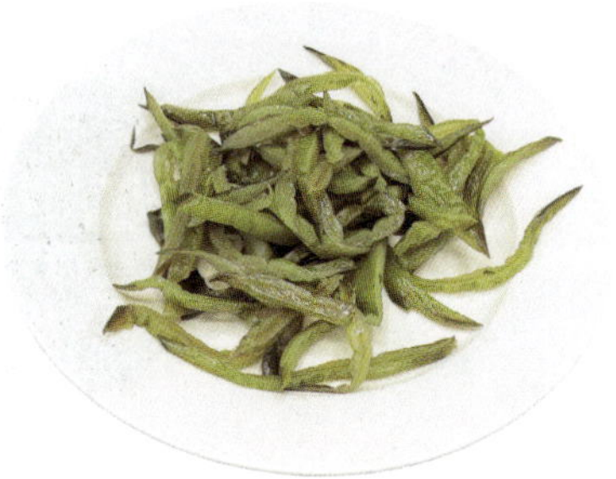

生熟比=101.0g/100g | 含油比=13.4g/100g | 含盐比=0g/100g

食物编码及食物名称：052xxx-深海裙带梗 **烹饪方式：炖**

烹饪前

生重：156g

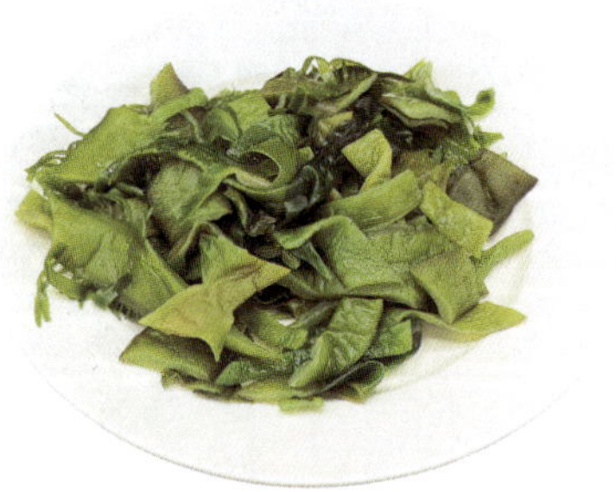

烹饪后

熟重：179g

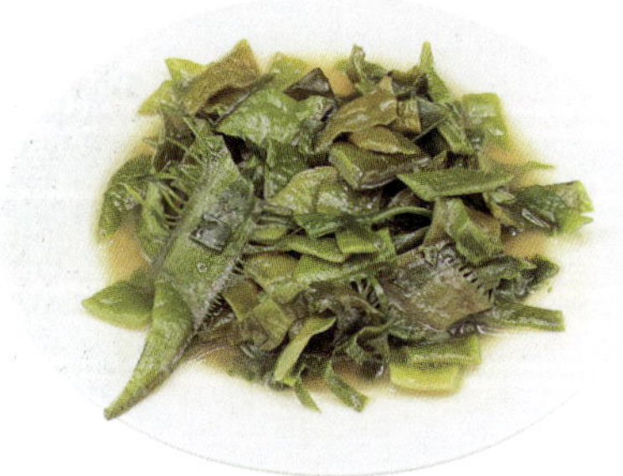

生熟比=87.2g/100g | 含油比=2.6g/100g | 含盐比=0.4g/100g

食物编码及食物名称：052xxx-深海裙带梗　　**烹饪方式：煮**

烹饪前

生重：276g

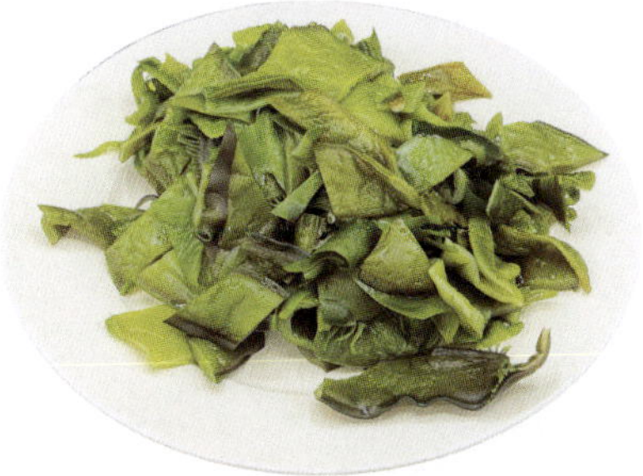

烹饪后

熟重：286g

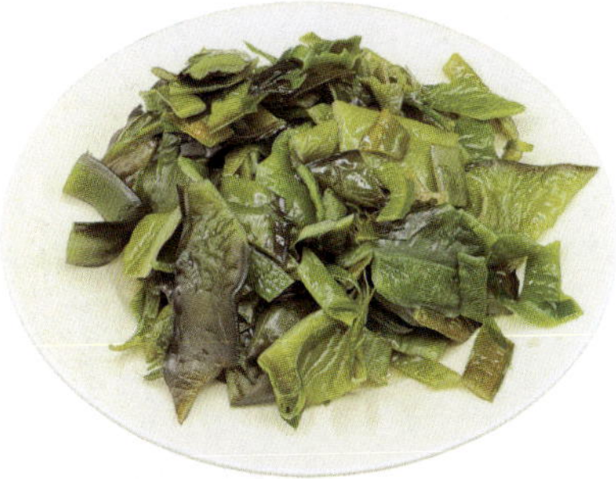

生熟比=96.5g/100g | 含油比=0g/100g | 含盐比=0g/100g

07

第七章

畜肉类及制品

1. 081102–猪肥肉（肥）

食物编码及食物名称：081102–猪肥肉（肥） **烹饪方式：炒**

烹饪前

生重：179g

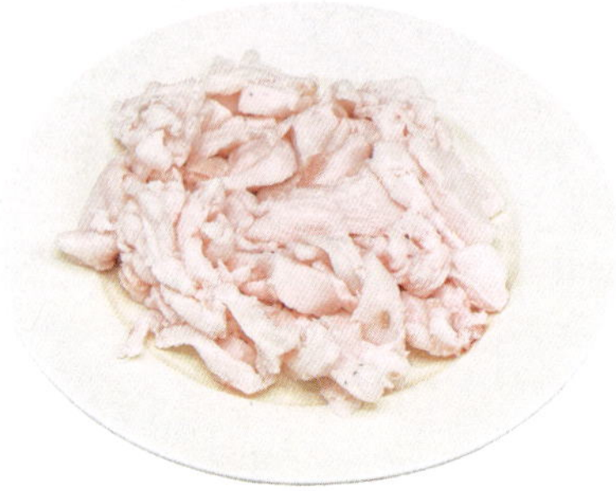

烹饪后

熟重：158g

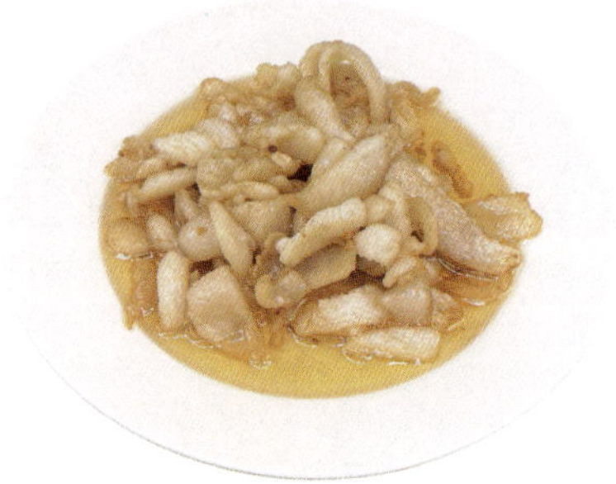

生熟比=113.3g/100g | 含油比=8.2g/100g | 含盐比=0.6g/100g

2. 081104–猪肉（后肘）

食物编码及食物名称：081104–猪肉（后肘） **烹饪方式：炖**

烹饪前

生重：1623g

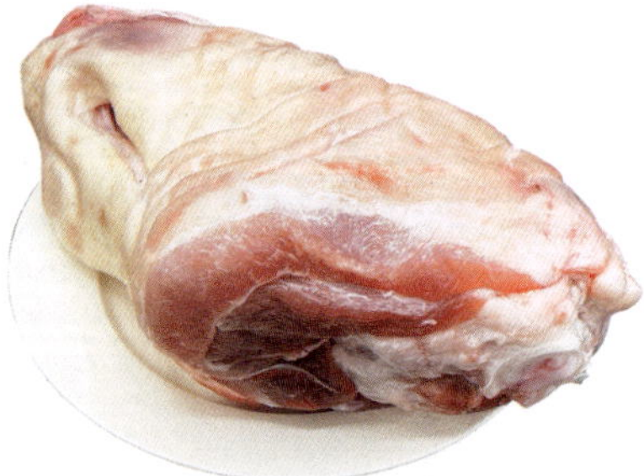

烹饪后

熟重：1389g

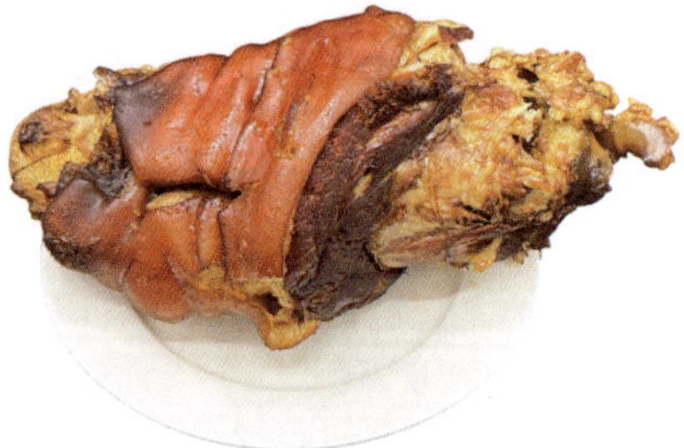

生熟比=116.8g/100g | 含油比=0g/100g | 含盐比=0g/100g

食物编码及食物名称：081104–猪肉（后肘） **烹饪方式：煮**

烹饪前

生重：1501g

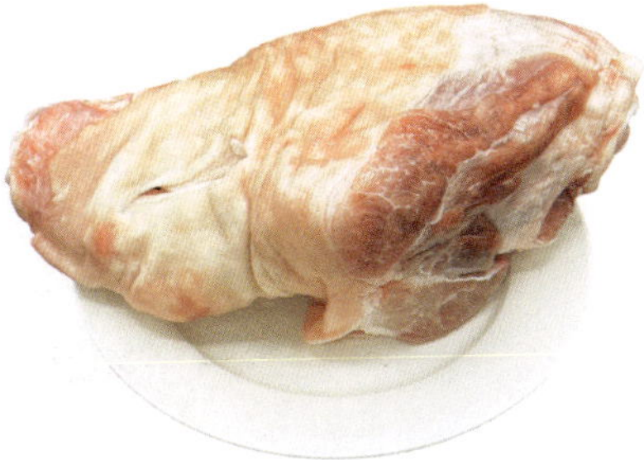

烹饪后

熟重：1308g

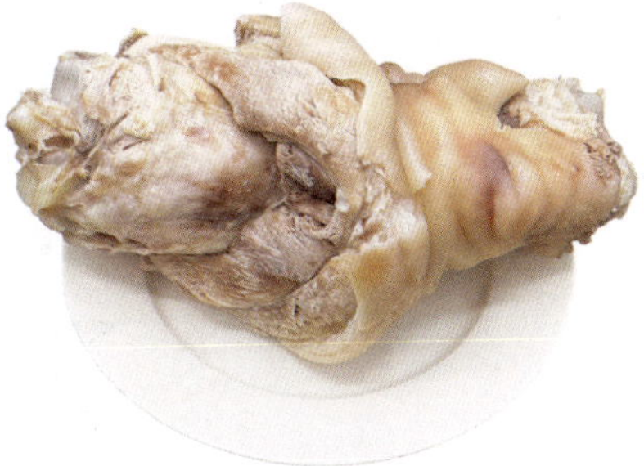

生熟比=114.8g/100g | 含油比=0g/100g | 含盐比=0g/100g

食物编码及食物名称：081104–猪肉（后肘） **烹饪方式：烤**

烹饪前

生重：1471g

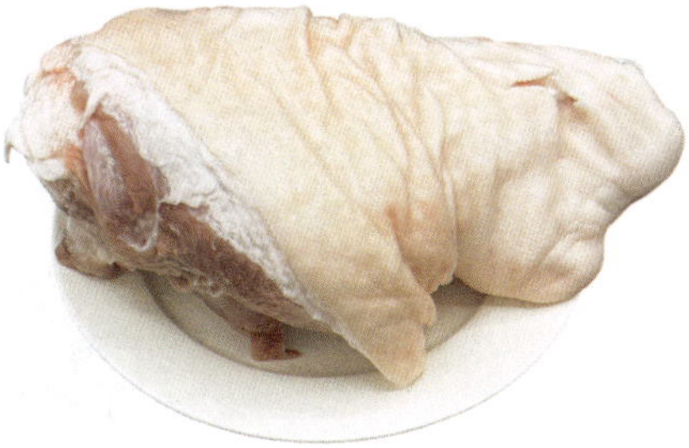

烹饪后

熟重：1126g

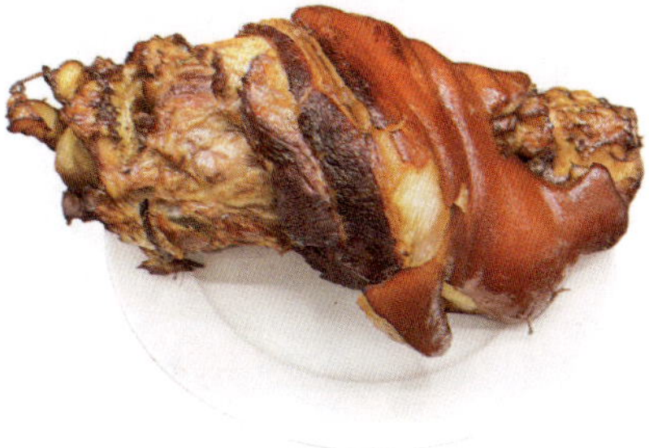

生熟比=130.6g/100g | 含油比=0g/100g | 含盐比=0g/100g

3. 081105–猪肉（肋条肉）

食物编码及食物名称：081105–猪肉（肋条肉） **烹饪方式：炒**

烹饪前

生重：238g

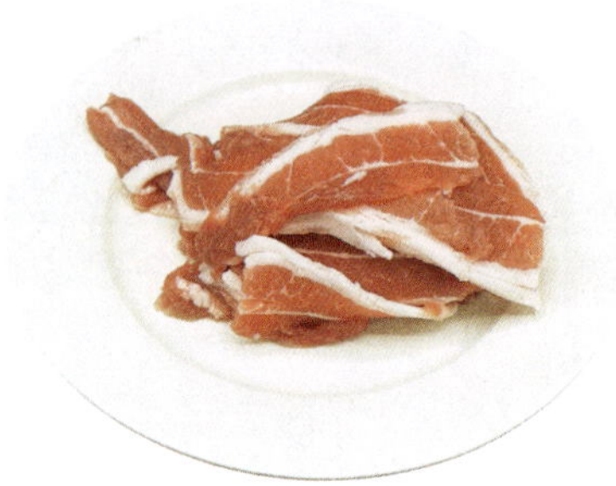

烹饪后

熟重：168g

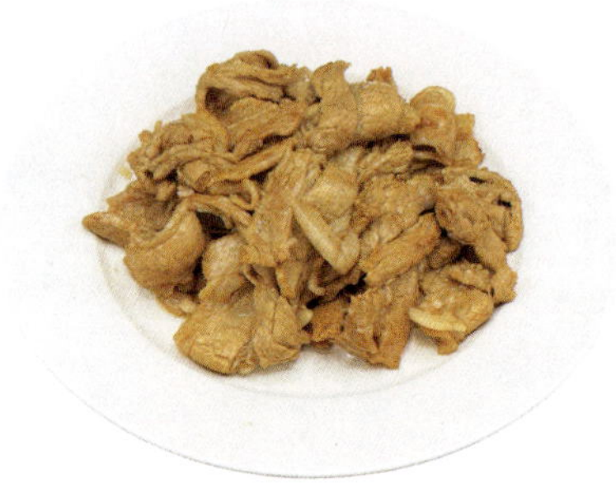

生熟比=141.7g/100g | 含油比=17.9g/100g | 含盐比=0g/100g

食物编码及食物名称：081105–猪肉（肋条肉） **烹饪方式：炖**

烹饪前

生重：252g

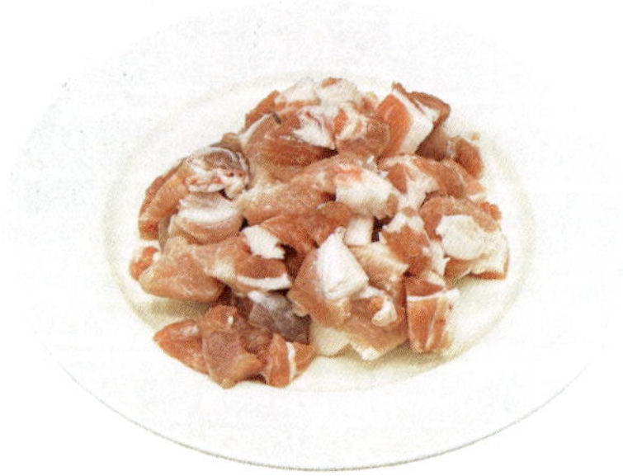

烹饪后

熟重：174g

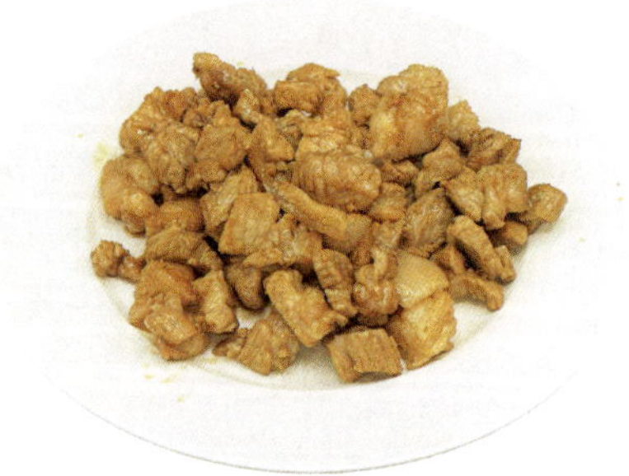

生熟比=144.8g/100g | 含油比=14.9g/100g | 含盐比=0g/100g

食物编码及食物名称：081105–猪肉（肋条肉）　**烹饪方式：煮**

烹饪前

生重：142g

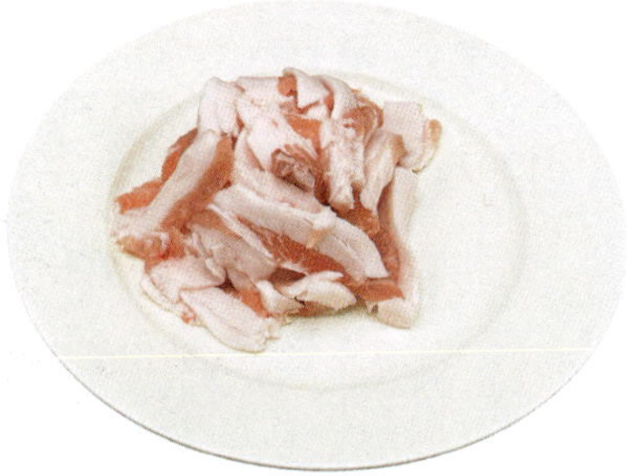

烹饪后

熟重：116g

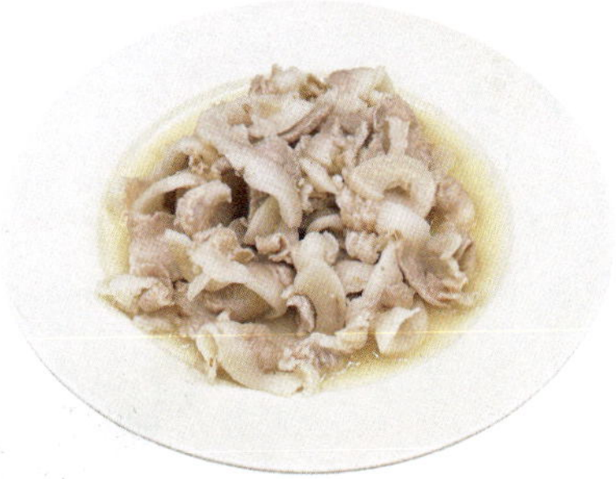

生熟比=122.4g/100g　|　含油比=0g/100g　|　含盐比=0.7g/100g

食物编码及食物名称：081105–猪肉（肋条肉）　**烹饪方式：烤**

烹饪前

生重：318g

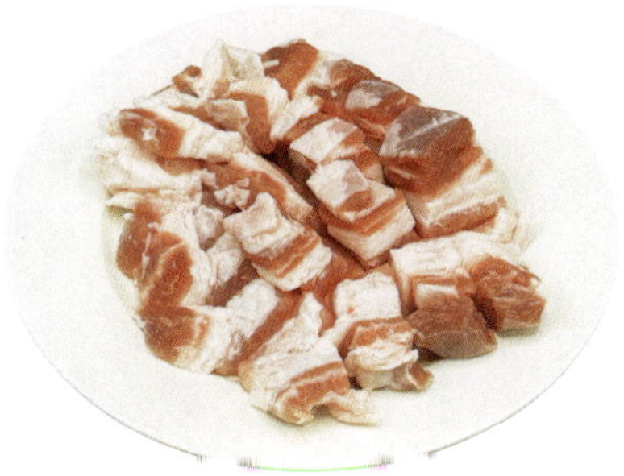

烹饪后

熟重：207g

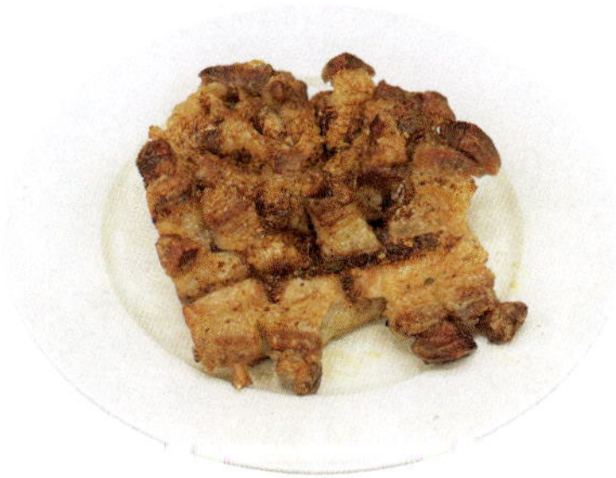

生熟比=153.6g/100g　|　含油比=0g/100g　|　含盐比=0g/100g

4. 081109–猪肉（前肘）

食物编码及食物名称：081109–猪肉（前肘） **烹饪方式：炖**

烹饪前

生重：1615g

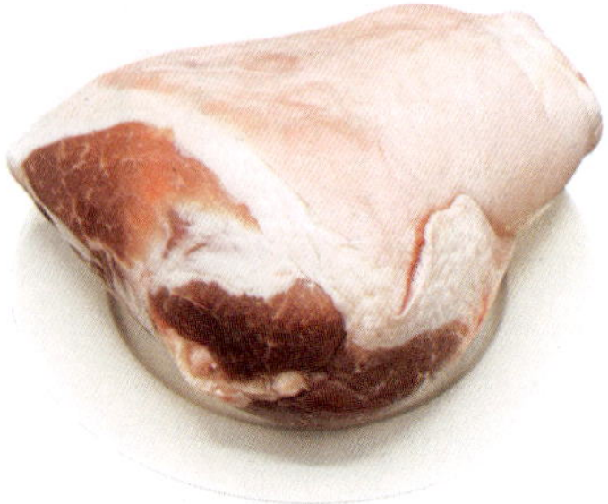

烹饪后

熟重：1207g

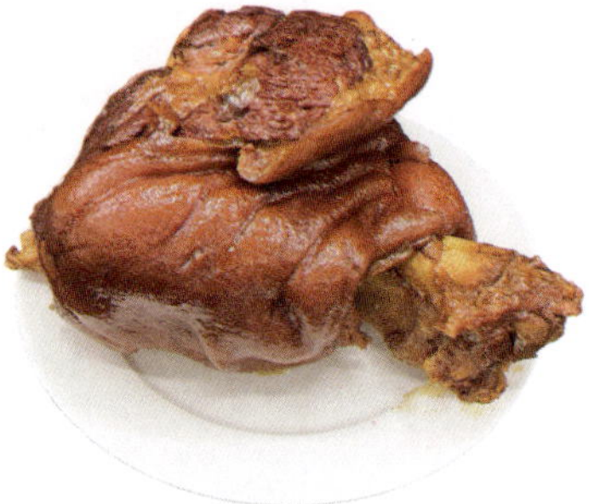

生熟比=133.8g/100g | 含油比=1.7g/100g | 含盐比=0.8g/100g

食物编码及食物名称：081109–猪肉（前肘） **烹饪方式：煮**

烹饪前

生重：1496g

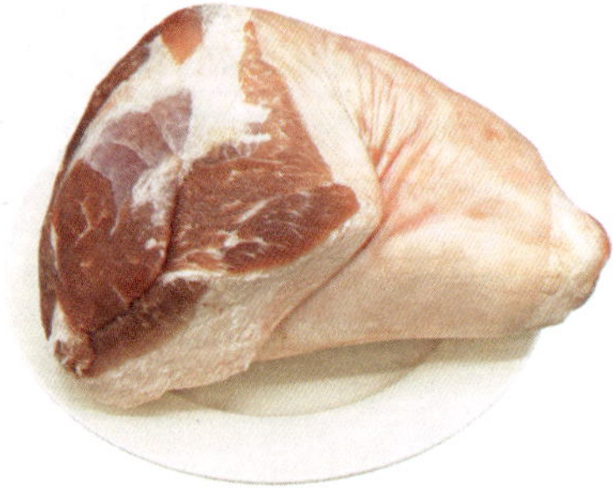

烹饪后

熟重：1181g

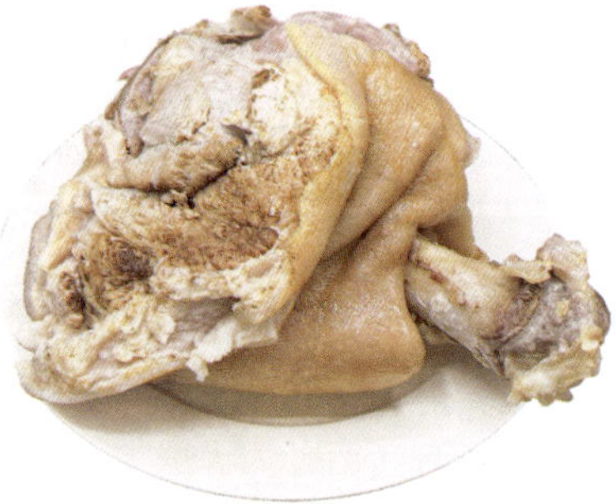

生熟比=126.7g/100g | 含油比=0g/100g | 含盐比=0g/100g

食物编码及食物名称：081109–猪肉（前肘） **烹饪方式：烤**

烹饪前

生重：1161g

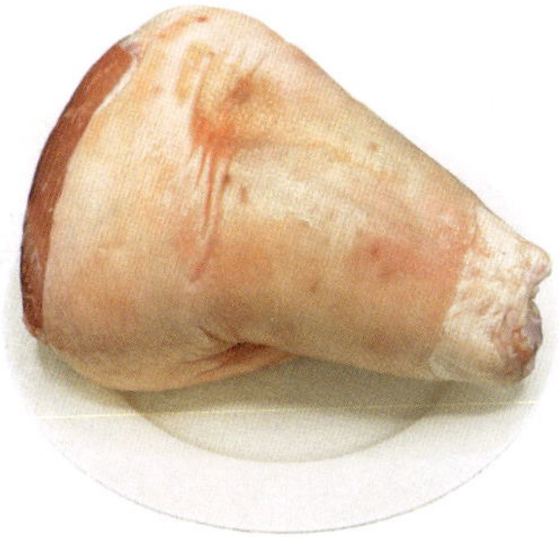

烹饪后

熟重：892g

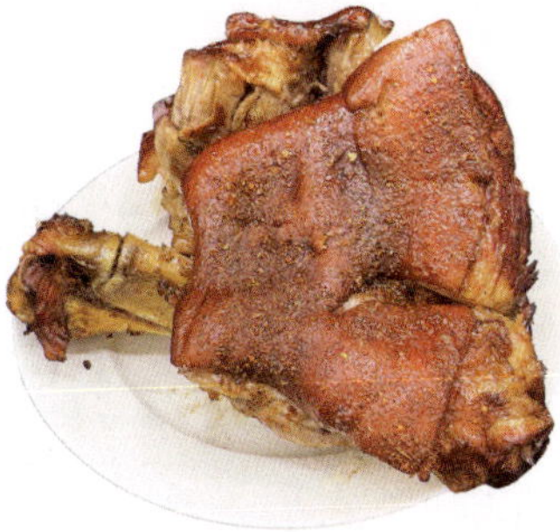

生熟比=130.2g/100g | 含油比=0g/100g | 含盐比=0g/100g

5. 081110–猪肉（瘦）

食物编码及食物名称：081110–猪肉（瘦） **烹饪方式：炒**

烹饪前

生重：171g

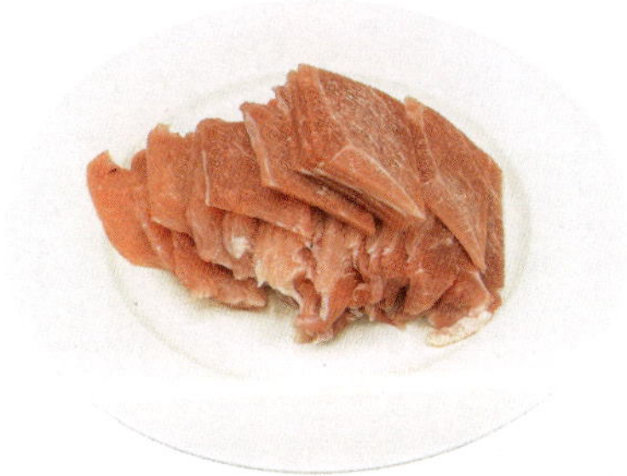

烹饪后

熟重：110g

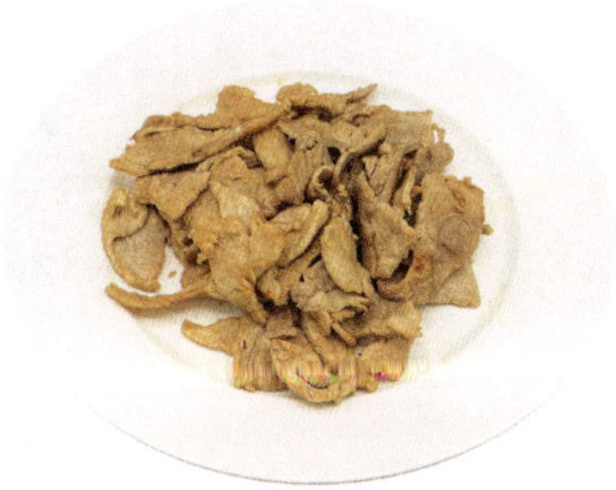

生熟比=155.5g/100g | 含油比=11.8g/100g | 含盐比=0g/100g

食物编码及食物名称：081110–猪肉（瘦） | **烹饪方式：炖**

烹饪前

生重：190g

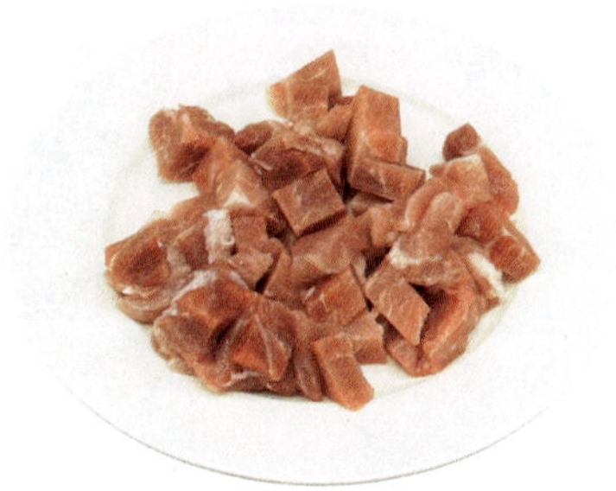

烹饪后

熟重：132g

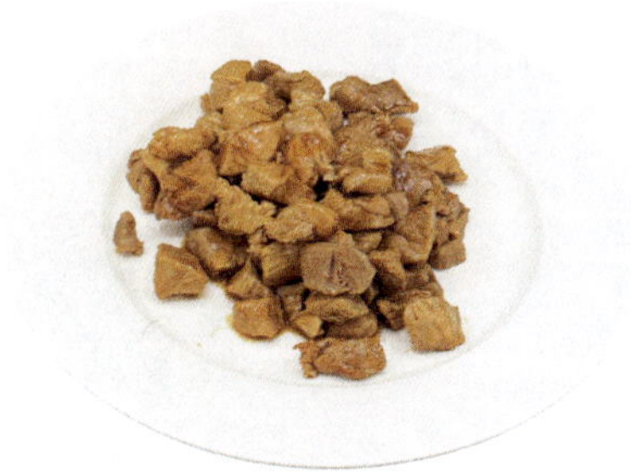

生熟比=143.9g/100g | 含油比=9.7g/100g | 含盐比=0g/100g

食物编码及食物名称：081110–猪肉（瘦） | **烹饪方式：煮**

烹饪前

生重：137g

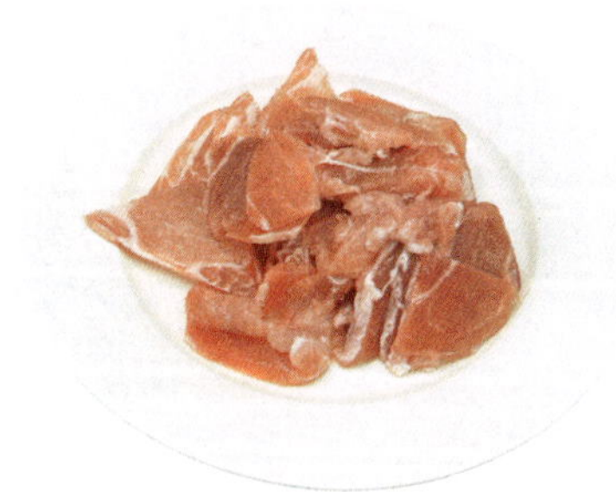

烹饪后

熟重：82g

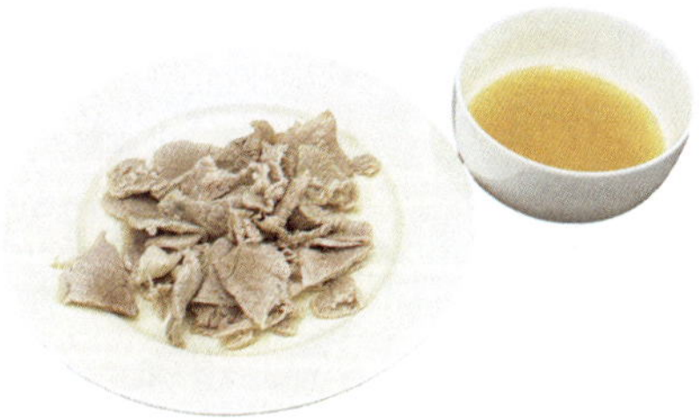

生熟比=167.1g/100g | 含油比=0g/100g | 含盐比=1.8g/100g

食物编码及食物名称：081110–猪肉（瘦）	烹饪方式：烤
烹饪前 生重：293g 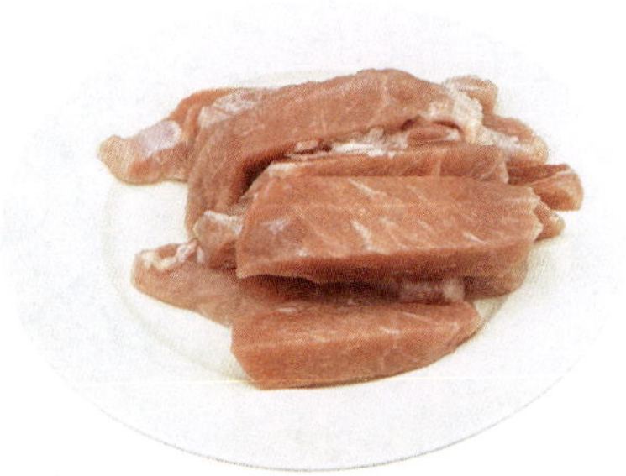	烹饪后 熟重：119g 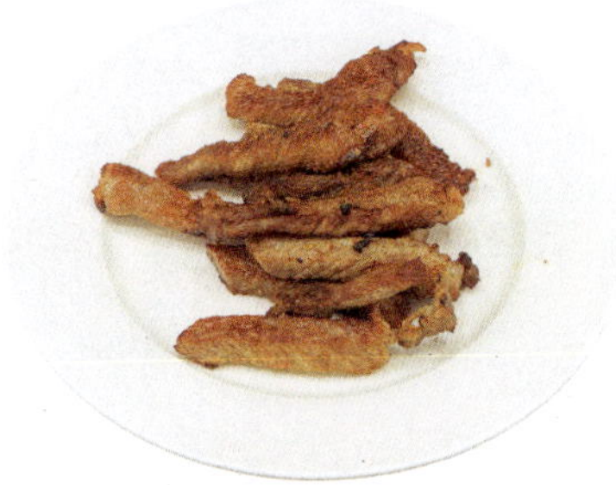
生熟比=246.2g/100g ｜ 含油比=0g/100g ｜ 含盐比=0g/100g	

6. 081112–猪肉（猪脖）

食物编码及食物名称：081112–猪肉（猪脖）	烹饪方式：炒
烹饪前 生重：208g 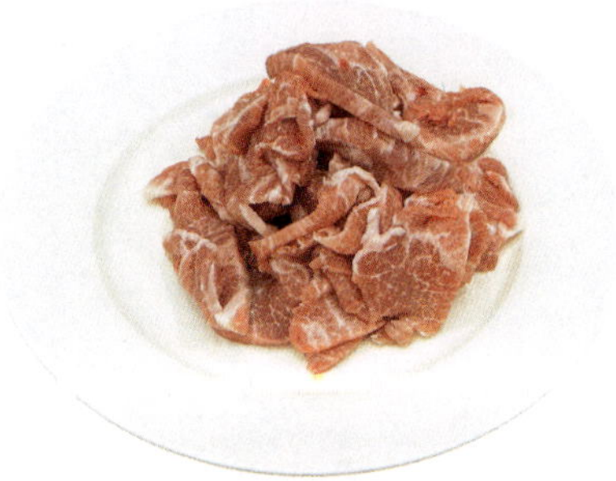	烹饪后 熟重：154g 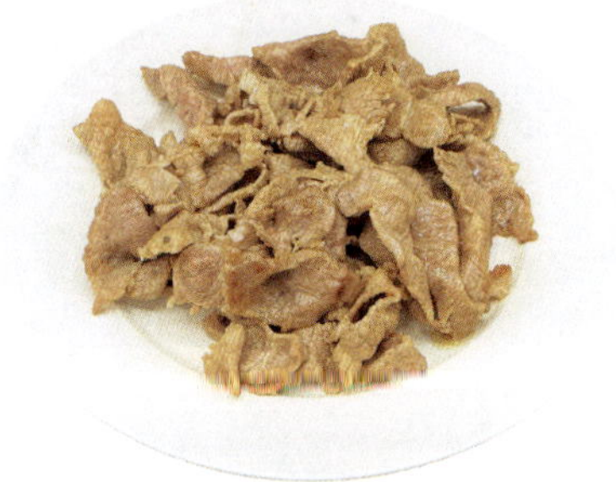
生熟比=135.1g/100g ｜ 含油比=9.1g/100g ｜ 含盐比=0g/100g	

食物编码及食物名称：081112–猪肉（猪脖） **烹饪方式：炖**

烹饪前

生重：296g

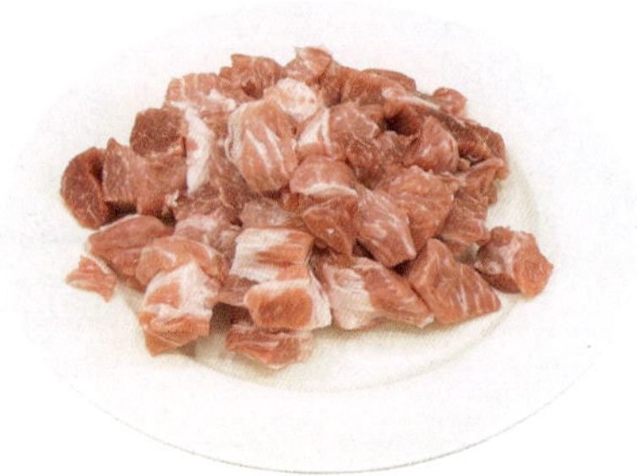

烹饪后

熟重：221g

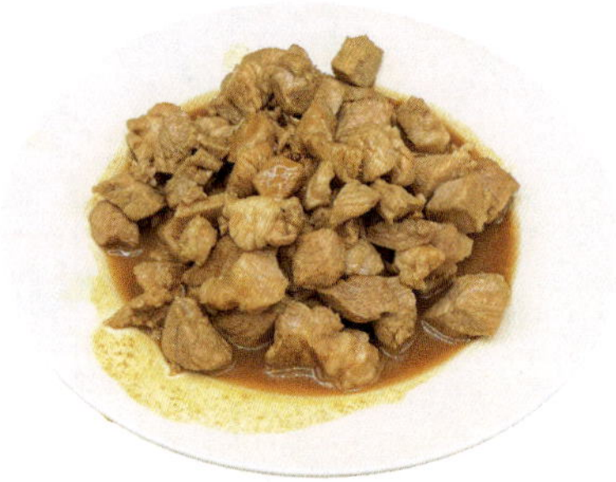

生熟比=133.9g/100g | 含油比=5.8g/100g | 含盐比=0.4g/100g

食物编码及食物名称：081112–猪肉（猪脖） **烹饪方式：煮**

烹饪前

生重：195g

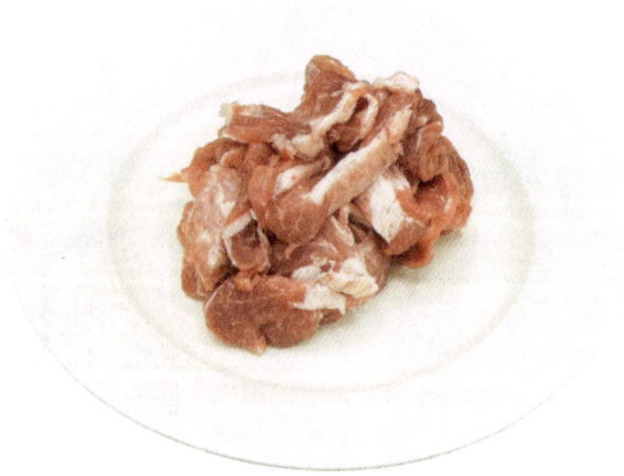

烹饪后

熟重：143g

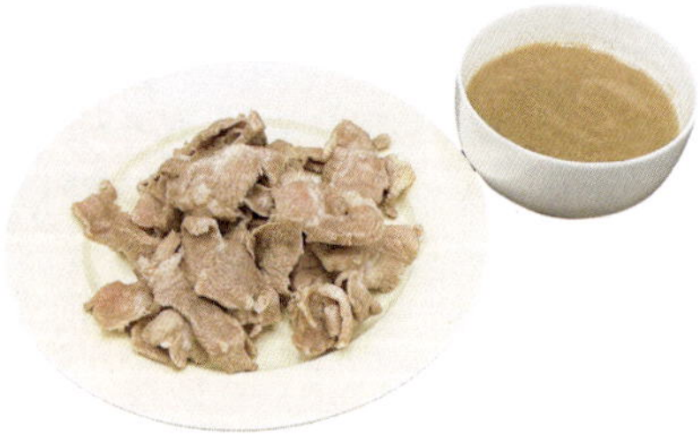

生熟比=136.4g/100g | 含油比=0g/100g | 含盐比=0g/100g

食物编码及食物名称：081112–猪肉（猪脖） | **烹饪方式：烤**

烹饪前

生重：285g

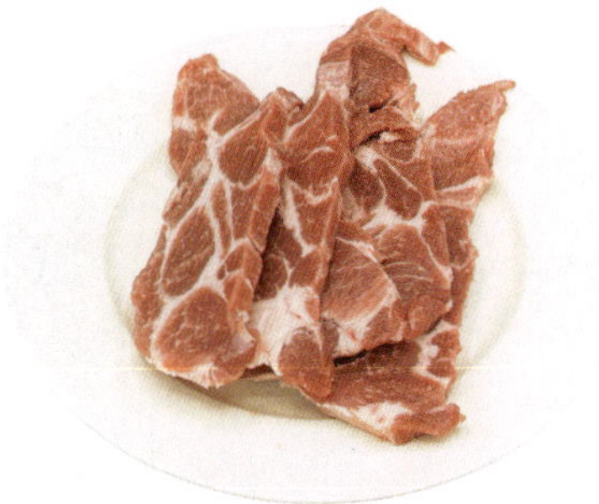

烹饪后

熟重：177g

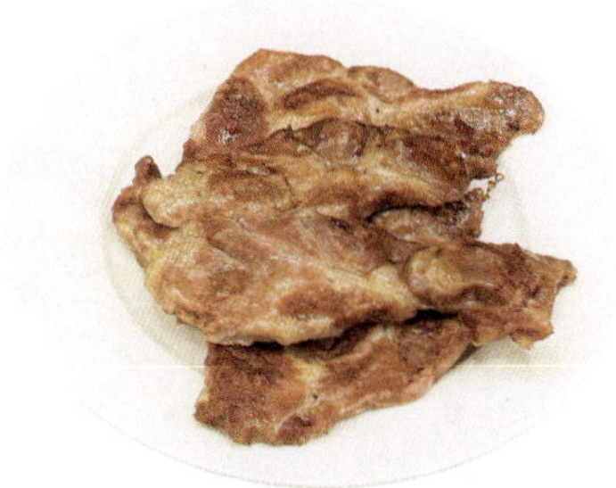

生熟比=161.0g/100g | 含油比=0g/100g | 含盐比=0g/100g

7. 081113–猪大肠

食物编码及食物名称：081113–猪大肠 | **烹饪方式：炒**

烹饪前

生重：167g

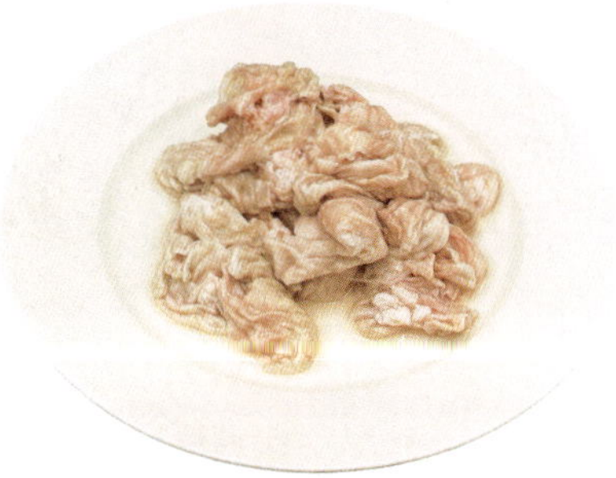

烹饪后

熟重：90g

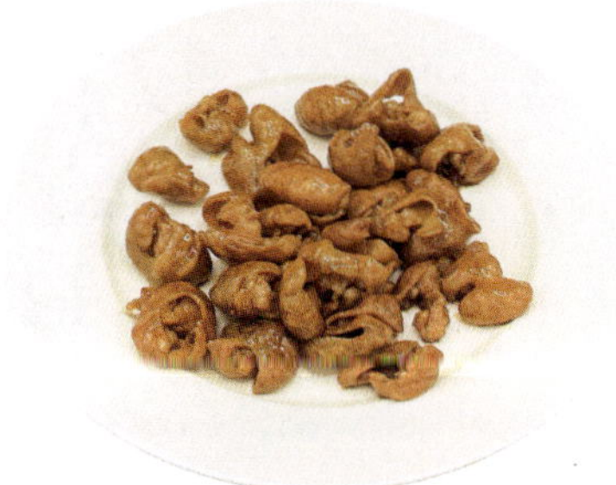

生熟比=185.6g/100g | 含油比=23.3g/100g | 含盐比=0g/100g

食物编码及食物名称：081113-猪大肠 | **烹饪方式：炖**

烹饪前

生重：430g

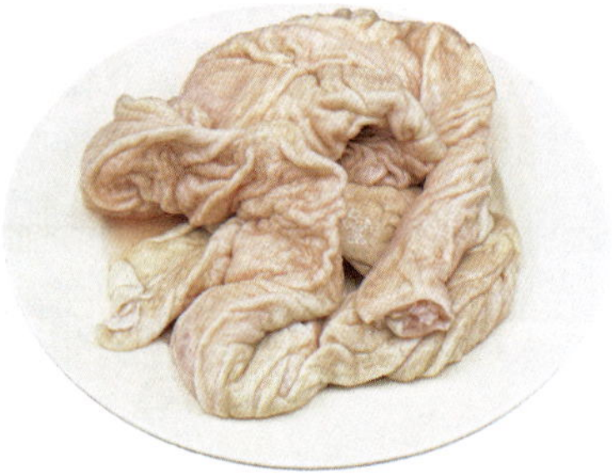

烹饪后

熟重：180g

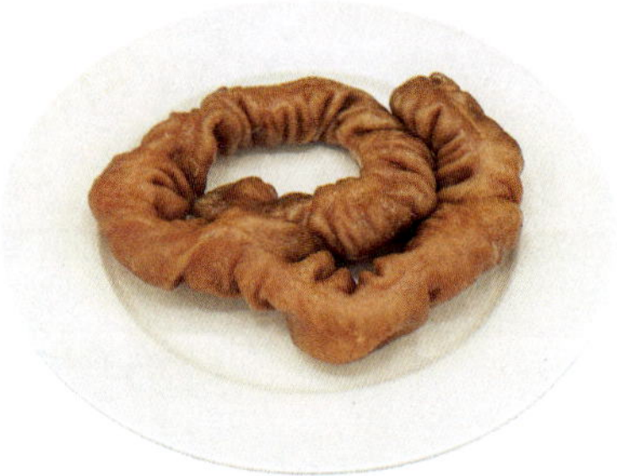

生熟比=238.9g/100g | 含油比=0g/100g | 含盐比=0g/100g

食物编码及食物名称：081113-猪大肠 | **烹饪方式：煮**

烹饪前

生重：219g

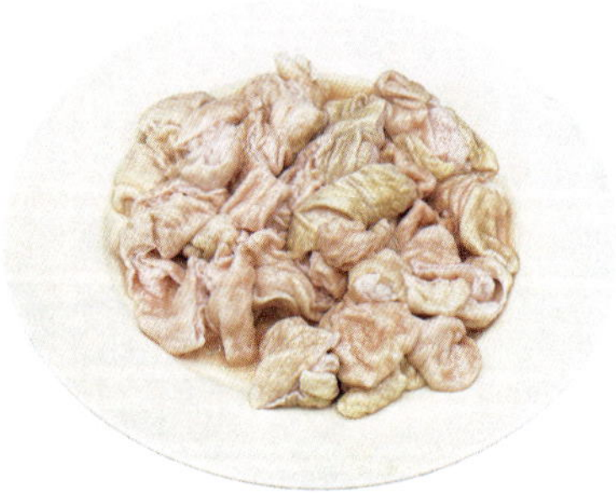

烹饪后

熟重：111g

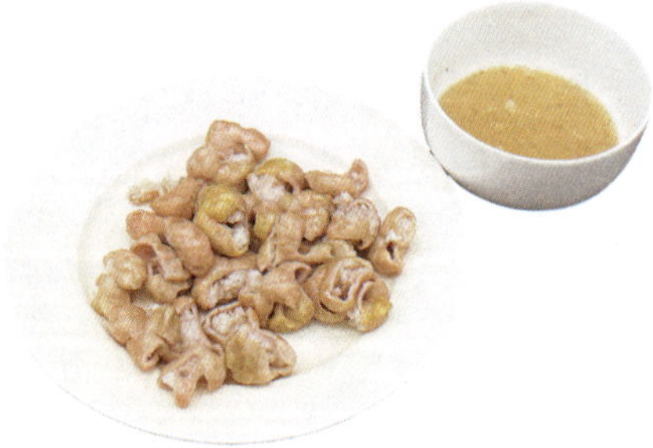

生熟比=197.3g/100g | 含油比=0g/100g | 含盐比=1.2g/100g

食物编码及食物名称：081113–猪大肠	烹饪方式：烤

烹饪前

生重：453g

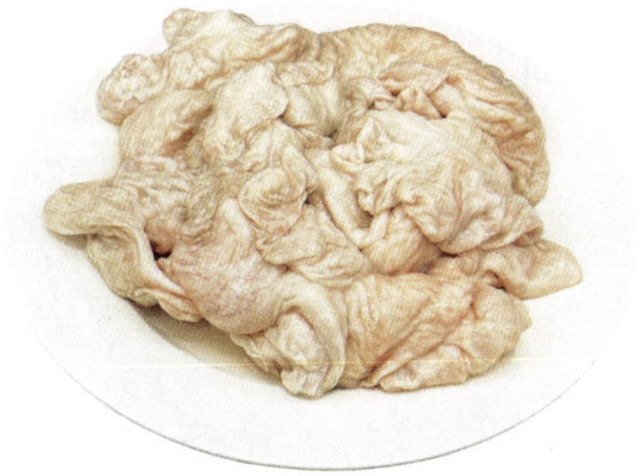

烹饪后

熟重：190g

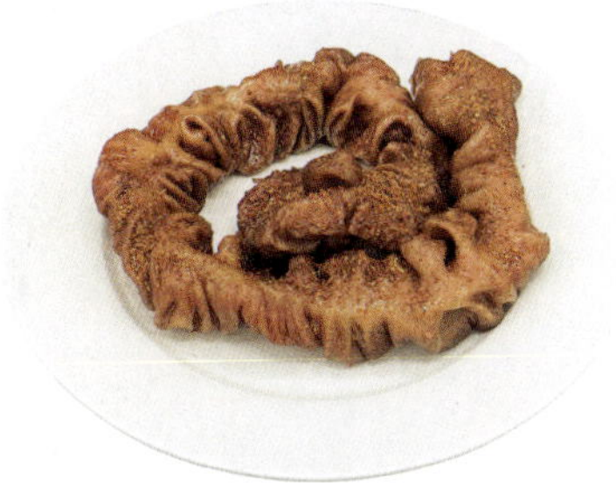

生熟比=238.4g/100g | 含油比=0.5g/100g | 含盐比=0.5g/100g

8. 081114–猪大排

食物编码及食物名称：081114–猪大排	烹饪方式：炖

烹饪前

生重：377g

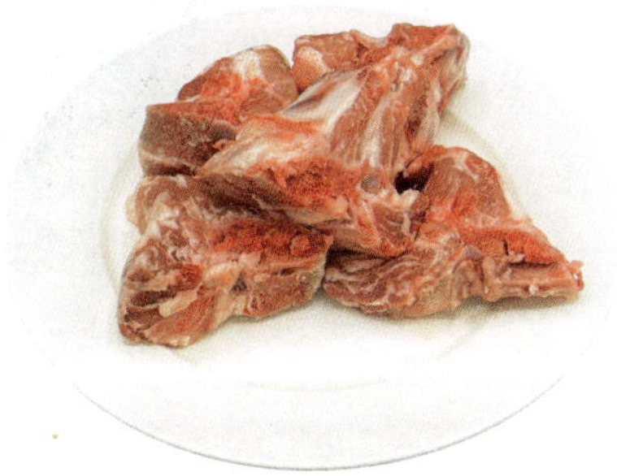

烹饪后

熟重：344g

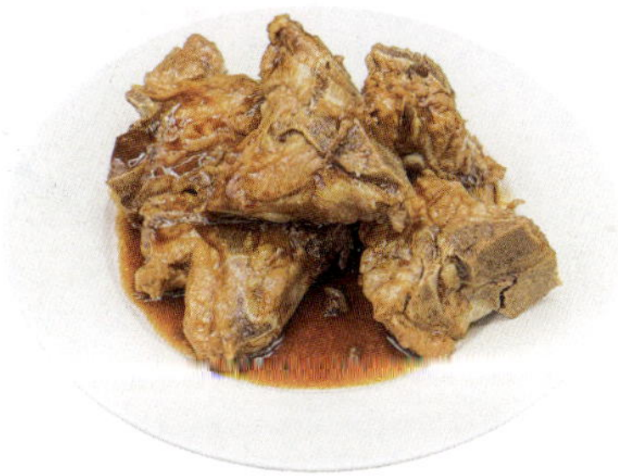

生熟比=109.6g/100g | 含油比=8.3g/100g | 含盐比=0.8g/100g

食物编码及食物名称：081114–猪大排 **烹饪方式：煮**

烹饪前

生重：477g

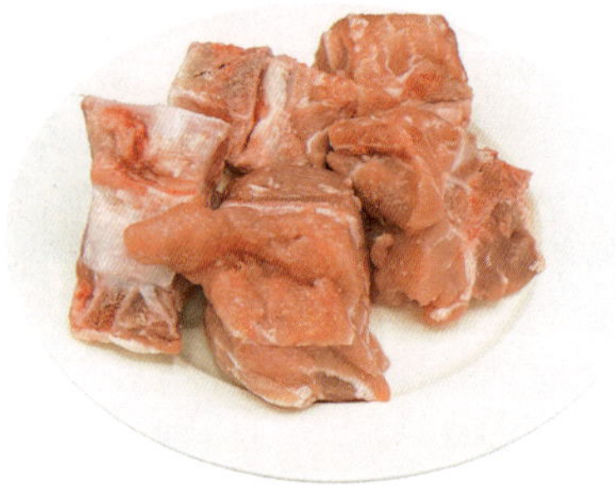

烹饪后

熟重：412g

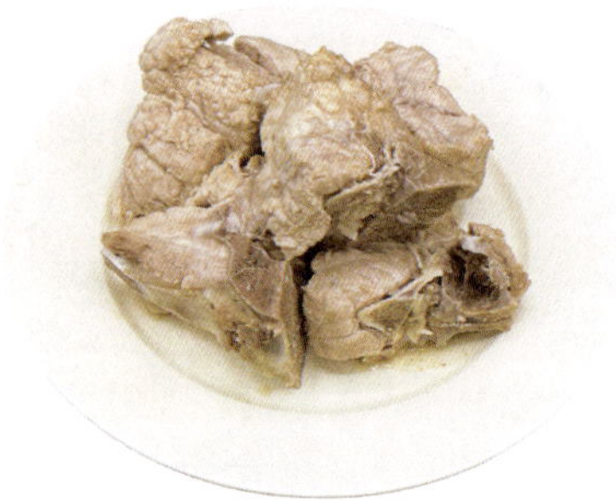

生熟比=115.8g/100g | 含油比=0g/100g | 含盐比=0.7g/100g

食物编码及食物名称：081114–猪大排 **烹饪方式：烤**

烹饪前

生重：498g

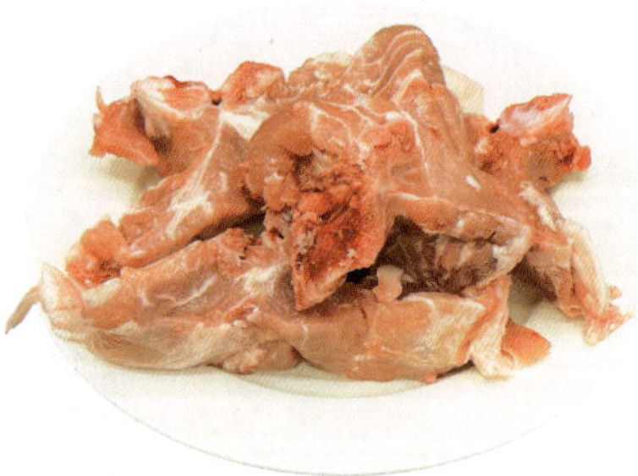

烹饪后

熟重：345g

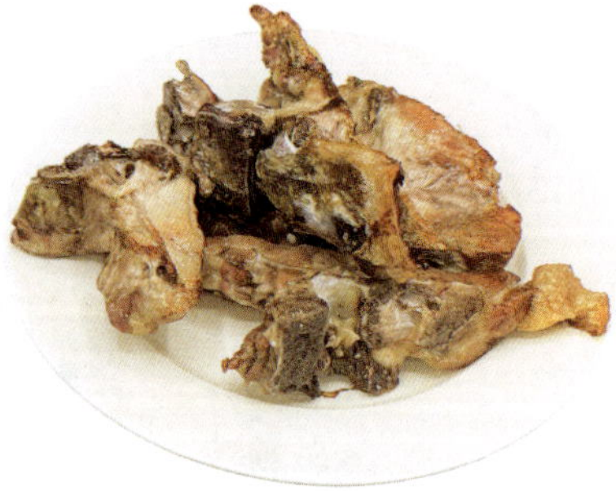

生熟比=144.3g/100g | 含油比=1.2g/100g | 含盐比=0g/100g

食物编码及食物名称：081114–猪大排	烹饪方式：蒸
烹饪前 生重：563g	烹饪后 熟重：469g

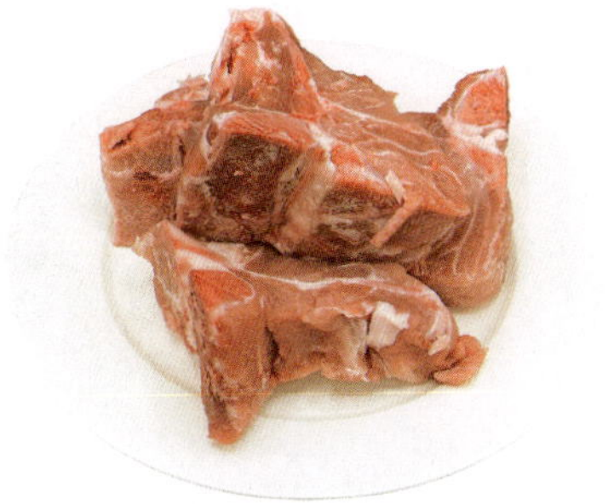

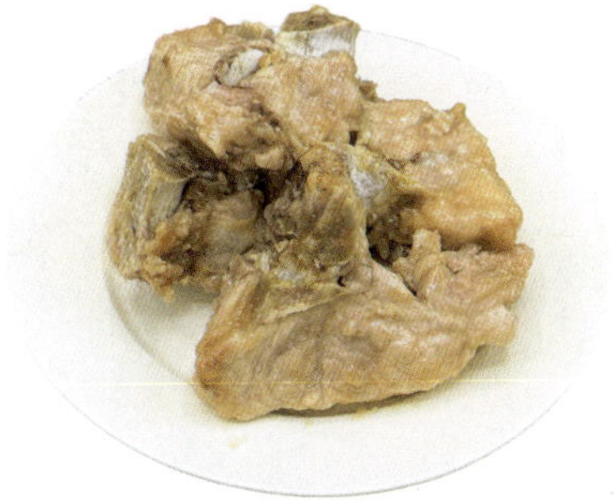

生熟比=120.0g/100g | 含油比=0g/100g | 含盐比=0.9g/100g

9. 081115–猪耳

食物编码及食物名称：081115–猪耳	烹饪方式：炒
烹饪前 生重：120g	烹饪后 熟重：125g

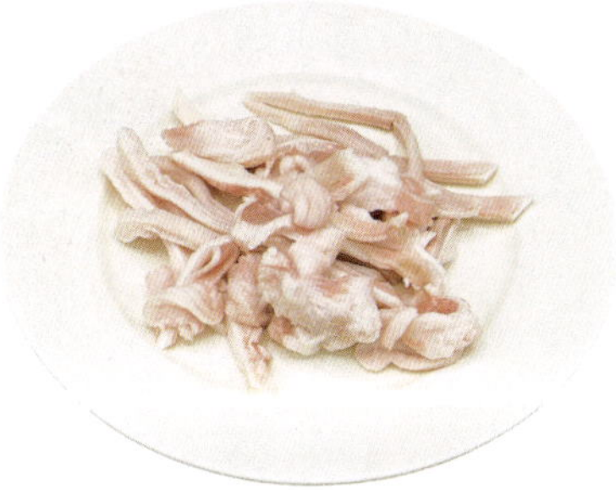

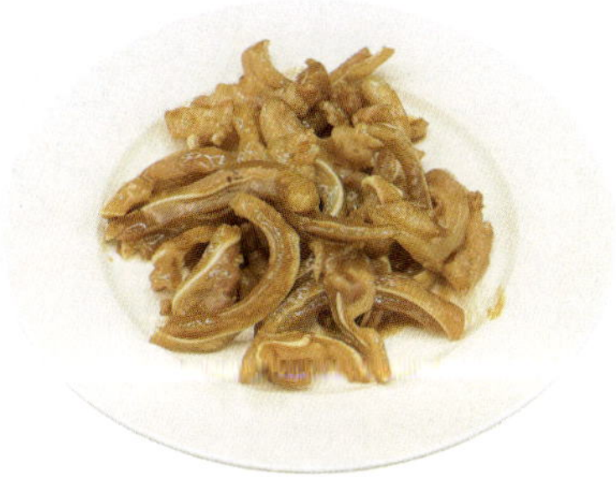

生熟比=96.0g/100g | 含油比=13.6g/100g | 含盐比=0g/100g

食物编码及食物名称：081115–猪耳 **烹饪方式：炖**

烹饪前

生重：276g

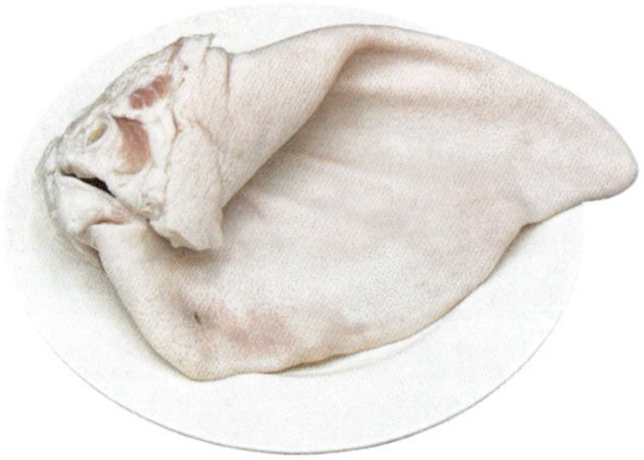

烹饪后

熟重：249g

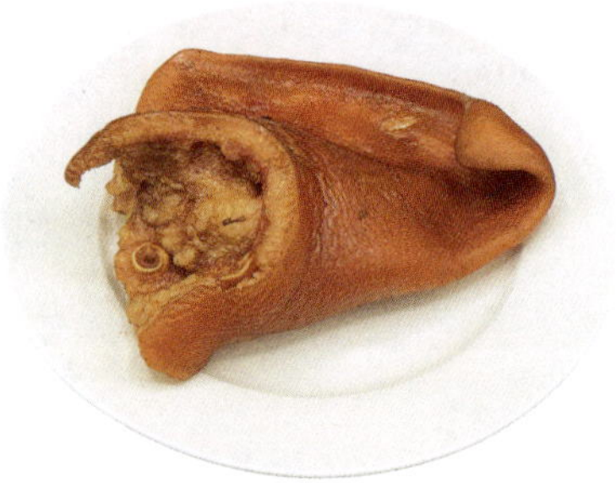

生熟比=110.8g/100g | 含油比=4.8g/100g | 含盐比=0.8g/100g

食物编码及食物名称：081115–猪耳 **烹饪方式：煮**

烹饪前

生重：190g

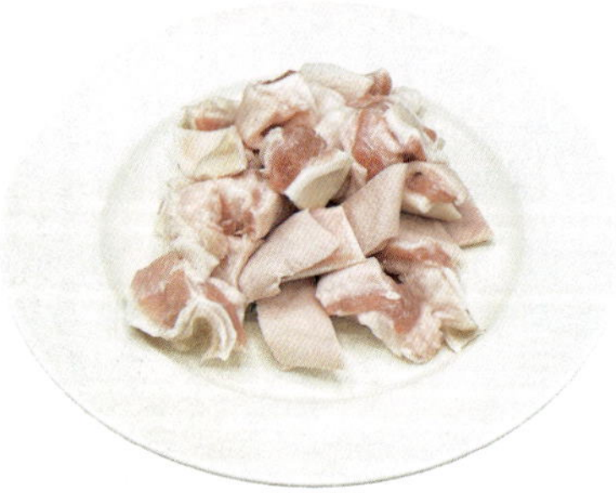

烹饪后

熟重：176g

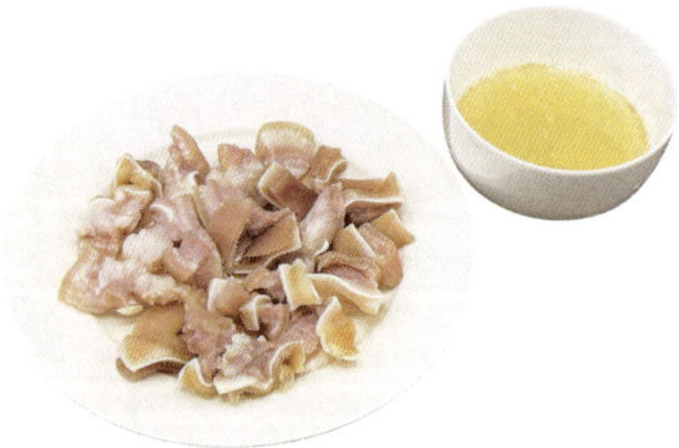

生熟比=108.0g/100g | 含油比=0g/100g | 含盐比=1.5g/100g

食物编码及食物名称：081115–猪耳	烹饪方式：烤
烹饪前 生重：167g	烹饪后 熟重：155g

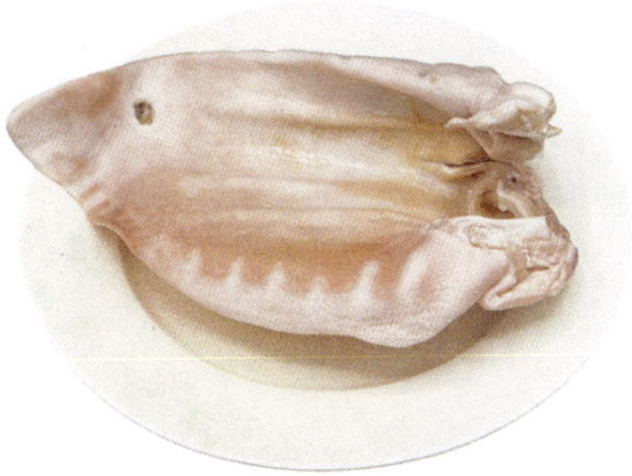

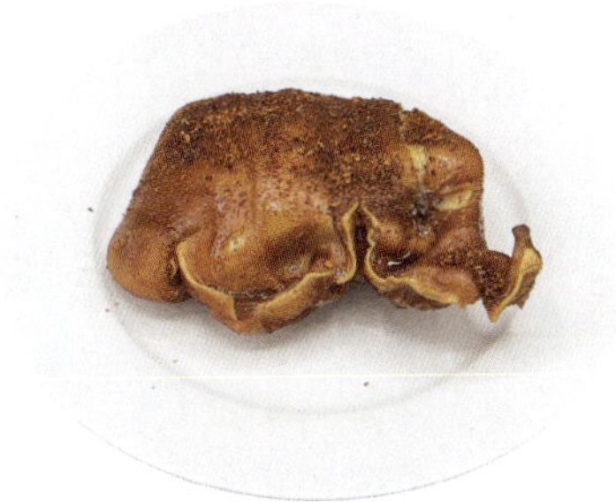

生熟比=107.7g/100g ｜ 含油比=0.6g/100g ｜ 含盐比=0g/100g

10. 081116–猪蹄

食物编码及食物名称：081116–猪蹄	烹饪方式：炖
烹饪前 生重：890g	烹饪后 熟重：740g

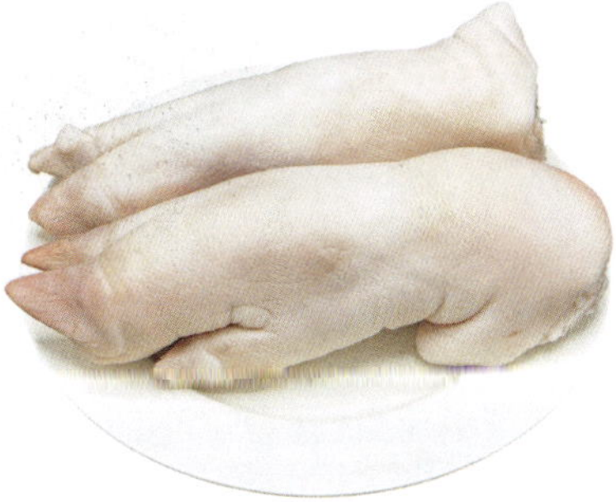

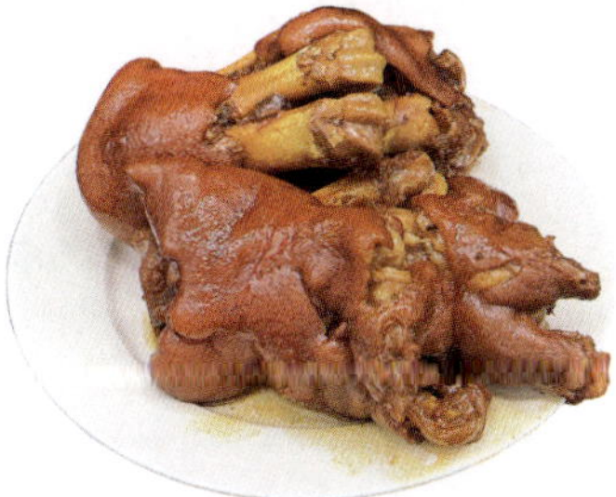

生熟比=120.3g/100g ｜ 含油比=2.7g/100g ｜ 含盐比=1.4g/100g

食物编码及食物名称：081116–猪蹄 | **烹饪方式：煮**

烹饪前

生重：403g

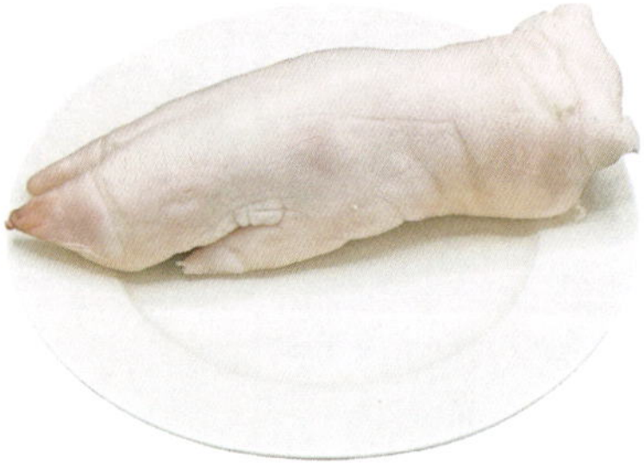

烹饪后

熟重：378g

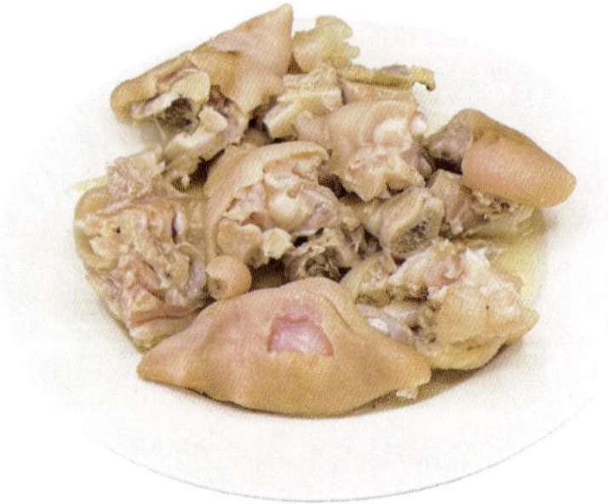

生熟比=106.6g/100g | 含油比=0g/100g | 含盐比=0g/100g

食物编码及食物名称：081116–猪蹄 | **烹饪方式：烤**

烹饪前

生重：935g

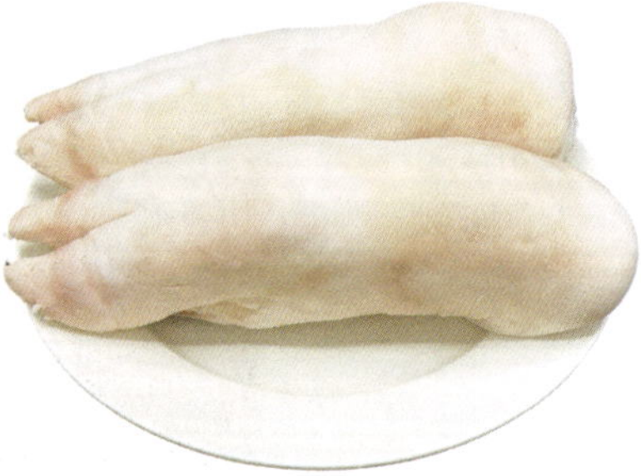

烹饪后

熟重：750g

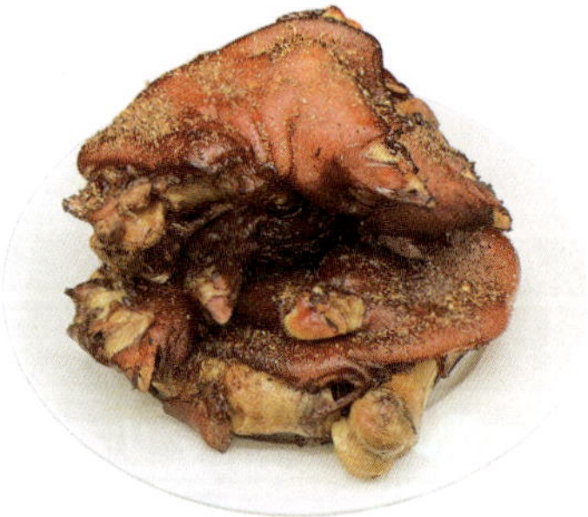

生熟比=124.7g/100g | 含油比=0g/100g | 含盐比=0g/100g

11. 081118–猪头皮

食物编码及食物名称：081118–猪头皮 **烹饪方式：炒**

烹饪前

生重：109g

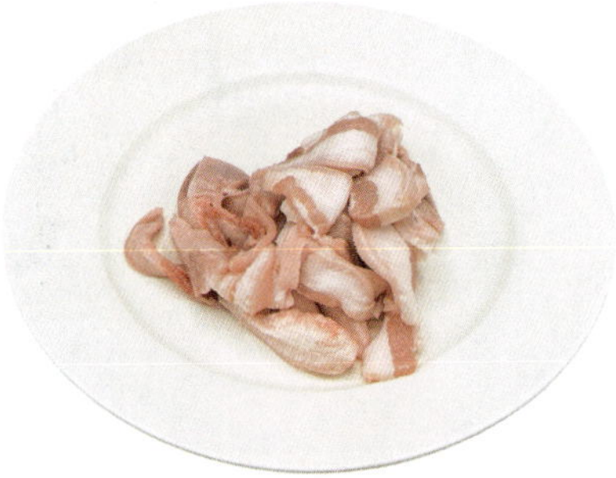

烹饪后

熟重：104g

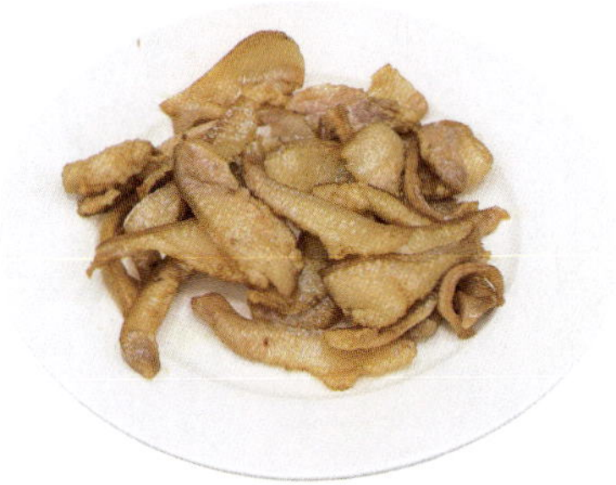

生熟比=104.8g/100g | 含油比=16.3g/100g | 含盐比=0g/100g

食物编码及食物名称：081118–猪头皮 **烹饪方式：炖**

烹饪前

生重：206g

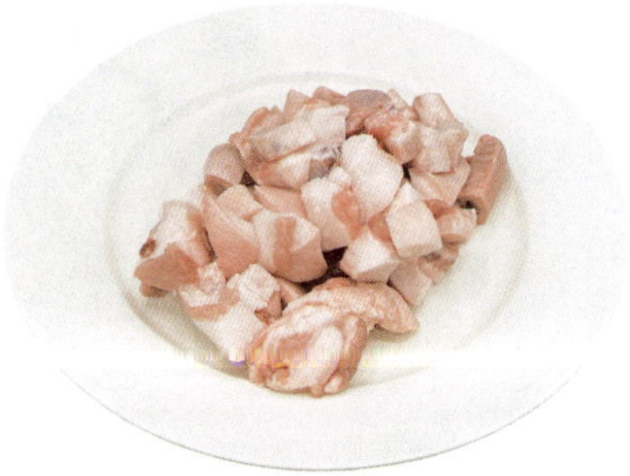

烹饪后

熟重：192g

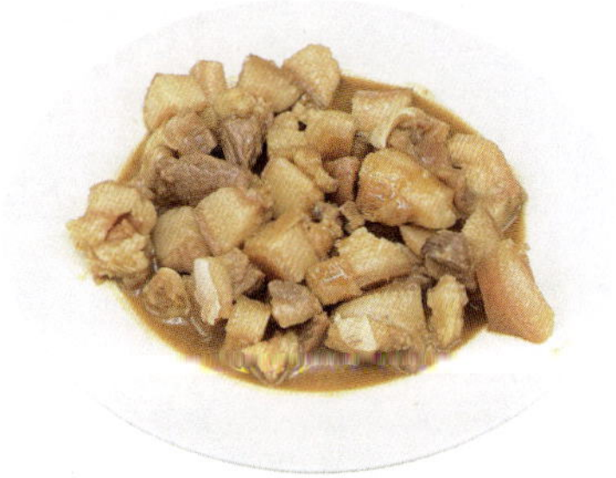

生熟比=107.3g/100g | 含油比=12.3g/100g | 含盐比=0.8g/100g

食物编码及食物名称：081118-猪头皮 **烹饪方式：煮**

烹饪前

生重：328g

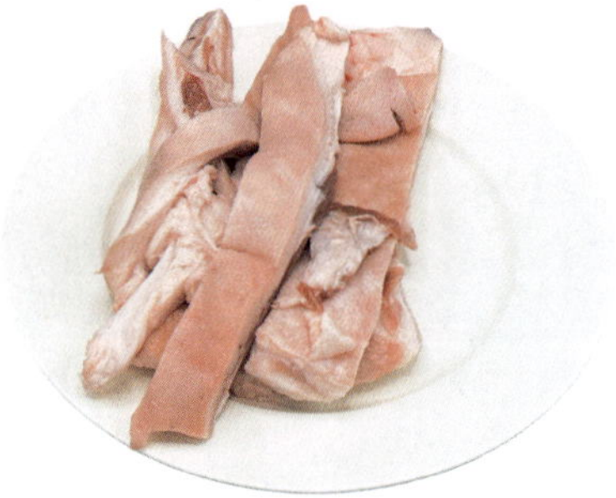

烹饪后

熟重：319g

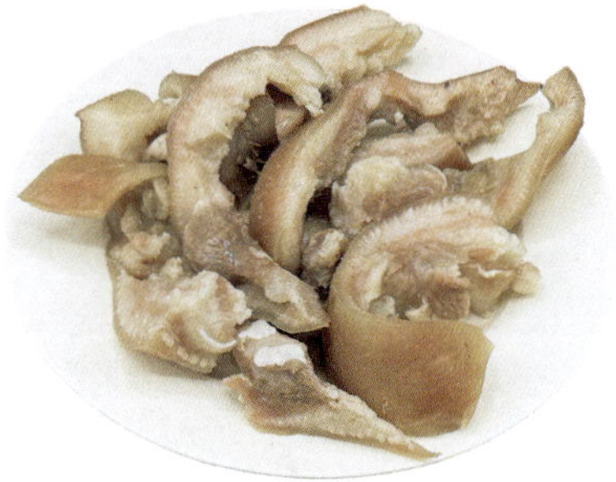

生熟比=102.8g/100g | 含油比=0g/100g | 含盐比=0.6g/100g

食物编码及食物名称：081118-猪头皮 **烹饪方式：烤**

烹饪前

生重：246g

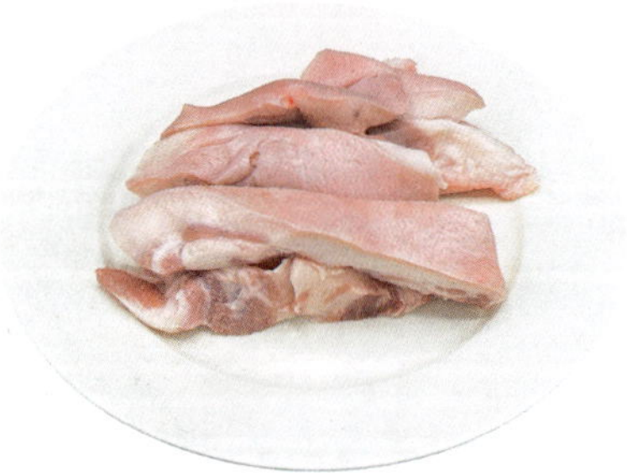

烹饪后

熟重：199g

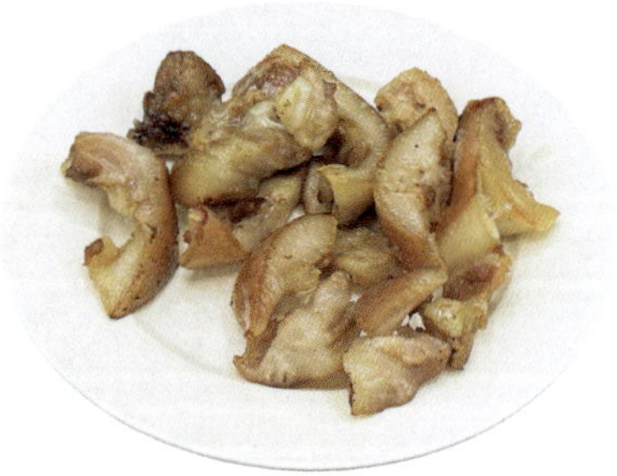

生熟比=123.6g/100g | 含油比=0g/100g | 含盐比=0g/100g

12. 081120–猪肘棒

食物编码及食物名称：081120–猪肘棒　　**烹饪方式：炖**

烹饪前

生重：826g

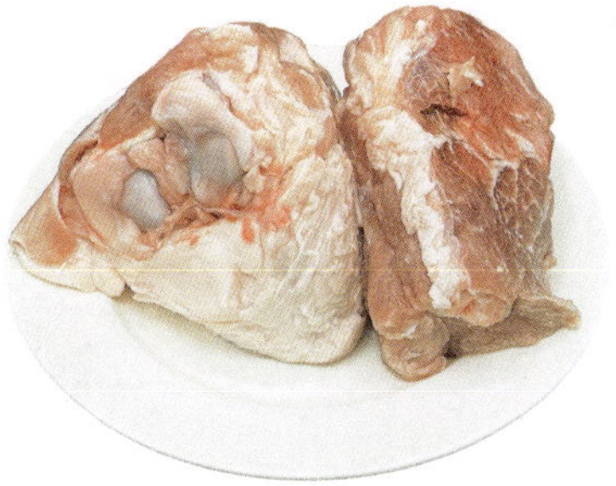

烹饪后

熟重：577g

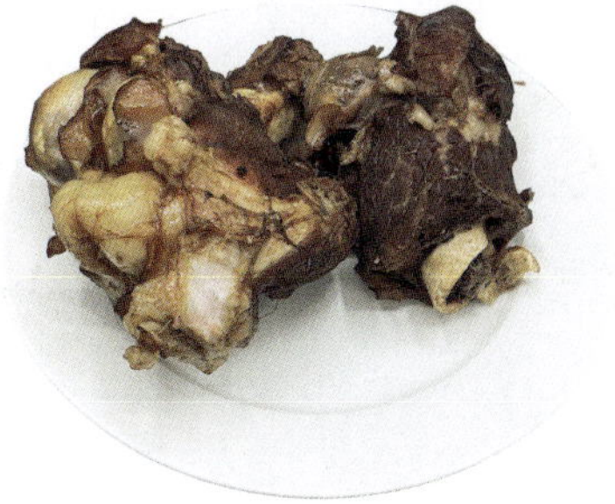

生熟比=143.2g/100g | 含油比=0g/100g | 含盐比=0g/100g

食物编码及食物名称：081120–猪肘棒　　**烹饪方式：煮**

烹饪前

生重：880g

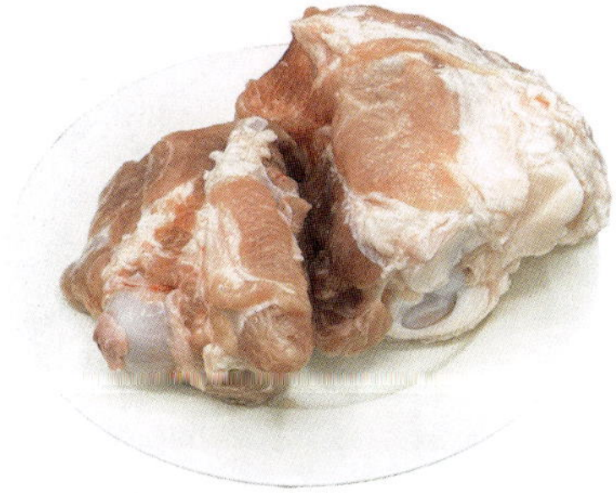

烹饪后

熟重：677g

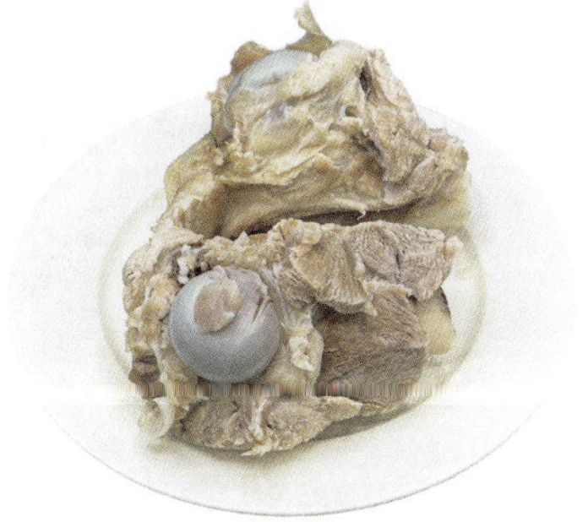

生熟比=130.0g/100g | 含油比=0g/100g | 含盐比=0g/100g

13. 081121–猪肉（前臀尖、杜长大猪）

食物编码及食物名称：081121–猪肉（前臀尖、杜长大猪） 烹饪方式：炒

烹饪前

生重：215g

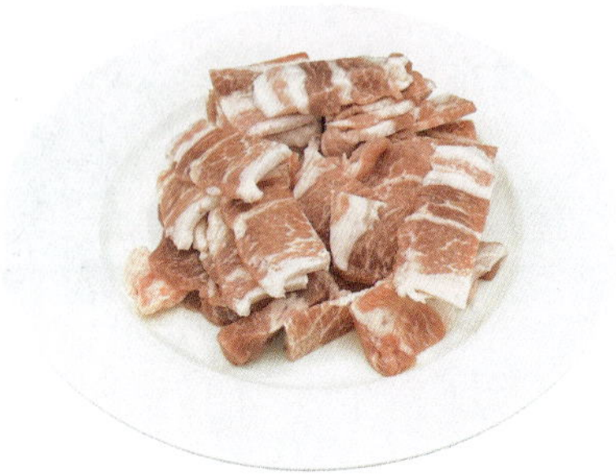

烹饪后

熟重：164g

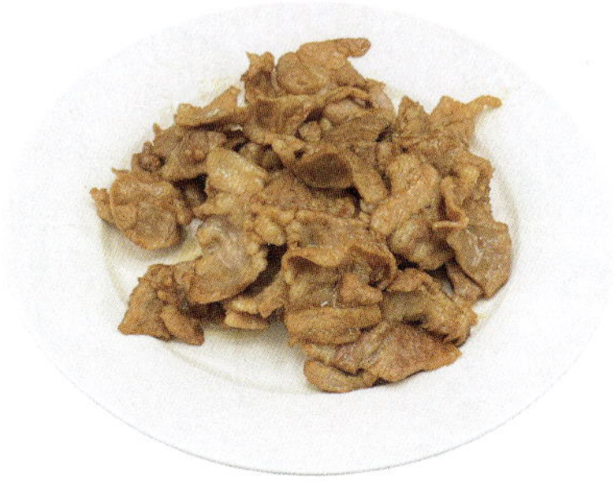

生熟比=131.1g/100g | 含油比=26.2g/100g | 含盐比=0g/100g

食物编码及食物名称：081121–猪肉（前臀尖、杜长大猪） 烹饪方式：炖

烹饪前

生重：236g

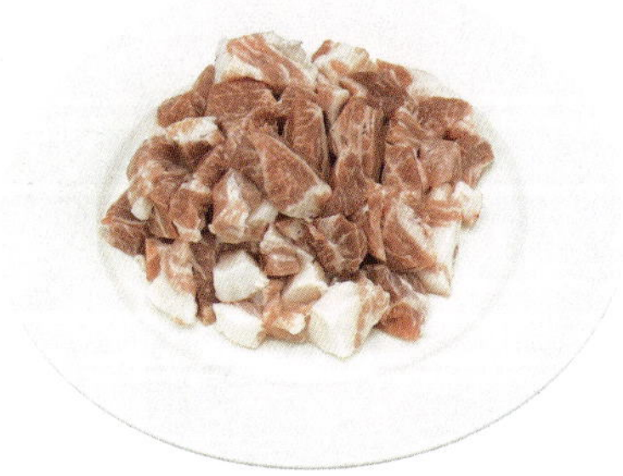

烹饪后

熟重：186g

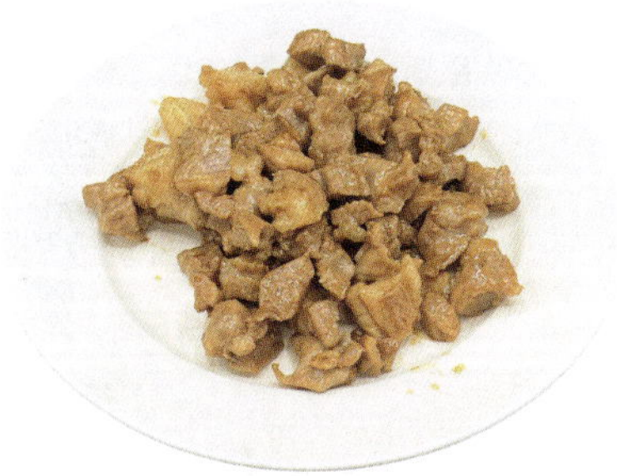

生熟比=126.9g/100g | 含油比=13.4g/100g | 含盐比=0g/100g

食物编码及食物名称：081121-猪肉（前臀尖、杜长大猪）	烹饪方式：煮

烹饪前

生重：151g

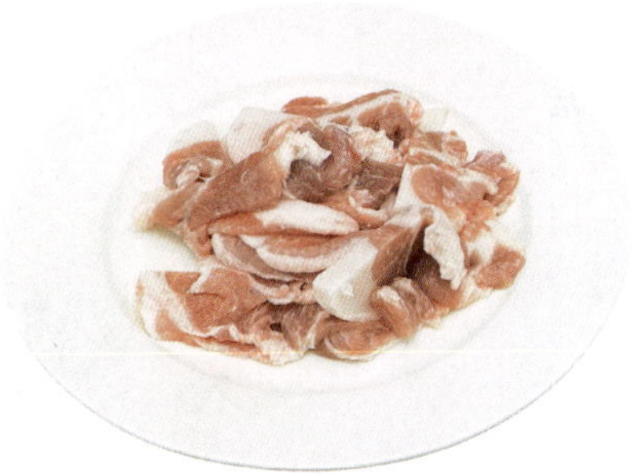

烹饪后

熟重：121g

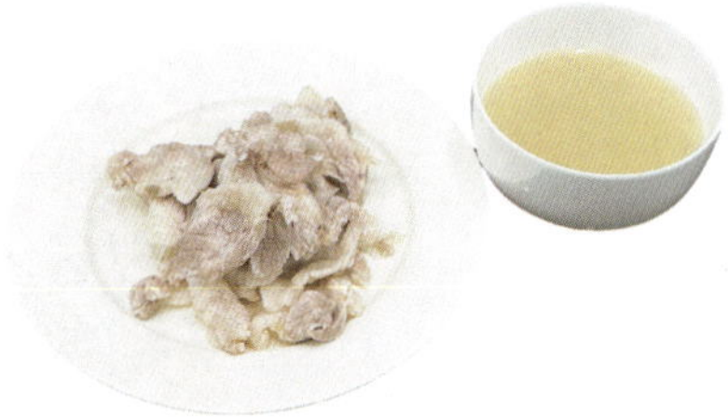

生熟比=124.8g/100g　|　含油比=0g/100g　|　含盐比=1.1g/100g

食物编码及食物名称：081121-猪肉（前臀尖、杜长大猪）	烹饪方式：烤

烹饪前

生重：260g

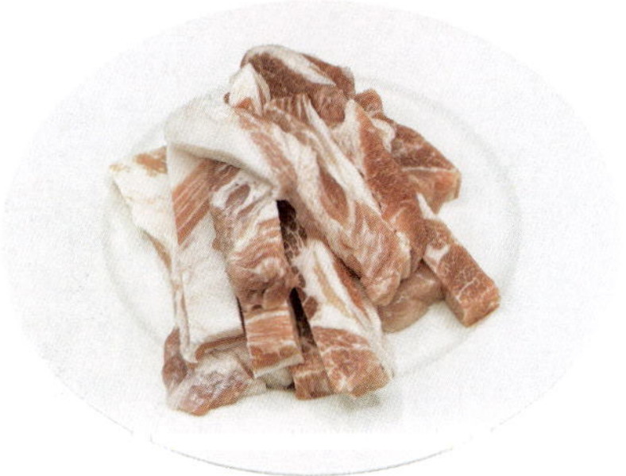

烹饪后

熟重：98g

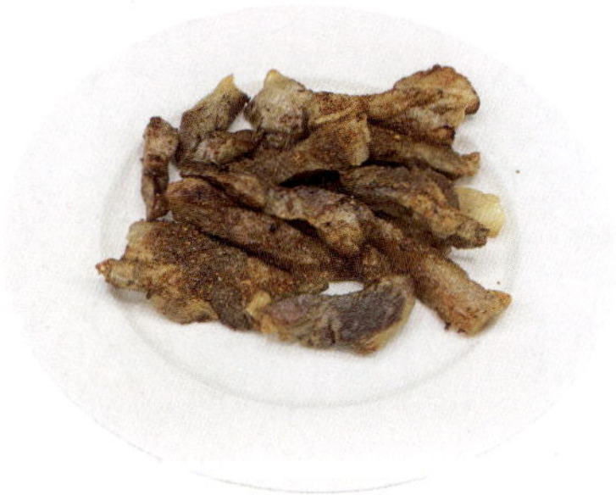

生熟比=265.3g/100g　|　含油比=0g/100g　|　含盐比=0g/100g

14. 081123–猪肉（后臀尖、杜长大猪）

食物编码及食物名称：081123–猪肉（后臀尖、杜长大猪） 烹饪方式：炒

烹饪前
生重：209g

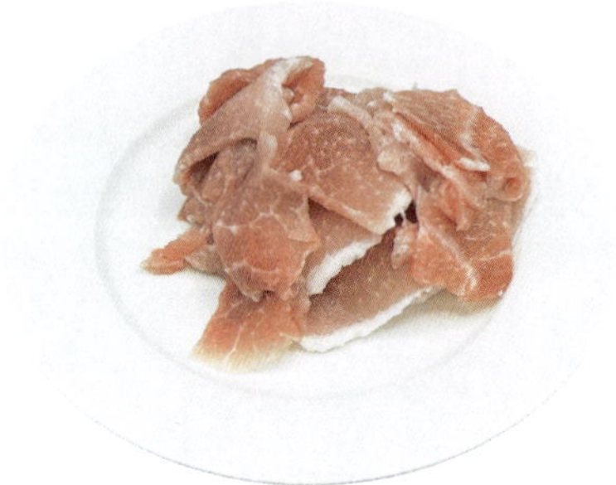

烹饪后
熟重：131g

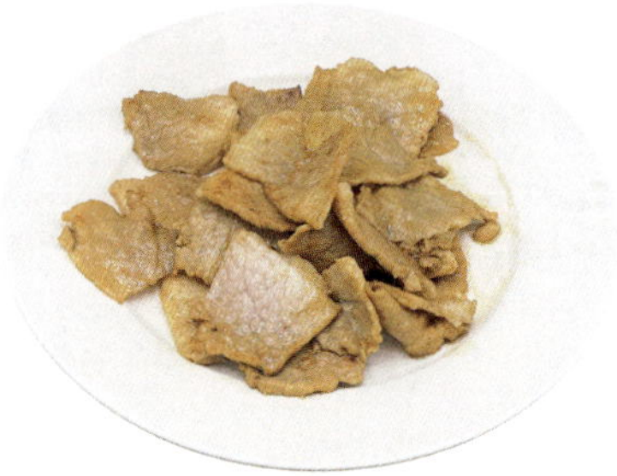

生熟比=159.5g/100g | 含油比=15.3g/100g | 含盐比=0g/100g

食物编码及食物名称：081123–猪肉（后臀尖、杜长大猪） 烹饪方式：炖

烹饪前
生重：202g

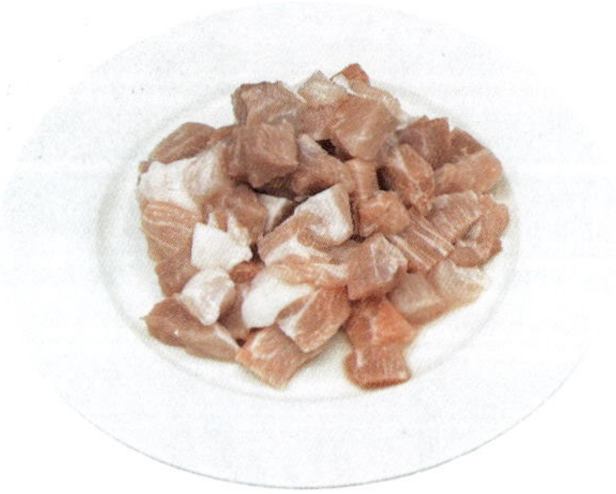

烹饪后
熟重：133g

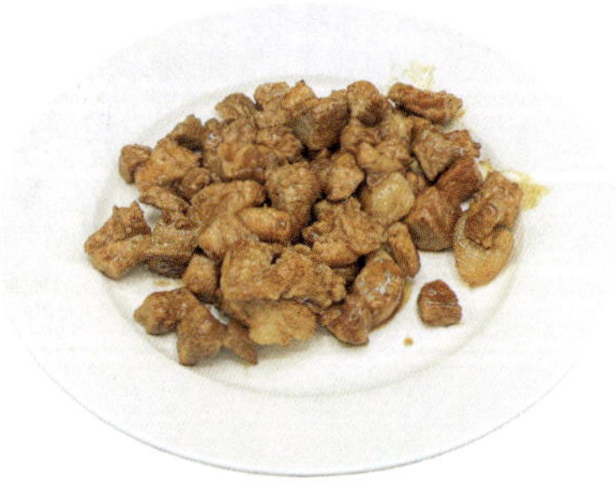

生熟比=151.9g/100g | 含油比=15.0g/100g | 含盐比=0g/100g

食物编码及食物名称：081123–猪肉（后臀尖、杜长大猪）　**烹饪方式：煮**

烹饪前

生重：177g

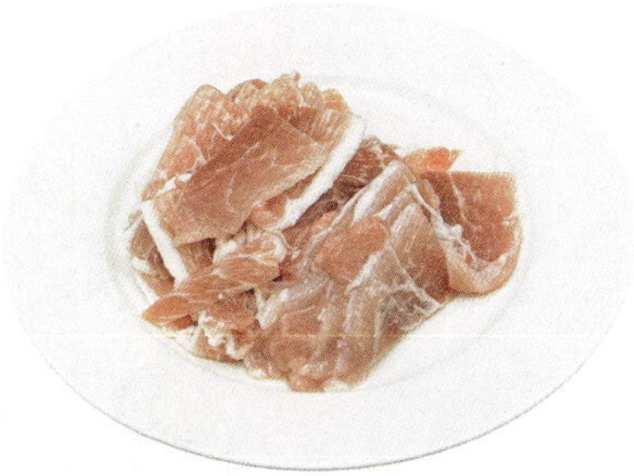

烹饪后

熟重：107g

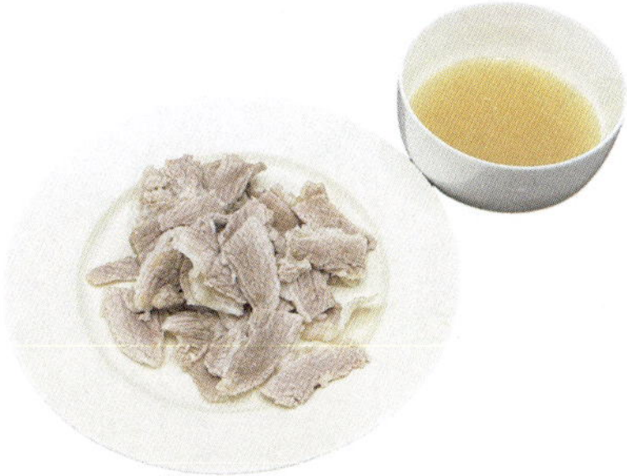

生熟比=165.4g/100g | 含油比=0g/100g | 含盐比=0.5g/100g

食物编码及食物名称：081123–猪肉（后臀尖、杜长大猪）　**烹饪方式：烤**

烹饪前

生重：237g

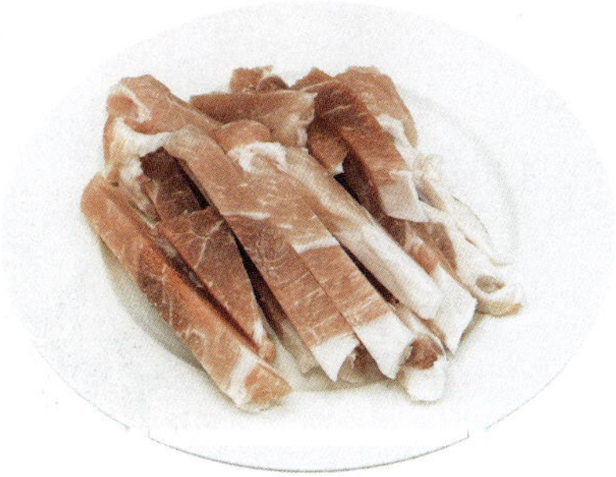

烹饪后

熟重：98g

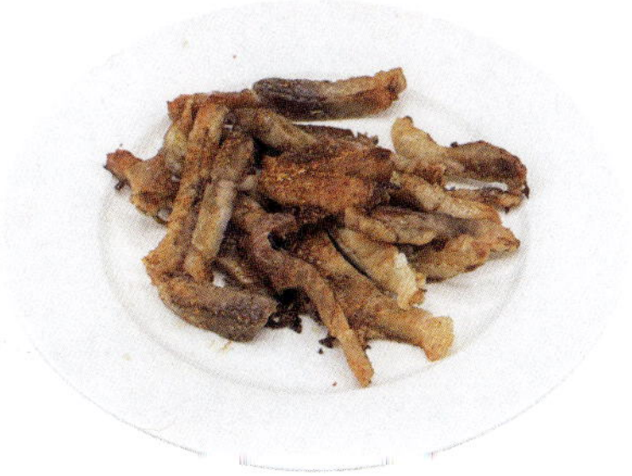

生熟比=241.8g/100g | 含油比=0g/100g | 含盐比=0g/100g

15. 081125–猪肉（硬肋、杜长大猪）

食物编码及食物名称：081125–猪肉（硬肋、杜长大猪） **烹饪方式：炒**

烹饪前

生重：174g

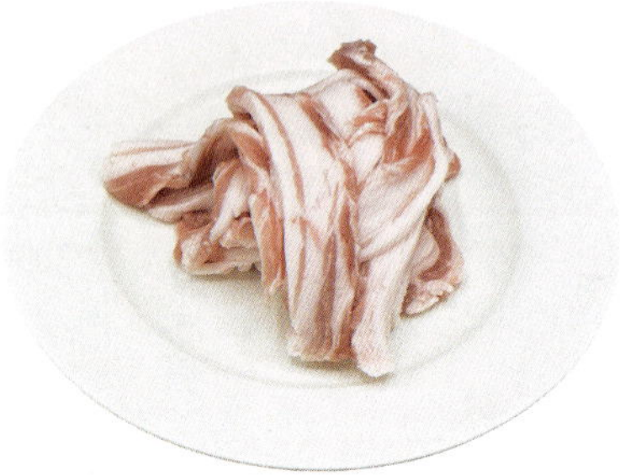

烹饪后

熟重：151g

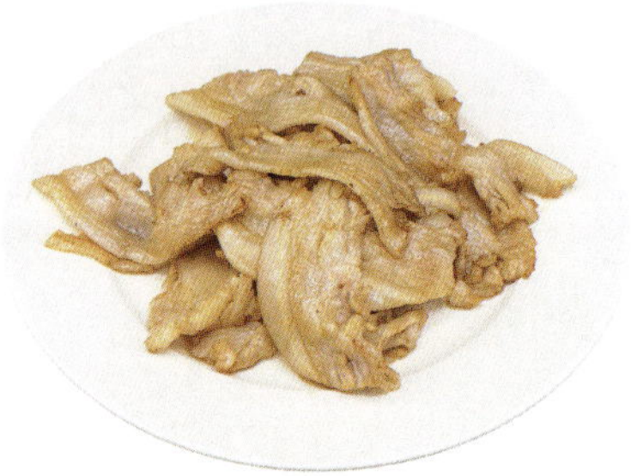

生熟比=115.2g/100g | 含油比=16.6g/100g | 含盐比=0g/100g

食物编码及食物名称：081125–猪肉（硬肋、杜长大猪） **烹饪方式：炖**

烹饪前

生重：165g

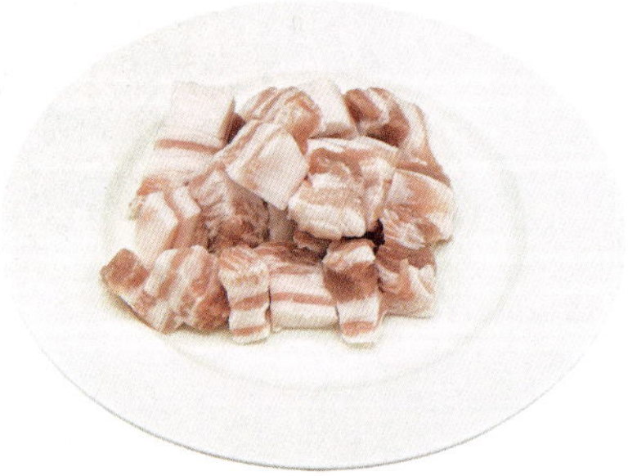

烹饪后

熟重：140g

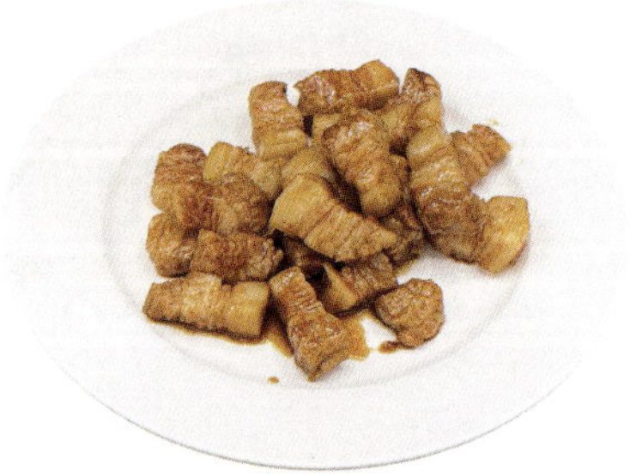

生熟比=117.9g/100g | 含油比=18.6g/100g | 含盐比=0g/100g

食物编码及食物名称：081125-猪肉（硬肋、杜长大猪） | **烹饪方式：煮**

烹饪前

生重：205g

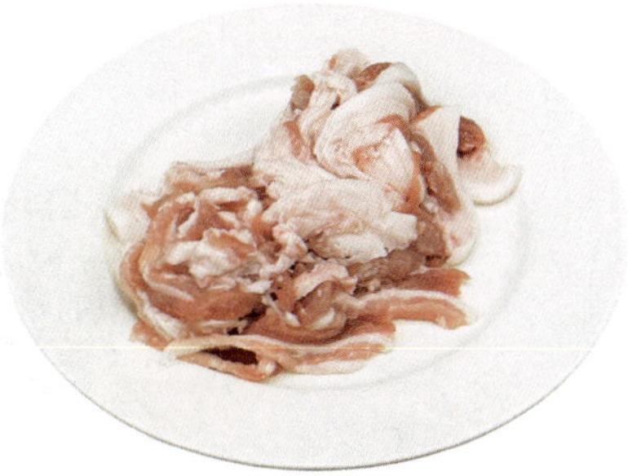

烹饪后

熟重：169g

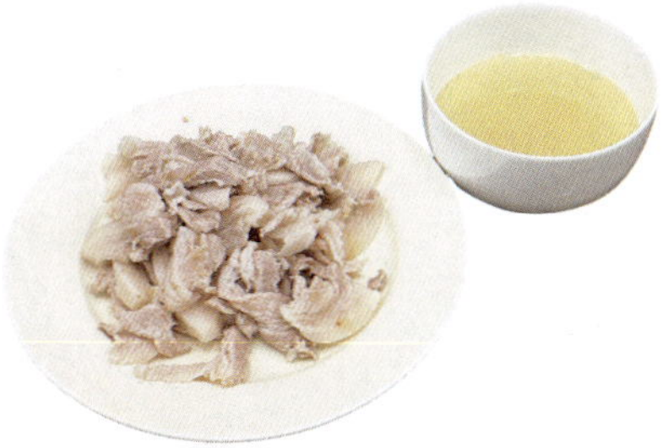

生熟比=121.3g/100g | 含油比=0g/100g | 含盐比=0.7g/100g

食物编码及食物名称：081125-猪肉（硬肋、杜长大猪） | **烹饪方式：烤**

烹饪前

生重：457g

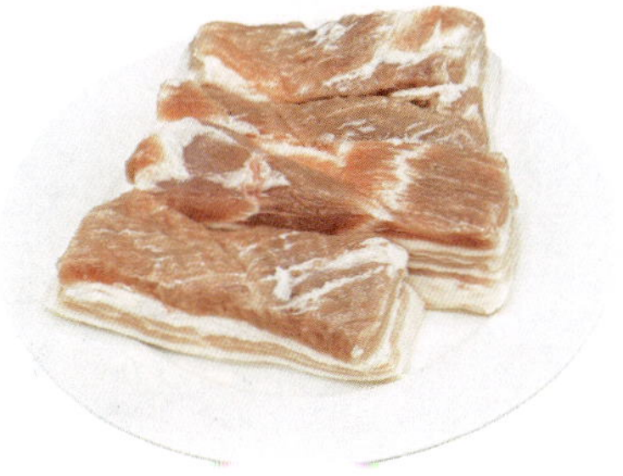

烹饪后

熟重：320g

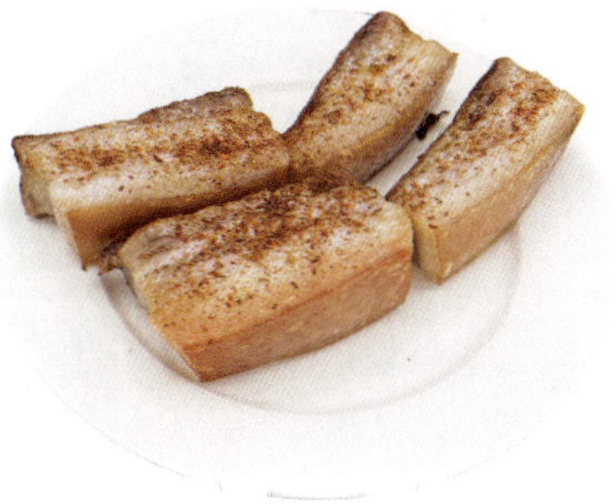

生熟比=142.8g/100g | 含油比=0g/100g | 含盐比=0g/100g

16. 081127–猪肉（通脊、杜长大猪）

食物编码及食物名称：081127–猪肉（通脊、杜长大猪） **烹饪方式：炒**

烹饪前

生重：210g

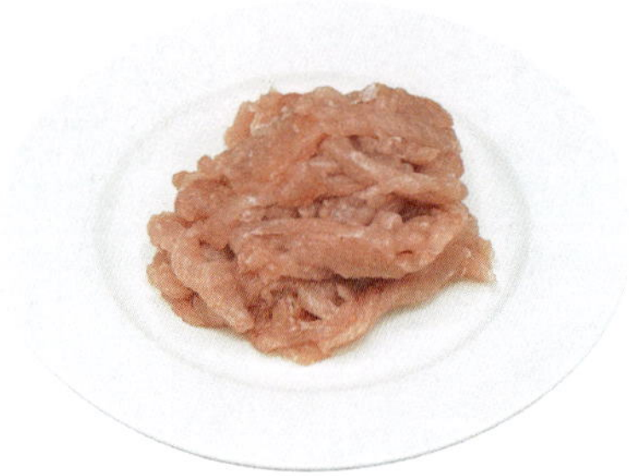

烹饪后

熟重：180g

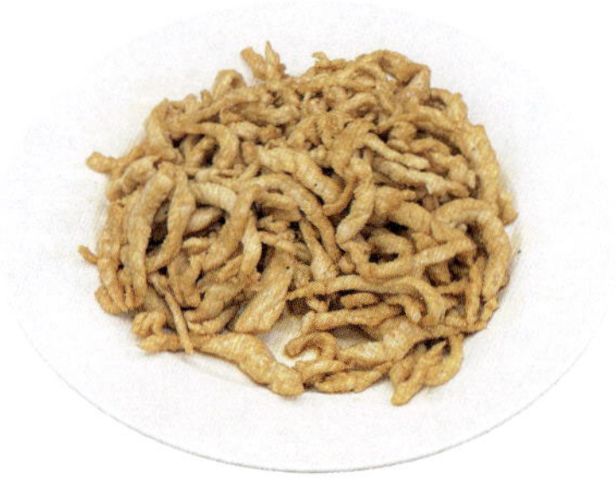

生熟比=116.7g/100g | 含油比=11.1g/100g | 含盐比=0g/100g

食物编码及食物名称：081127–猪肉（通脊、杜长大猪） **烹饪方式：炖**

烹饪前

生重：360g

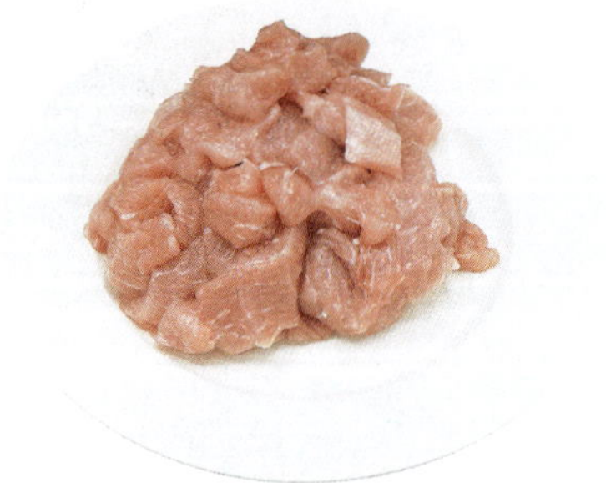

烹饪后

熟重：281g

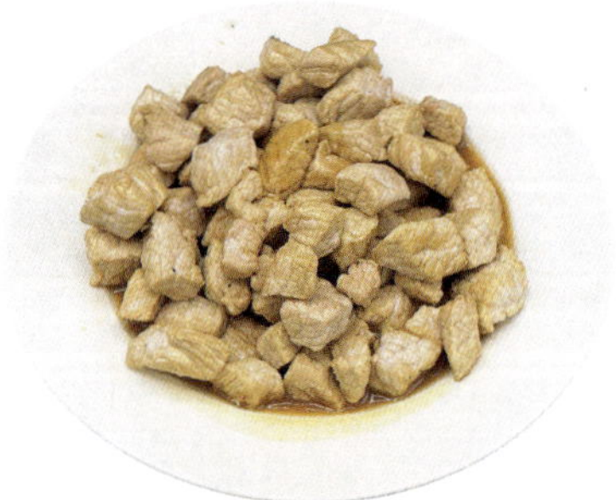

生熟比=128.1g/100g | 含油比=5.4g/100g | 含盐比=0g/100g

食物编码及食物名称：081127-猪肉（通脊、杜长大猪） **烹饪方式：烤**

烹饪前

生重：497g

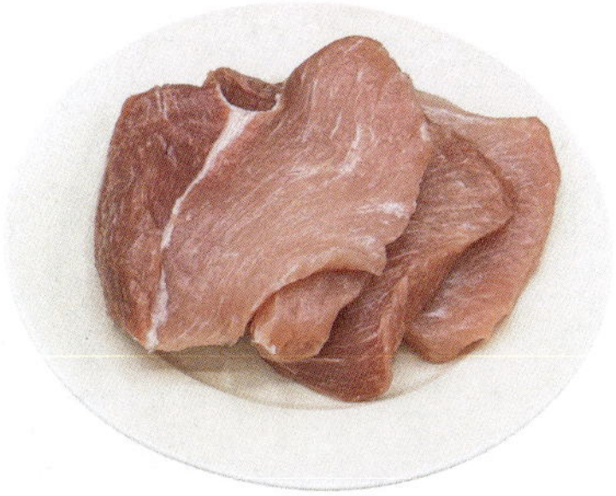

烹饪后

熟重：288g

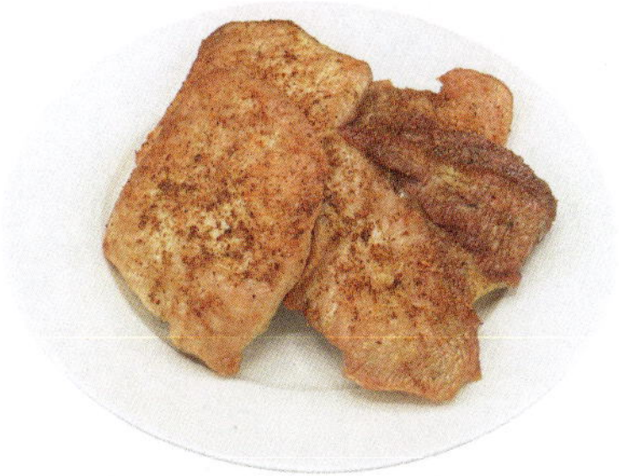

生熟比=172.6g/100g | 含油比=0g/100g | 含盐比=0g/100g

食物编码及食物名称：081127-猪肉（通脊、杜长大猪） **烹饪方式：炸**

烹饪前

生重：123g

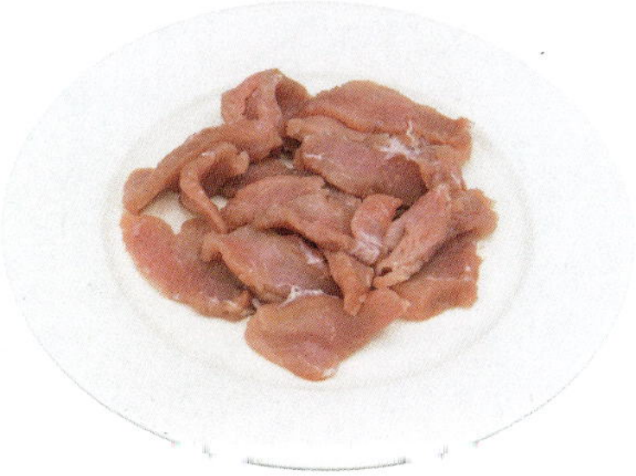

烹饪后

熟重：79g

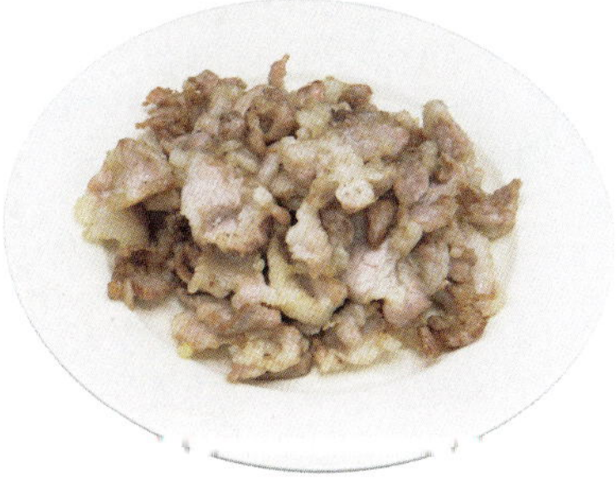

生熟比=155.7g/100g | 含油比=-2.5g/100g | 含盐比=0g/100g

17. 081130–猪皮

食物编码及食物名称：081130–猪皮 **烹饪方式：炒**

烹饪前

生重：127g

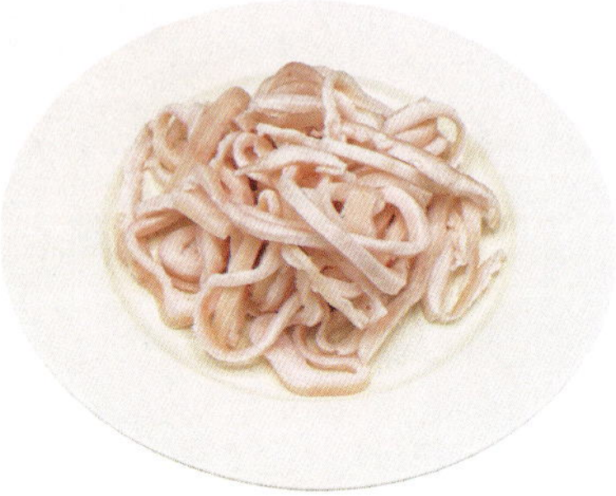

烹饪后

熟重：132g

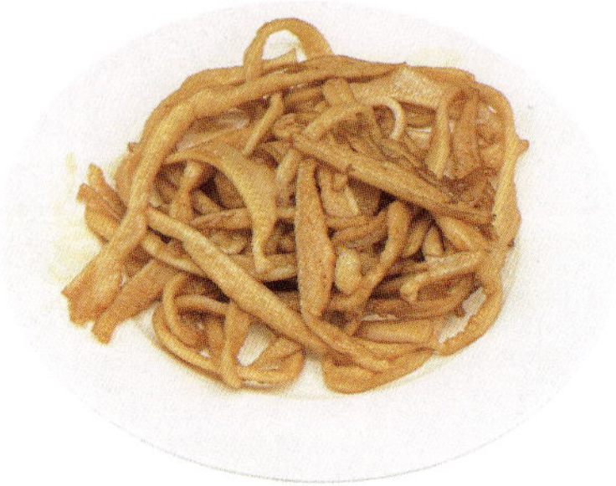

生熟比=96.2g/100g | 含油比=6.8g/100g | 含盐比=0g/100g

食物编码及食物名称：081130–猪皮 **烹饪方式：炖**

烹饪前

生重：171g

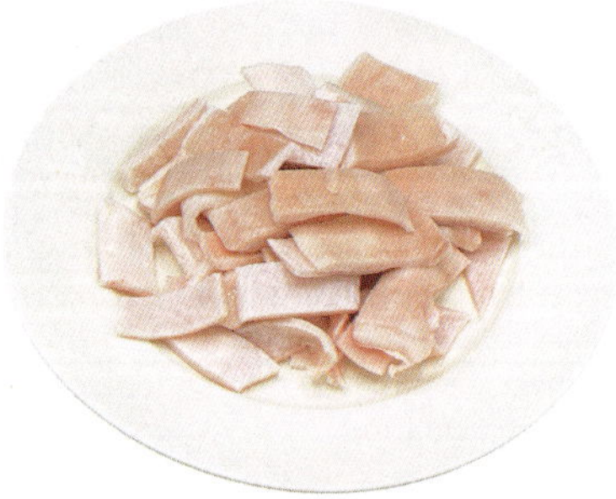

烹饪后

熟重：179g

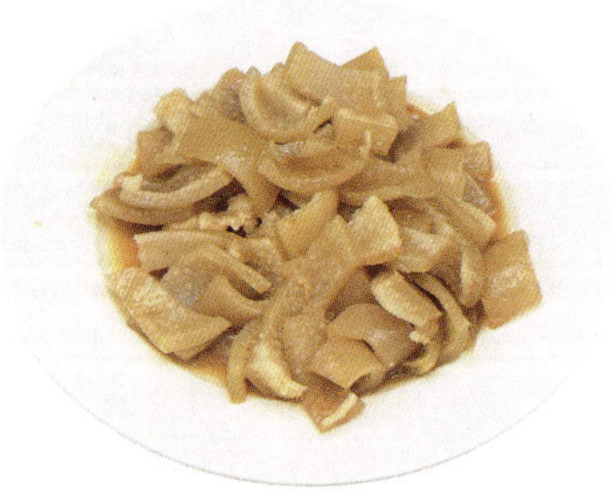

生熟比=95.5g/100g | 含油比=9.8g/100g | 含盐比=1.0g/100g

食物编码及食物名称：081130–猪皮　　**烹饪方式：煮**

烹饪前

生重：135g

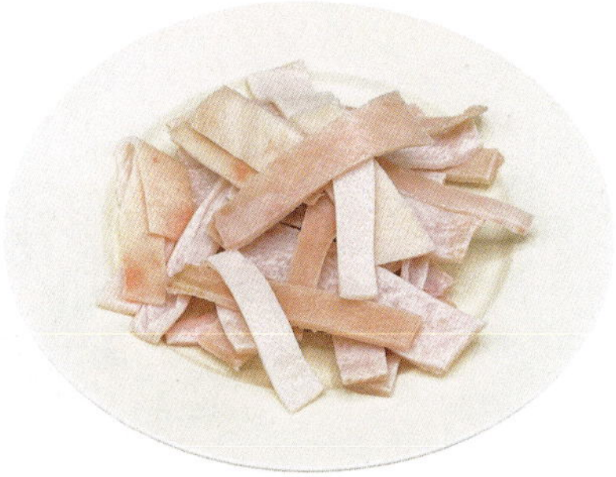

烹饪后

熟重：144g

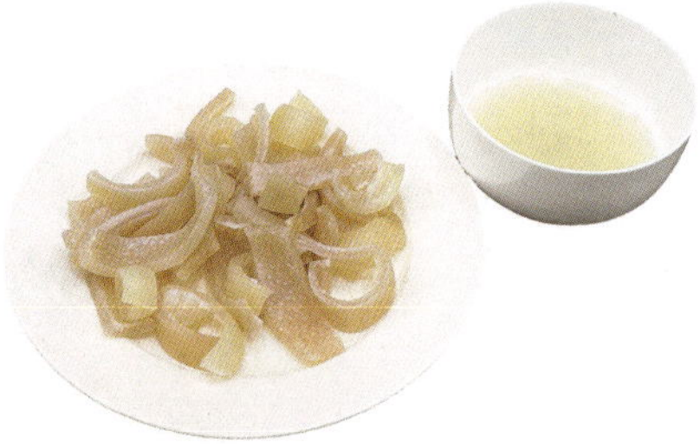

生熟比=93.8g/100g | 含油比=0g/100g | 含盐比=0.5g/100g

食物编码及食物名称：081130–猪皮　　**烹饪方式：烤**

烹饪前

生重：197g

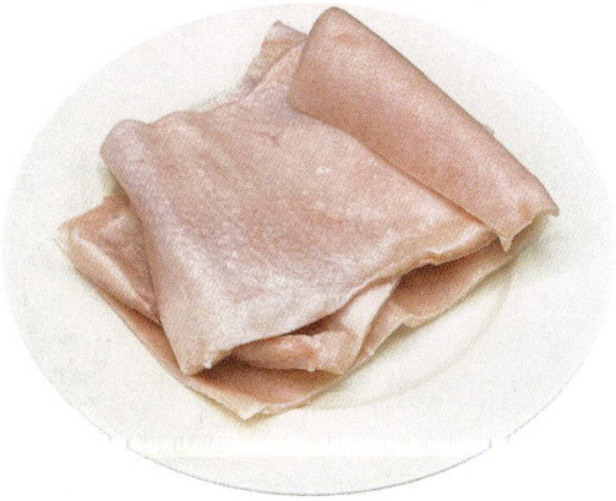

烹饪后

熟重：183g

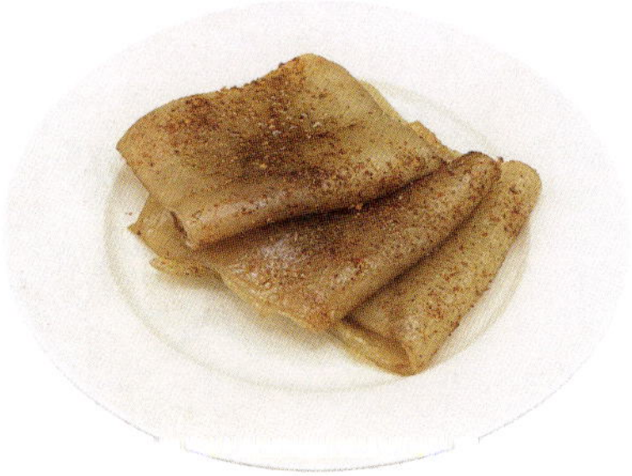

生熟比=107.7g/100g | 含油比=0g/100g | 含盐比=0g/100g

18. 081131–猪小排（杜长大猪）

食物编码及食物名称：081131–猪小排（杜长大猪） 烹饪方式：炒

烹饪前

生重：374g

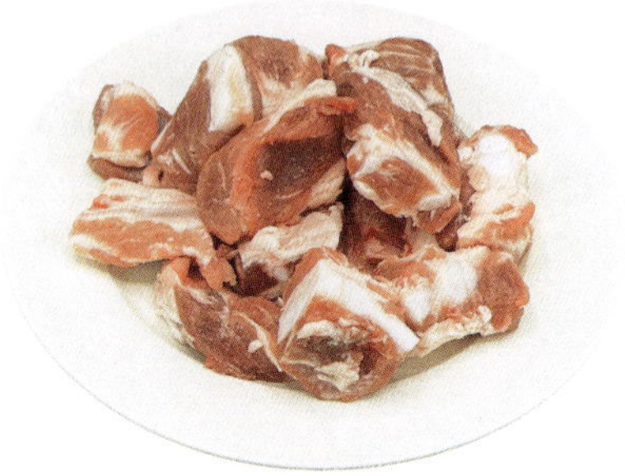

烹饪后

熟重：361g

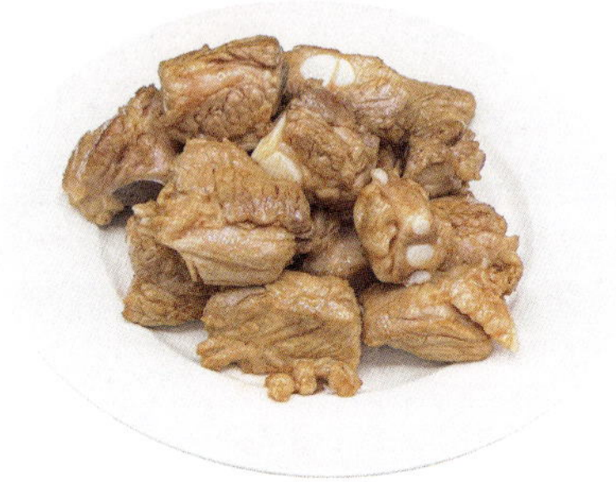

生熟比=103.6g/100g | 含油比=9.4g/100g | 含盐比=0g/100g

食物编码及食物名称：081131–猪小排（杜长大猪） 烹饪方式：炖

烹饪前

生重：473g

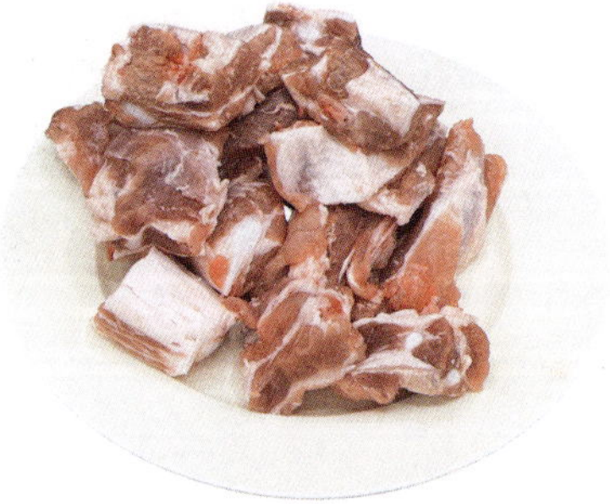

烹饪后

熟重：401g

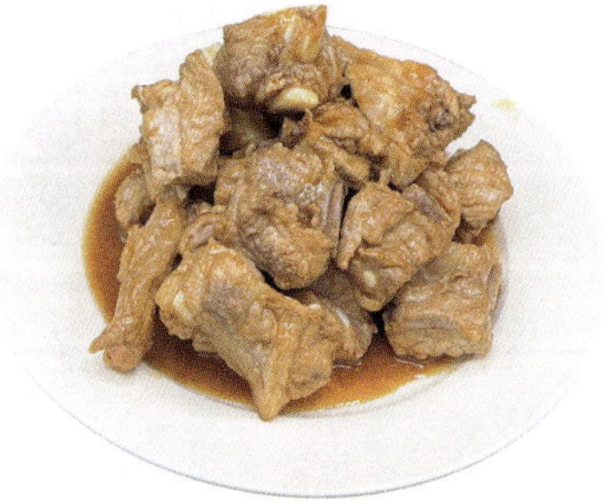

生熟比=118.0g/100g | 含油比=6.6g/100g | 含盐比=0g/100g

食物编码及食物名称：081131-猪小排（杜长大猪）　**烹饪方式：煮**

烹饪前

生重：329g

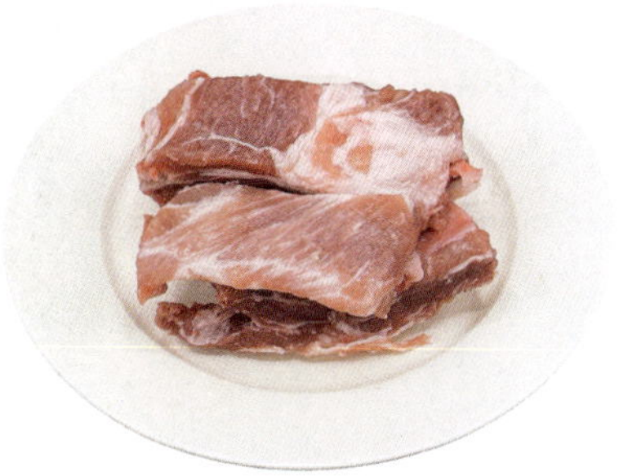

烹饪后

熟重：293g

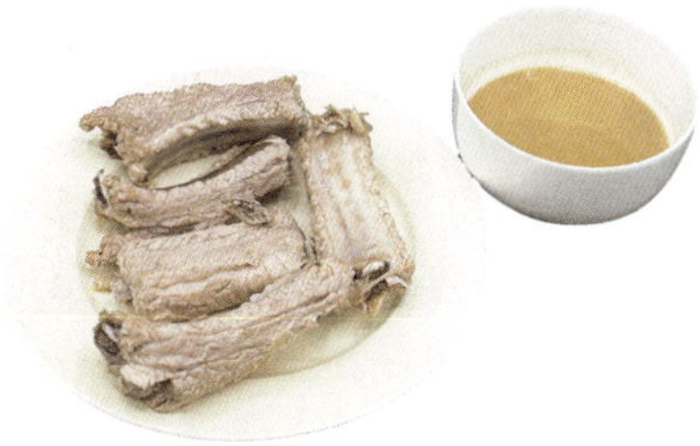

生熟比=112.3g/100g　|　含油比=0g/100g　|　含盐比=0.5g/100g

食物编码及食物名称：081131-猪小排（杜长大猪）　**烹饪方式：烤**

烹饪前

生重：351g

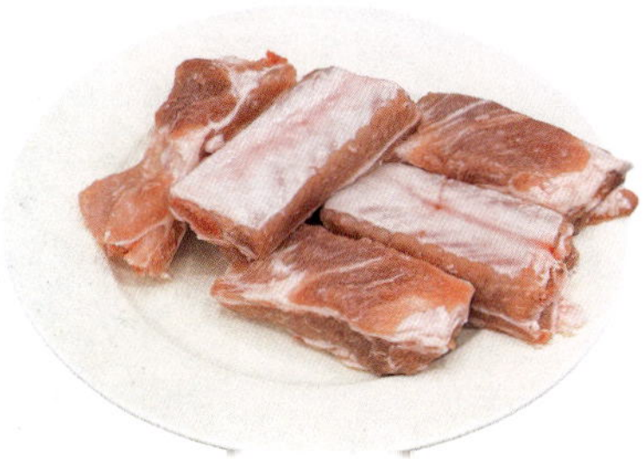

烹饪后

熟重：234g

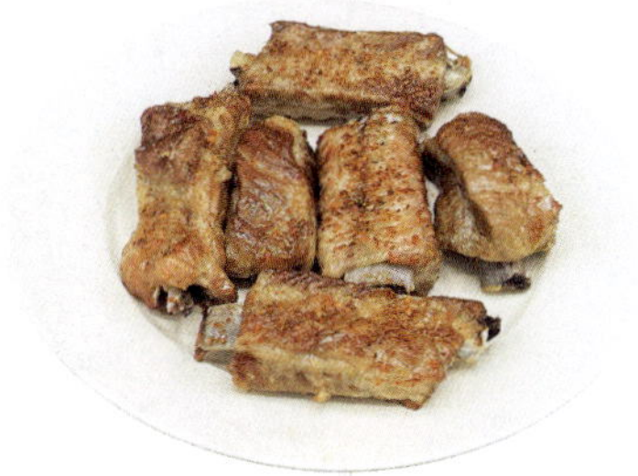

生熟比=150.0g/100g　|　含油比=1.7g/100g　|　含盐比=0g/100g

食物编码及食物名称：081131-猪小排（杜长大猪）　烹饪方式：蒸

烹饪前

生重：307g

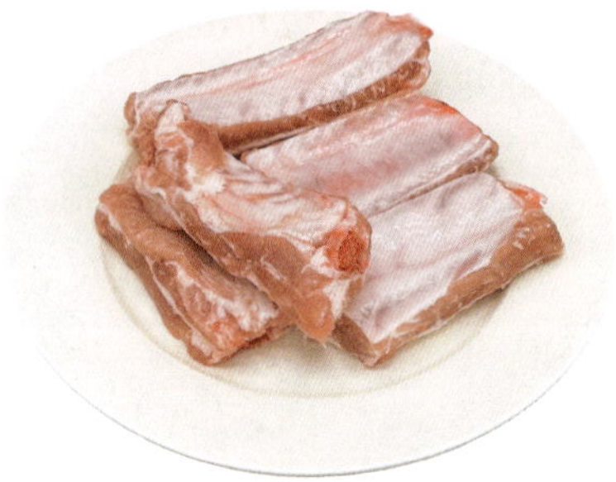

烹饪后

熟重：279g

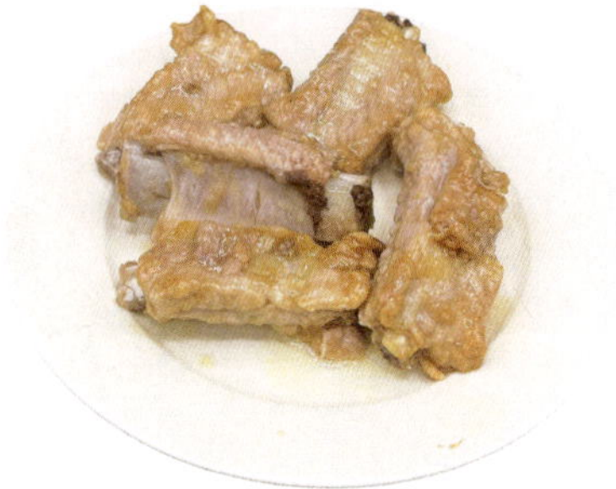

生熟比=110.0g/100g | 含油比=0g/100g | 含盐比=0g/100g

19. 081203-猪肺

食物编码及食物名称：081203-猪肺　烹饪方式：炒

烹饪前

生重：274g

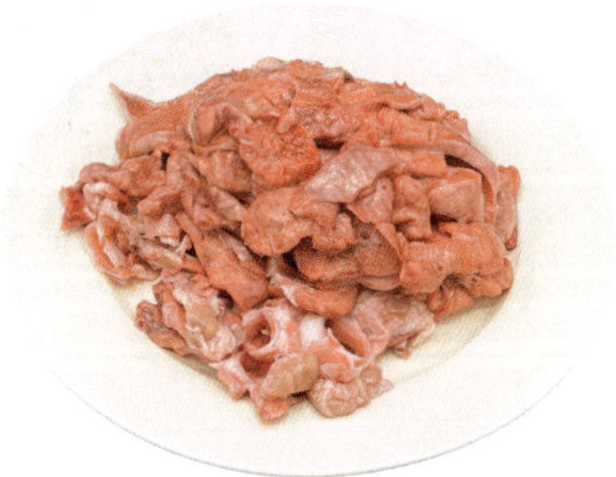

烹饪后

熟重：203g

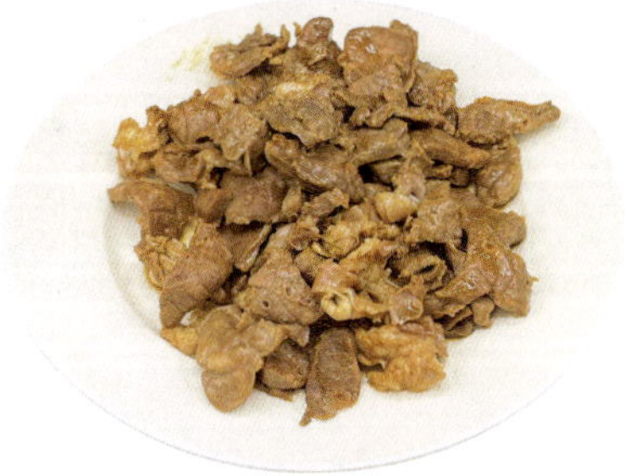

生熟比=135.0g/100g | 含油比=9.9g/100g | 含盐比=0g/100g

食物编码及食物名称：081203-猪肺　　**烹饪方式：炖**

烹饪前

生重：173g

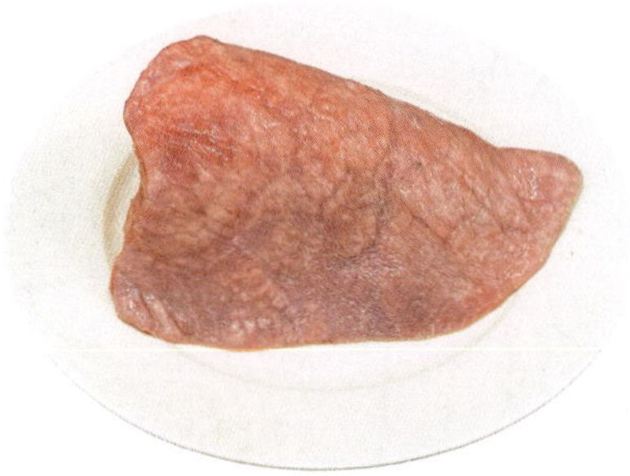

烹饪后

熟重：119g

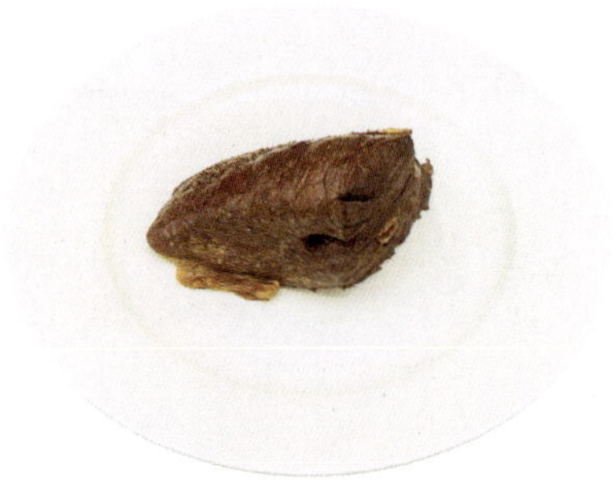

生熟比=145.4g/100g ｜ 含油比=0g/100g ｜ 含盐比=0g/100g

食物编码及食物名称：081203-猪肺　　**烹饪方式：煮**

烹饪前

生重：242g

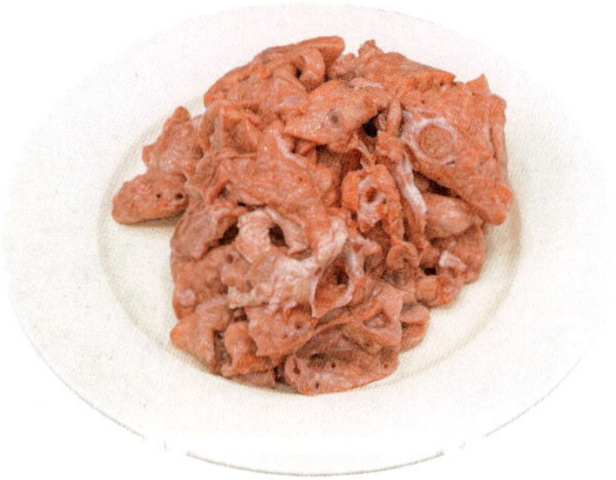

烹饪后

熟重：160g

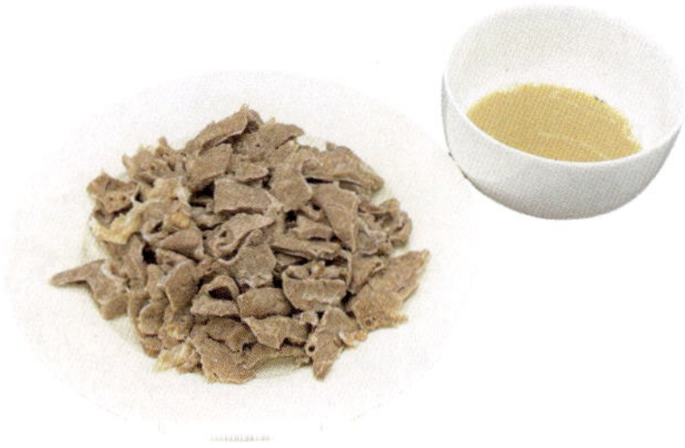

生熟比=151.3g/100g ｜ 含油比=0g/100g ｜ 含盐比=0.5g/100g

食物编码及食物名称：081203–猪肺	烹饪方式：烤
烹饪前 生重：235g	烹饪后 熟重：160g

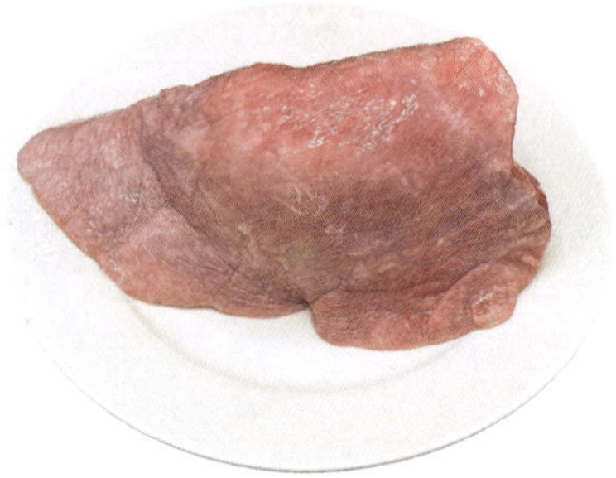

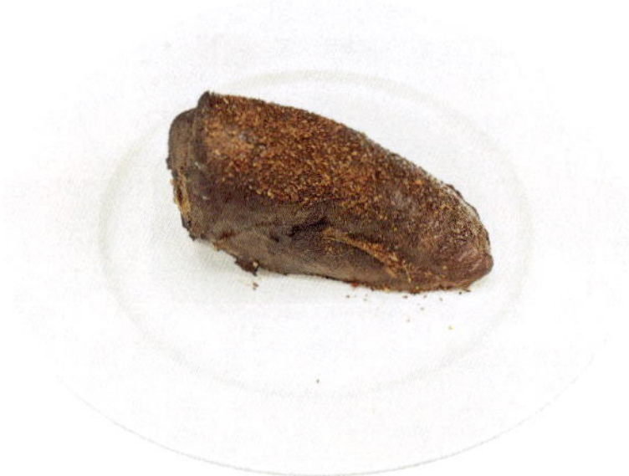

生熟比=146.9g/100g | 含油比=0.6g/100g | 含盐比=0.6g/100g

20. 081209–猪肾［猪腰子］

食物编码及食物名称：081209–猪肾［猪腰子］	烹饪方式：炒
烹饪前 生重：128g	烹饪后 熟重：92g

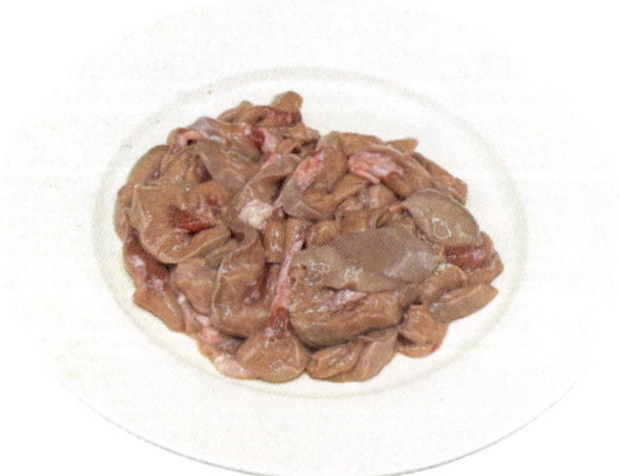

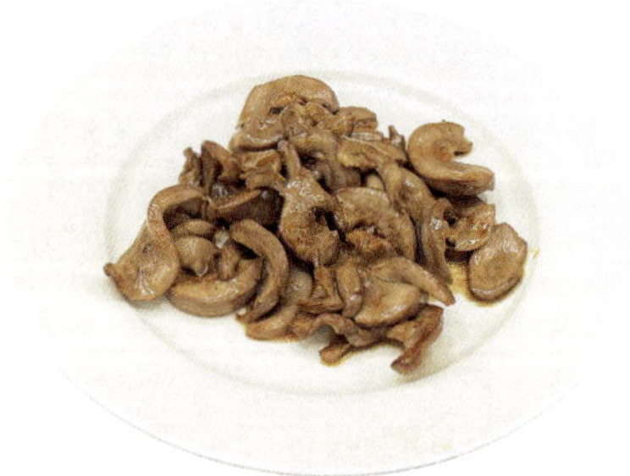

生熟比=139.1g/100g | 含油比=47.8g/100g | 含盐比=0g/100g

食物编码及食物名称：081209–猪肾［猪腰子］ **烹饪方式：炖**

烹饪前

生重：121g

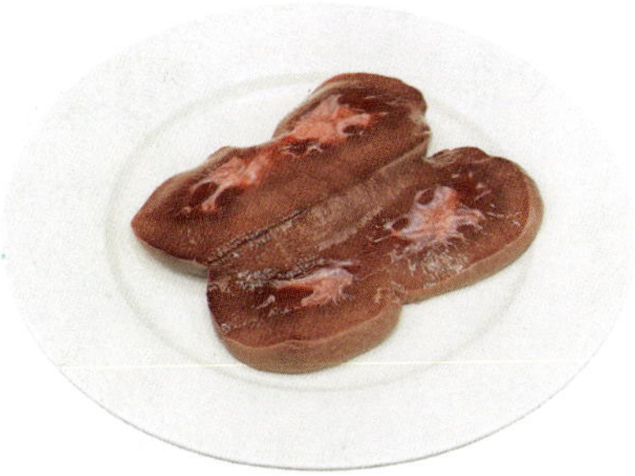

烹饪后

熟重：58g

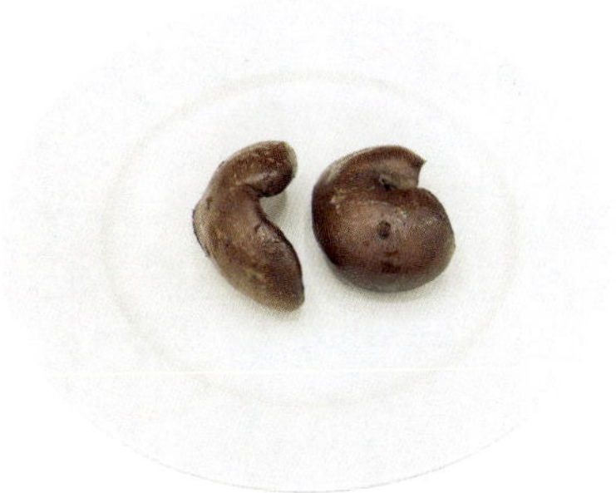

生熟比=208.6g/100g | 含油比=0g/100g | 含盐比=0g/100g

食物编码及食物名称：081209–猪肾［猪腰子］ **烹饪方式：煮**

烹饪前

生重：137g

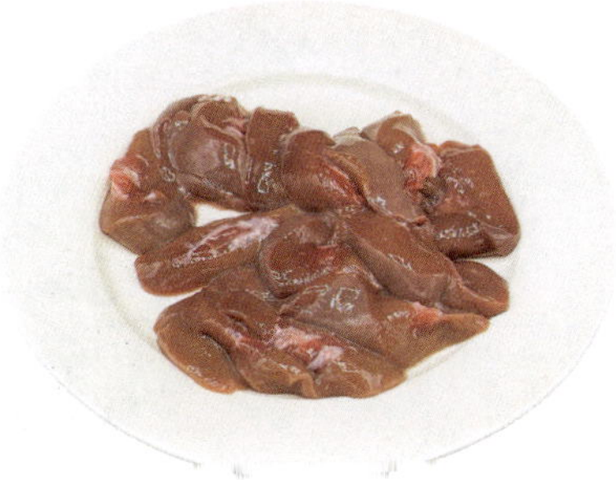

烹饪后

熟重：83g

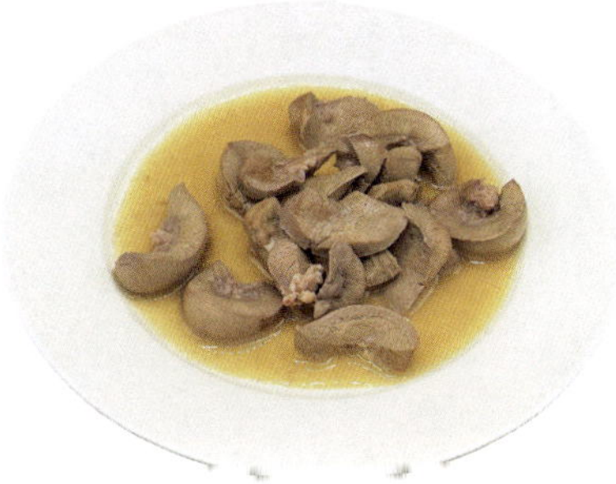

生熟比=165.1g/100g | 含油比=0g/100g | 含盐比=0.9g/100g

食物编码及食物名称：081209–猪肾［猪腰子］ | **烹饪方式：烤**

烹饪前

生重：301g

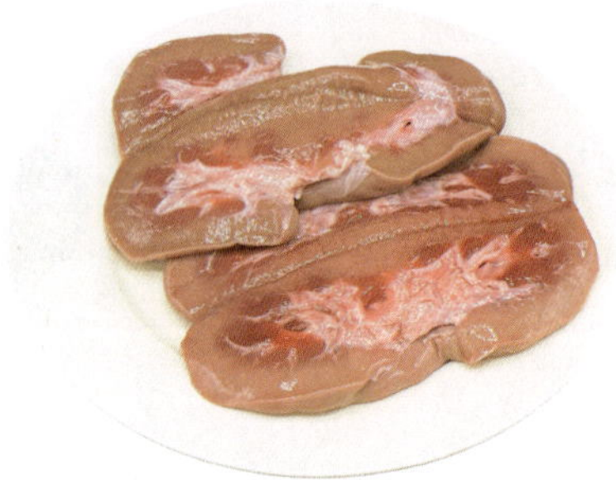

烹饪后

熟重：142g

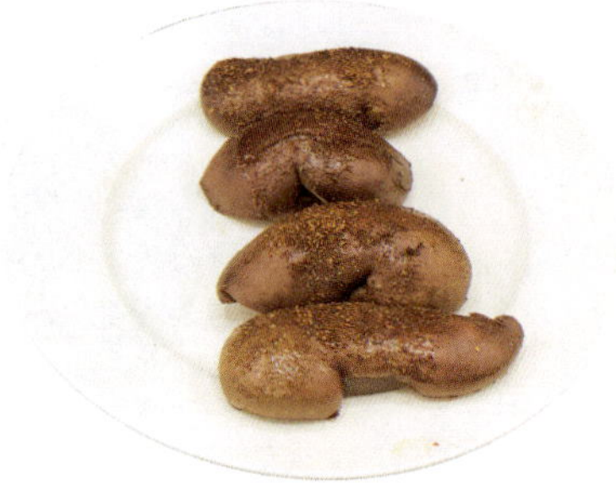

生熟比=212.0g/100g | 含油比=0.7g/100g | 含盐比=0g/100g

21. 081210–猪小肠

食物编码及食物名称：081210–猪小肠 | **烹饪方式：炒**

烹饪前

生重：181g

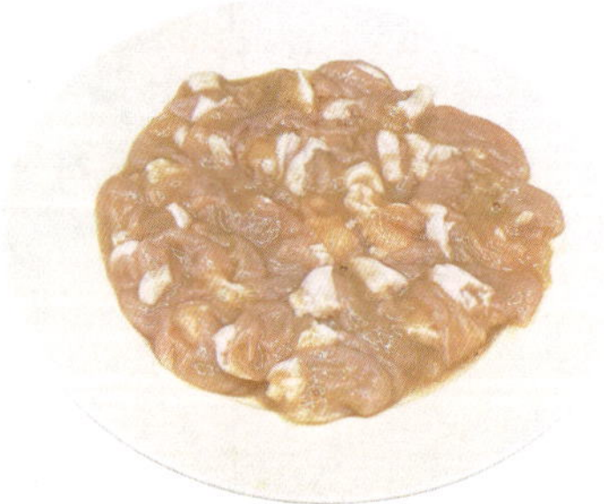

烹饪后

熟重：96g

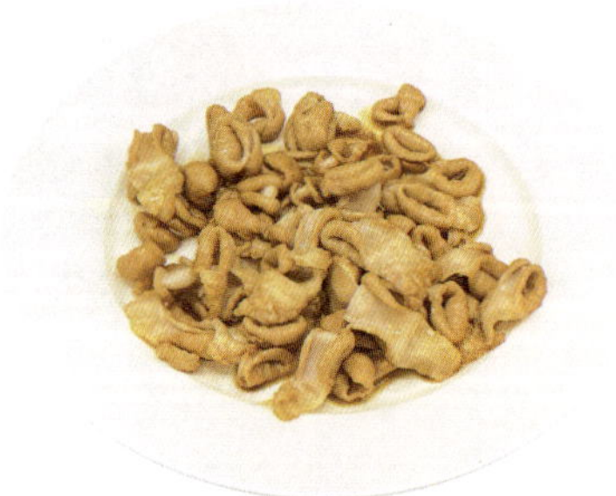

生熟比=188.5g/100g | 含油比=22.9g/100g | 含盐比=0g/100g

食物编码及食物名称：081210–猪小肠　　**烹饪方式：炖**

烹饪前

生重：134g

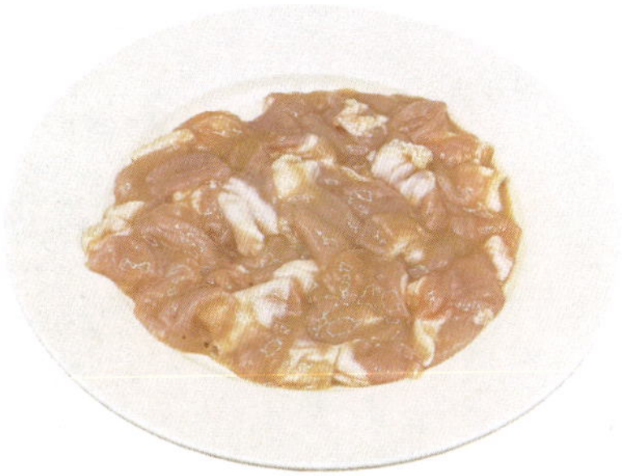

烹饪后

熟重：64g

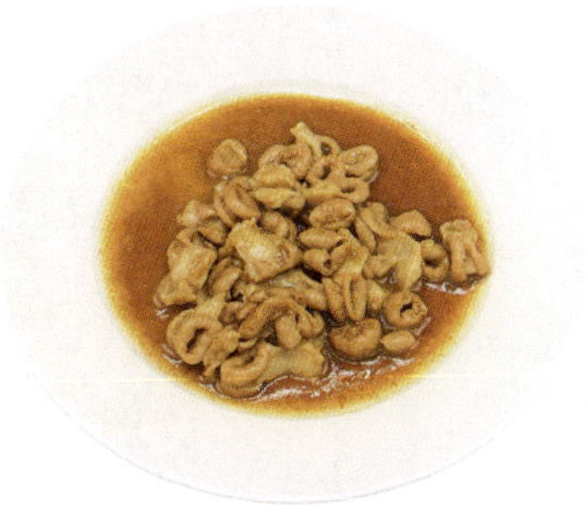

生熟比=209.4g/100g ｜ 含油比=47.3g/100g ｜ 含盐比=0g/100g

食物编码及食物名称：081210–猪小肠　　**烹饪方式：煮**

烹饪前

生重：162g

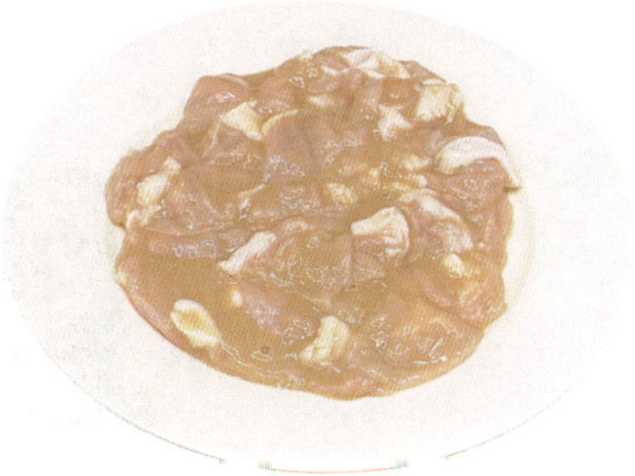

烹饪后

熟重：73g

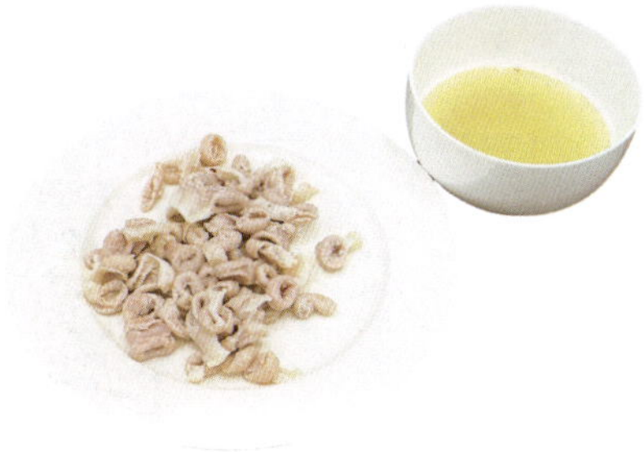

生熟比=221.9g/100g ｜ 含油比=0g/100g ｜ 含盐比=0.6g/100g

食物编码及食物名称：081210–猪小肠 | **烹饪方式：烤**

烹饪前

生重：394g

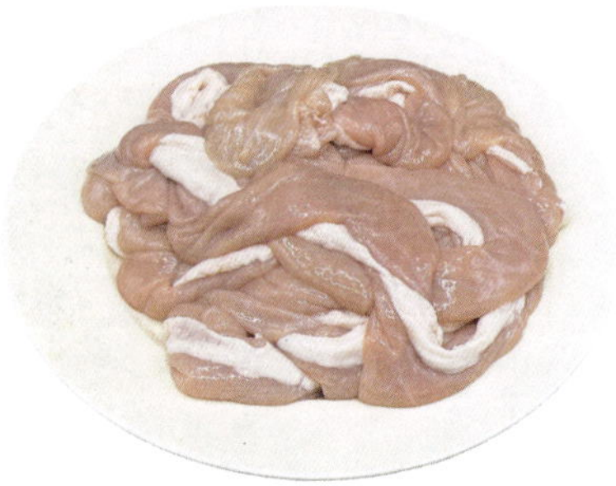

烹饪后

熟重：202g

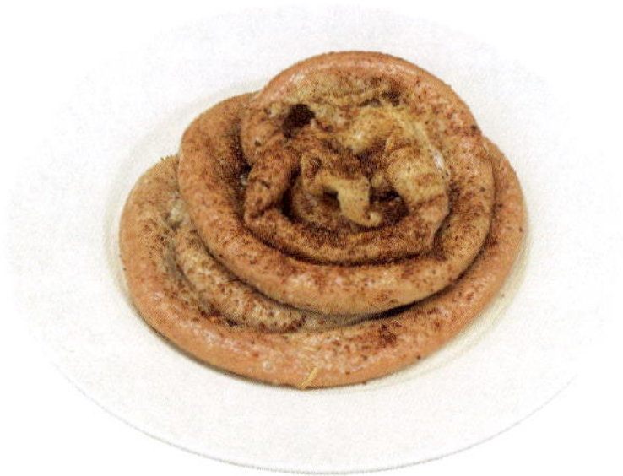

生熟比=195.0g/100g | 含油比=0g/100g | 含盐比=0g/100g

22. 081211–猪心

食物编码及食物名称：081211–猪心 | **烹饪方式：炒**

烹饪前

生重：155g

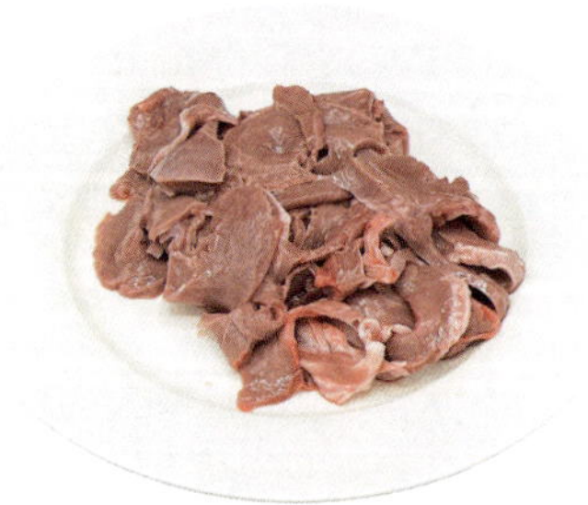

烹饪后

熟重：99g

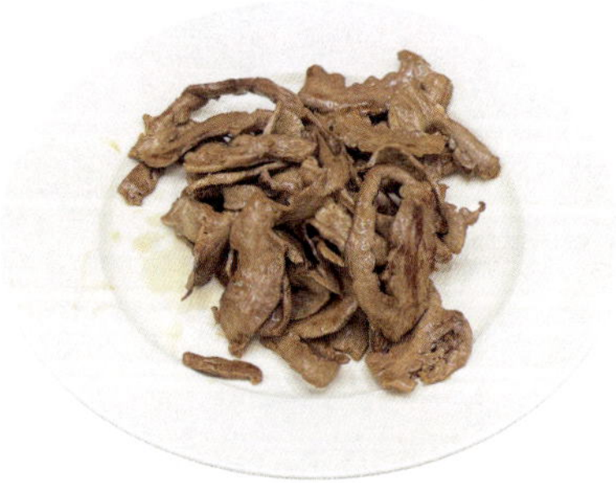

生熟比=156.6g/100g | 含油比=8.1g/100g | 含盐比=1.0g/100g

食物编码及食物名称：081211-猪心 **烹饪方式：炖**

烹饪前

生重：181g

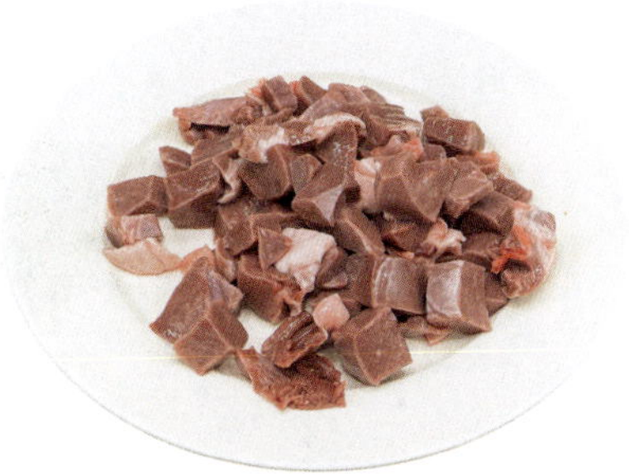

烹饪后

熟重：117g

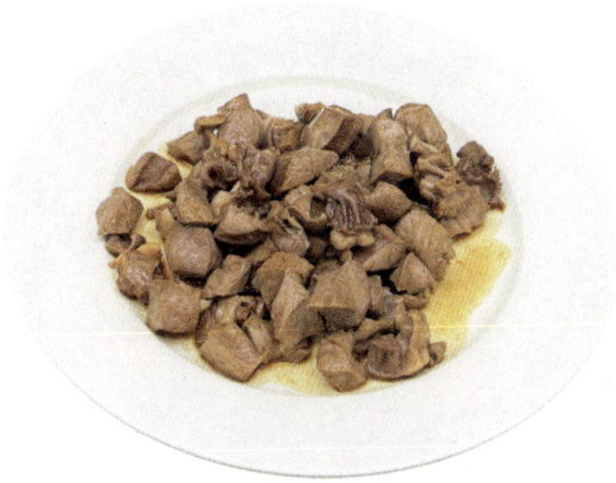

生熟比=154.7g/100g | 含油比=4.7g/100g | 含盐比=0.8g/100g

食物编码及食物名称：081211-猪心 **烹饪方式：煮**

烹饪前

生重：200g

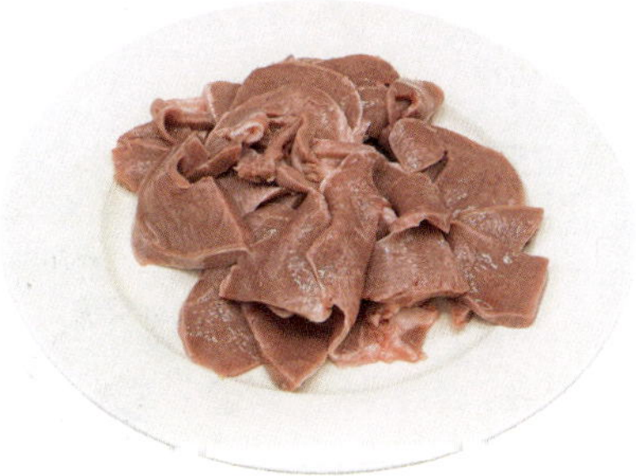

烹饪后

熟重：111g

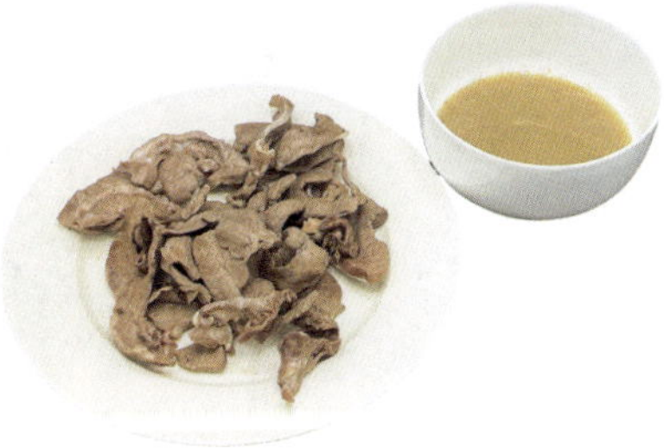

生熟比=180.2g/100g | 含油比=0g/100g | 含盐比=0.5g/100g

食物编码及食物名称：081211–猪心 **烹饪方式：烤**

烹饪前

生重：171g

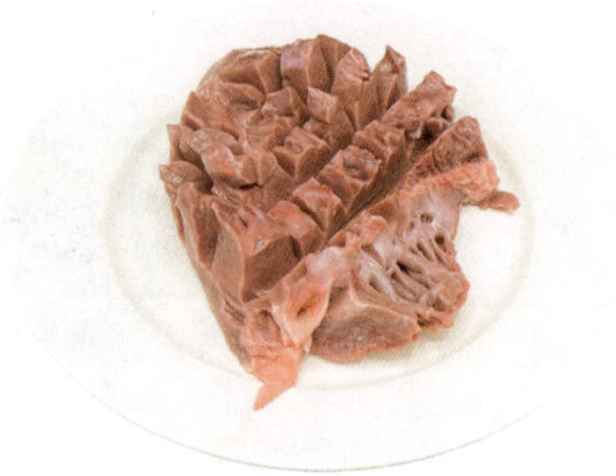

烹饪后

熟重：96g

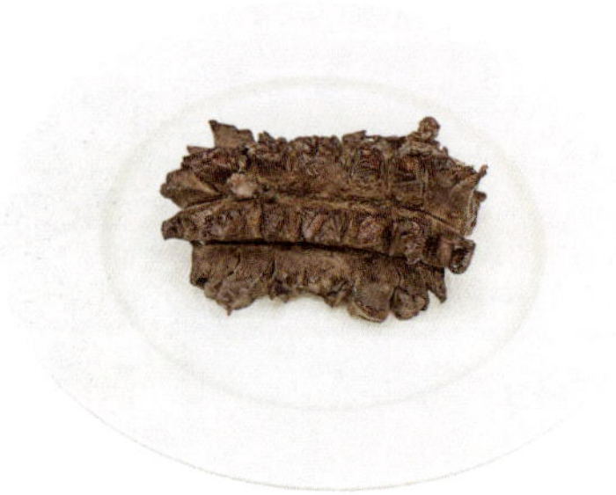

生熟比=178.1g/100g | 含油比=0g/100g | 含盐比=0g/100g

23. 081212–猪血

食物编码及食物名称：081212–猪血 **烹饪方式：炒**

烹饪前

生重：275g

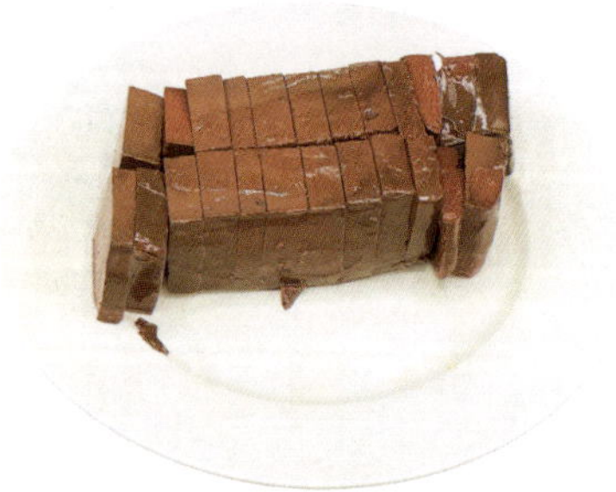

烹饪后

熟重：258g

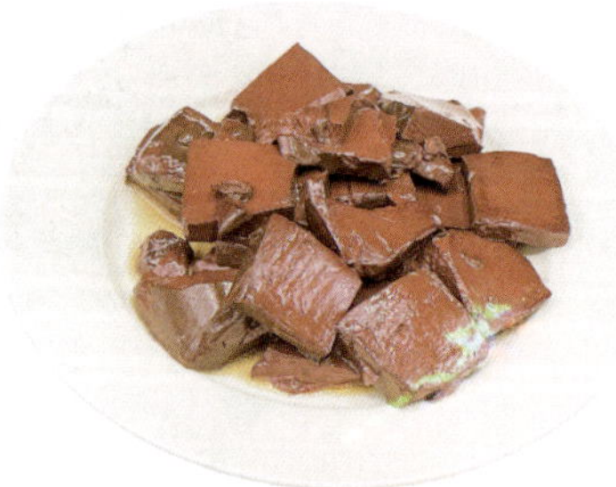

生熟比=106.6g/100g | 含油比=3.5g/100g | 含盐比=0g/100g

食物编码及食物名称：081212-猪血 **烹饪方式：炖**

烹饪前

生重：279g

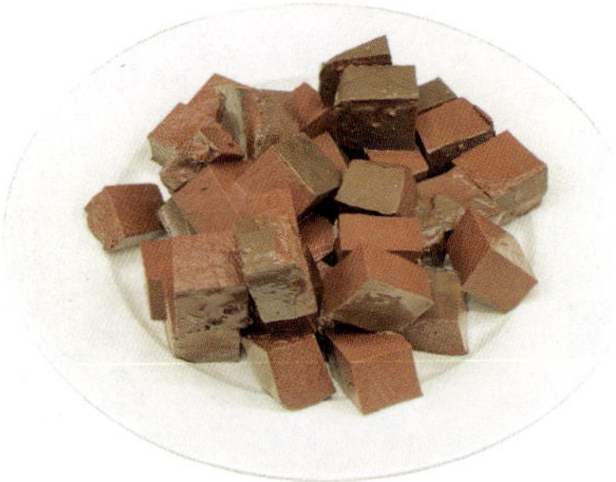

烹饪后

熟重：267g

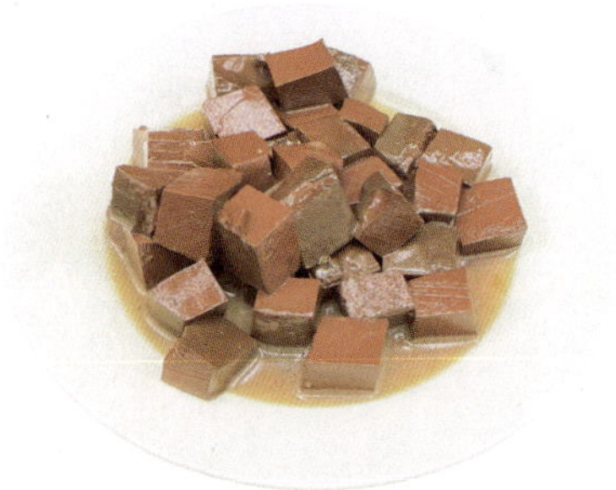

生熟比=104.5g/100g | 含油比=3.6g/100g | 含盐比=0g/100g

食物编码及食物名称：081212-猪血 **烹饪方式：煮**

烹饪前

生重：277g

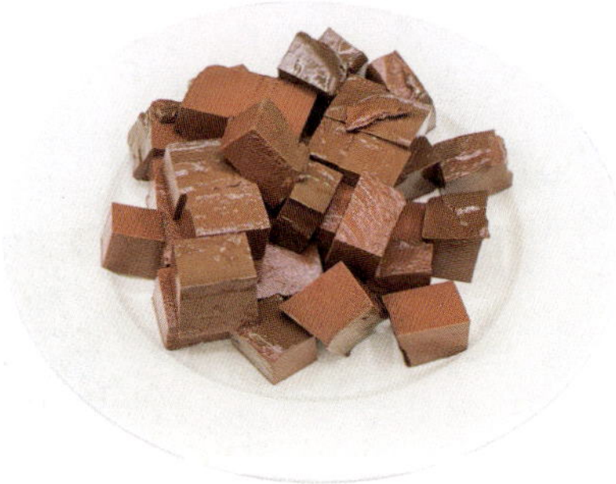

烹饪后

熟重：262g

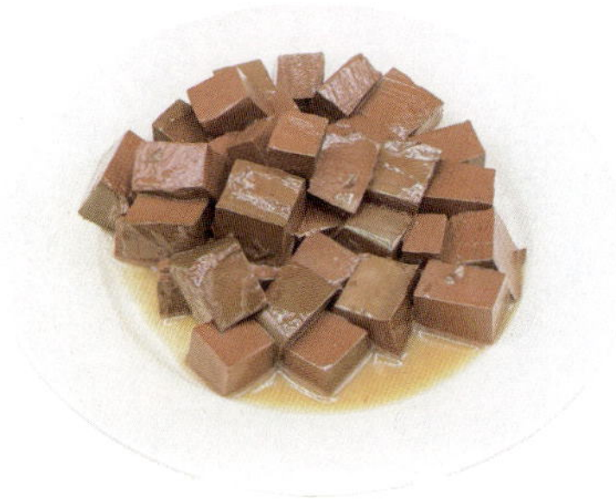

生熟比=105.7g/100g | 含油比=0g/100g | 含盐比=0.4g/100g

24. 081213–猪肚

食物编码及食物名称：081213–猪肚 | **烹饪方式：炒**

烹饪前

生重：188g

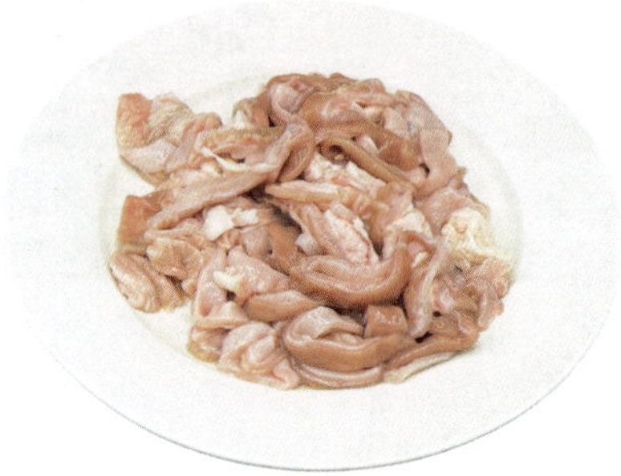

烹饪后

熟重：120g

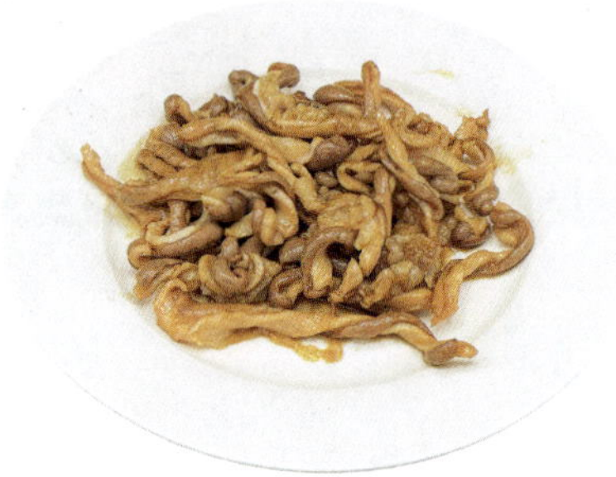

生熟比=156.7g/100g | 含油比=24.2g/100g | 含盐比=0g/100g

食物编码及食物名称：081213–猪肚 | **烹饪方式：炖**

烹饪前

生重：262g

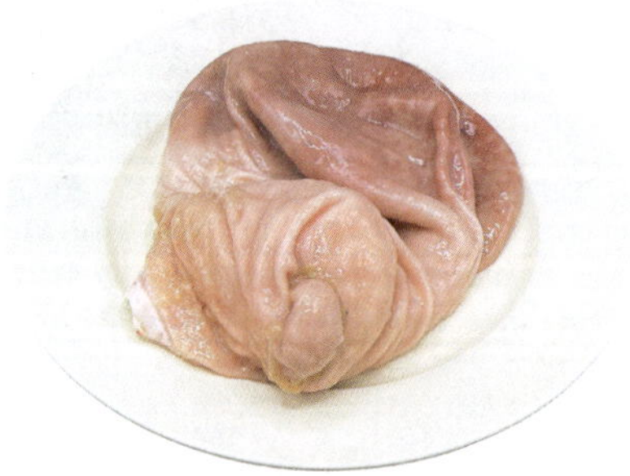

烹饪后

熟重：137g

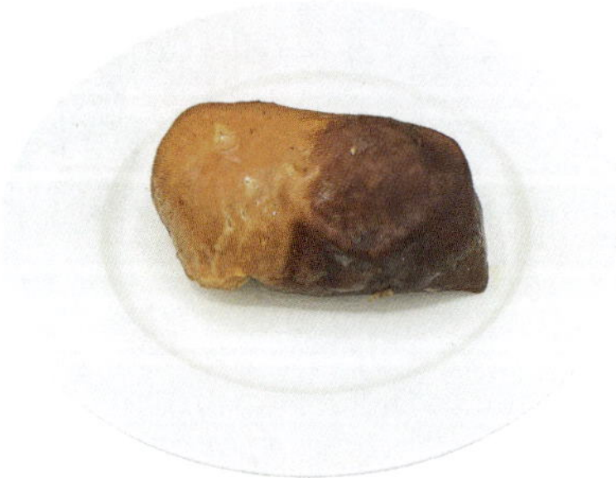

生熟比=191.2g/100g | 含油比=0g/100g | 含盐比=0g/100g

食物编码及食物名称：081213-猪肚　　烹饪方式：煮

烹饪前

生重：343g

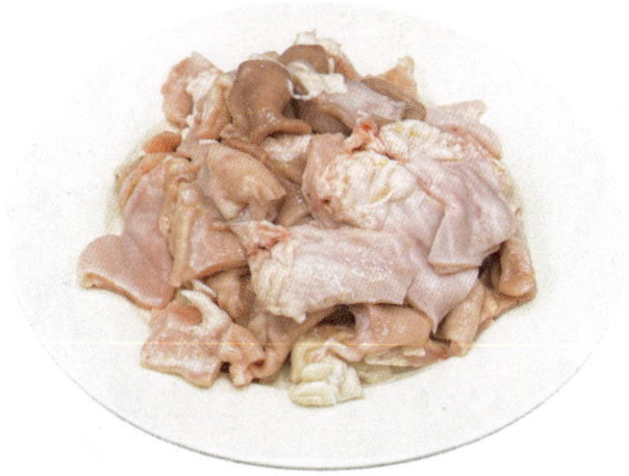

烹饪后

熟重：209g

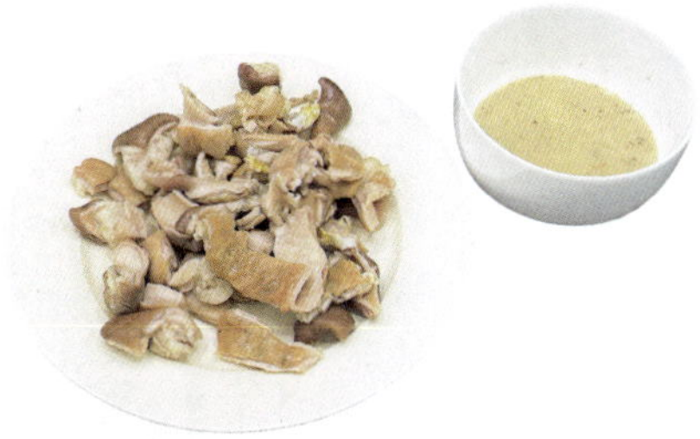

生熟比=164.1g/100g ｜ 含油比=0g/100g ｜ 含盐比=0.4g/100g

食物编码及食物名称：081213-猪肚　　烹饪方式：烤

烹饪前

生重：389g

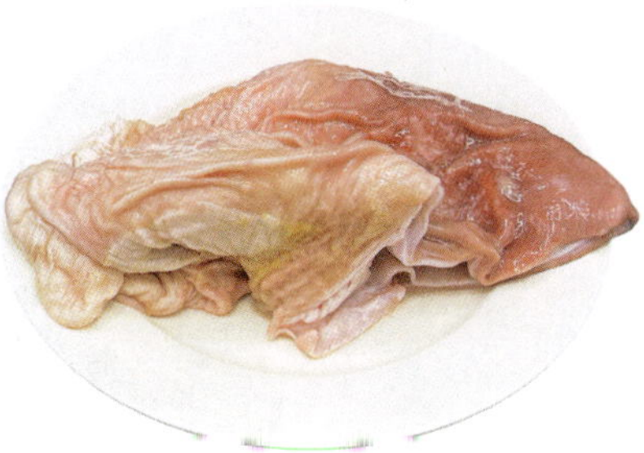

烹饪后

熟重：216g

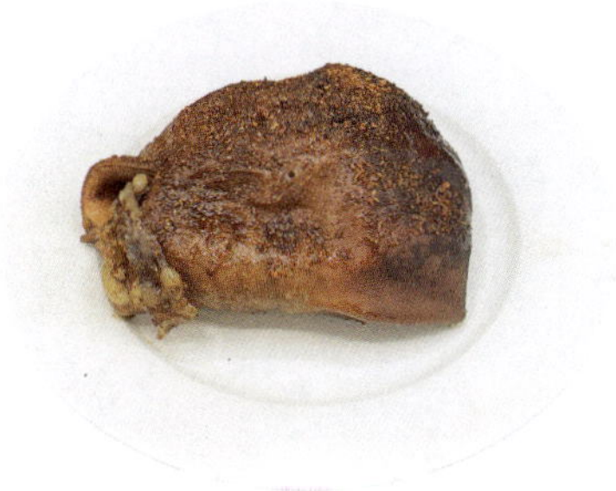

生熟比=180.1g/100g ｜ 含油比=0.5g/100g ｜ 含盐比=0.5g/100g

25. 081214–猪肝

食物编码及食物名称：081214–猪肝　　烹饪方式：炒

烹饪前
生重：300g

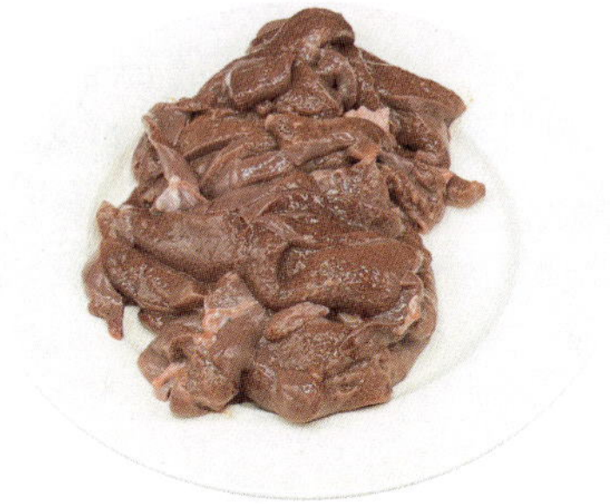

烹饪后
熟重：250g

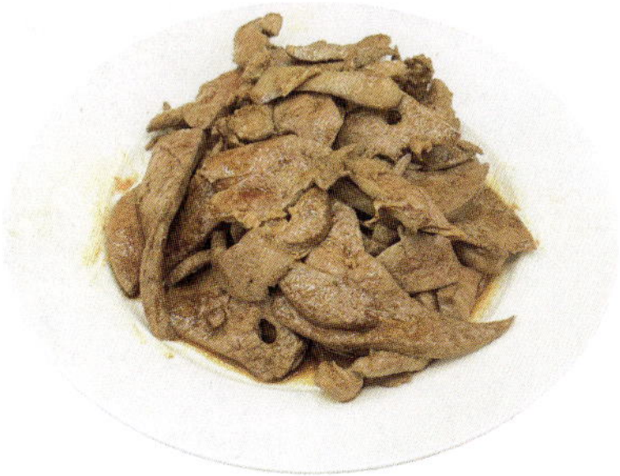

生熟比=120.0g/100g | 含油比=4.8g/100g | 含盐比=0g/100g

食物编码及食物名称：081214–猪肝　　烹饪方式：炖

烹饪前
生重：473g

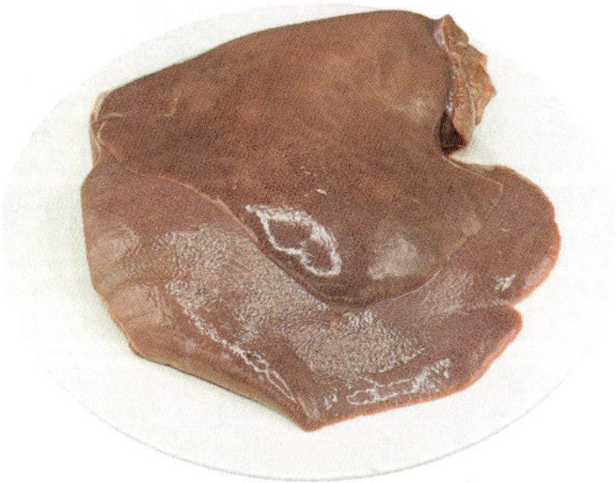

烹饪后
熟重：255g

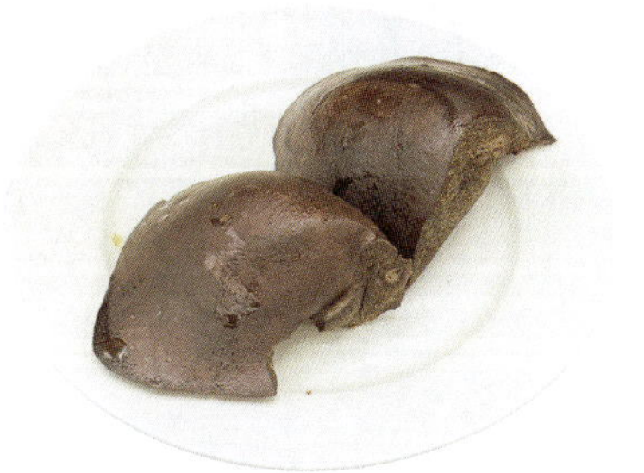

生熟比=185.5g/100g | 含油比=0g/100g | 含盐比=0g/100g

食物编码及食物名称：081214–猪肝　　**烹饪方式：煮**

烹饪前

生重：311g

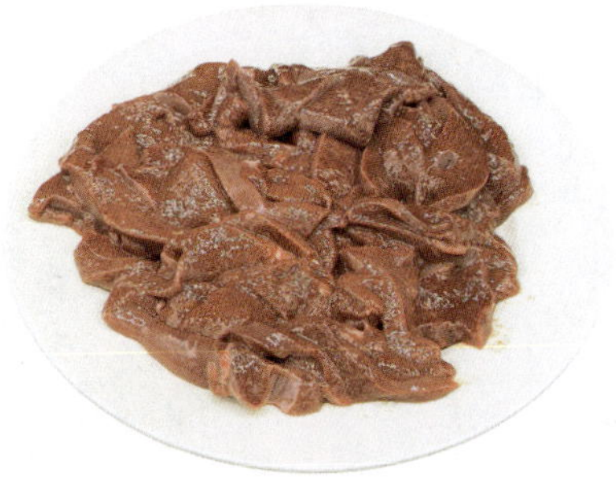

烹饪后

熟重：187g

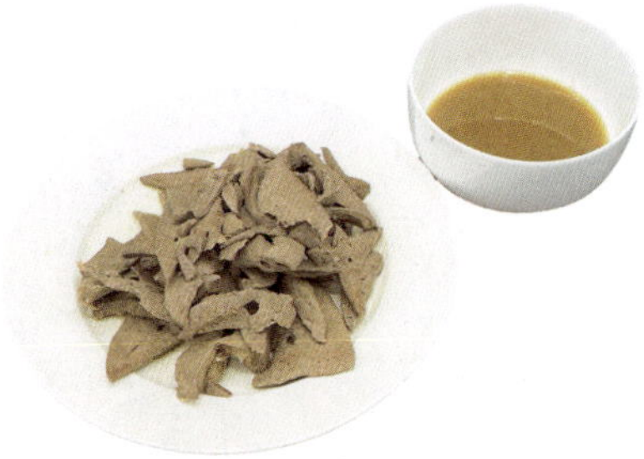

生熟比=166.3g/100g　|　含油比=0g/100g　|　含盐比=0.8g/100g

食物编码及食物名称：081214–猪肝　　**烹饪方式：烤**

烹饪前

生重：456g

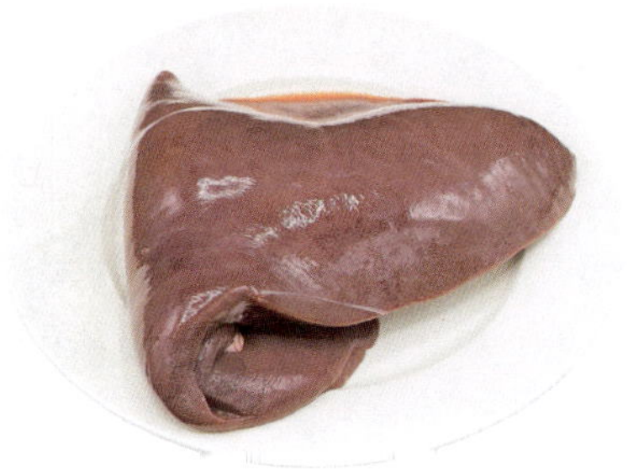

烹饪后

熟重：239g

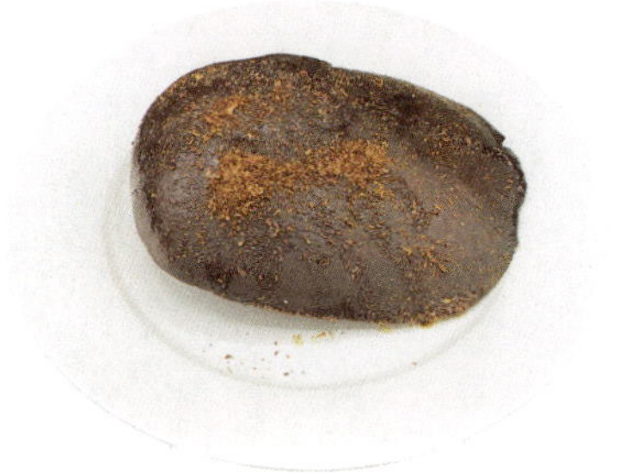

生熟比=190.8g/100g　|　含油比=0.4g/100g　|　含盐比=0.4g/100g

26. 081215–猪舌［口条］

食物编码及食物名称：081215–猪舌［口条］ **烹饪方式：炒**

烹饪前

生重：265g

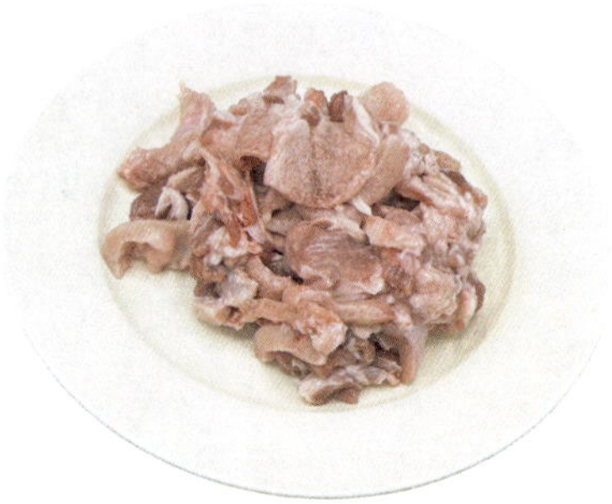

烹饪后

熟重：201g

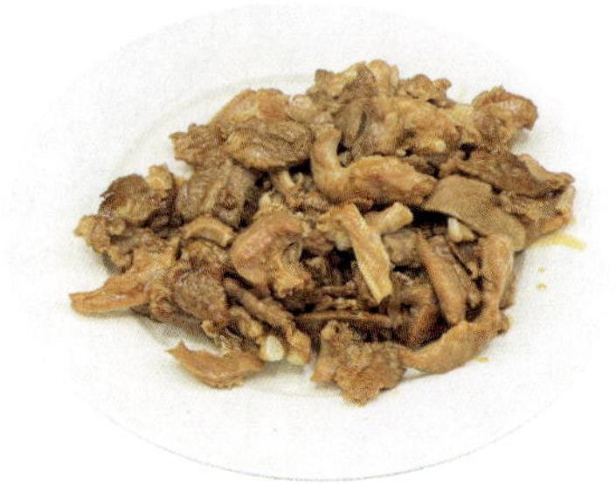

生熟比=131.8g/100g | 含油比=13.9g/100g | 含盐比=0g/100g

食物编码及食物名称：081215–猪舌［口条］ **烹饪方式：炖**

烹饪前

生重：384g

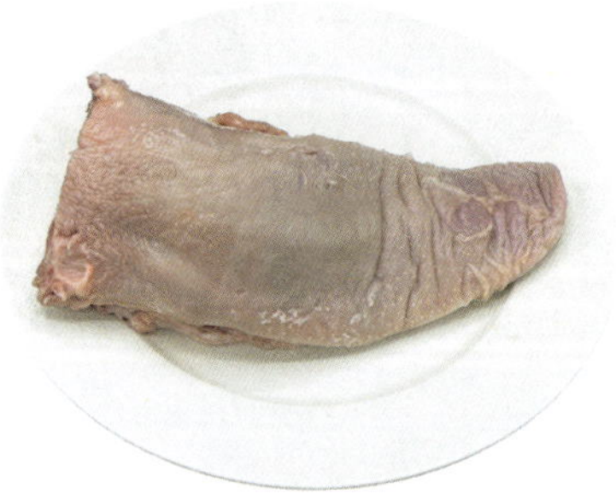

烹饪后

熟重：158g

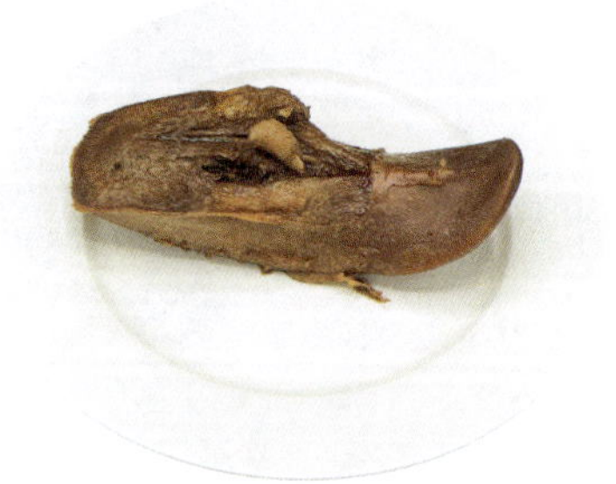

生熟比=243.0g/100g | 含油比=0g/100g | 含盐比=2.5g/100g

食物编码及食物名称：081215–猪舌［口条］　**烹饪方式：煮**

烹饪前

生重：185g

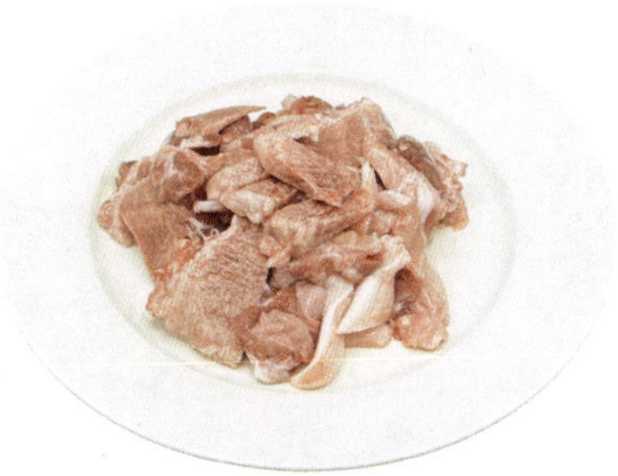

烹饪后

熟重：133g

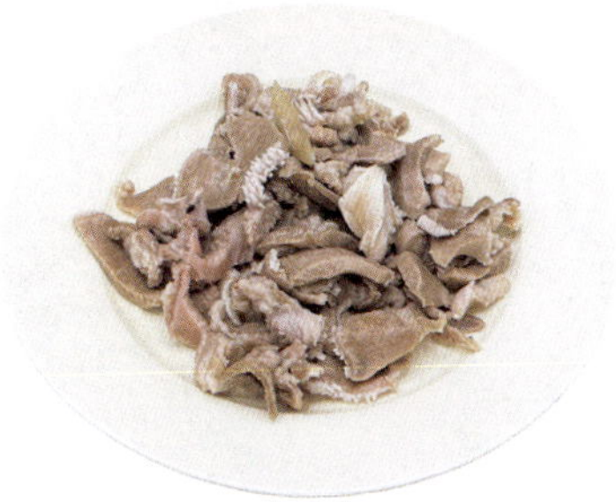

生熟比=139.1g/100g ｜ 含油比=0g/100g ｜ 含盐比=0g/100g

食物编码及食物名称：081215–猪舌［口条］　**烹饪方式：烤**

烹饪前

生重：574g

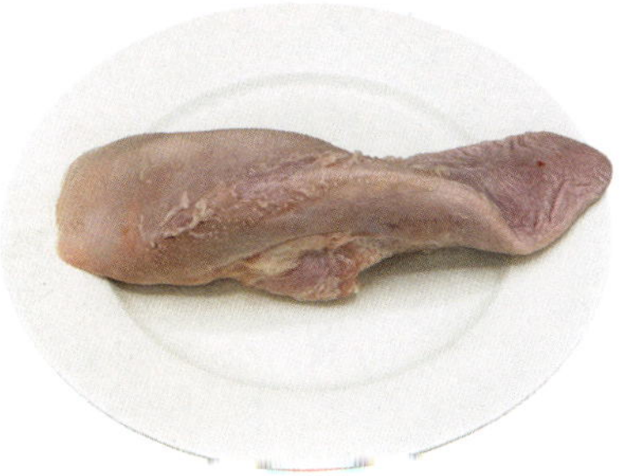

烹饪后

熟重：412g

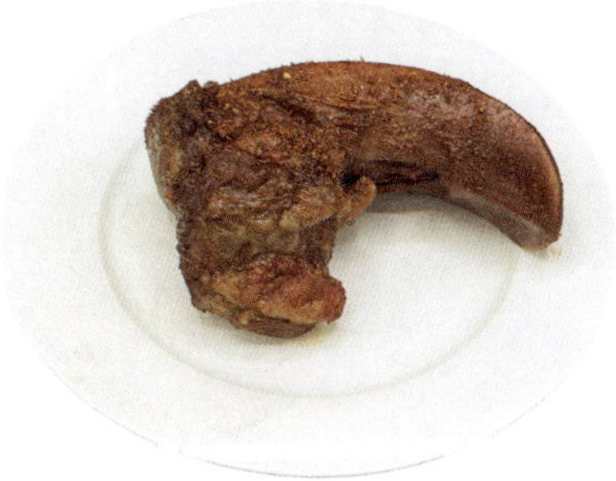

生熟比=139.3g/100g ｜ 含油比=0g/100g ｜ 含盐比=0.5g/100g

27. 081304–腊肉（培根）

食物编码及食物名称：081304–腊肉（培根） **烹饪方式：炒**

烹饪前

生重：102g

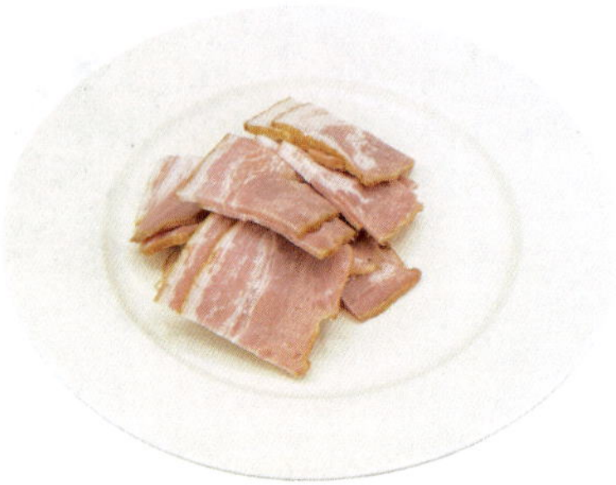

烹饪后

熟重：75g

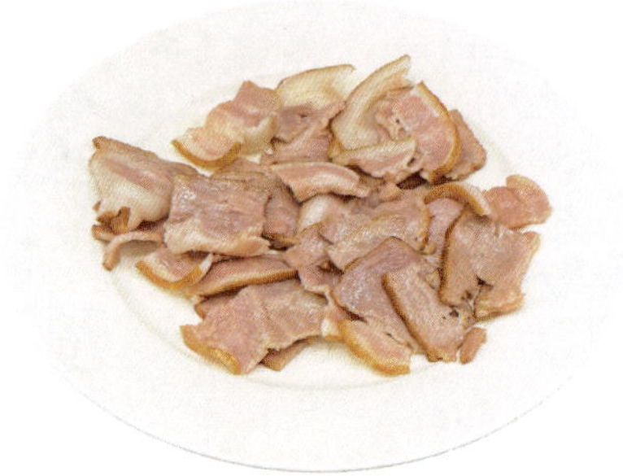

生熟比=136.0g/100g | 含油比=16.0g/100g | 含盐比=0g/100g

食物编码及食物名称：081304–腊肉（培根） **烹饪方式：煮**

烹饪前

生重：80g

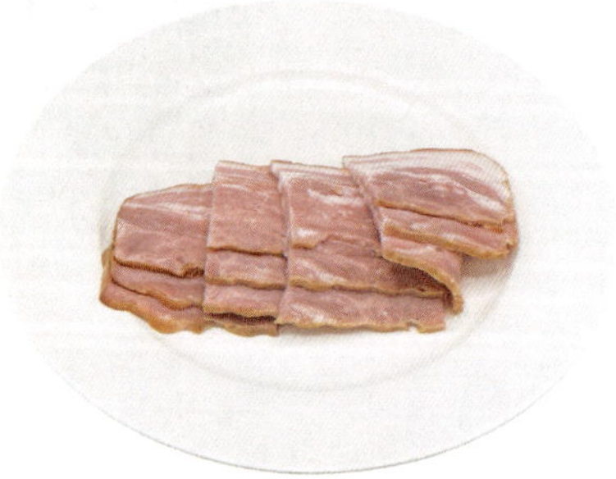

烹饪后

熟重：58g

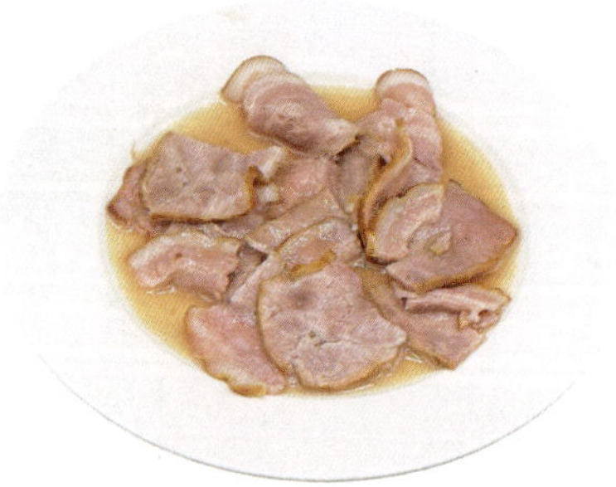

生熟比=137.9g/100g | 含油比=0g/100g | 含盐比=0g/100g

食物编码及食物名称：081304–腊肉（培根）　烹饪方式：烤

烹饪前

生重：100g

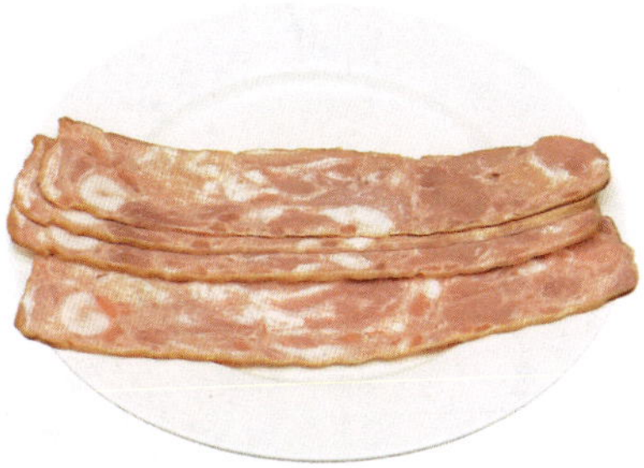

烹饪后

熟重：71g

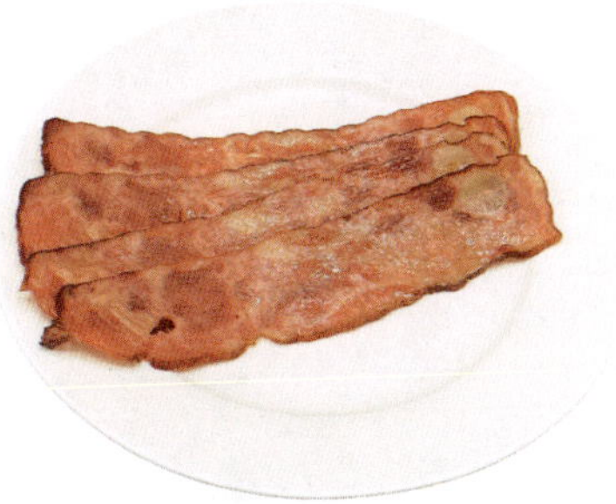

生熟比=140.8g/100g | 含油比=0g/100g | 含盐比=0g/100g

食物编码及食物名称：081304–腊肉（培根）　烹饪方式：蒸

烹饪前

生重：80g

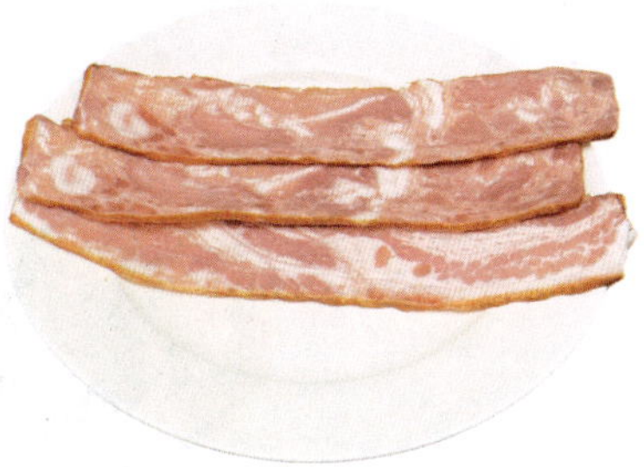

烹饪后

熟重：66g

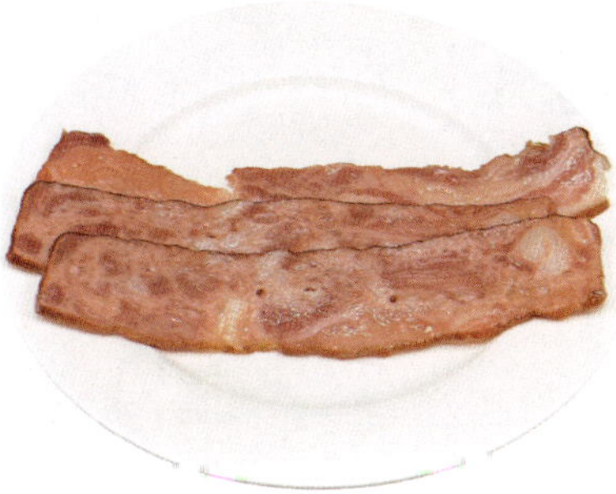

生熟比=121.2g/100g | 含油比=0g/100g | 含盐比=0g/100g

28. 081305–腊肉（生）

食物编码及食物名称：081305–腊肉（生） **烹饪方式：炒**

烹饪前

生重：92g

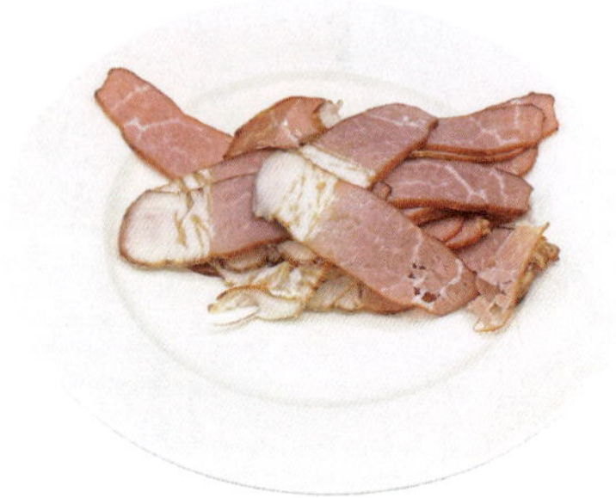

烹饪后

熟重：81g

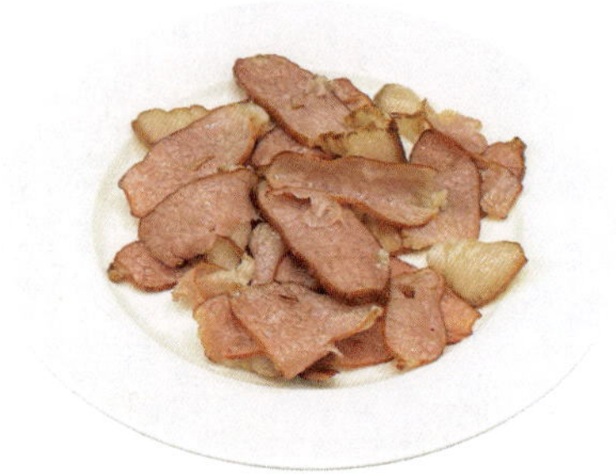

生熟比=113.6g/100g | 含油比=14.8g/100g | 含盐比=0g/100g

食物编码及食物名称：081305–腊肉（生） **烹饪方式：炖**

烹饪前

生重：131g

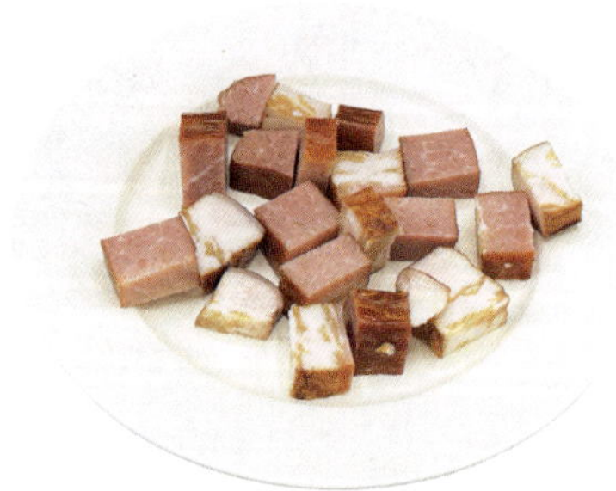

烹饪后

熟重：126g

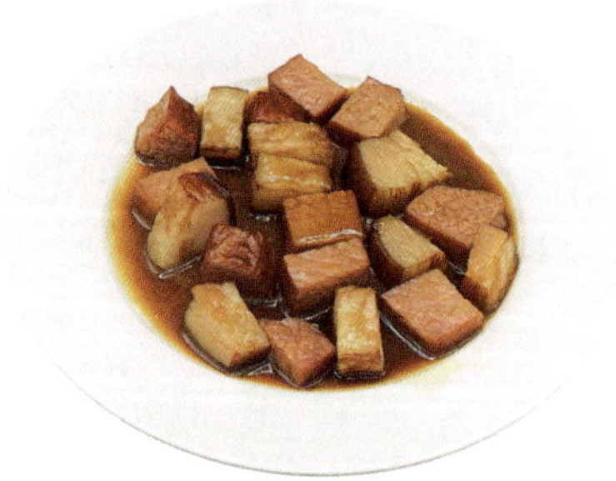

生熟比=104.0g/100g | 含油比=10.1g/100g | 含盐比=0g/100g

食物编码及食物名称：081305-腊肉（生）　烹饪方式：煮

烹饪前

生重：225g

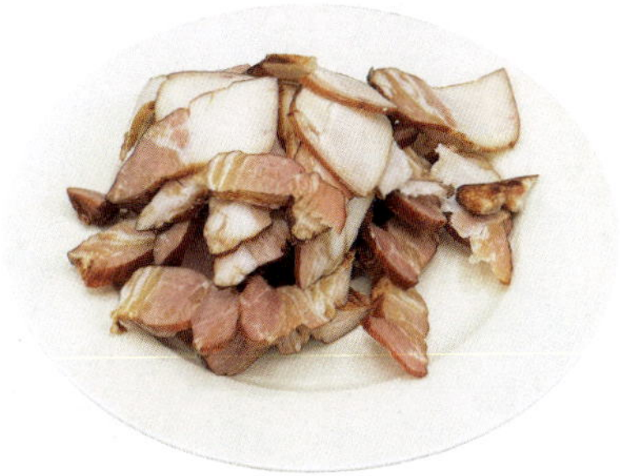

烹饪后

熟重：203g

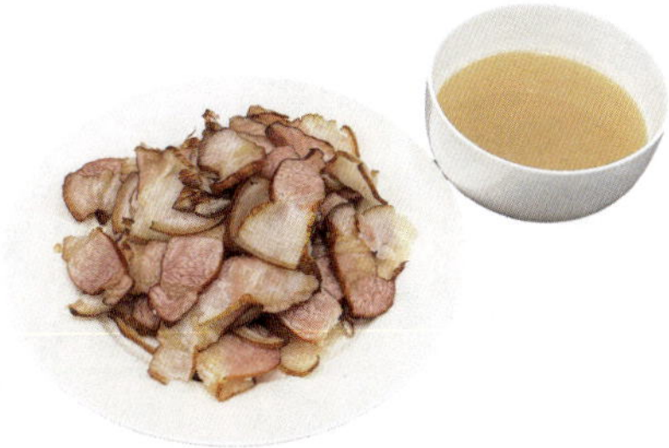

生熟比=110.8g/100g | 含油比=0g/100g | 含盐比=0g/100g

食物编码及食物名称：081305-腊肉（生）　烹饪方式：蒸

烹饪前

生重：203g

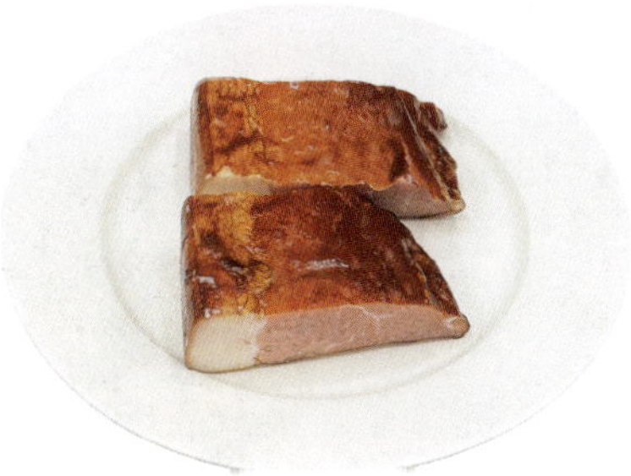

烹饪后

熟重：195g

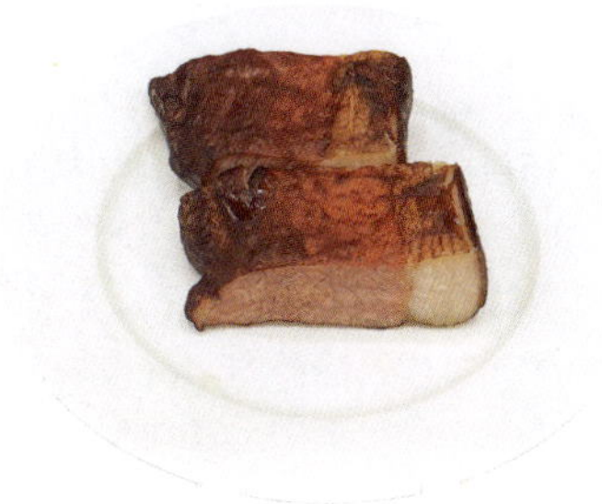

生熟比=104.1g/100g | 含油比=0g/100g | 含盐比=0g/100g

29. 081307–午餐肉（北京）

食物编码及食物名称：081307–午餐肉（北京） **烹饪方式：炒**

烹饪前

生重：124g

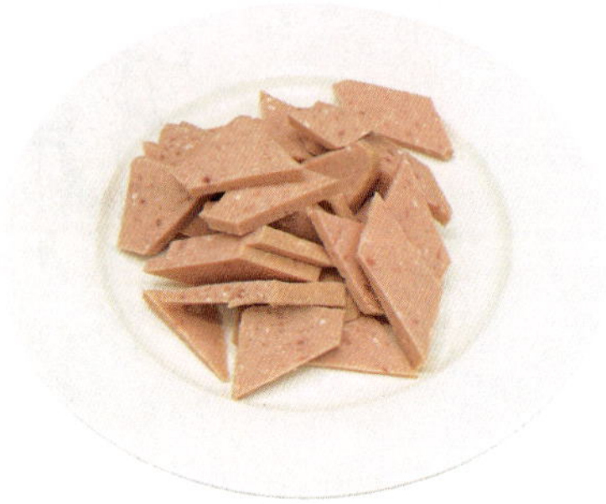

烹饪后

熟重：128g

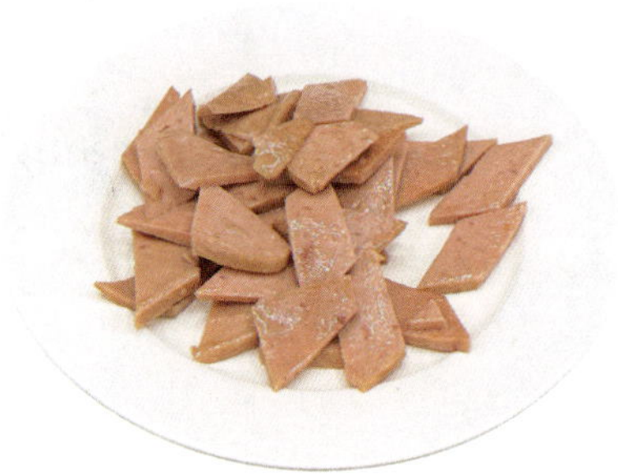

生熟比=96.9g/100g | 含油比=8.6g/100g | 含盐比=0g/100g

食物编码及食物名称：081307–午餐肉（北京） **烹饪方式：炖**

烹饪前

生重：156g

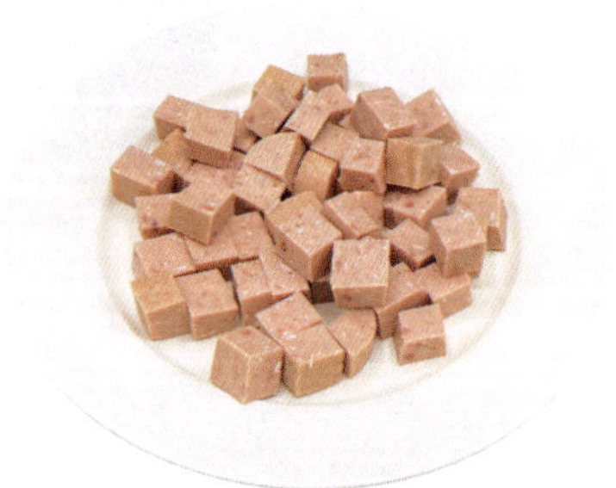

烹饪后

熟重：157g

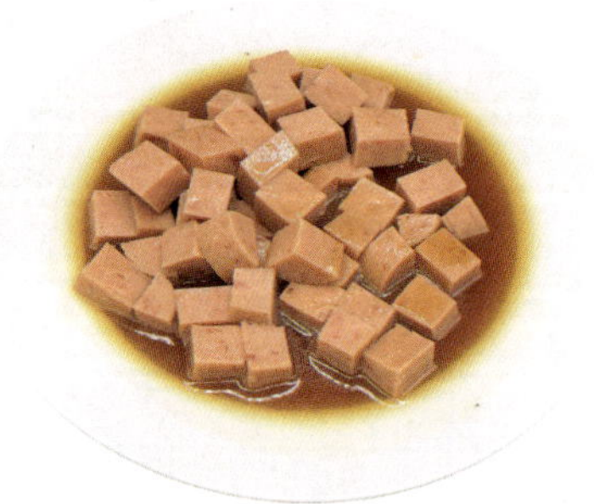

生熟比=99.4g/100g | 含油比=3.7g/100g | 含盐比=0.5g/100g

食物编码及食物名称：081307–午餐肉（北京）　　烹饪方式：煮

烹饪前

生重：139g

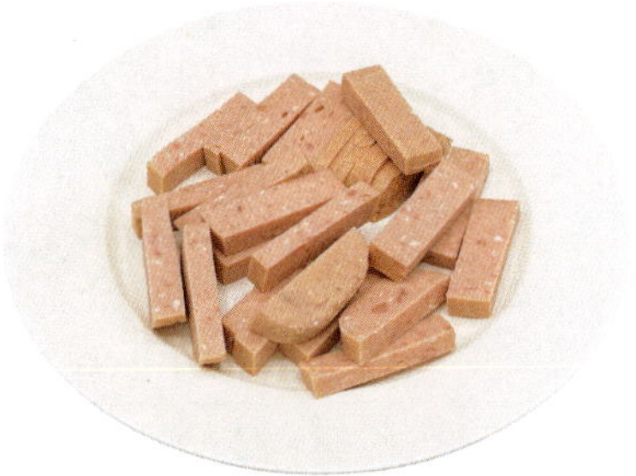

烹饪后

熟重：145g

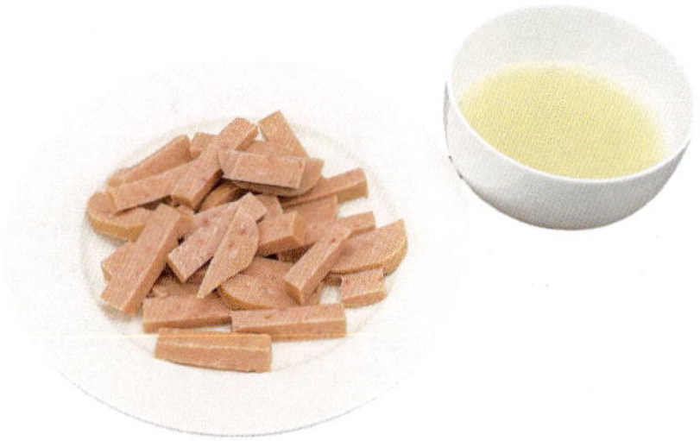

生熟比=95.9g/100g　|　含油比=0g/100g　|　含盐比=0g/100g

食物编码及食物名称：081307–午餐肉（北京）　　烹饪方式：烤

烹饪前

生重：153g

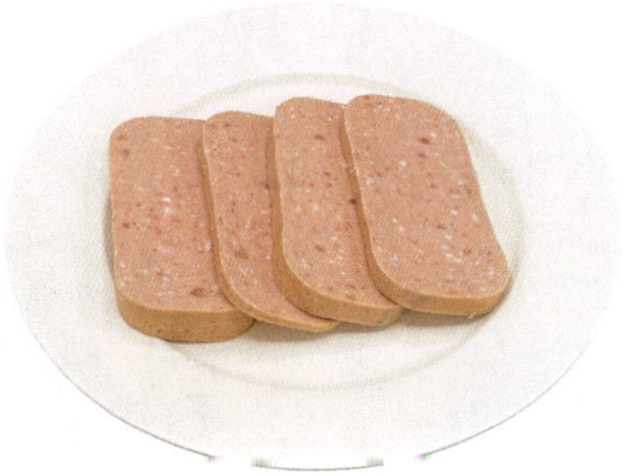

烹饪后

熟重：134g

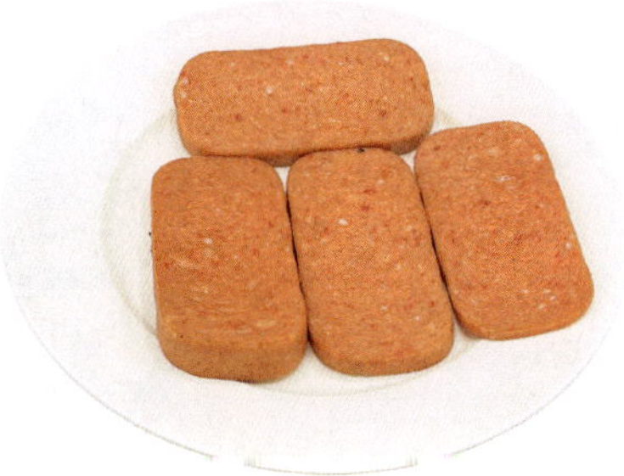

生熟比=114.2g/100g　|　含油比=0g/100g　|　含盐比=0g/100g

食物编码及食物名称：081307–午餐肉（北京） **烹饪方式：蒸**

烹饪前

生重：116g

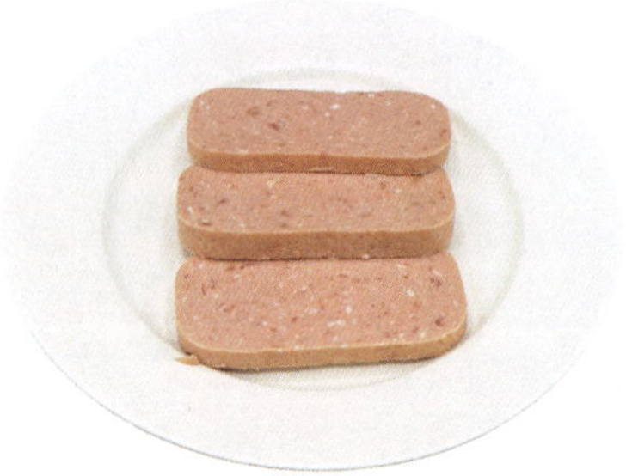

烹饪后

熟重：115g

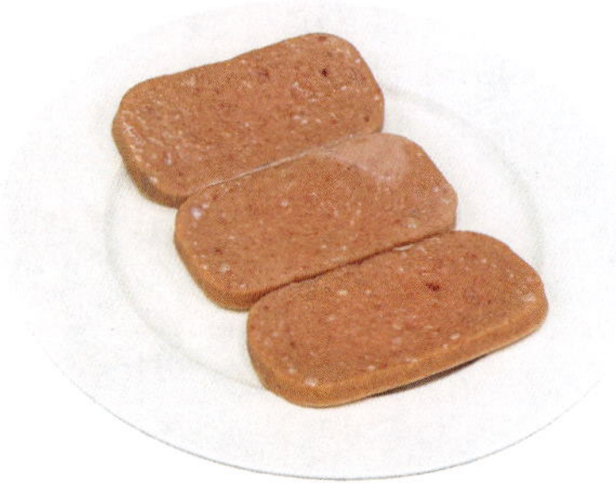

生熟比=100.9g/100g | 含油比=0g/100g | 含盐比=0g/100g

30. 081407–广东香肠

食物编码及食物名称：081407–广东香肠 **烹饪方式：炒**

烹饪前

生重：161g

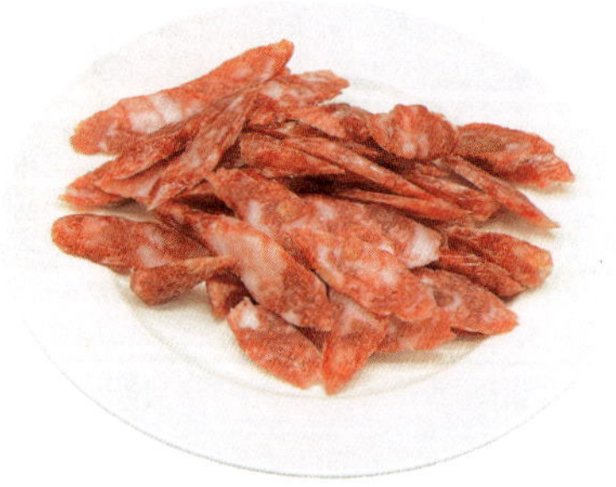

烹饪后

熟重：156g

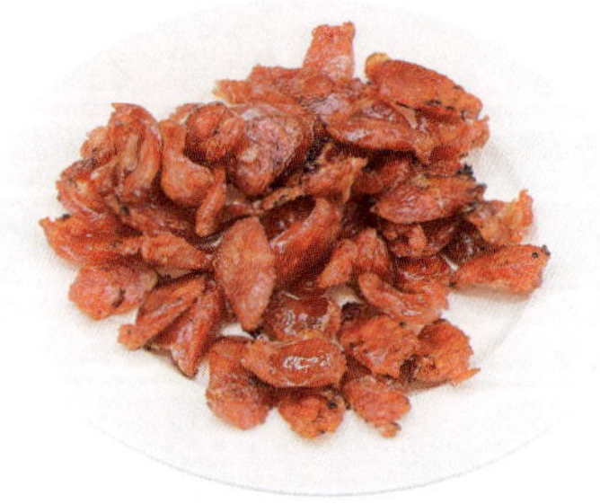

生熟比=103.2g/100g | 含油比=8.3g/100g | 含盐比=0g/100g

食物编码及食物名称：081407–广东香肠 **烹饪方式：炖**

烹饪前

生重：164g

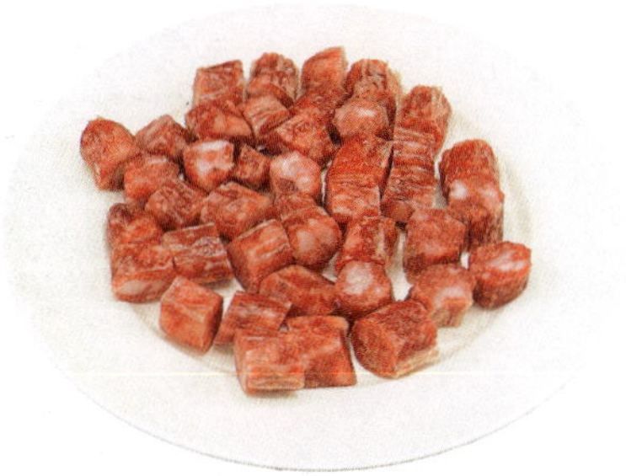

烹饪后

熟重：170g

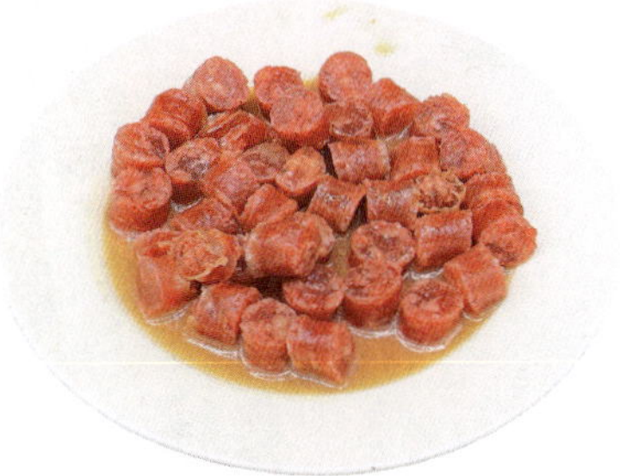

生熟比=96.5g/100g | 含油比=3.9g/100g | 含盐比=0g/100g

食物编码及食物名称：081407–广东香肠 **烹饪方式：煮**

烹饪前

生重：157g

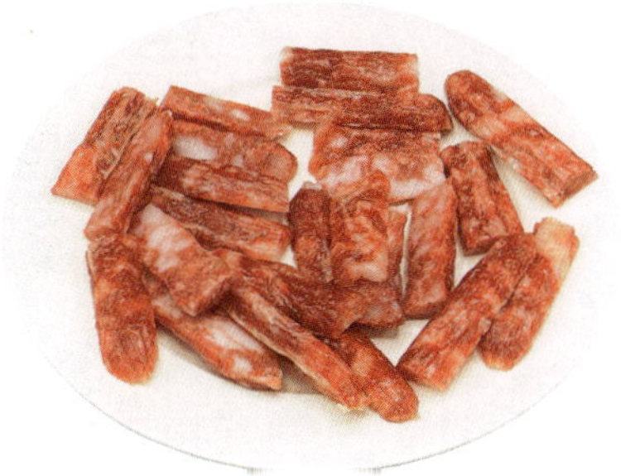

烹饪后

熟重：169g

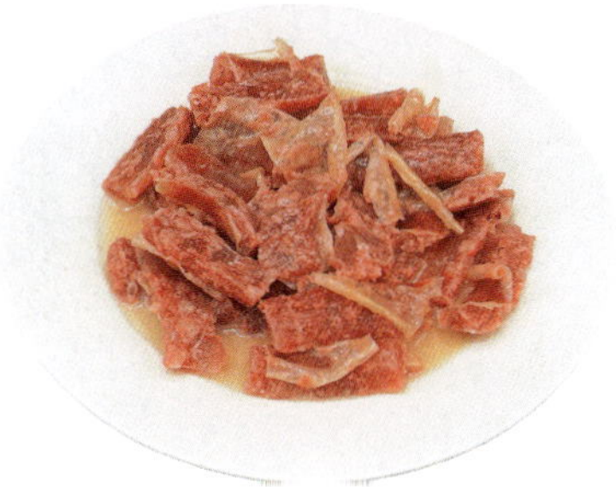

生熟比=92.9g/100g | 含油比=0g/100g | 含盐比=0g/100g

食物编码及食物名称：081407-广东香肠 | **烹饪方式：烤**

烹饪前

生重：182g

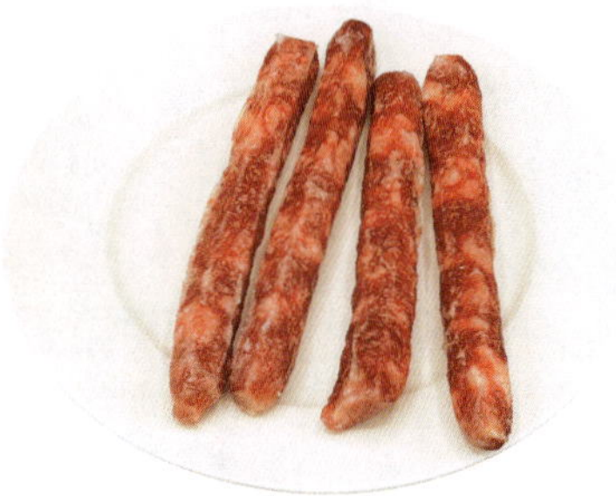

烹饪后

熟重：148g

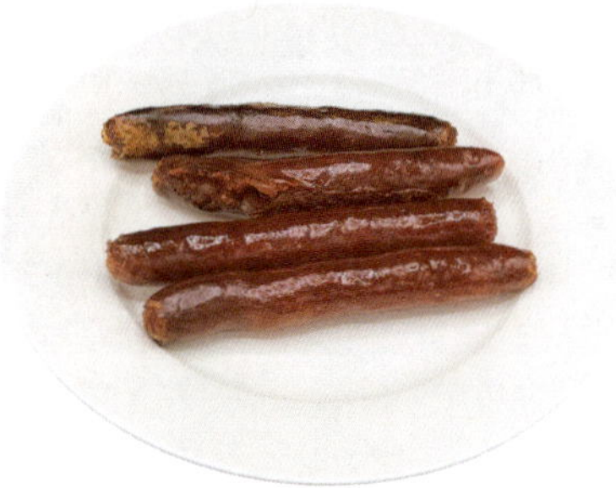

生熟比=123.0g/100g | 含油比=0g/100g | 含盐比=0g/100g

食物编码及食物名称：081407-广东香肠 | **烹饪方式：蒸**

烹饪前

生重：144g

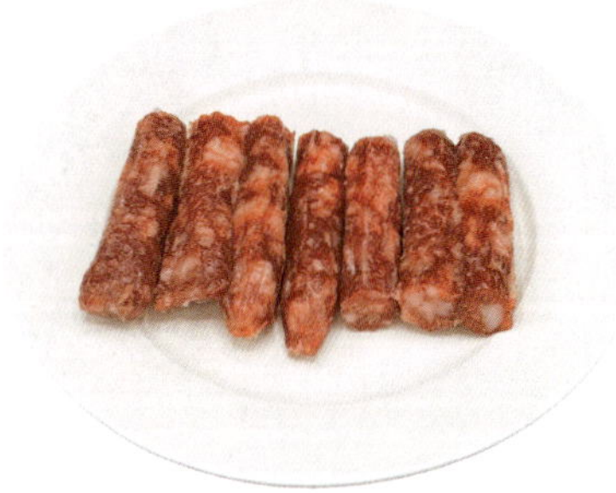

烹饪后

熟重：143g

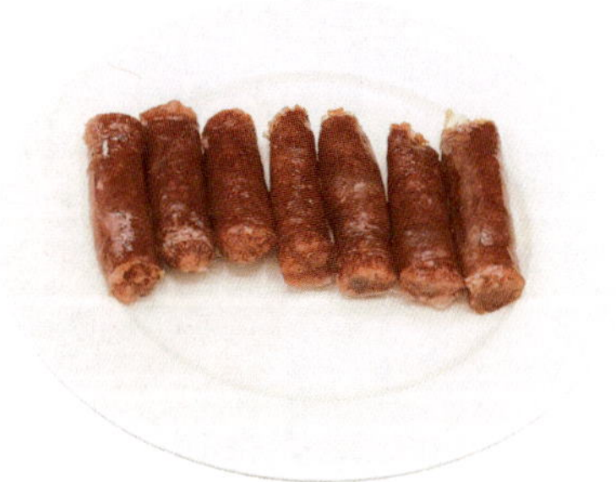

生熟比=100.7g/100g | 含油比=0g/100g | 含盐比=0g/100g

31. 081409-火腿肠

食物编码及食物名称：081409-火腿肠　　**烹饪方式：炒**

烹饪前

生重：173g

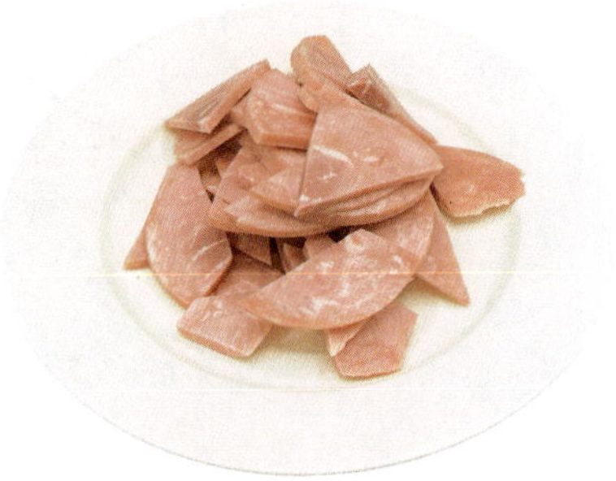

烹饪后

熟重：175g

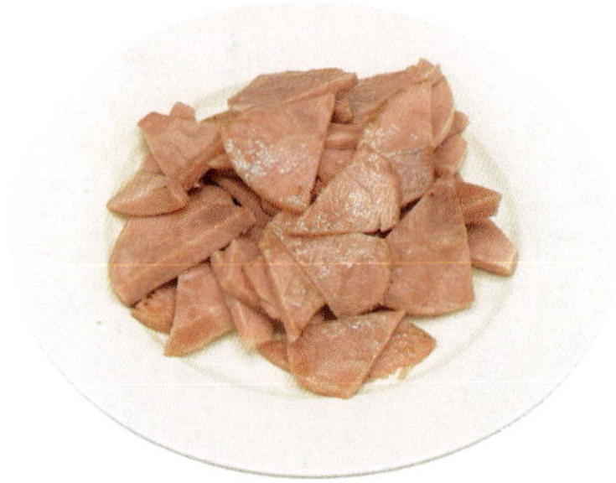

生熟比=98.9g/100g　|　含油比=11.4g/100g　|　含盐比=0g/100g

食物编码及食物名称：081409-火腿肠　　**烹饪方式：炖**

烹饪前

生重：161g

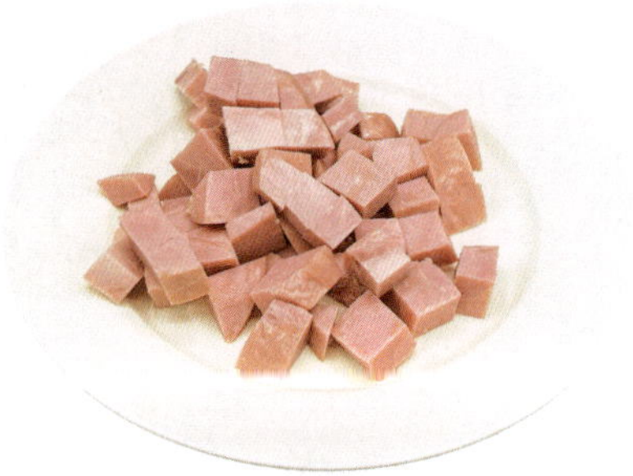

烹饪后

熟重：160g

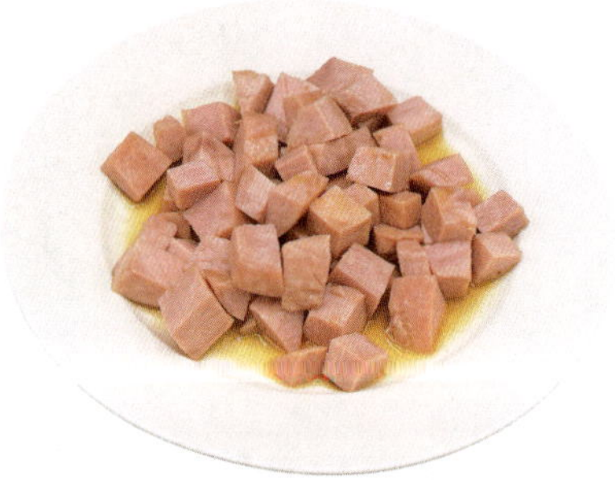

生熟比=100.6g/100g　|　含油比=6.9g/100g　|　含盐比=0.6g/100g

食物编码及食物名称：081409–火腿肠 烹饪方式：煮

烹饪前

生重：197g

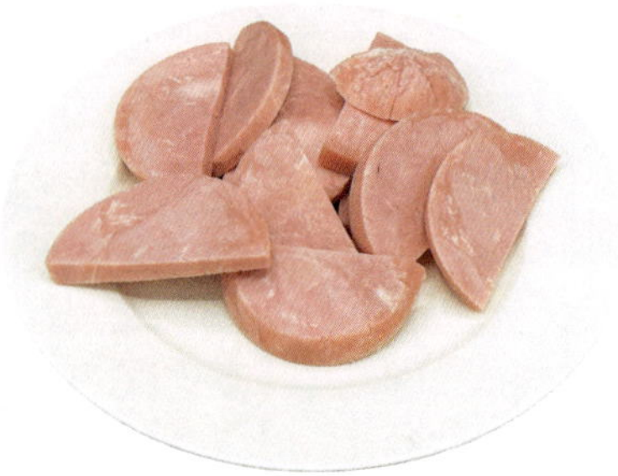

烹饪后

熟重：195g

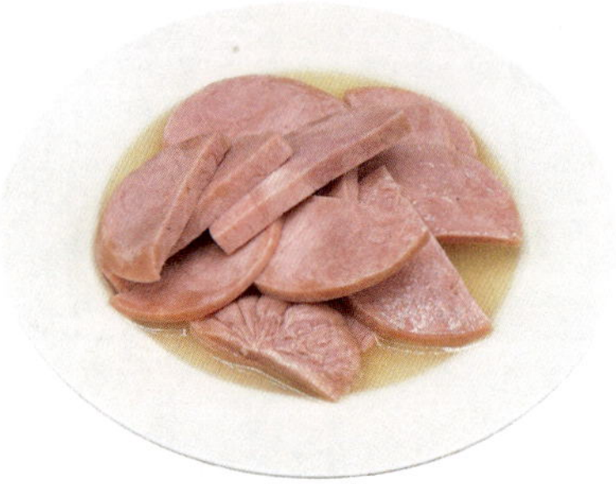

生熟比=101.0g/100g | 含油比=0g/100g | 含盐比=0.4g/100g

食物编码及食物名称：081409–火腿肠 烹饪方式：烤

烹饪前

生重：271g

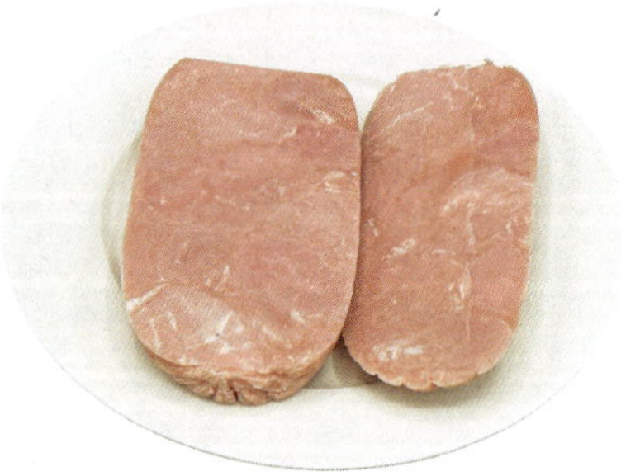

烹饪后

熟重：251g

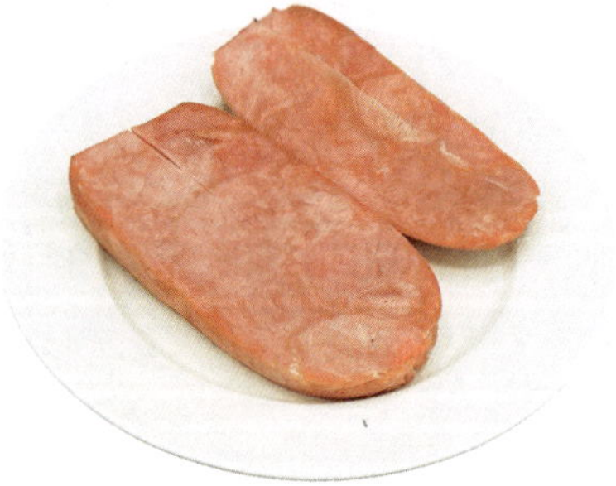

生熟比=108.0g/100g | 含油比=0g/100g | 含盐比=0g/100g

食物编码及食物名称：081409-火腿肠	烹饪方式：蒸
烹饪前 生重：265g	烹饪后 熟重：232g

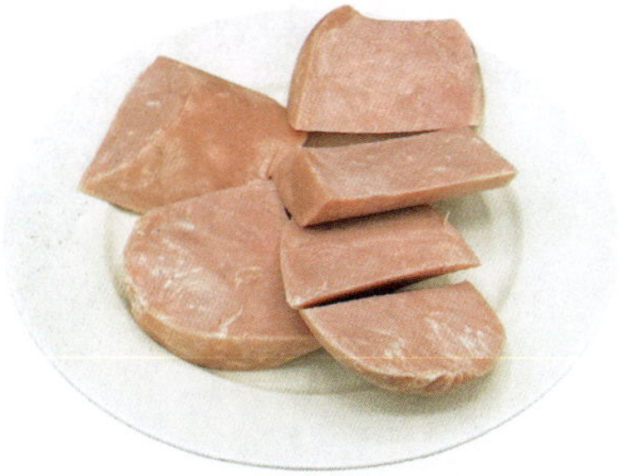
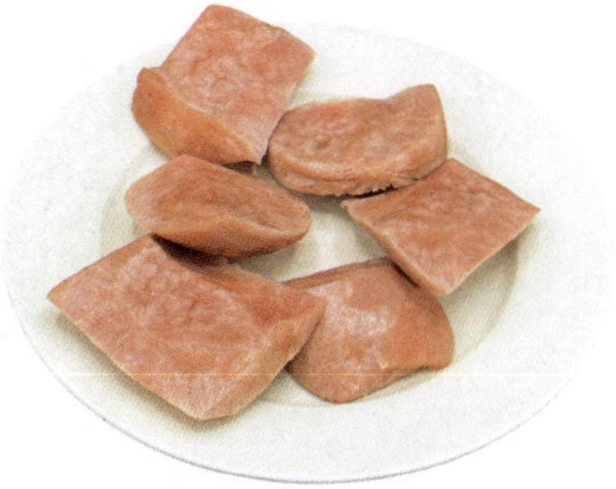

生熟比=114.2g/100g ｜ 含油比=0g/100g ｜ 含盐比=0g/100g

32. 081413-香肠

食物编码及食物名称：081413-香肠	烹饪方式：炒
烹饪前 生重：89g	烹饪后 熟重：89g

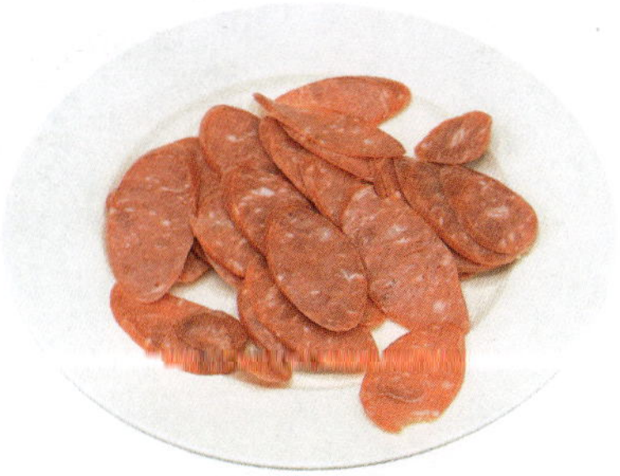
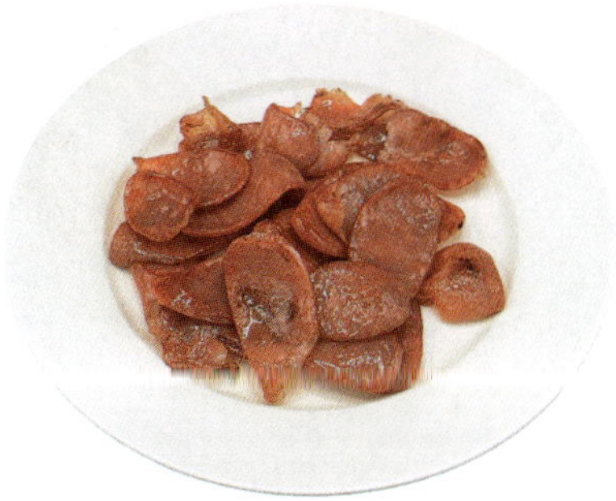

生熟比=100.0g/100g ｜ 含油比=16.9g/100g ｜ 含盐比=0g/100g

食物编码及食物名称：081413–香肠 | **烹饪方式：炖**

烹饪前

生重：84g

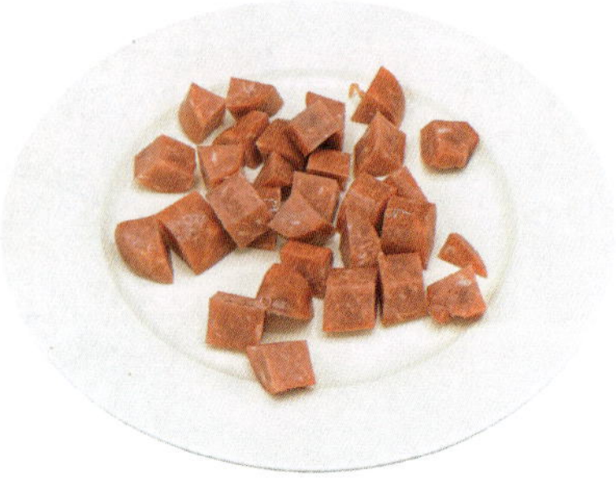

烹饪后

熟重：84g

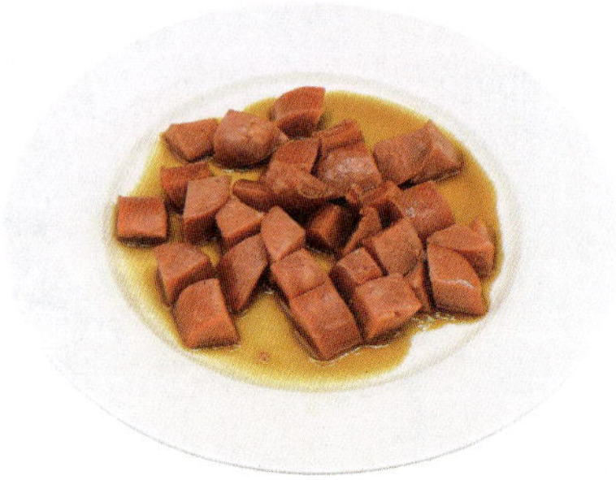

生熟比=100.0g/100g | 含油比=2.1g/100g | 含盐比=0g/100g

食物编码及食物名称：081413–香肠 | **烹饪方式：煮**

烹饪前

生重：168g

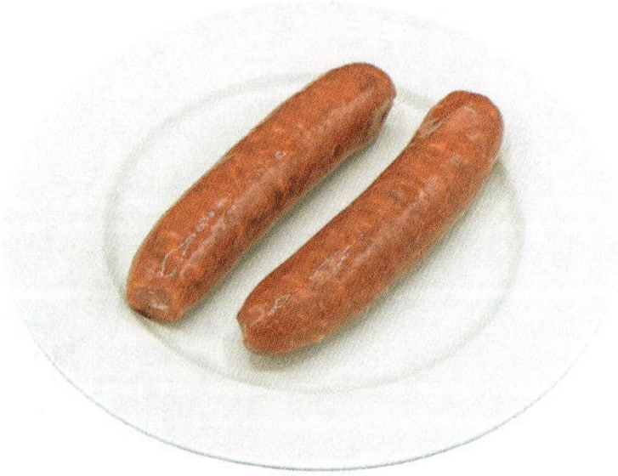

烹饪后

熟重：167g

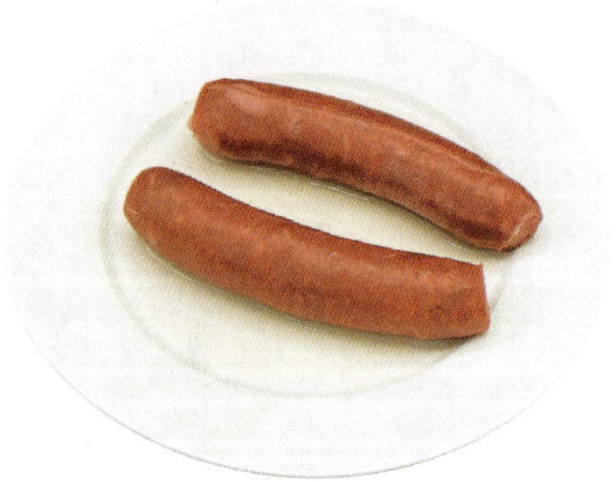

生熟比=100.6g/100g | 含油比=0g/100g | 含盐比=0g/100g

食物编码及食物名称：081413-香肠　　**烹饪方式：烤**

烹饪前

生重：175g

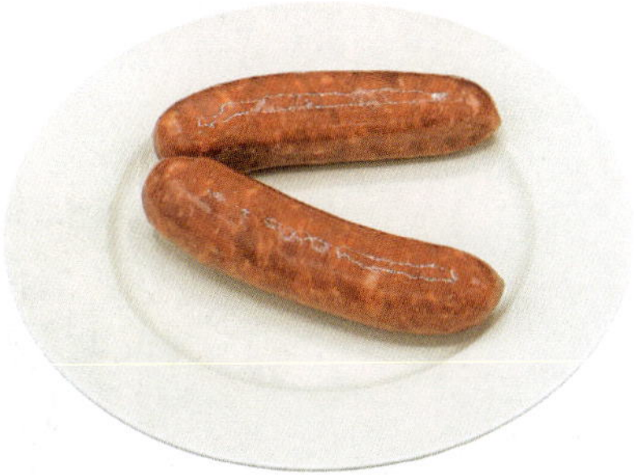

烹饪后

熟重：169g

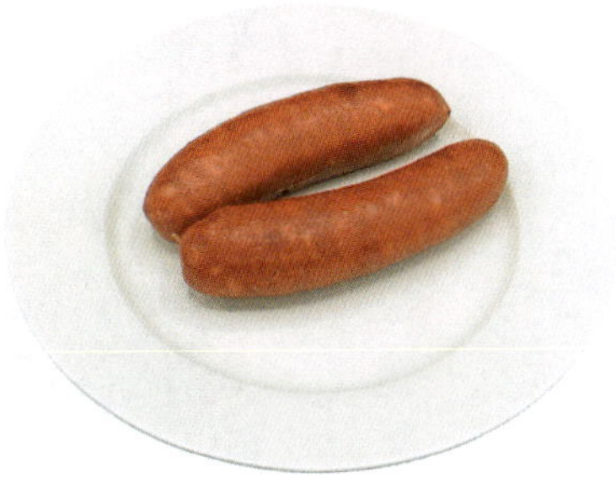

生熟比=103.6g/100g | 含油比=0g/100g | 含盐比=0g/100g

食物编码及食物名称：081413-香肠　　**烹饪方式：蒸**

烹饪前

生重：172g

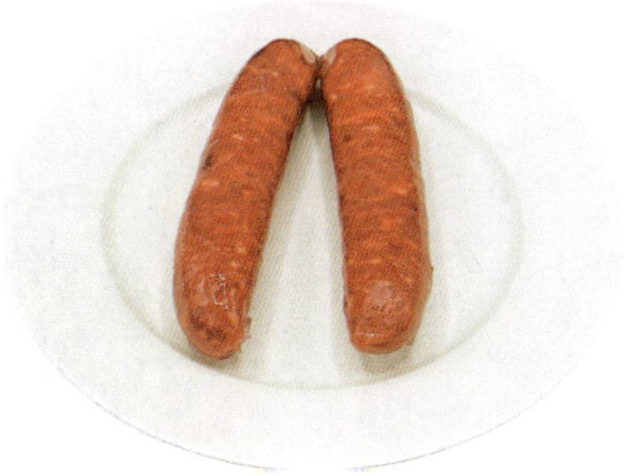

烹饪后

熟重：167g

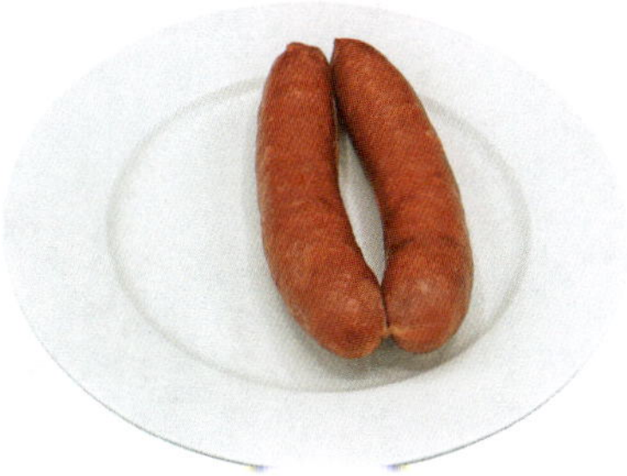

生熟比=103.0g/100g | 含油比=0g/100g | 含盐比=0g/100g

33. 081420-火腿

食物编码及食物名称：081420-火腿 | **烹饪方式：炒**

烹饪前

生重：78g

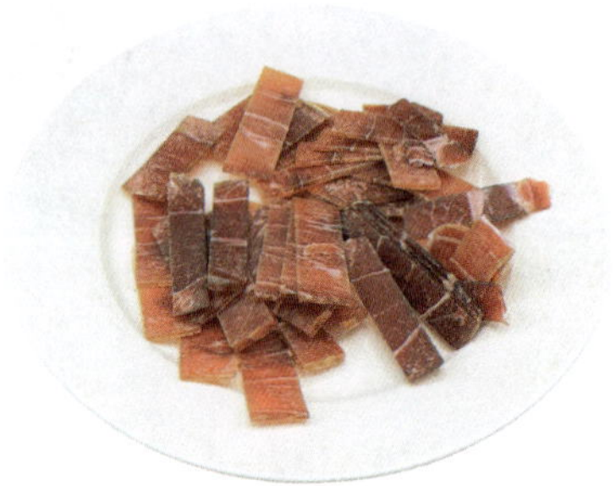

烹饪后

熟重：73g

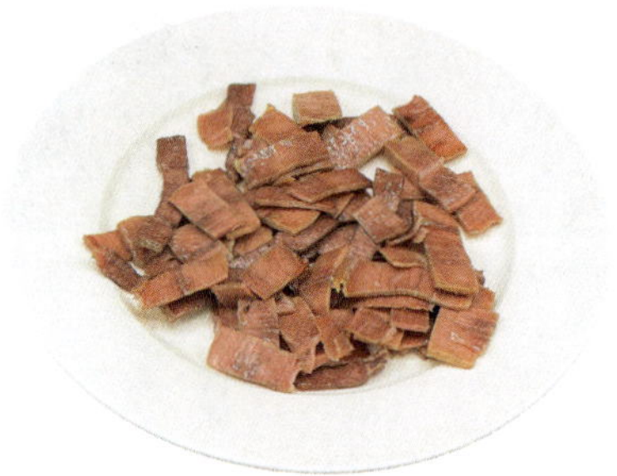

生熟比=106.8g/100g | 含油比=12.3g/100g | 含盐比=0g/100g

食物编码及食物名称：081420-火腿 | **烹饪方式：炖**

烹饪前

生重：102g

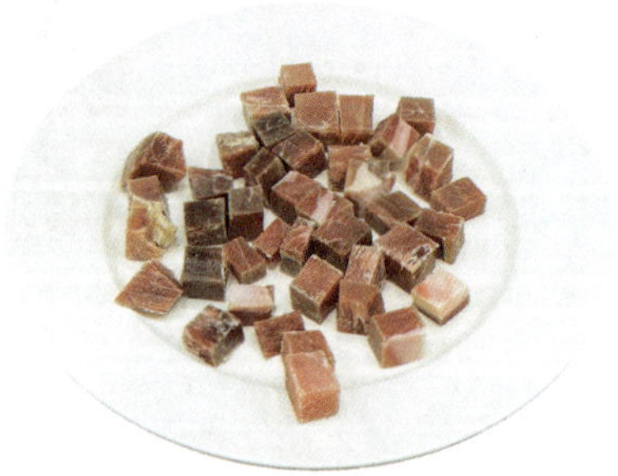

烹饪后

熟重：83g

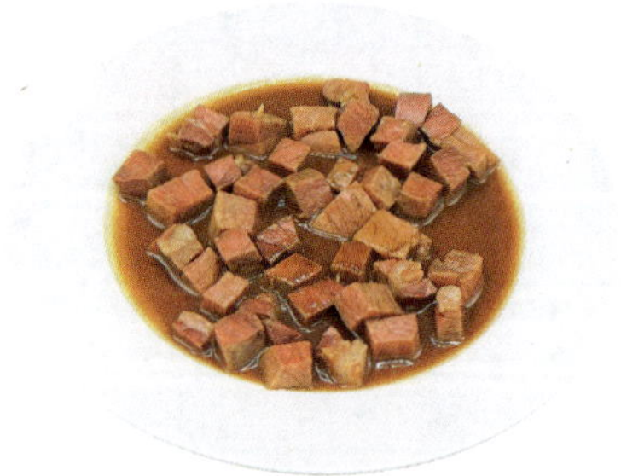

生熟比=122.9g/100g | 含油比=7.7g/100g | 含盐比=0g/100g

食物编码及食物名称：081420-火腿　　**烹饪方式：煮**

烹饪前

生重：201g

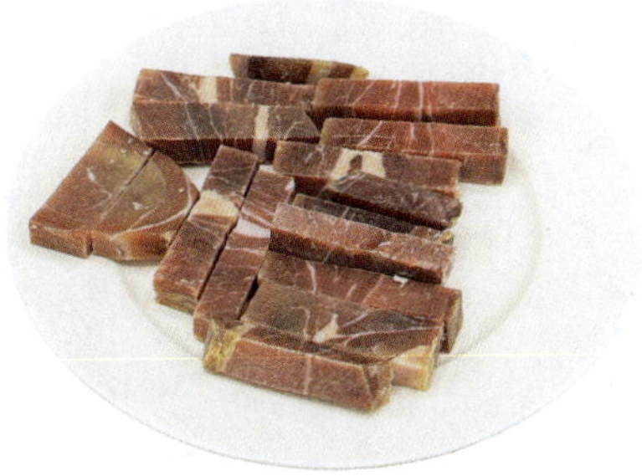

烹饪后

熟重：173g

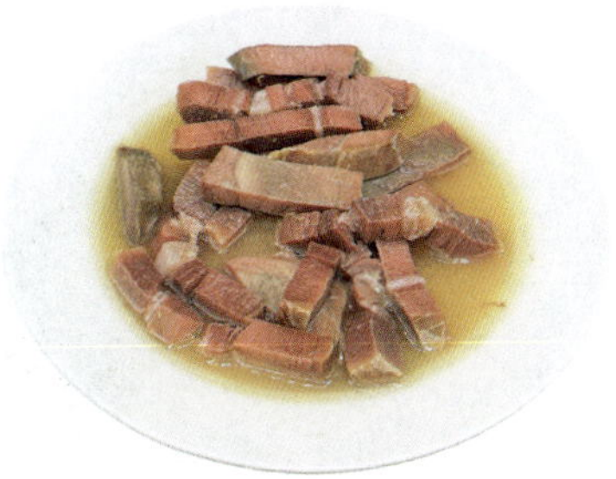

生熟比=116.2g/100g ｜ 含油比=0g/100g ｜ 含盐比=0g/100g

食物编码及食物名称：081420-火腿　　**烹饪方式：烤**

烹饪前

生重：127g

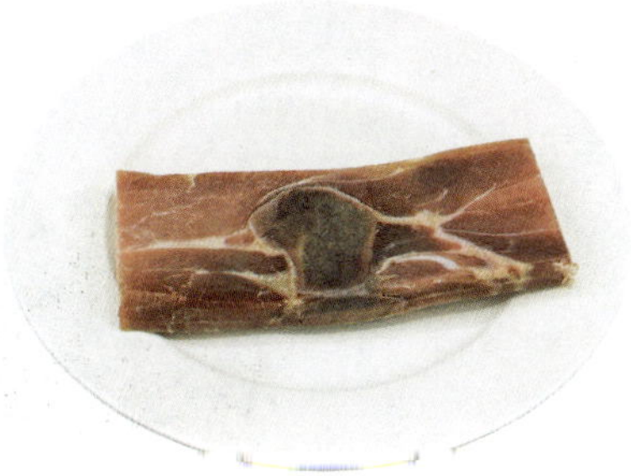

烹饪后

熟重：98g

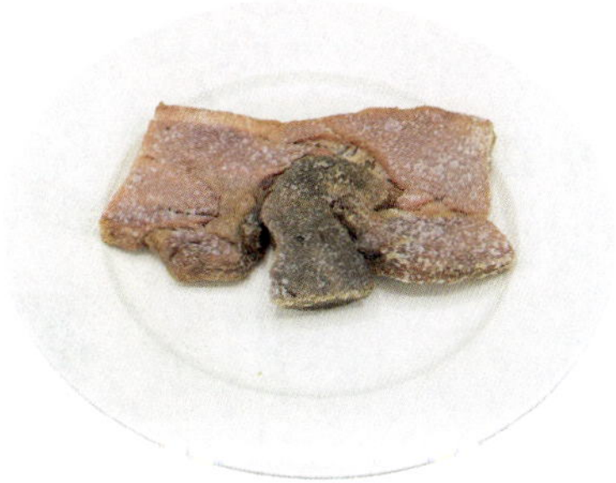

生熟比=129.6g/100g ｜ 含油比=0g/100g ｜ 含盐比=0g/100g

食物编码及食物名称：081420-火腿 | **烹饪方式：蒸**

烹饪前

生重：203g

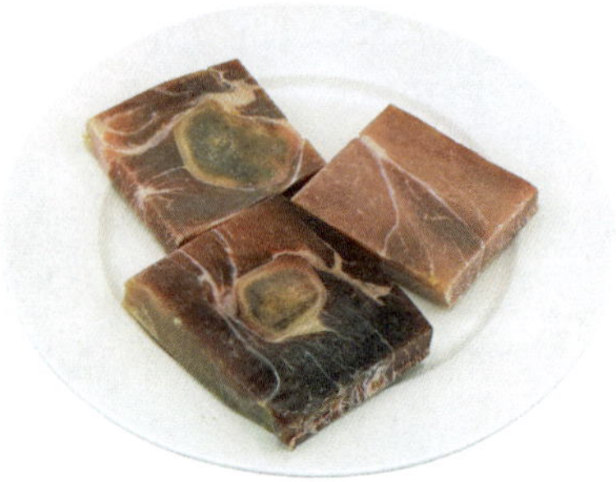

烹饪后

熟重：164g

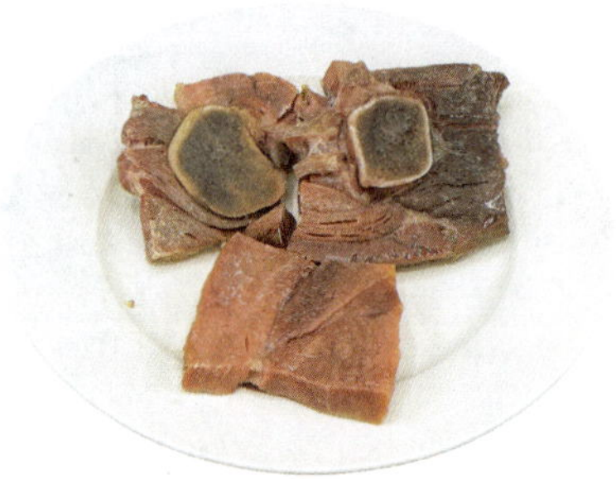

生熟比=123.8g/100g | 含油比=0g/100g | 含盐比=0g/100g

34. 082101x-牛肉

食物编码及食物名称：082101x-牛肉 | **烹饪方式：炒**

烹饪前

生重：162g

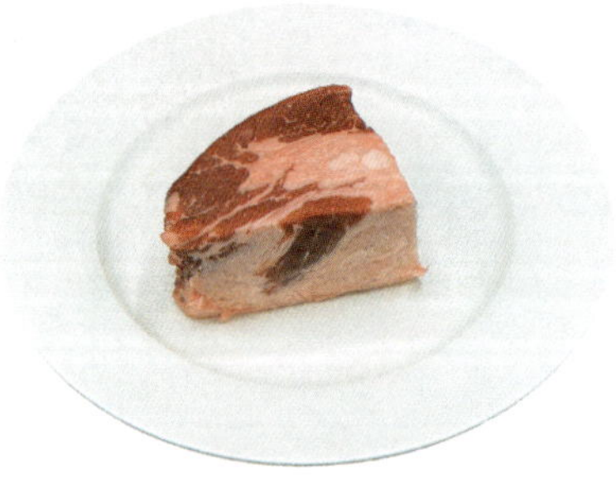

烹饪后

熟重：99g

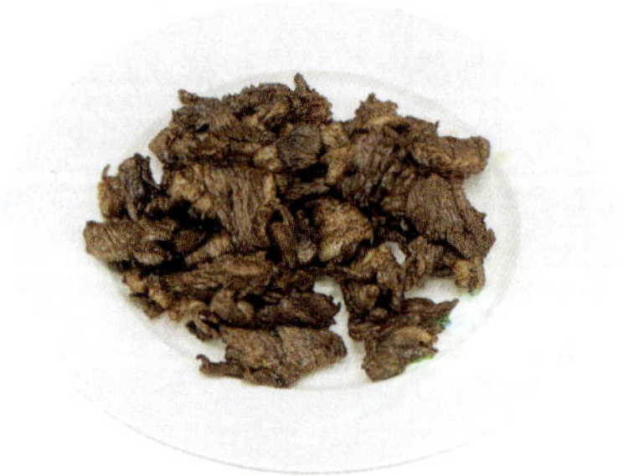

生熟比=163.6g/100g | 含油比=17.2g/100g | 含盐比=4.0g/100g

食物编码及食物名称：082101x–牛肉　**烹饪方式：炖**

烹饪前

生重：209g

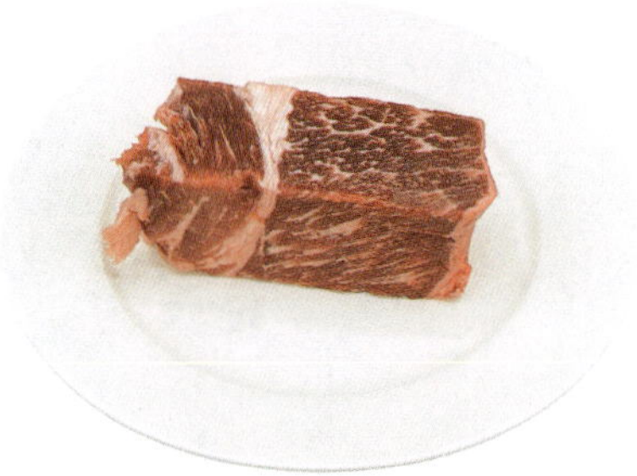

烹饪后

熟重：141g

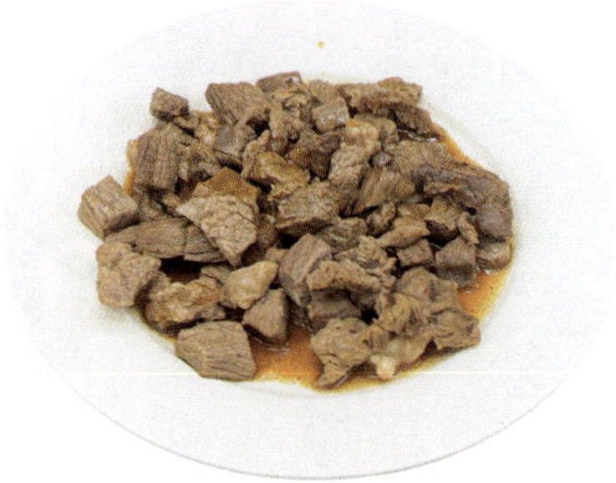

生熟比=148.2g/100g ｜ 含油比=5.8g/100g ｜ 含盐比=0.6g/100g

食物编码及食物名称：082101x–牛肉　**烹饪方式：煮**

烹饪前

生重：172g

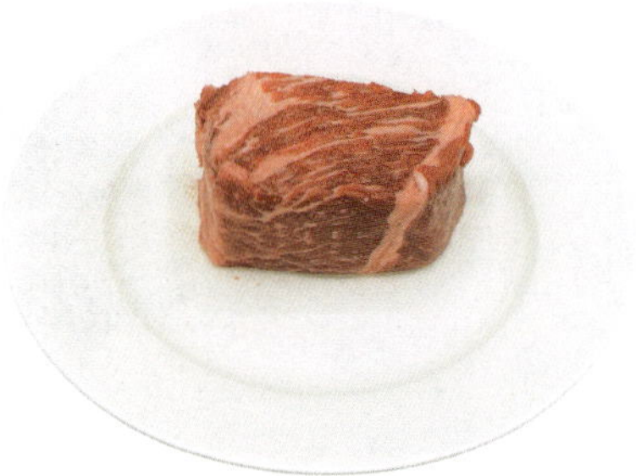

烹饪后

熟重：113g

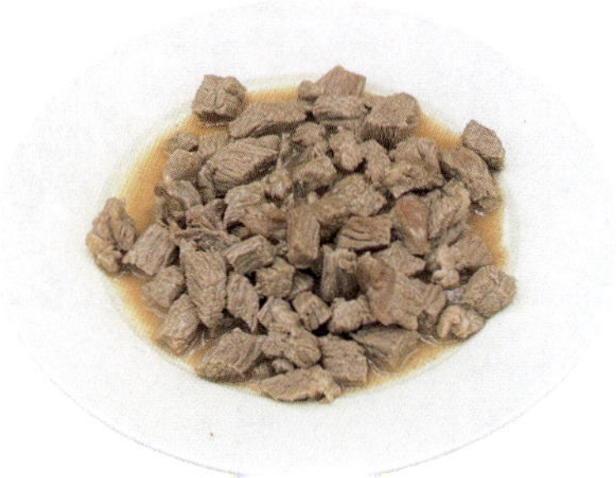

生熟比=152.2g/100g ｜ 含油比=0g/100g ｜ 含盐比=2.0g/100g

食物编码及食物名称：082101x–牛肉 **烹饪方式：烤**

烹饪前

生重：201g

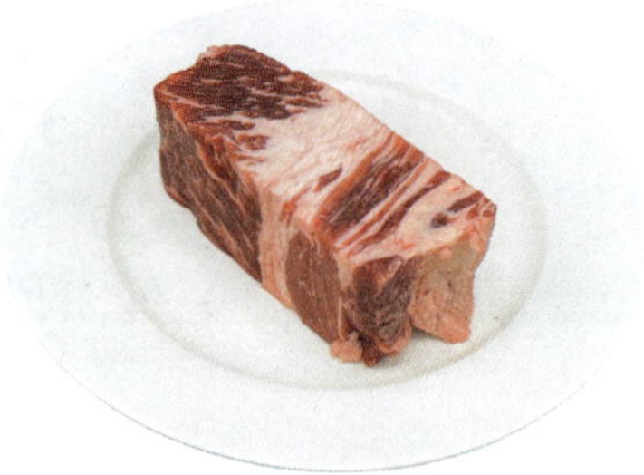

烹饪后

熟重：143g

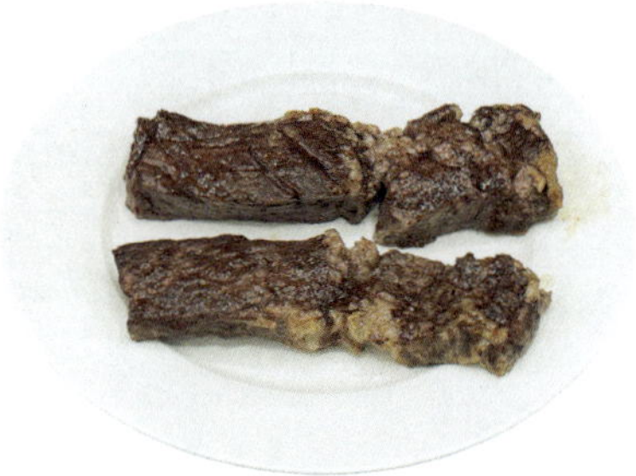

生熟比=140.6g/100g | 含油比=1.4g/100g | 含盐比=0g/100g

食物编码及食物名称：082101x–牛肉 **烹饪方式：蒸**

烹饪前

生重：185g

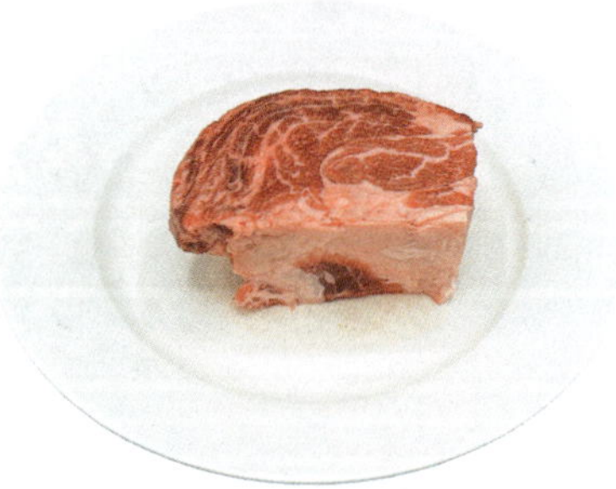

烹饪后

熟重：133g

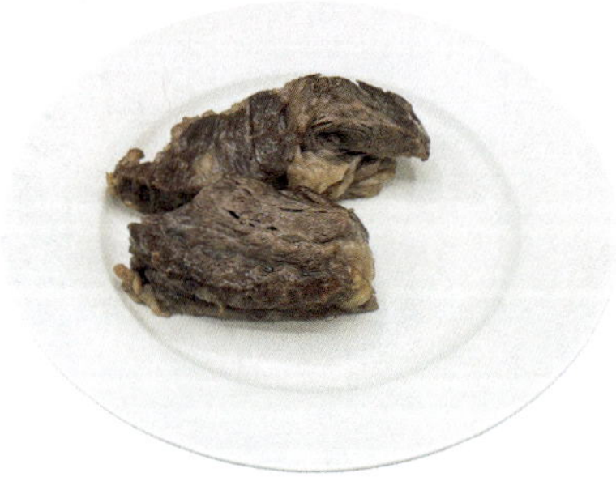

生熟比=139.1g/100g | 含油比=0g/100g | 含盐比=0.8g/100g

35. 082102–牛肉（肋条）

食物编码及食物名称：082102–牛肉（肋条）　　**烹饪方式：炒**

烹饪前

生重：230g

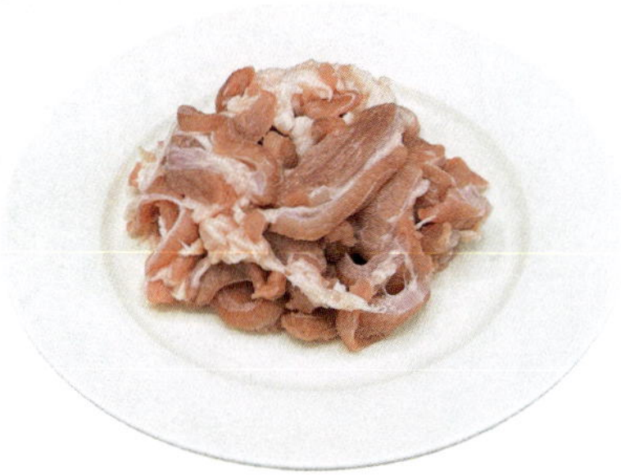

烹饪后

熟重：199g

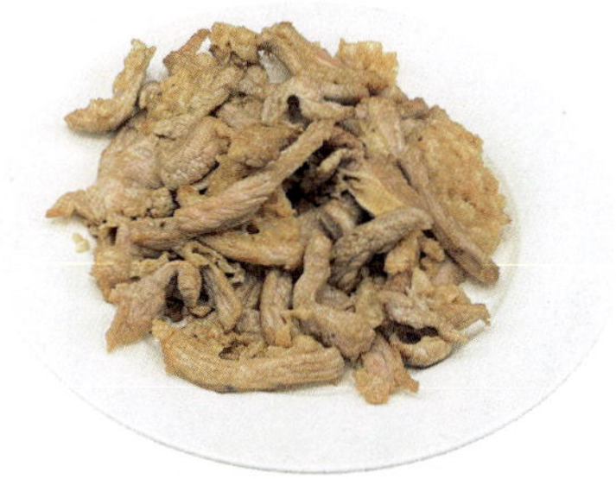

生熟比=115.6g/100g | 含油比=8.5g/100g | 含盐比=1.0g/100g

食物编码及食物名称：082102–牛肉（肋条）　　**烹饪方式：炖**

烹饪前

生重：241g

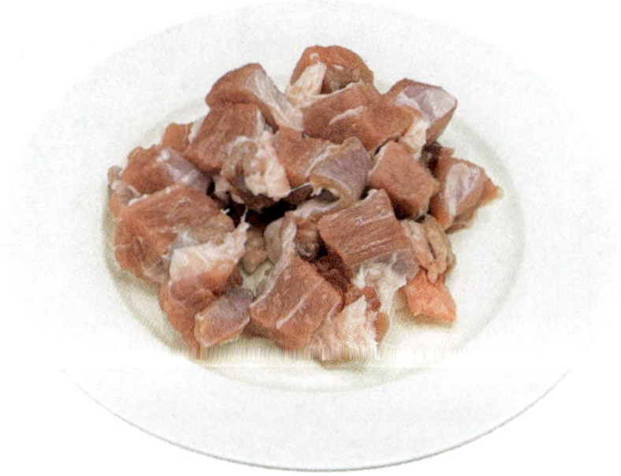

烹饪后

熟重：177g

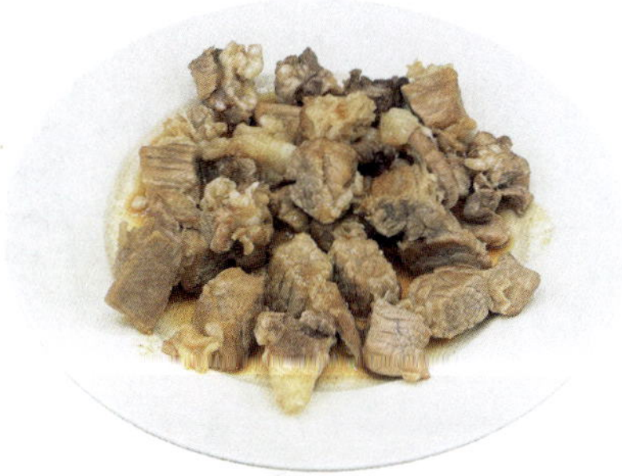

生熟比=136.2g/100g | 含油比=8.0g/100g | 含盐比=0.5g/100g

食物编码及食物名称：082102–牛肉（肋条）　烹饪方式：煮

烹饪前

生重：226g

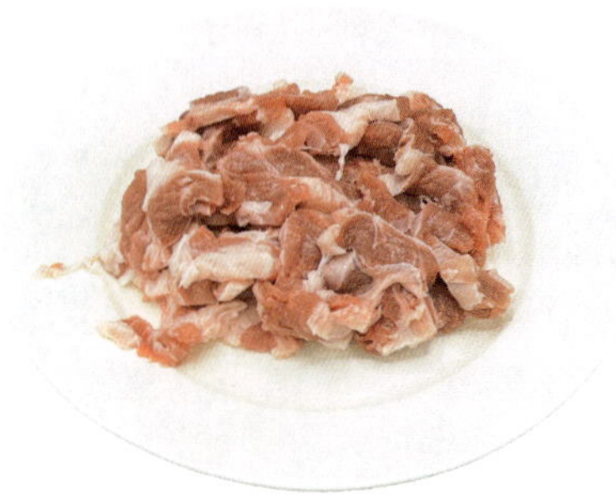

烹饪后

熟重：177g

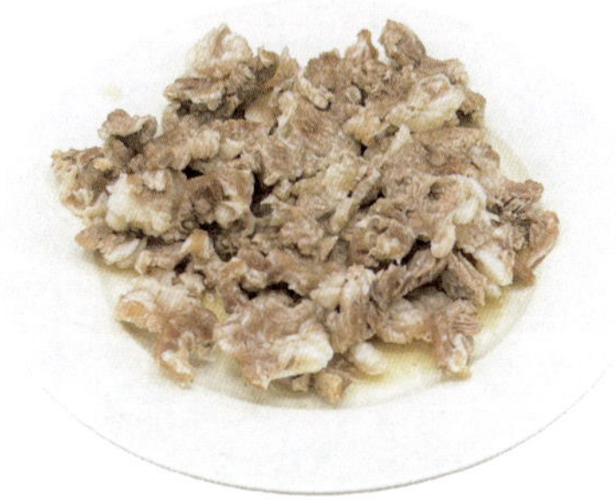

生熟比=127.7g/100g | 含油比=0g/100g | 含盐比=1.0g/100g

食物编码及食物名称：082102–牛肉（肋条）　烹饪方式：烤

烹饪前

生重：263g

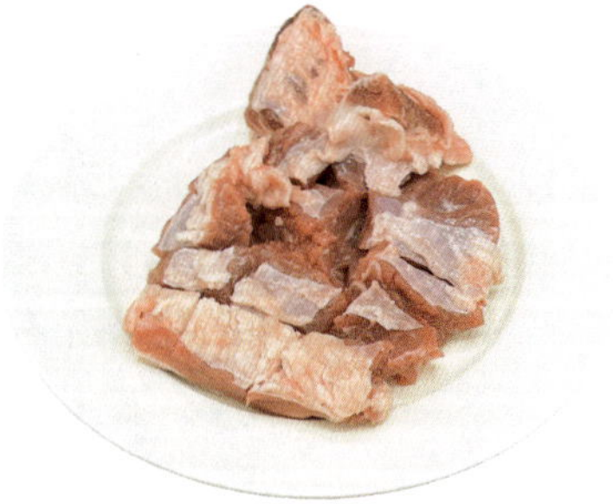

烹饪后

熟重：190g

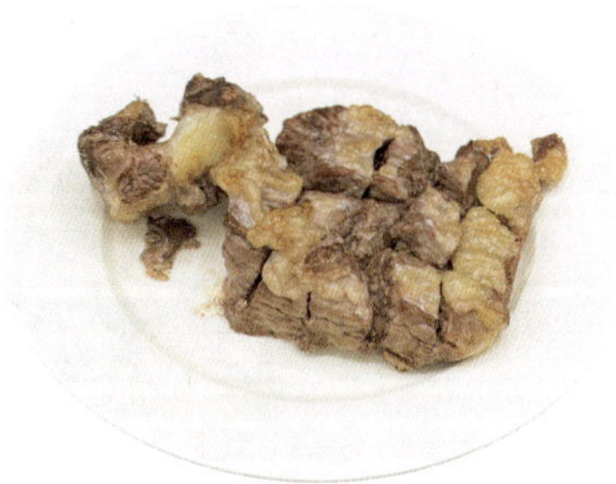

生熟比=138.4g/100g | 含油比=0.3g/100g | 含盐比=0.5g/100g

食物编码及食物名称：082102–牛肉（肋条） | **烹饪方式：蒸**

烹饪前

生重：237g

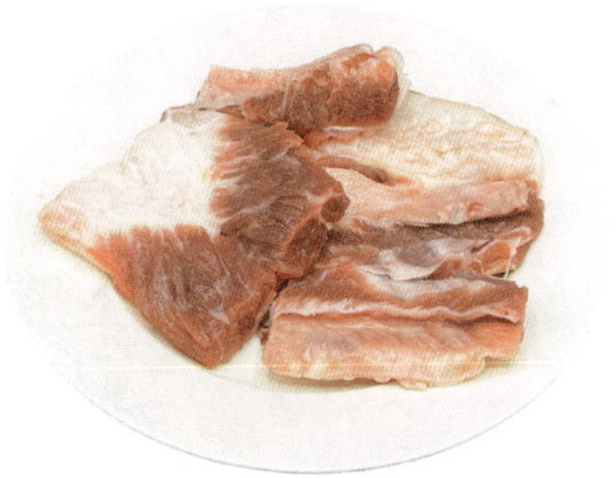

烹饪后

熟重：182g

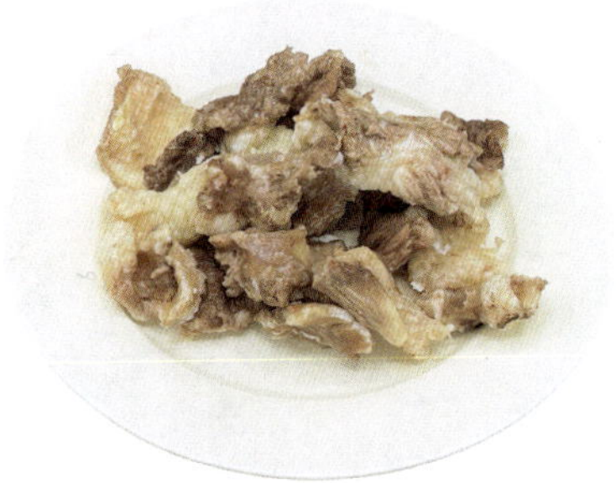

生熟比=130.2g/100g ｜ 含油比=0g/100g ｜ 含盐比=1.1g/100g

食物编码及食物名称：082102–牛肉（肋条） | **烹饪方式：炸**

烹饪前

生重：245g

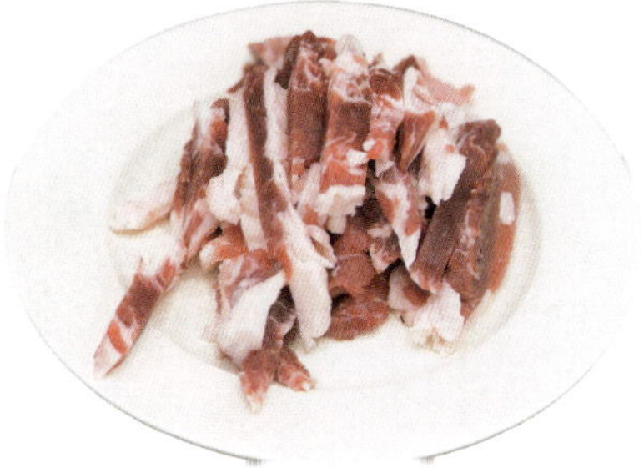

烹饪后

熟重：161g

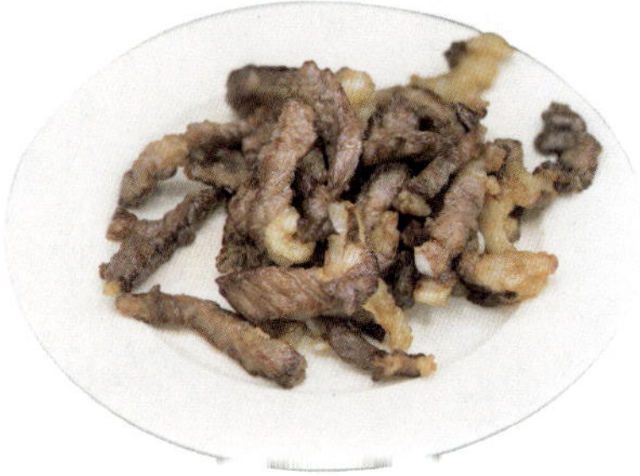

生熟比=152.2g/100g ｜ 含油比=6.2g/100g ｜ 含盐比=0.4g/100g

36. 082103–牛肉（后腿）

食物编码及食物名称：082103–牛肉（后腿） **烹饪方式：炒**

烹饪前

生重：157g

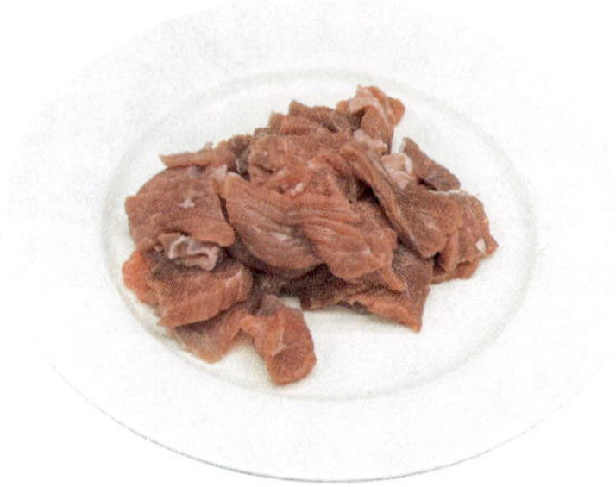

烹饪后

熟重：105g

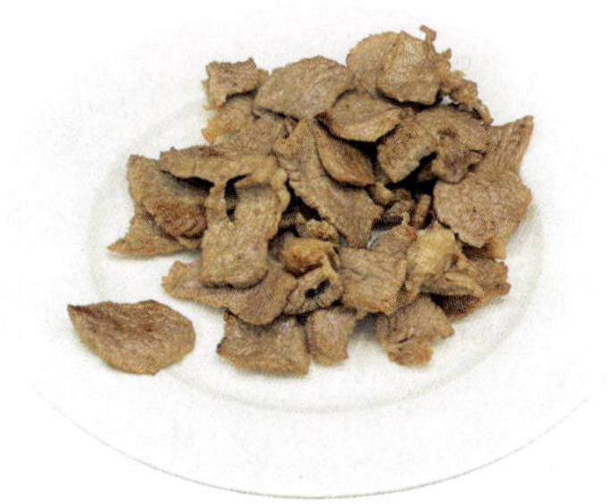

生熟比=149.5g/100g | 含油比=11.4g/100g | 含盐比=1.0g/100g

食物编码及食物名称：082103–牛肉（后腿） **烹饪方式：炖**

烹饪前

生重：136g

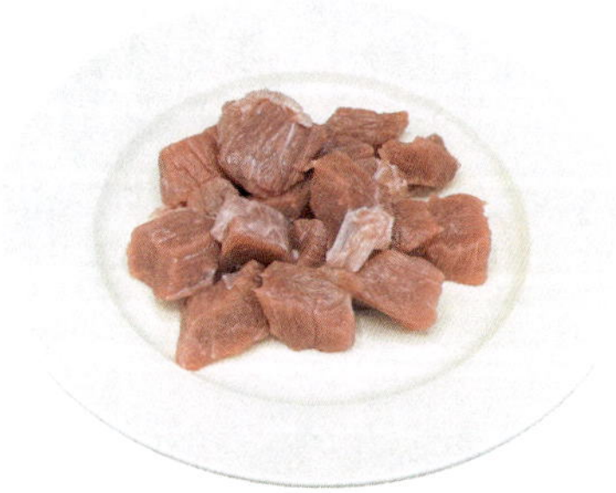

烹饪后

熟重：87g

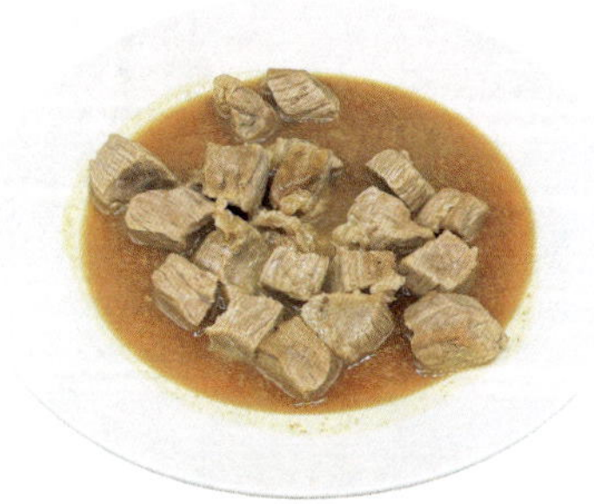

生熟比=156.3g/100g | 含油比=10.3g/100g | 含盐比=0.7g/100g

食物编码及食物名称：082103–牛肉（后腿） **烹饪方式：煮**

烹饪前

生重：112g

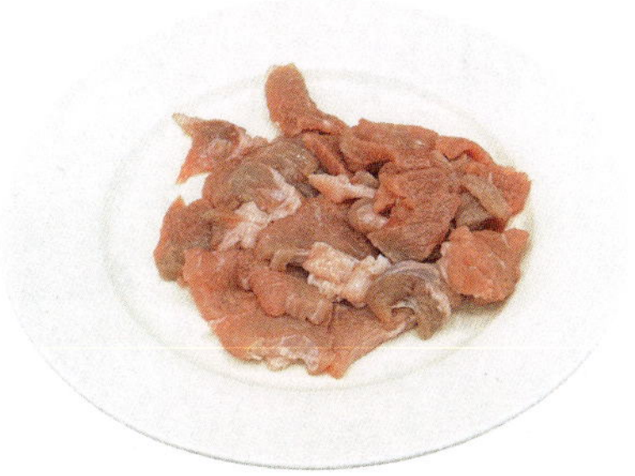

烹饪后

熟重：76g

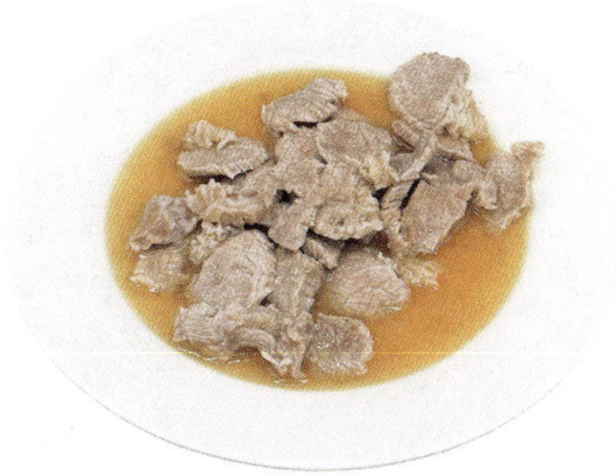

生熟比=147.4g/100g | 含油比=0g/100g | 含盐比=0.7g/100g

食物编码及食物名称：082103–牛肉（后腿） **烹饪方式：烤**

烹饪前

生重：148g

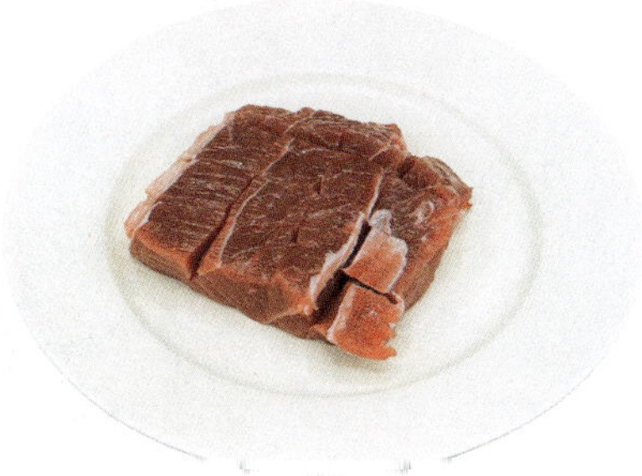

烹饪后

熟重：88g

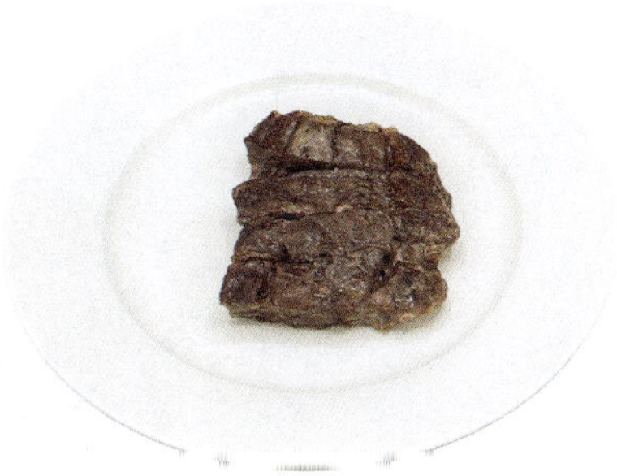

生熟比=168.2g/100g | 含油比=0.6g/100g | 含盐比=1.1g/100g

食物编码及食物名称：082103–牛肉（后腿） 烹饪方式：蒸

烹饪前
生重：97g

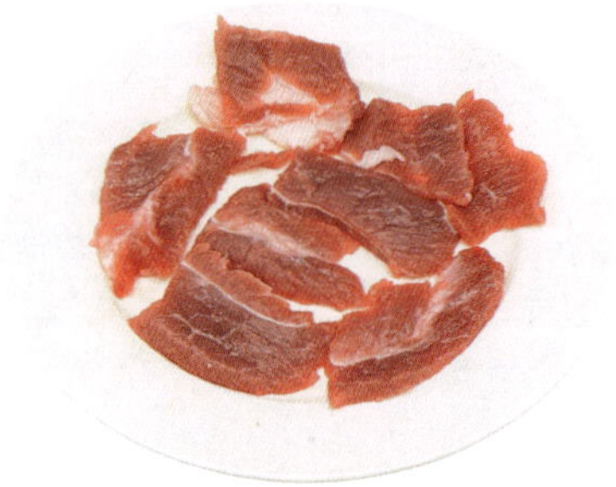

烹饪后
熟重：103g

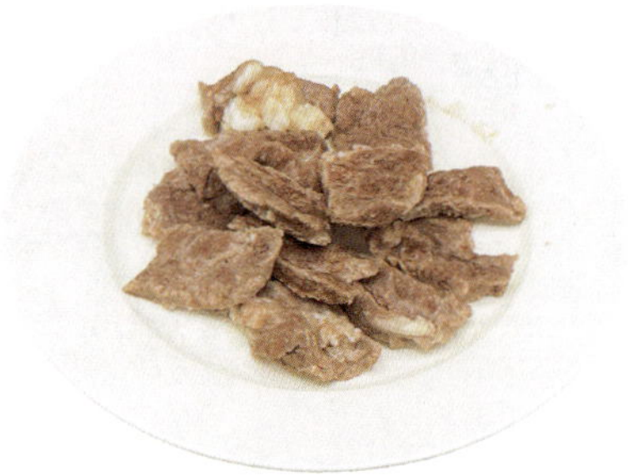

生熟比=94.2g/100g | 含油比=0g/100g | 含盐比=1.0g/100g

37. 082104–牛肉（后腱）

食物编码及食物名称：082104–牛肉（后腱） 烹饪方式：炒

烹饪前
生重：153g

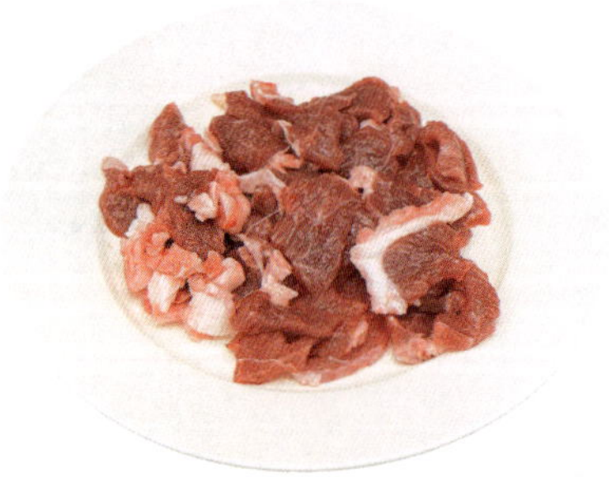

烹饪后
熟重：108g

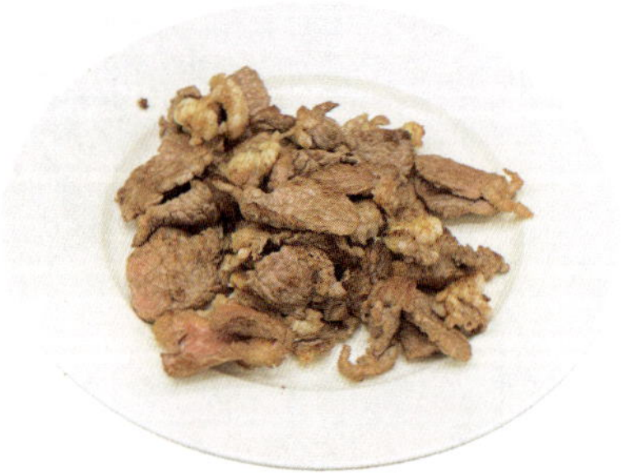

生熟比=141.7g/100g | 含油比=13.9g/100g | 含盐比=0.9g/100g

食物编码及食物名称：082104–牛肉（后腱） **烹饪方式：炖**

烹饪前

生重：159g

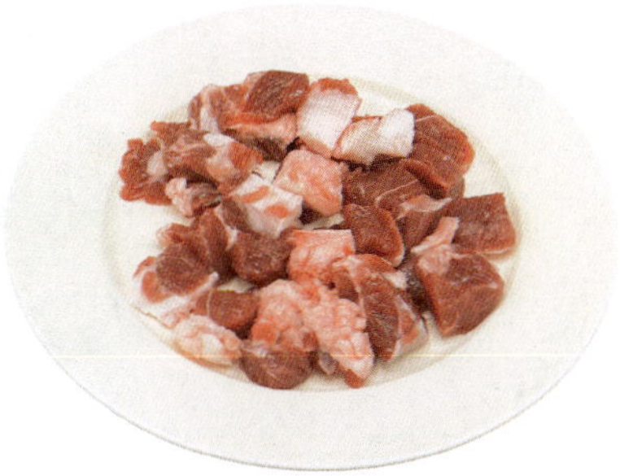

烹饪后

熟重：114g

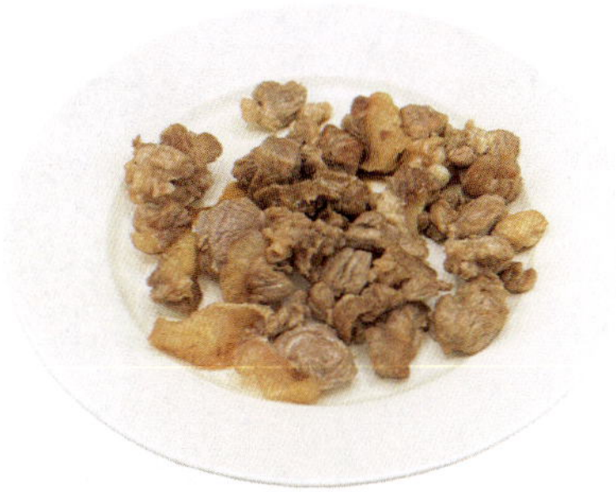

生熟比=139.5g/100g | 含油比=16.0g/100g | 含盐比=0.8g/100g

食物编码及食物名称：082104–牛肉（后腱） **烹饪方式：煮**

烹饪前

生重：148g

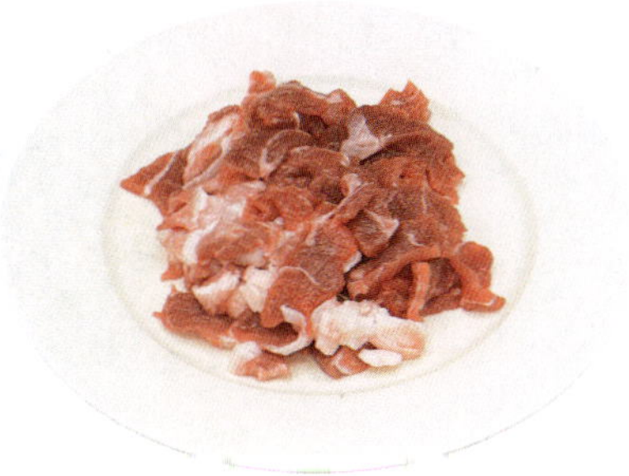

烹饪后

熟重：102g

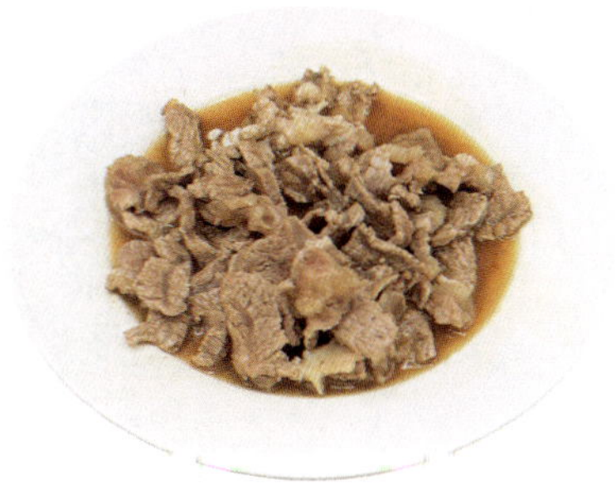

生熟比=145.1g/100g | 含油比=0g/100g | 含盐比=0.6g/100g

食物编码及食物名称：082104–牛肉（后腱） **烹饪方式：烤**

烹饪前

生重：180g

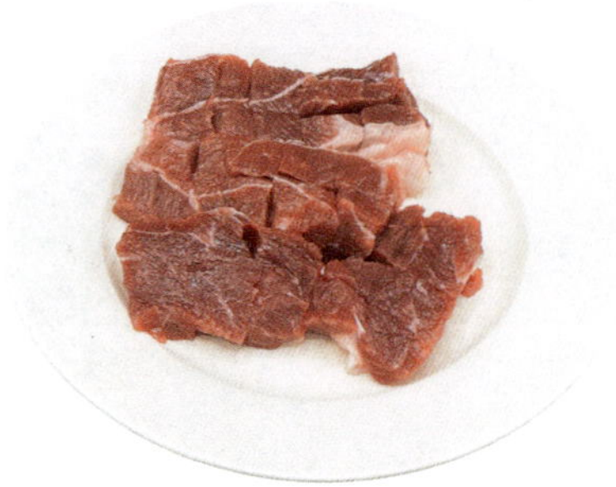

烹饪后

熟重：102g

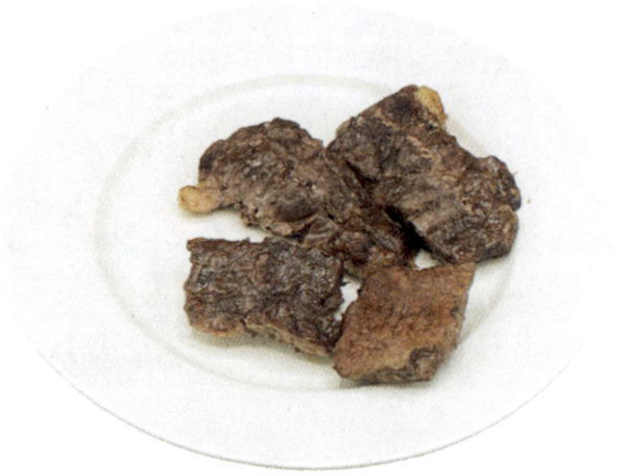

生熟比=176.5g/100g | 含油比=0.5g/100g | 含盐比=1.0g/100g

食物编码及食物名称：082104–牛肉（后腱） **烹饪方式：蒸**

烹饪前

生重：207g

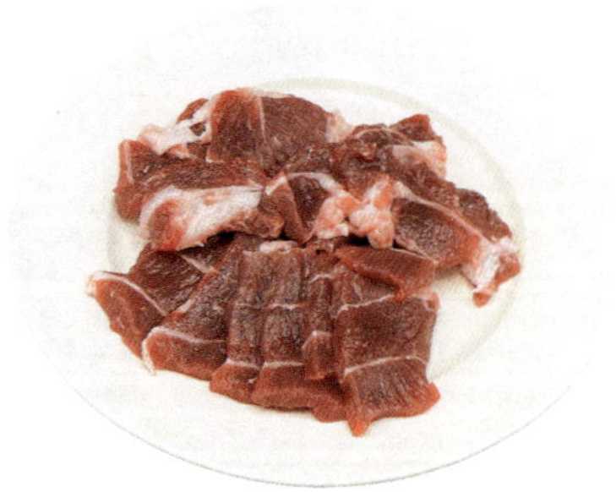

烹饪后

熟重：96g

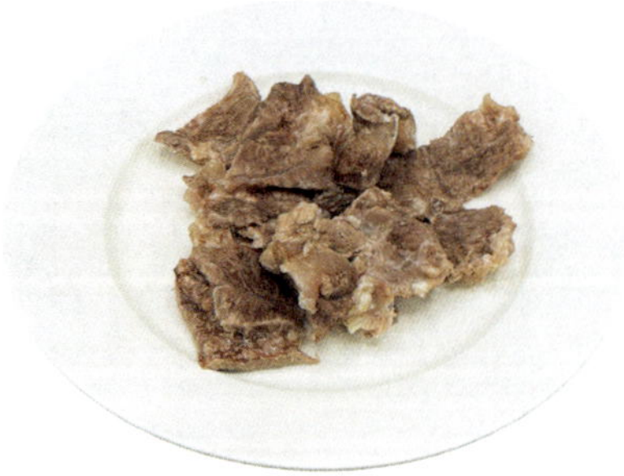

生熟比=215.6g/100g | 含油比=0g/100g | 含盐比=0g/100g

38. 082105–牛肉（里脊肉）[牛柳]

食物编码及食物名称：082105–牛肉（里脊肉）[牛柳]　　**烹饪方式：炒**

烹饪前

生重：145g

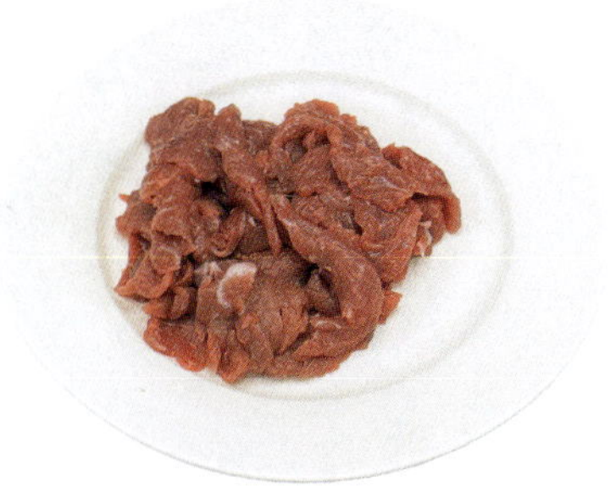

烹饪后

熟重：97g

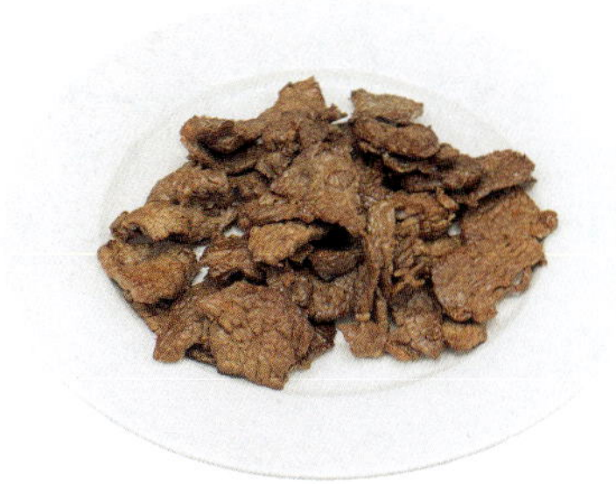

生熟比=149.5g/100g　|　含油比=10.3g/100g　|　含盐比=0g/100g

食物编码及食物名称：082105–牛肉（里脊肉）[牛柳]　　**烹饪方式：炖**

烹饪前

生重：217g

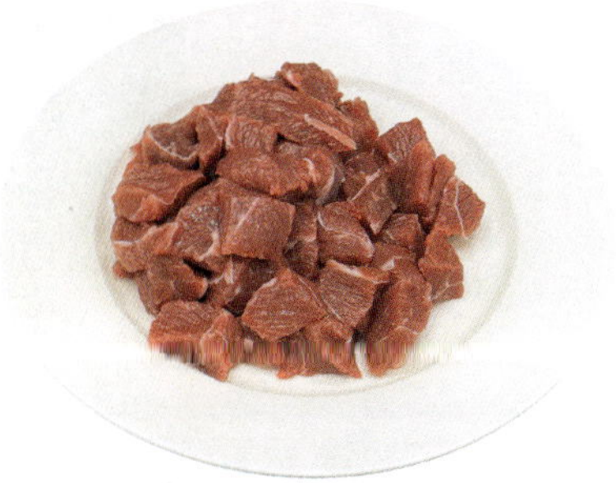

烹饪后

熟重：132g

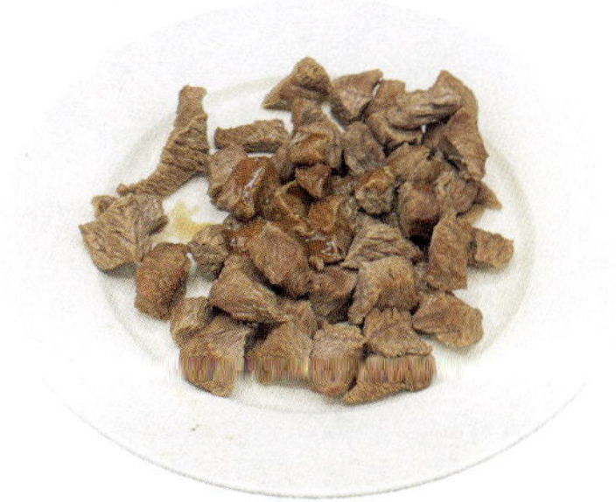

生熟比=164.4g/100g　|　含油比=11.3g/100g　|　含盐比=0g/100g

食物编码及食物名称：082105–牛肉（里脊肉）[牛柳] | **烹饪方式：煮**

烹饪前

生重：125g

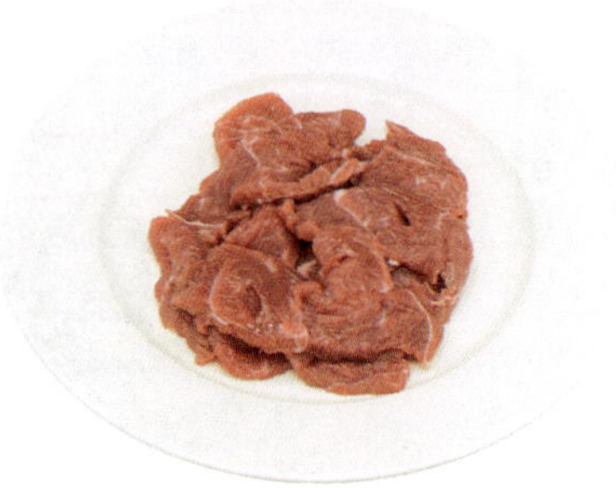

烹饪后

熟重：75g

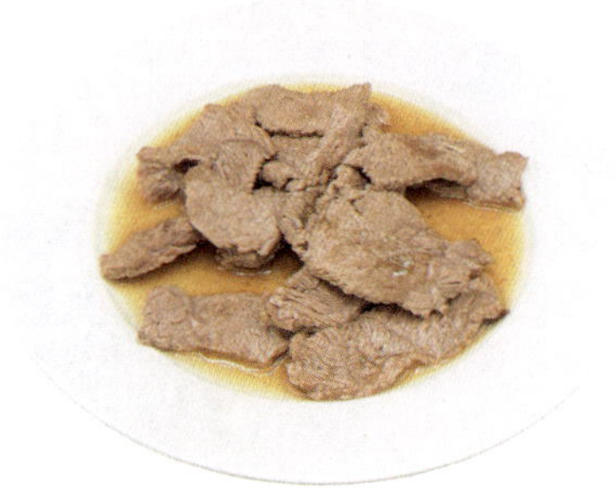

生熟比=166.7g/100g | 含油比=0g/100g | 含盐比=0.9g/100g

食物编码及食物名称：082105–牛肉（里脊肉）[牛柳] | **烹饪方式：烤**

烹饪前

生重：161g

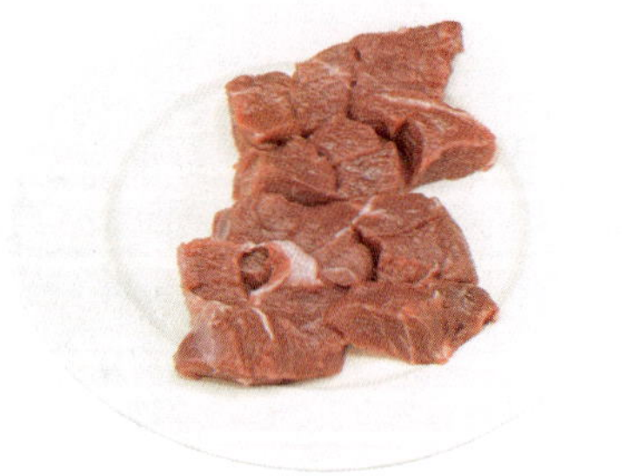

烹饪后

熟重：87g

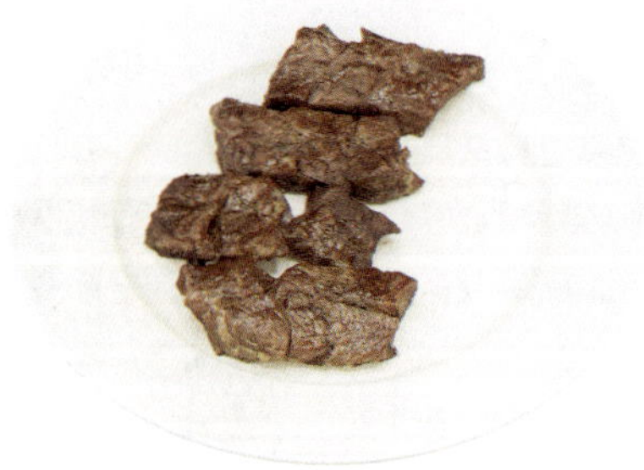

生熟比=185.1g/100g | 含油比=0.6g/100g | 含盐比=1.1g/100g

食物编码及食物名称：082105–牛肉（里脊肉）[牛柳] | **烹饪方式：蒸**

烹饪前

生重：160g

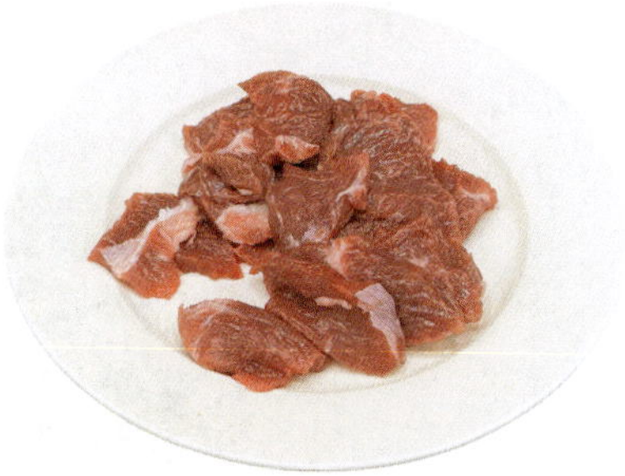

烹饪后

熟重：98g

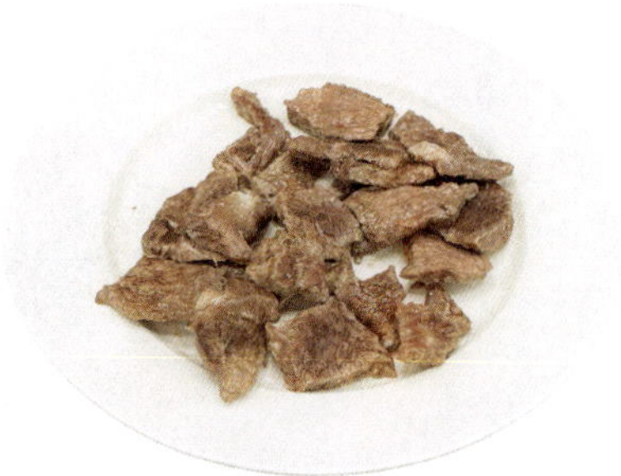

生熟比=163.3g/100g | 含油比=0g/100g | 含盐比=1.0g/100g

物编码及食物名称：082105–牛肉（里脊肉）[牛柳] | **烹饪方式：炸**

烹饪前

生重：216g

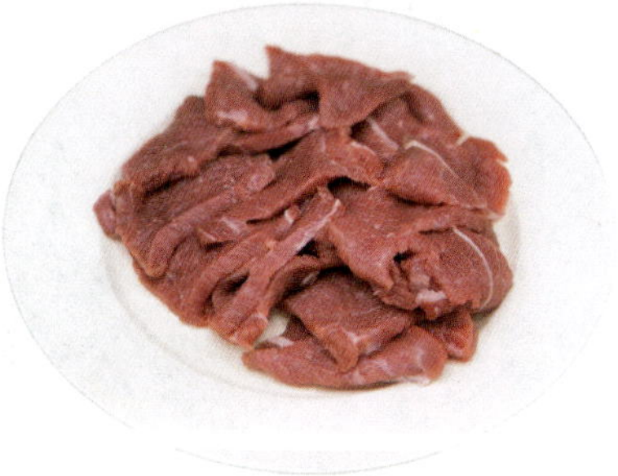

烹饪后

熟重：126g

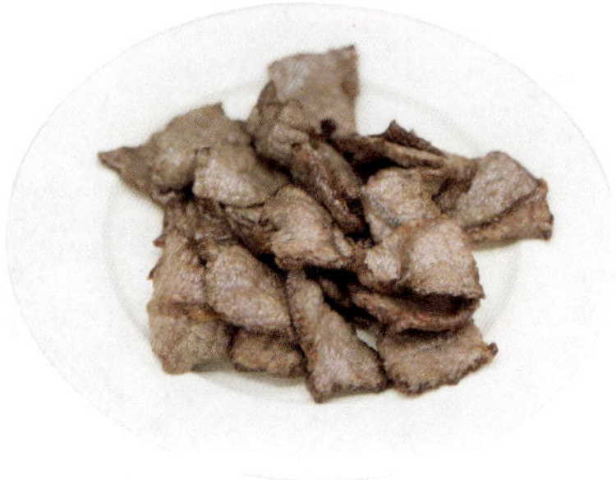

生熟比=171.4g/100g | 含油比=10.3g/100g | 含盐比=0.9g/100g

39. 082106-牛肉（前腿）

食物编码及食物名称：082106-牛肉（前腿） **烹饪方式：炒**

烹饪前

生重：210g

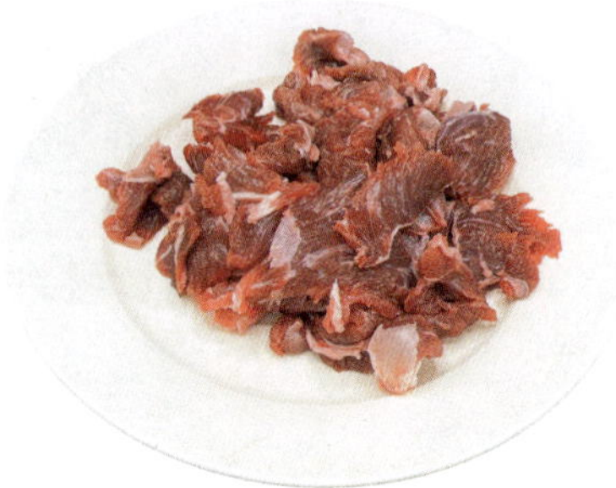

烹饪后

熟重：192g

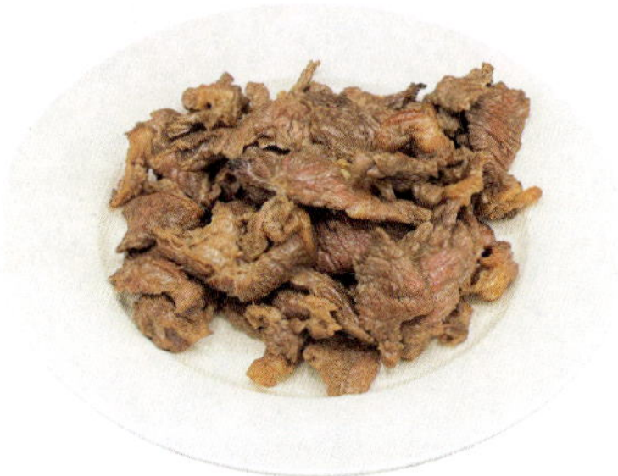

生熟比=109.4g/100g | 含油比=7.3g/100g | 含盐比=0.5g/100g

食物编码及食物名称：082106-牛肉（前腿） **烹饪方式：炖**

烹饪前

生重：197g

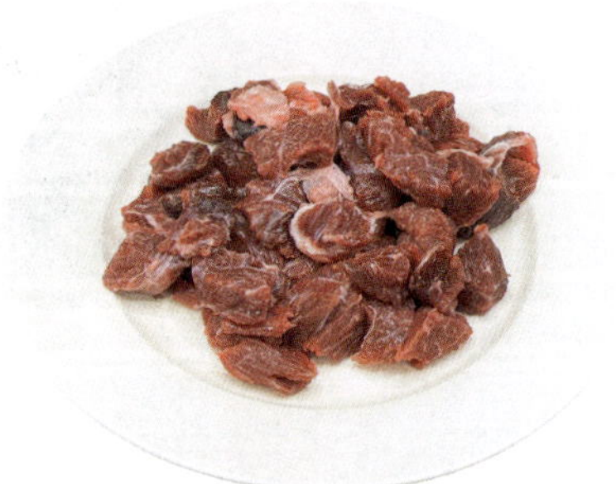

烹饪后

熟重：136g

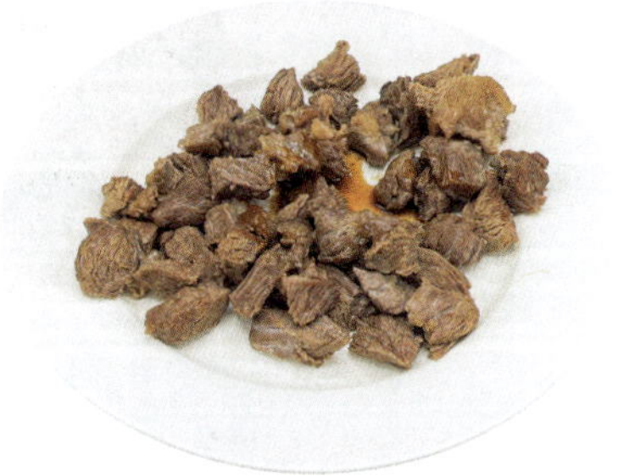

生熟比=144.9g/100g | 含油比=5.0g/100g | 含盐比=1.4g/100g

食物编码及食物名称：082106-牛肉（前腿） | **烹饪方式：煮**

烹饪前

生重：101g

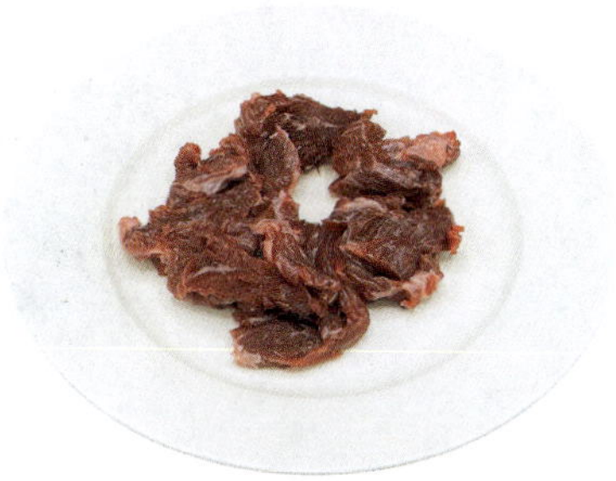

烹饪后

熟重：71g

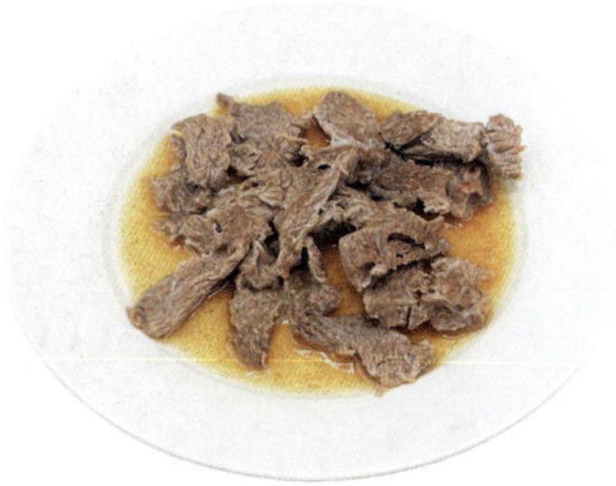

生熟比=142.3g/100g | 含油比=0g/100g | 含盐比=1.9g/100g

食物编码及食物名称：082106-牛肉（前腿） | **烹饪方式：烤**

烹饪前

生重：122g

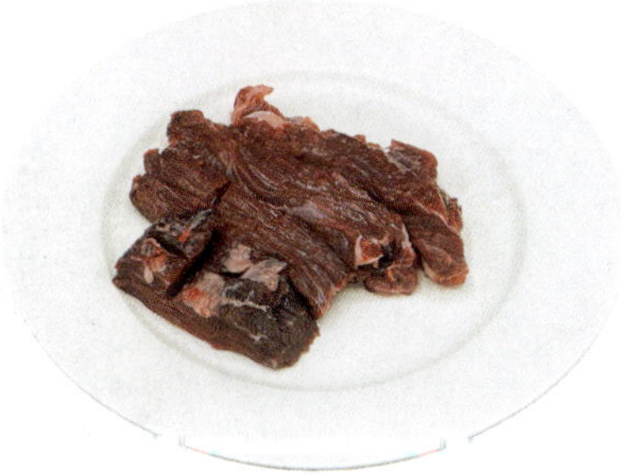

烹饪后

熟重：69g

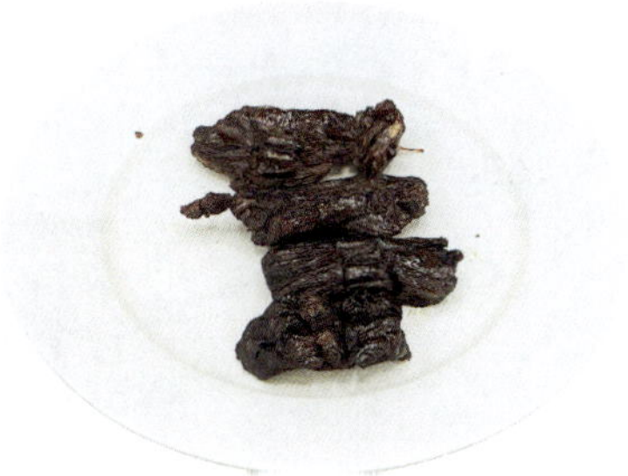

生熟比=176.8g/100g | 含油比=0.7g/100g | 含盐比=1.4g/100g

食物编码及食物名称：082106-牛肉（前腿）	烹饪方式：蒸

烹饪前

生重：170g

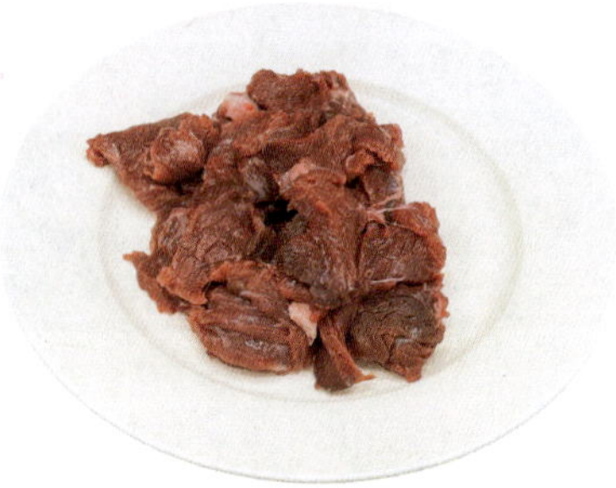

烹饪后

熟重：107g

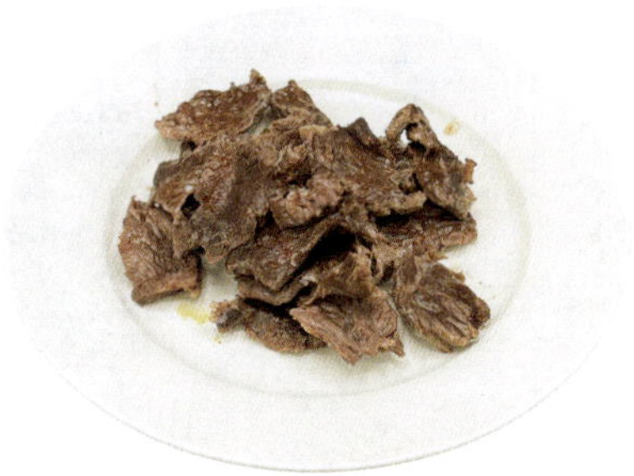

生熟比=158.9g/100g | 含油比=0g/100g | 含盐比=0.9g/100g

40. 082107-牛肉（前腱）

食物编码及食物名称：082107-牛肉（前腱）	烹饪方式：炒

烹饪前

生重：162g

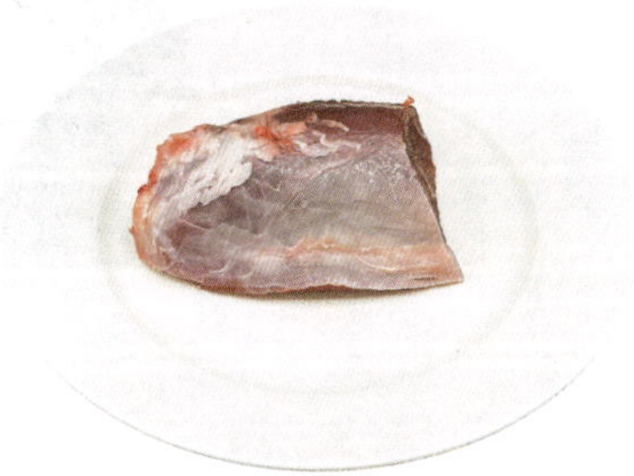

烹饪后

熟重：142g

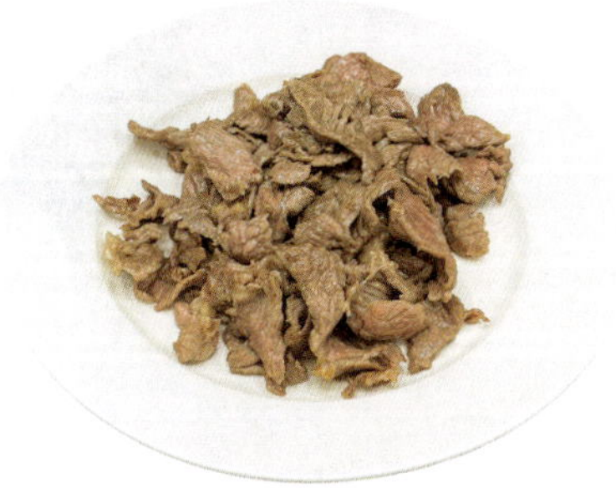

生熟比=114.1g/100g | 含油比=16.9g/100g | 含盐比=0.7g/100g

食物编码及食物名称：082107–牛肉（前腱）　烹饪方式：炖

烹饪前

生重：120g

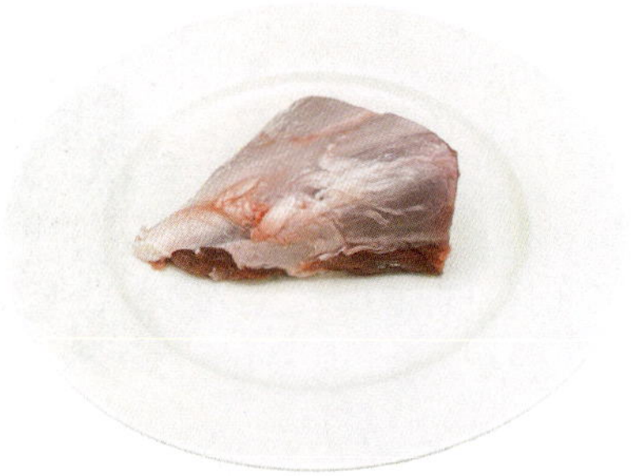

烹饪后

熟重：96g

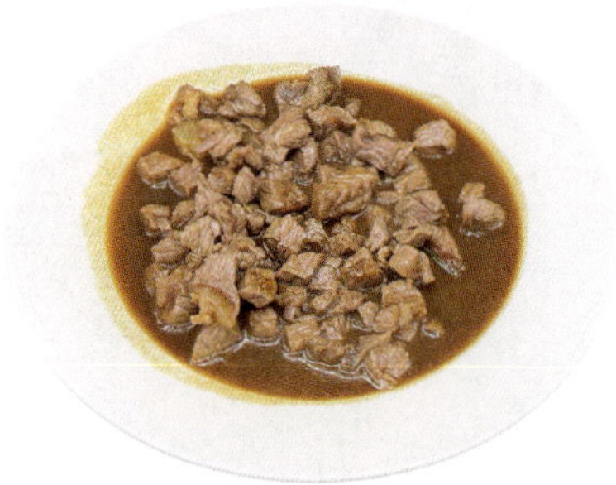

生熟比=125.0g/100g ｜ 含油比=8.7g/100g ｜ 含盐比=0.7g/100g

食物编码及食物名称：082107–牛肉（前腱）　烹饪方式：煮

烹饪前

生重：150g

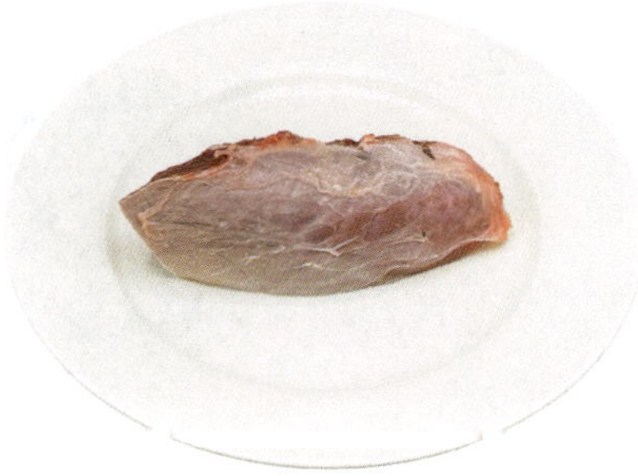

烹饪后

熟重：111g

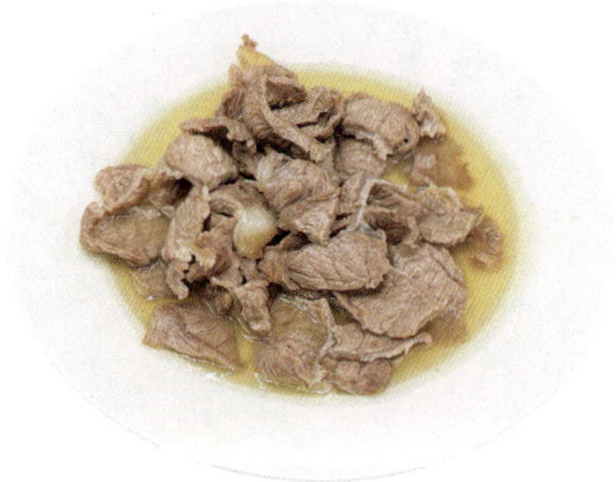

生熟比=135.1g/100g ｜ 含油比=0g/100g ｜ 含盐比=1.6g/100g

食物编码及食物名称：082107–牛肉（前腱） | **烹饪方式：烤**

烹饪前

生重：146g

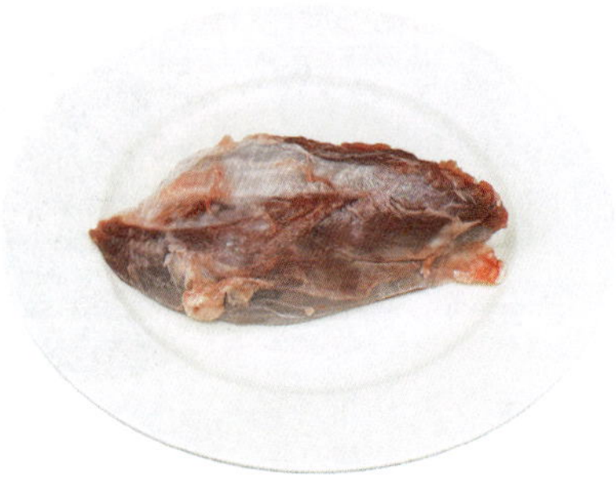

烹饪后

熟重：96g

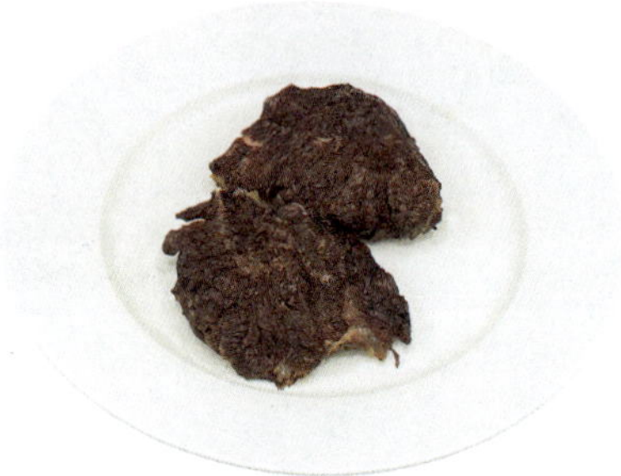

生熟比=152.1g/100g | 含油比=0g/100g | 含盐比=1.0g/100g

食物编码及食物名称：082107–牛肉（前腱） | **烹饪方式：蒸**

烹饪前

生重：194g

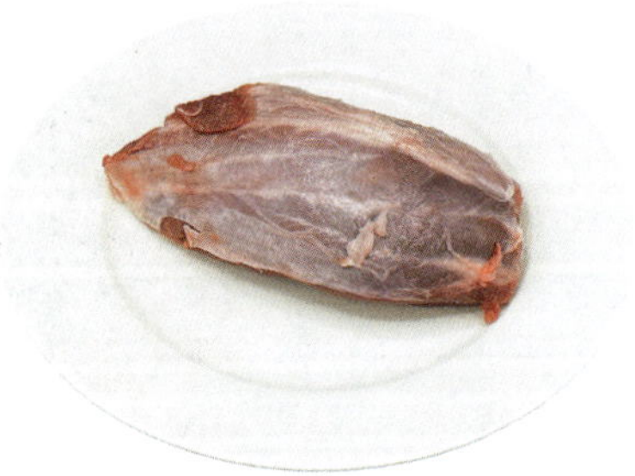

烹饪后

熟重：122g

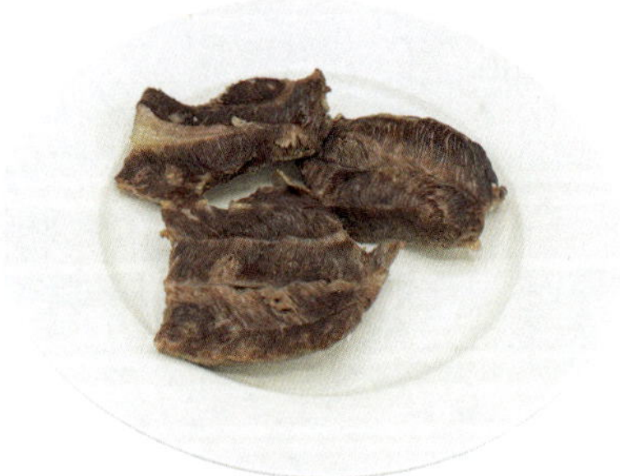

生熟比=159.0g/100g | 含油比=0g/100g | 含盐比=0.8g/100g

食物编码及食物名称：082107-牛肉（前腱） | **烹饪方式：炸**

烹饪前

生重：211g

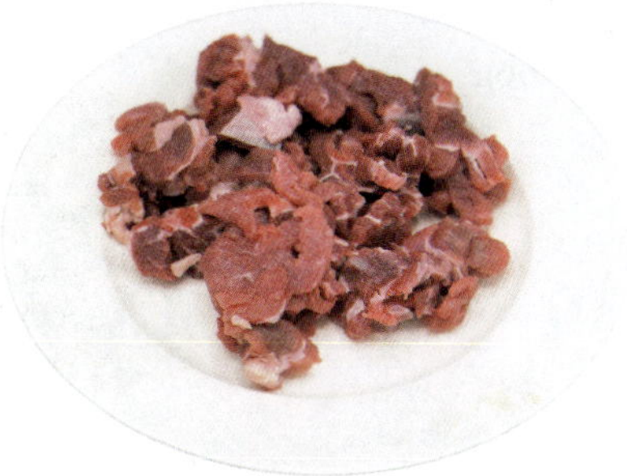

烹饪后

熟重：126g

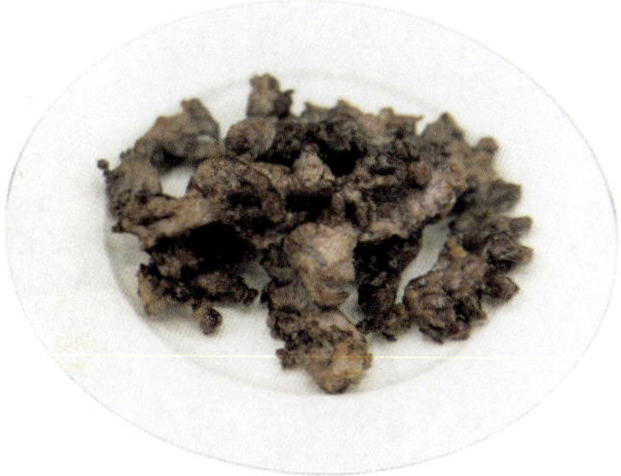

生熟比=167.5g/100g | 含油比=9.5g/100g | 含盐比=0.5g/100g

41. 082108x-牛肉（瘦）

食物编码及食物名称：082108x-牛肉（瘦） | **烹饪方式：炒**

烹饪前

生重：118g

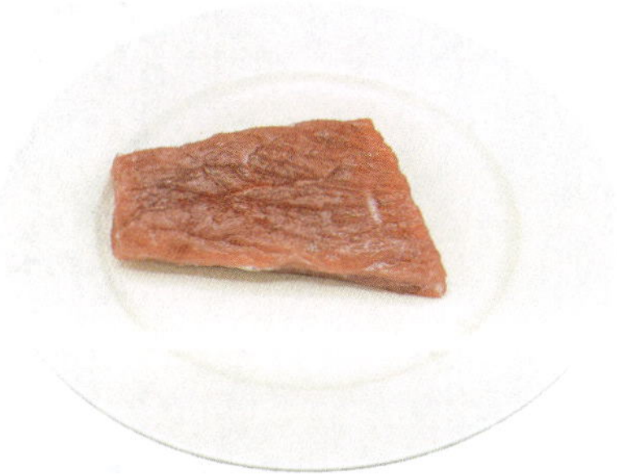

烹饪后

熟重：97g

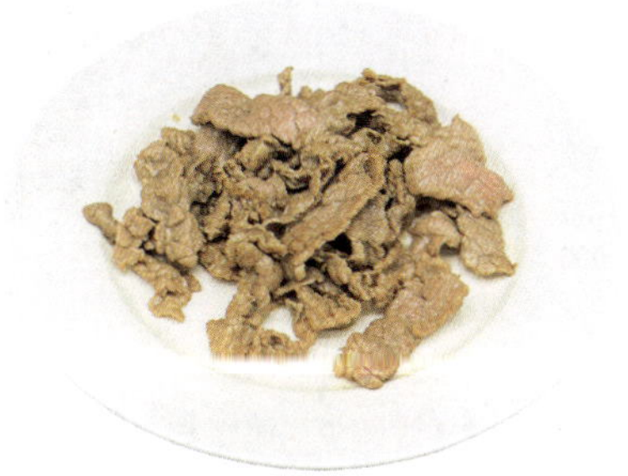

生熟比=121.6g/100g | 含油比=13.4g/100g | 含盐比=0g/100g

食物编码及食物名称：082108x–牛肉（瘦） **烹饪方式：炖**

烹饪前

生重：125g

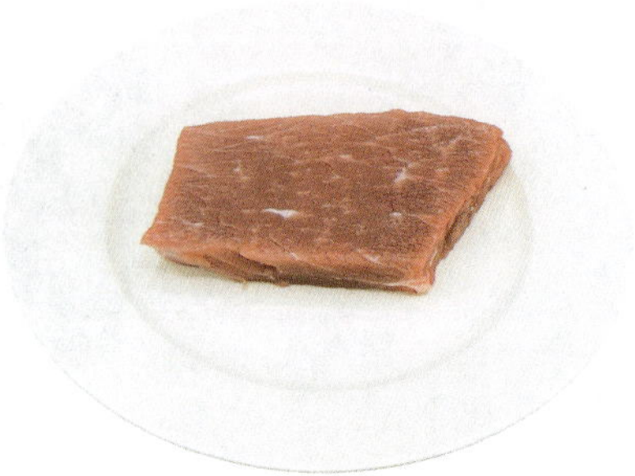

烹饪后

熟重：66g

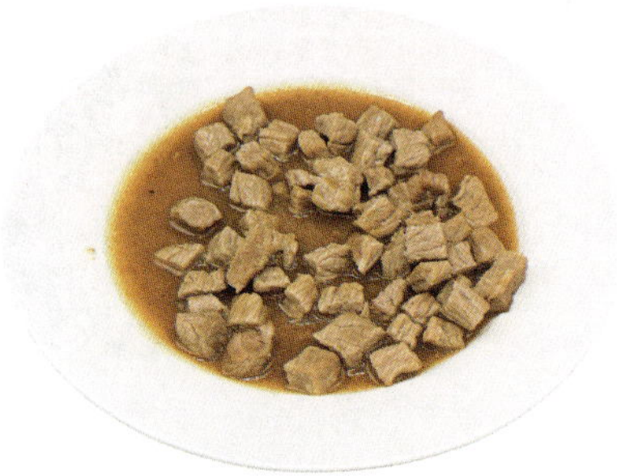

生熟比=189.4g/100g | 含油比=14.2g/100g | 含盐比=0.9g/100g

食物编码及食物名称：082108x–牛肉（瘦） **烹饪方式：煮**

烹饪前

生重：126g

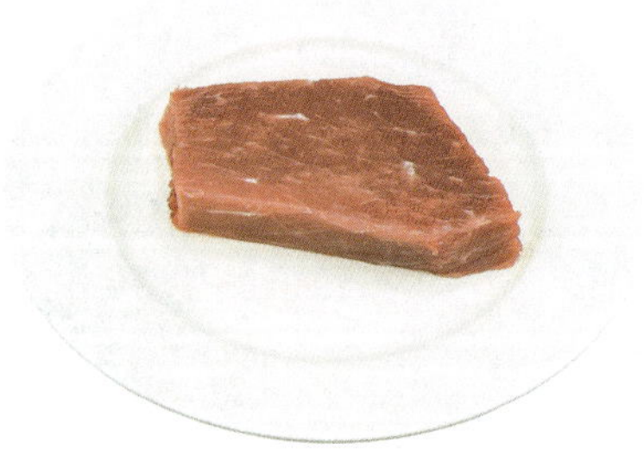

烹饪后

熟重：65g

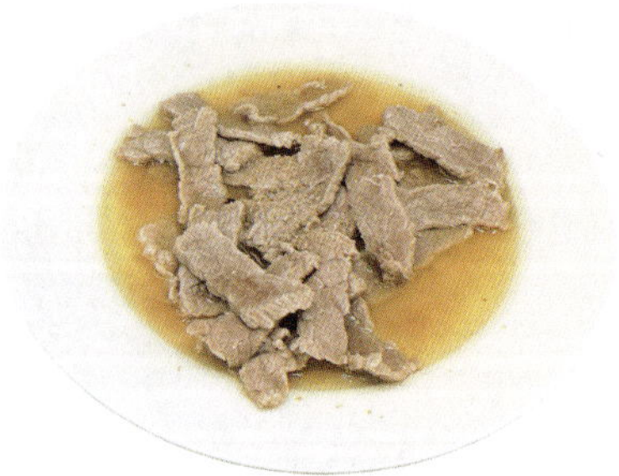

生熟比=193.8g/100g | 含油比=0g/100g | 含盐比=1.4g/100g

食物编码及食物名称：082108x–牛肉（瘦） **烹饪方式：烤**

烹饪前

生重：167g

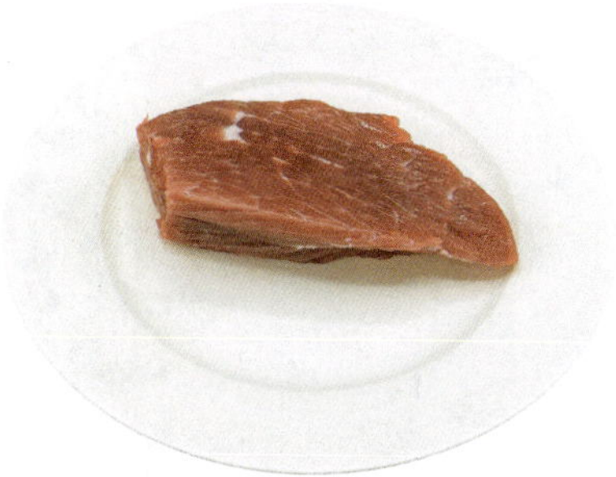

烹饪后

熟重：99g

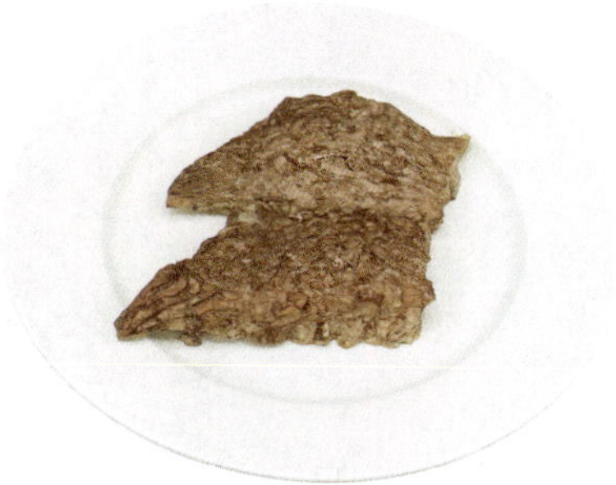

生熟比=168.7g/100g | 含油比=0g/100g | 含盐比=0g/100g

食物编码及食物名称：082108x–牛肉（瘦） **烹饪方式：蒸**

烹饪前

生重：146g

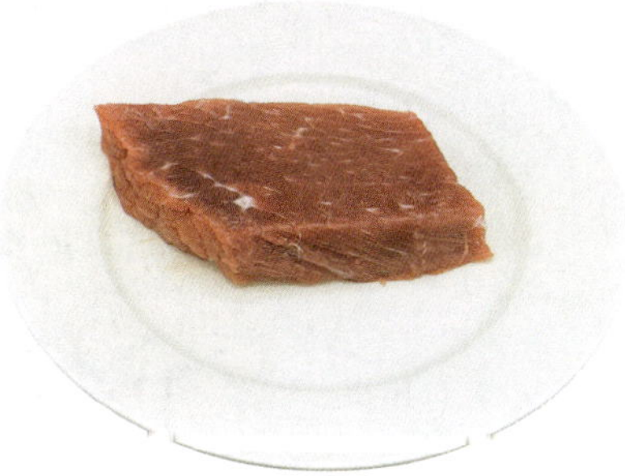

烹饪后

熟重：86g

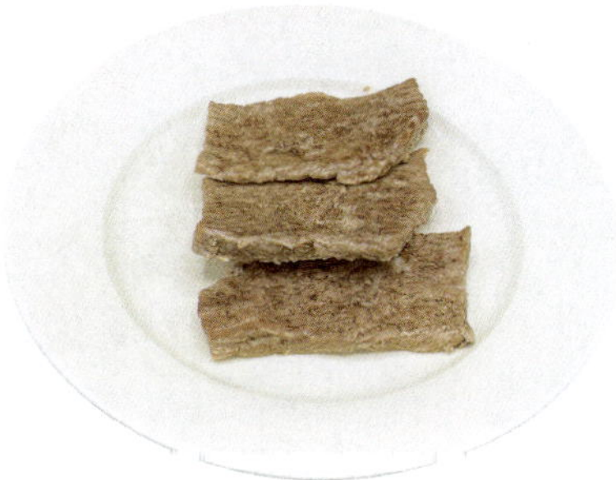

生熟比=169.8g/100g | 含油比=0g/100g | 含盐比=1.2g/100g

食物编码及食物名称：082108x–牛肉（瘦） 烹饪方式：炸

烹饪前
生重：173g

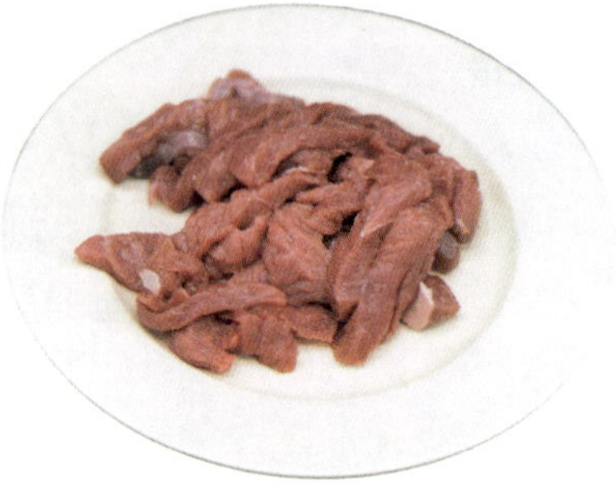

烹饪后
熟重：91g

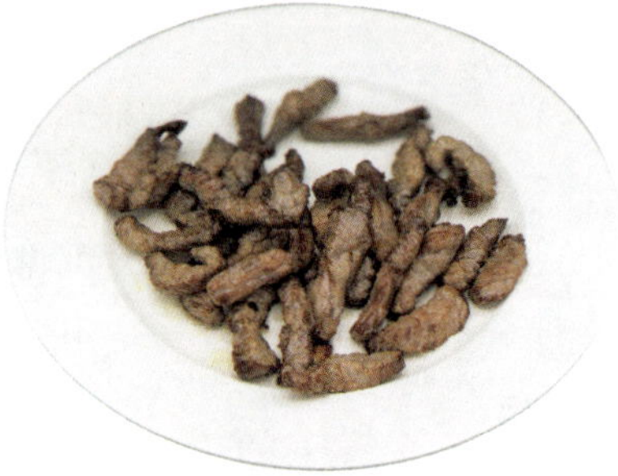

生熟比=190.1g/100g | 含油比=16.5g/100g | 含盐比=0.6g/100g

42. 082116–牛肉（腹部肉）[牛腩]

食物编码及食物名称：082116–牛肉（腹部肉）[牛腩] 烹饪方式：炒

烹饪前
生重：131g

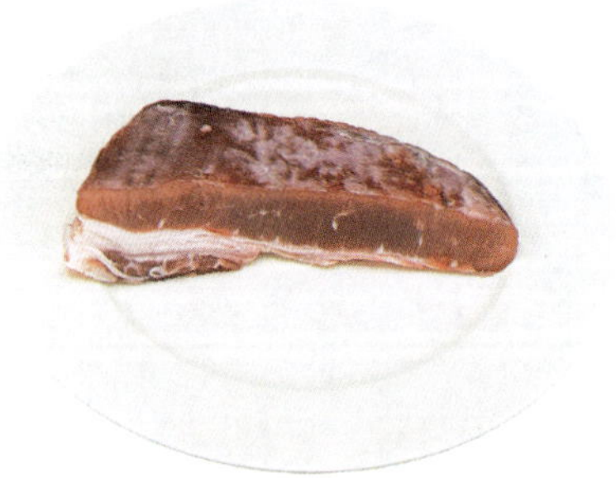

烹饪后
熟重：127g

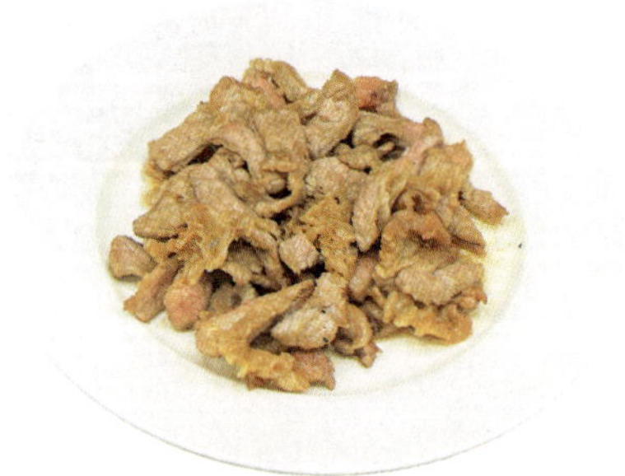

生熟比=103.1g/100g | 含油比=12.6g/100g | 含盐比=0.8g/100g

食物编码及食物名称：082116-牛肉（腹部肉）[牛腩] | **烹饪方式：炖**

烹饪前

生重：192g

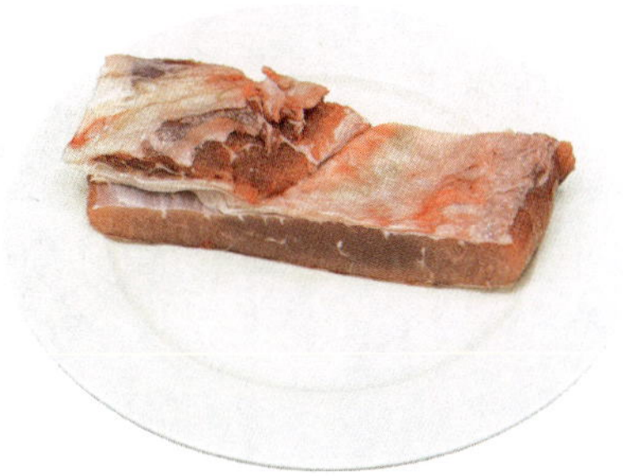

烹饪后

熟重：141g

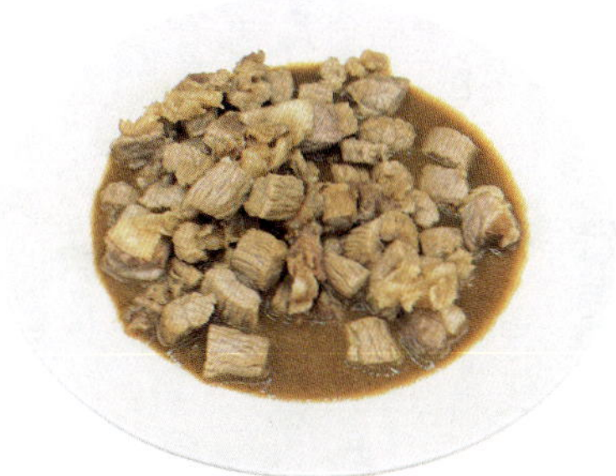

生熟比=136.2g/100g | 含油比=5.1g/100g | 含盐比=0.5g/100g

食物编码及食物名称：082116-牛肉（腹部肉）[牛腩] | **烹饪方式：煮**

烹饪前

生重：254g

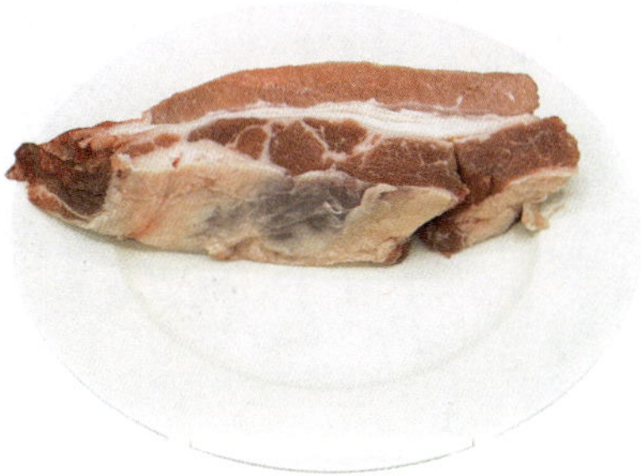

烹饪后

熟重：237g

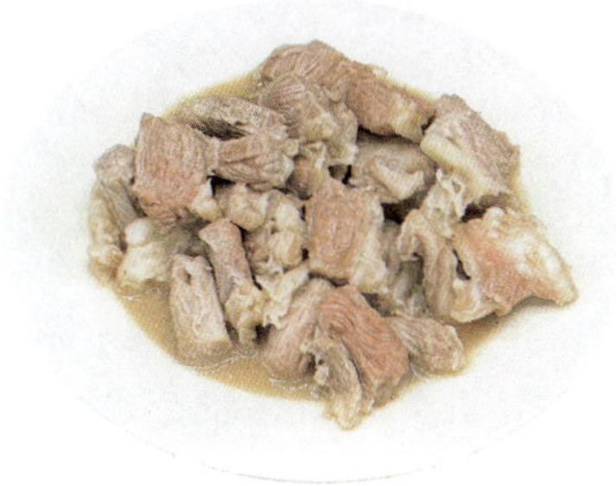

生熟比=107.2g/100g | 含油比=0g/100g | 含盐比=0.3g/100g

食物编码及食物名称：082116-牛肉（腹部肉）[牛腩] **烹饪方式：烤**

烹饪前

生重：221g

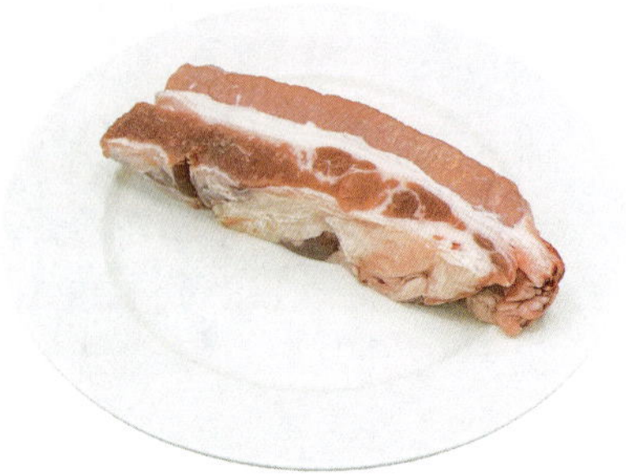

烹饪后

熟重：166g

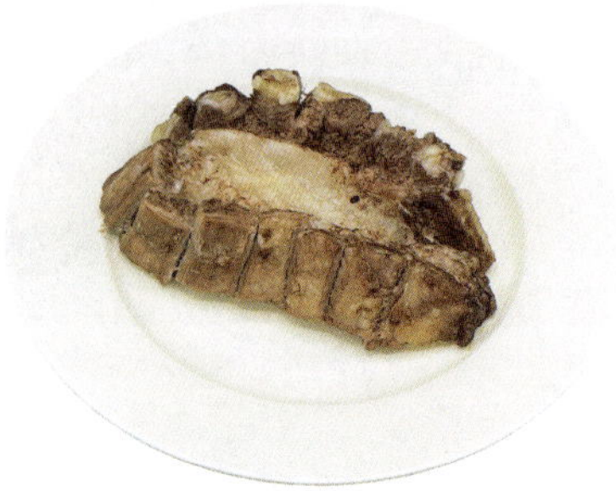

生熟比=133.1g/100g | 含油比=0g/100g | 含盐比=0.6g/100g

食物编码及食物名称：082116-牛肉（腹部肉）[牛腩] **烹饪方式：蒸**

烹饪前

生重：198g

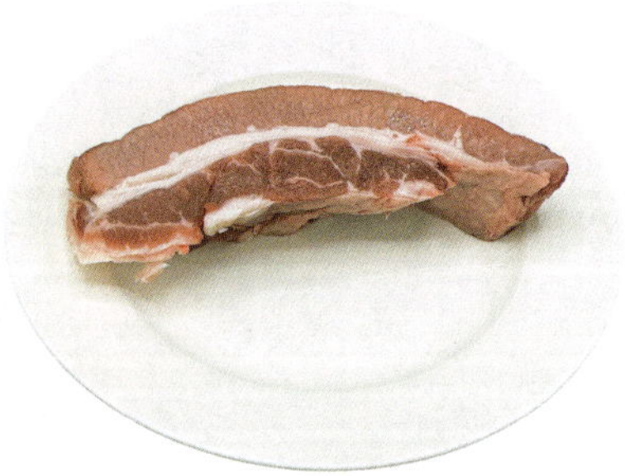

烹饪后

熟重：140g

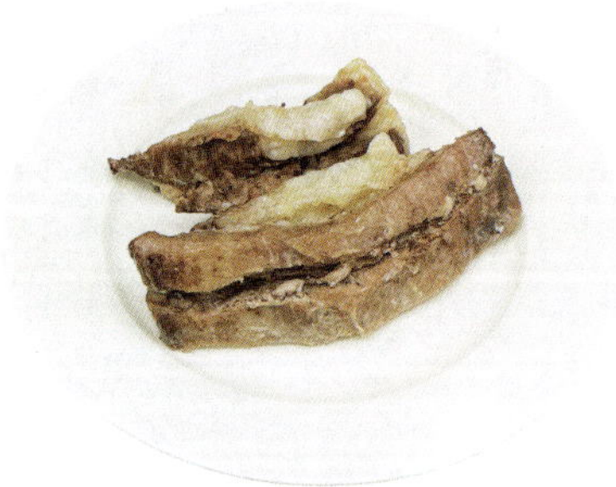

生熟比=141.4g/100g | 含油比=0g/100g | 含盐比=0.7g/100g

食物编码及食物名称：082116–牛肉（腹部肉）[牛腩]　**烹饪方式：炸**

烹饪前

生重：142g

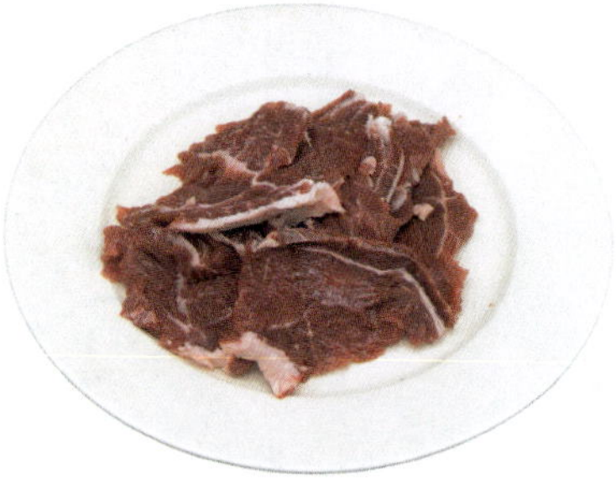

烹饪后

熟重：89g

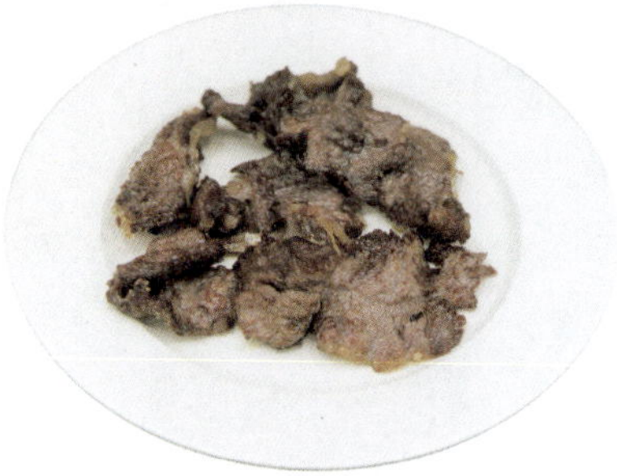

生熟比=159.6g/100g ｜ 含油比=10.1g/100g ｜ 含盐比=0.7g/100g

43. 082203–牛肚

食物编码及食物名称：082203–牛肚　**烹饪方式：炒**

烹饪前

生重：88g

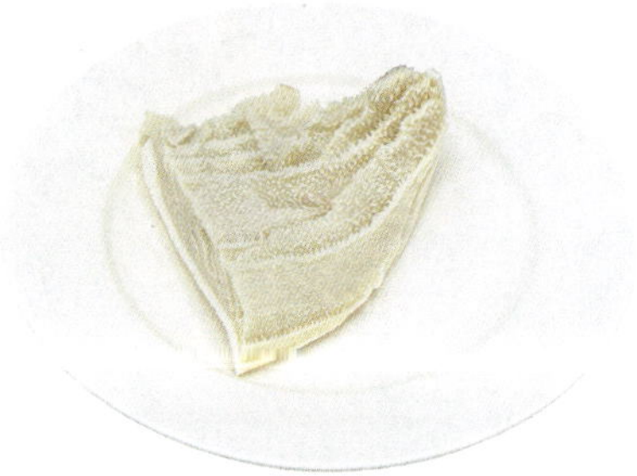

烹饪后

熟重：56g

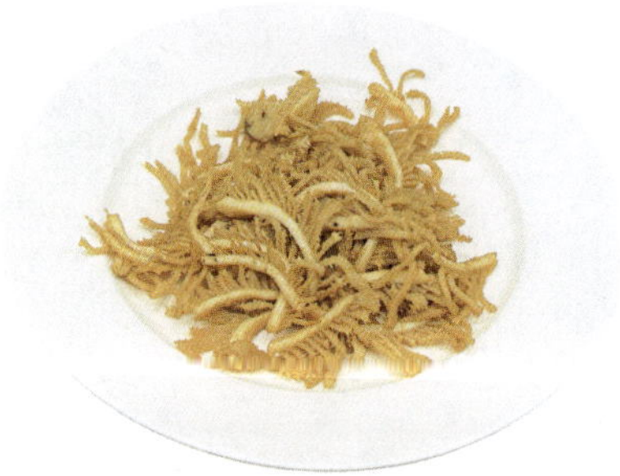

生熟比=157.1g/100g ｜ 含油比=10.7g/100g ｜ 含盐比=0g/100g

食物编码及食物名称：082203-牛肚 **烹饪方式：炖**

烹饪前

生重：101g

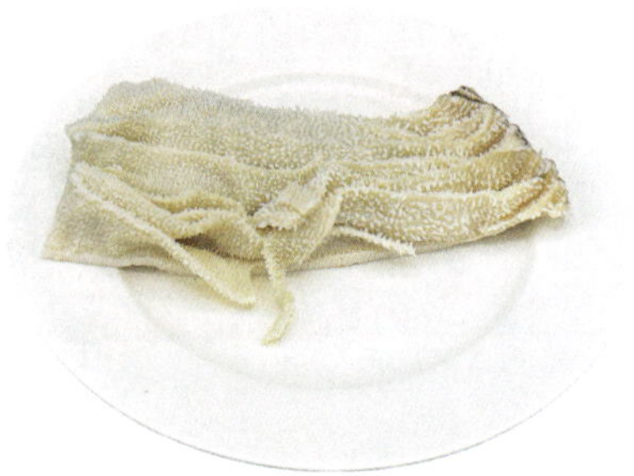

烹饪后

熟重：69g

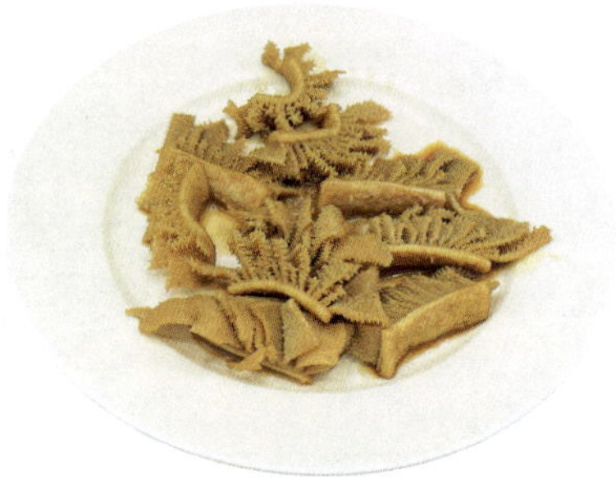

生熟比=146.4g/100g | 含油比=11.6g/100g | 含盐比=0g/100g

食物编码及食物名称：082203-牛肚 **烹饪方式：煮**

烹饪前

生重：93g

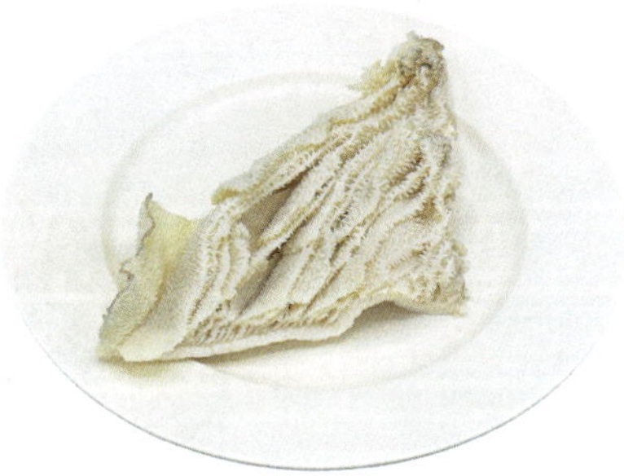

烹饪后

熟重：61g

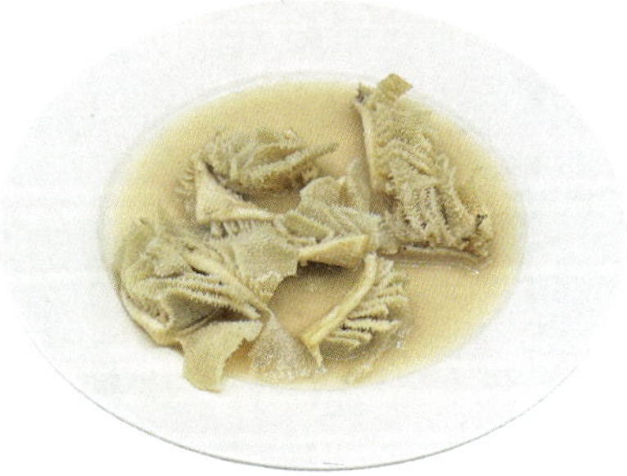

生熟比=152.5g/100g | 含油比=0g/100g | 含盐比=1.0g/100g

食物编码及食物名称：082203–牛肚 **烹饪方式：烤**

烹饪前

生重：119g

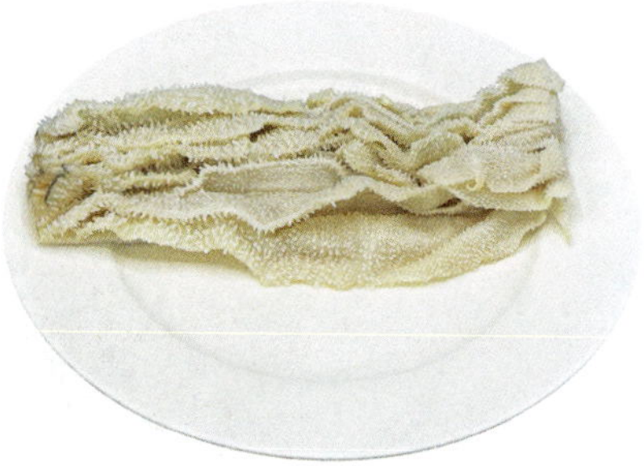

烹饪后

熟重：56g

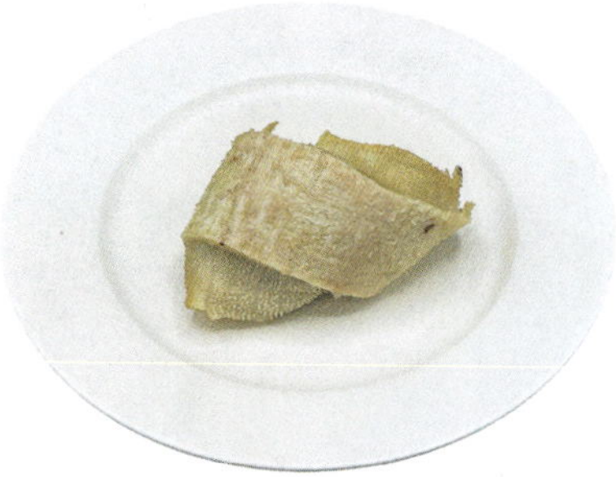

生熟比=212.5g/100g | 含油比=3.6g/100g | 含盐比=0g/100g

食物编码及食物名称：082203–牛肚 **烹饪方式：蒸**

烹饪前

生重：110g

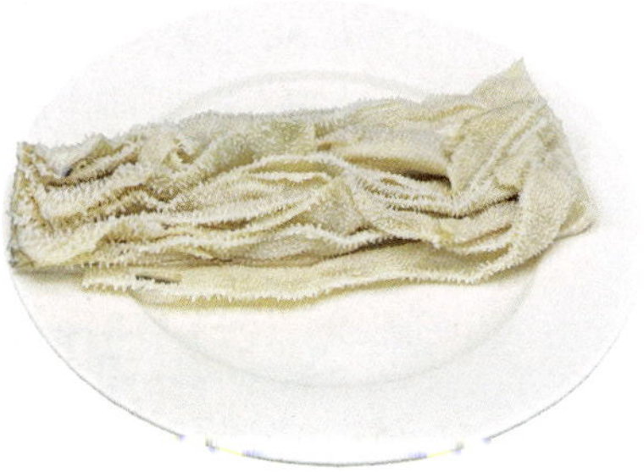

烹饪后

熟重：59g

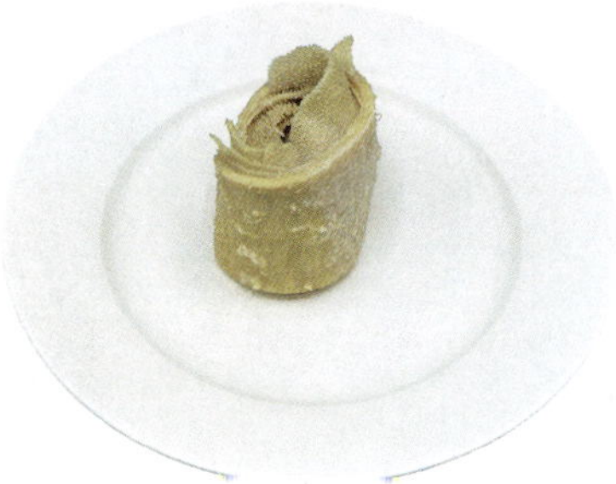

生熟比=186.4g/100g | 含油比=0g/100g | 含盐比=1.7g/100g

44. 082207–牛舌

食物编码及食物名称：082207–牛舌 **烹饪方式：炒**

烹饪前

生重：116g

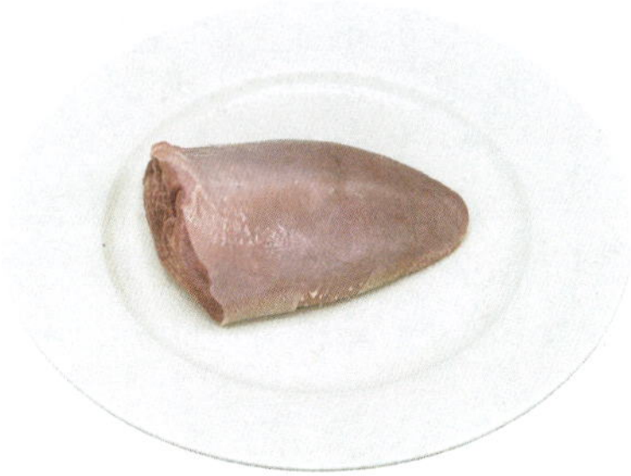

烹饪后

熟重：94g

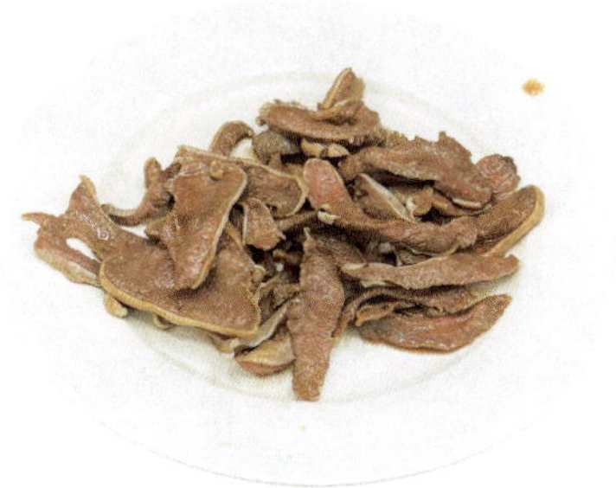

生熟比=123.4g/100g | 含油比=13.8g/100g | 含盐比=1.1g/100g

食物编码及食物名称：082207–牛舌 **烹饪方式：炖**

烹饪前

生重：205g

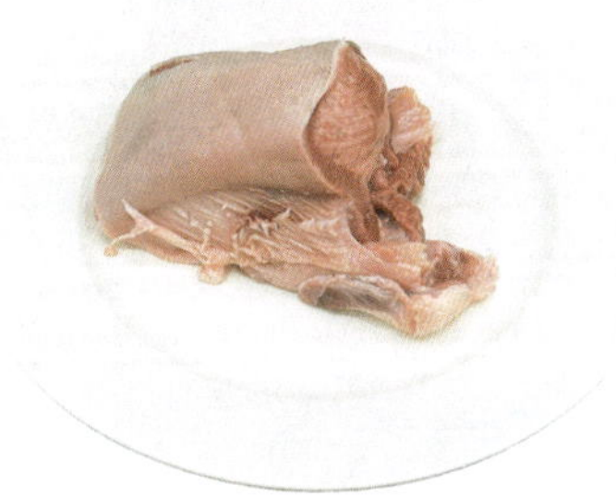

烹饪后

熟重：169g

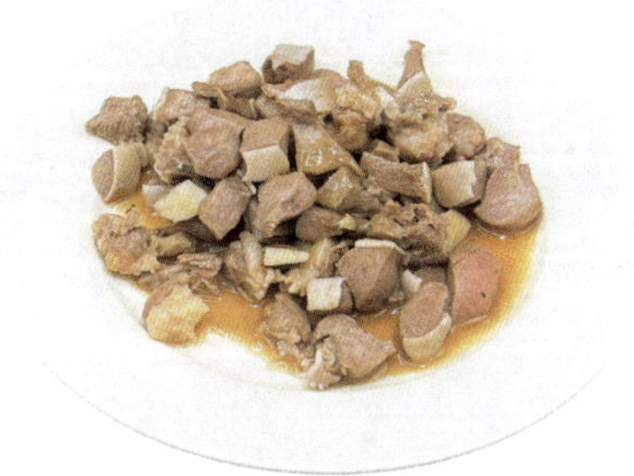

生熟比=121.3g/100g | 含油比=7.8g/100g | 含盐比=0.5g/100g

食物编码及食物名称：082207–牛舌　烹饪方式：煮

烹饪前

生重：207g

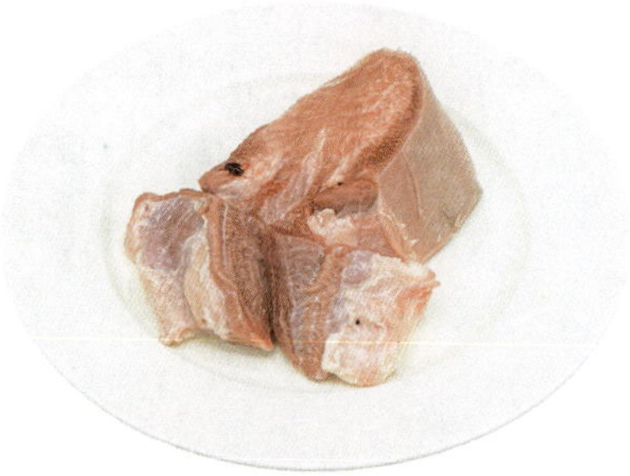

烹饪后

熟重：149g

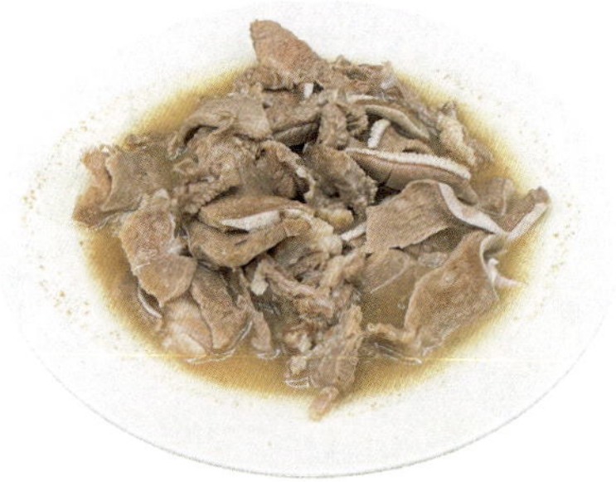

生熟比=138.9g/100g | 含油比=0g/100g | 含盐比=0.4g/100g

食物编码及食物名称：082207–牛舌　烹饪方式：烤

烹饪前

生重：225g

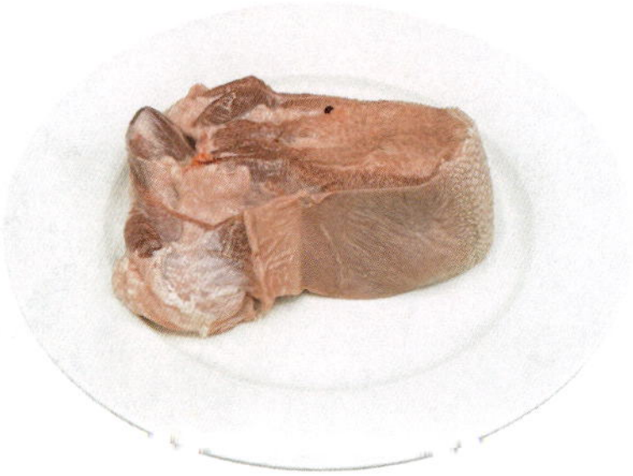

烹饪后

熟重：128g

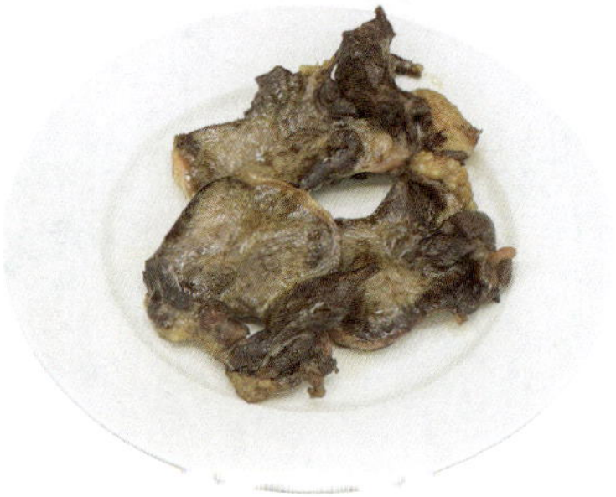

生熟比=175.8g/100g | 含油比=0g/100g | 含盐比=0.8g/100g

食物编码及食物名称：082207–牛舌	烹饪方式：蒸

烹饪前

生重：193g

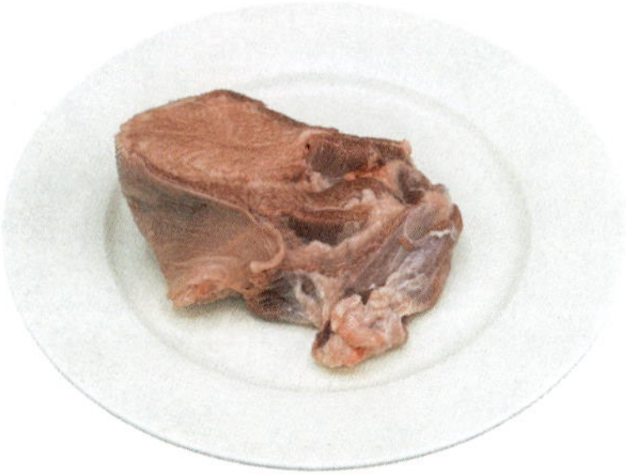

烹饪后

熟重：128g

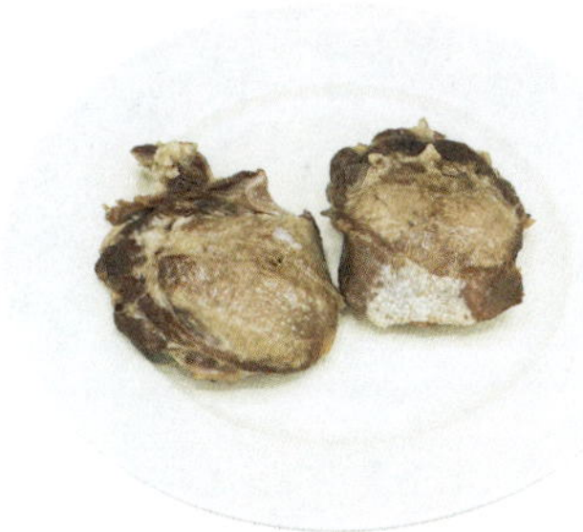

生熟比=150.8g/100g | 含油比=0g/100g | 含盐比=0.8g/100g

45. 082209–牛心

食物编码及食物名称：082209–牛心	烹饪方式：炒

烹饪前

生重：310g

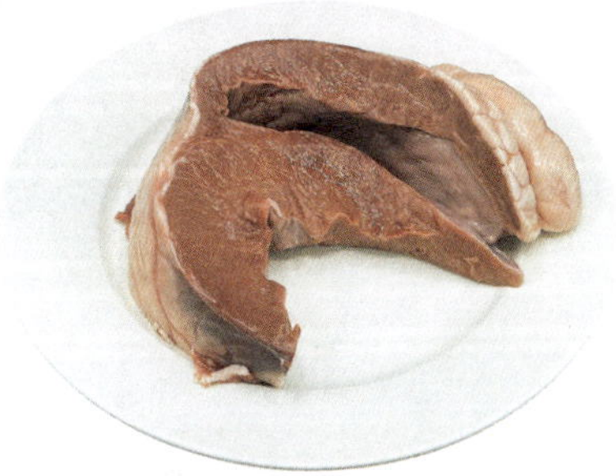

烹饪后

熟重：245g

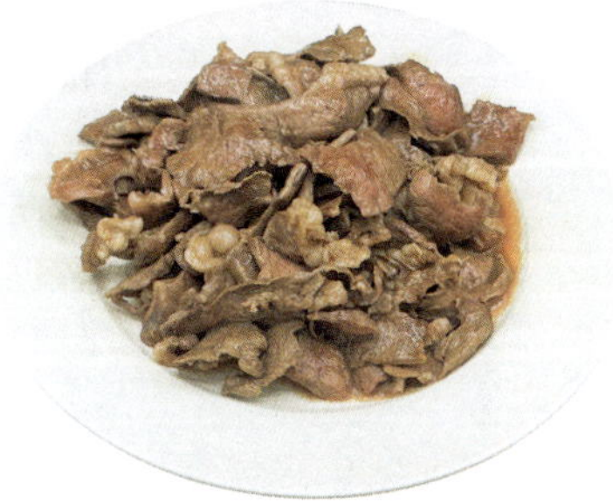

生熟比=126.5g/100g | 含油比=6.9g/100g | 含盐比=0.4g/100g

食物编码及食物名称：082209–牛心　　**烹饪方式：炖**

烹饪前

生重：229g

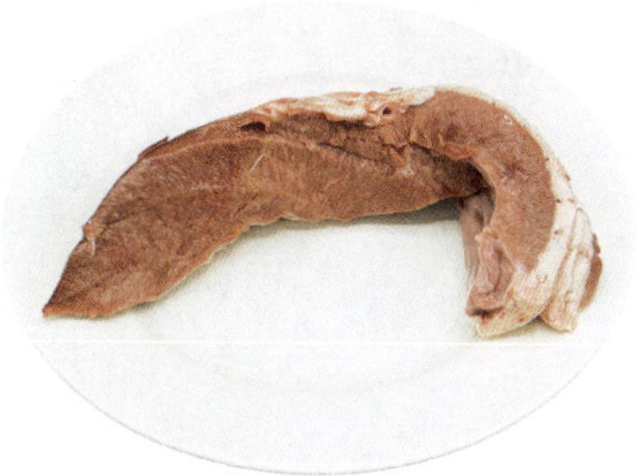

烹饪后

熟重：168g

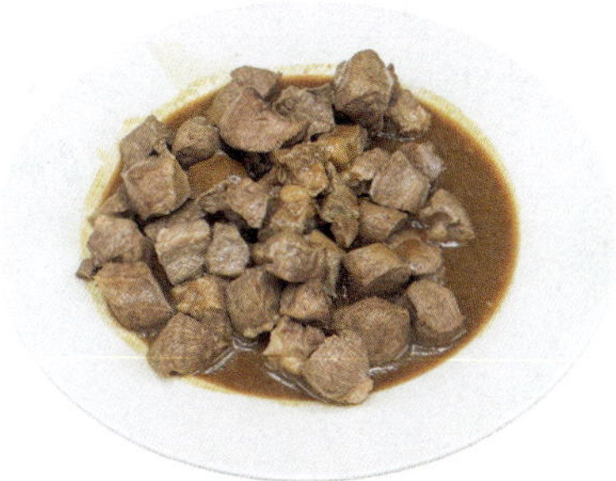

生熟比=136.3g/100g | 含油比=5.6g/100g | 含盐比=0.5g/100g

食物编码及食物名称：082209–牛心　　**烹饪方式：煮**

烹饪前

生重：233g

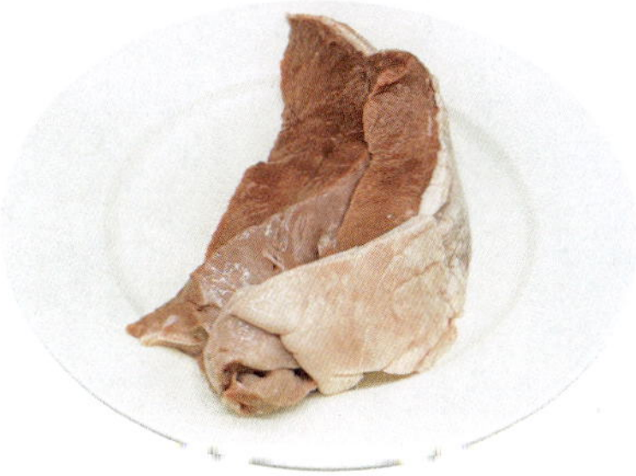

烹饪后

熟重：176g

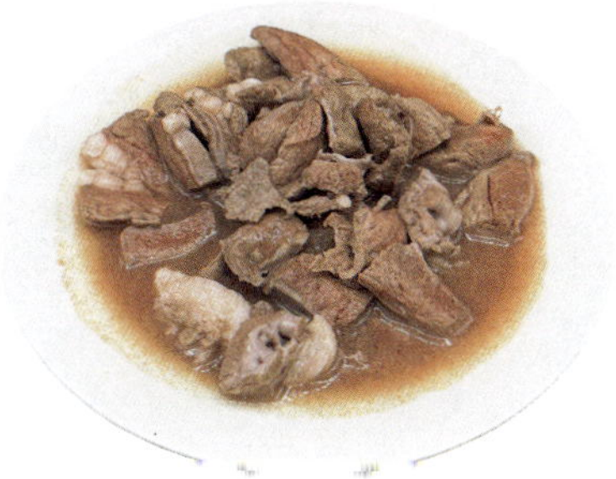

生熟比=132.4g/100g | 含油比=0g/100g | 含盐比=0.4g/100g

食物编码及食物名称：082209–牛心 | **烹饪方式：烤**

烹饪前

生重：234g

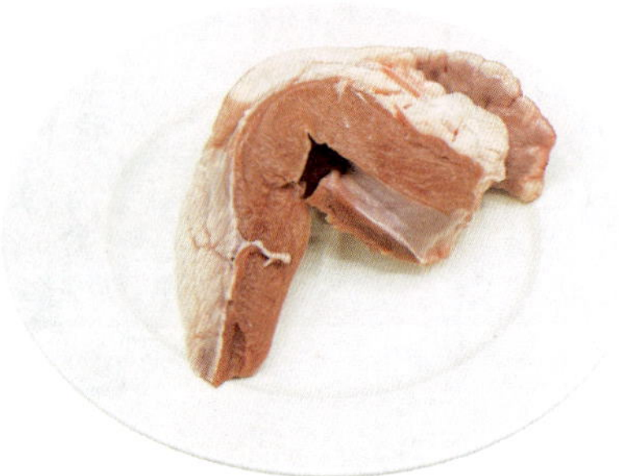

烹饪后

熟重：146g

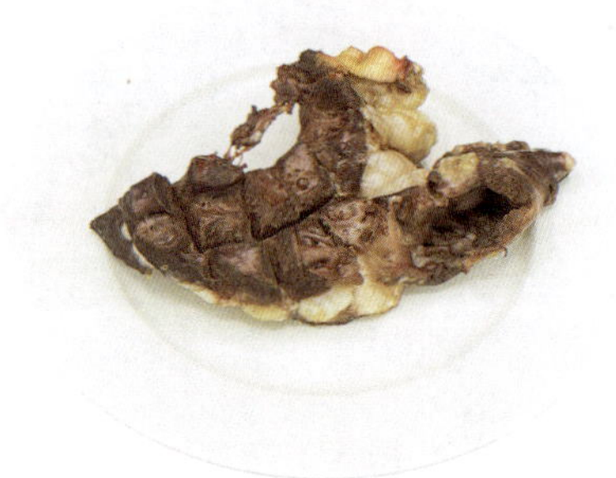

生熟比=160.3g/100g | 含油比=0g/100g | 含盐比=0g/100g

食物编码及食物名称：082209–牛心 | **烹饪方式：蒸**

烹饪前

生重：210g

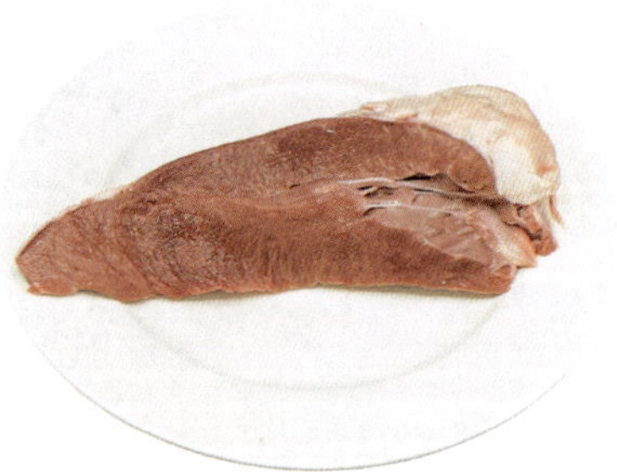

烹饪后

熟重：123g

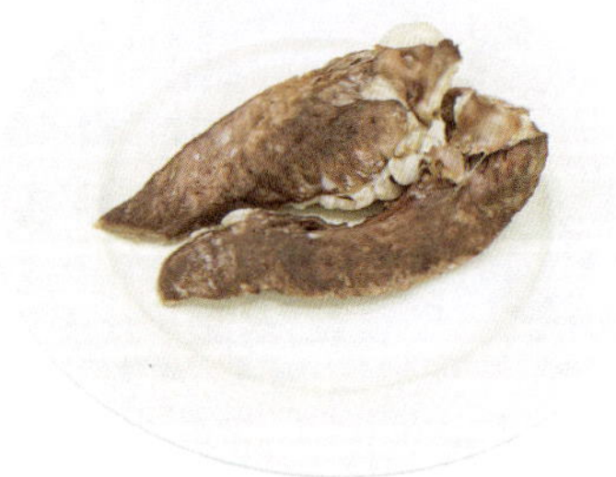

生熟比=170.7g/100g | 含油比=0g/100g | 含盐比=0.8g/100g

46. 083102–羊肉（冻）

食物编码及食物名称：083102–羊肉（冻）　　**烹饪方式：炒**

烹饪前

生重：190g

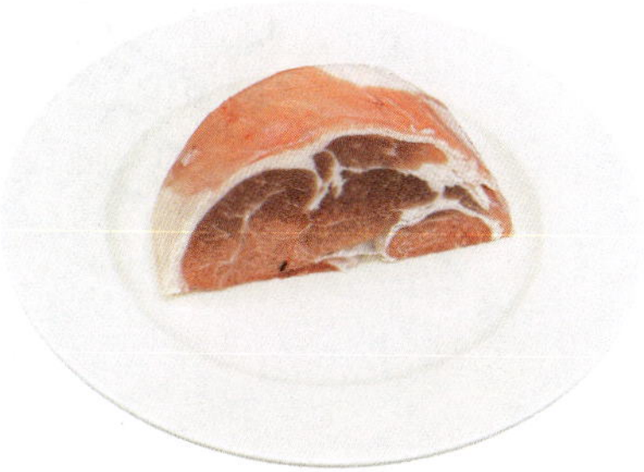

烹饪后

熟重：132g

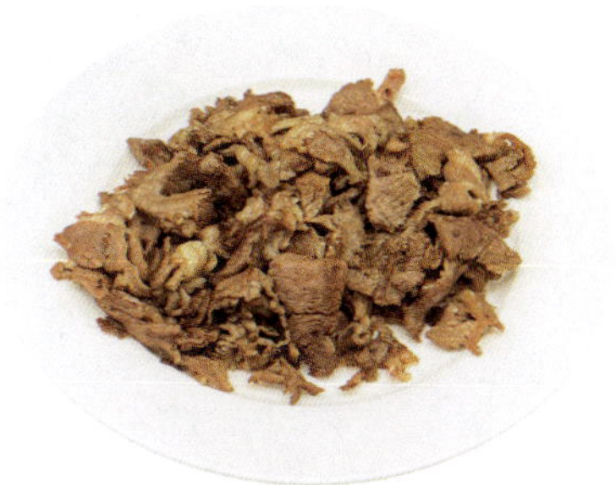

生熟比=143.9g/100g　|　含油比=10.6g/100g　|　含盐比=0g/100g

食物编码及食物名称：083102–羊肉（冻）　　**烹饪方式：炖**

烹饪前

生重：251g

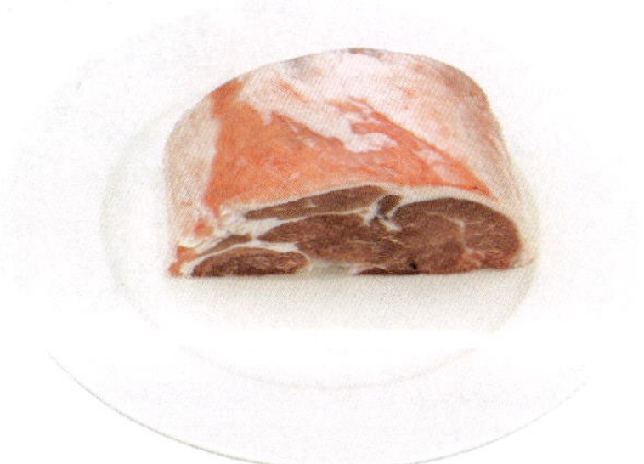

烹饪后

熟重：188g

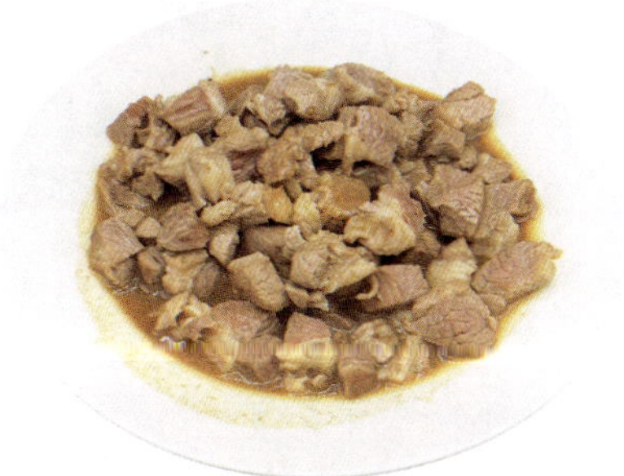

生熟比=133.5g/100g　|　含油比=4.0g/100g　|　含盐比=0.4g/100g

食物编码及食物名称：083102-羊肉（冻） **烹饪方式：煮**

烹饪前

生重：287g

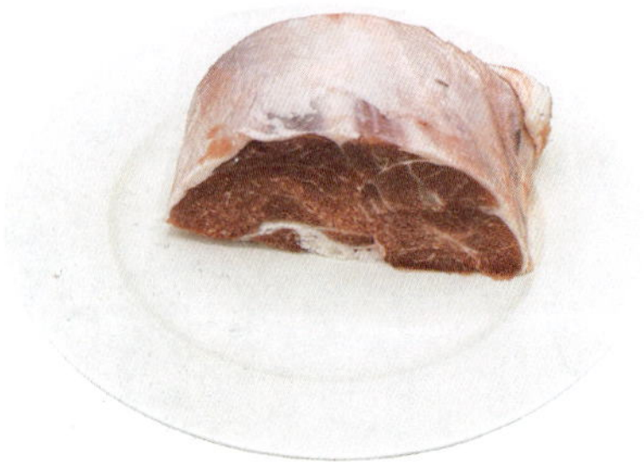

烹饪后

熟重：188g

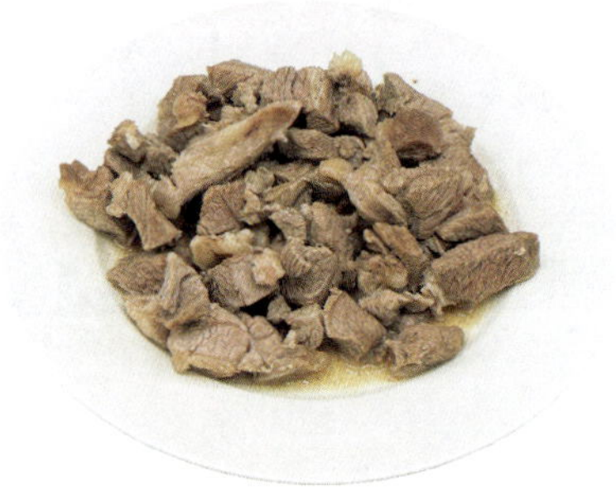

生熟比=152.7g/100g | 含油比=0g/100g | 含盐比=0g/100g

食物编码及食物名称：083102-羊肉（冻） **烹饪方式：烤**

烹饪前

生重：359g

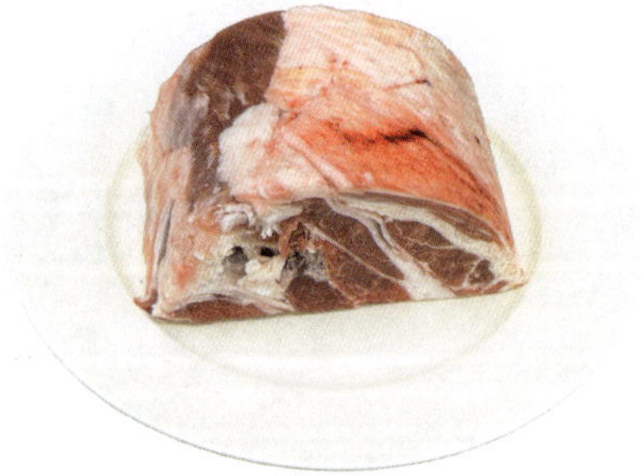

烹饪后

熟重：250g

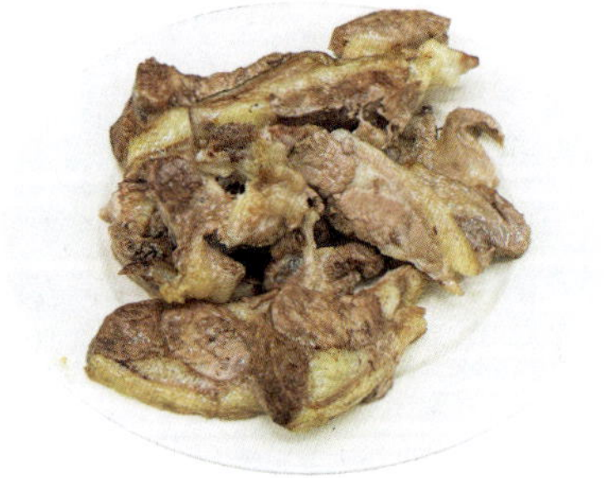

生熟比=143.6g/100g | 含油比=0.8g/100g | 含盐比=0.4g/100g

食物编码及食物名称：083102-羊肉（冻）　　**烹饪方式：蒸**

烹饪前

生重：316g

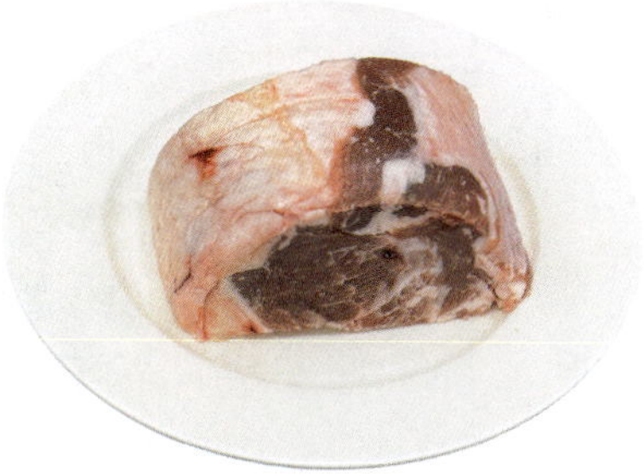

烹饪后

熟重：210g

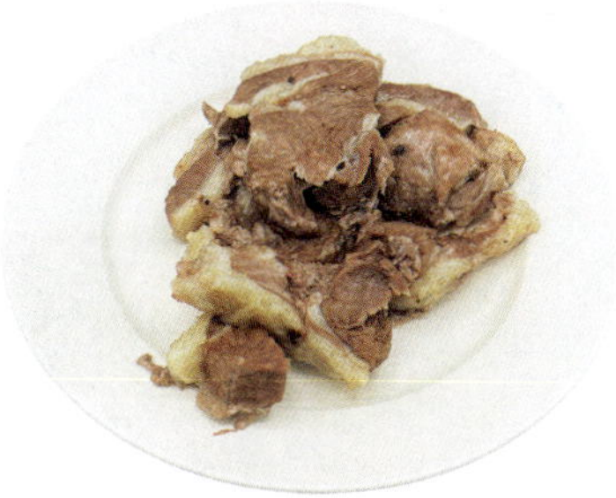

生熟比=150.5g/100g　|　含油比=0g/100g　|　含盐比=0.5g/100g

食物编码及食物名称：083102-羊肉（冻）　　**烹饪方式：炸**

烹饪前

生重：132g

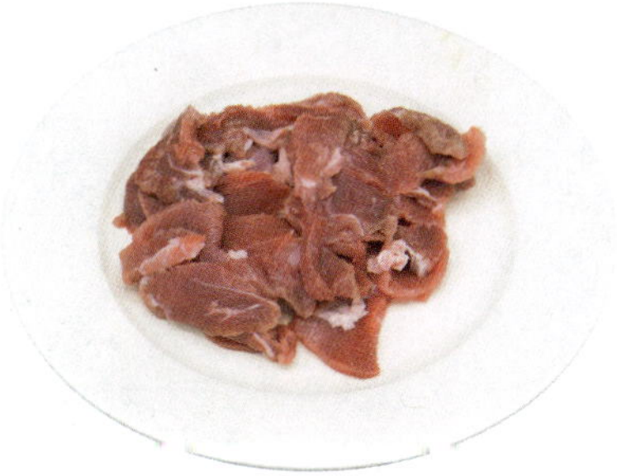

烹饪后

熟重：82g

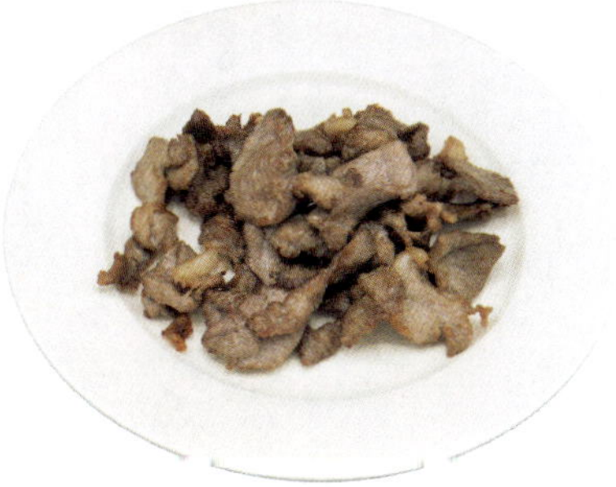

生熟比=161.0g/100g　|　含油比=4.9g/100g　|　含盐比=0g/100g

47. 083113-羊肉（上脑）

食物编码及食物名称：083113-羊肉（上脑） 烹饪方式：炒

烹饪前
生重：155g

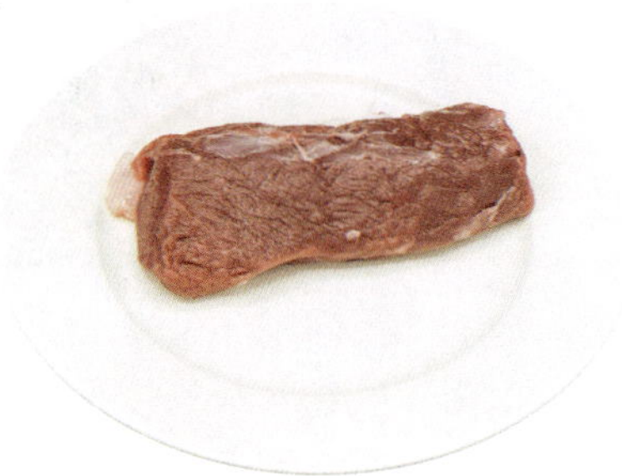

烹饪后
熟重：129g

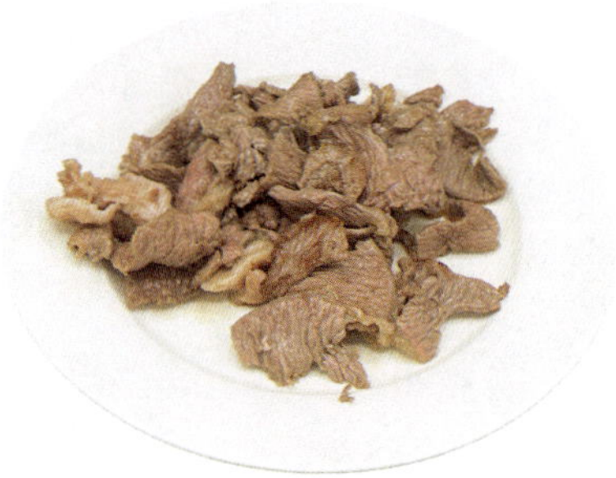

生熟比=120.2g/100g | 含油比=14.7g/100g | 含盐比=0g/100g

食物编码及食物名称：083113-羊肉（上脑） 烹饪方式：炖

烹饪前
生重：329g

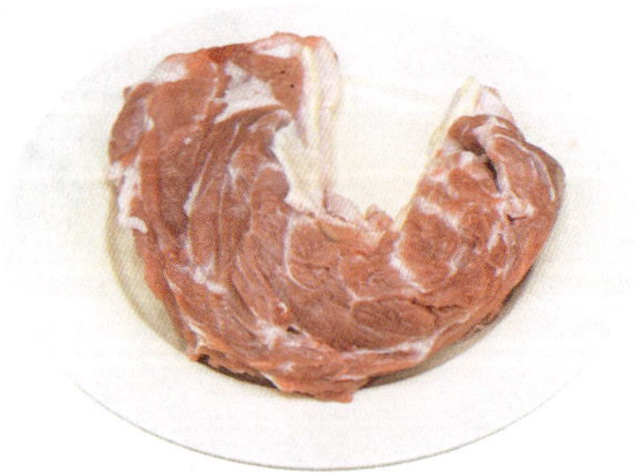

烹饪后
熟重：266g

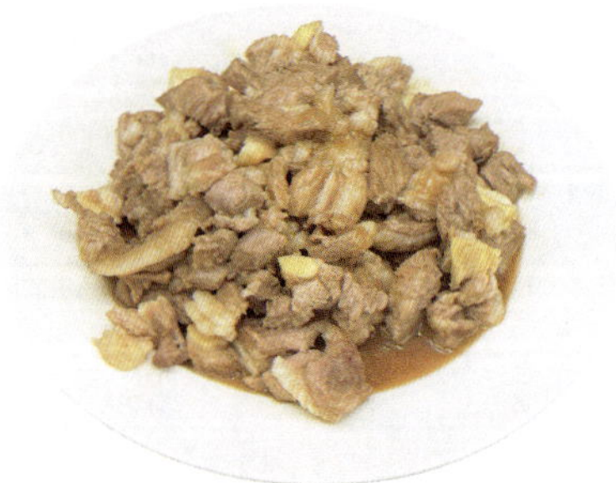

生熟比=123.7g/100g | 含油比=4.3g/100g | 含盐比=0.3g/100g

食物编码及食物名称：083113–羊肉（上脑） **烹饪方式：煮**

烹饪前

生重：268g

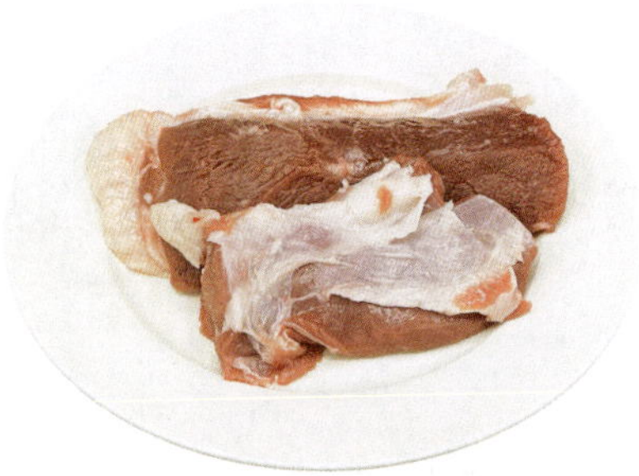

烹饪后

熟重：222g

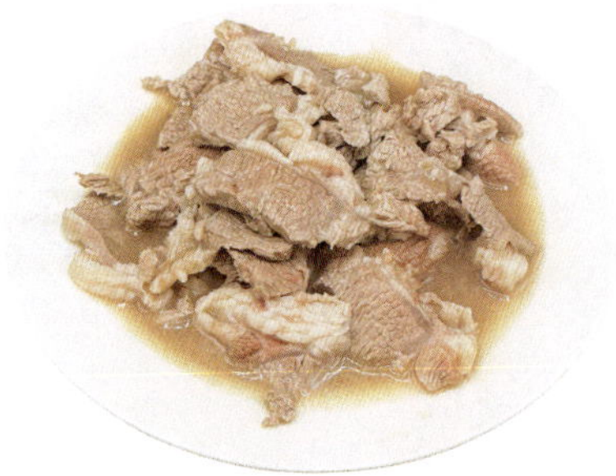

生熟比=120.7g/100g | 含油比=0g/100g | 含盐比=0.3g/100g

食物编码及食物名称：083113–羊肉（上脑） **烹饪方式：烤**

烹饪前

生重：320g

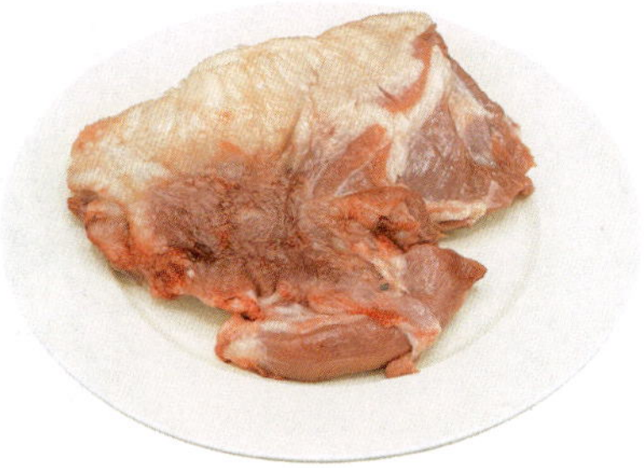

烹饪后

熟重：236g

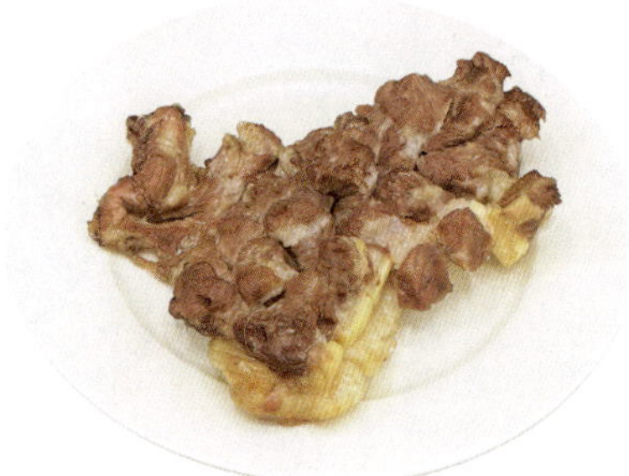

生熟比=135.6g/100g | 含油比=0g/100g | 含盐比=0.4g/100g

食物编码及食物名称：083113-羊肉（上脑） 烹饪方式：蒸

烹饪前

生重：186g

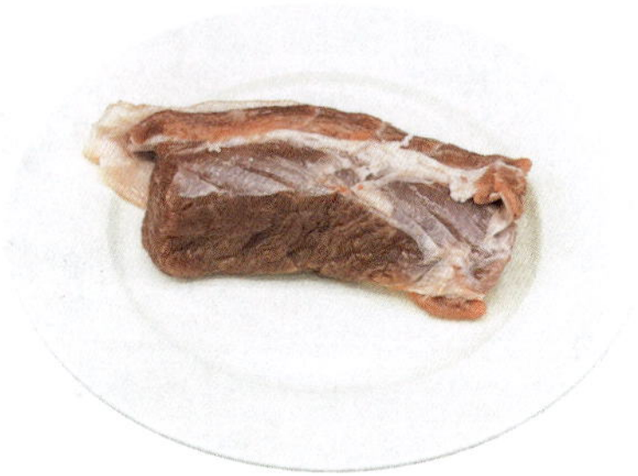

烹饪后

熟重：128g

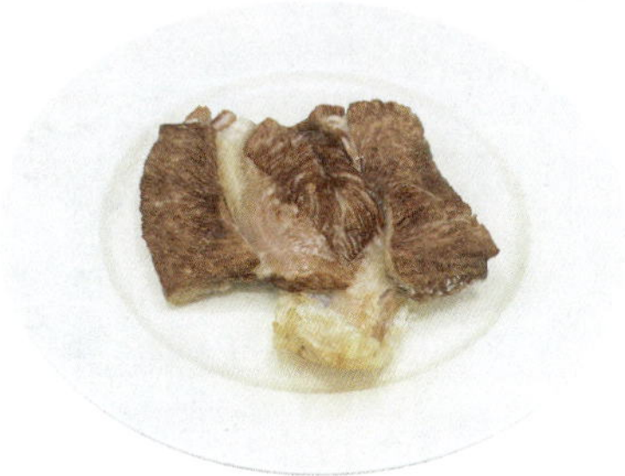

生熟比=145.3g/100g | 含油比=0g/100g | 含盐比=0.8g/100g

食物编码及食物名称：083113-羊肉（上脑） 烹饪方式：炸

烹饪前

生重：170g

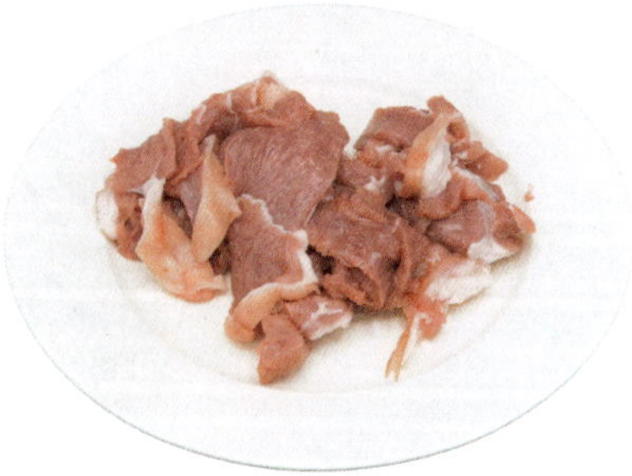

烹饪后

熟重：103g

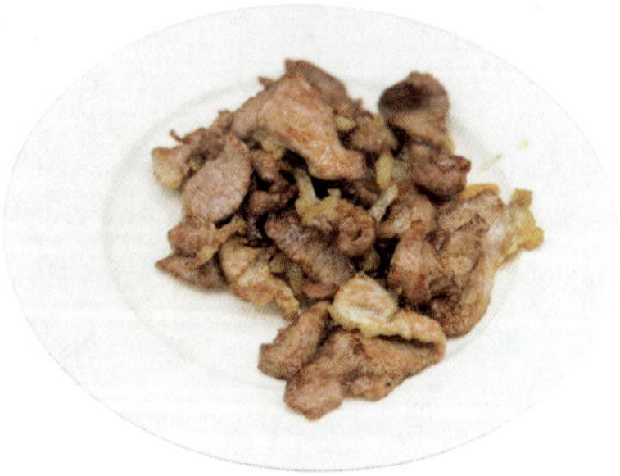

生熟比=165.0g/100g | 含油比=3.9g/100g | 含盐比=0g/100g

48. 083114–羊肉（腰窝）

食物编码及食物名称：083114–羊肉（腰窝）	烹饪方式：炒
烹饪前 生重：191g	烹饪后 熟重：171g

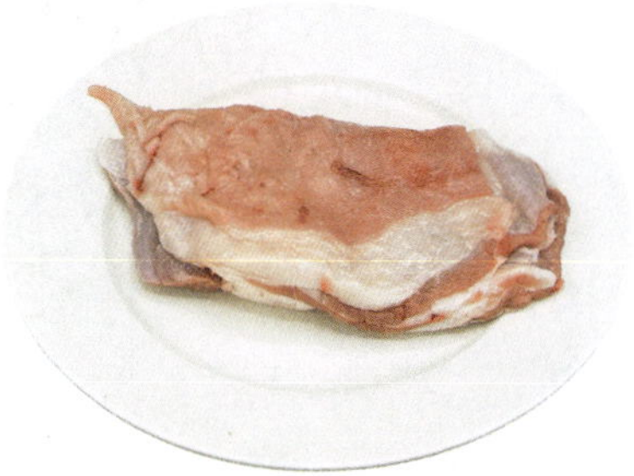

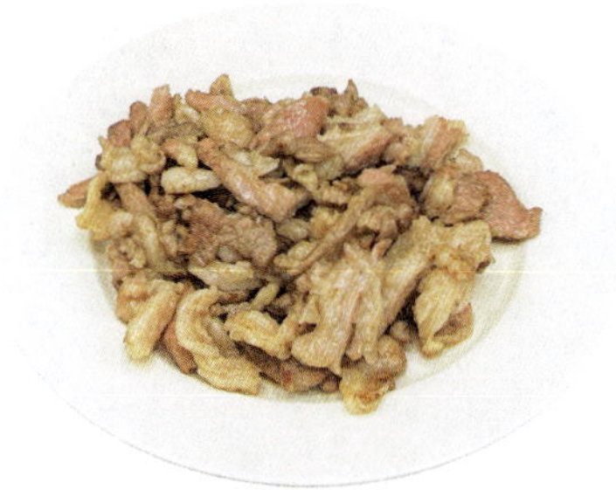

生熟比=111.7g/100g | 含油比=6.4g/100g | 含盐比=0g/100g

食物编码及食物名称：083114–羊肉（腰窝）	烹饪方式：炖
烹饪前 生重：200g	烹饪后 熟重：182g

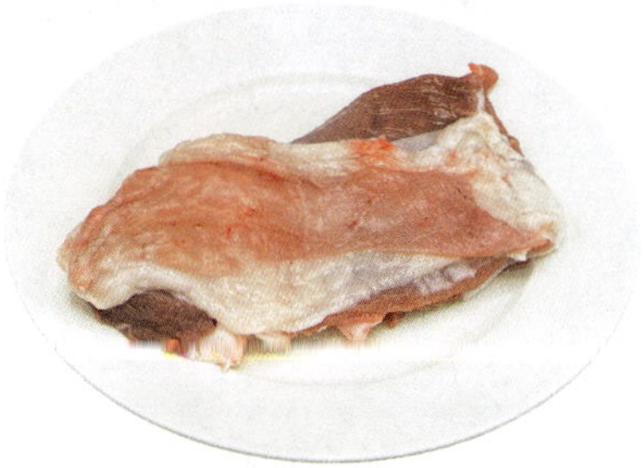

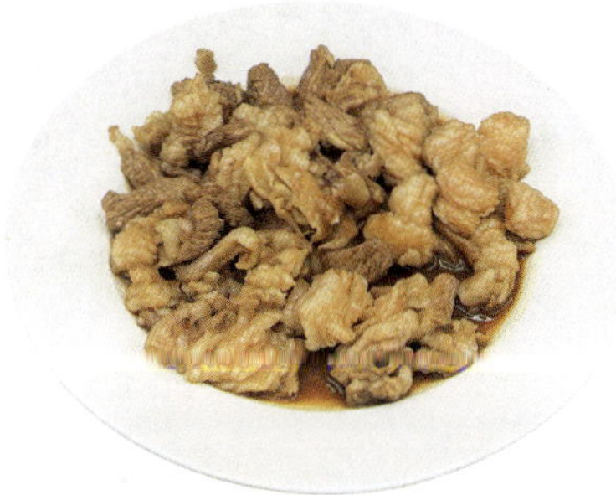

生熟比=109.9g/100g | 含油比=4.1g/100g | 含盐比=0g/100g

食物编码及食物名称：083114-羊肉（腰窝） | **烹饪方式：煮**

烹饪前

生重：177g

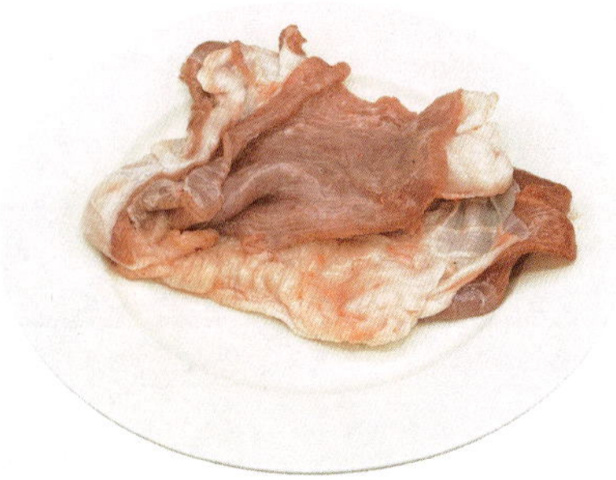

烹饪后

熟重：184g

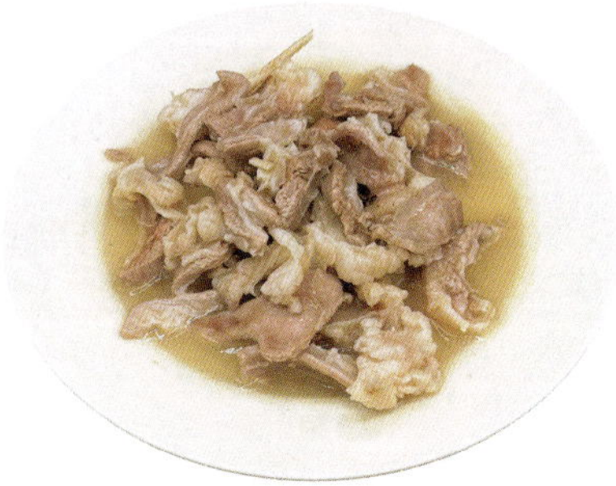

生熟比=96.2g/100g | 含油比=0g/100g | 含盐比=0.4g/100g

食物编码及食物名称：083114-羊肉（腰窝） | **烹饪方式：烤**

烹饪前

生重：286g

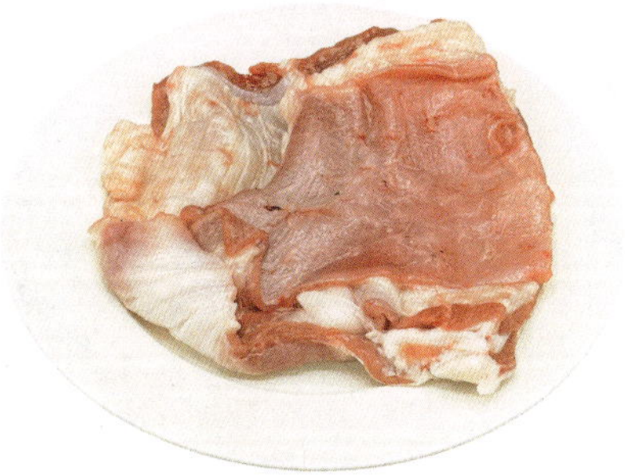

烹饪后

熟重：218g

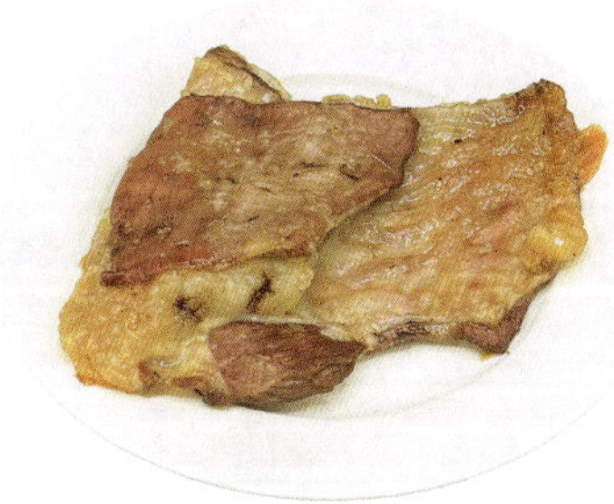

生熟比=131.2g/100g | 含油比=0g/100g | 含盐比=0.5g/100g

食物编码及食物名称：083114–羊肉（腰窝） | 烹饪方式：蒸

烹饪前

生重：292g

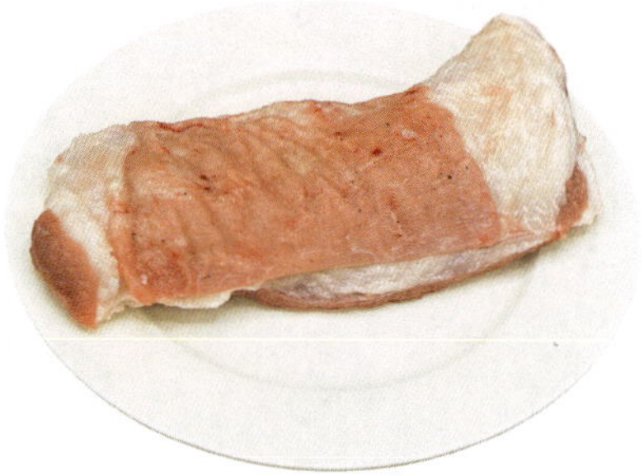

烹饪后

熟重：247g

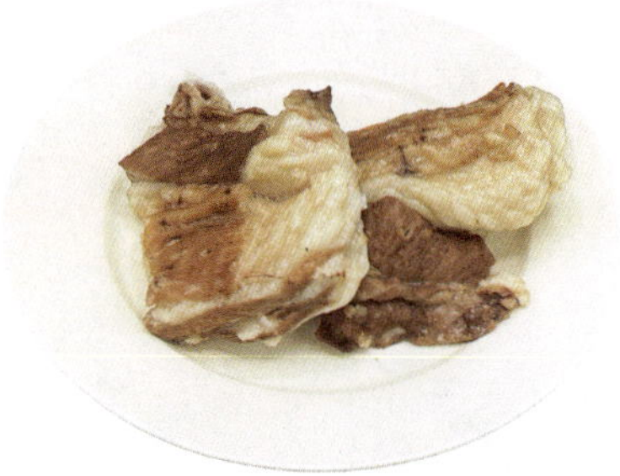

生熟比=118.2g/100g | 含油比=0g/100g | 含盐比=0g/100g

49. 083115–羊肉（前腿）

食物编码及食物名称：083115–羊肉（前腿） | 烹饪方式：炒

烹饪前

生重：104g

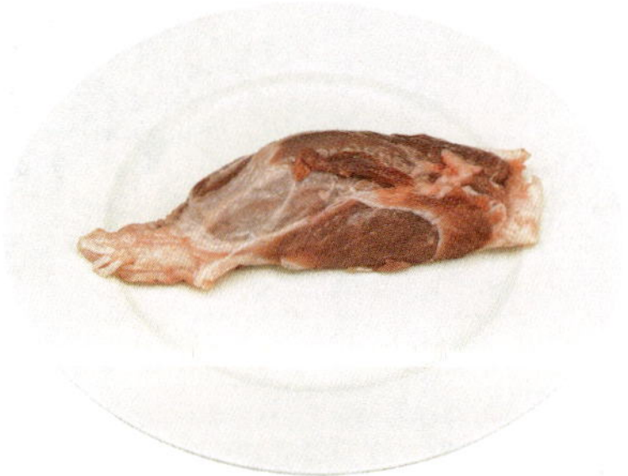

烹饪后

熟重：102g

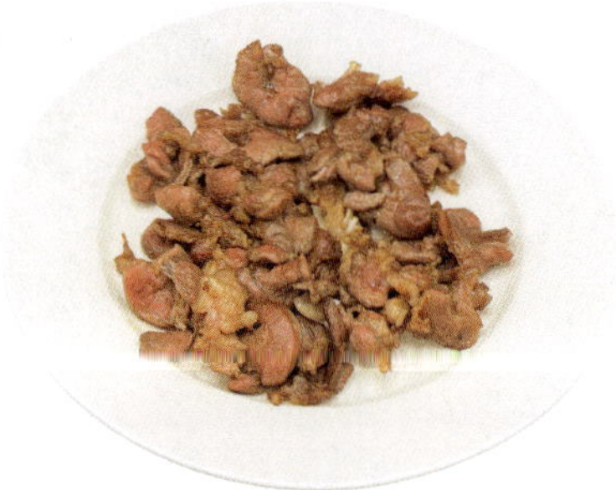

生熟比=102.0g/100g | 含油比=14.7g/100g | 含盐比=0g/100g

食物编码及食物名称：083115–羊肉（前腿） **烹饪方式：炖**

烹饪前

生重：157g

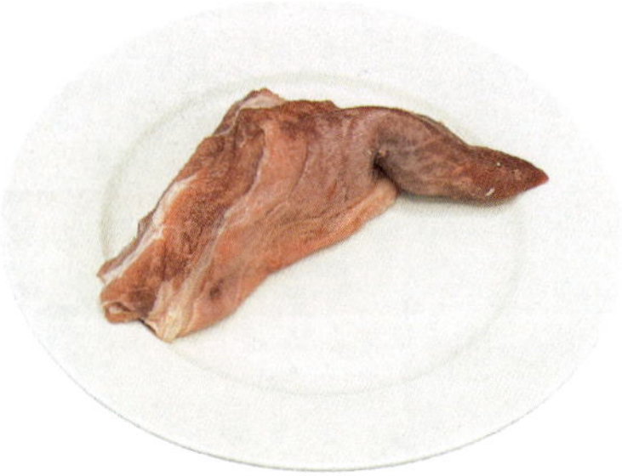

烹饪后

熟重：121g

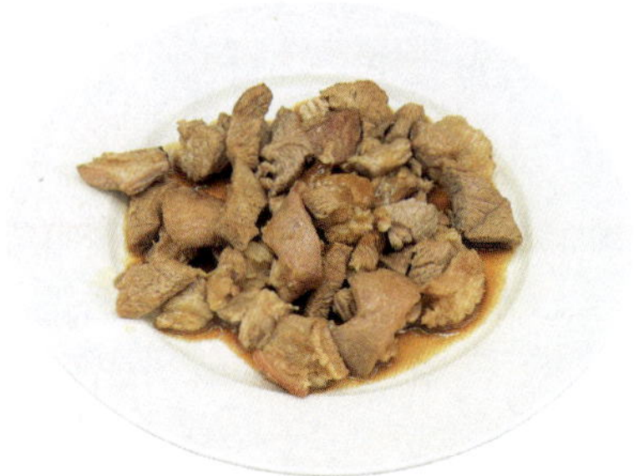

生熟比=129.8g/100g | 含油比=5.5g/100g | 含盐比=0.7g/100g

食物编码及食物名称：083115–羊肉（前腿） **烹饪方式：煮**

烹饪前

生重：145g

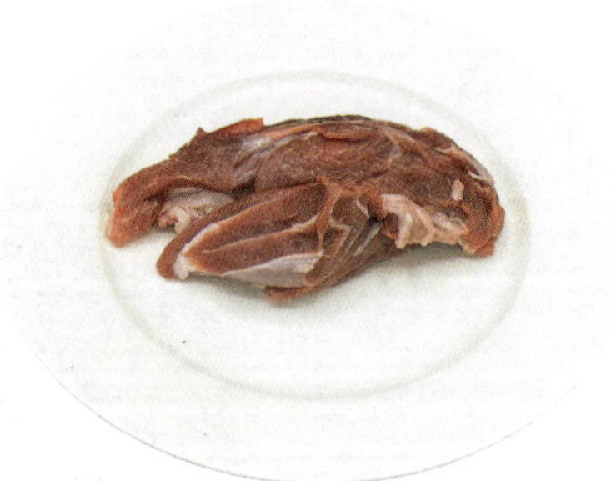

烹饪后

熟重：132g

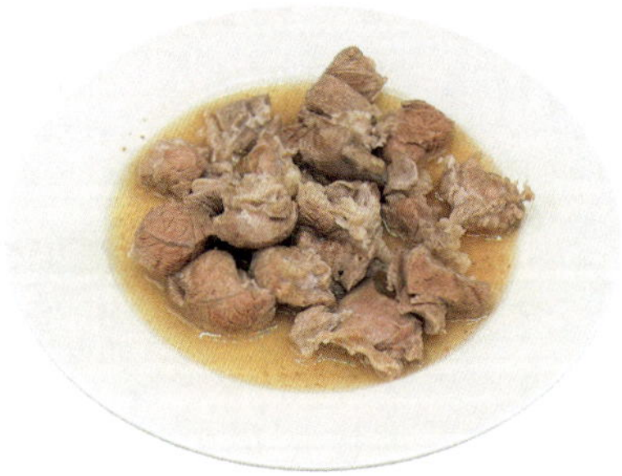

生熟比=109.8g/100g | 含油比=0g/100g | 含盐比=0.6g/100g

食物编码及食物名称：083115-羊肉（前腿） **烹饪方式：烤**

烹饪前

生重：158g

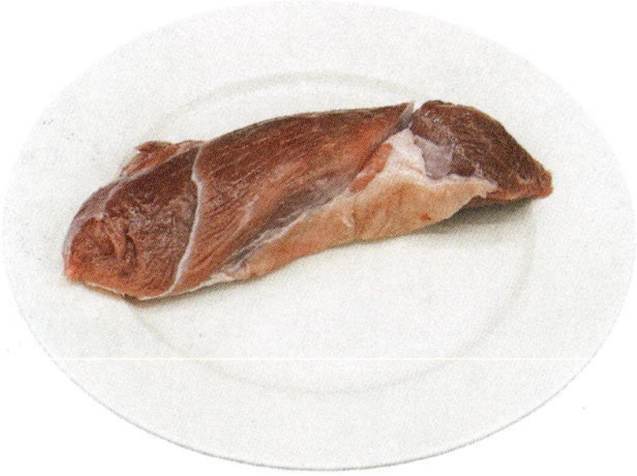

烹饪后

熟重：124g

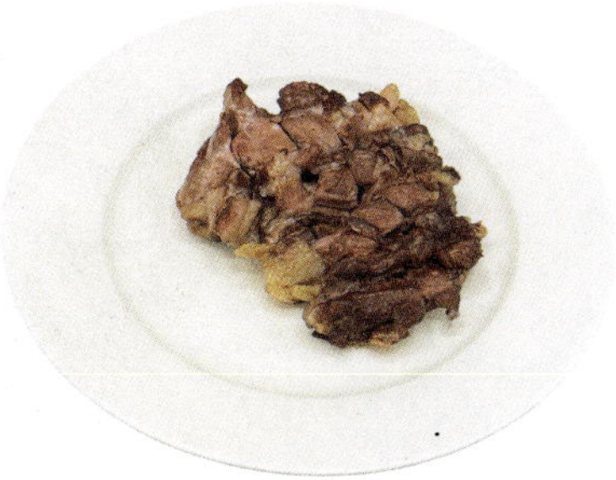

生熟比=127.4g/100g | 含油比=0g/100g | 含盐比=0.8g/100g

食物编码及食物名称：083115-羊肉（前腿） **烹饪方式：蒸**

烹饪前

生重：124g

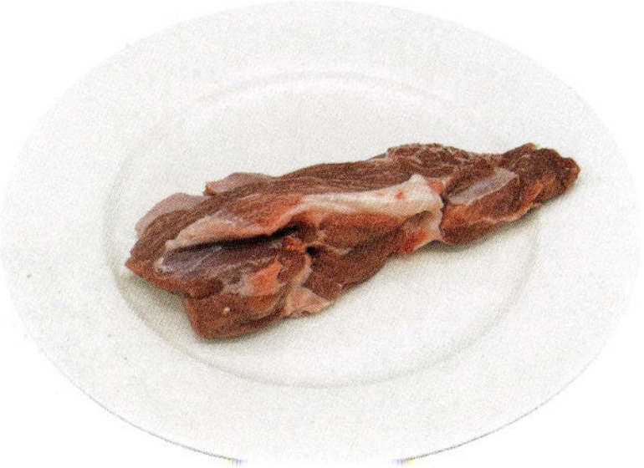

烹饪后

熟重：78g

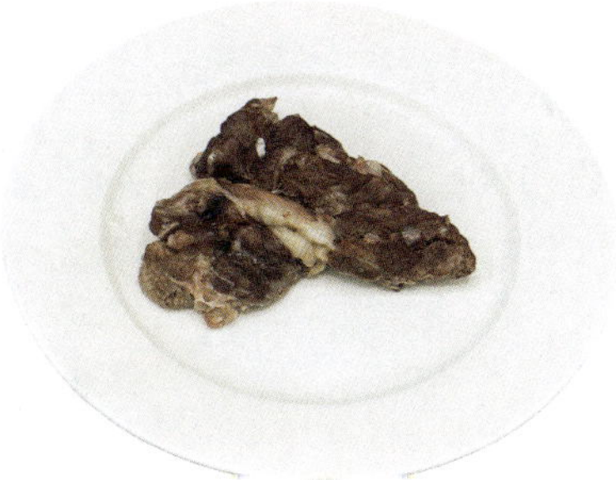

生熟比=159.0g/100g | 含油比=0g/100g | 含盐比=0g/100g

食物编码及食物名称：083115–羊肉（前腿） | **烹饪方式：炸**

烹饪前

生重：196g

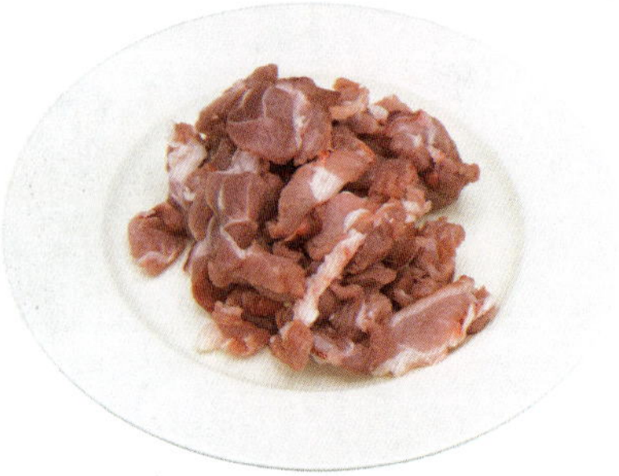

烹饪后

熟重：116g

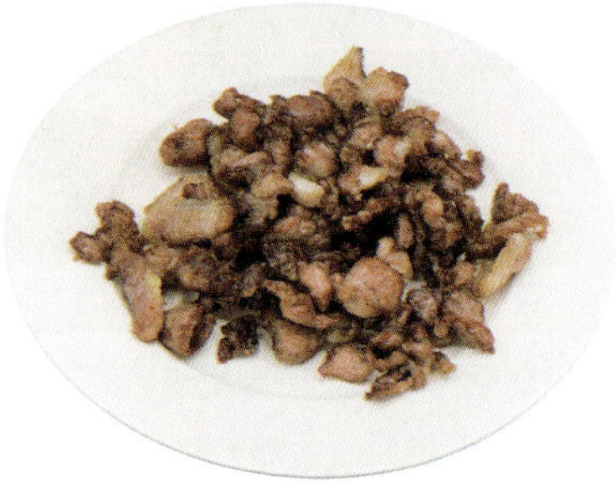

生熟比=169.0g/100g | 含油比=−17.2g/100g | 含盐比=0g/100g

50. 083116–羊肉（后腿）

食物编码及食物名称：083116–羊肉（后腿） | **烹饪方式：炒**

烹饪前

生重：106g

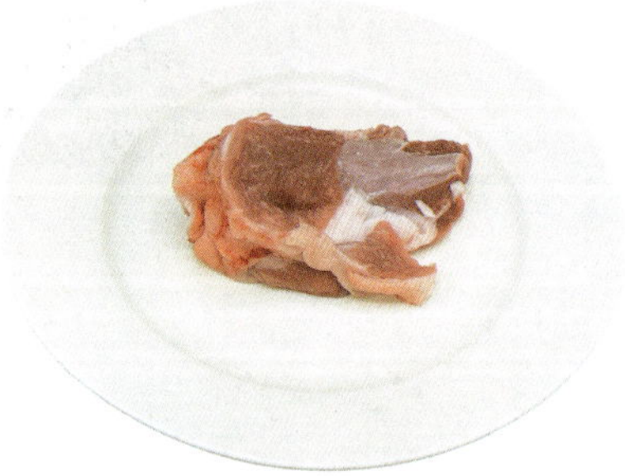

烹饪后

熟重：92g

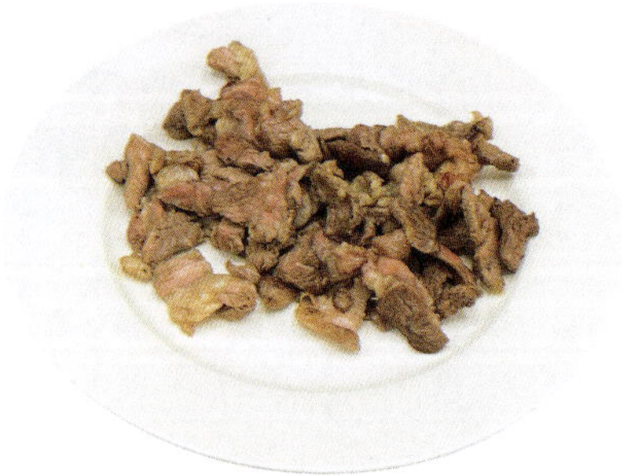

生熟比=115.2g/100g | 含油比=12.0g/100g | 含盐比=1.1g/100g

食物编码及食物名称：083116–羊肉（后腿） **烹饪方式：炖**

烹饪前

生重：102g

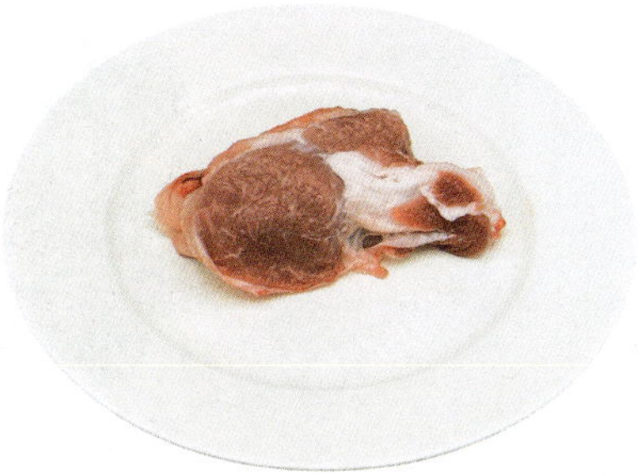

烹饪后

熟重：74g

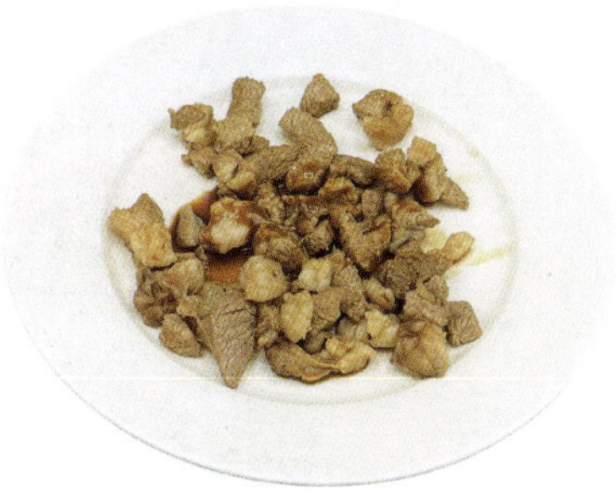

生熟比=137.8g/100g | 含油比=11.9g/100g | 含盐比=0g/100g

食物编码及食物名称：083116–羊肉（后腿） **烹饪方式：煮**

烹饪前

生重：153g

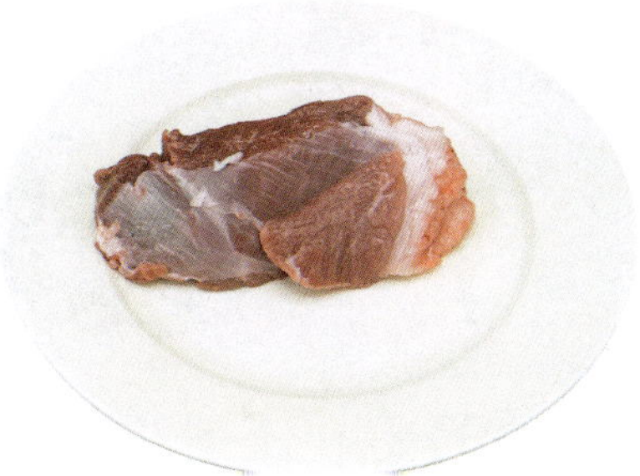

烹饪后

熟重：123g

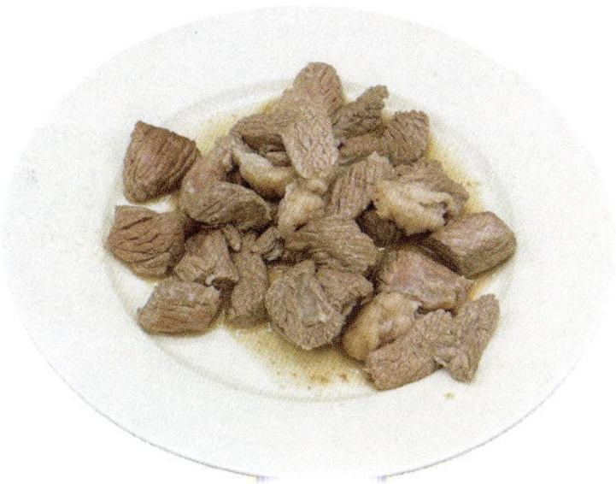

生熟比=124.4g/100g | 含油比=0g/100g | 含盐比=0.7g/100g

食物编码及食物名称：083116–羊肉（后腿） **烹饪方式：烤**

烹饪前

生重：175g

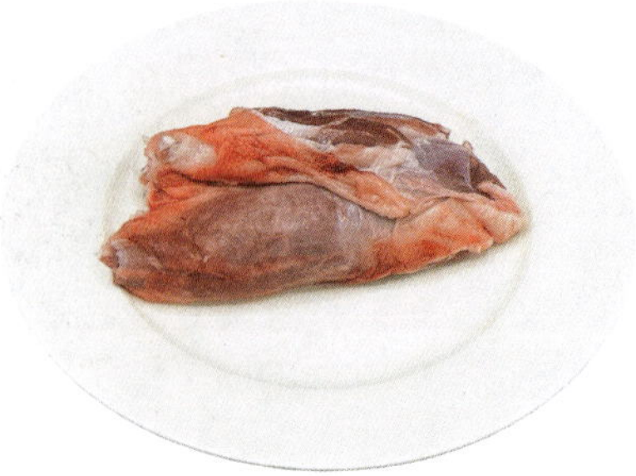

烹饪后

熟重：94g

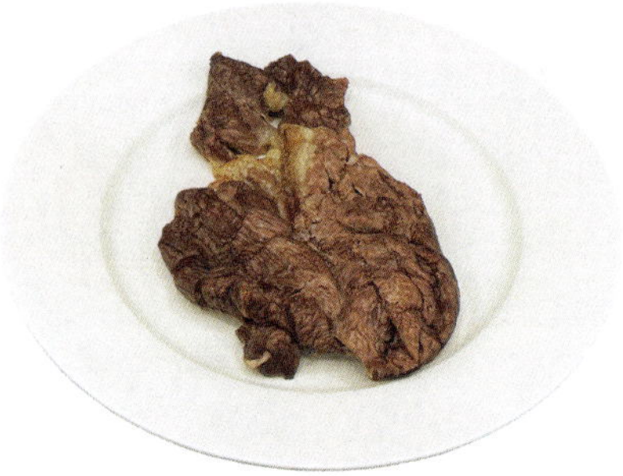

生熟比=186.2g/100g | 含油比=0g/100g | 含盐比=1.1g/100g

食物编码及食物名称：083116–羊肉（后腿） **烹饪方式：蒸**

烹饪前

生重：168g

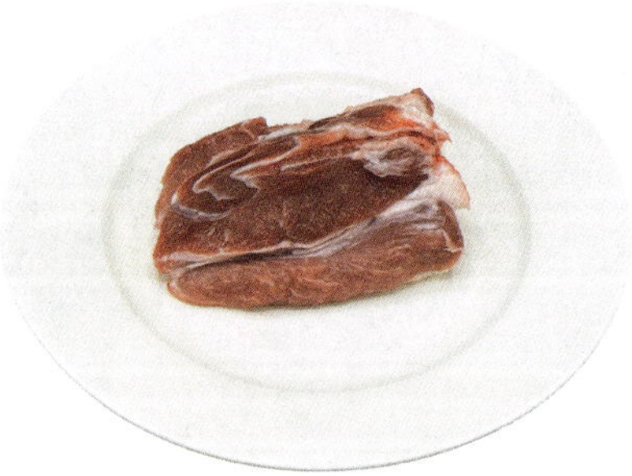

烹饪后

熟重：101g

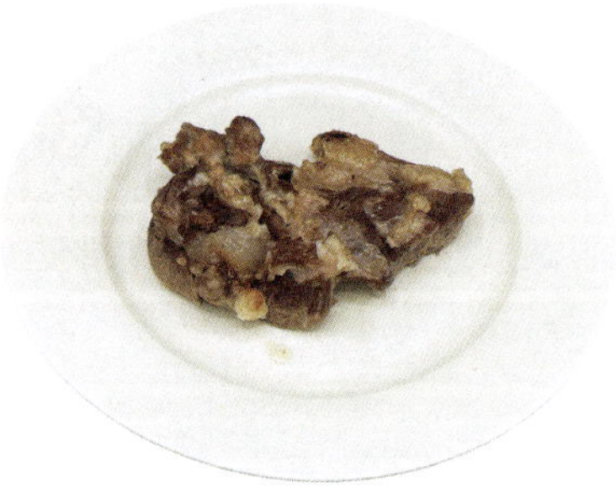

生熟比=166.3g/100g | 含油比=0g/100g | 含盐比=1.0g/100g

食食物编码及食物名称：083116–羊肉（后腿） 烹饪方式：炸

烹饪前

生重：160g

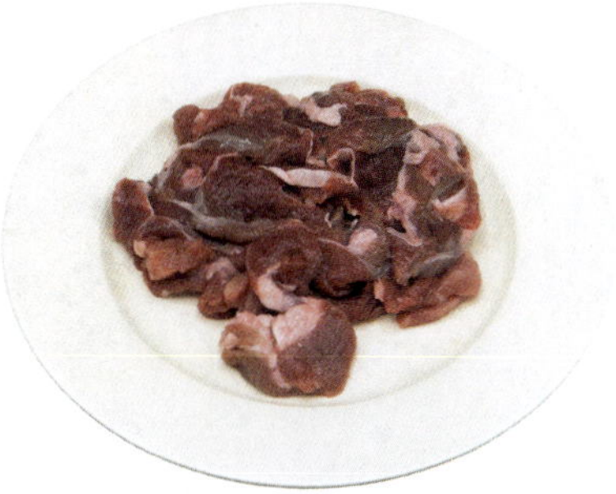

烹饪后

熟重：95g

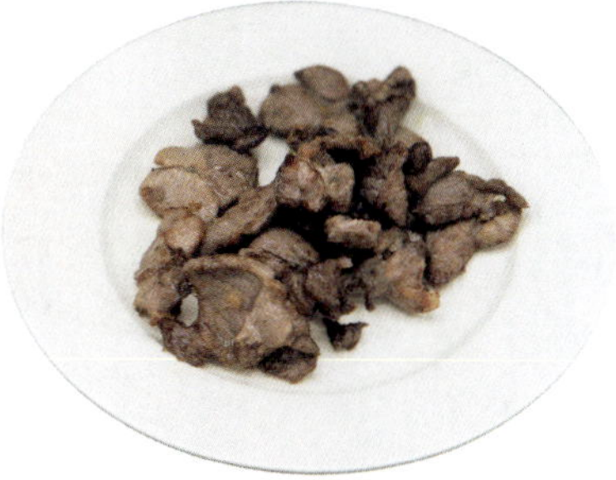

生熟比=168.4g/100g | 含油比=16.8g/100g | 含盐比=0.6g/100g

51. 083117–羊肉片

食物编码及食物名称：083117–羊肉片 烹饪方式：炒

烹饪前

生重：153g

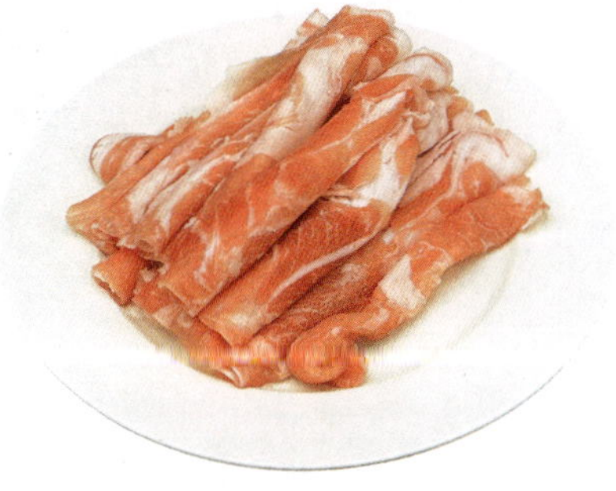

烹饪后

熟重：112g

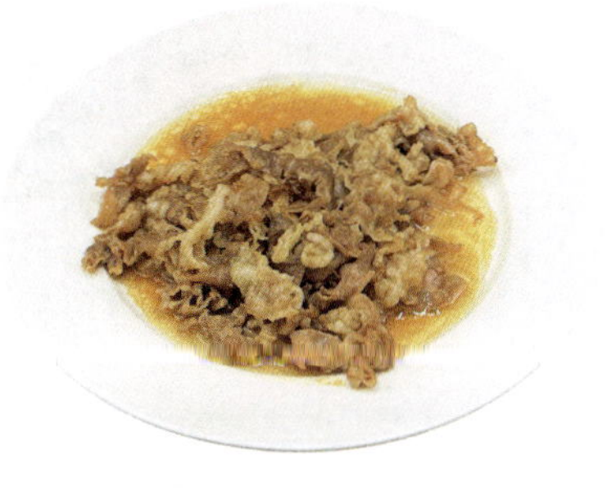

生熟比=136.6g/100g | 含油比=18.6g/100g | 含盐比=1.6g/100g

食物编码及食物名称：083117-羊肉片 | **烹饪方式：煮**

烹饪前

生重：148g

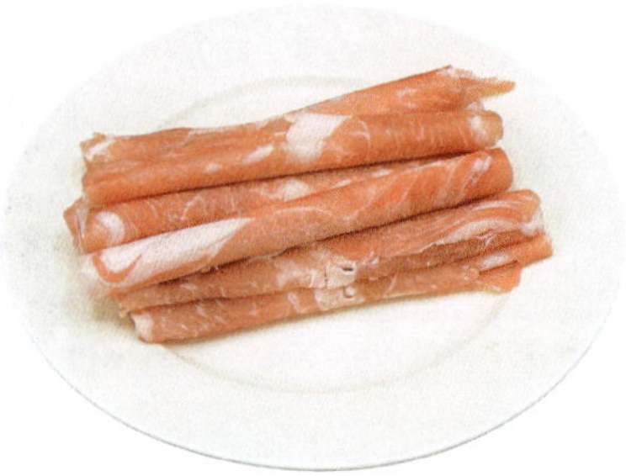

烹饪后

熟重：100g

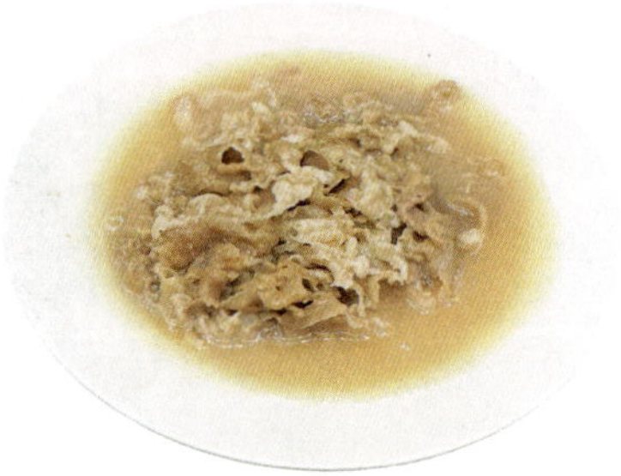

生熟比=148.0g/100g | 含油比=0g/100g | 含盐比=0g/100g

食物编码及食物名称：083117-羊肉片 | **烹饪方式：蒸**

烹饪前

生重：147g

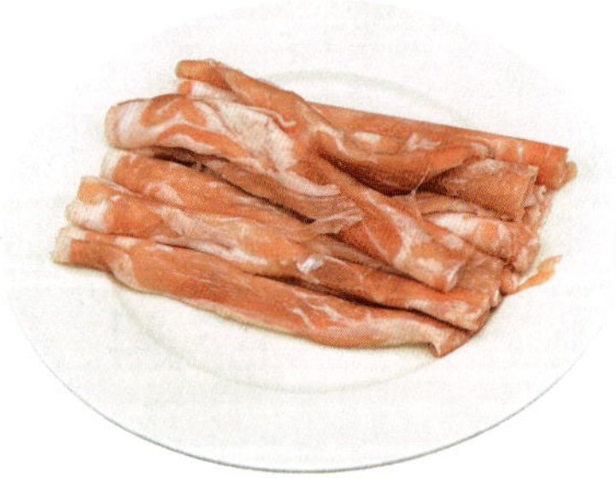

烹饪后

熟重：107g

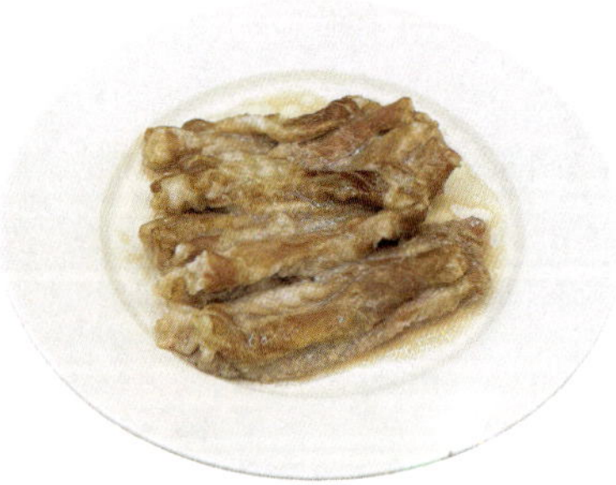

生熟比=137.4g/100g | 含油比=0g/100g | 含盐比=0g/100g

52. 083310-羊肉串（生）

食物编码及食物名称：083310-羊肉串（生）	烹饪方式：炒
烹饪前 生重：166g	烹饪后 熟重：140g

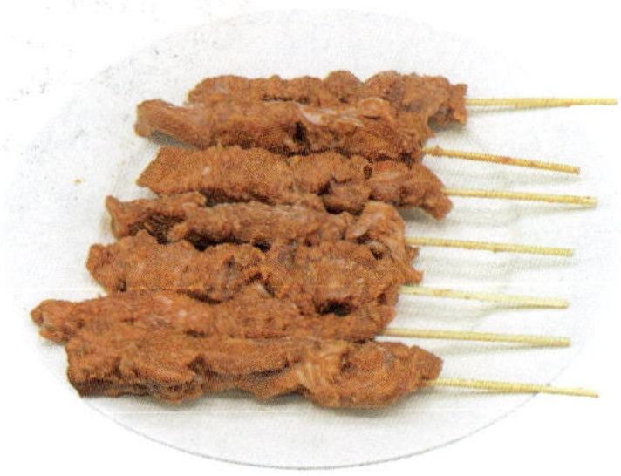

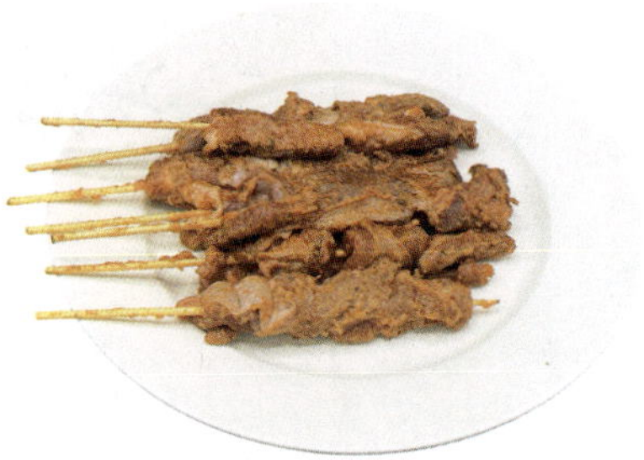

生熟比=118.6g/100g | 含油比=6.4g/100g | 含盐比=0g/100g

食物编码及食物名称：083310-羊肉串（生）	烹饪方式：烤
烹饪前 生重：159g	烹饪后 熟重：105g

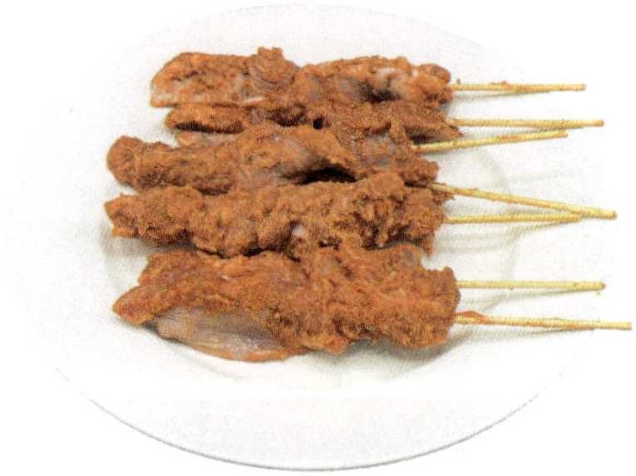

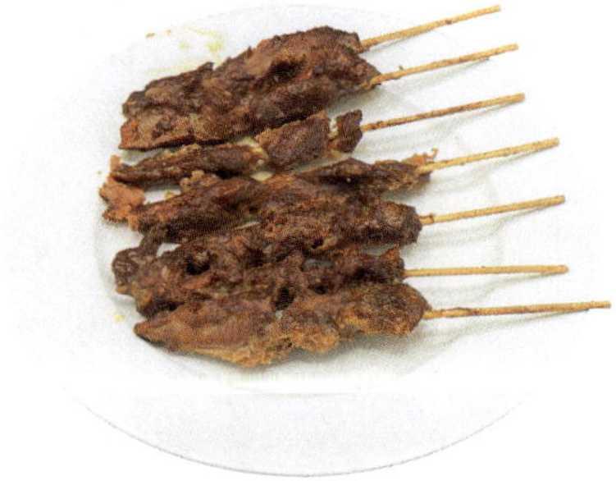

生熟比=151.4g/100g | 含油比=0g/100g | 含盐比=0g/100g

食物编码及食物名称：083310-羊肉串（生） | **烹饪方式：蒸**

烹饪前

生重：239g

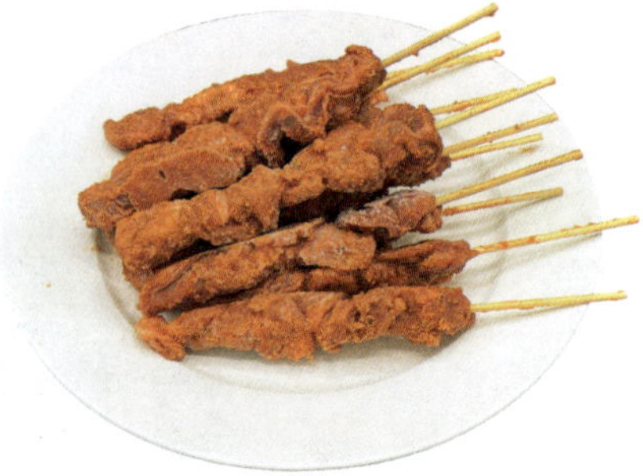

烹饪后

熟重：177g

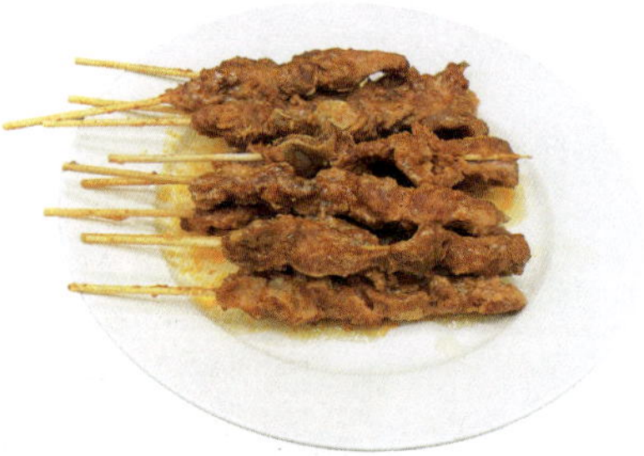

生熟比=135.0g/100g | 含油比=0g/100g | 含盐比=0g/100g

08

第八章

禽肉类及制品

1. 091101x–鸡

食物编码及食物名称：091101x–鸡 **烹饪方式：炒**

烹饪前

生重：154g

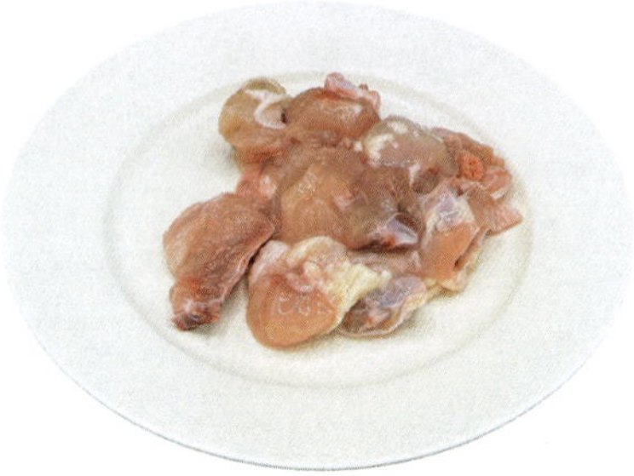

烹饪后

熟重：116g

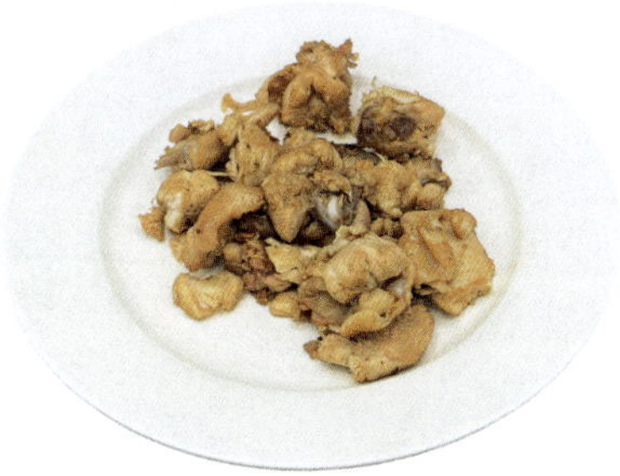

生熟比=132.8g/100g | 含油比=6.9g/100g | 含盐比=1.7g/100g

食物编码及食物名称：091101x–鸡 **烹饪方式：炖**

烹饪前

生重：169g

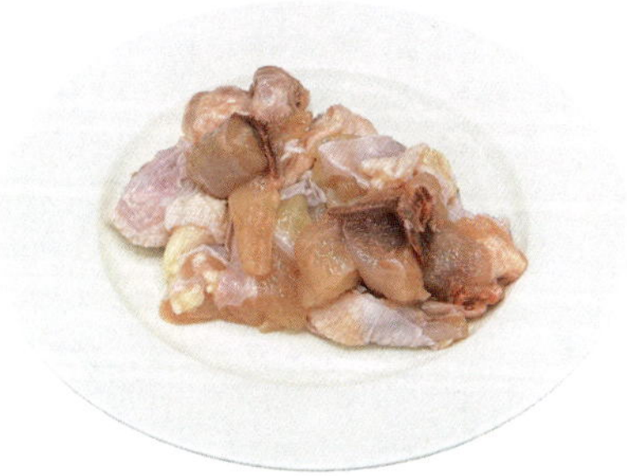

烹饪后

熟重：140g

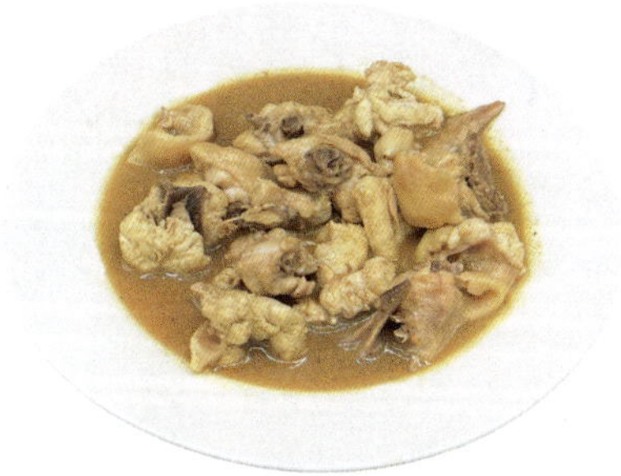

生熟比=120.7g/100g | 含油比=7.0g/100g | 含盐比=0g/100g

食物编码及食物名称：091101x–鸡　　**烹饪方式：煮**

烹饪前

生重：167g

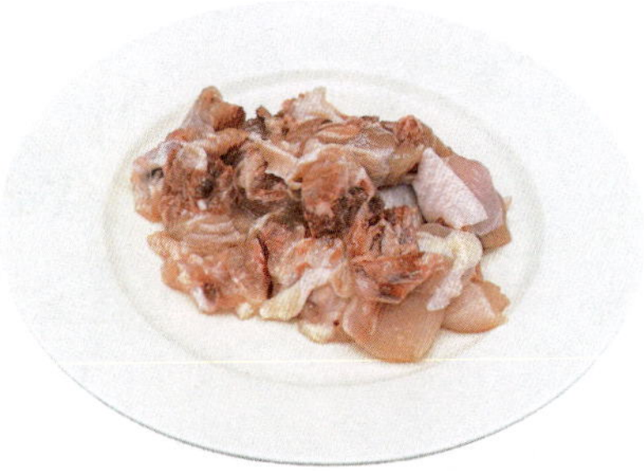

烹饪后

熟重：118g

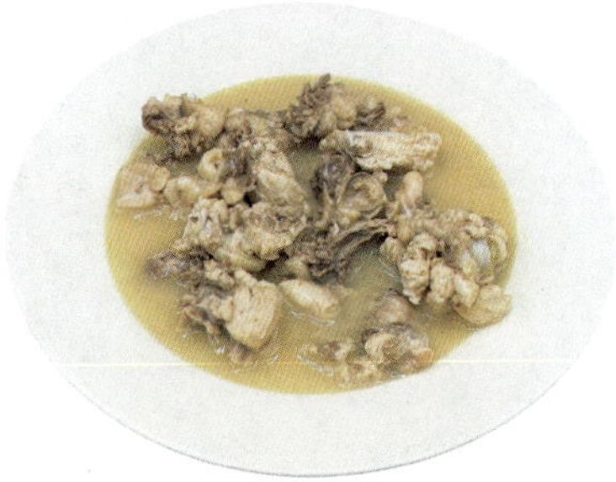

生熟比=141.5g/100g ｜ 含油比=0g/100g ｜ 含盐比=1.7g/100g

食物编码及食物名称：091101x–鸡　　**烹饪方式：烤**

烹饪前

生重：290g

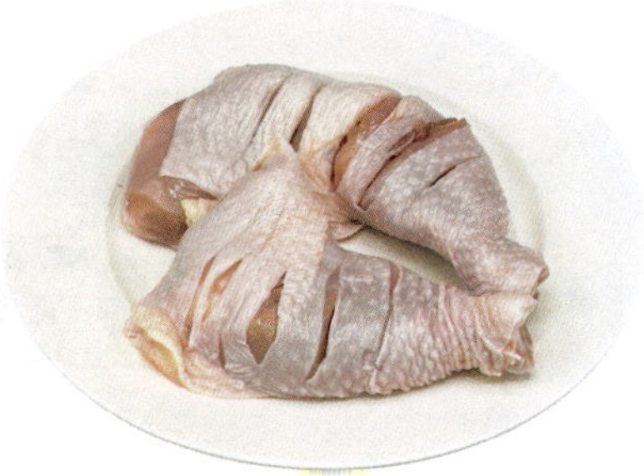

烹饪后

熟重：245g

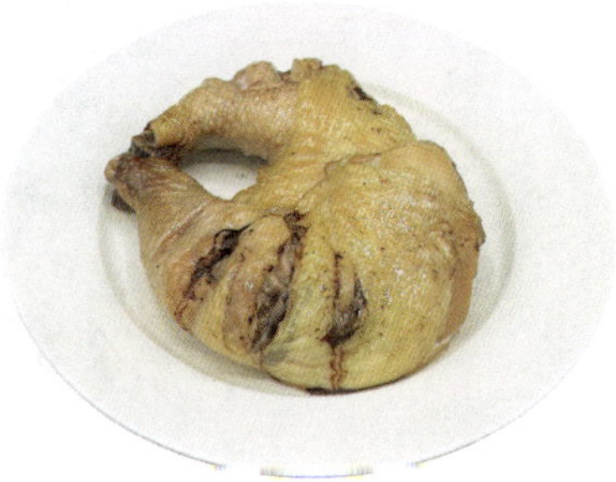

生熟比=118.4g/100g ｜ 含油比=0.8g/100g ｜ 含盐比=0g/100g

食物编码及食物名称：091101x–鸡 **烹饪方式：蒸**

烹饪前

生重：211g

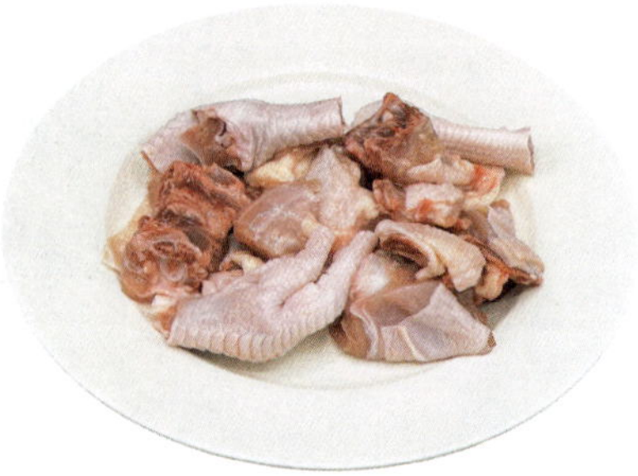

烹饪后

熟重：159g

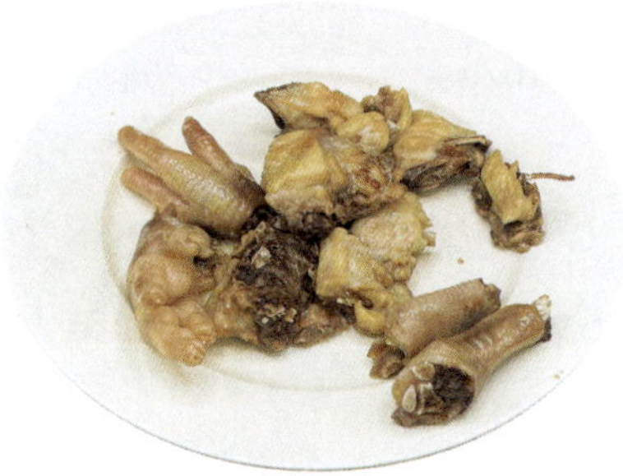

生熟比=132.7g/100g | 含油比=0g/100g | 含盐比=1.3g/100g

食物编码及食物名称：091101x–鸡 **烹饪方式：炸**

烹饪前

生重：211g

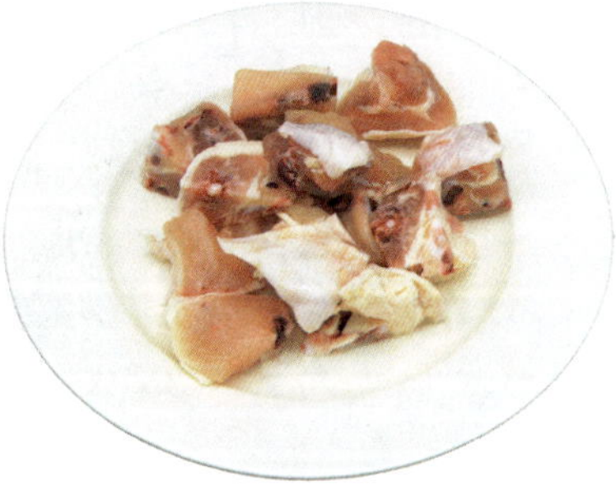

烹饪后

熟重：102g

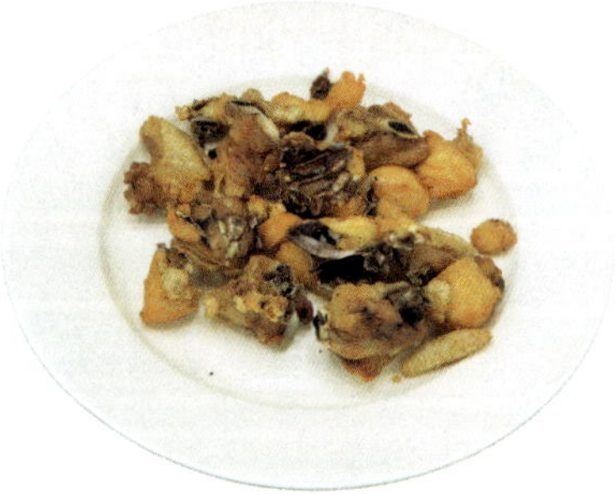

生熟比=206.9g/100g | 含油比=−4.9g/100g | 含盐比=0.5g/100g

2. 091102-鸡（土鸡、家养）

食物编码及食物名称：091102-鸡（土鸡、家养） **烹饪方式：炒**

烹饪前

生重：232g

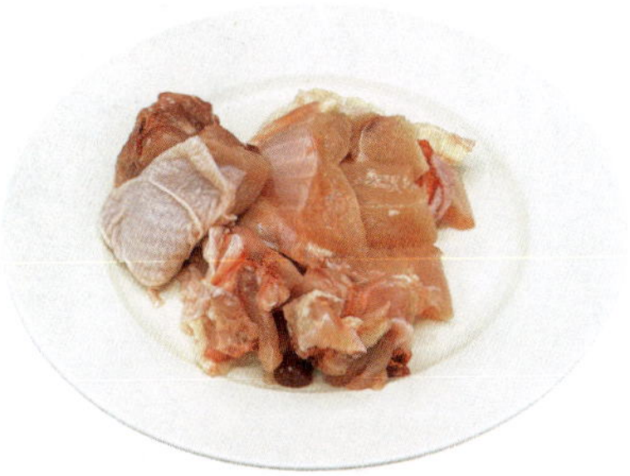

烹饪后

熟重：216g

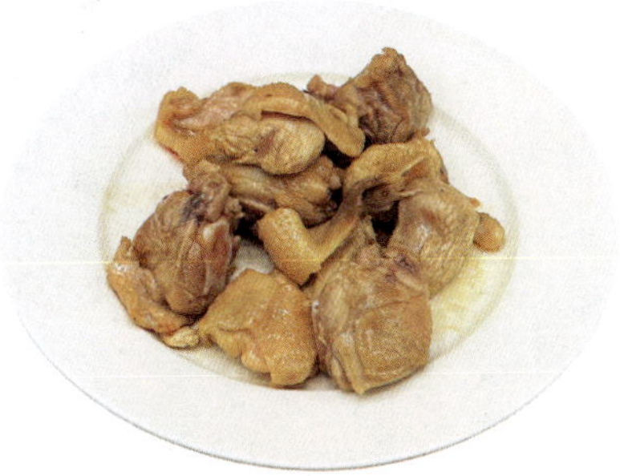

生熟比=107.4g/100g | 含油比=6.9g/100g | 含盐比=0.5g/100g

食物编码及食物名称：091102-鸡（土鸡、家养） **烹饪方式：炖**

烹饪前

生重：222g

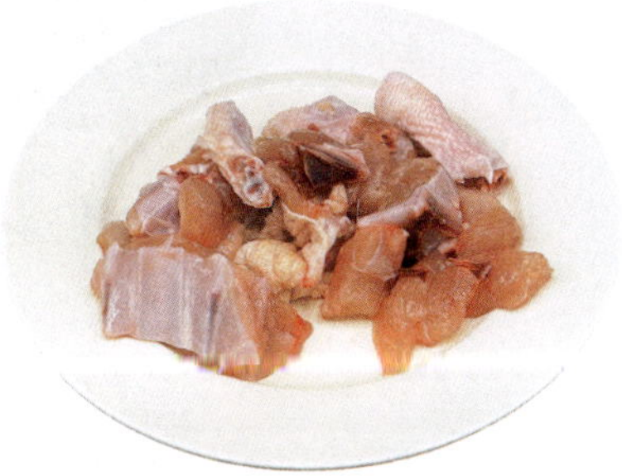

烹饪后

熟重：195g

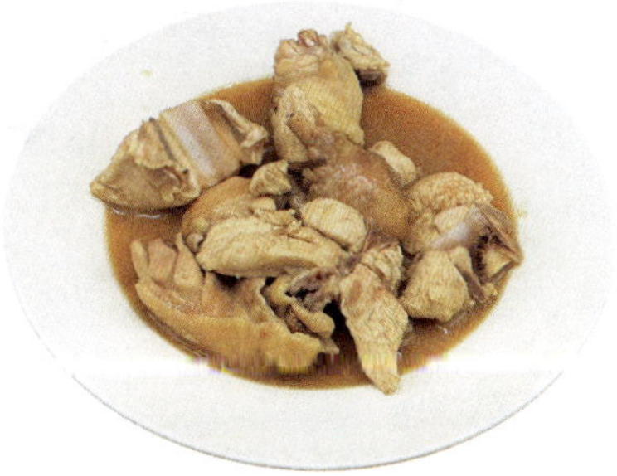

生熟比=113.8g/100g | 含油比=3.1g/100g | 含盐比=0.3g/100g

食物编码及食物名称：091102–鸡（土鸡、家养） **烹饪方式：煮**

烹饪前

生重：305g

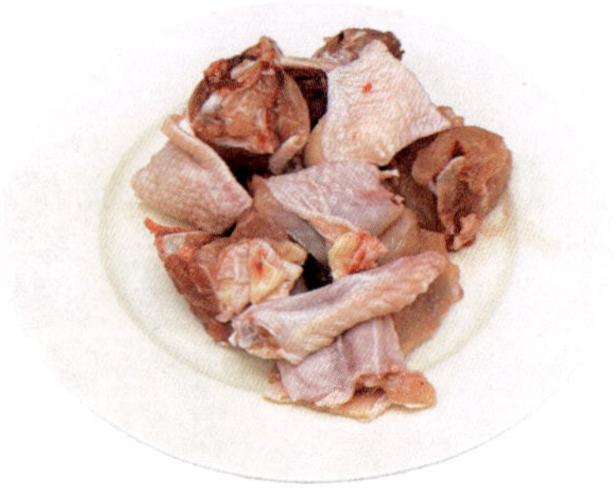

烹饪后

熟重：273g

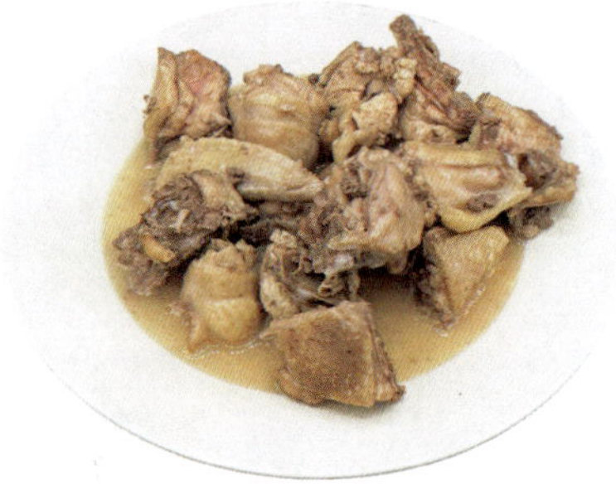

生熟比=111.7g/100g | 含油比=0g/100g | 含盐比=0g/100g

食物编码及食物名称：091102–鸡（土鸡、家养） **烹饪方式：烤**

烹饪前

生重：191g

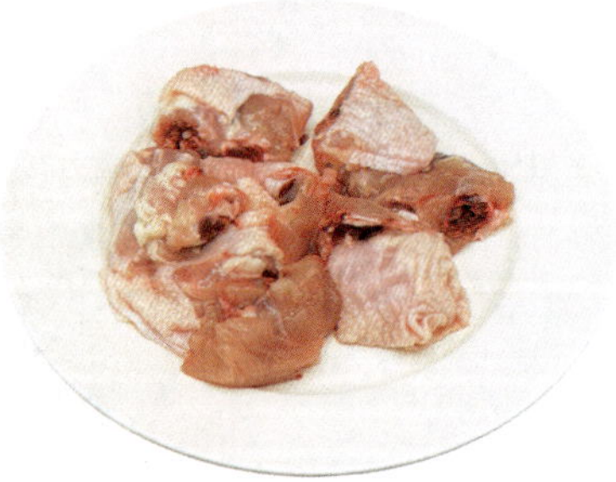

烹饪后

熟重：130g

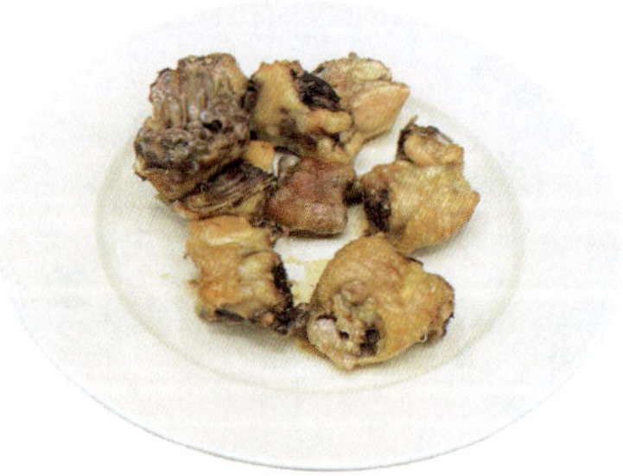

生熟比=146.9g/100g | 含油比=0g/100g | 含盐比=0.8g/100g

食物编码及食物名称：091102–鸡（土鸡、家养） | **烹饪方式：蒸**

烹饪前

生重：193g

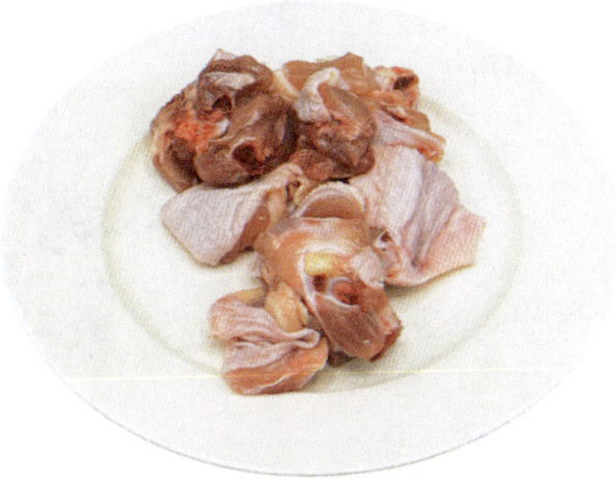

烹饪后

熟重：147g

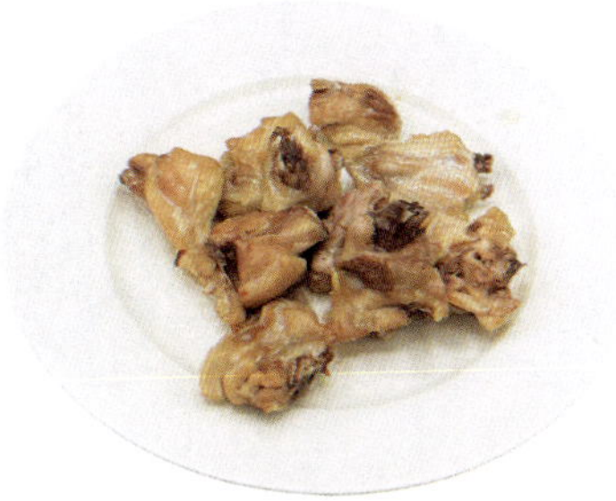

生熟比=131.3g/100g | 含油比=0g/100g | 含盐比=0.7g/100g

3. 091104–肉鸡（肥）

食物编码及食物名称：091104–肉鸡（肥） | **烹饪方式：炒**

烹饪前

生重：233g

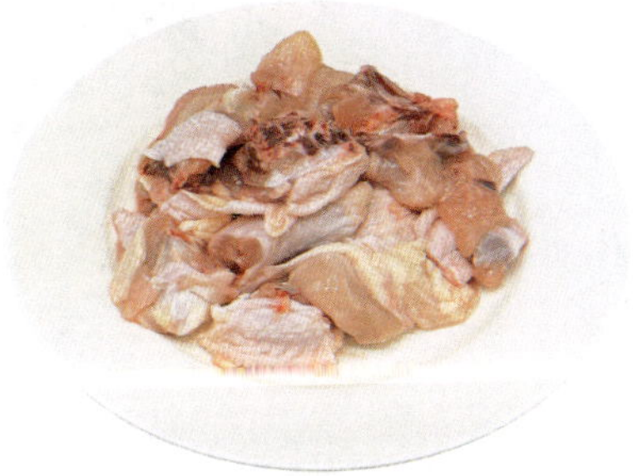

烹饪后

熟重：189g

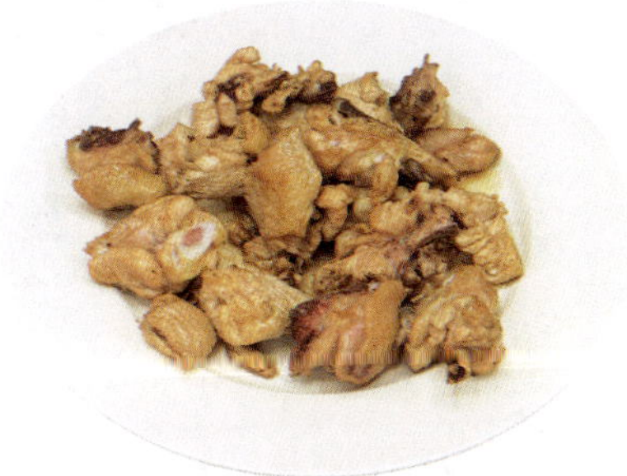

生熟比=123.3g/100g | 含油比=18.6g/100g | 含盐比=0.5g/100g

食物编码及食物名称：091104–肉鸡（肥）　烹饪方式：炖

烹饪前

生重：182g

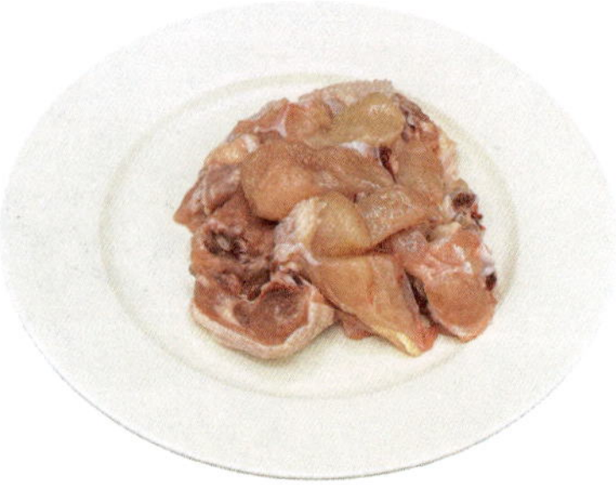

烹饪后

熟重：148g

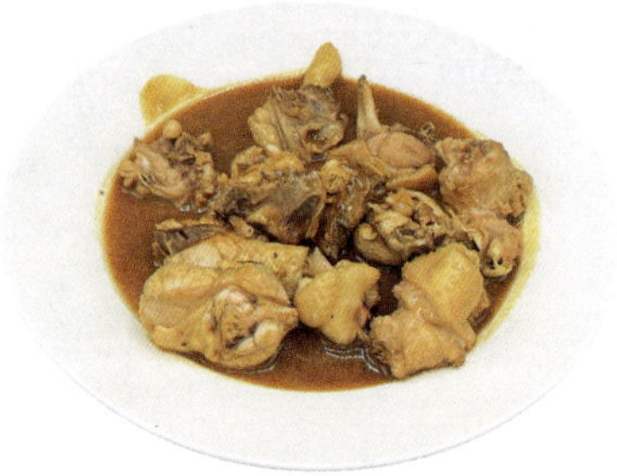

生熟比=123.0g/100g | 含油比=9.6g/100g | 含盐比=0.5g/100g

食物编码及食物名称：091104–肉鸡（肥）　烹饪方式：煮

烹饪前

生重：206g

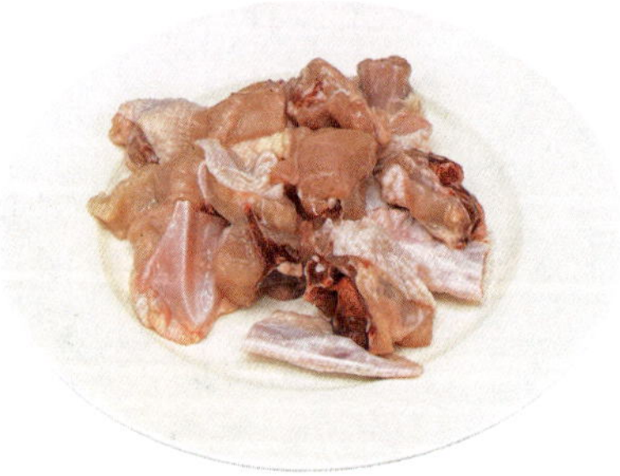

烹饪后

熟重：179g

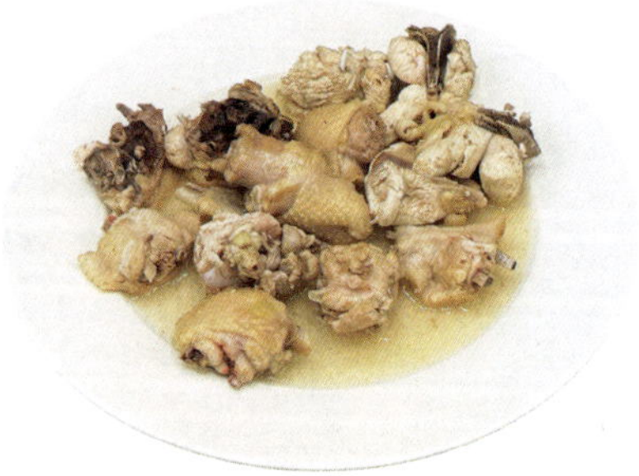

生熟比=115.1g/100g | 含油比=0g/100g | 含盐比=0.4g/100g

食物编码及食物名称：091104–肉鸡（肥） 烹饪方式：烤

烹饪前

生重：214g

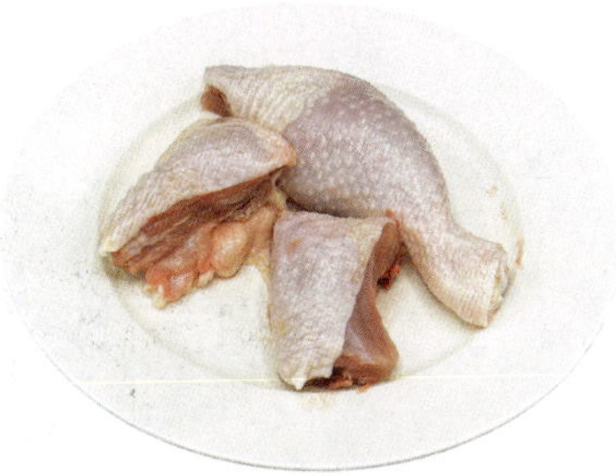

烹饪后

熟重：167g

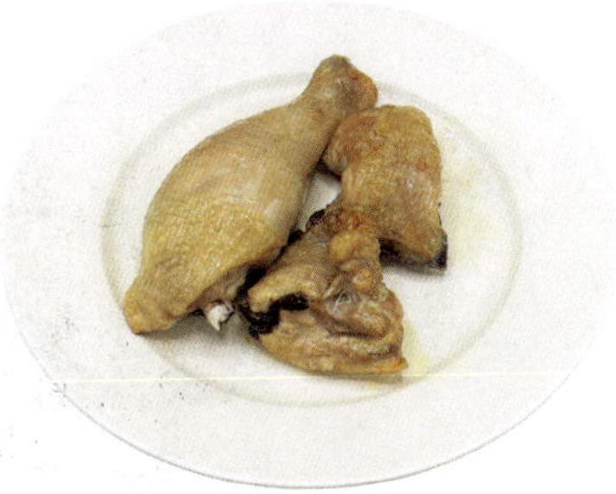

生熟比=128.1g/100g | 含油比=1.8g/100g | 含盐比=0.6g/100g

食物编码及食物名称：091104–肉鸡（肥） 烹饪方式：蒸

烹饪前

生重：216g

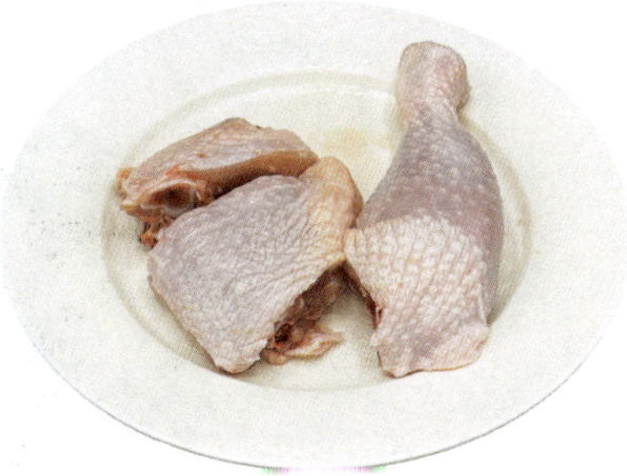

烹饪后

熟重：171g

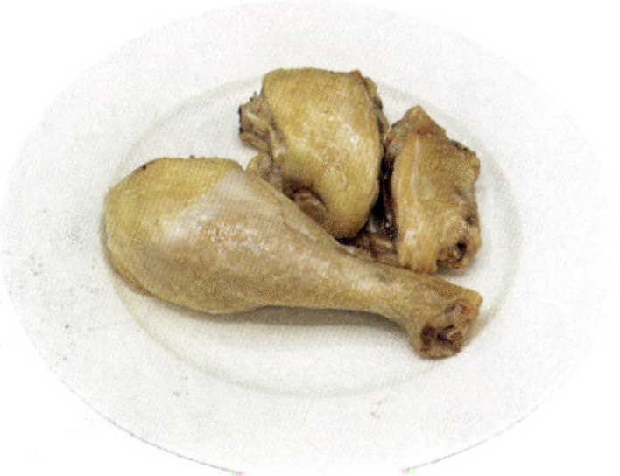

生熟比=126.3g/100g | 含油比=0g/100g | 含盐比=0.6g/100g

4. 091107–鸡（乌骨鸡）

食物编码及食物名称：091107–鸡（乌骨鸡） **烹饪方式：炒**

烹饪前

生重：282g

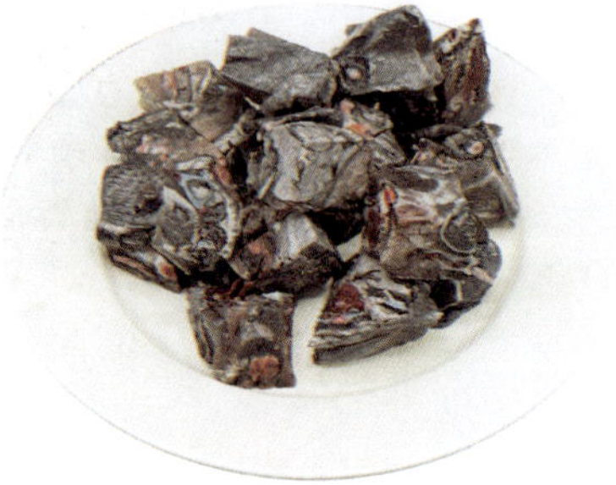

烹饪后

熟重：261g

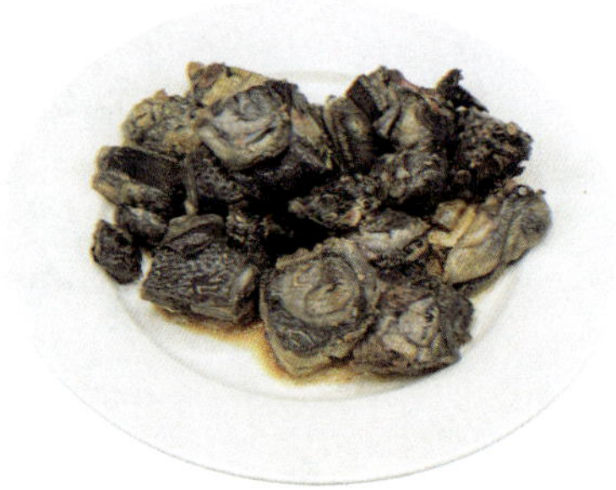

生熟比=108.0g/100g | 含油比=8.4g/100g | 含盐比=0.4g/100g

食物编码及食物名称：091107–鸡（乌骨鸡） **烹饪方式：炖**

烹饪前

生重：292g

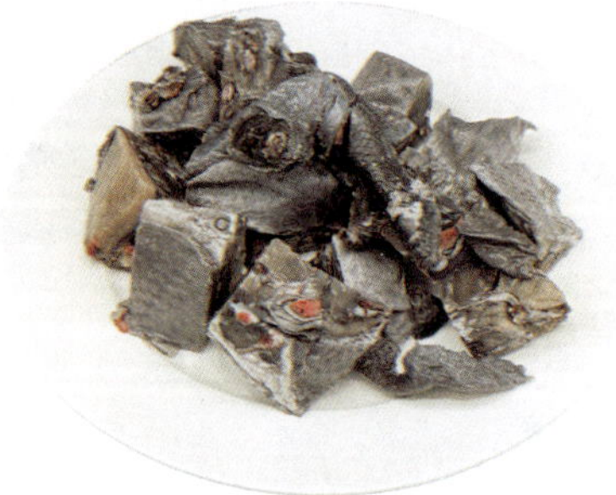

烹饪后

熟重：241g

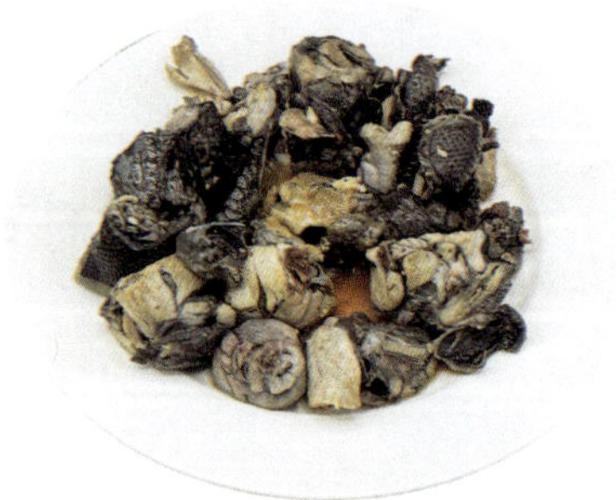

生熟比=121.2g/100g | 含油比=4.7g/100g | 含盐比=0g/100g

食物编码及食物名称：091107–鸡（乌骨鸡） 烹饪方式：煮

烹饪前

生重：292g

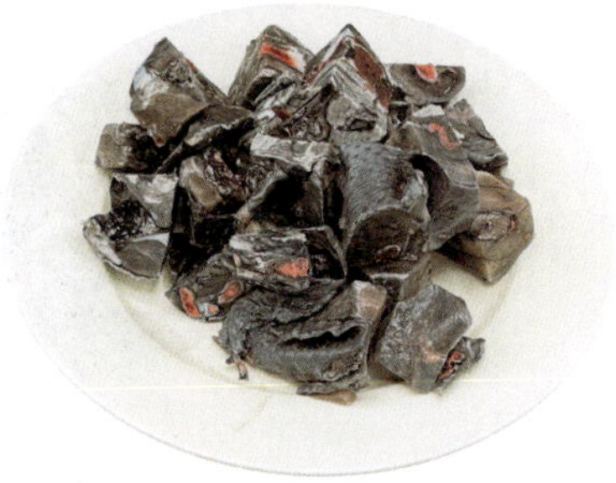

烹饪后

熟重：235g

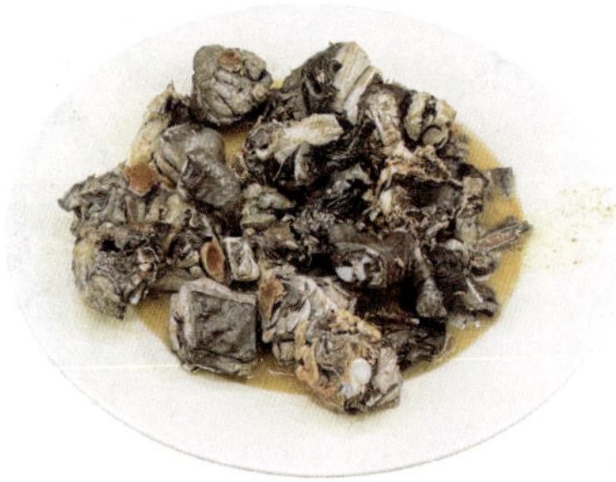

生熟比=124.3g/100g | 含油比=0g/100g | 含盐比=0.5g/100g

食物编码及食物名称：091107–鸡（乌骨鸡） 烹饪方式：烤

烹饪前

生重：314g

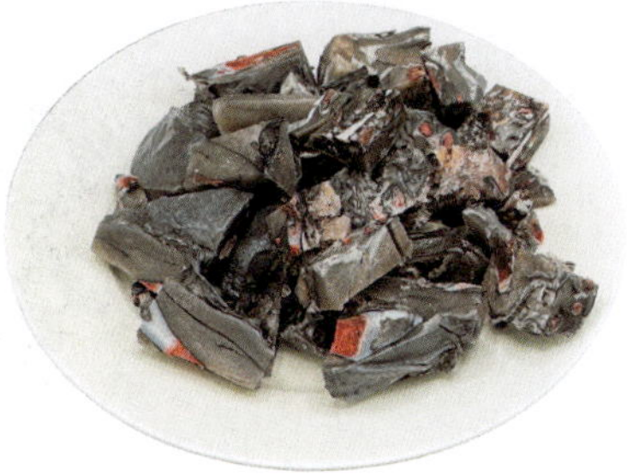

烹饪后

熟重：233g

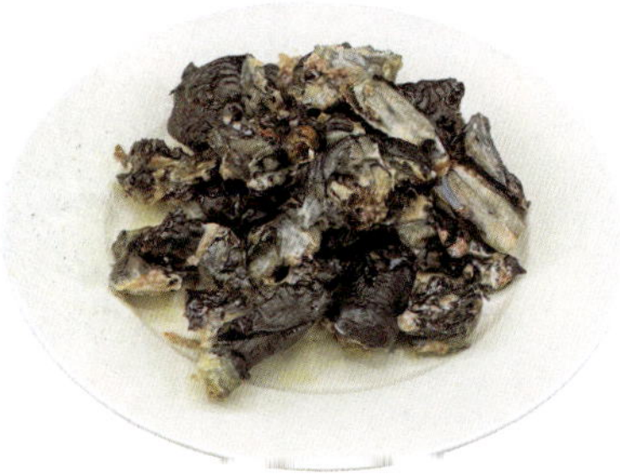

生熟比=134.8g/100g | 含油比=0g/100g | 含盐比=0.9g/100g

食物编码及食物名称：091107–鸡（乌骨鸡） **烹饪方式：蒸**

烹饪前

生重：328g

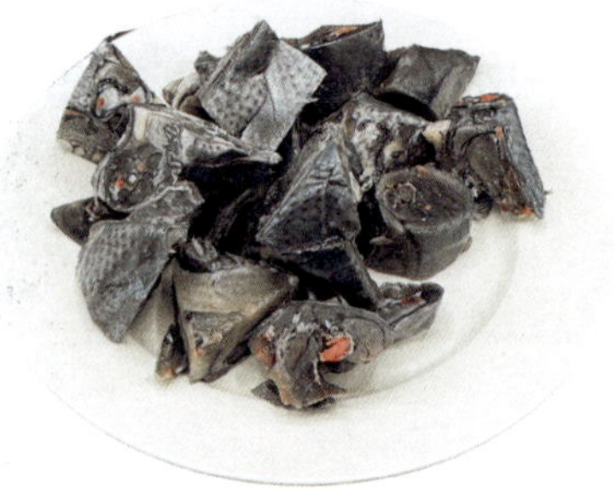

烹饪后

熟重：247g

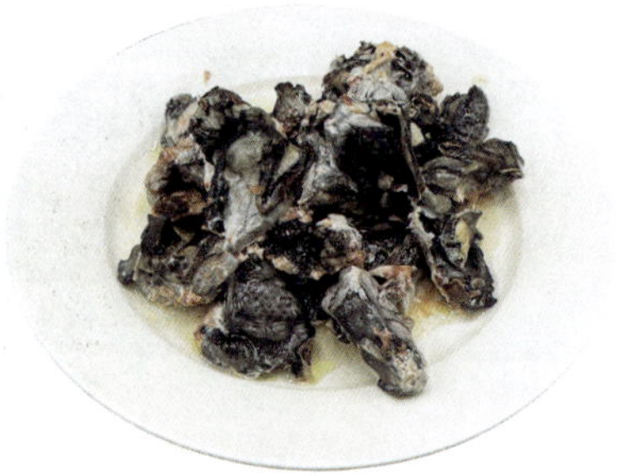

生熟比=132.8g/100g | 含油比=0g/100g | 含盐比=0g/100g

食物编码及食物名称：091107–乌骨鸡 **烹饪方式：炸**

烹饪前

生重：222g

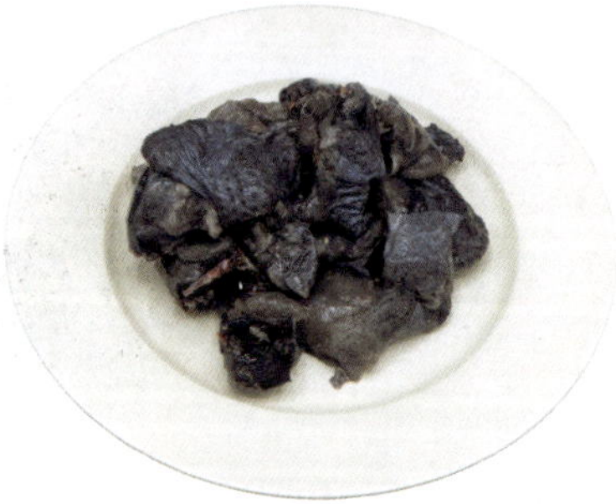

烹饪后

熟重：143g

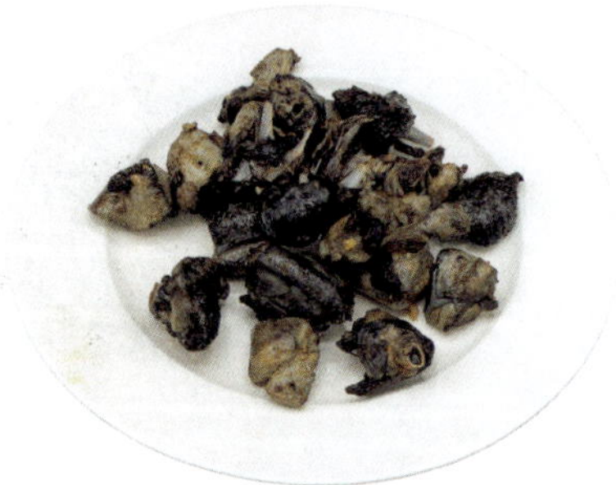

生熟比=155.2g/100g | 含油比=–4.2g/100g | 含盐比=0.9g/100g

5. 091111–鸡爪

食物编码及食物名称：091111–鸡爪　　**烹饪方式：炒**

烹饪前

生重：167g

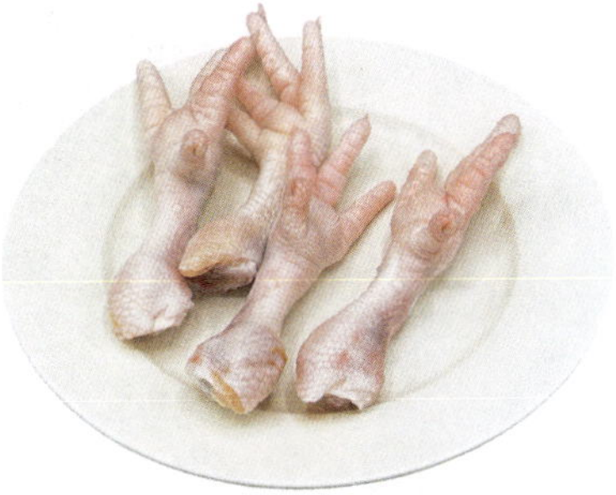

烹饪后

熟重：159g

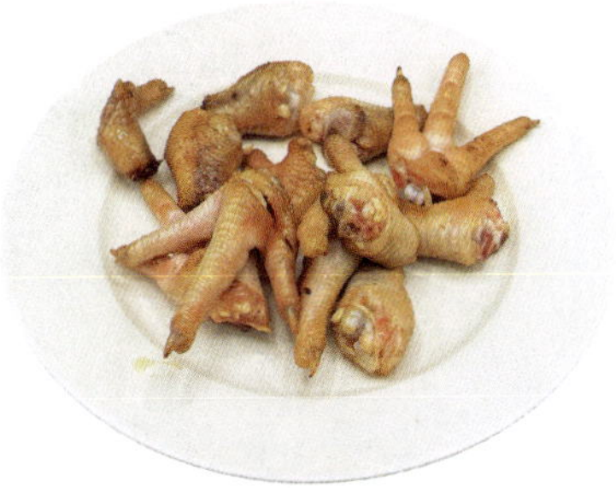

生熟比=105.0g/100g | 含油比=11.3g/100g | 含盐比=0.6g/100g

食物编码及食物名称：091111–鸡爪　　**烹饪方式：炖**

烹饪前

生重：221g

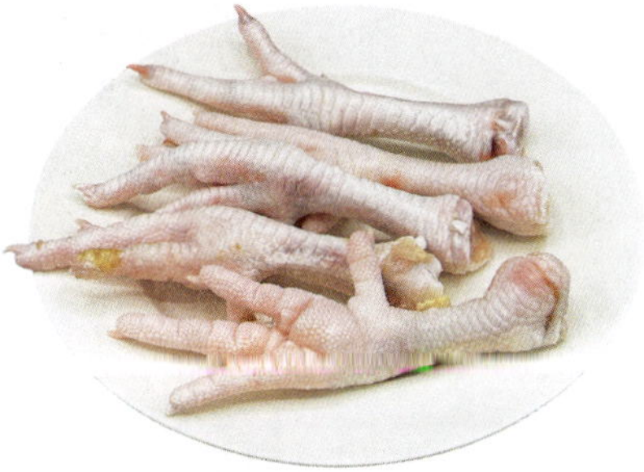

烹饪后

熟重：203g

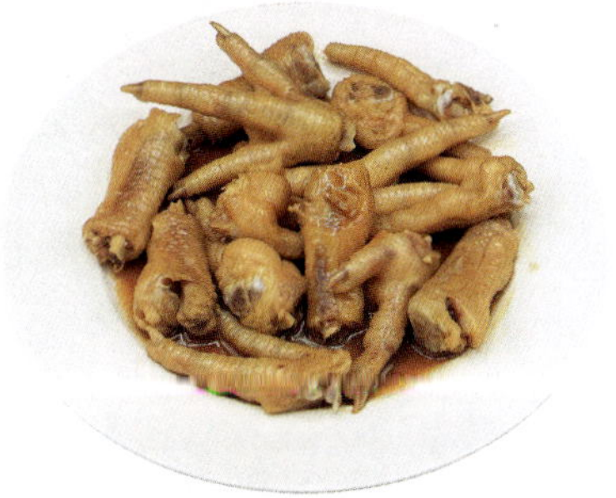

生熟比=108.9g/100g | 含油比=8.8g/100g | 含盐比=0g/100g

食物编码及食物名称：091111-鸡爪 | **烹饪方式：煮**

烹饪前

生重：177g

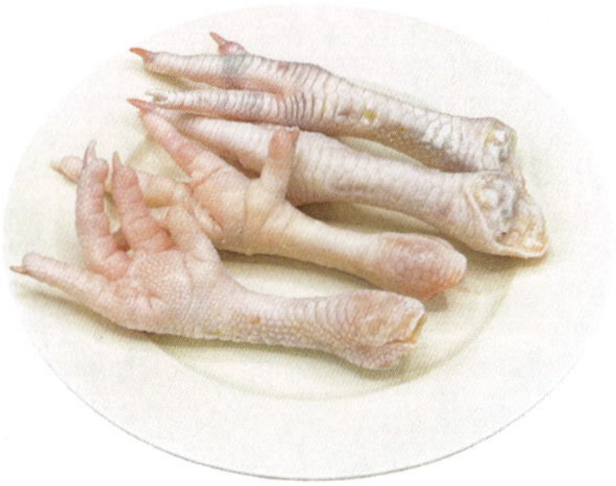

烹饪后

熟重：168g

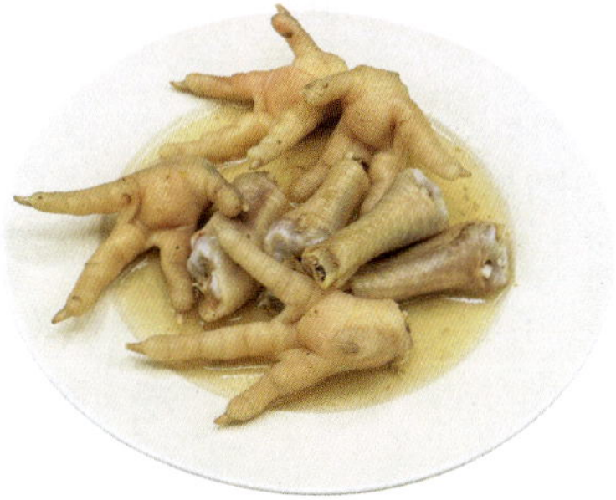

生熟比=105.4g/100g | 含油比=0g/100g | 含盐比=1.4g/100g

食物编码及食物名称：091111-鸡爪 | **烹饪方式：烤**

烹饪前

生重：169g

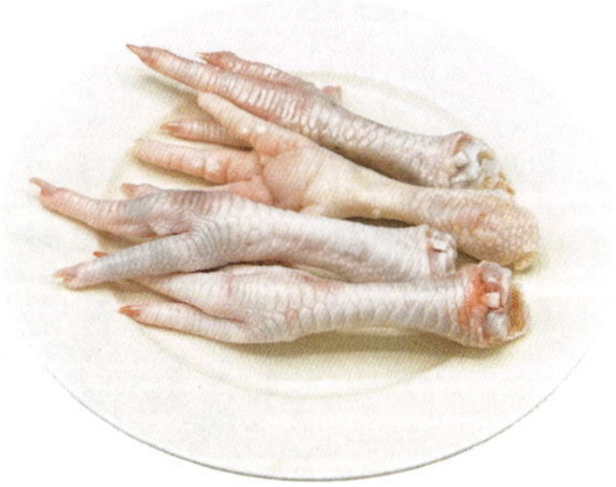

烹饪后

熟重：136g

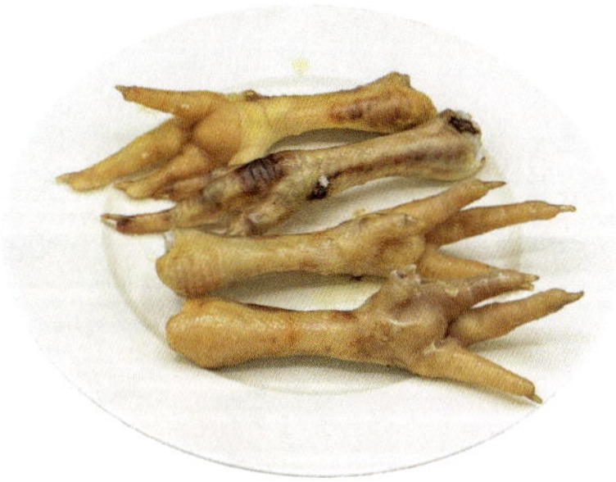

生熟比=124.3g/100g | 含油比=0g/100g | 含盐比=2.9g/100g

食物编码及食物名称：091111-鸡爪 **烹饪方式：蒸**

烹饪前

生重：171g

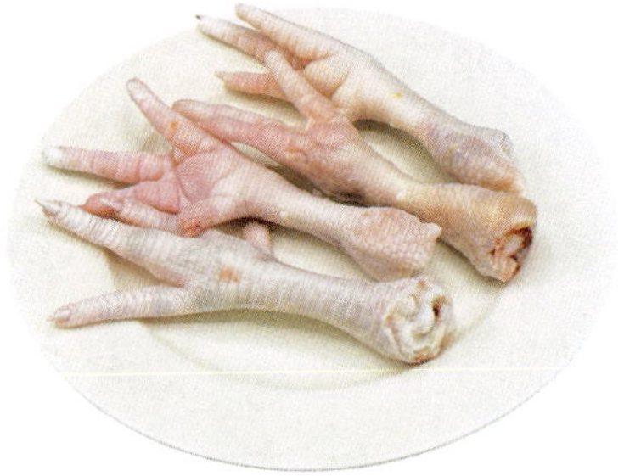

烹饪后

熟重：150g

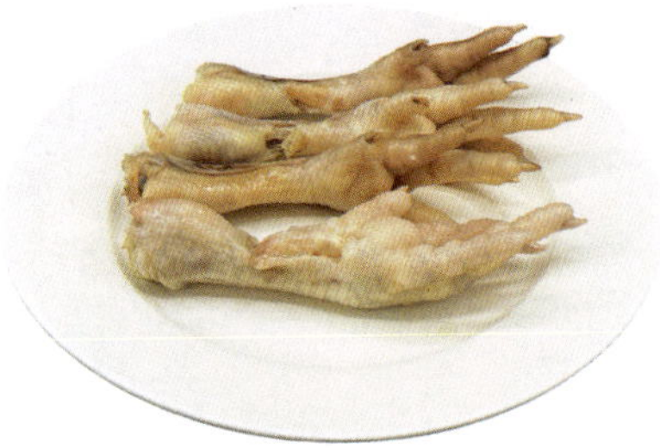

生熟比=114.0g/100g | 含油比=0g/100g | 含盐比=0.7g/100g

6. 091112-鸡胸脯肉

食物编码及食物名称：091112-鸡胸脯肉 **烹饪方式：炒**

烹饪前

生重：193g

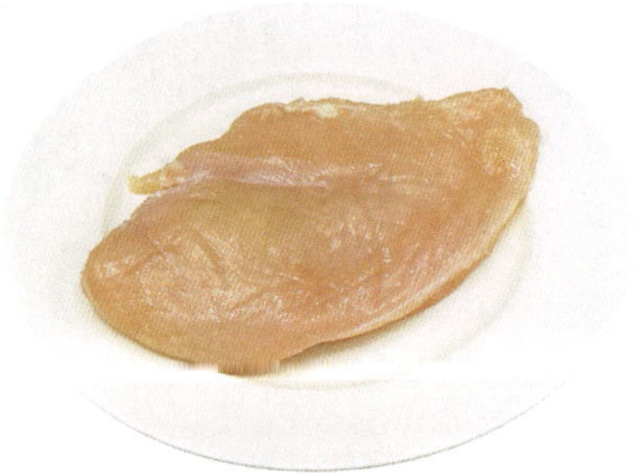

烹饪后

熟重：176g

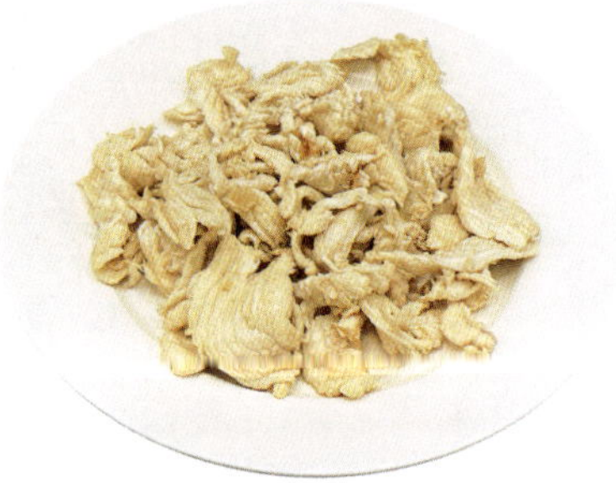

生熟比=109.7g/100g | 含油比=7.4g/100g | 含盐比=0g/100g

食物编码及食物名称：091112-鸡胸脯肉 | **烹饪方式：炖**

烹饪前

生重：330g

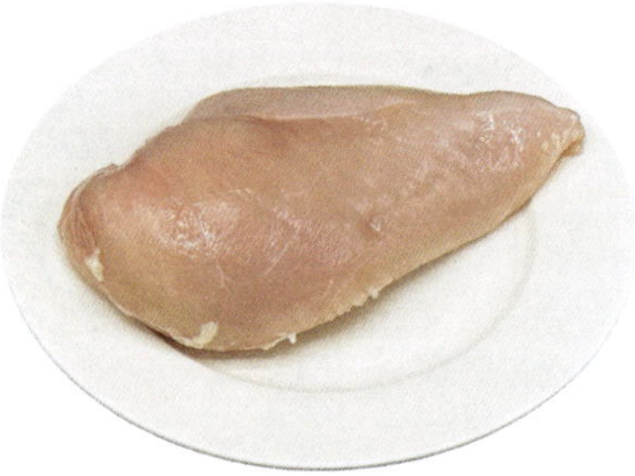

烹饪后

熟重：213g

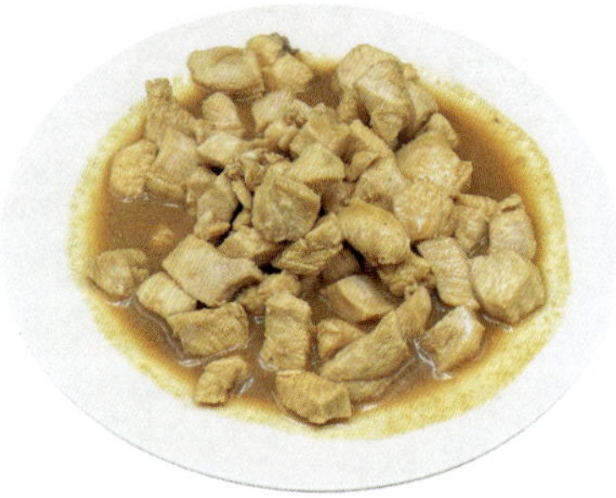

生熟比=154.9g/100g | 含油比=7.2g/100g | 含盐比=3.6g/100g

食物编码及食物名称：091112-鸡胸脯肉 | **烹饪方式：煮**

烹饪前

生重：301g

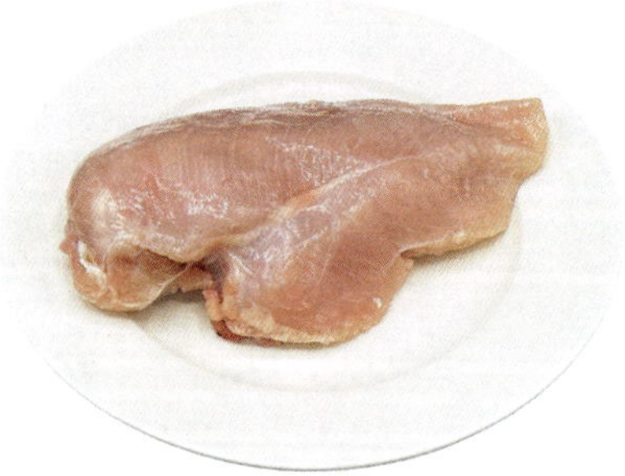

烹饪后

熟重：200g

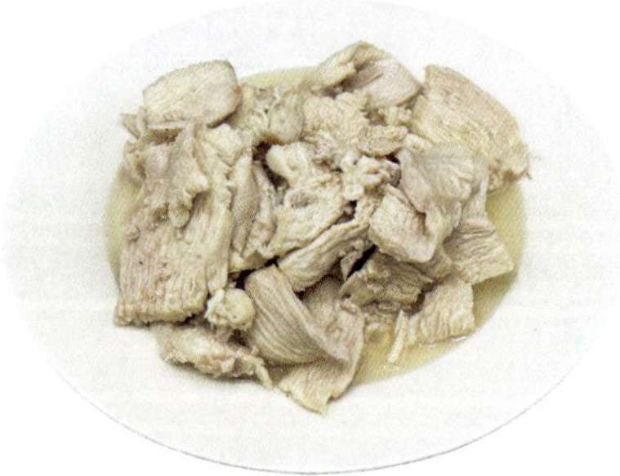

生熟比=150.5g/100g | 含油比=0g/100g | 含盐比=0g/100g

食物编码及食物名称：091112–鸡胸脯肉 **烹饪方式：烤**

烹饪前

生重：275g

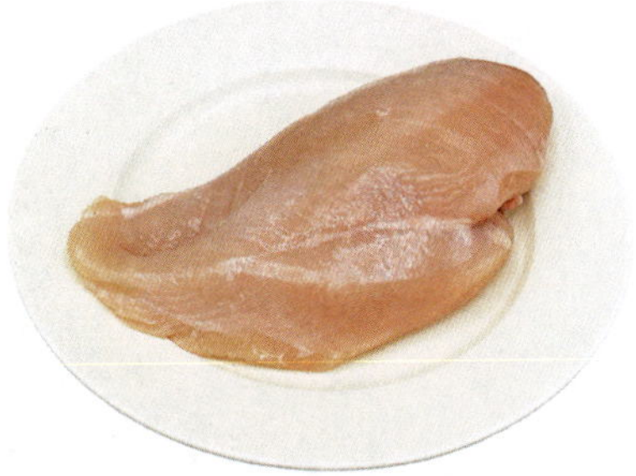

烹饪后

熟重：179g

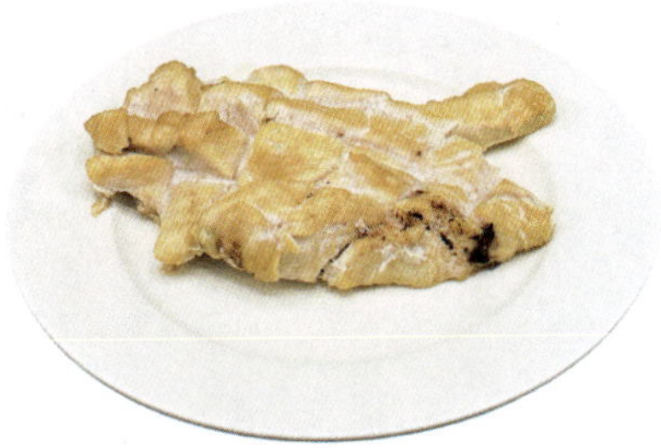

生熟比=153.6g/100g | 含油比=0g/100g | 含盐比=0.6g/100g

食物编码及食物名称：091112–鸡胸脯肉 **烹饪方式：蒸**

烹饪前

生重：211g

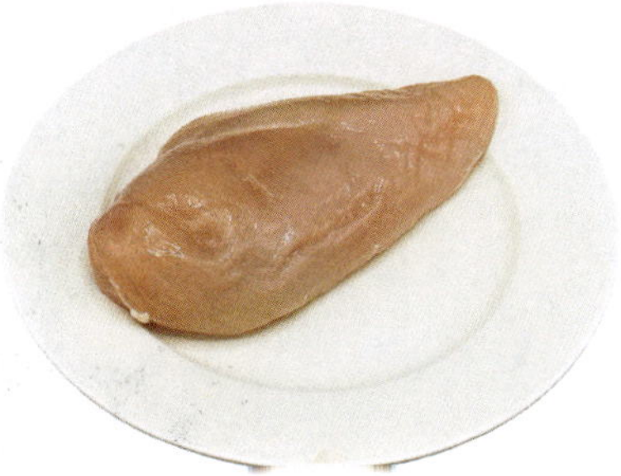

烹饪后

熟重：140g

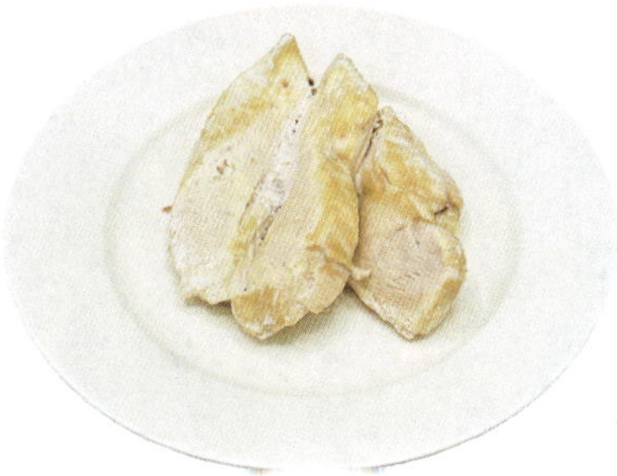

生熟比=150.7g/100g | 含油比=0g/100g | 含盐比=0.7g/100g

食物编码及食物名称：091112–鸡胸脯肉 | **烹饪方式：炸**

烹饪前

生重：151g

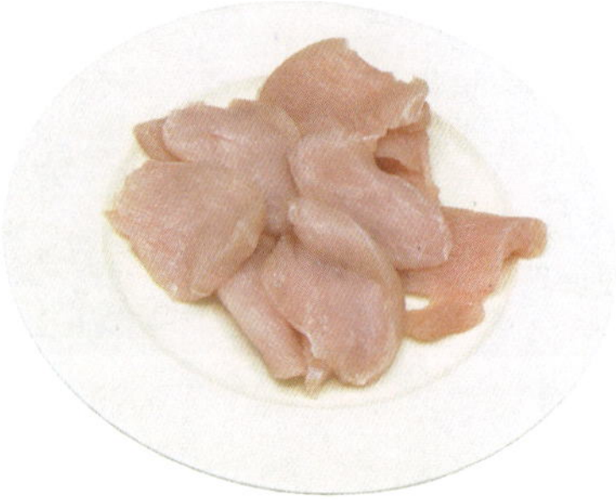

烹饪后

熟重：98g

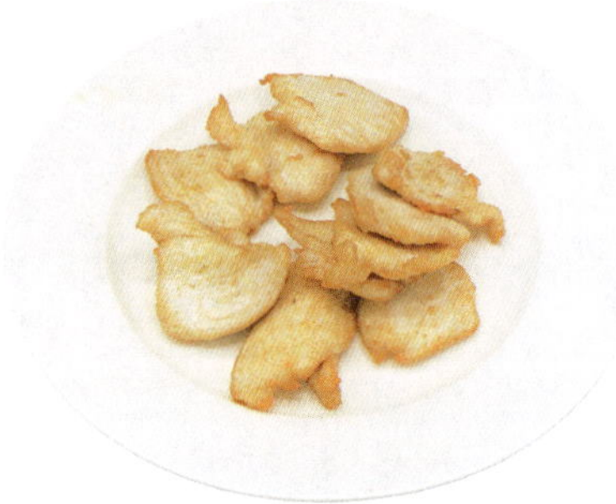

生熟比=154.1g/100g | 含油比=6.1g/100g | 含盐比=0.7g/100g

7. 091113–鸡腿

食物编码及食物名称：091113–鸡腿 | **烹饪方式：炒**

烹饪前

生重：384g

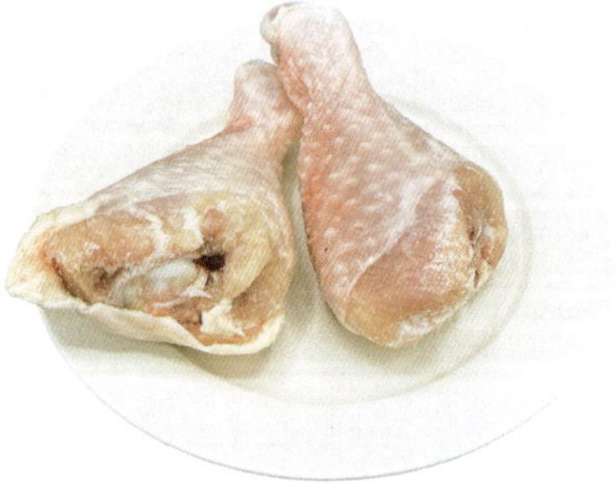

烹饪后

熟重：352g

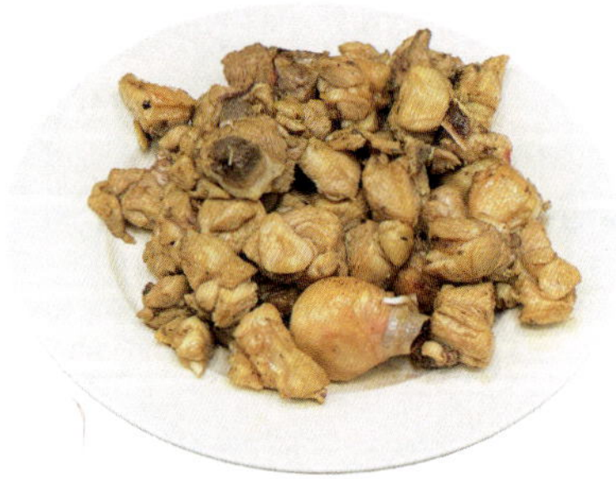

生熟比=109.1g/100g | 含油比=3.4g/100g | 含盐比=3.7g/100g

食物编码及食物名称：091113–鸡腿 **烹饪方式：炖**

烹饪前

生重：387g

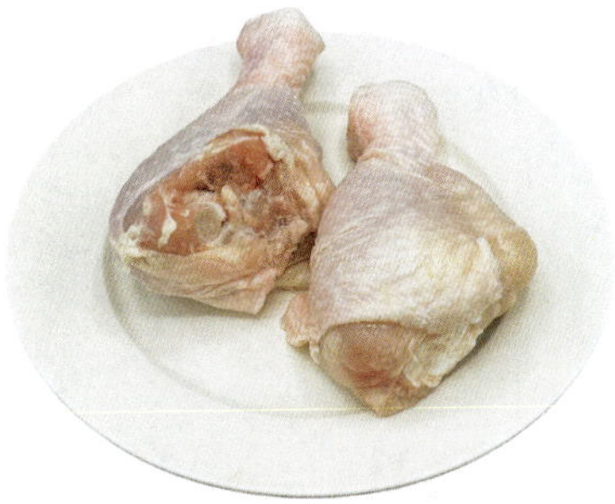

烹饪后

熟重：366g

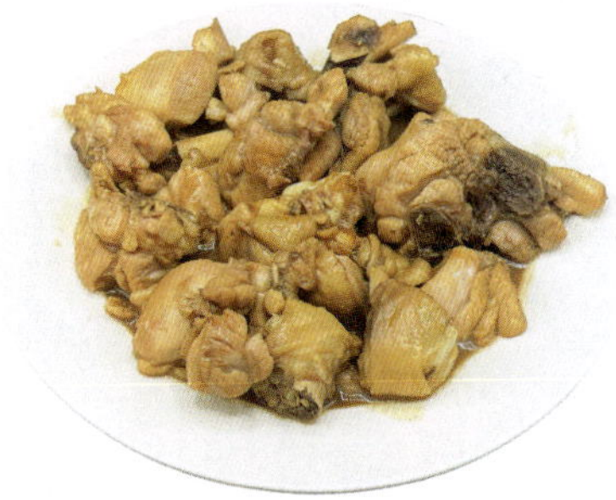

生熟比=105.7g/100g | 含油比=3.5g/100g | 含盐比=1.3g/100g

食物编码及食物名称：091113–鸡腿 **烹饪方式：煮**

烹饪前

生重：377g

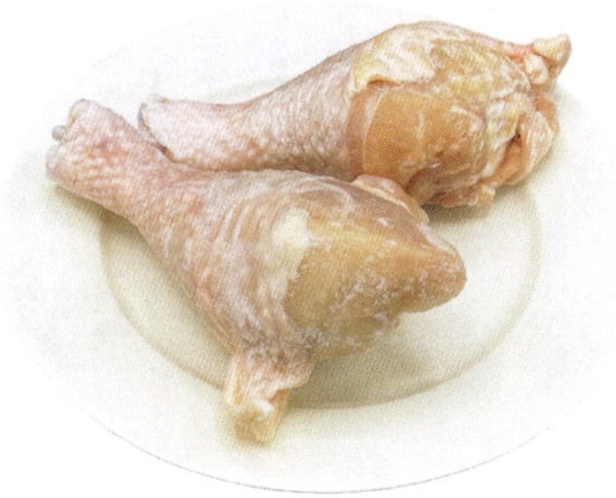

烹饪后

熟重：347g

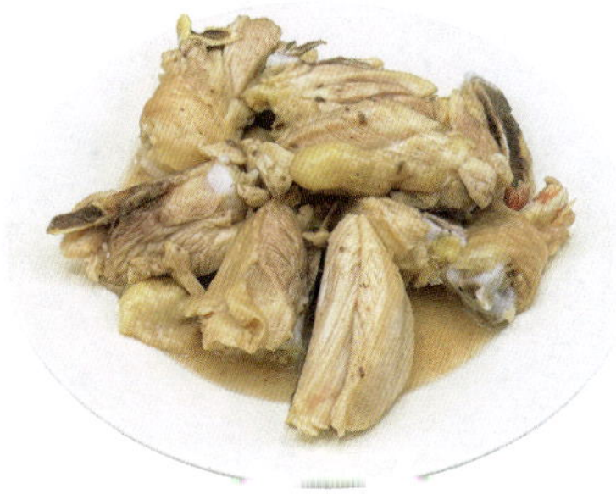

生熟比=108.6g/100g | 含油比=0g/100g | 含盐比=0.9g/100g

食物编码及食物名称：091113-鸡腿 **烹饪方式：烤**

烹饪前

生重：361g

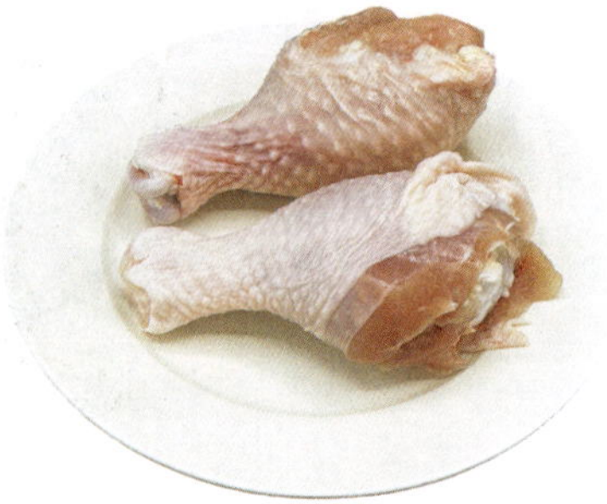

烹饪后

熟重：265g

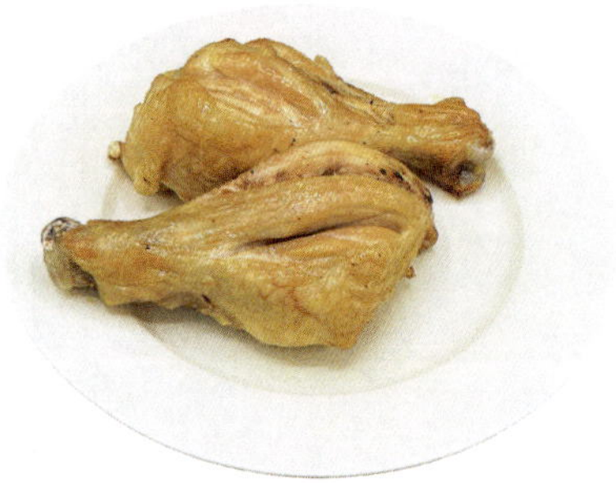

生熟比=136.2g/100g | 含油比=0g/100g | 含盐比=0g/100g

食物编码及食物名称：091113-鸡腿 **烹饪方式：蒸**

烹饪前

生重：366g

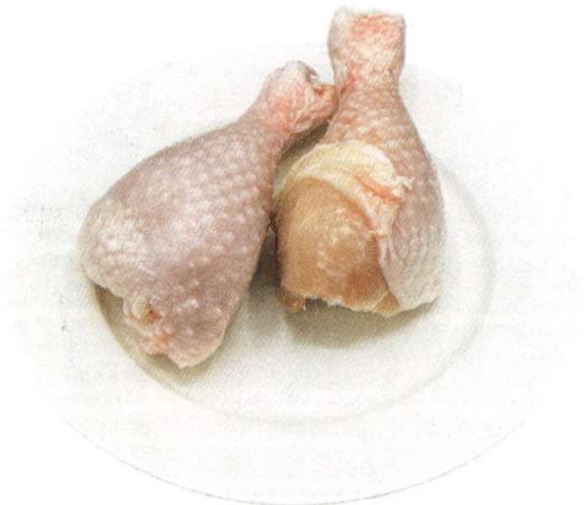

烹饪后

熟重：297g

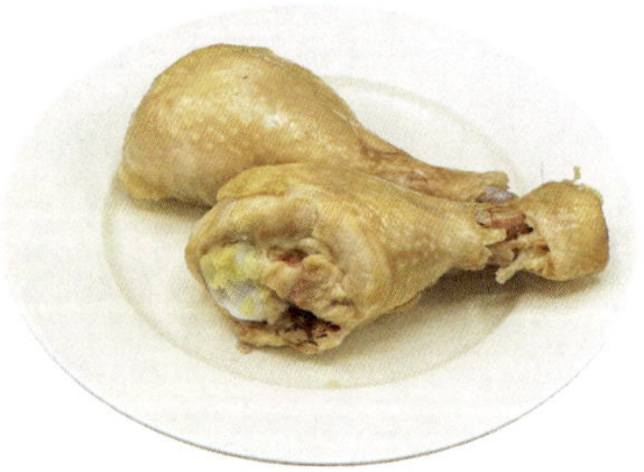

生熟比=123.2g/100g | 含油比=0g/100g | 含盐比=0.3g/100g

食物编码及食物名称：091113–鸡腿	烹饪方式：炸
烹饪前 生重：350g	烹饪后 熟重：214g

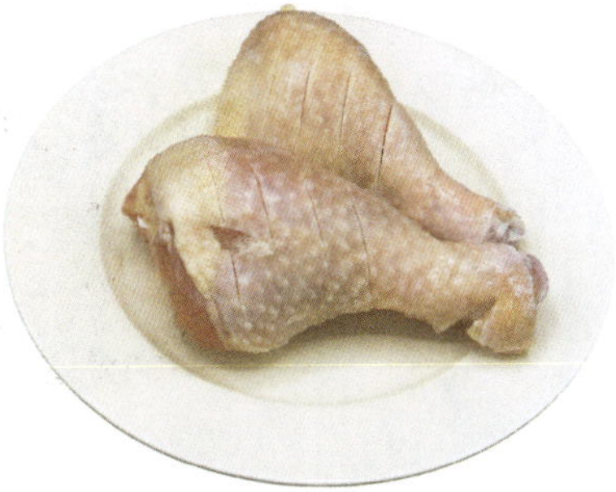

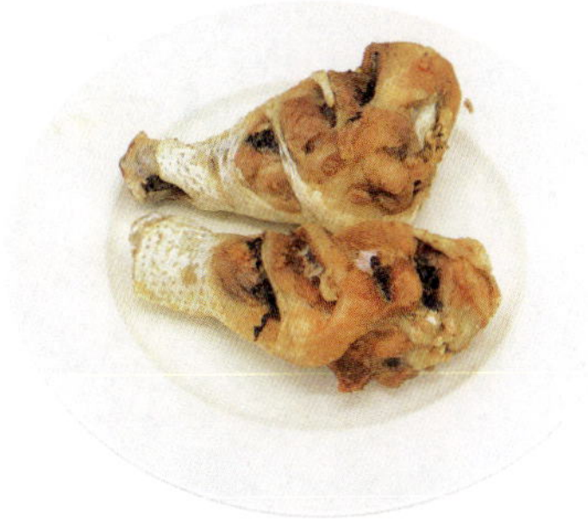

生熟比=163.6g/100g | 含油比=–3.3g/100g | 含盐比=0.3g/100g

8. 091114–鸡翅

食物编码及食物名称：091114–鸡翅	烹饪方式：炒
烹饪前 生重：255g	烹饪后 熟重：214g

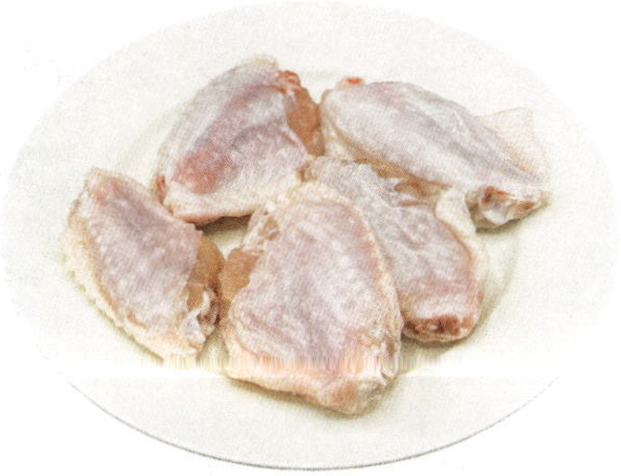

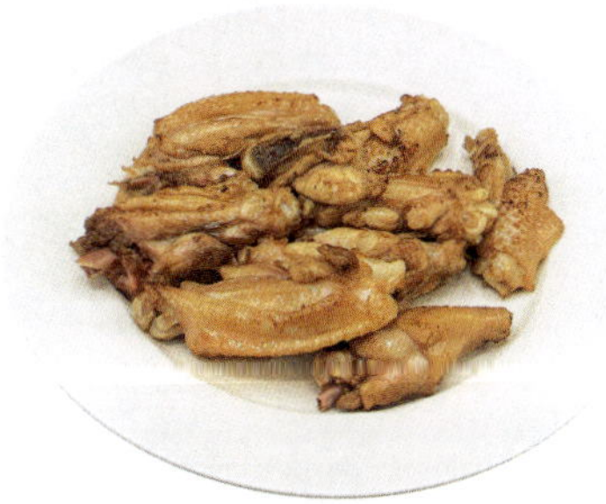

生熟比=119.2g/100g | 含油比=7.0g/100g | 含盐比=0.5g/100g

食物编码及食物名称：091114–鸡翅 **烹饪方式：炖**

烹饪前

生重：196g

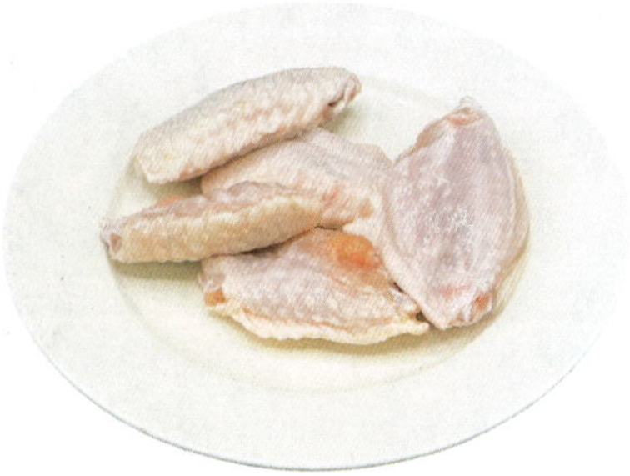

烹饪后

熟重：166g

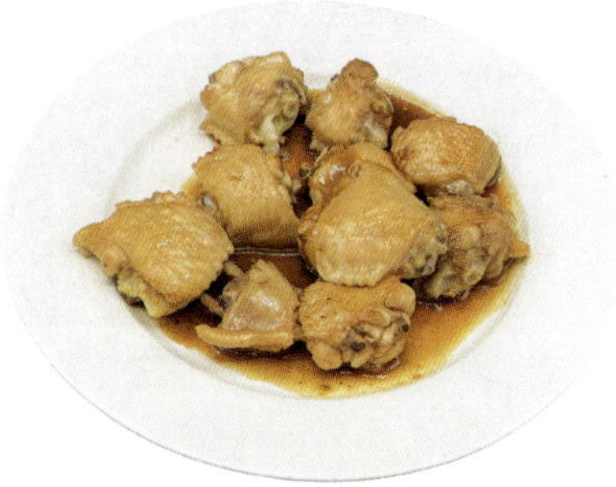

生熟比=118.1g/100g | 含油比=12.0g/100g | 含盐比=0.5g/100g

食物编码及食物名称：091114–鸡翅 **烹饪方式：煮**

烹饪前

生重：223g

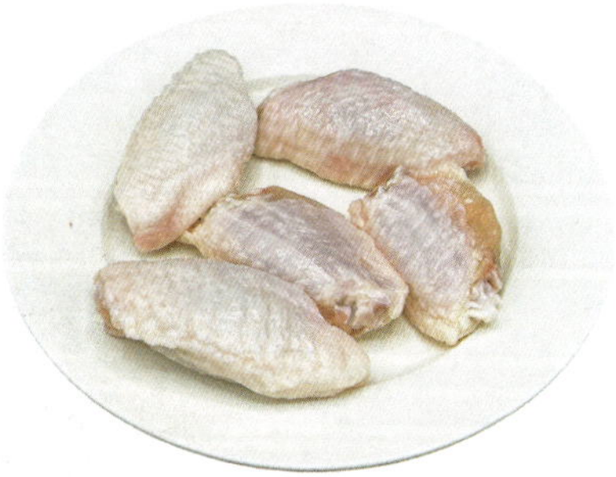

烹饪后

熟重：196g

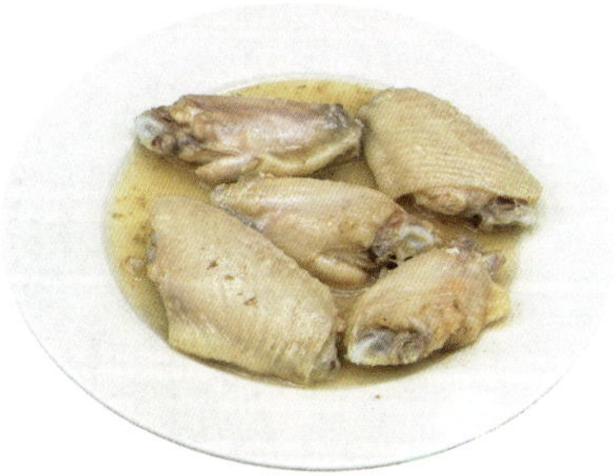

生熟比=113.8g/100g | 含油比=0g/100g | 含盐比=1.3g/100g

食物编码及食物名称：091114–鸡翅　　烹饪方式：烤

烹饪前

生重：223g

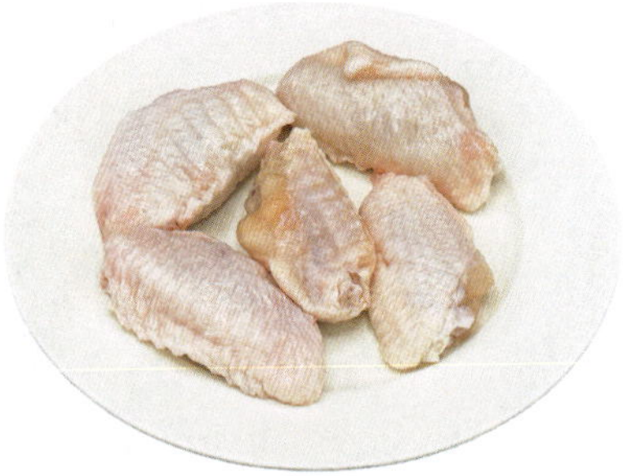

烹饪后

熟重：148g

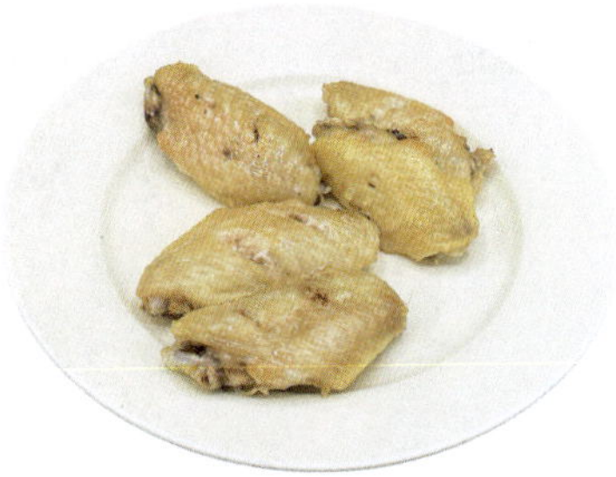

生熟比=150.7g/100g | 含油比=0g/100g | 含盐比=1.4g/100g

食物编码及食物名称：091114–鸡翅　　烹饪方式：蒸

烹饪前

生重：201g

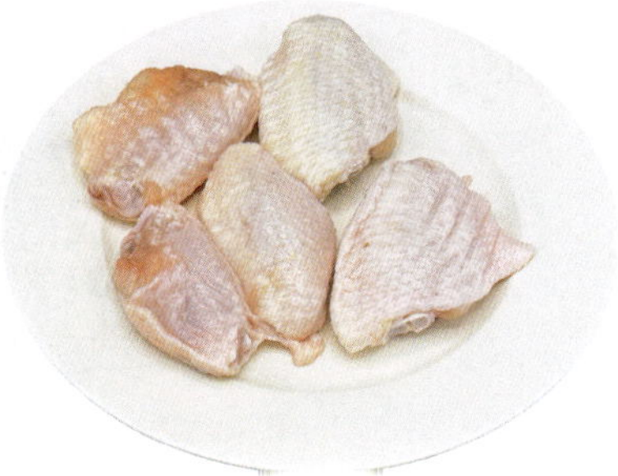

烹饪后

熟重：138g

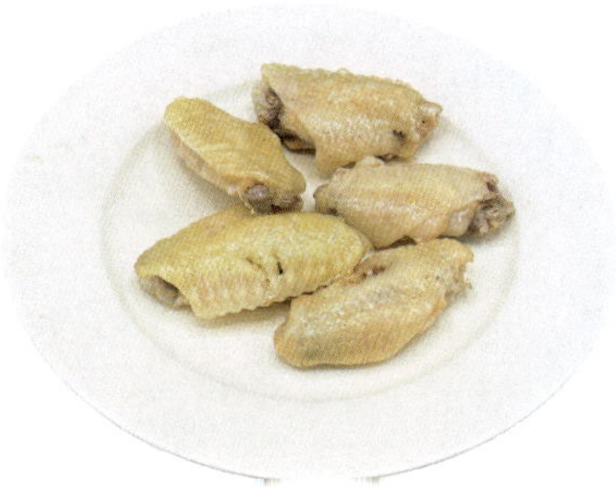

生熟比=145.7g/100g | 含油比=0g/100g | 含盐比=0g/100g

食物编码及食物名称：091114（1）–鸡翅（翅根） **烹饪方式：炸**

烹饪前

生重：290g

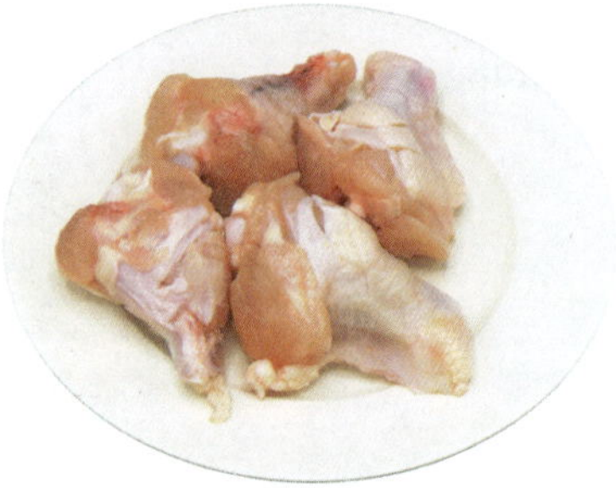

烹饪后

熟重：166g

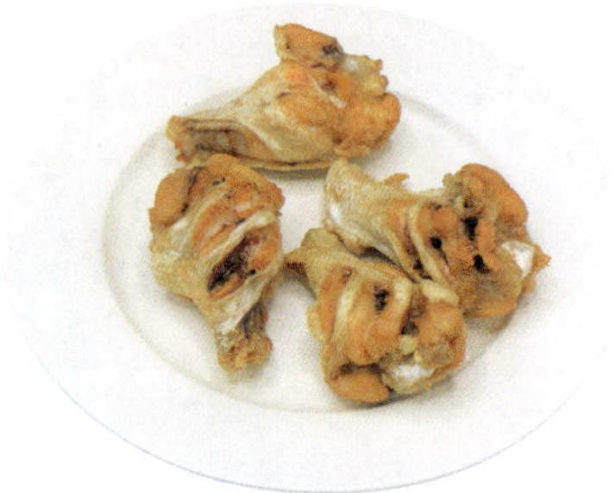

生熟比=174.7g/100g | 含油比=–6.0g/100g | 含盐比=0.3g/100g

食物编码及食物名称：091114（2）–鸡翅（翅中） **烹饪方式：炸**

烹饪前

生重：280g

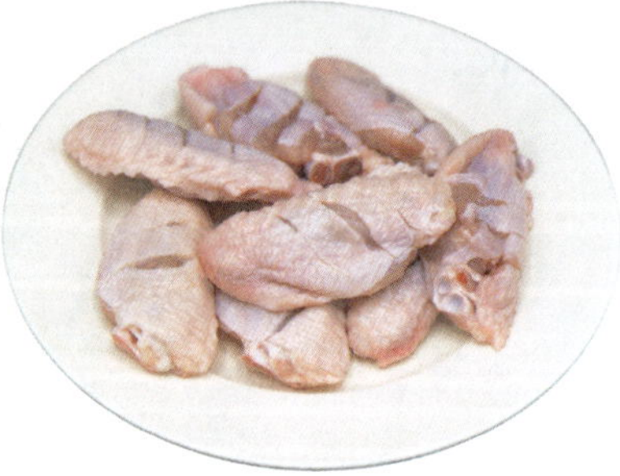

烹饪后

熟重：200g

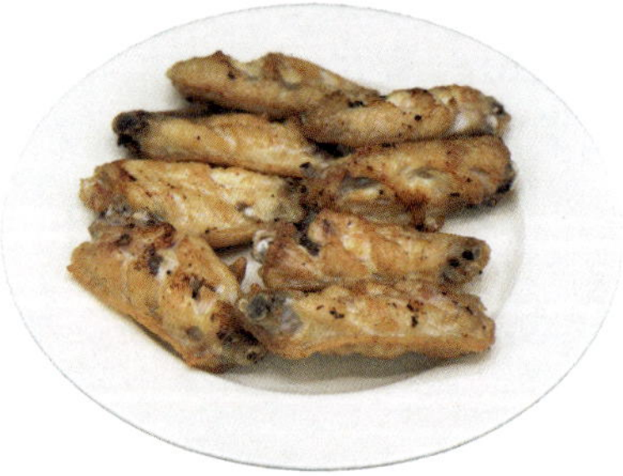

生熟比=140.0g/100g | 含油比=4.5g/100g | 含盐比=0.4g/100g

9. 091201-鸡肝

食物编码及食物名称：091201-鸡肝　　**烹饪方式：炒**

烹饪前

生重：200g

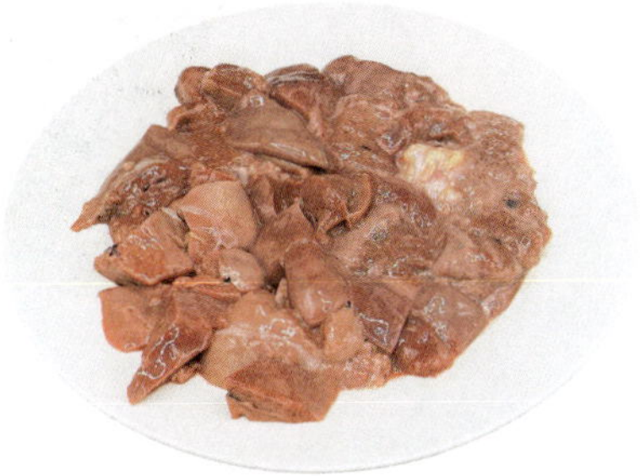

烹饪后

熟重：149g

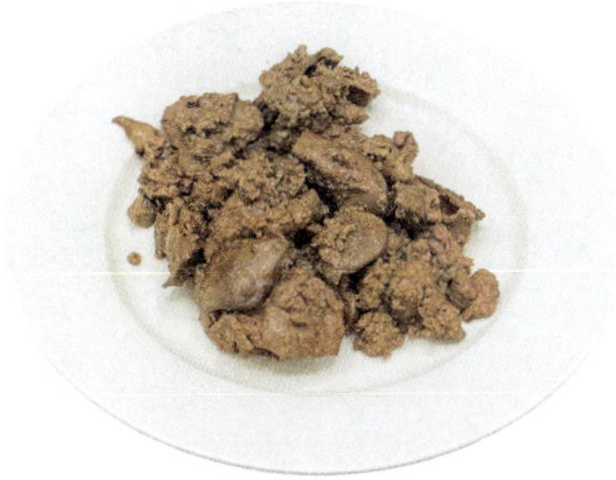

生熟比=134.2g/100g　|　含油比=16.1g/100g　|　含盐比=0g/100g

食物编码及食物名称：091201-鸡肝　　**烹饪方式：炖**

烹饪前

生重：186g

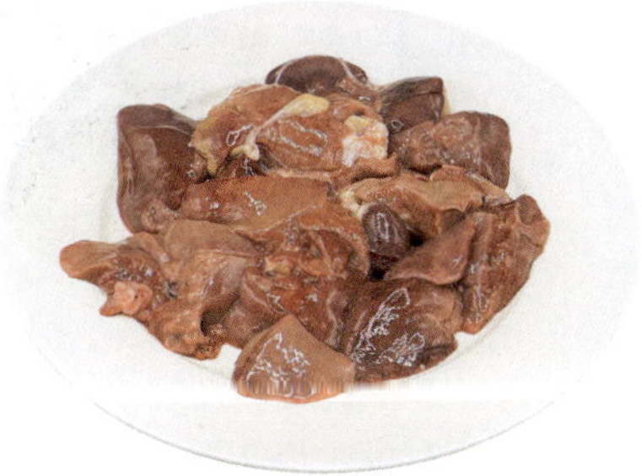

烹饪后

熟重：136g

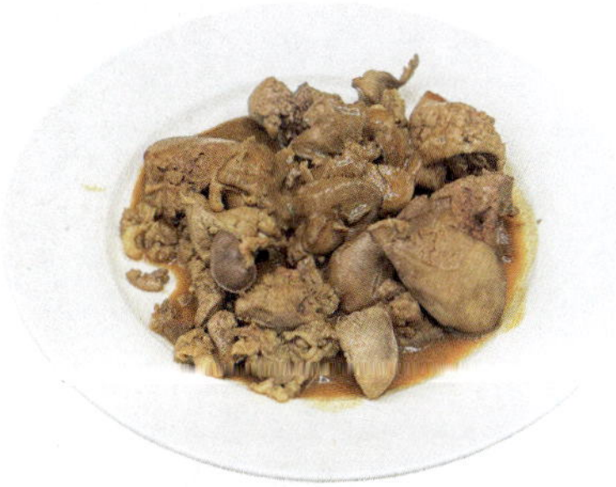

生熟比=136.8g/100g　|　含油比=5.9g/100g　|　含盐比=0.6g/100g

食物编码及食物名称：091201-鸡肝 **烹饪方式：煮**

烹饪前

生重：238g

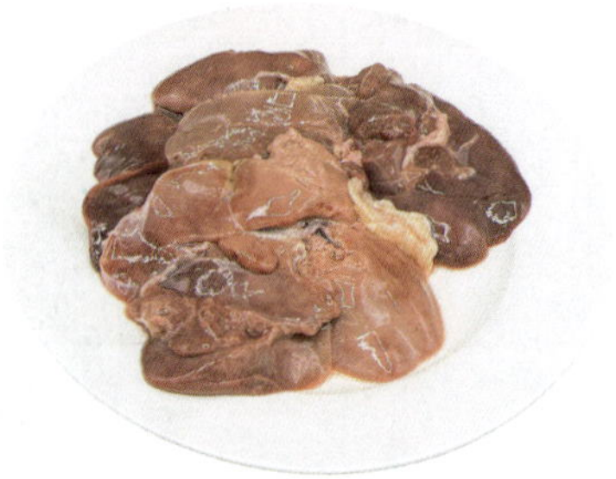

烹饪后

熟重：155g

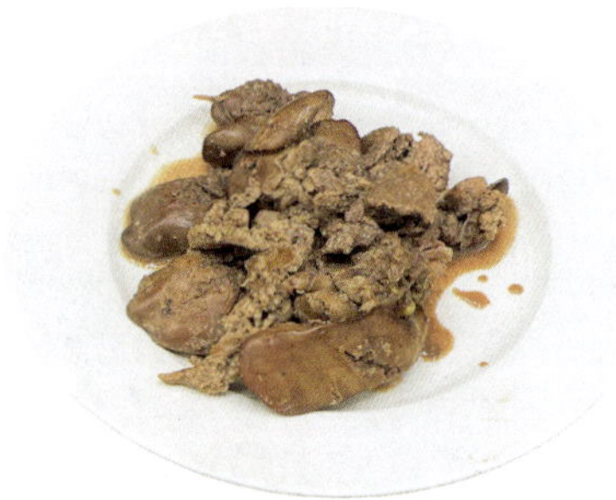

生熟比=153.5g/100g | 含油比=0g/100g | 含盐比=1.2g/100g

食物编码及食物名称：091201-鸡肝 **烹饪方式：烤**

烹饪前

生重：244g

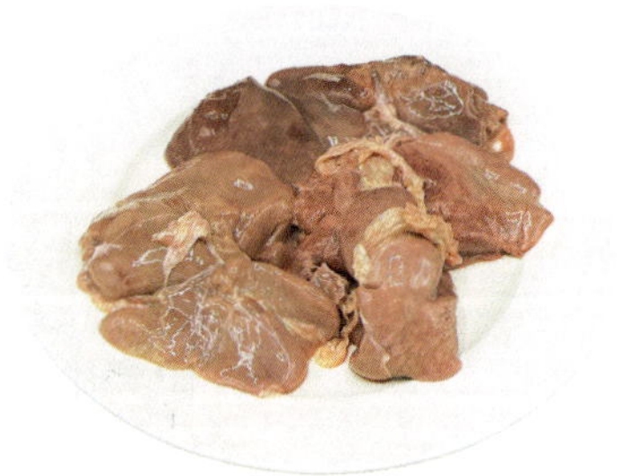

烹饪后

熟重：164g

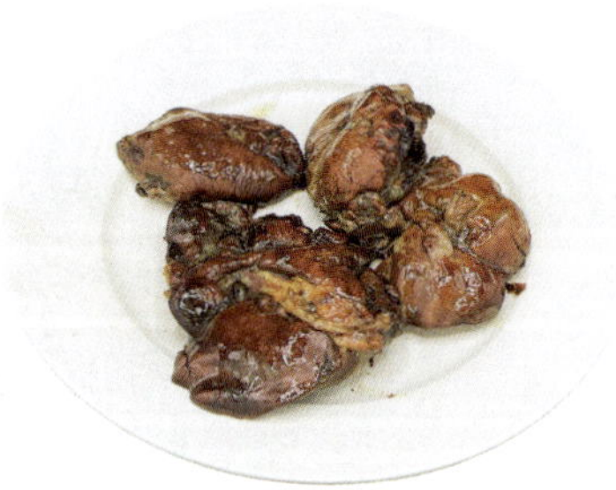

生熟比=148.8g/100g | 含油比=0.6g/100g | 含盐比=0.6g/100g

食物编码及食物名称：091201–鸡肝 **烹饪方式：蒸**

烹饪前

生重：241g

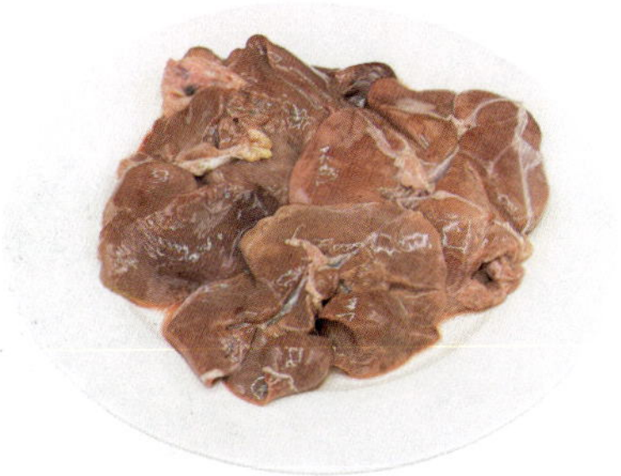

烹饪后

熟重：156g

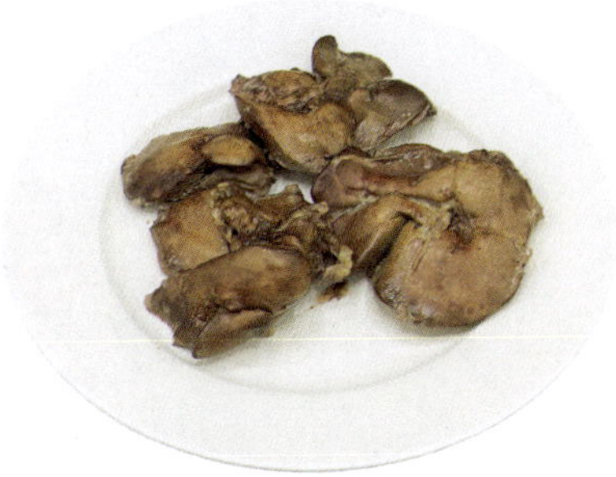

生熟比=154.5g/100g | 含油比=0g/100g | 含盐比=0.6g/100g

食物编码及食物名称：091201–鸡肝 **烹饪方式：炸**

烹饪前

生重：174g

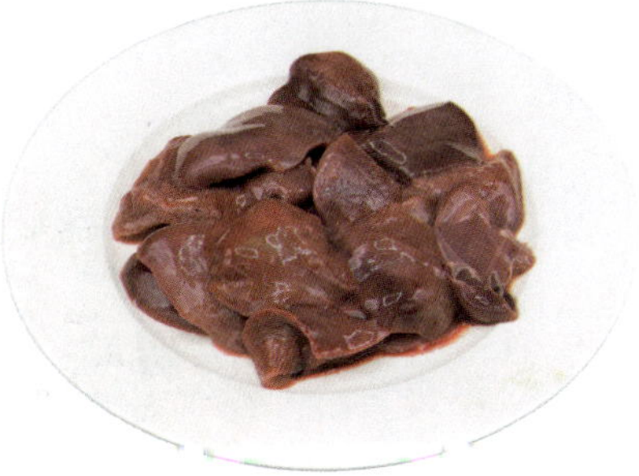

烹饪后

熟重：118g

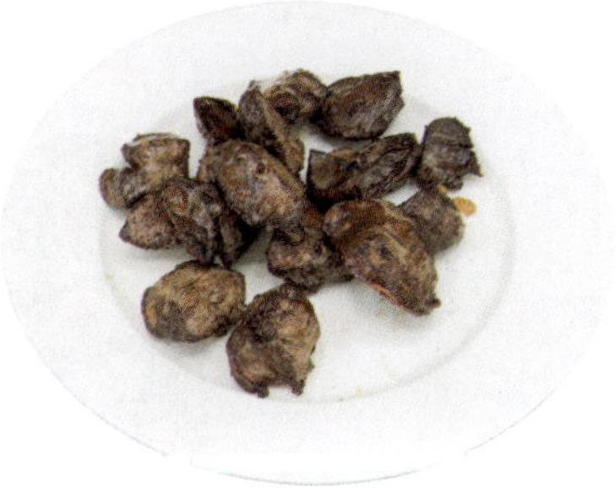

生熟比=147.5g/100g | 含油比=5.1g/100g | 含盐比=0.0g/100g

10. 091203–鸡心

食物编码及食物名称：091203–鸡心 | **烹饪方式：炒**

烹饪前

生重：152g

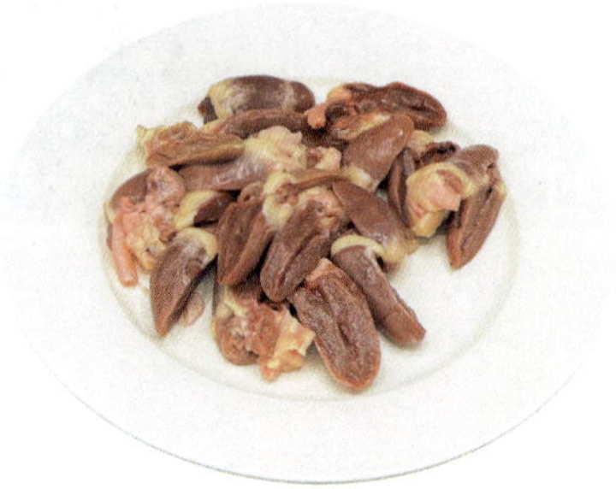

烹饪后

熟重：104g

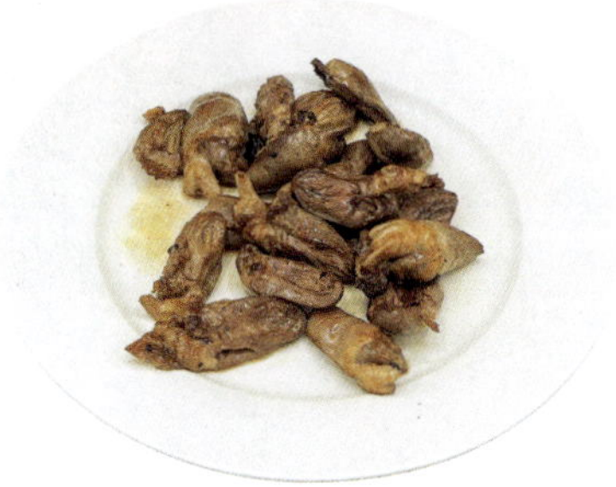

生熟比=146.2g/100g | 含油比=17.3g/100g | 含盐比=1.0g/100g

食物编码及食物名称：091203–鸡心 | **烹饪方式：炖**

烹饪前

生重：221g

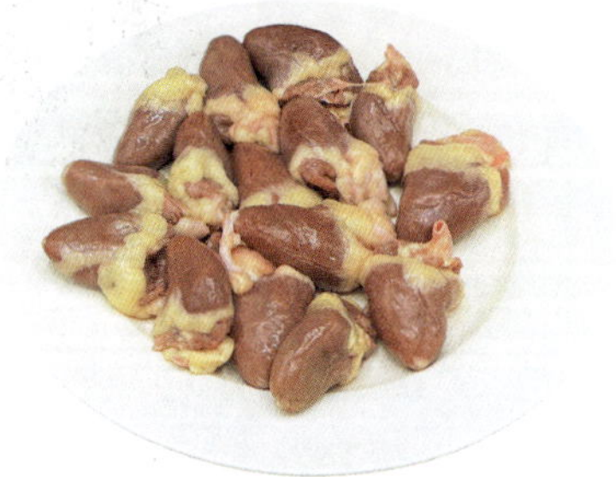

烹饪后

熟重：182g

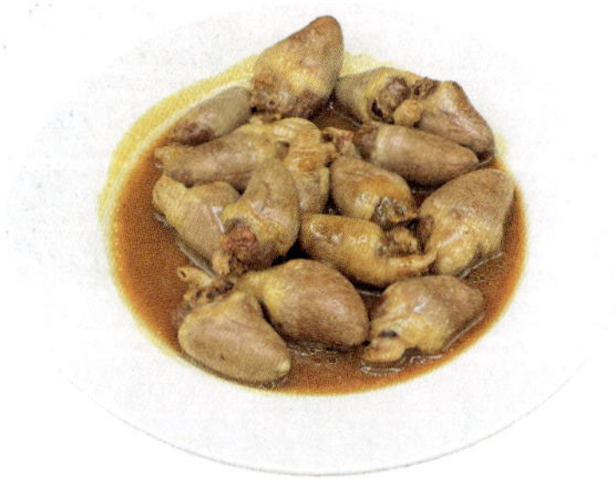

生熟比=121.4g/100g | 含油比=6.0g/100g | 含盐比=0.9g/100g

食物编码及食物名称：091203-鸡心 | **烹饪方式：煮**

烹饪前

生重：245g

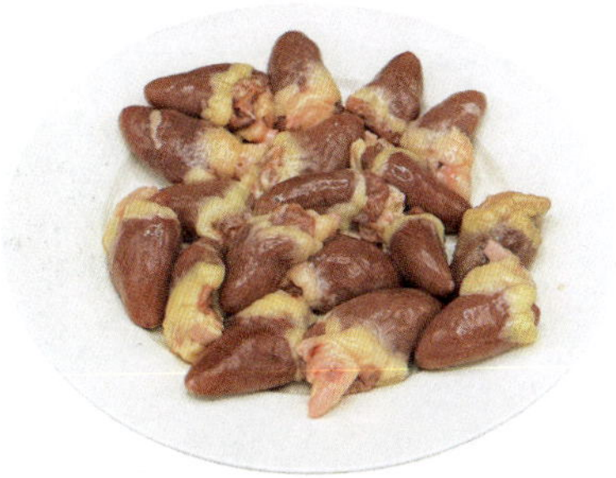

烹饪后

熟重：199g

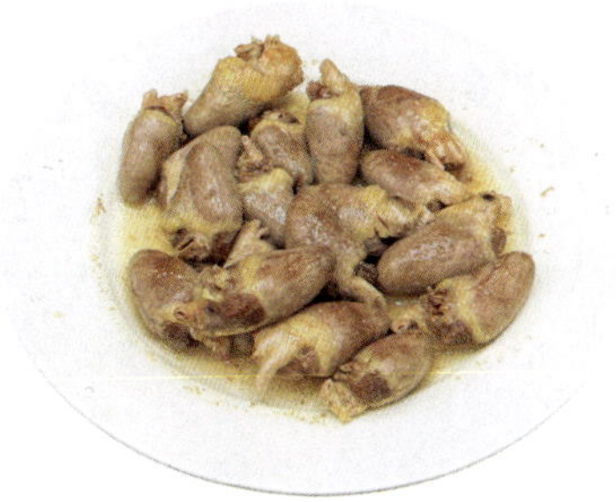

生熟比=123.1g/100g | 含油比=0g/100g | 含盐比=0.4g/100g

食物编码及食物名称：091203-鸡心 | **烹饪方式：烤**

烹饪前

生重：201g

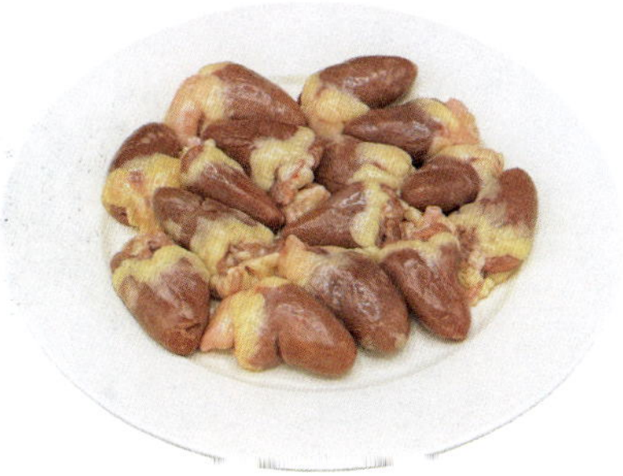

烹饪后

熟重：125g

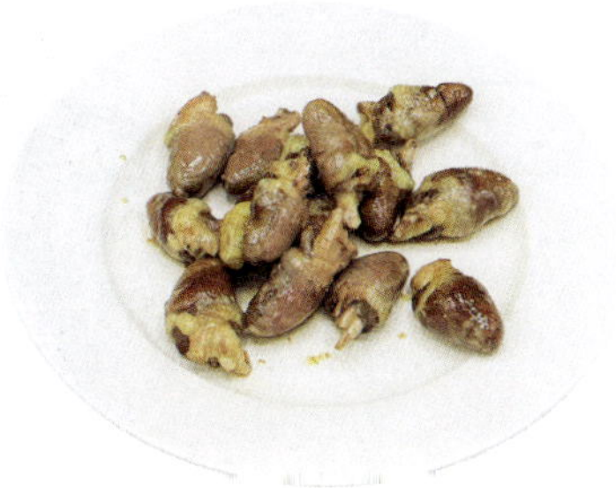

生熟比=160.8g/100g | 含油比=0.8g/100g | 含盐比=0g/100g

食物编码及食物名称：091203–鸡心 | **烹饪方式：蒸**

烹饪前

生重：196g

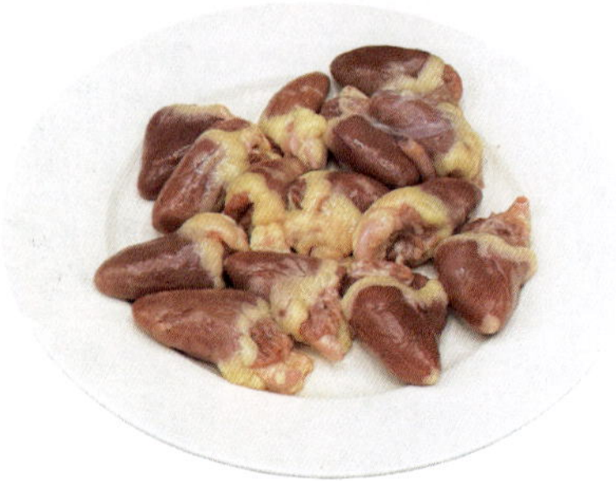

烹饪后

熟重：111g

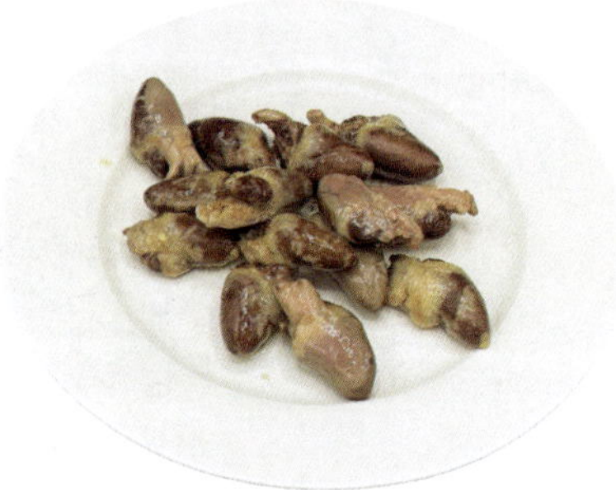

生熟比=176.6g/100g | 含油比=0g/100g | 含盐比=0.9g/100g

食物编码及食物名称：091203–鸡心 | **烹饪方式：炸**

烹饪前

生重：162g

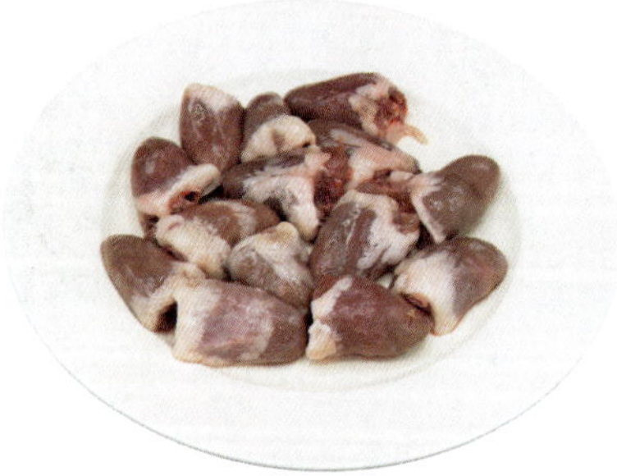

烹饪后

熟重：90g

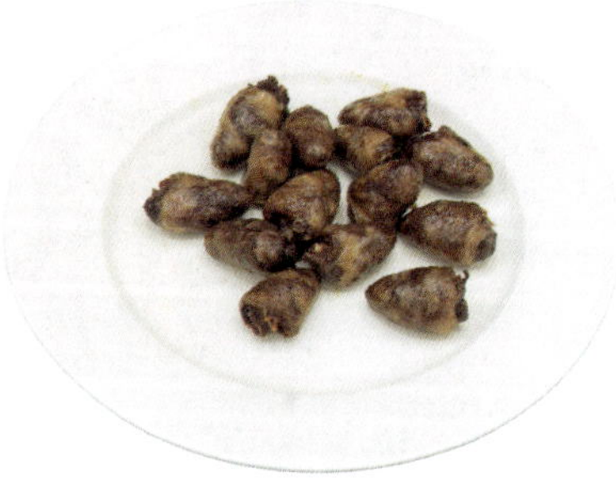

生熟比=180.0g/100g | 含油比=0.0g/100g | 含盐比=0.6g/100g

11. 091205–鸡肫［鸡胗］

食物编码及食物名称：091205–鸡肫［鸡胗］　　烹饪方式：炒

烹饪前

生重：240g

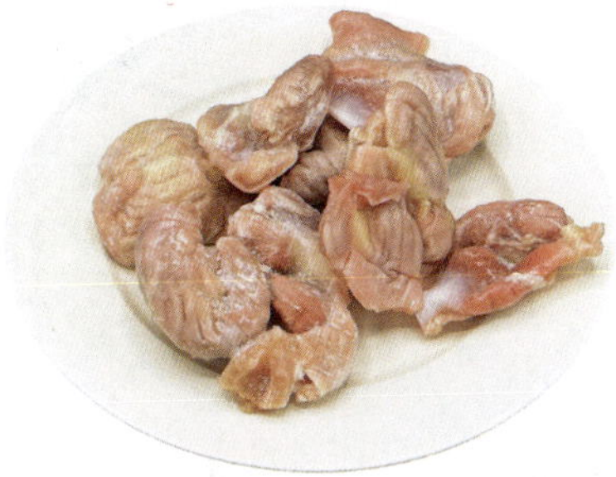

烹饪后

熟重：153g

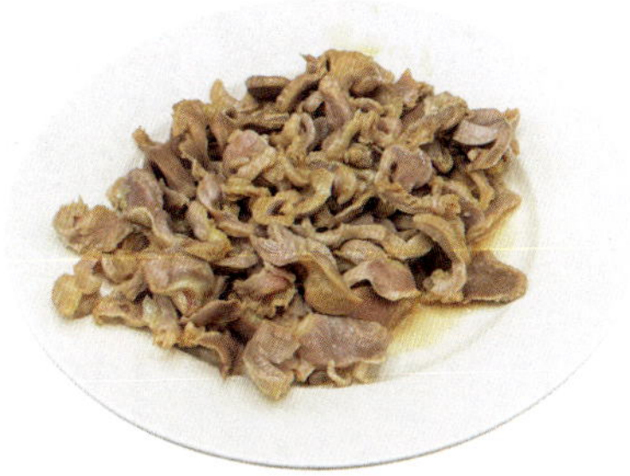

生熟比=156.9g/100g　|　含油比=7.1g/100g　|　含盐比=1.2g/100g

食物编码及食物名称：091205–鸡肫［鸡胗］　　烹饪方式：炖

烹饪前

生重：217g

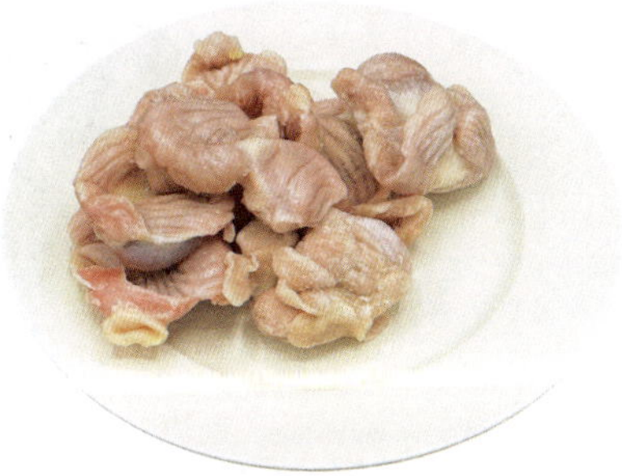

烹饪后

熟重：128g

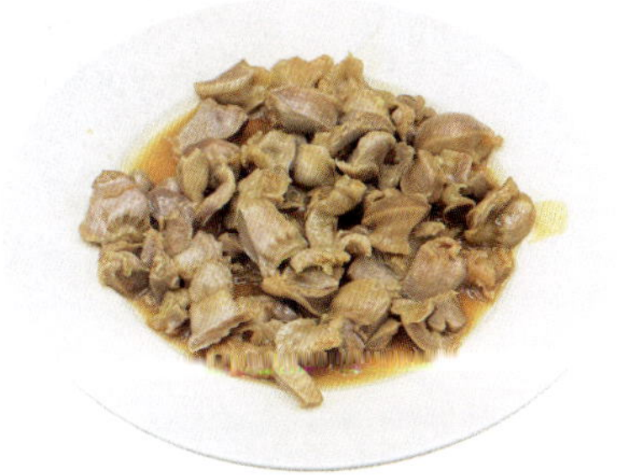

生熟比=169.5g/100g　|　含油比=10.8g/100g　|　含盐比=1.5g/100g

食物编码及食物名称：091205-鸡肫［鸡胗］ | **烹饪方式：煮**

烹饪前

生重：211g

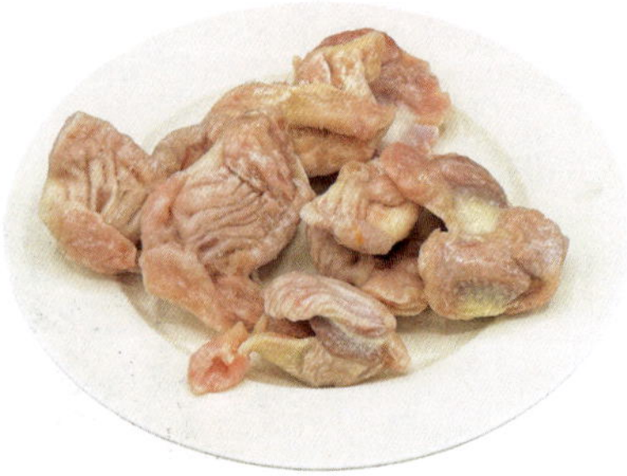

烹饪后

熟重：142g

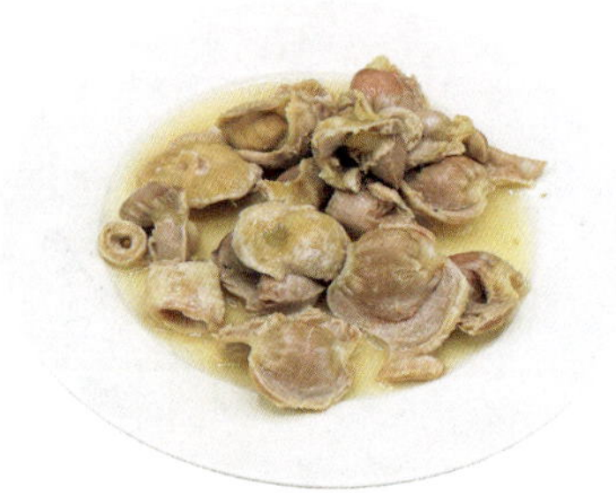

生熟比=148.6g/100g | 含油比=0g/100g | 含盐比=0.4g/100g

食物编码及食物名称：091205-鸡肫［鸡胗］ | **烹饪方式：烤**

烹饪前

生重：193g

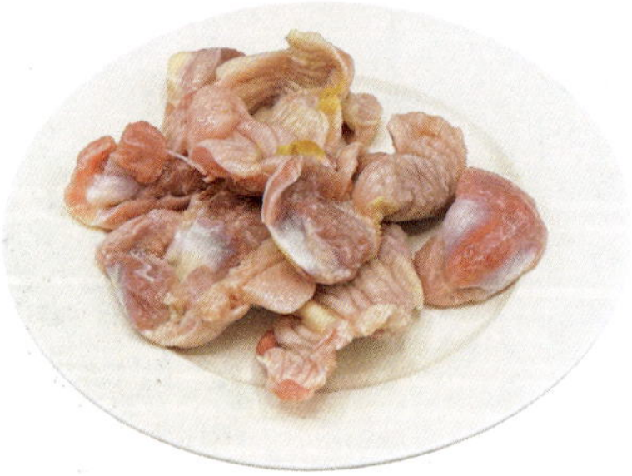

烹饪后

熟重：84g

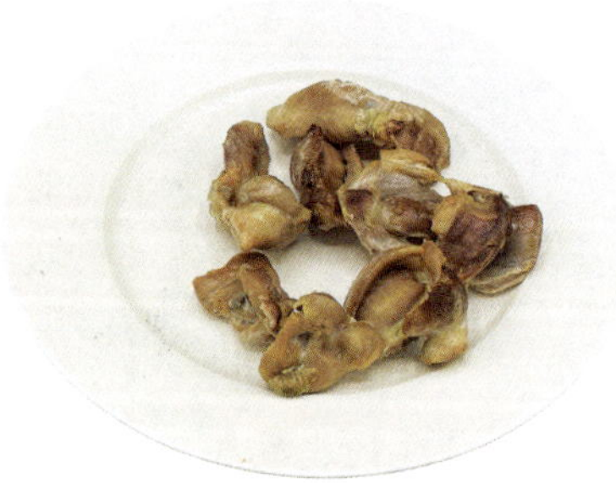

生熟比=229.8g/100g | 含油比=0g/100g | 含盐比=1.2g/100g

食物编码及食物名称：091205–鸡肫［鸡胗］ 烹饪方式：蒸

烹饪前

生重：180g

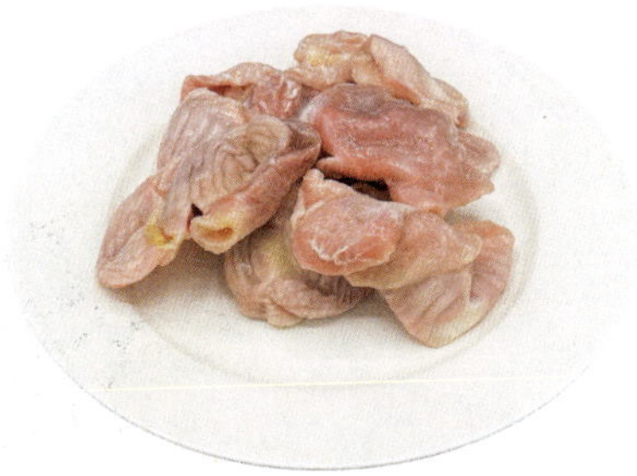

烹饪后

熟重：79g

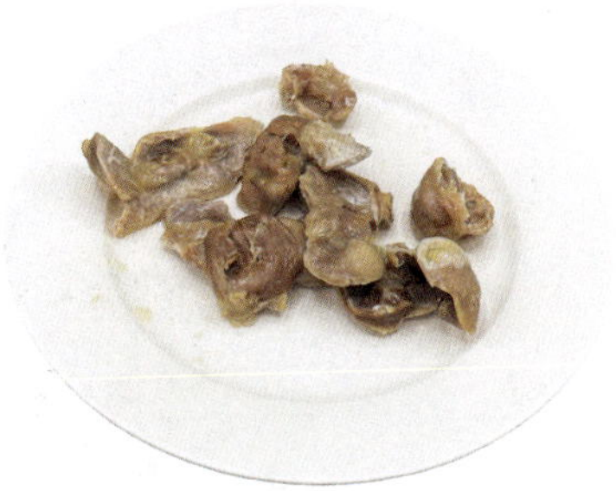

生熟比=227.8g/100g | 含油比=0g/100g | 含盐比=1.3g/100g

食物编码及食物名称：091205–鸡肫［鸡胗］ 烹饪方式：炸

烹饪前

生重：157g

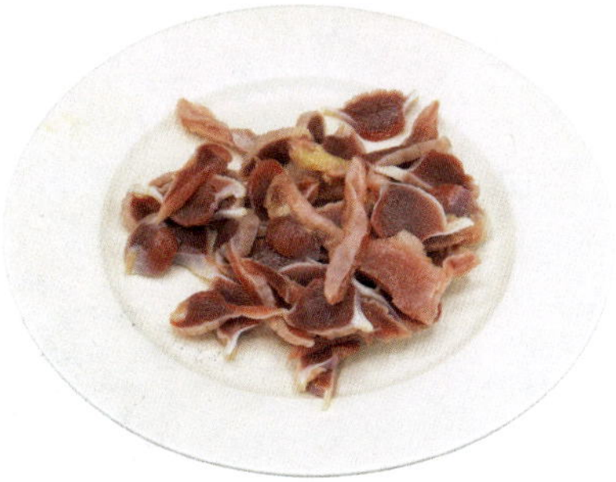

烹饪后

熟重：72g

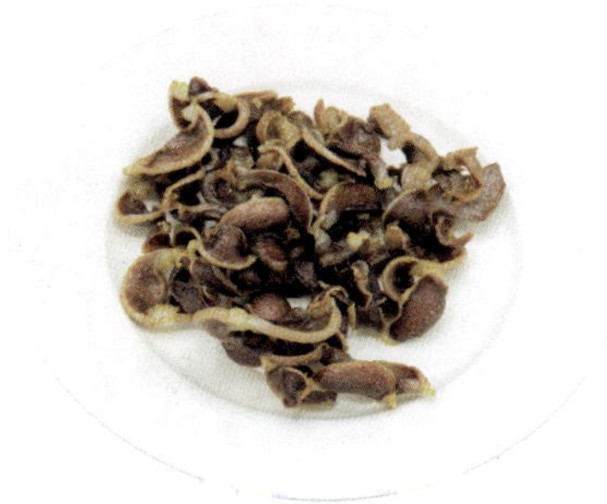

生熟比=218.1g/100g | 含油比=6.9g/100g | 含盐比=0.6g/100g

12. 092101x–鸭

食物编码及食物名称：092101x–鸭 | **烹饪方式：炒**

烹饪前

生重：165g

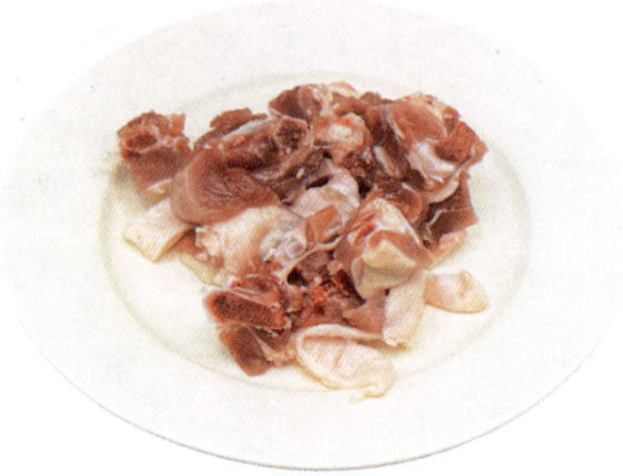

烹饪后

熟重：143g

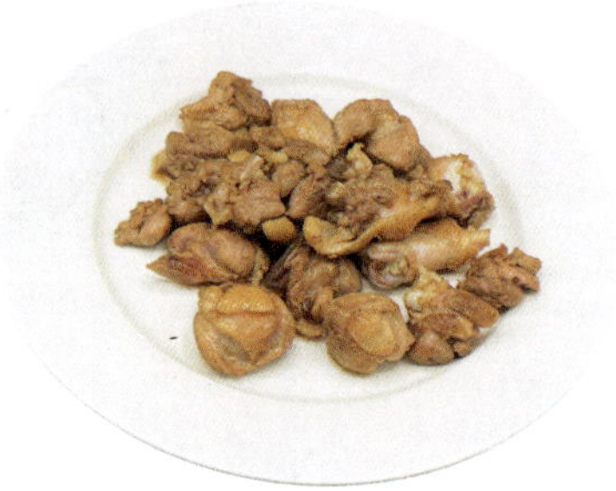

生熟比=115.4g/100g | 含油比=12.6g/100g | 含盐比=0.7g/100g

食物编码及食物名称：092101x–鸭 | **烹饪方式：炖**

烹饪前

生重：209g

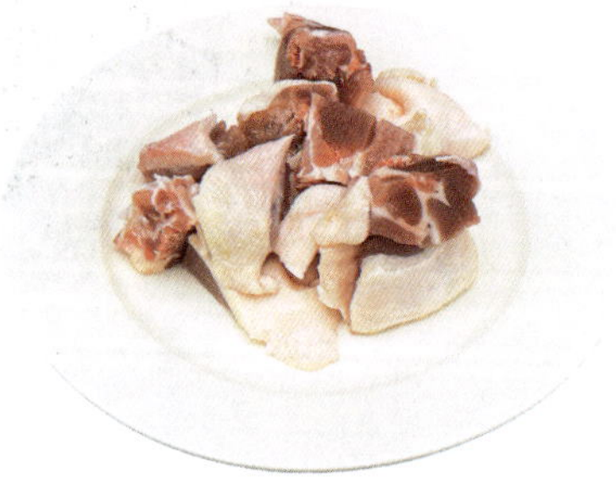

烹饪后

熟重：173g

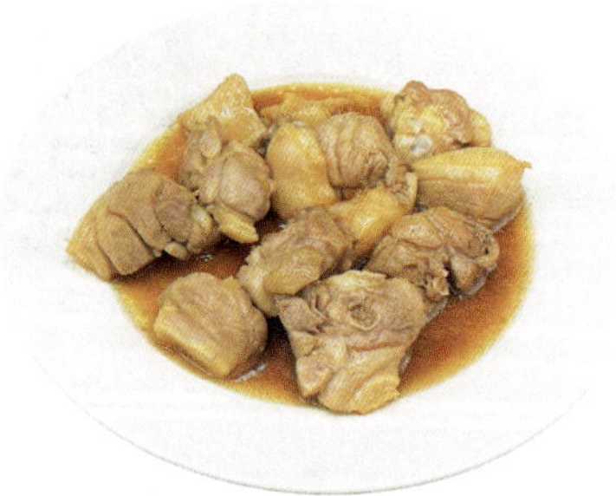

生熟比=120.8g/100g | 含油比=8.7g/100g | 含盐比=0.5g/100g

食物编码及食物名称：092101x–鸭 | **烹饪方式：煮**

烹饪前

生重：154g

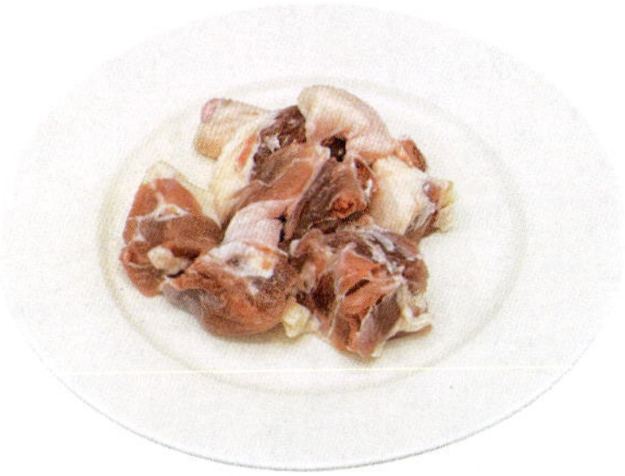

烹饪后

熟重：135g

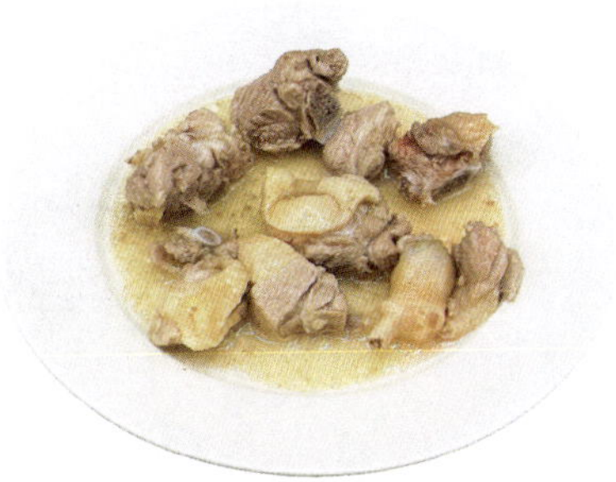

生熟比=114.1g/100g | 含油比=0g/100g | 含盐比=1.0g/100g

食物编码及食物名称：092101x–鸭 | **烹饪方式：烤**

烹饪前

生重：304g

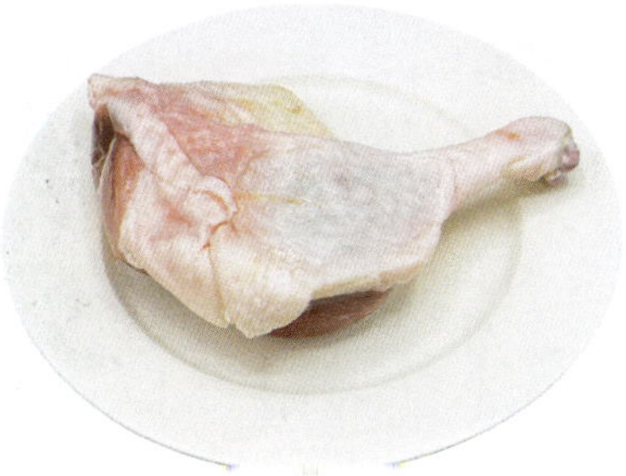

烹饪后

熟重：200g

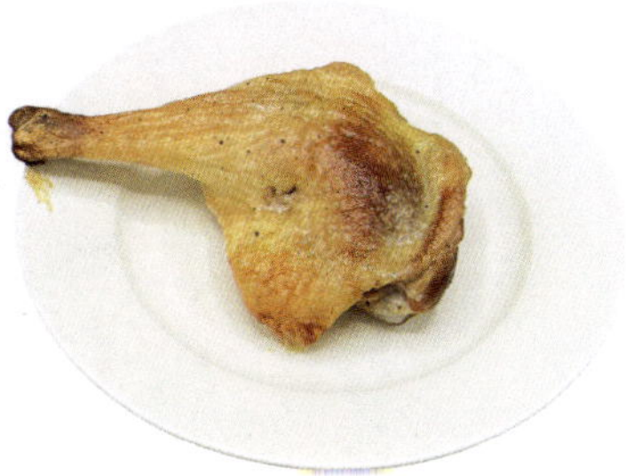

生熟比=152.0g/100g | 含油比=0g/100g | 含盐比=0.5g/100g

食物编码及食物名称：092101x–鸭　　烹饪方式：蒸

烹饪前

生重：284g

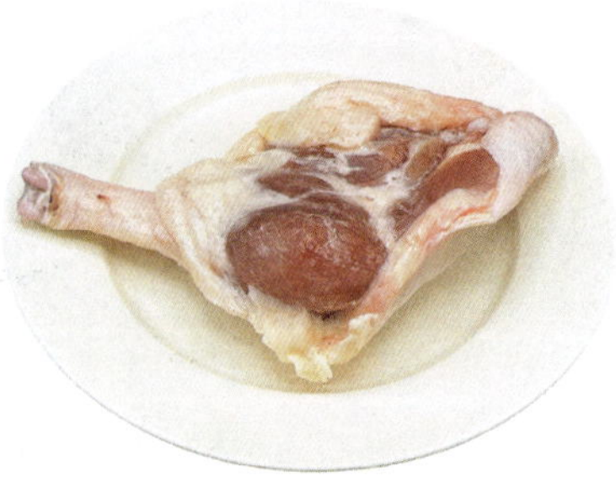

烹饪后

熟重：197g

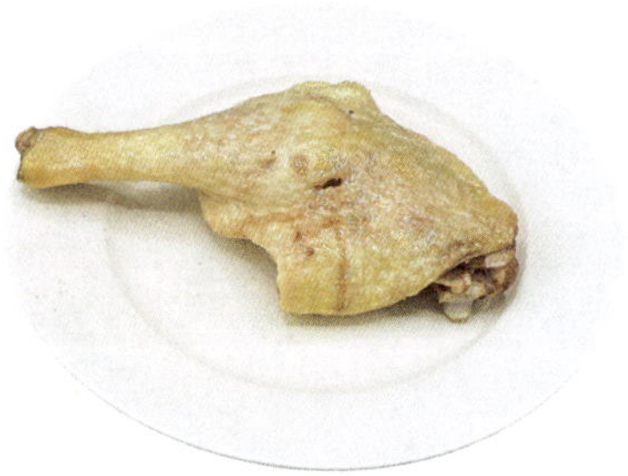

生熟比=144.2g/100g ｜ 含油比=0g/100g ｜ 含盐比=0g/100g

食物编码及食物名称：092101x–鸭　　烹饪方式：炸

烹饪前

生重：165g

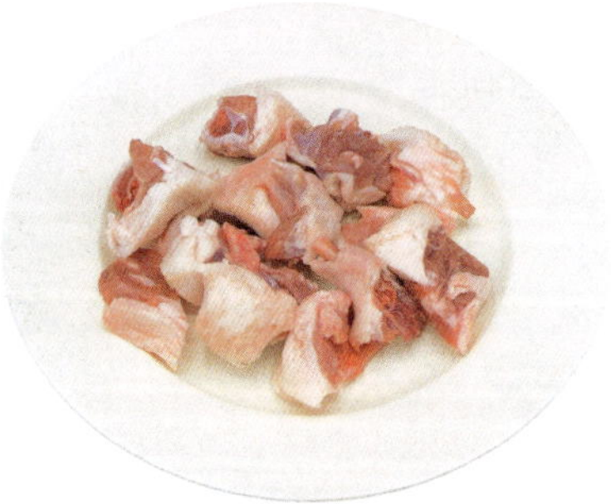

烹饪后

熟重：97g

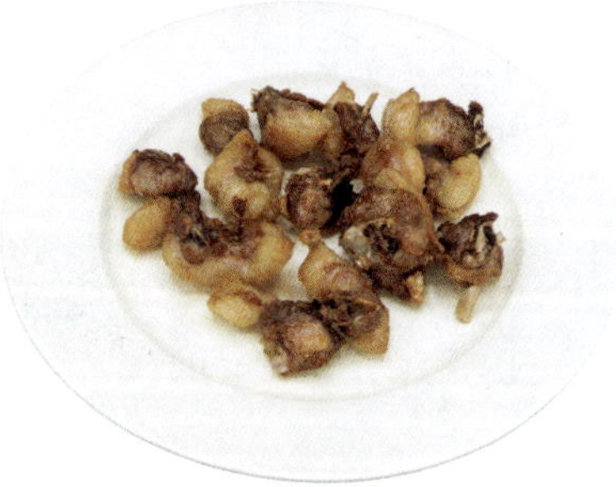

生熟比=170.1g/100g ｜ 含油比=−29.9g/100g ｜ 含盐比=0.6g/100g

13. 092104–鸭胸脯肉

食物编码及食物名称：092104–鸭胸脯肉 | 烹饪方式：炒

烹饪前

生重：144g

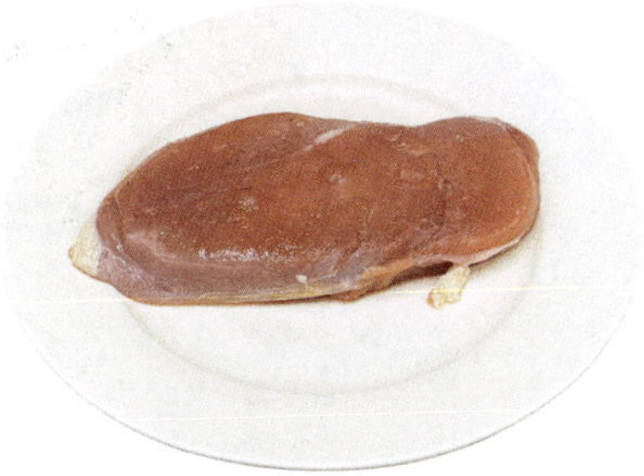

烹饪后

熟重：87g

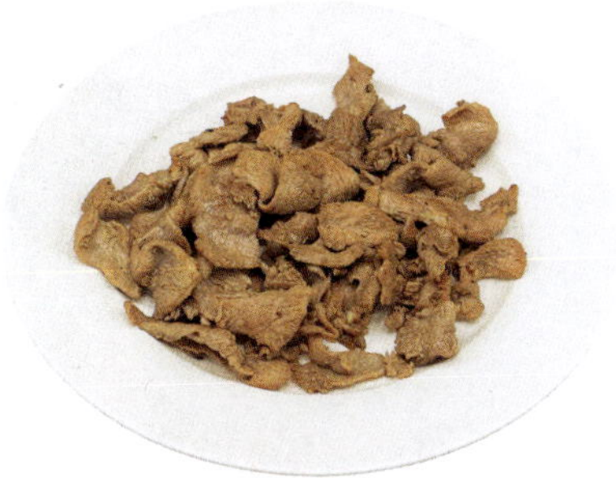

生熟比=165.5g/100g | 含油比=19.5g/100g | 含盐比=1.1g/100g

食物编码及食物名称：092104–鸭胸脯肉 | 烹饪方式：炖

烹饪前

生重：298g

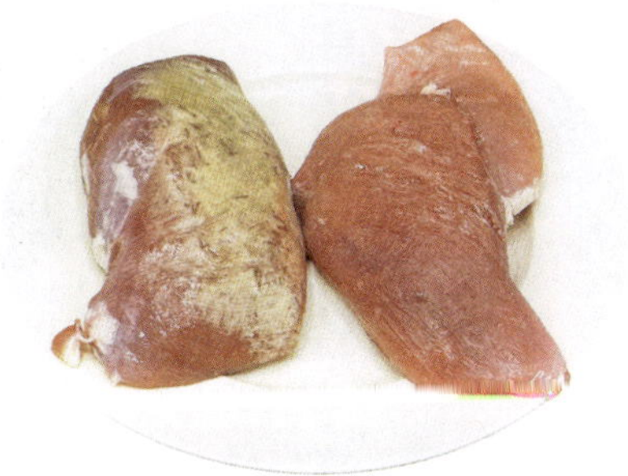

烹饪后

熟重：169g

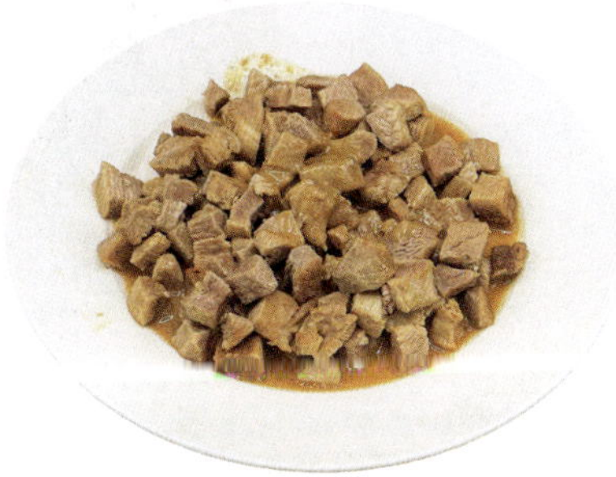

生熟比=176.3g/100g | 含油比=11.0g/100g | 含盐比=0.5g/100g

食物编码及食物名称：092104–鸭胸脯肉 **烹饪方式：煮**

烹饪前

生重：166g

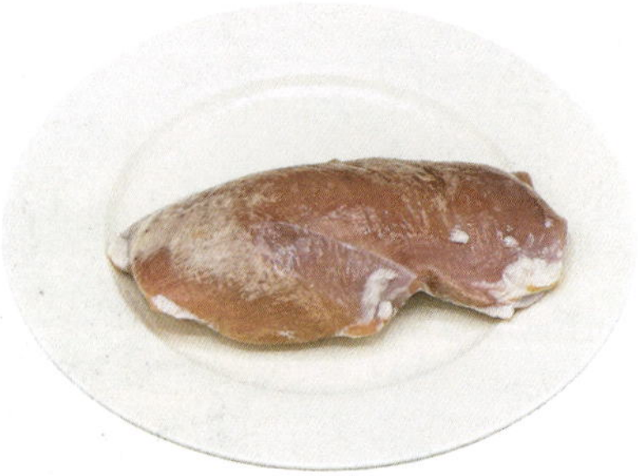

烹饪后

熟重：92g

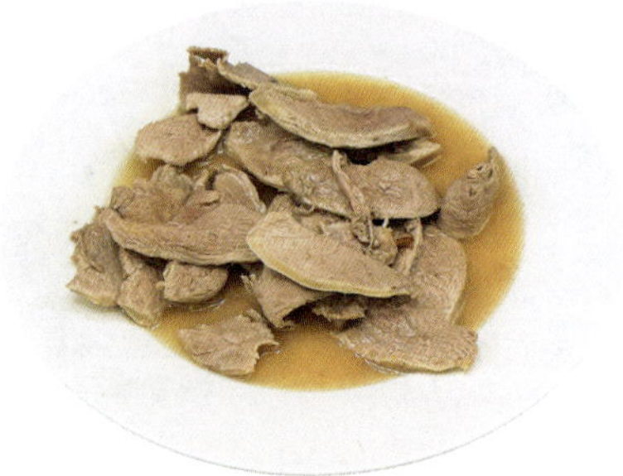

生熟比=180.4g/100g | 含油比=0g/100g | 含盐比=1.3g/100g

食物编码及食物名称：092104–鸭胸脯肉 **烹饪方式：烤**

烹饪前

生重：241g

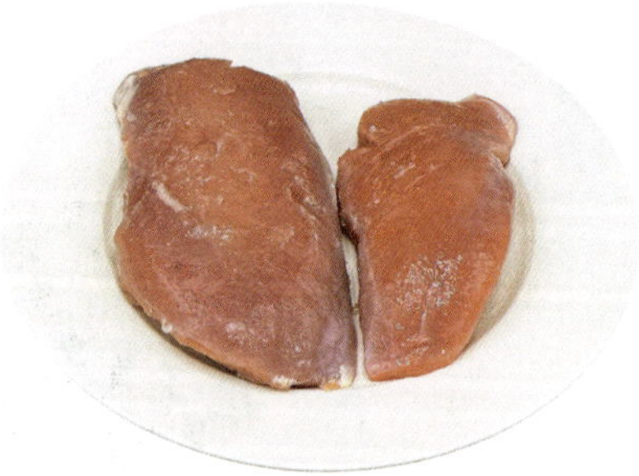

烹饪后

熟重：142g

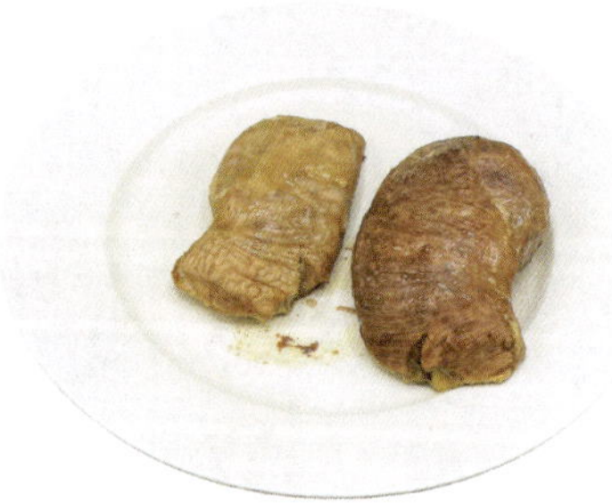

生熟比=169.7g/100g | 含油比=1.4g/100g | 含盐比=0.7g/100g

食物编码及食物名称：092104–鸭胸脯肉　烹饪方式：蒸

烹饪前

生重：141g

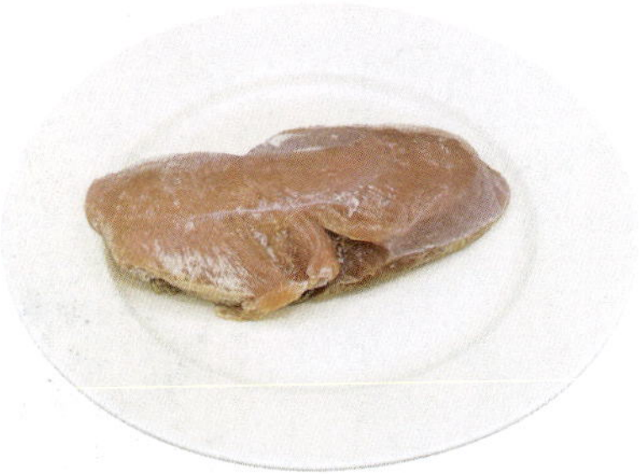

烹饪后

熟重：82g

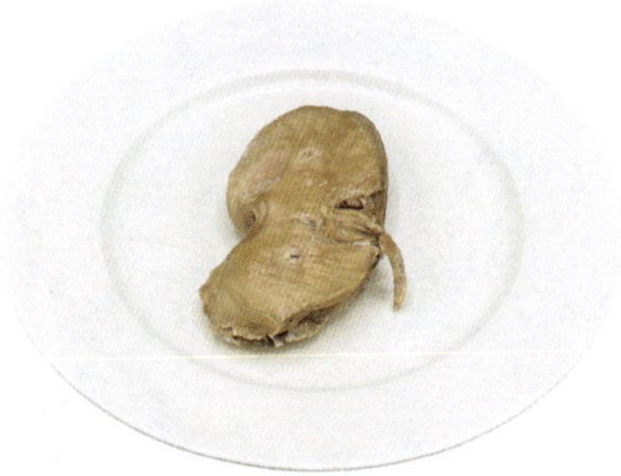

生熟比=172.0g/100g | 含油比=0g/100g | 含盐比=1.2g/100g

食物编码及食物名称：092104–鸭胸脯肉　烹饪方式：炸

烹饪前

生重：158g

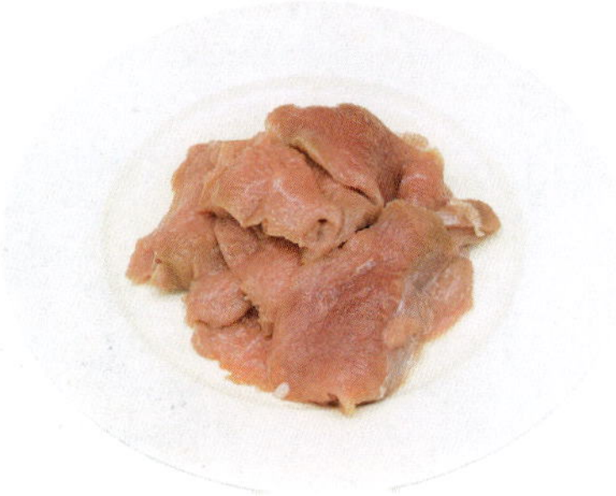

烹饪后

熟重：77g

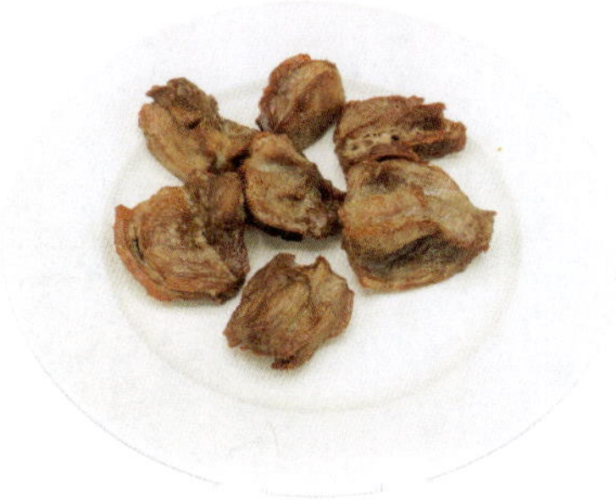

生熟比=205.2g/100g | 含油比=3.9g/100g | 含盐比=0.6g/100g

14. 092106–鸭翅

食物编码及食物名称：092106–鸭翅 | **烹饪方式：炒**

烹饪前

生重：179g

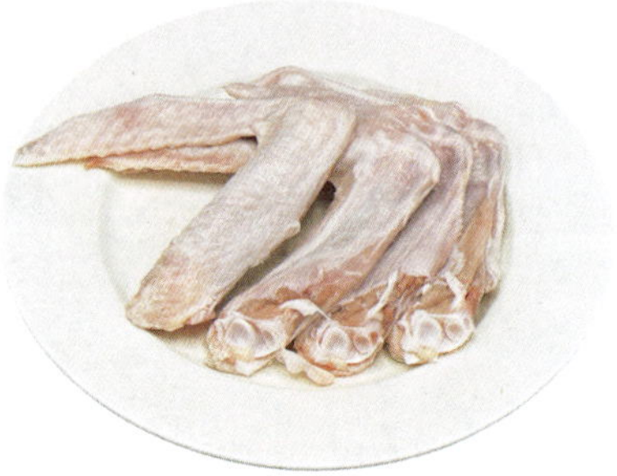

烹饪后

熟重：159g

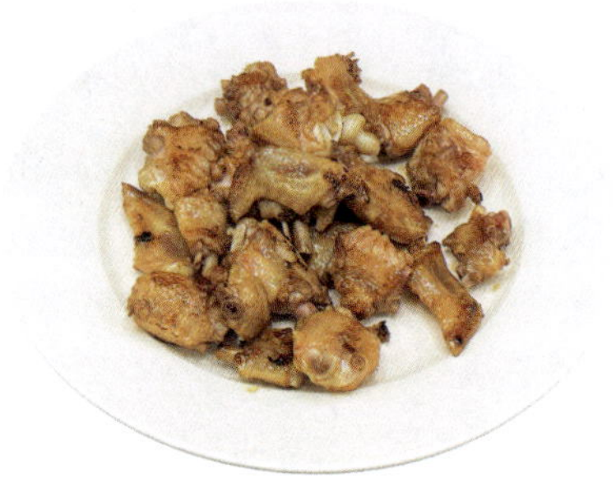

生熟比=112.6g/100g | 含油比=8.8g/100g | 含盐比=0g/100g

食物编码及食物名称：092106–鸭翅 | **烹饪方式：炖**

烹饪前

生重：189g

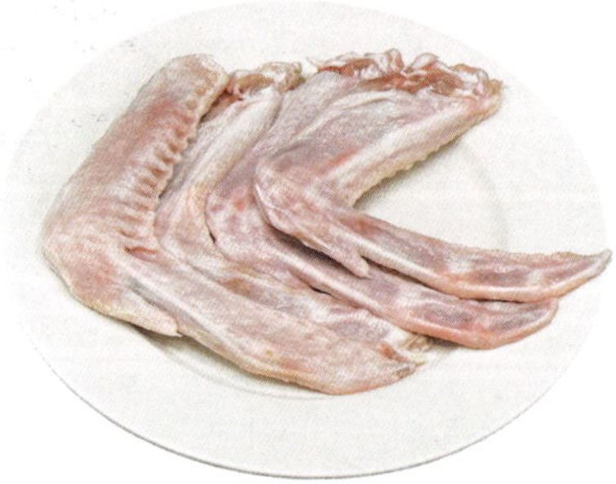

烹饪后

熟重：159g

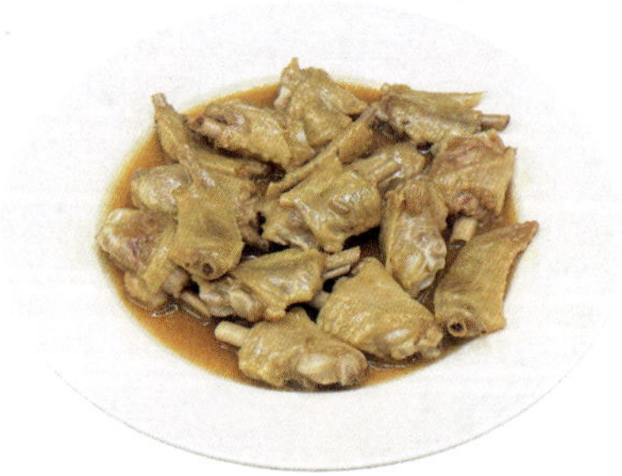

生熟比=118.9g/100g | 含油比=12.4g/100g | 含盐比=0.5g/100g

食物编码及食物名称：092106–鸭翅

烹饪方式：煮

烹饪前

生重：234g

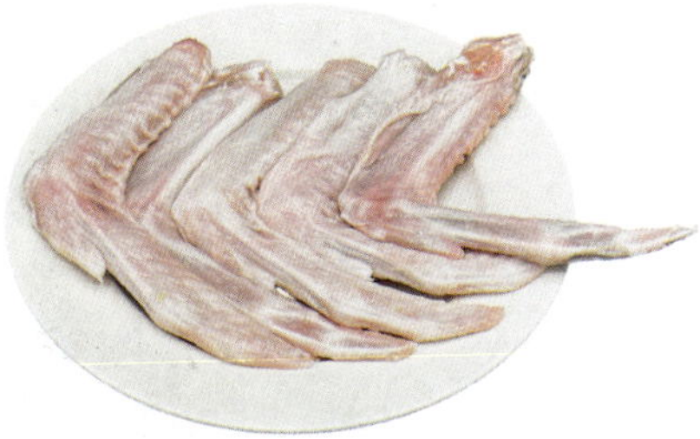

烹饪后

熟重：208g

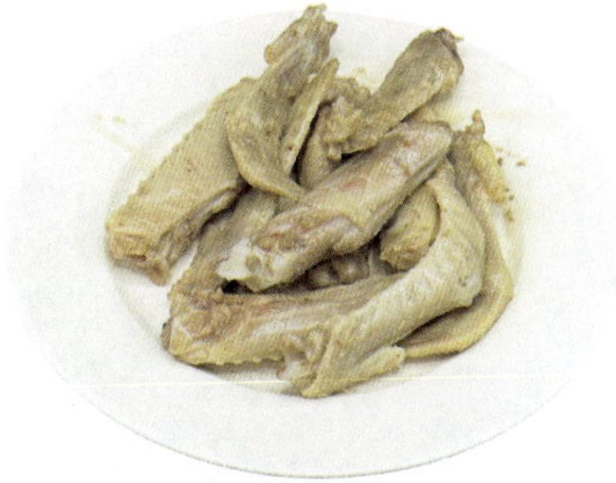

生熟比=112.5g/100g | 含油比=0g/100g | 含盐比=1.0g/100g

食物编码及食物名称：092106–鸭翅

烹饪方式：烤

烹饪前

生重：241g

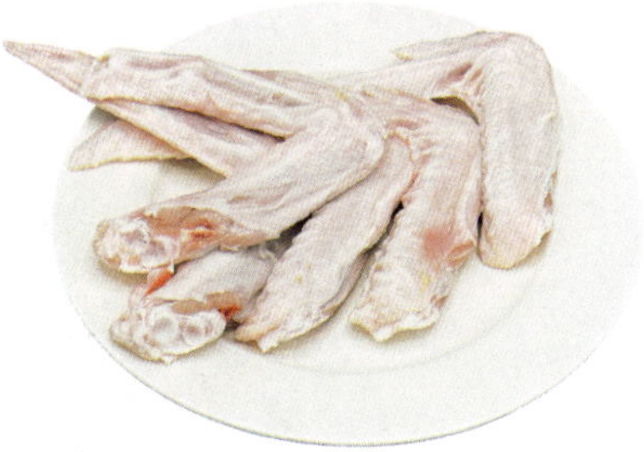

烹饪后

熟重：176g

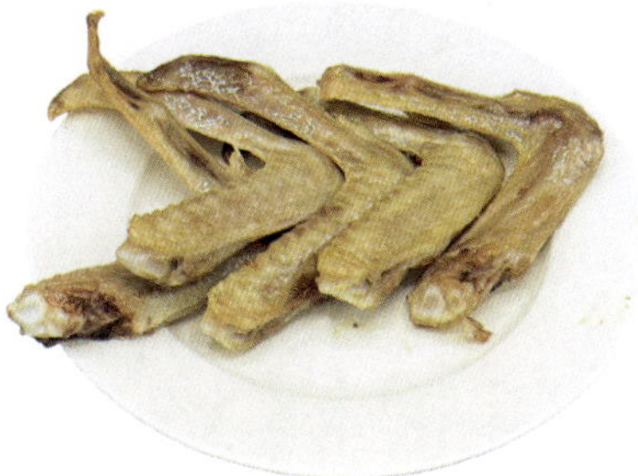

生熟比=136.9g/100g | 含油比=0.3g/100g | 含盐比=0.6g/100g

15. 092107–鸭掌

食物编码及食物名称：092107–鸭掌 | **烹饪方式：炒**

烹饪前

生重：235g

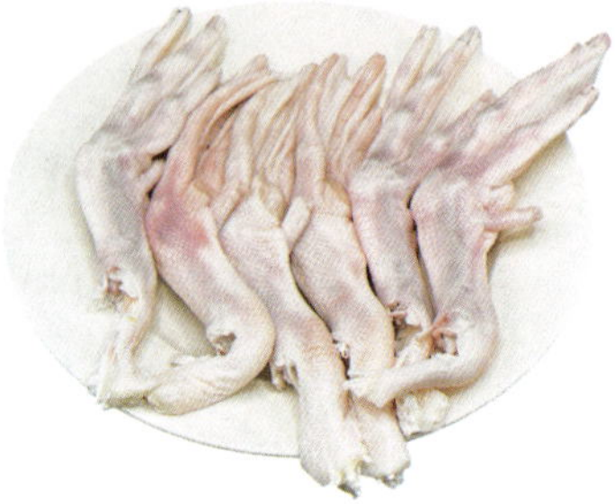

烹饪后

熟重：225g

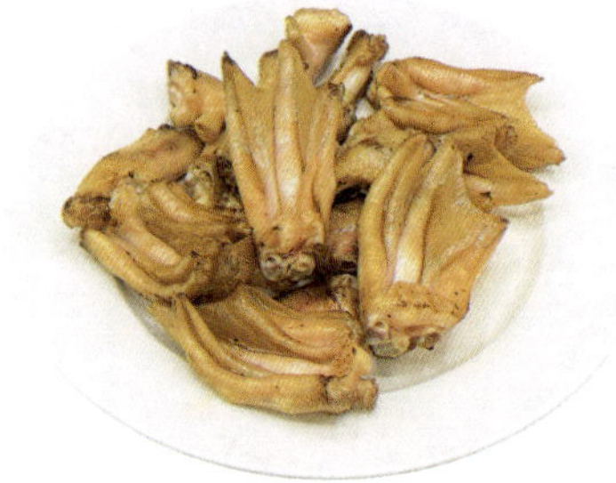

生熟比=104.4g/100g | 含油比=9.3g/100g | 含盐比=0.4g/100g

食物编码及食物名称：092107–鸭掌 | **烹饪方式：炖**

烹饪前

生重：177g

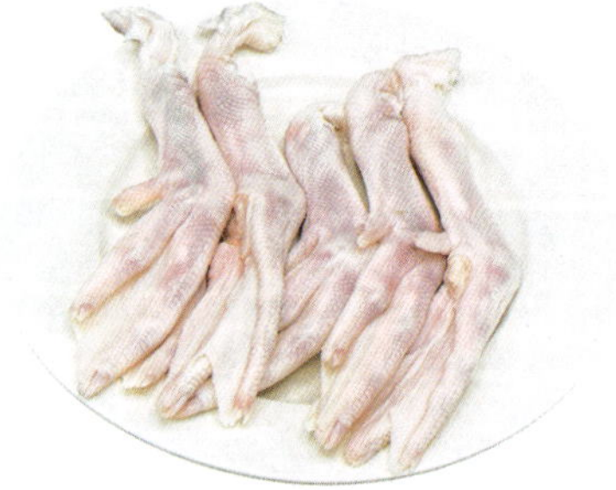

烹饪后

熟重：167g

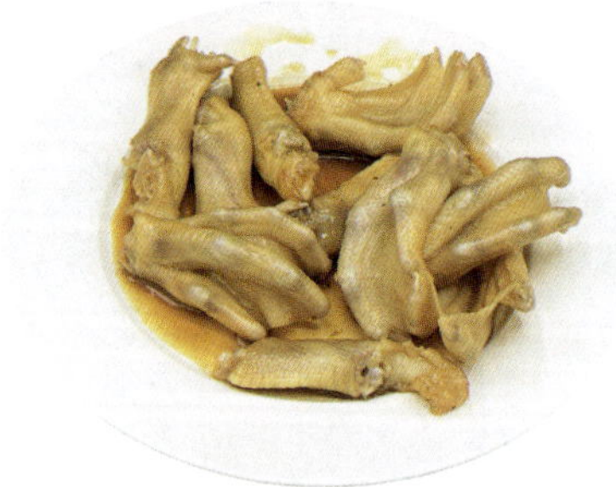

生熟比=106.0g/100g | 含油比=4.2g/100g | 含盐比=0.5g/100g

食物编码及食物名称：092107–鸭掌 | **烹饪方式：煮**

烹饪前

生重：246g

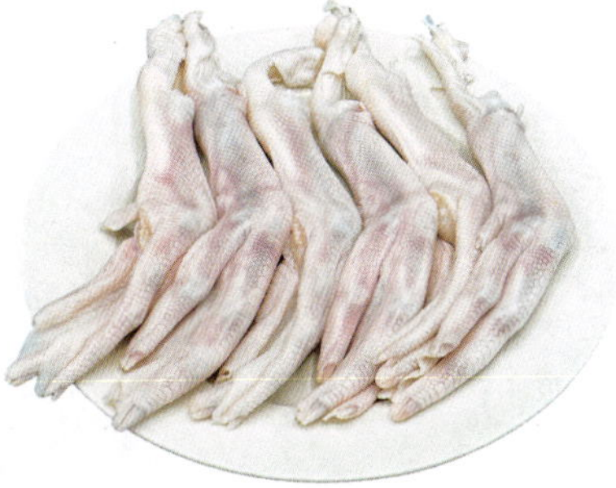

烹饪后

熟重：240g

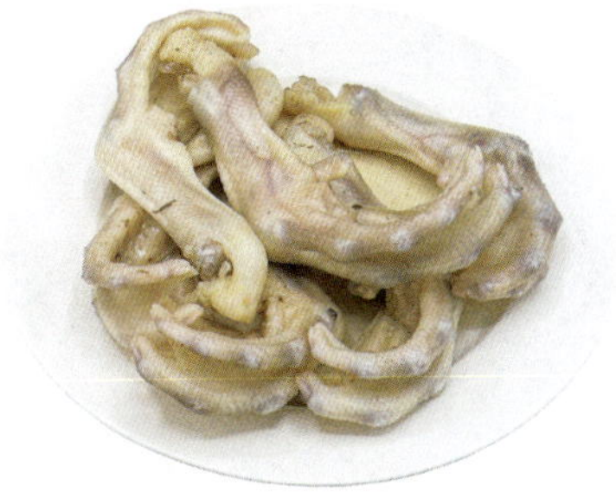

生熟比=102.5g/100g | 含油比=0g/100g | 含盐比=0.8g/100g

食物编码及食物名称：092107–鸭掌 | **烹饪方式：烤**

烹饪前

生重：197g

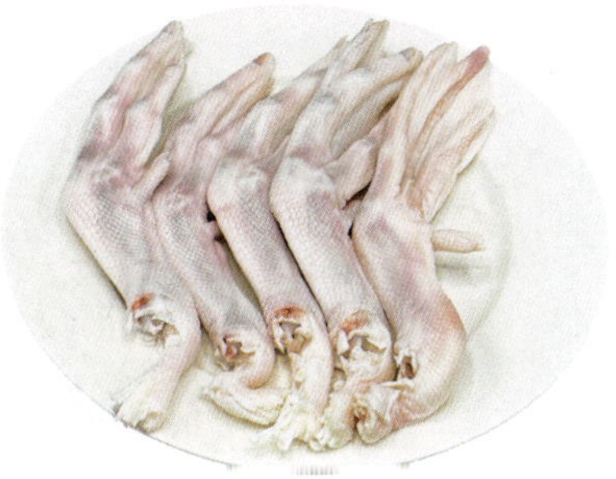

烹饪后

熟重：147g

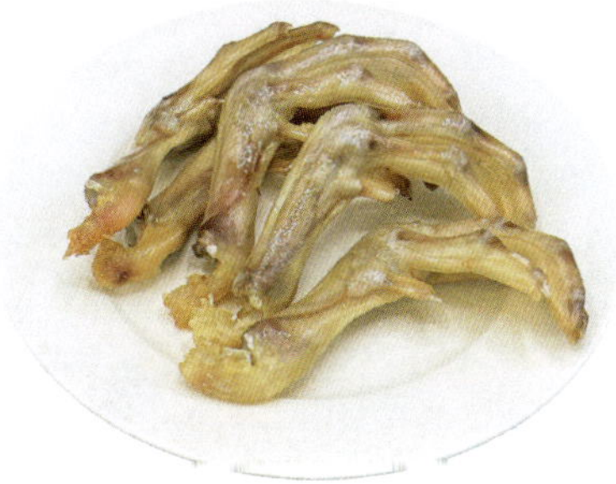

生熟比=134.0g/100g | 含油比=0.3g/100g | 含盐比=0.7g/100g

16. 092201–鸭肠

食物编码及食物名称：092201–鸭肠 | **烹饪方式：炒**

烹饪前

生重：100g

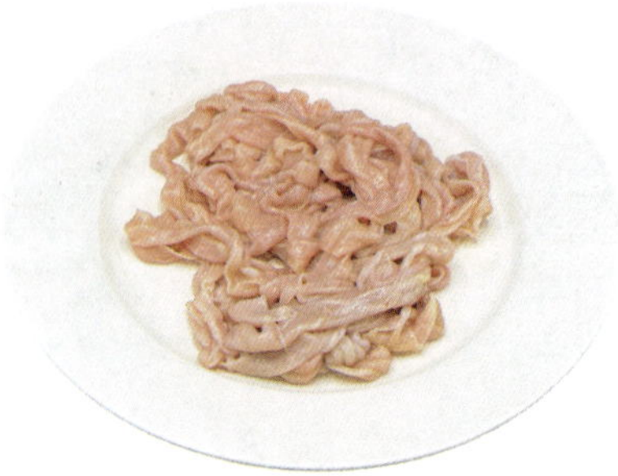

烹饪后

熟重：43g

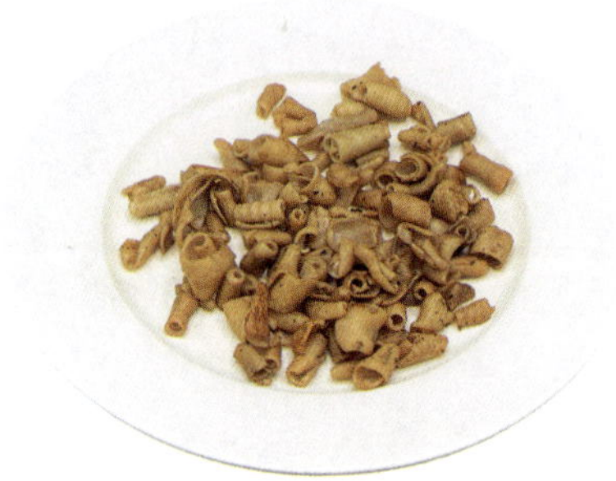

生熟比=232.6g/100g | 含油比=14.0g/100g | 含盐比=4.7g/100g

食物编码及食物名称：092201–鸭肠 | **烹饪方式：炖**

烹饪前

生重：138g

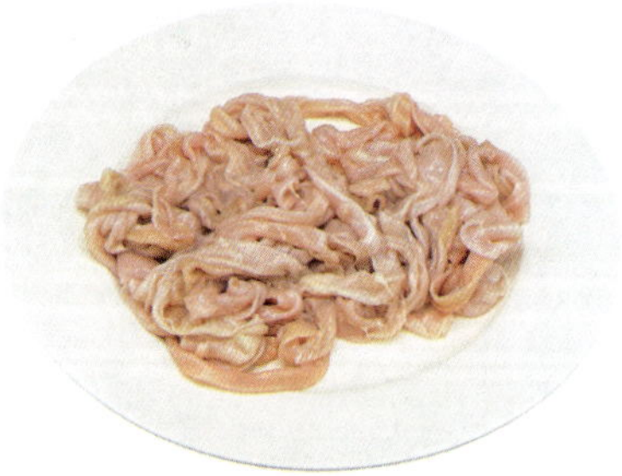

烹饪后

熟重：73g

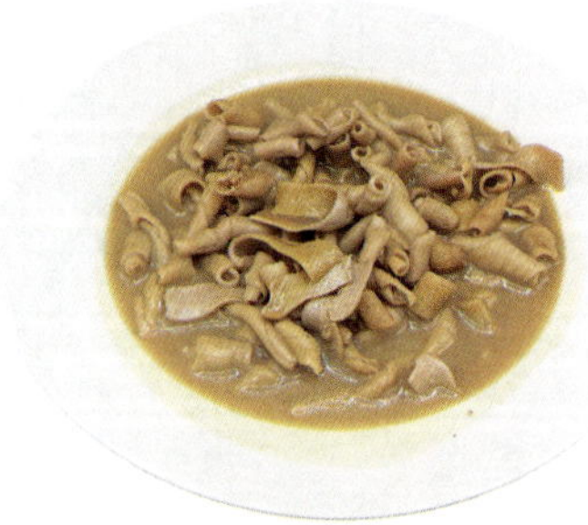

生熟比=189.0g/100g | 含油比=8.8g/100g | 含盐比=0g/100g

食物编码及食物名称：092201–鸭肠　　**烹饪方式：煮**

烹饪前

生重：158g

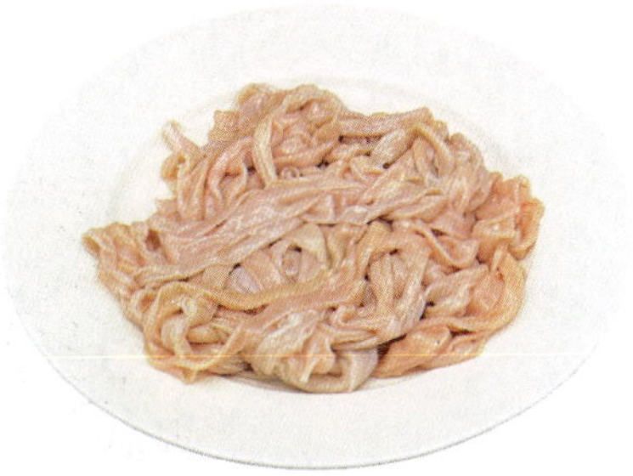

烹饪后

熟重：71g

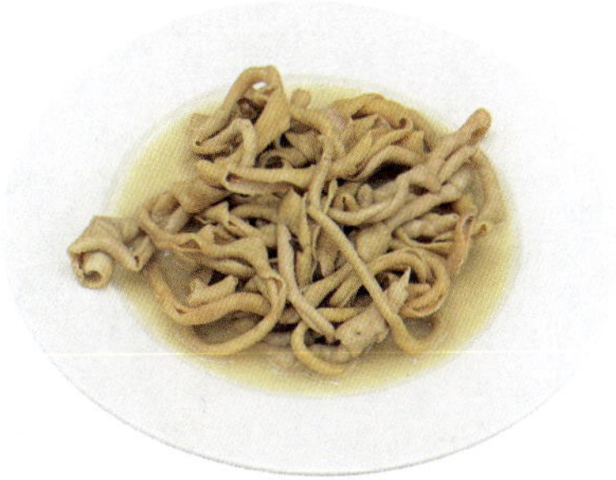

生熟比=222.5g/100g | 含油比=0g/100g | 含盐比=0.8g/100g

食物编码及食物名称：092201–鸭肠　　**烹饪方式：烤**

烹饪前

生重：131g

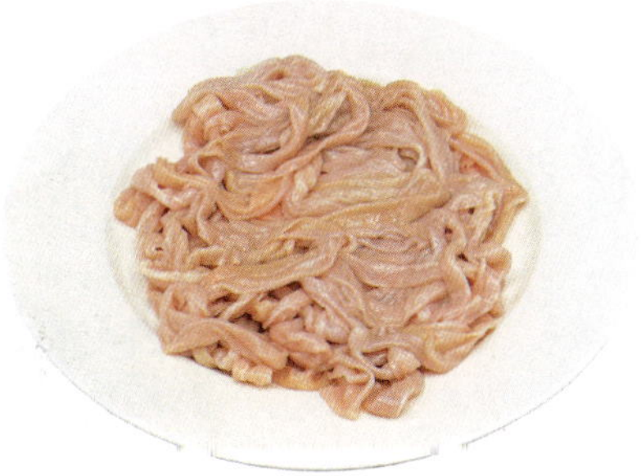

烹饪后

熟重：40g

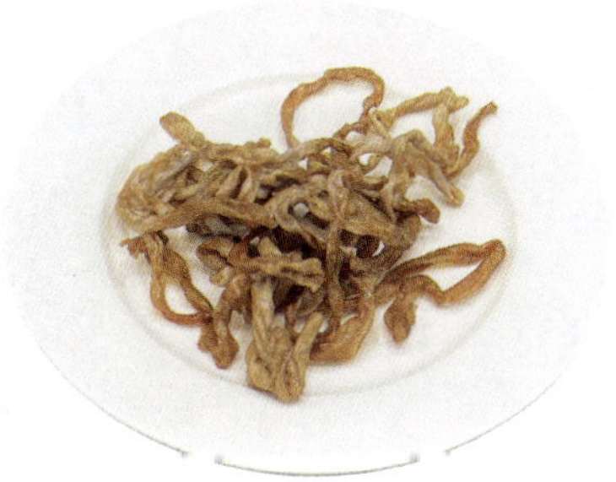

生熟比=327.5g/100g | 含油比=1.3g/100g | 含盐比=2.5g/100g

17. 092202–鸭肝

食物编码及食物名称：092202–鸭肝 | **烹饪方式：炒**

烹饪前

生重：215g

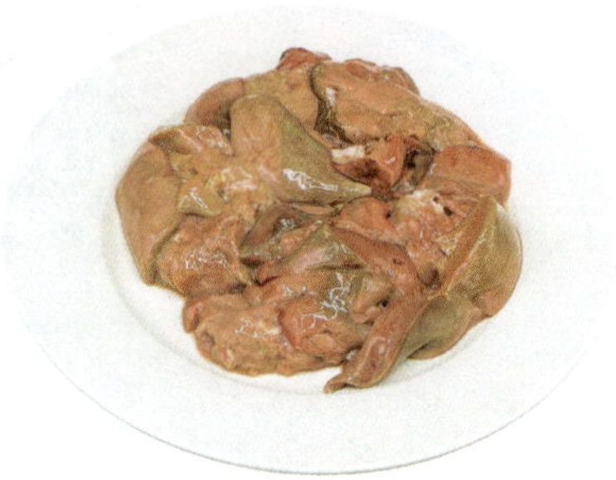

烹饪后

熟重：143g

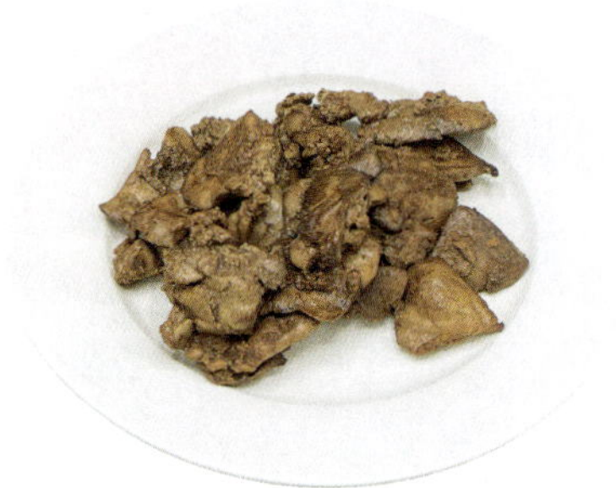

生熟比=150.3g/100g | 含油比=7.7g/100g | 含盐比=0.7g/100g

食物编码及食物名称：092202–鸭肝 | **烹饪方式：炖**

烹饪前

生重：160g

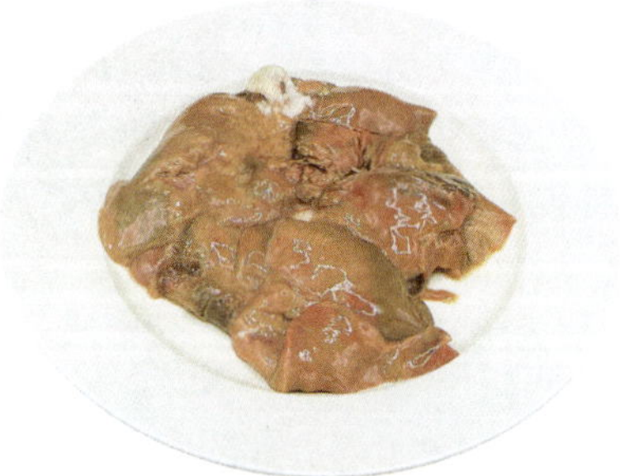

烹饪后

熟重：95g

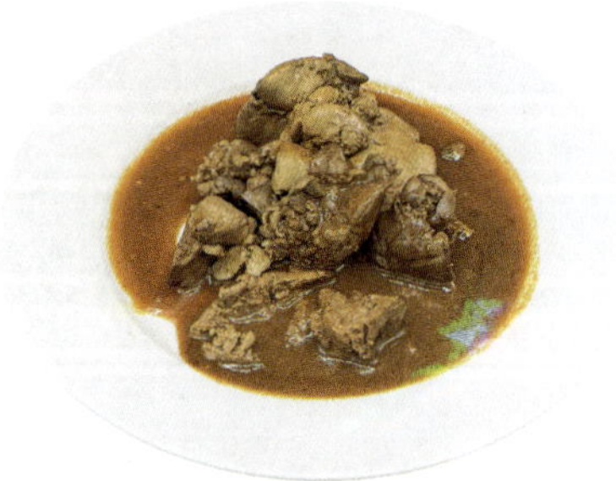

生熟比=168.4g/100g | 含油比=9.9g/100g | 含盐比=0.8g/100g

食物编码及食物名称：092202–鸭肝 **烹饪方式：煮**

烹饪前

生重：222g

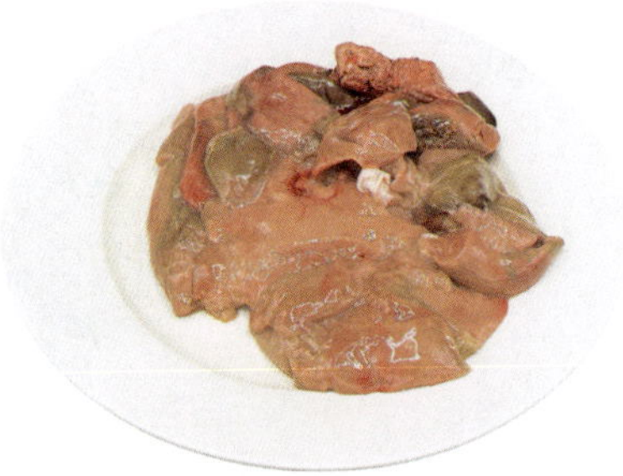

烹饪后

熟重：155g

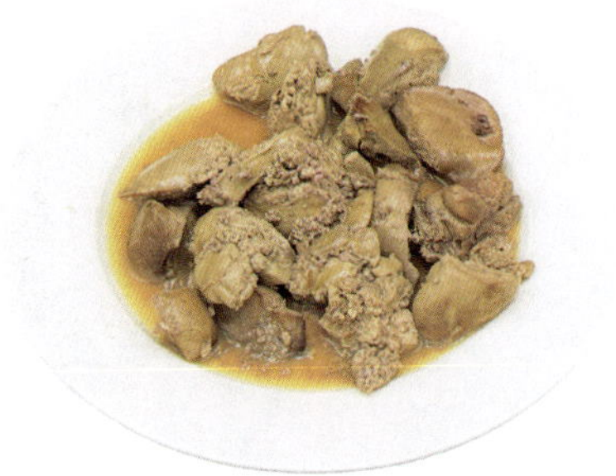

生熟比=143.2g/100g | 含油比=0g/100g | 含盐比=0g/100g

食物编码及食物名称：092202–鸭肝 **烹饪方式：烤**

烹饪前

生重：137g

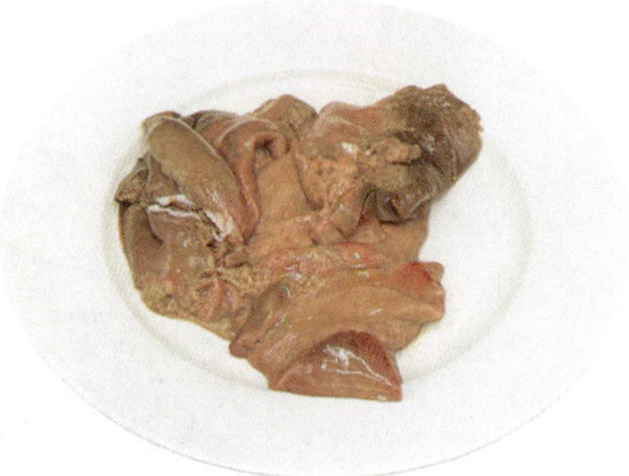

烹饪后

熟重：89g

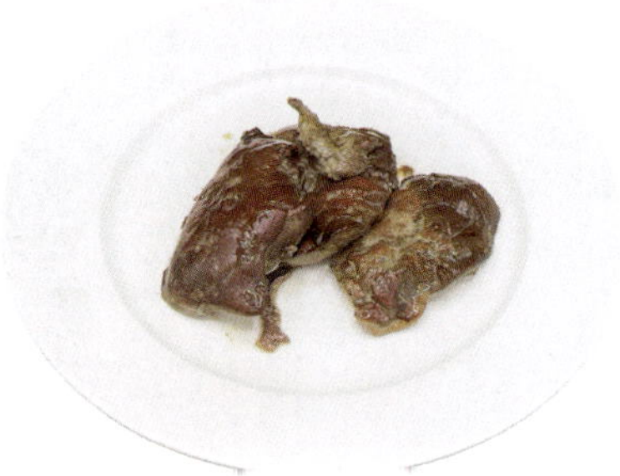

生熟比=153.9g/100g | 含油比=1.1g/100g | 含盐比=1.1g/100g

食物编码及食物名称：092202–鸭肝 | **烹饪方式：蒸**

烹饪前

生重：181g

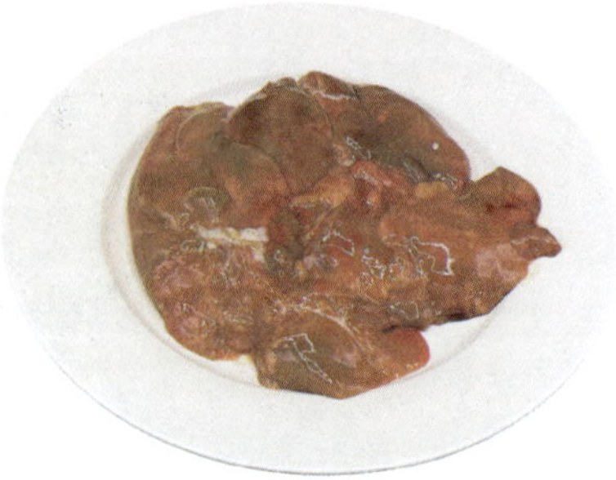

烹饪后

熟重：100g

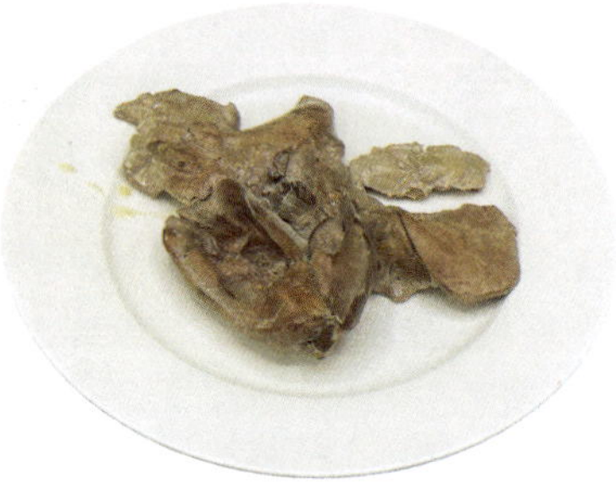

生熟比=181.0g/100g | 含油比=0g/100g | 含盐比=0g/100g

18. 092205–鸭舌［鸭条］

食物编码及食物名称：092205–鸭舌［鸭条］ | **烹饪方式：炒**

烹饪前

生重：231g

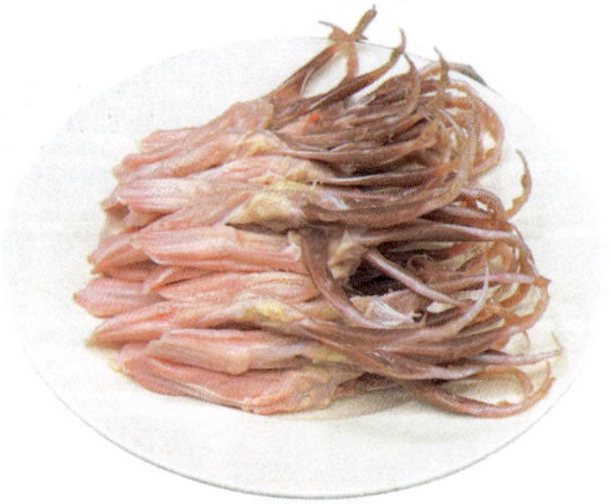

烹饪后

熟重：208g

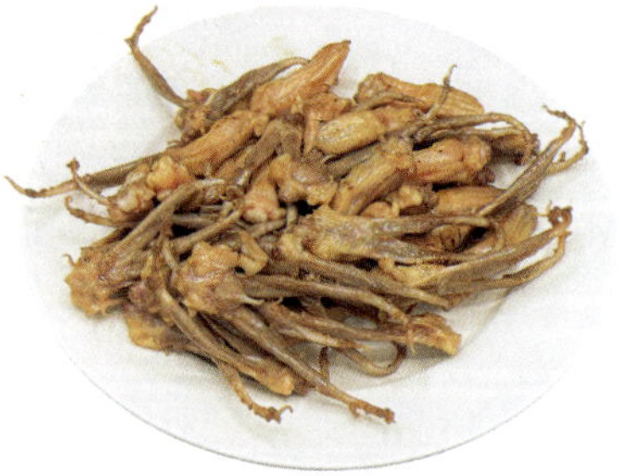

生熟比=111.1g/100g | 含油比=9.1g/100g | 含盐比=1.0g/100g

食物编码及食物名称：092205–鸭舌［鸭条］　**烹饪方式：炖**

烹饪前

生重：218g

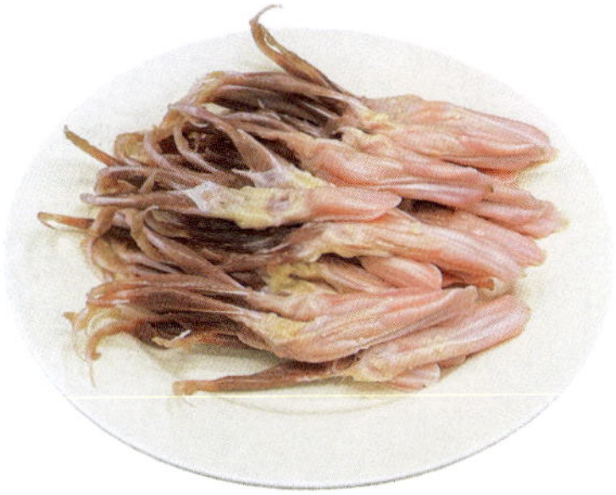

烹饪后

熟重：190g

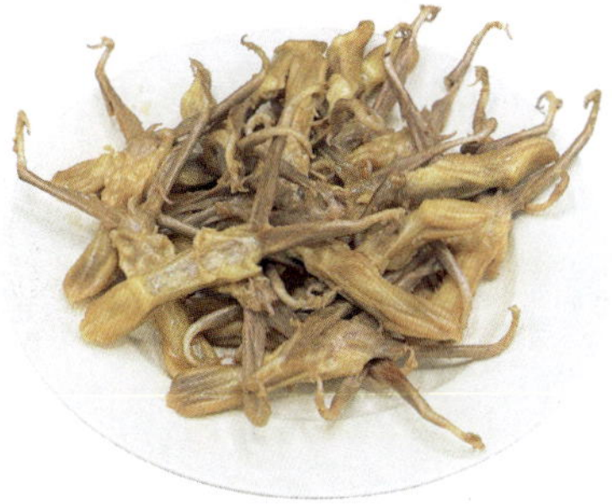

生熟比=114.7g/100g ｜ 含油比=4.5g/100g ｜ 含盐比=0.5g/100g

食物编码及食物名称：092205–鸭舌［鸭条］　**烹饪方式：煮**

烹饪前

生重：194g

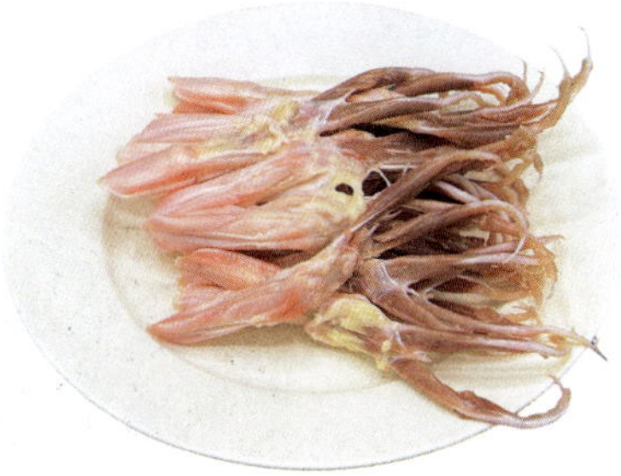

烹饪后

熟重：169g

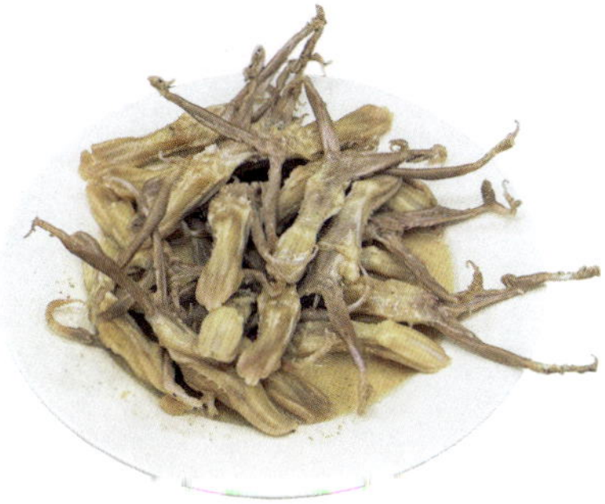

生熟比=114.8g/100g ｜ 含油比=0g/100g ｜ 含盐比=0.5g/100g

食物编码及食物名称：092205–鸭舌［鸭条］ **烹饪方式：烤**

烹饪前

生重：172g

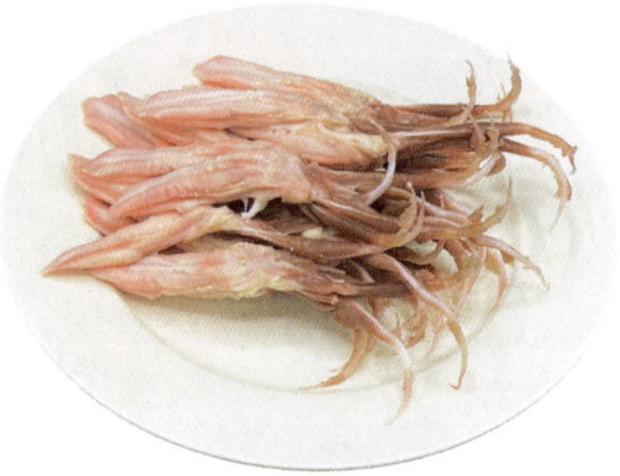

烹饪后

熟重：116g

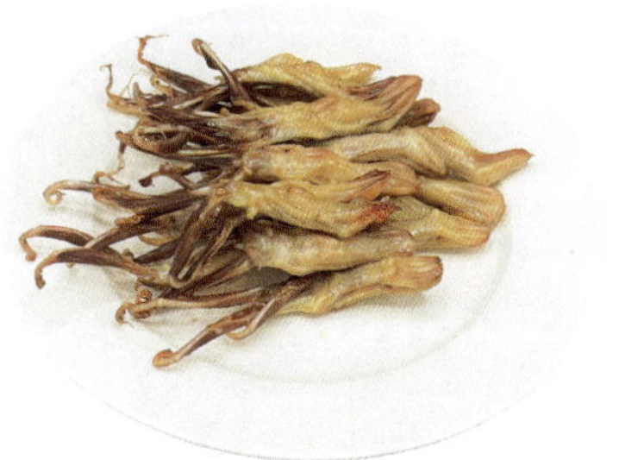

生熟比=148.3g/100g | 含油比=0.4g/100g | 含盐比=0.9g/100g

19. 092206–鸭心

食物编码及食物名称：092206–鸭心 **烹饪方式：炒**

烹饪前

生重：144g

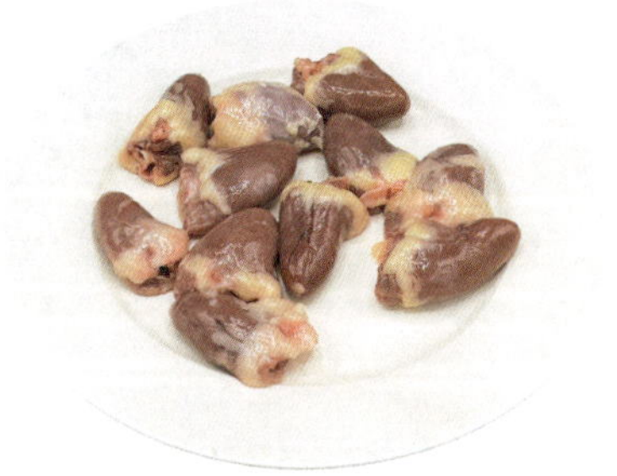

烹饪后

熟重：93g

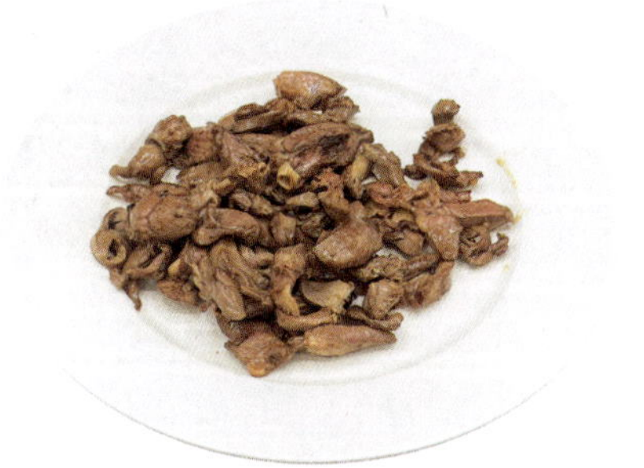

生熟比=154.8g/100g | 含油比=14.0g/100g | 含盐比=0g/100g

食物编码及食物名称：092206–鸭心　　**烹饪方式：炖**

烹饪前

生重：122g

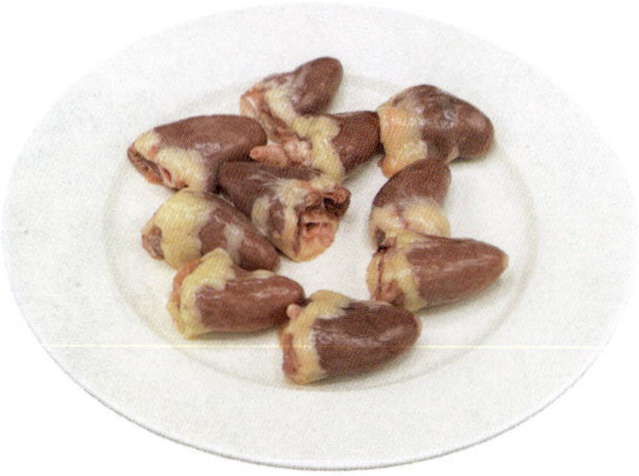

烹饪后

熟重：80g

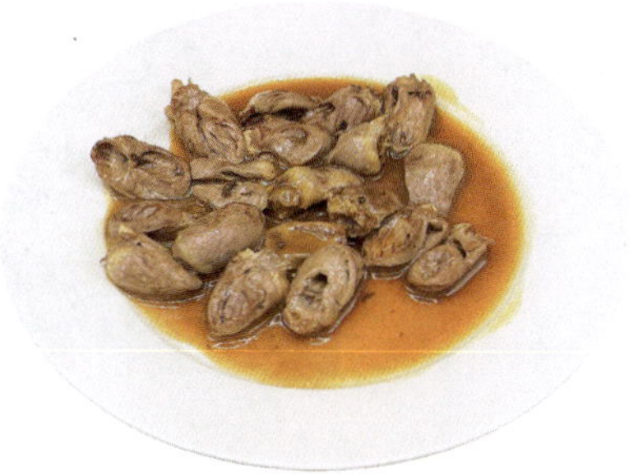

生熟比=152.5g/100g | 含油比=15.0g/100g | 含盐比=0.9g/100g

食物编码及食物名称：092206–鸭心　　**烹饪方式：煮**

烹饪前

生重：192g

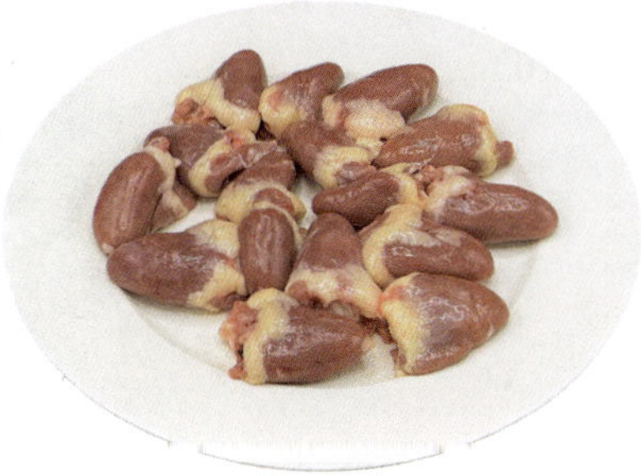

烹饪后

熟重：143g

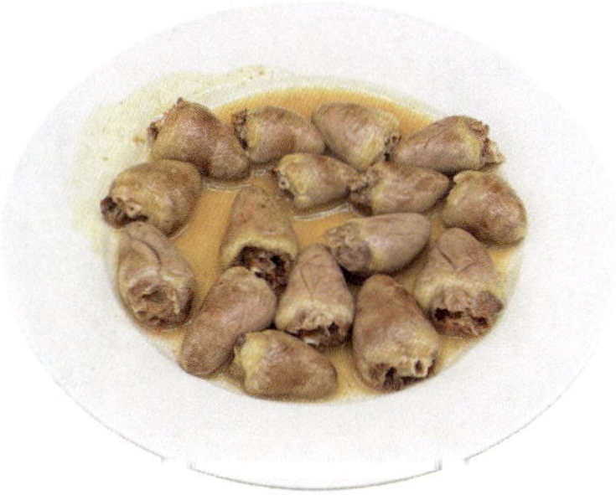

生熟比=134.3g/100g | 含油比=0g/100g | 含盐比=0g/100g

食物编码及食物名称：092206–鸭心 | **烹饪方式：烤**

烹饪前

生重：209g

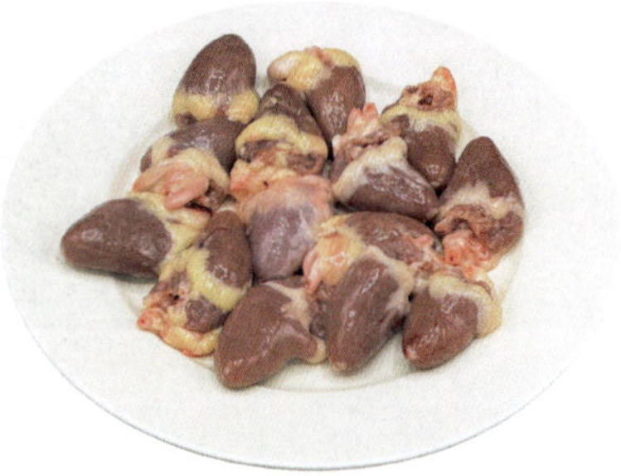

烹饪后

熟重：115g

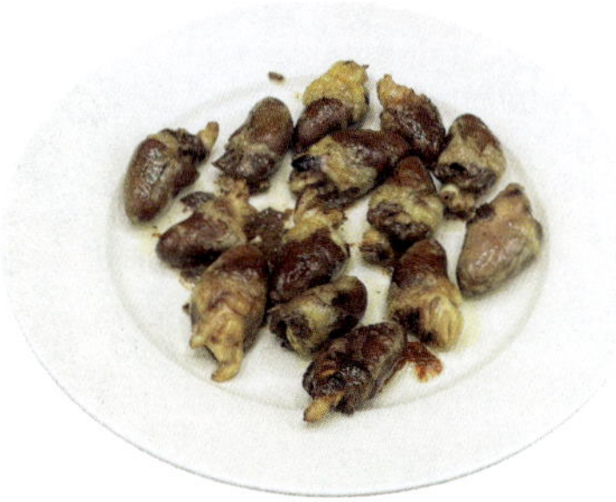

生熟比=181.7g/100g | 含油比=1.7g/100g | 含盐比=0g/100g

食物编码及食物名称：092206–鸭心 | **烹饪方式：蒸**

烹饪前

生重：182g

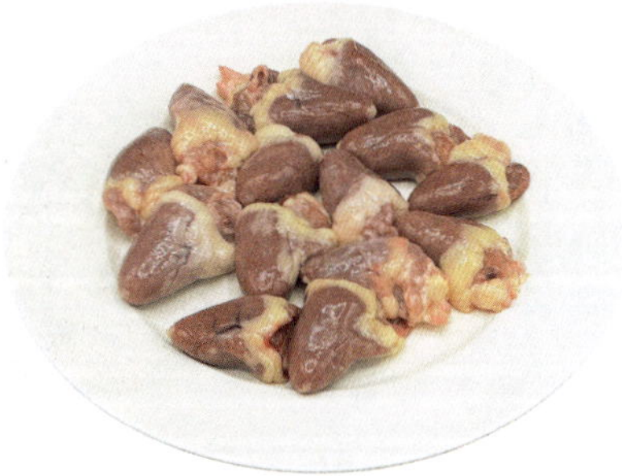

烹饪后

熟重：103g

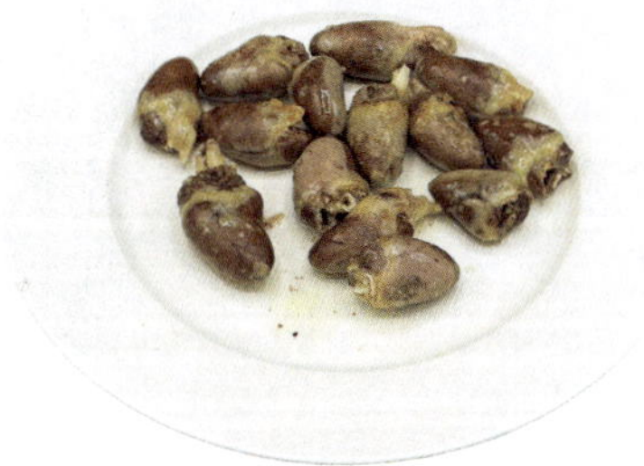

生熟比=176.7g/100g | 含油比=0g/100g | 含盐比=0g/100g

20. 092207-鸭血（白鸭）

食物编码及食物名称：092207-鸭血（白鸭）　　**烹饪方式：炒**

烹饪前

生重：285g

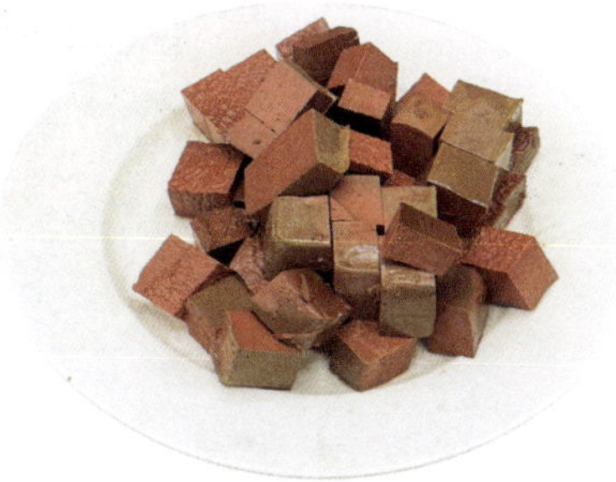

烹饪后

熟重：248g

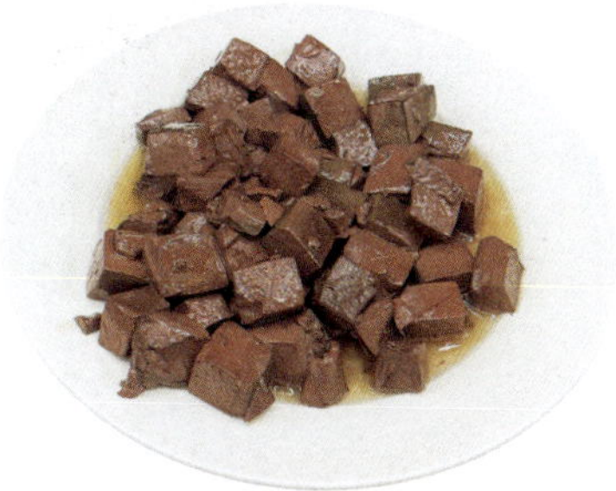

生熟比=114.9/100g　|　含油比=9.0g/100g　|　含盐比=0g/100g

食物编码及食物名称：092207-鸭血（白鸭）　　**烹饪方式：炖**

烹饪前

生重：284g

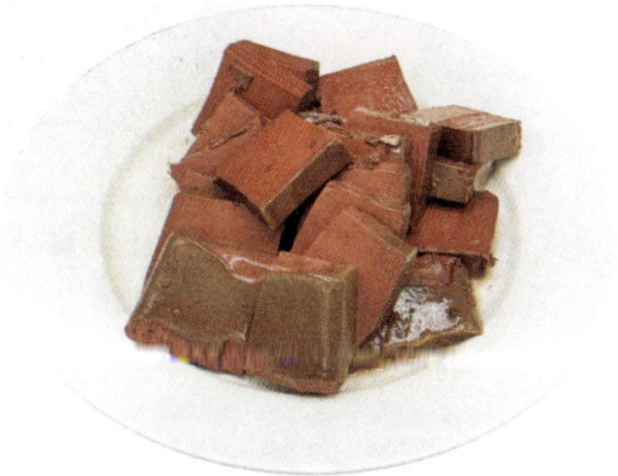

烹饪后

熟重：248g

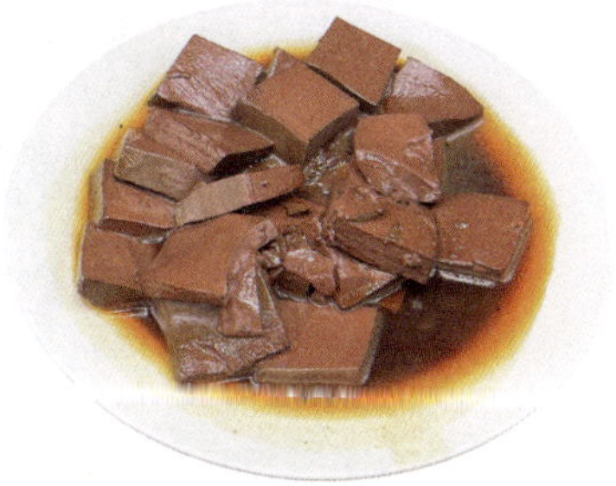

生熟比=114.5/100g　|　含油比=3.8g/100g　|　含盐比=0.3g/100g

食物编码及食物名称：092207–鸭血（白鸭） **烹饪方式：煮**

烹饪前

生重：285g

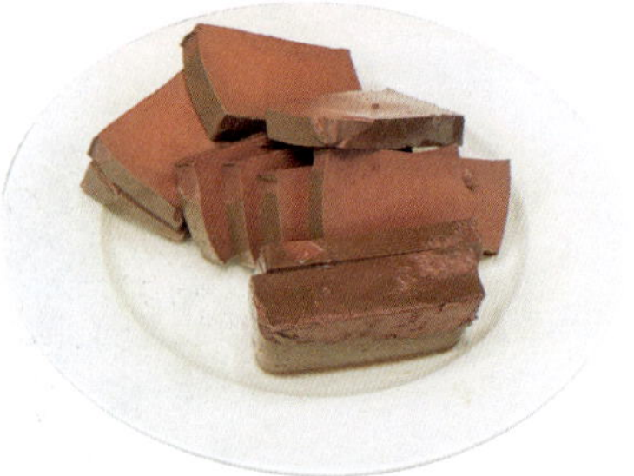

烹饪后

熟重：259g

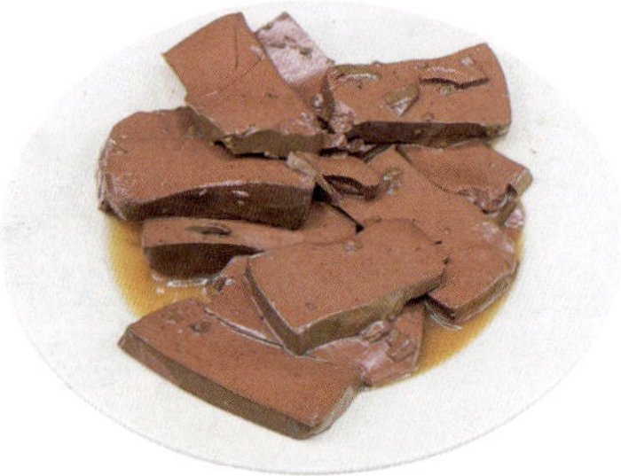

生熟比=110.0/100g | 含油比=0g/100g | 含盐比=0.7g/100g

食物编码及食物名称：092207–鸭血（白鸭） **烹饪方式：烤**

烹饪前

生重：279g

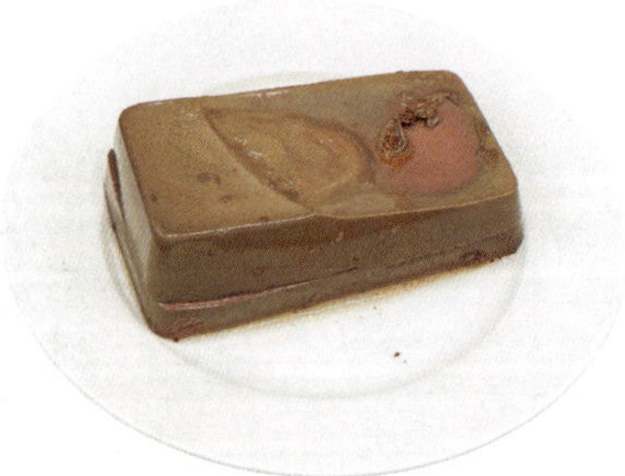

烹饪后

熟重：232g

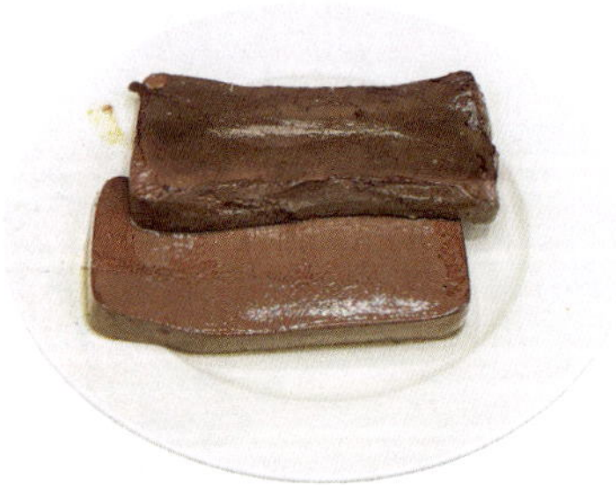

生熟比=120.3/100g | 含油比0g/100g | 含盐比=0g/100g

食物编码及食物名称：092207–鸭血（白鸭）	烹饪方式：炸

烹饪前

生重：266g

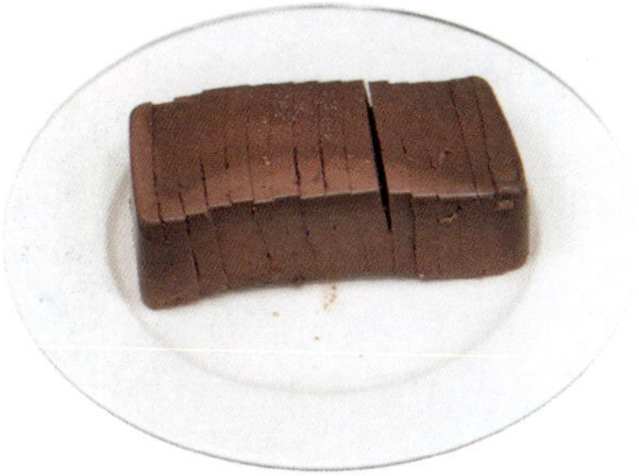

烹饪后

熟重：225g

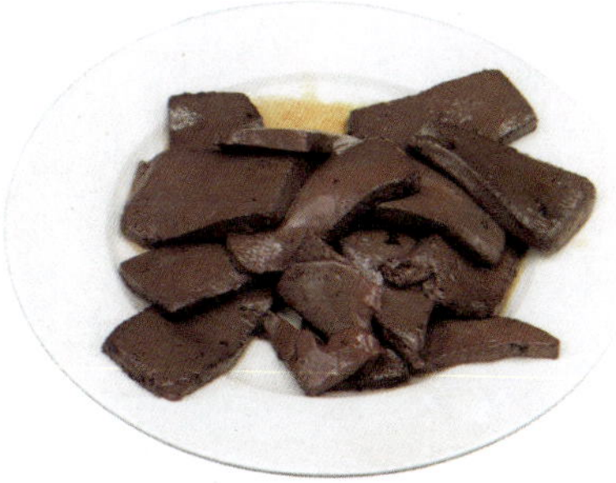

生熟比=118.2g/100g | 含油比=5.3g/100g | 含盐比=0.4g/100g

21. 092211–鸭肫

食物编码及食物名称：092211–鸭肫	烹饪方式：炒

烹饪前

生重：223g

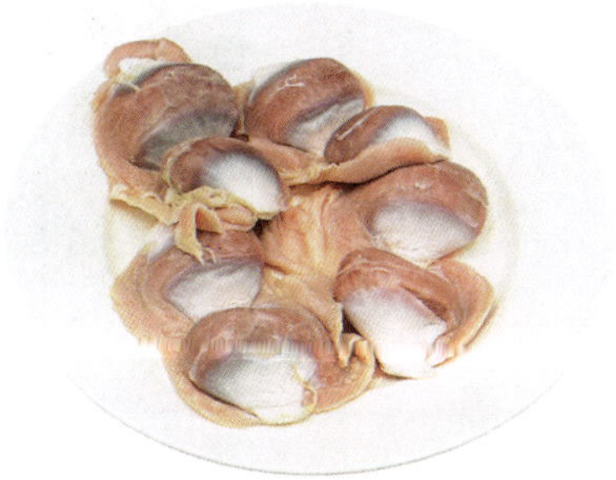

烹饪后

熟重：158g

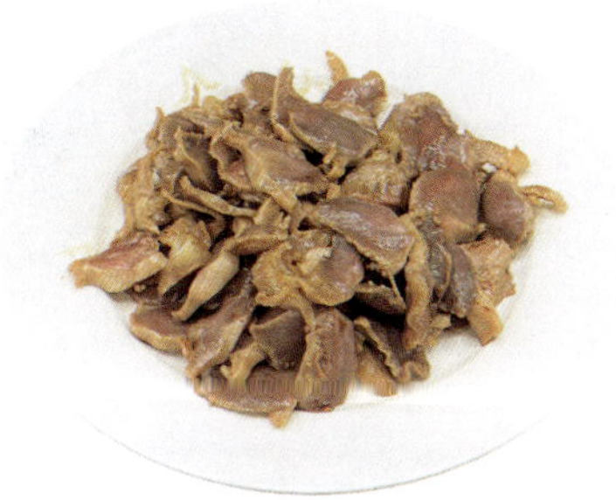

生熟比=141.1/100g | 含油比=11.4g/100g | 含盐比=0.6g/100g

食物编码及食物名称：092211-鸭肫　　烹饪方式：炖

烹饪前

生重：216g

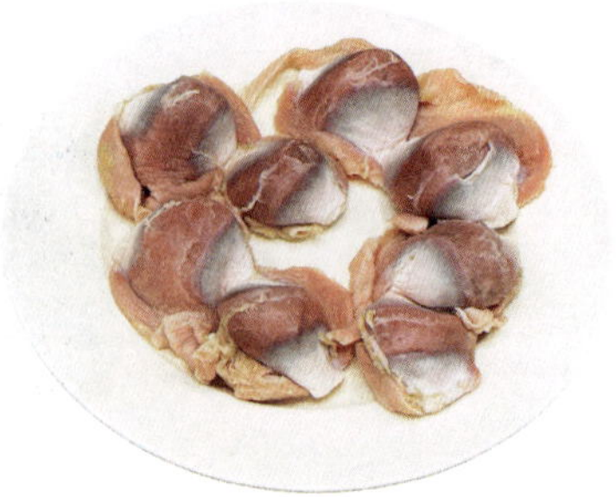

烹饪后

熟重：128g

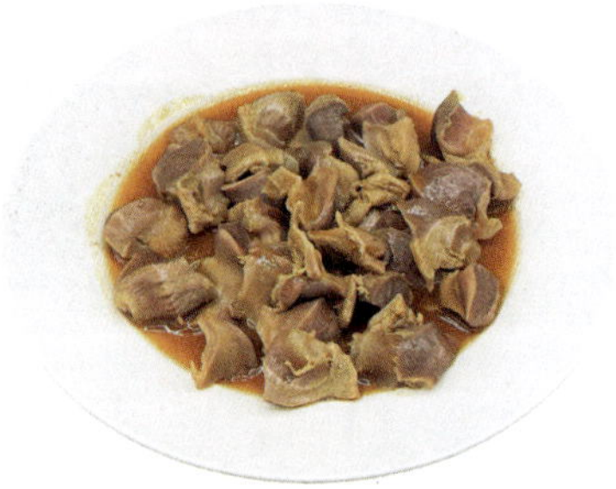

生熟比=168.8/100g ｜ 含油比=3.1g/100g ｜ 含盐比=1.0g/100g

食物编码及食物名称：092211-鸭肫　　烹饪方式：煮

烹饪前

生重：257g

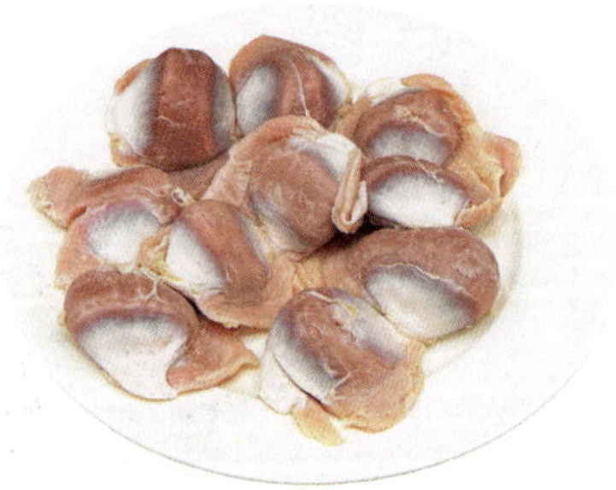

烹饪后

熟重：156g

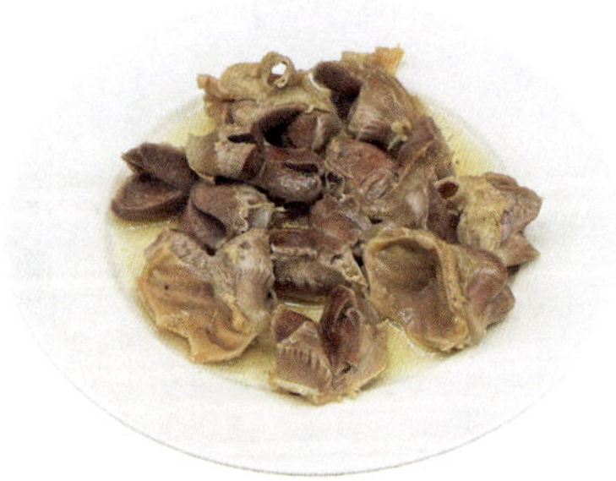

生熟比=164.7/100g ｜ 含油比=0g/100g ｜ 含盐比=0.4g/100g

食物编码及食物名称：092211–鸭肫　　**烹饪方式：烤**

烹饪前

生重：213g

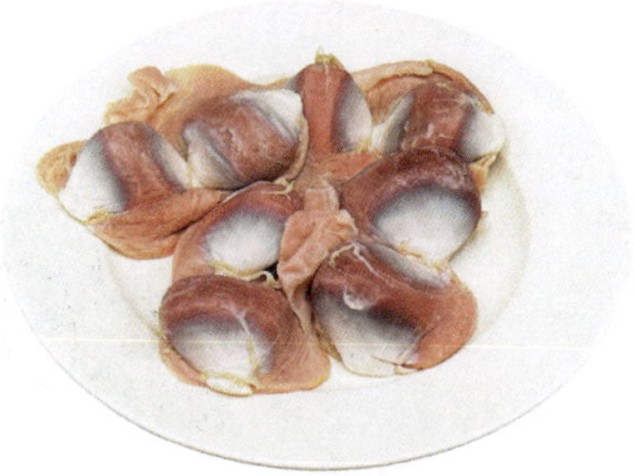

烹饪后

熟重：135g

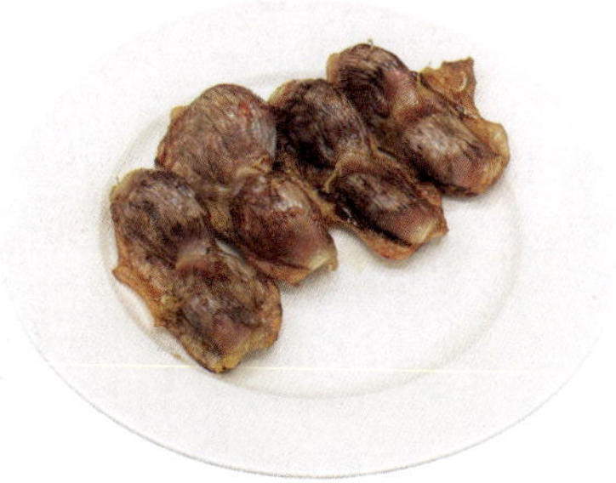

生熟比=157.8/100g　|　含油比=0.4g/100g　|　含盐比=0.7g/100g

食物编码及食物名称：092211–鸭肫　　**烹饪方式：炸**

烹饪前

生重：132g

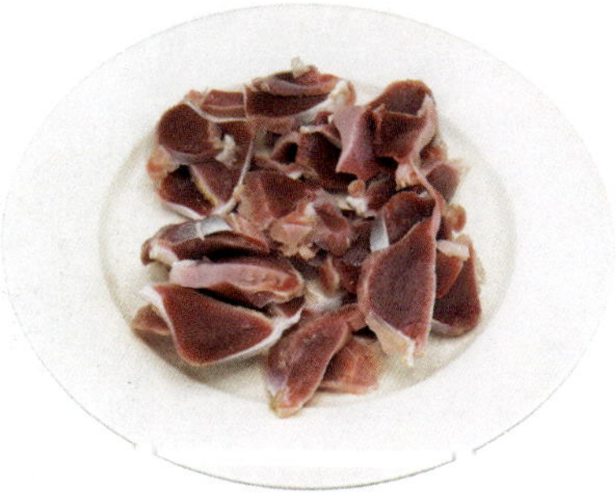

烹饪后

熟重：73g

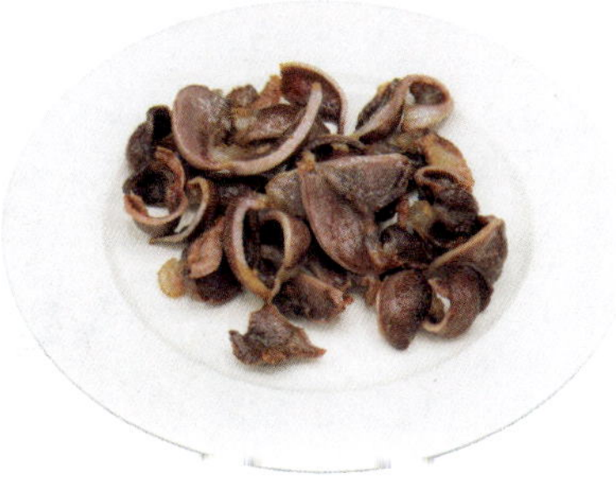

生熟比=180.8g/100g　|　含油比=11.0g/100g　|　含盐比=0.8g/100g

22. 093101–鹅

食物编码及食物名称：093101–鹅 | **烹饪方式：炒**

烹饪前

生重：178g

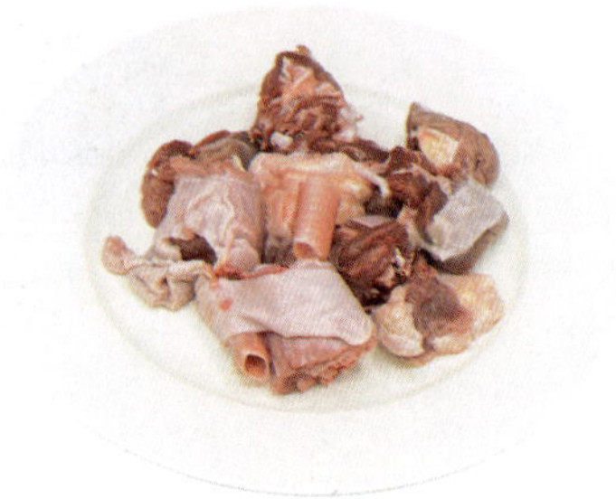

烹饪后

熟重：156g

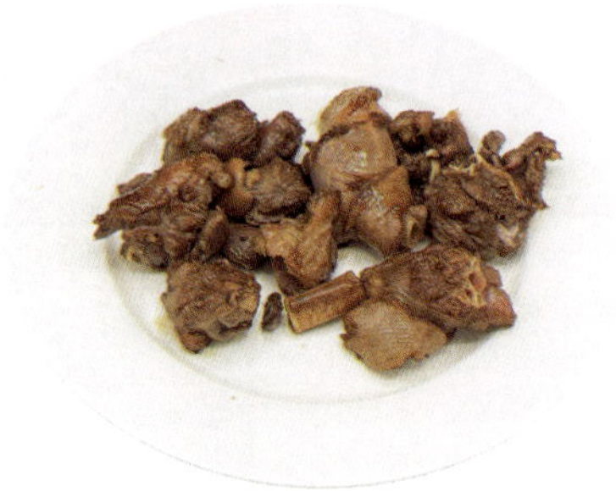

生熟比=114.1/100g | 含油比=7.7g/100g | 含盐比=1.3g/100g

食物编码及食物名称：093101–鹅 | **烹饪方式：炖**

烹饪前

生重：228g

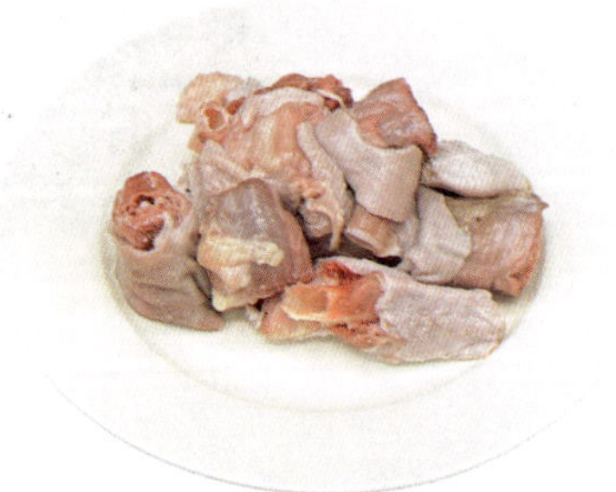

烹饪后

熟重：189g

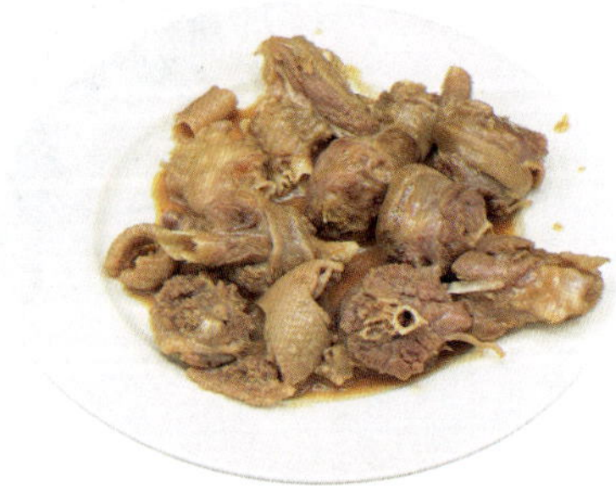

生熟比=120.6/100g | 含油比=4.2g/100g | 含盐比=0.9g/100g

食物编码及食物名称：093101–鹅 | **烹饪方式：煮**

烹饪前

生重：389g

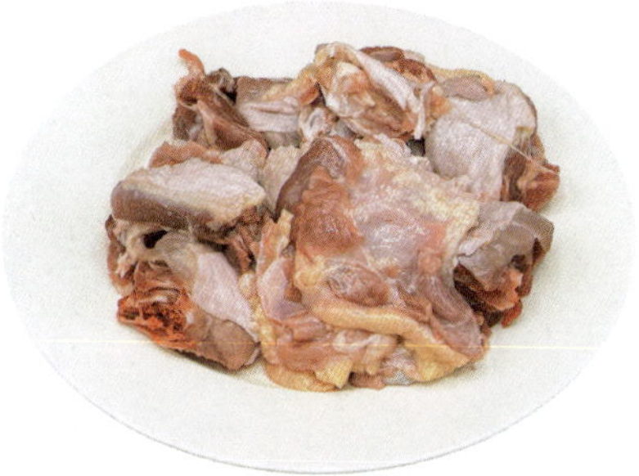

烹饪后

熟重：303g

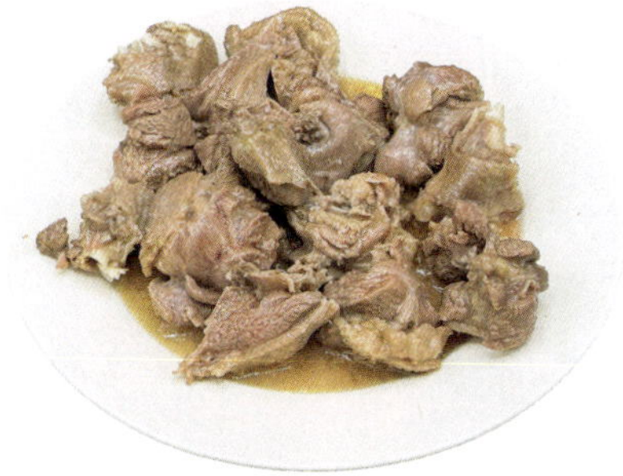

生熟比=128.4/100g | 含油比=0g/100g | 含盐比=1.1g/100g

食物编码及食物名称：093101–鹅 | **烹饪方式：烤**

烹饪前

生重：313g

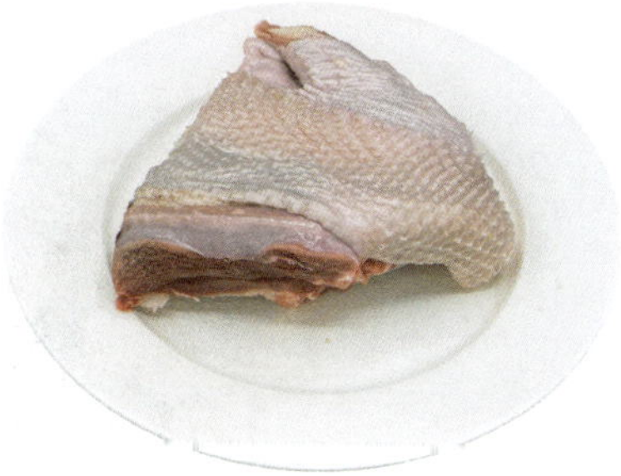

烹饪后

熟重：262g

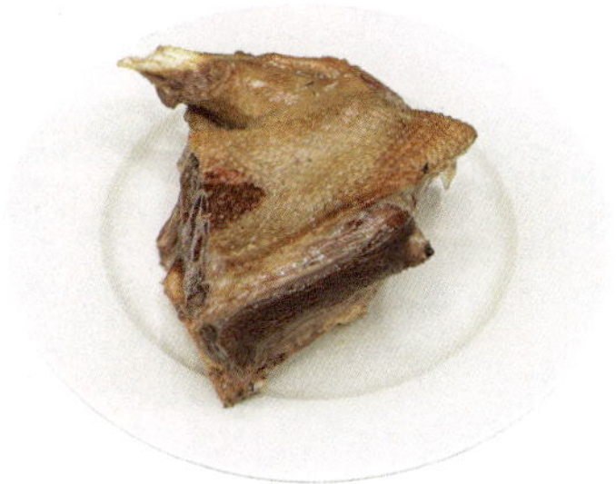

生熟比=119.5/100g | 含油比=0.4g/100g | 含盐比=0.4g/100g

食物编码及食物名称：093101–鹅	烹饪方式：蒸
烹饪前 生重：140g	烹饪后 熟重：94g

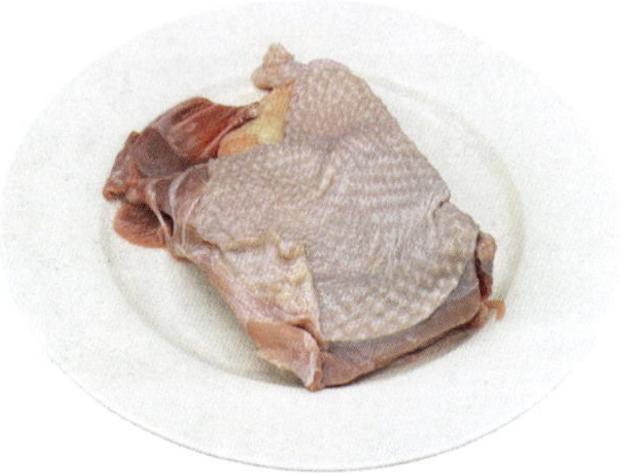

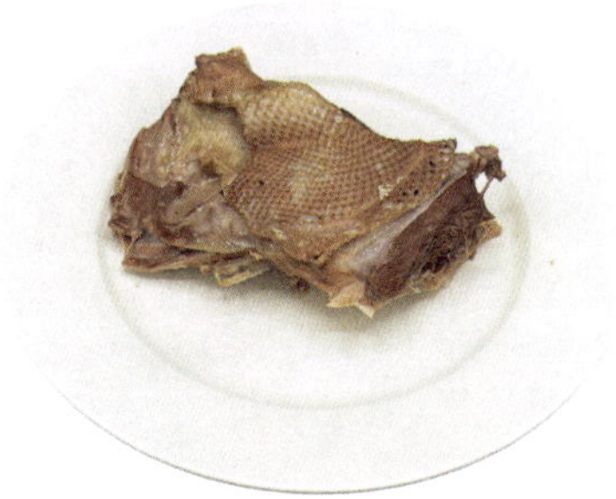

生熟比=148.9/100g | 含油比=0g/100g | 含盐比=1.1g/100g

23. 099001–鸽

食物编码及食物名称：099001–鸽	烹饪方式：炒
烹饪前 生重：299g	烹饪后 熟重：260g

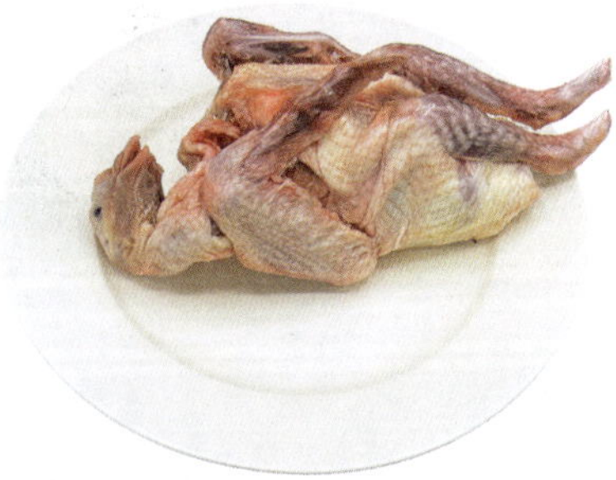

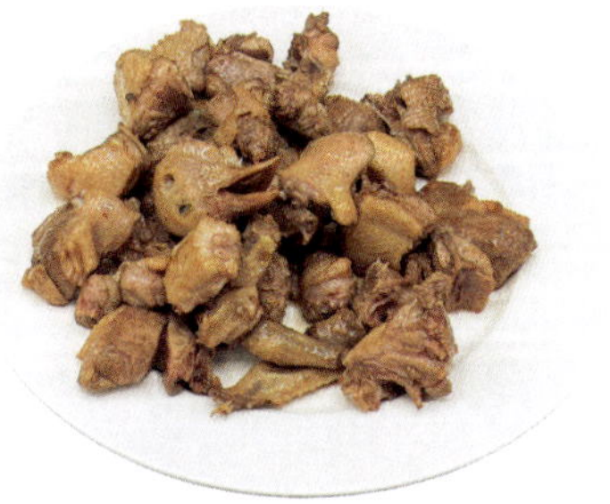

生熟比=115.0/100g | 含油比=13.1g/100g | 含盐比=0.4g/100g

食物编码及食物名称：099001–鸽　　烹饪方式：炖

烹饪前

生重：285g

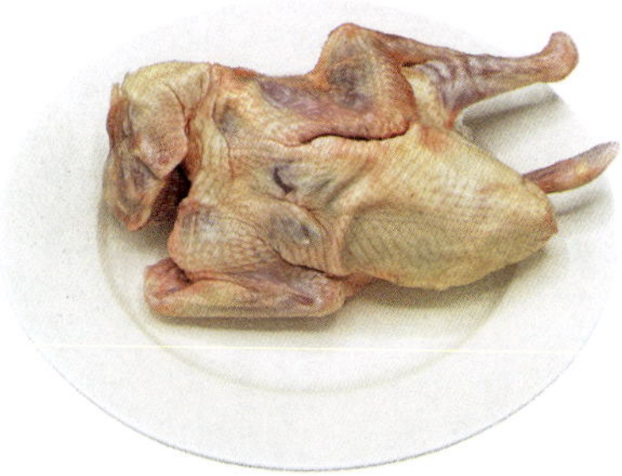

烹饪后

熟重：241g

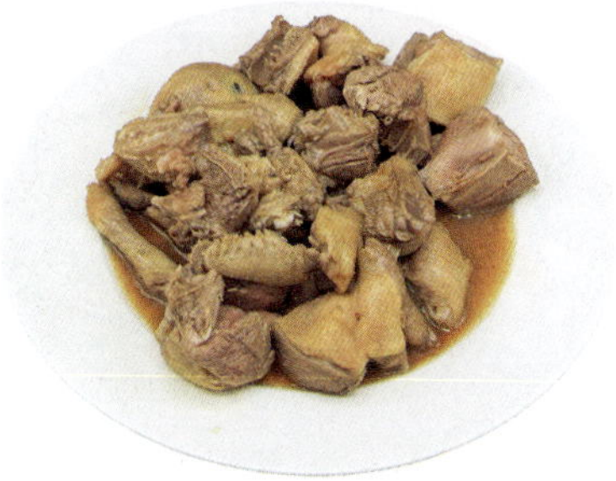

生熟比=118.3/100g ｜ 含油比=5.9g/100g ｜ 含盐比=0.9g/100g

食物编码及食物名称：099001–鸽　　烹饪方式：煮

烹饪前

生重：291g

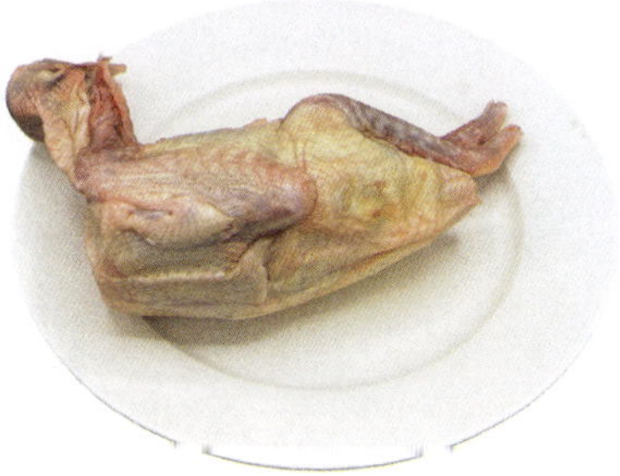

烹饪后

熟重：251g

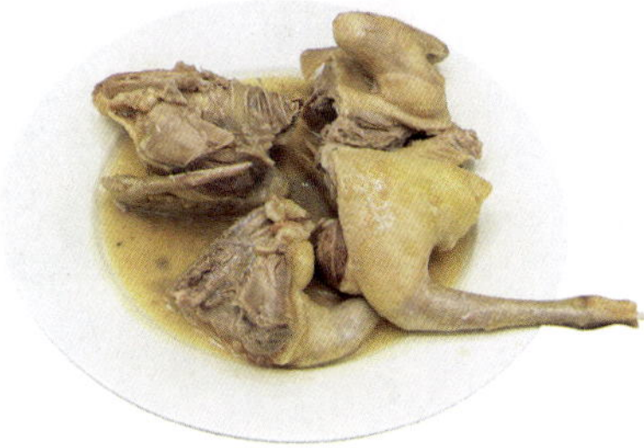

生熟比=115.9/100g ｜ 含油比=0g/100g ｜ 含盐比=0g/100g

食物编码及食物名称：099001–鸽 | **烹饪方式：烤**

烹饪前

生重：286g

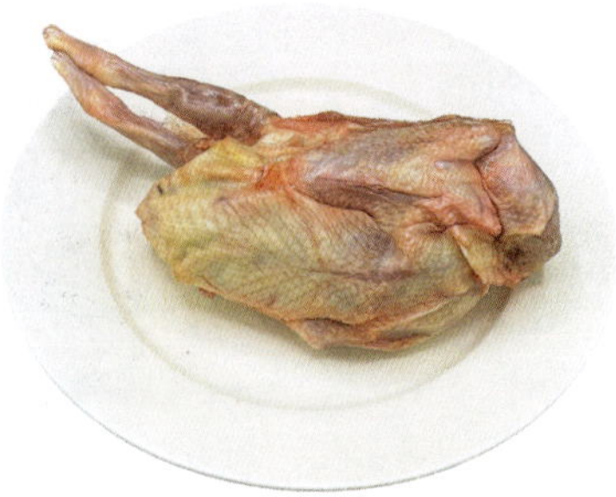

烹饪后

熟重：172g

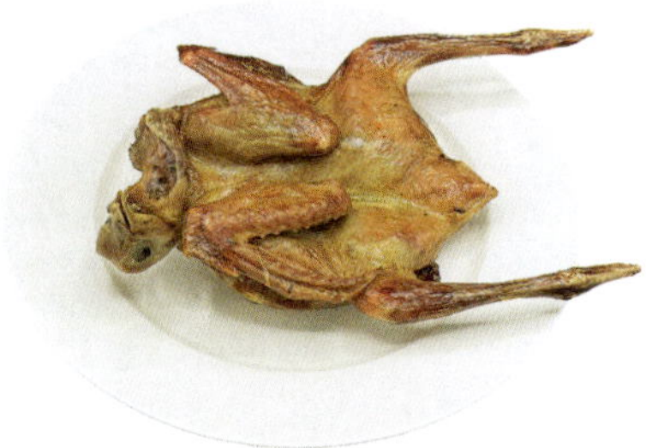

生熟比=166.3/100g | 含油比=0g/100g | 含盐比=1.2g/100g

食物编码及食物名称：099001–鸽 | **烹饪方式：蒸**

烹饪前

生重：326g

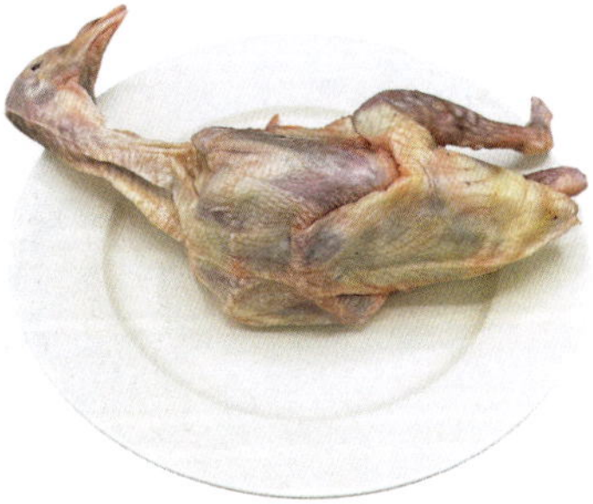

烹饪后

熟重：225g

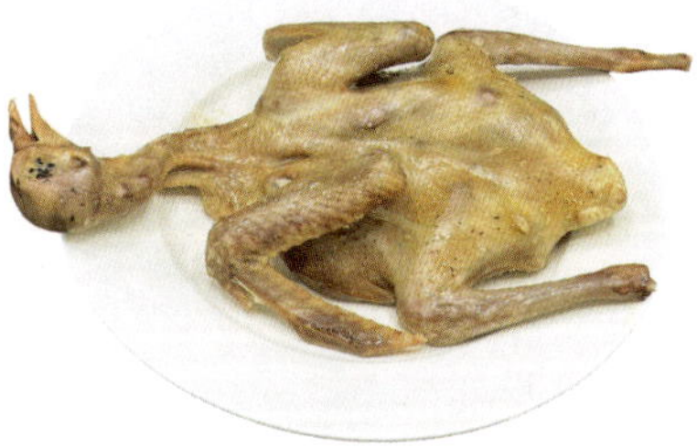

生熟比=144.9/100g | 含油比=0g/100g | 含盐比=0.4g/100g

食物编码及食物名称：099001-鸽	烹饪方式：炸
烹饪前 生重：125g	烹饪后 熟重：80g

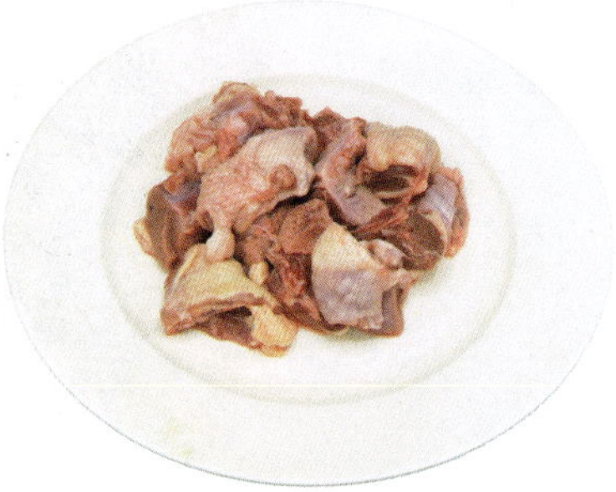

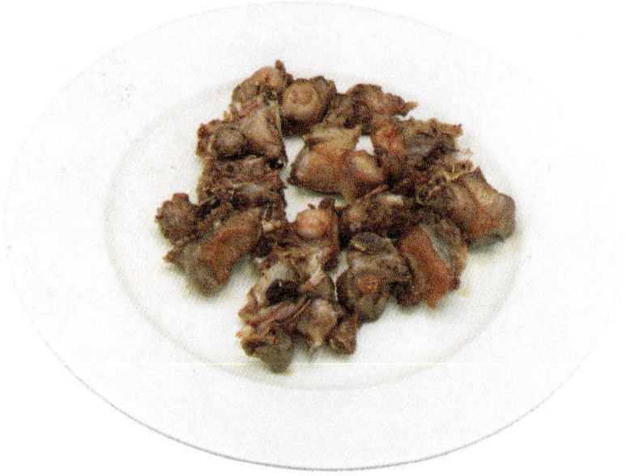

生熟比=156.3g/100g ｜ 含油比=−6.3g/100g ｜ 含盐比=0g/100g

24. 099003-乳鸽

食物编码及食物名称：099003-乳鸽	烹饪方式：炒
烹饪前 生重：314g	烹饪后 熟重：246g

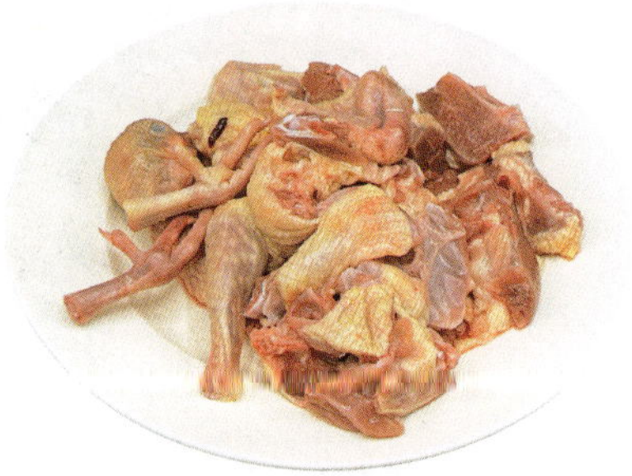

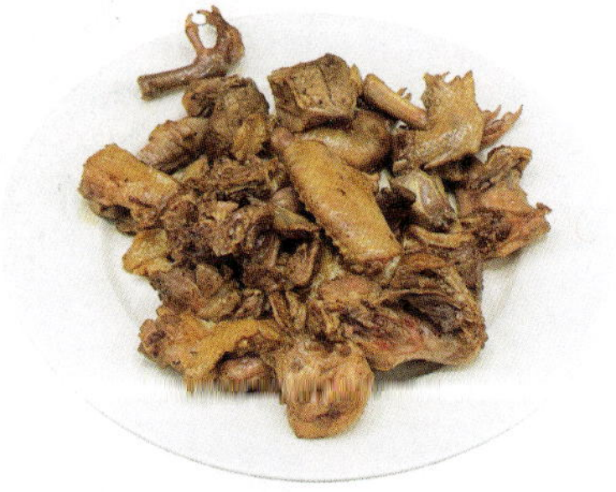

生熟比=127.6/100g ｜ 含油比=7.7g/100g ｜ 含盐比=0.4g/100g

食物编码及食物名称：099003-乳鸽 **烹饪方式：炖**

烹饪前

生重：311g

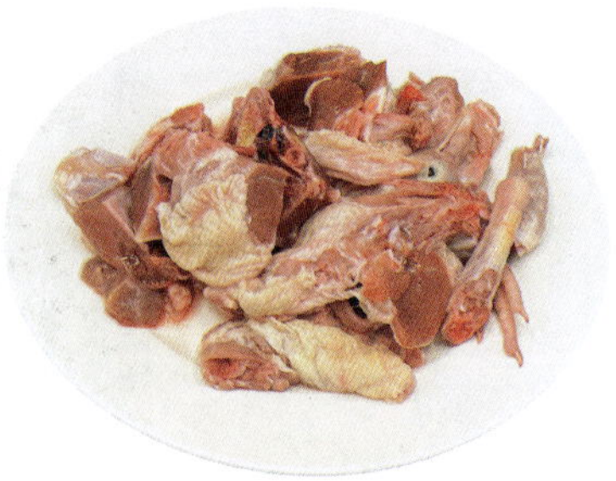

烹饪后

熟重：210g

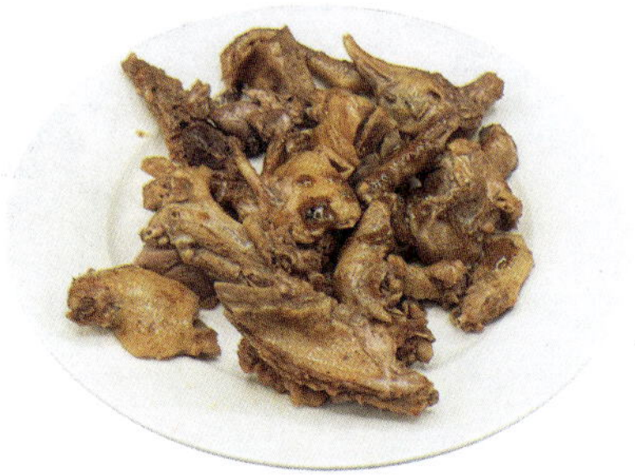

生熟比=148.1/100g | 含油比=6.6g/100g | 含盐比=0.5g/100g

食物编码及食物名称：099003-乳鸽 **烹饪方式：煮**

烹饪前

生重：325g

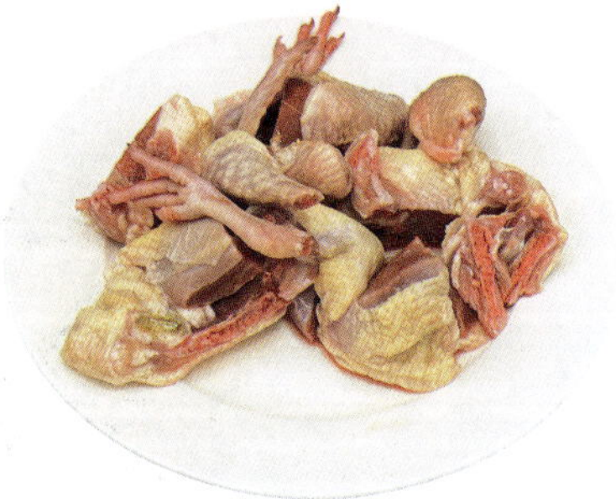

烹饪后

熟重：241g

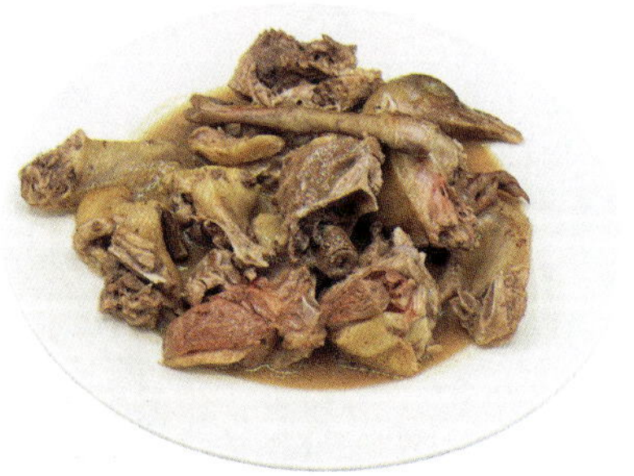

生熟比=134.9/100g | 含油比=0g/100g | 含盐比=0g/100g

食物编码及食物名称：099003-乳鸽　**烹饪方式：烤**

烹饪前

生重：291g

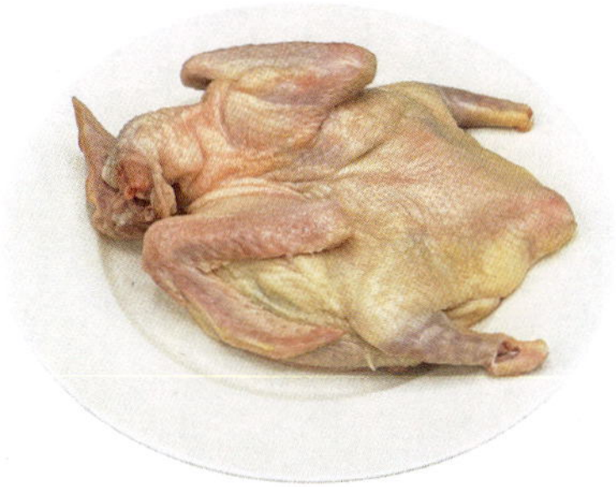

烹饪后

熟重：189g

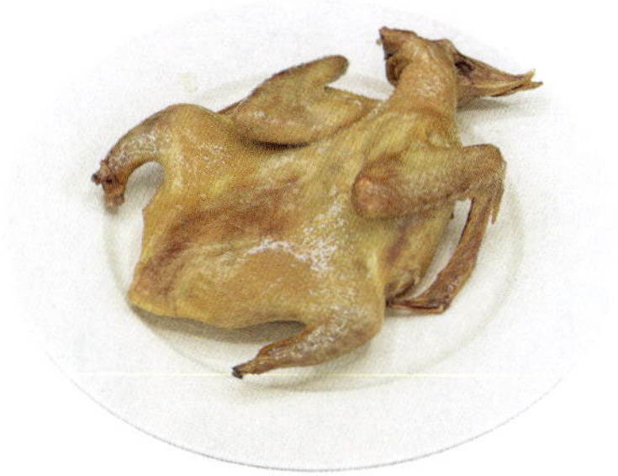

生熟比=154.0/100g ｜ 含油比=0.5g/100g ｜ 含盐比=0g/100g

食物编码及食物名称：099003-乳鸽　**烹饪方式：蒸**

烹饪前

生重：308g

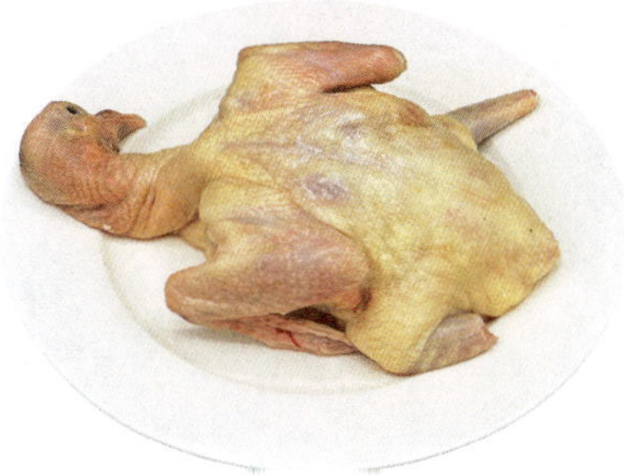

烹饪后

熟重：187g

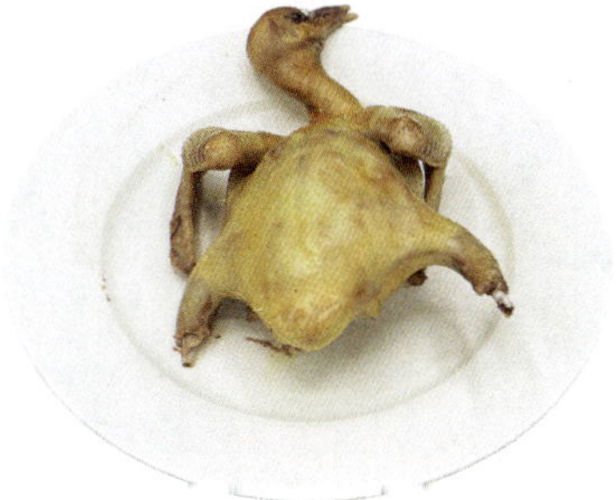

生熟比=164.7/100g ｜ 含油比=0g/100g ｜ 含盐比=0g/100g

09

第九章

蛋类及制品

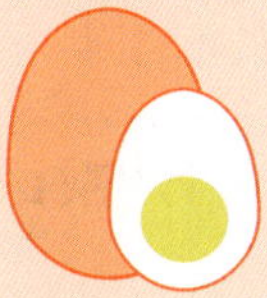

1. 111101x-鸡蛋

食物编码及食物名称：111101x-鸡蛋 **烹饪方式：炒**

烹饪前

生重：200g

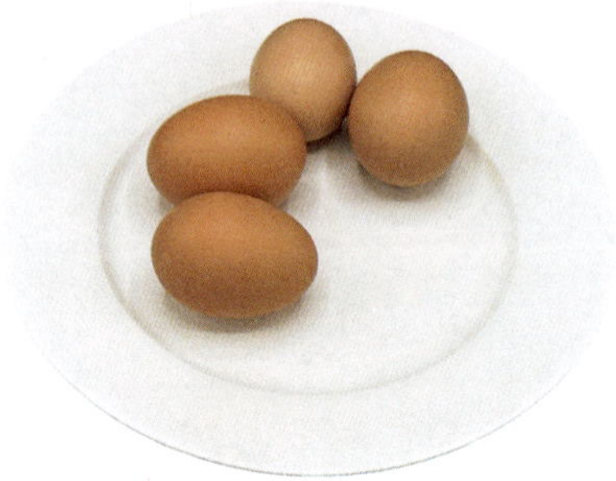

烹饪后

熟重：162g

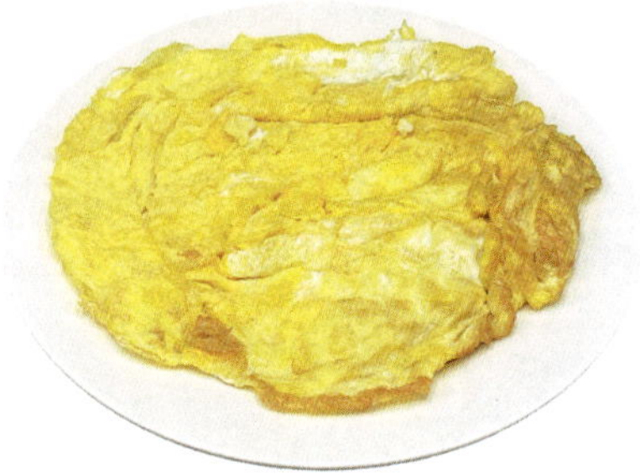

生熟比=123.5g/100g | 含油比=7.4g/100g | 含盐比=0.6g/100g

食物编码及食物名称：111101x-鸡蛋 **烹饪方式：炖**

烹饪前

生重：87g

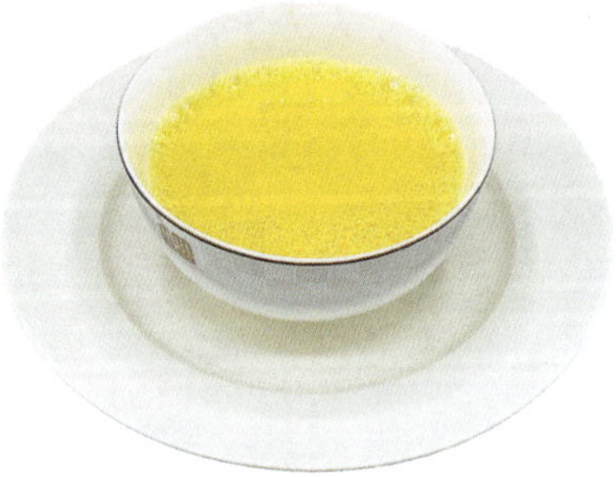

烹饪后

熟重：172g

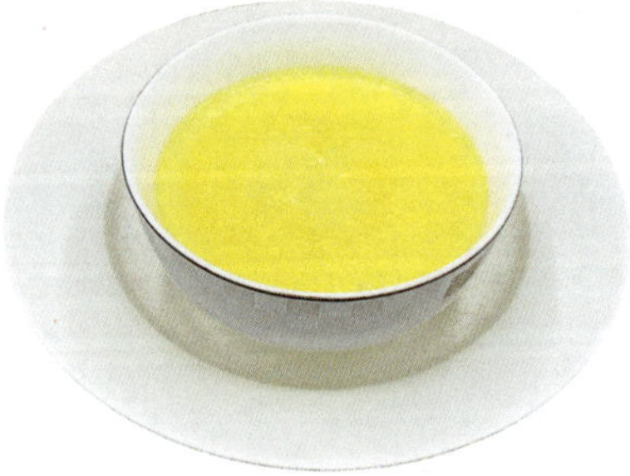

生熟比=50.6g/100g | 含油比=0g/100g | 含盐比=0g/100g

食物编码及食物名称：111101x–鸡蛋 | **烹饪方式：煮**

烹饪前

生重：241g

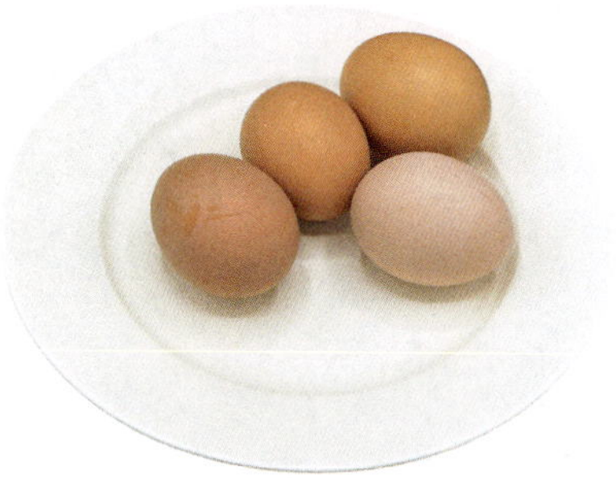

烹饪后

熟重：240g

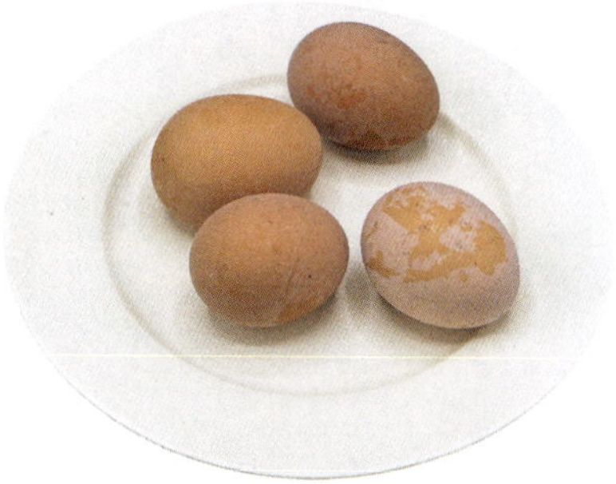

生熟比=100.4g/100g | 含油比=0g/100g | 含盐比=0g/100g

食物编码及食物名称：111101x–鸡蛋 | **烹饪方式：烤**

烹饪前

生重：210g

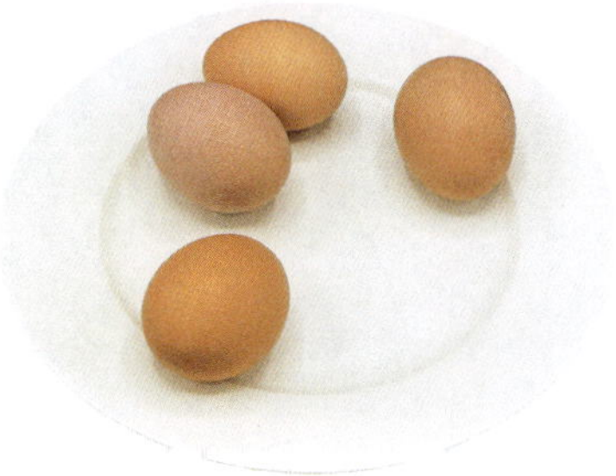

烹饪后

熟重：201g

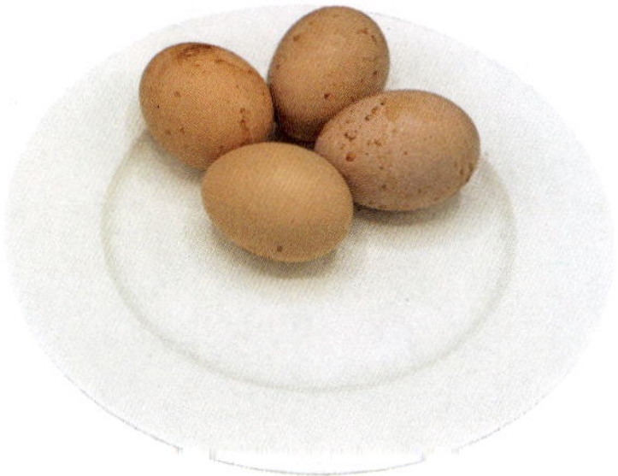

生熟比=104.5g/100g | 含油比=0g/100g | 含盐比=0g/100g

食物编码及食物名称：111101x–鸡蛋　　烹饪方式：蒸

烹饪前

生重：216g

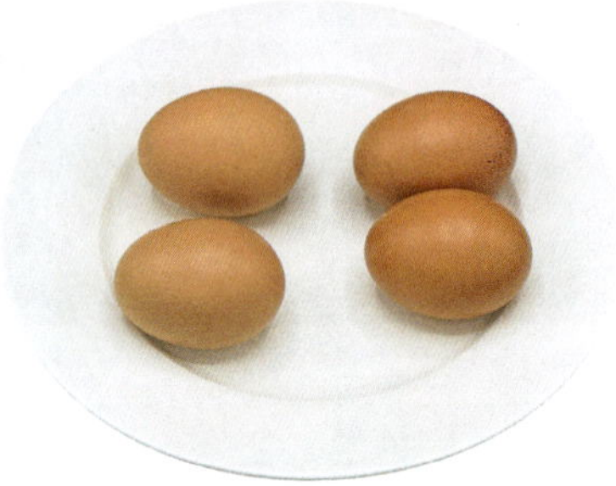

烹饪后

熟重：213g

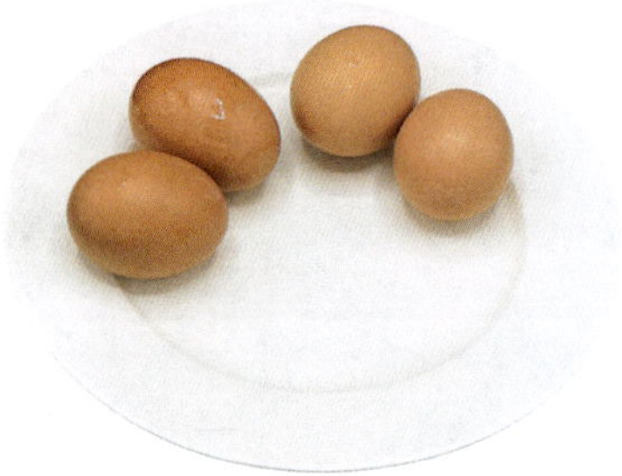

生熟比=101.4g/100g | 含油比=0g/100g | 含盐比=0g/100g

食物编码及食物名称：111101x–鸡蛋　　烹饪方式：炸

烹饪前

生重：186g

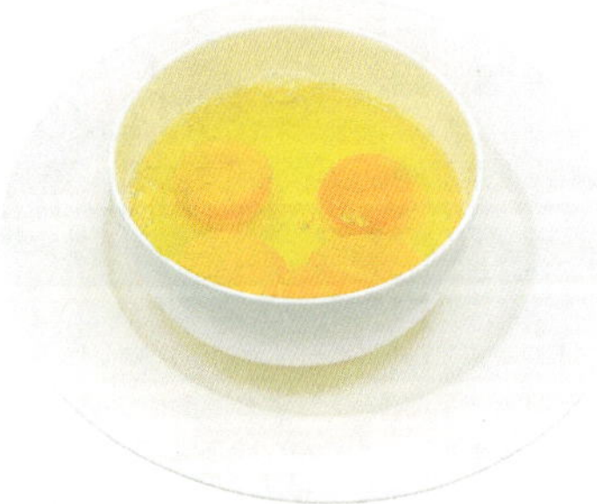

烹饪后

熟重：219g

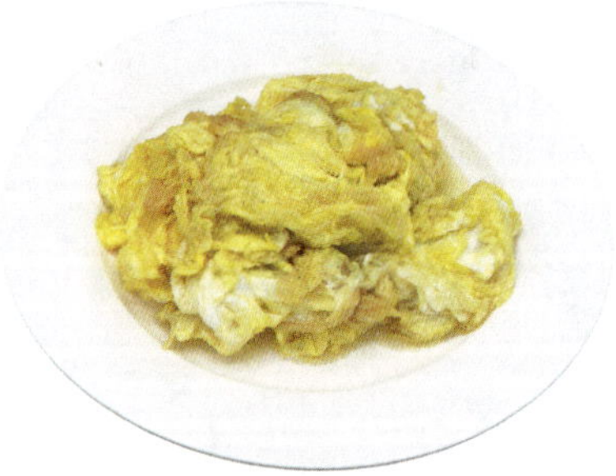

生熟比=84.9g/100g | 含油比=40.2g/100g | 含盐比=0g/100g

2. 111102–鸡蛋（白皮）

食物编码及食物名称：111102–鸡蛋（白皮）　　**烹饪方式：炒**

烹饪前

生重：196g

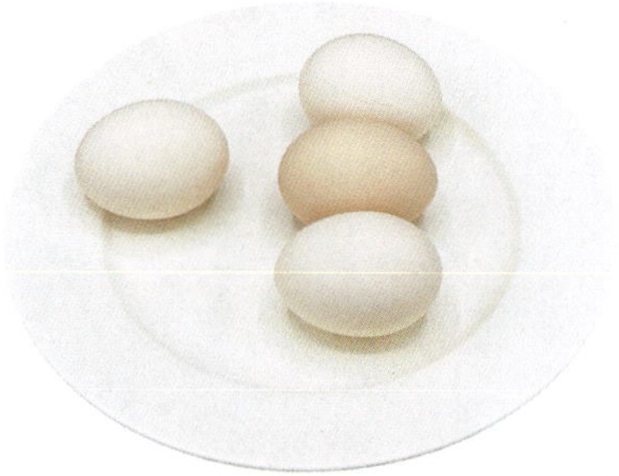

烹饪后

熟重：156g

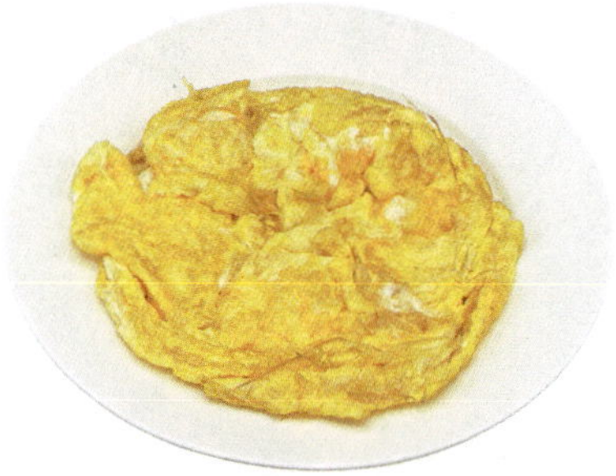

生熟比=125.6g/100g | 含油比=9.6g/100g | 含盐比=0g/100g

食物编码及食物名称：111102–鸡蛋（白皮）　　**烹饪方式：炖**

烹饪前

生重：87g

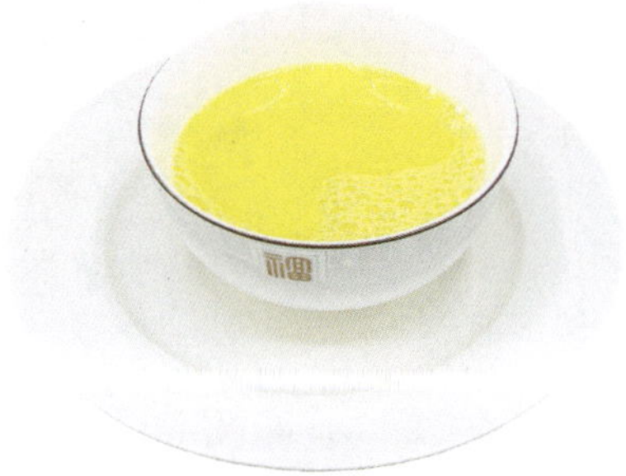

烹饪后

熟重：174g

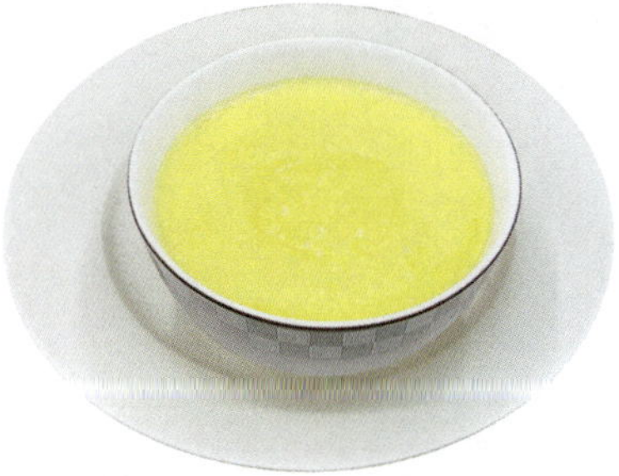

生熟比=50.0g/100g | 含油比=0g/100g | 含盐比=0g/100g

食物编码及食物名称：111102-鸡蛋（白皮） **烹饪方式：煮**

烹饪前

生重：195g

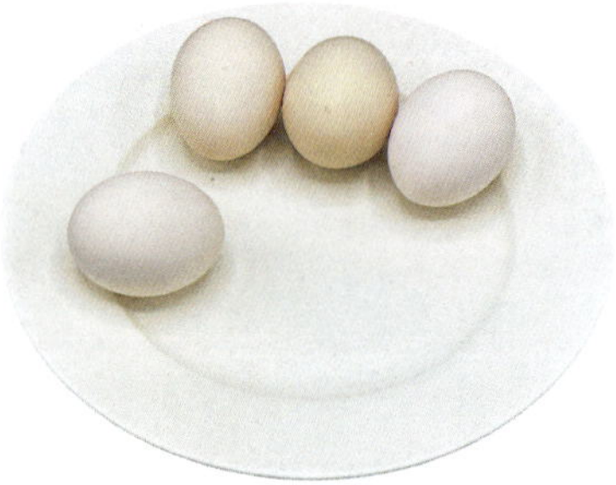

烹饪后

熟重：191g

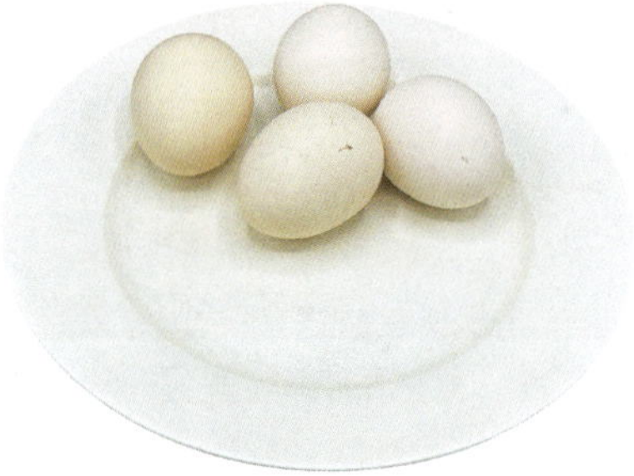

生熟比=102.1g/100g | 含油比=0g/100g | 含盐比=0g/100g

食物编码及食物名称：111102-鸡蛋（白皮） **烹饪方式：烤**

烹饪前

生重：199g

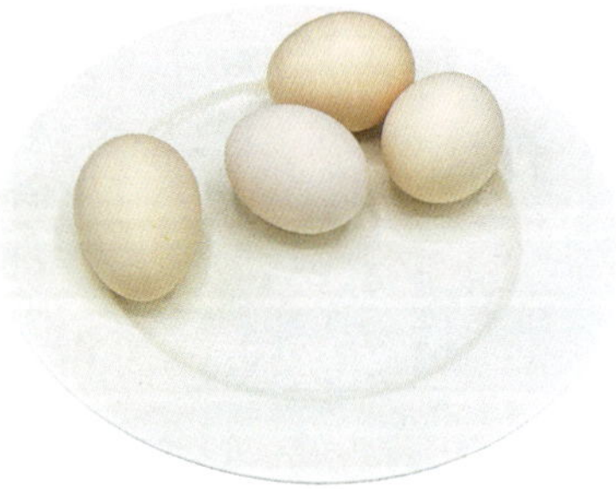

烹饪后

熟重：189g

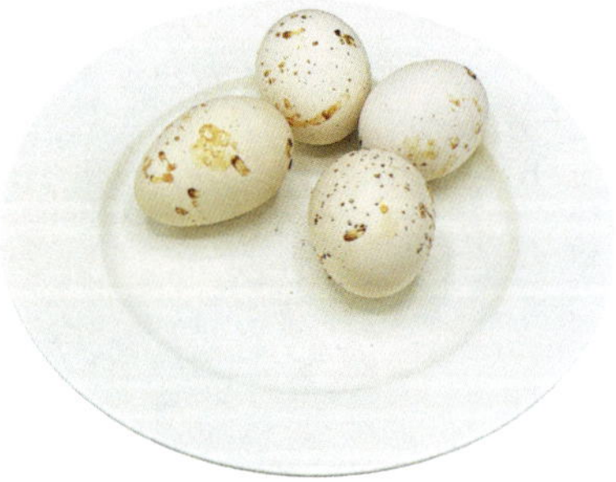

生熟比=105.3g/100g | 含油比=0g/100g | 含盐比=0g/100g

食物编码及食物名称：111102-鸡蛋（白皮）　**烹饪方式：蒸**

烹饪前

生重：200g

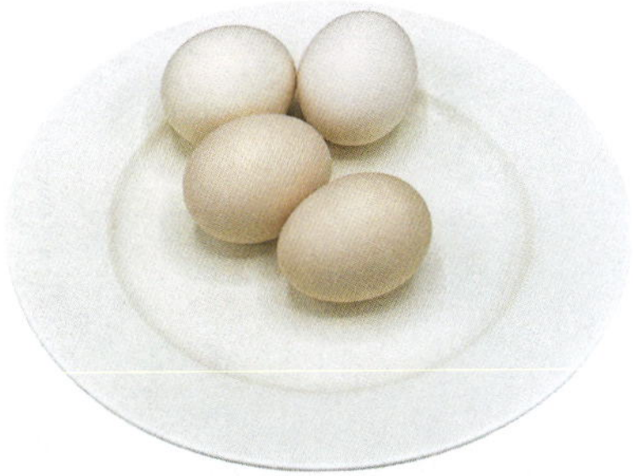

烹饪后

熟重：197g

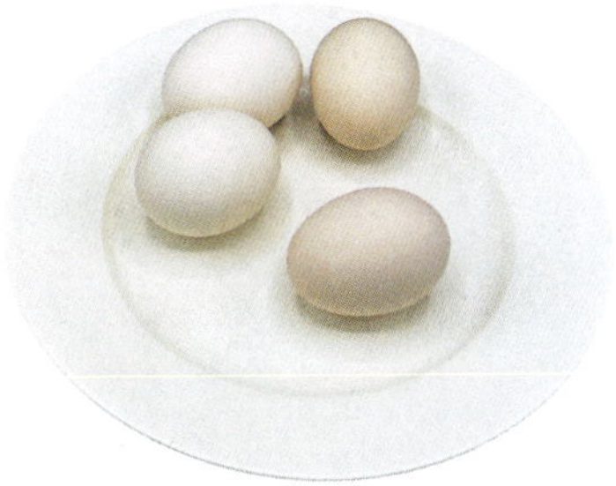

生熟比=101.5g/100g ｜ 含油比=0g/100g ｜ 含盐比=0g/100g

食物编码及食物名称：111102-鸡蛋（白皮）　**烹饪方式：炸**

烹饪前

生重：187g

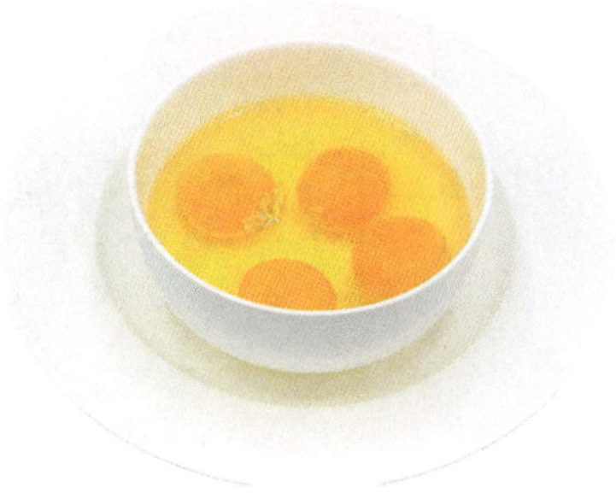

烹饪后

熟重：211g

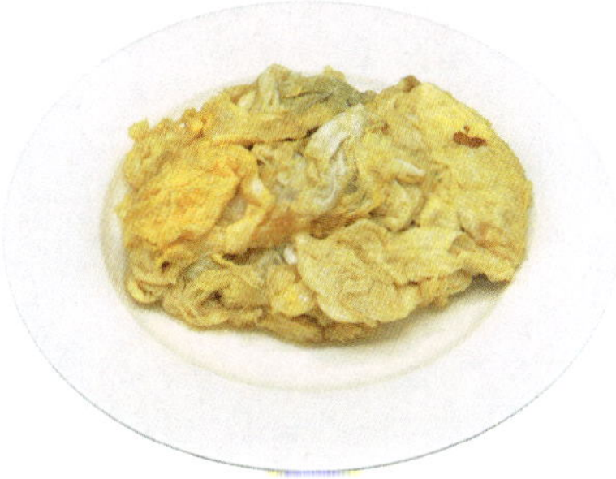

生熟比=88.6g/100g ｜ 含油比=35.1g/100g ｜ 含盐比=0g/100g

3. 111104–鸡蛋（土鸡）

食物编码及食物名称：111104–鸡蛋（土鸡） **烹饪方式：炸**

烹饪前

生重：207g

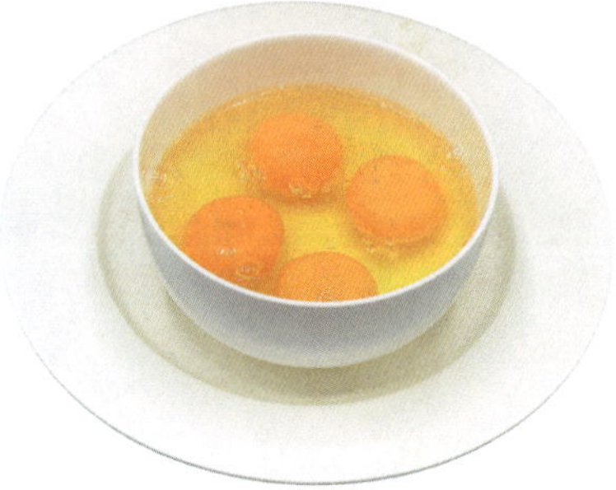

烹饪后

熟重：252g

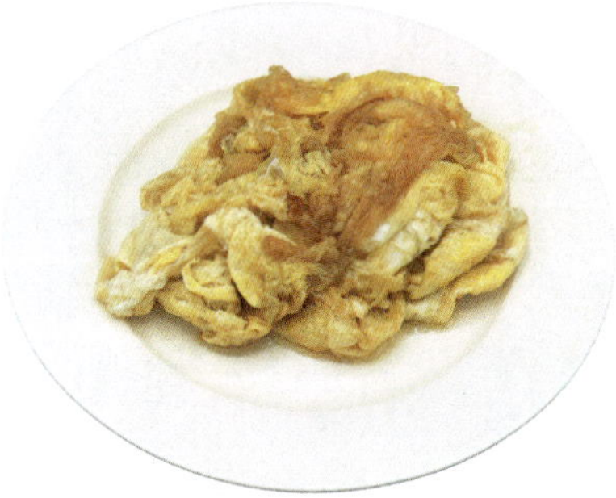

生熟比=82.1g/100g | 含油比=39.7g/100g | 含盐比=0g/100g

食物编码及食物名称：111104–鸡蛋（土鸡） **烹饪方式：炒**

烹饪前

生重：208g

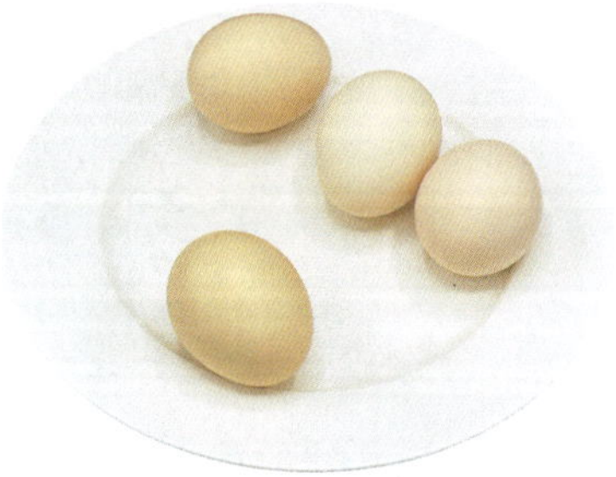

烹饪后

熟重：177g

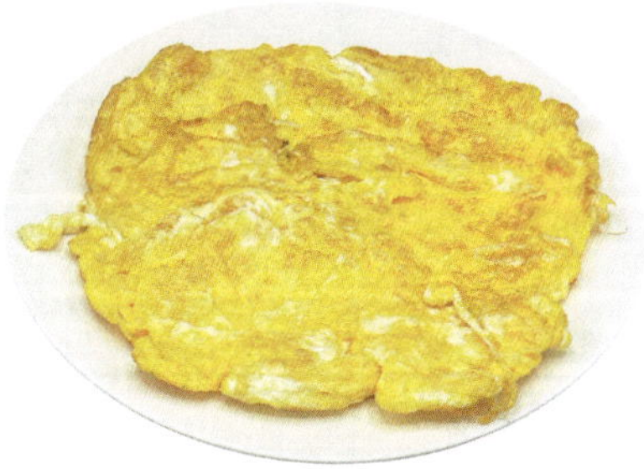

生熟比=117.5g/100g | 含油比=11.9g/100g | 含盐比=0g/100g

食物编码及食物名称：111104–鸡蛋（土鸡） 烹饪方式：炖

烹饪前

生重：101g

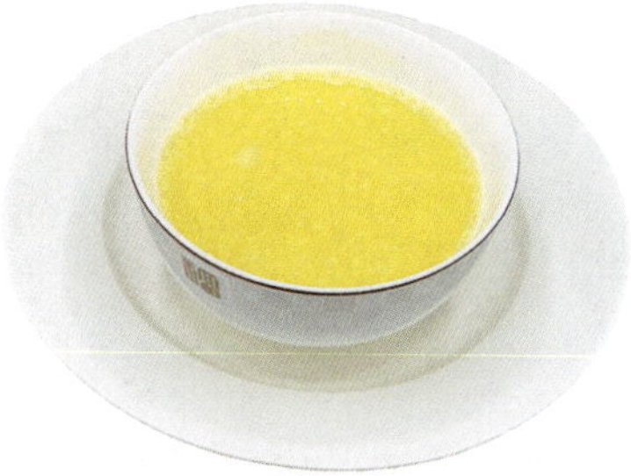

烹饪后

熟重：192g

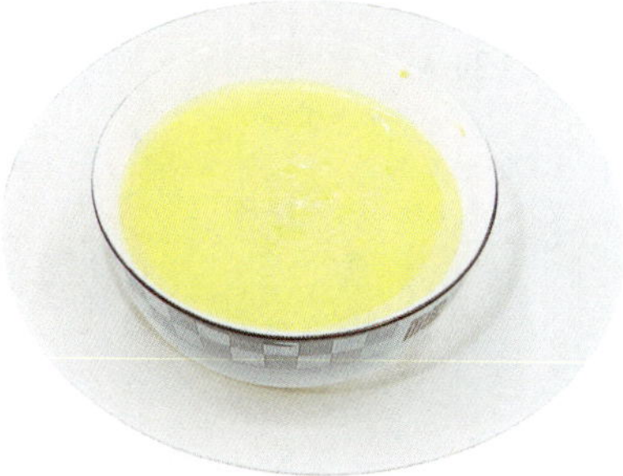

生熟比=52.6g/100g | 含油比=0g/100g | 含盐比=0g/100g

食物编码及食物名称：111104–鸡蛋（土鸡） 烹饪方式：煮

烹饪前

生重：212g

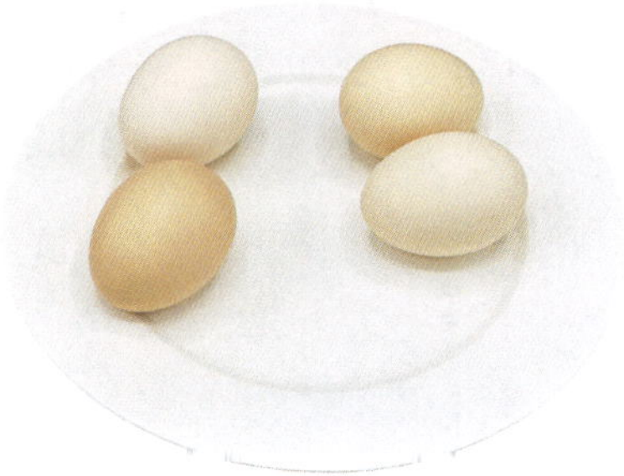

烹饪后

熟重：210g

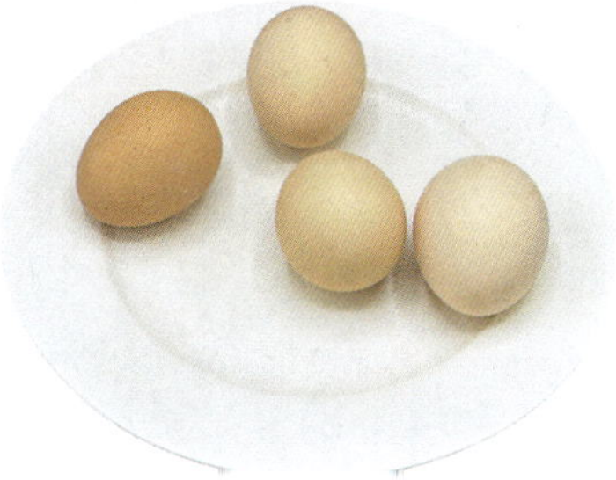

生熟比=101.0g/100g | 含油比=0g/100g | 含盐比=0g/100g

食物编码及食物名称：111104–鸡蛋（土鸡） **烹饪方式：烤**

烹饪前

生重：212g

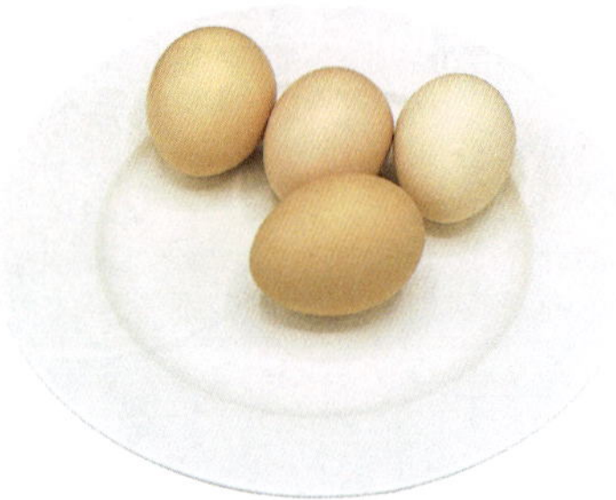

烹饪后

熟重：202g

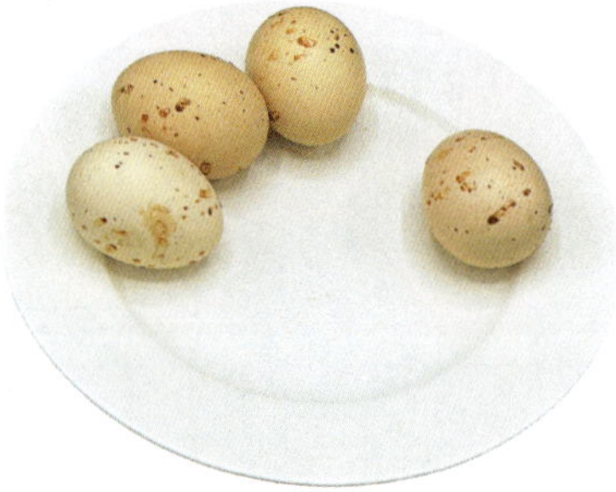

生熟比=105.0g/100g | 含油比=0g/100g | 含盐比=0g/100g

食物编码及食物名称：111104–鸡蛋（土鸡） **烹饪方式：蒸**

烹饪前

生重：219g

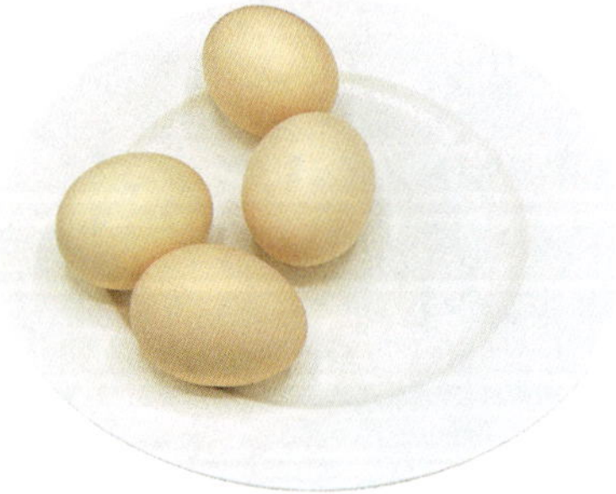

烹饪后

熟重：213g

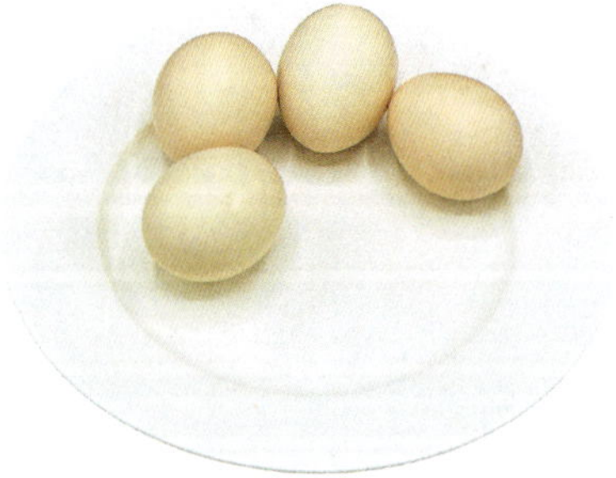

生熟比=102.8g/100g | 含油比=0g/100g | 含盐比=0g/100g

4. 111105–鸡蛋白

食物编码及食物名称：111105–鸡蛋白 **烹饪方式：炒**

烹饪前

生重：96g

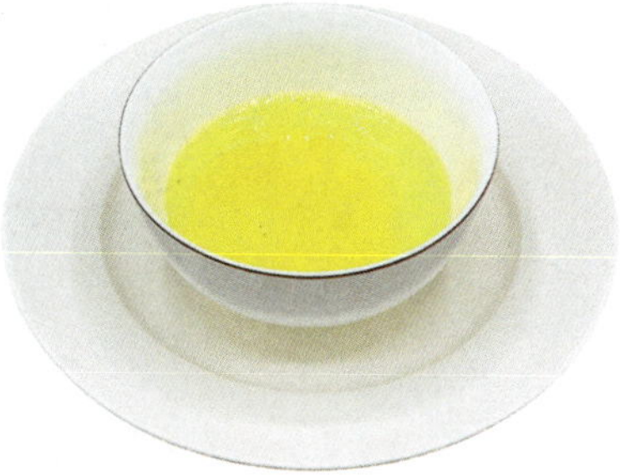

烹饪后

熟重：92g

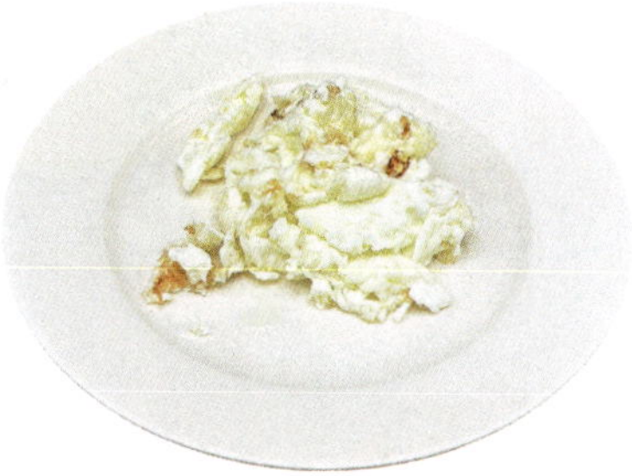

生熟比=104.3g/100g | 含油比=19.6g/100g | 含盐比=0g/100g

食物编码及食物名称：111105–鸡蛋白 **烹饪方式：炖**

烹饪前

生重：116g

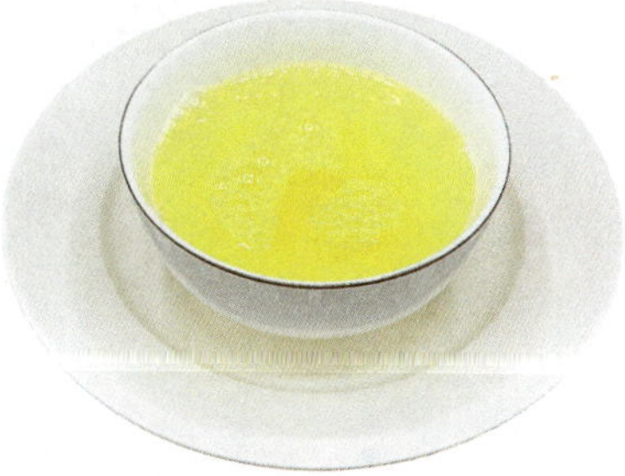

烹饪后

熟重：198g

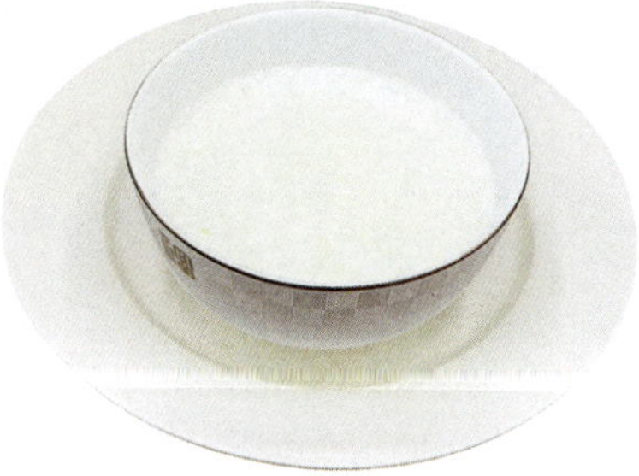

生熟比=58.6g/100g | 含油比=0g/100g | 含盐比=0g/100g

食物编码及食物名称：111105–鸡蛋白 | **烹饪方式：蒸**

烹饪前

生重：109g

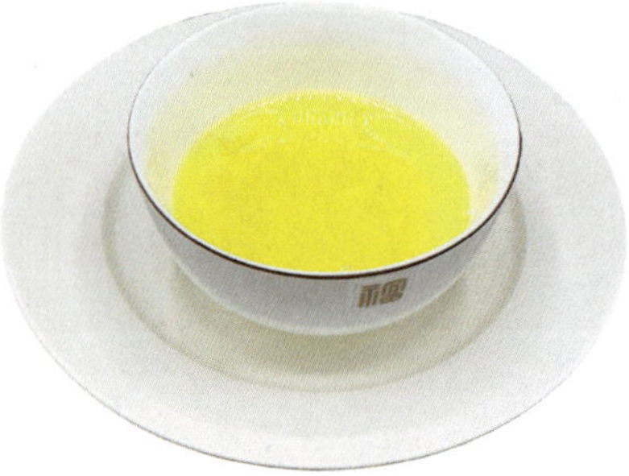

烹饪后

熟重：106g

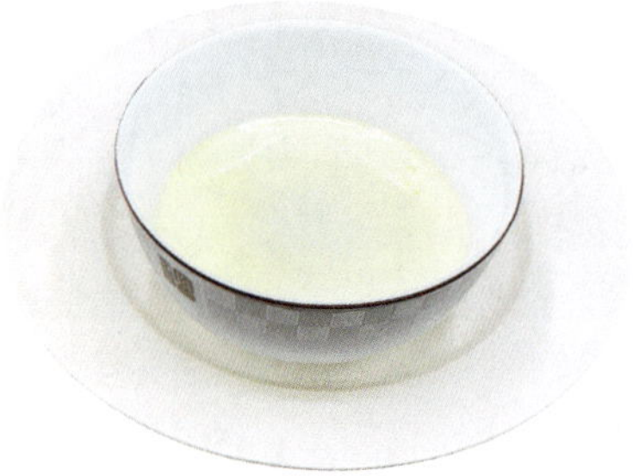

生熟比=102.8g/100g | 含油比=0g/100g | 含盐比=0g/100g

食物编码及食物名称：111105–鸡蛋白 | **烹饪方式：炸**

烹饪前

生重：184g

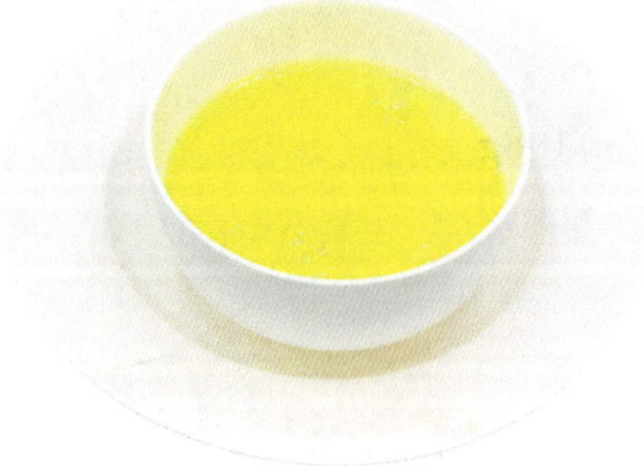

烹饪后

熟重：213g

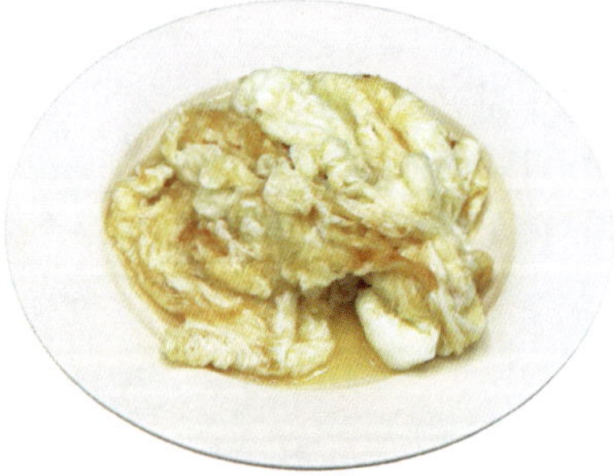

生熟比=86.4g/100g | 含油比=35.7g/100g | 含盐比=0g/100g

5. 111107–鸡蛋黄

食物编码及食物名称：111107–鸡蛋黄　　**烹饪方式：炒**

烹饪前

生重：144g

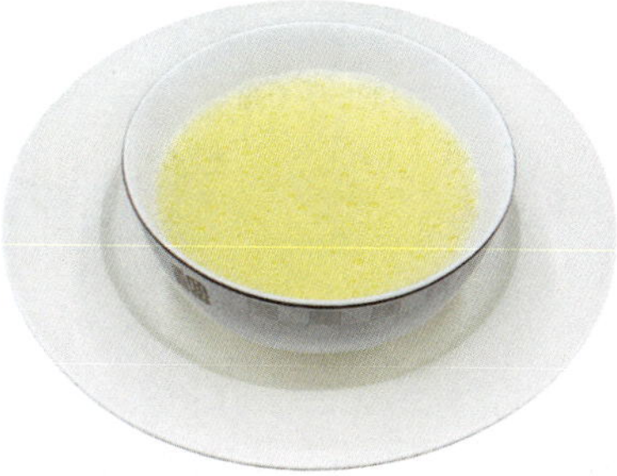

烹饪后

熟重：42g

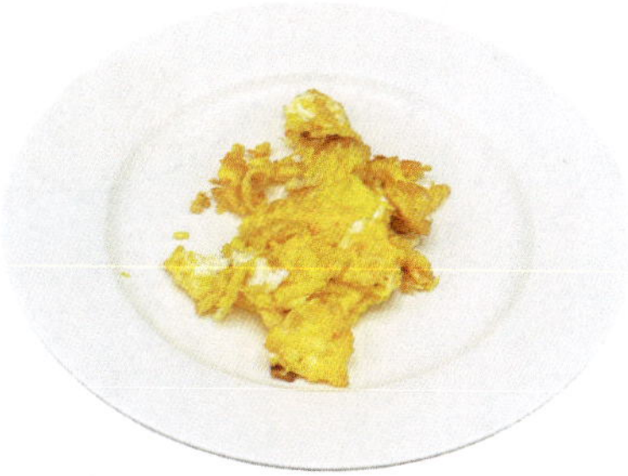

生熟比=342.9g/100g ｜ 含油比=16.7g/100g ｜ 含盐比=2.4g/100g

食物编码及食物名称：111107–鸡蛋黄　　**烹饪方式：炖**

烹饪前

生重：135g

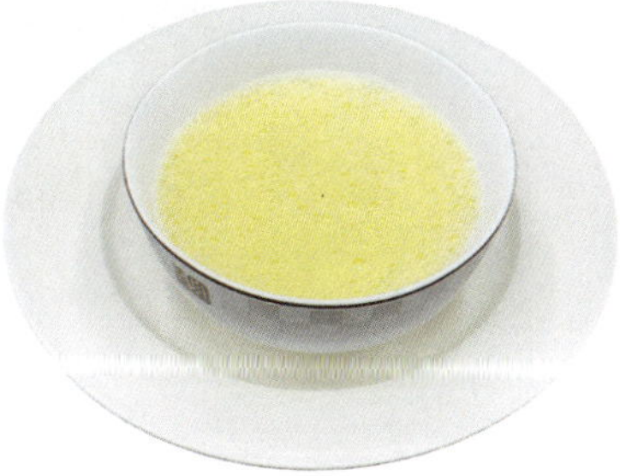

烹饪后

熟重：168g

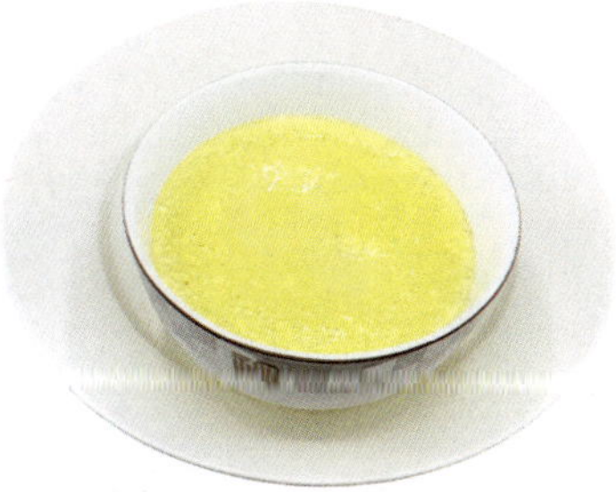

生熟比=80.4g/100g ｜ 含油比=0g/100g ｜ 含盐比=0g/100g

食物编码及食物名称：111107–鸡蛋黄　　烹饪方式：蒸

烹饪前

生重：136g

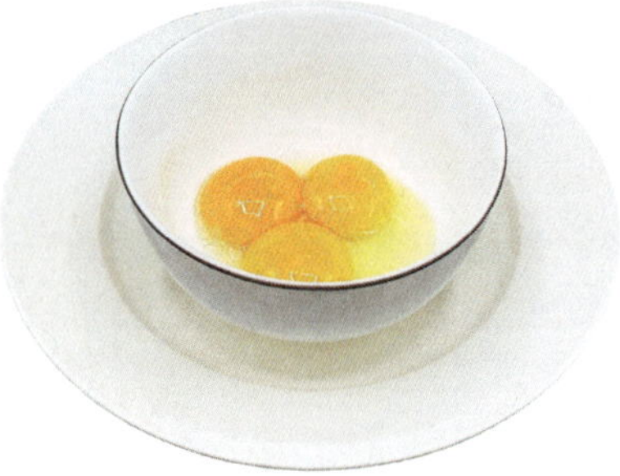

烹饪后

熟重：36g

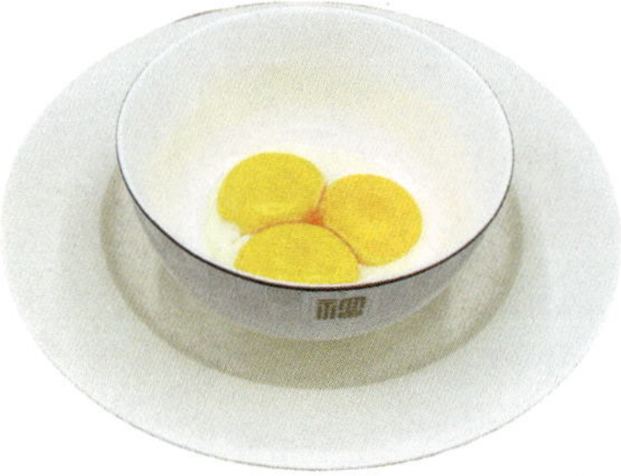

生熟比=377.8g/100g | 含油比=0g/100g | 含盐比=0g/100g

食物编码及食物名称：111107–鸡蛋黄　　烹饪方式：炸

烹饪前

生重：105g

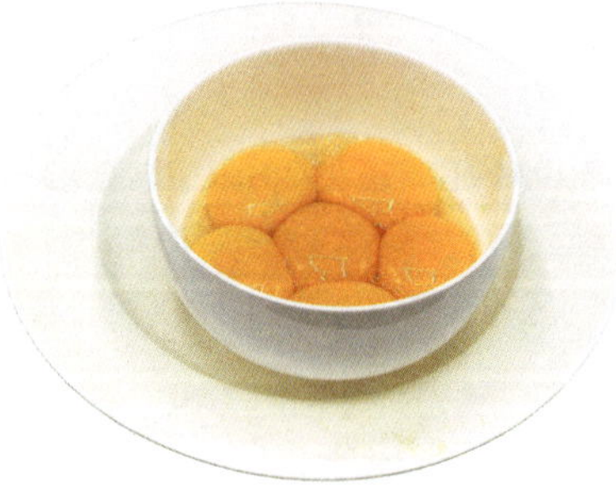

烹饪后

熟重：131g

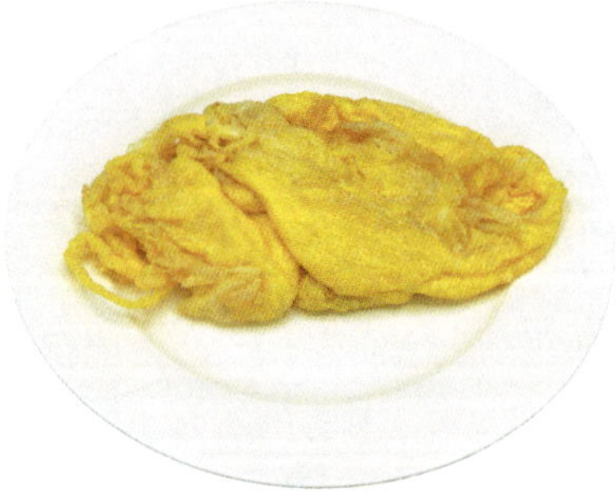

生熟比=80.2g/100g | 含油比=35.9g/100g | 含盐比=0g/100g

6. 111109–鸡蛋（红皮）

食物编码及食物名称：111109–鸡蛋（红皮） **烹饪方式：炸**

烹饪前

生重：196g

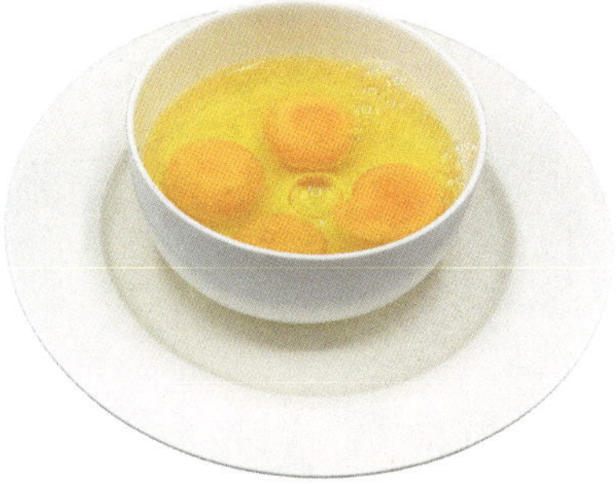

烹饪后

熟重：243g

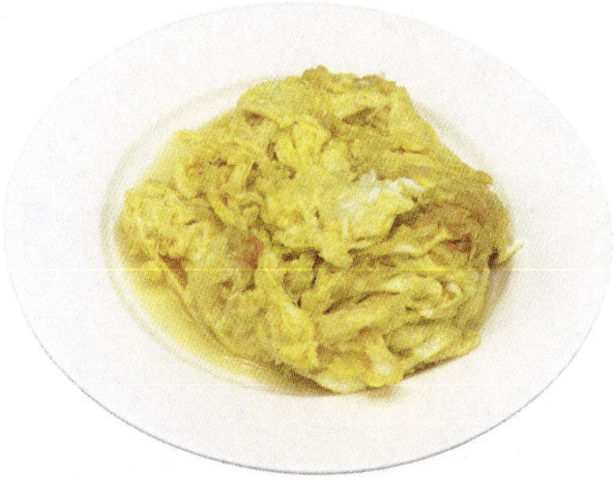

生熟比=80.7g/100g | 含油比=41.2g/100g | 含盐比=0g/100g

食物编码及食物名称：111109–鸡蛋（红皮） **烹饪方式：炒**

烹饪前

生重：247g

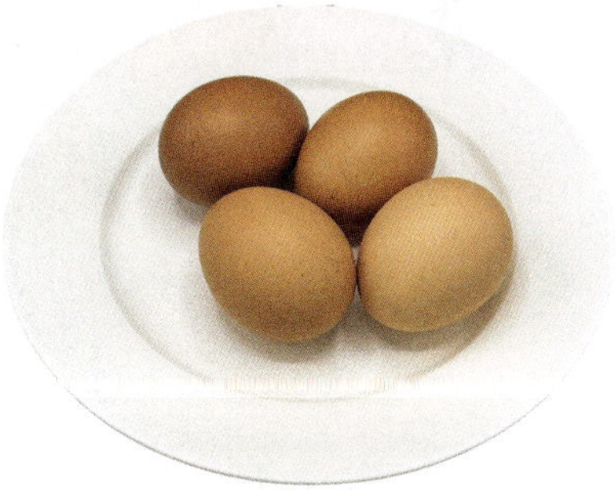

烹饪后

熟重：201g

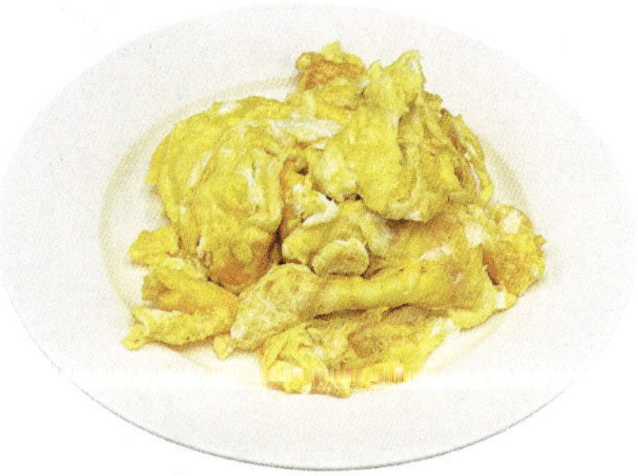

生熟比=122.9g/100g | 含油比=6.0g/100g | 含盐比=0.5g/100g

食物编码及食物名称：111109–鸡蛋（红皮） | **烹饪方式：炖**

烹饪前

生重：116g

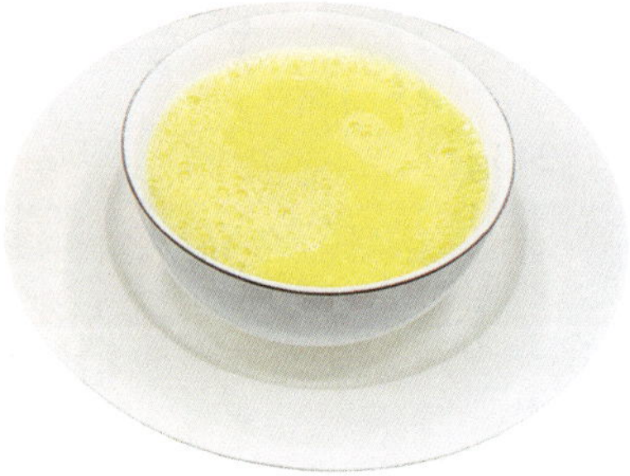

烹饪后

熟重：231g

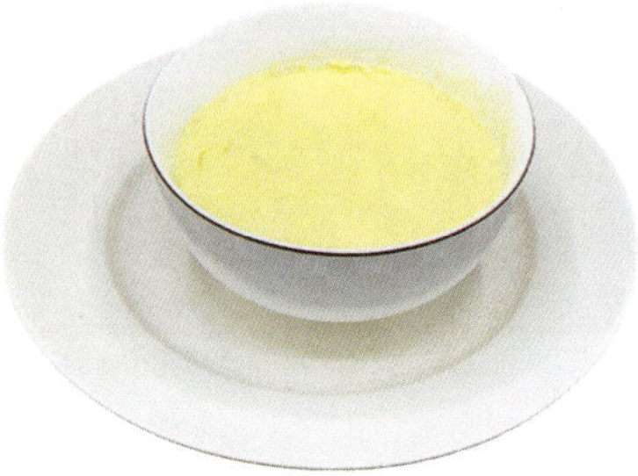

生熟比=50.2g/100g | 含油比=0g/100g | 含盐比=0g/100g

食物编码及食物名称：111109–鸡蛋（红皮） | **烹饪方式：煮**

烹饪前

生重：236g

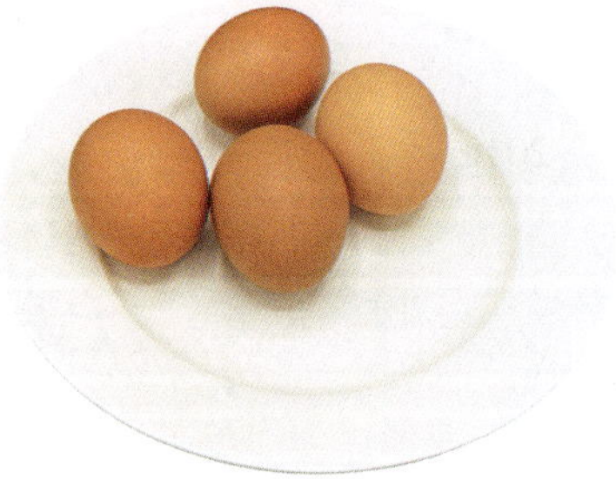

烹饪后

熟重：235g

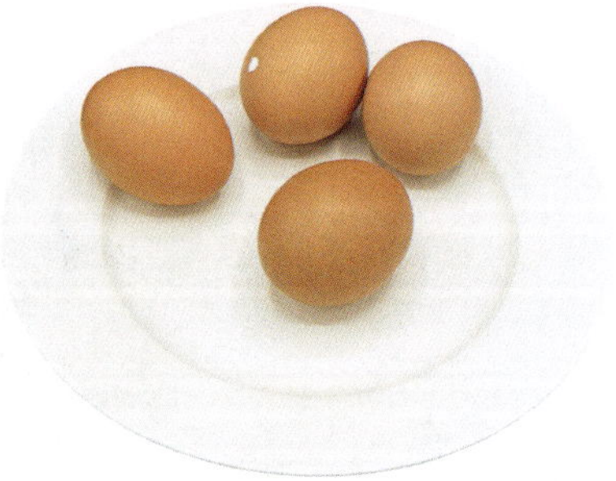

生熟比=100.4g/100g | 含油比=0g/100g | 含盐比=0g/100g

食物编码及食物名称：111109–鸡蛋（红皮） | **烹饪方式：烤**

烹饪前

生重：241g

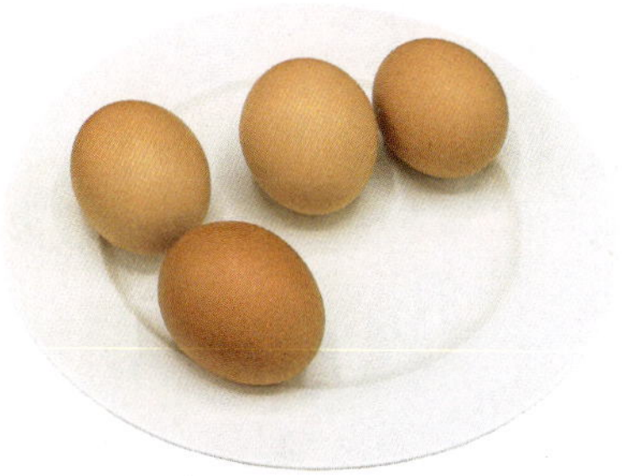

烹饪后

熟重：233g

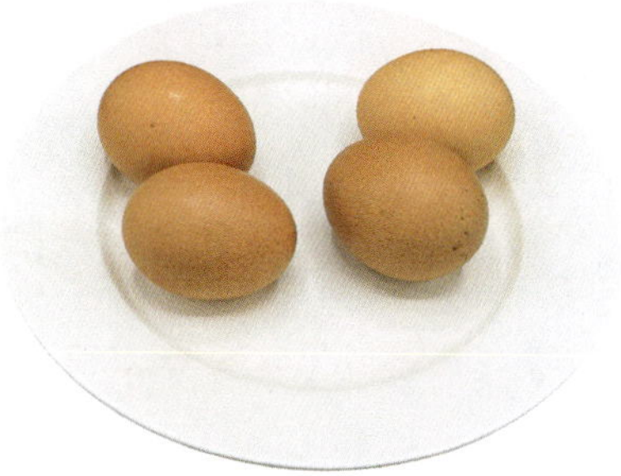

生熟比=103.4g/100g　|　含油比=0g/100g　|　含盐比=0g/100g

食物编码及食物名称：111109–鸡蛋（红皮） | **烹饪方式：蒸**

烹饪前

生重：254g

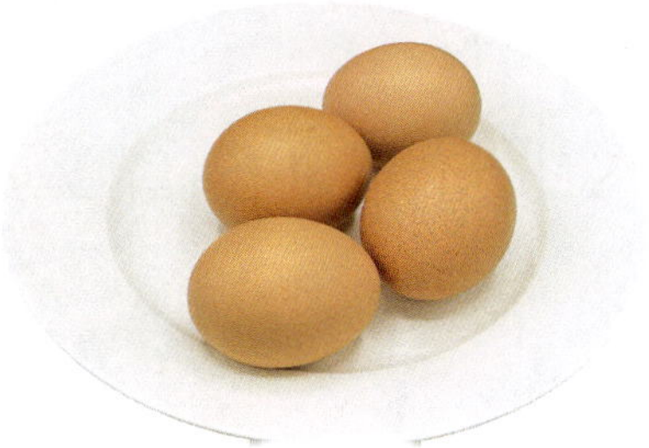

烹饪后

熟重：252g

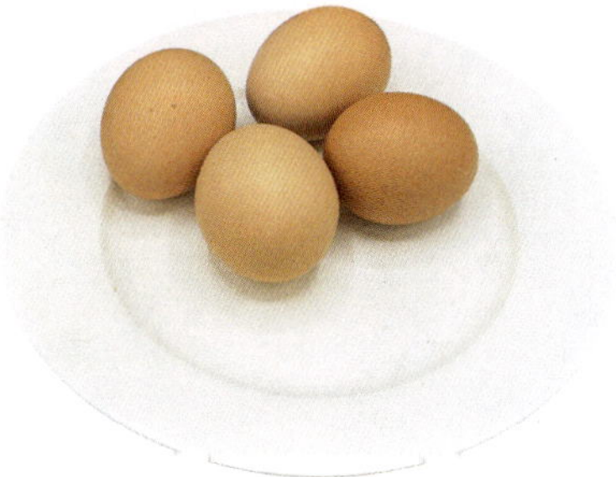

生熟比=100.8g/100g　|　含油比=0g/100g　|　含盐比=0g/100g

7. 111203-松花蛋（鸡蛋）

食物编码及食物名称：111203-松花蛋（鸡蛋） **烹饪方式：炒**

烹饪前

生重：123g

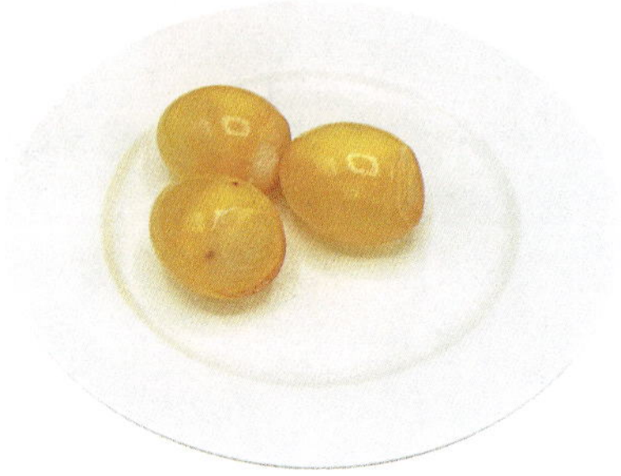

烹饪后

熟重：119g

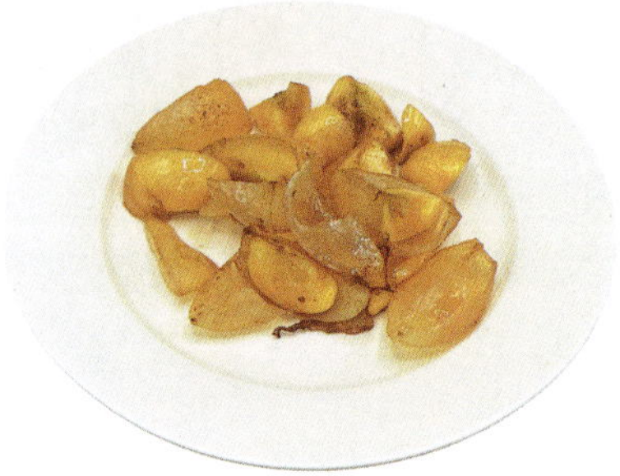

生熟比=103.4g/100g | 含油比=14.3g/100g | 含盐比=0g/100g

食物编码及食物名称：111203-松花蛋（鸡蛋） **烹饪方式：炖**

烹饪前

生重：123g

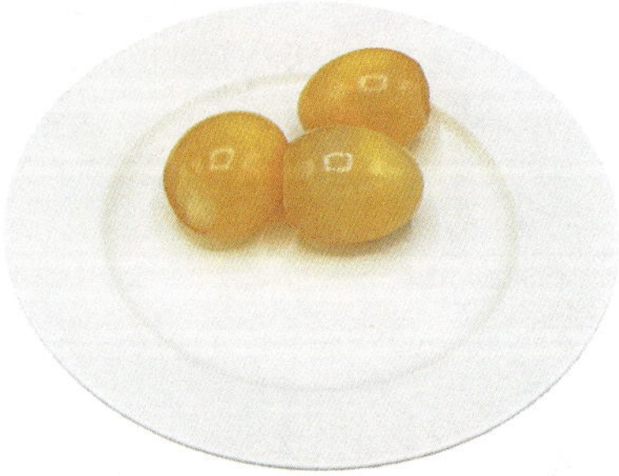

烹饪后

熟重：119g

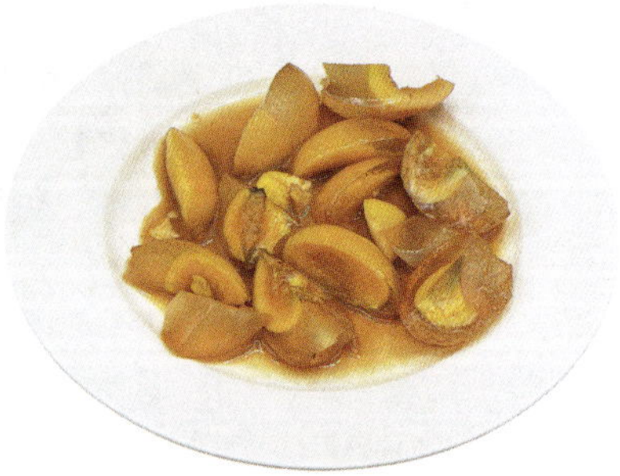

生熟比=103.4g/100g | 含油比=10.3g/100g | 含盐比=0g/100g

食物编码及食物名称：111203–松花蛋（鸡蛋）　**烹饪方式：煮**

烹饪前

生重：128g

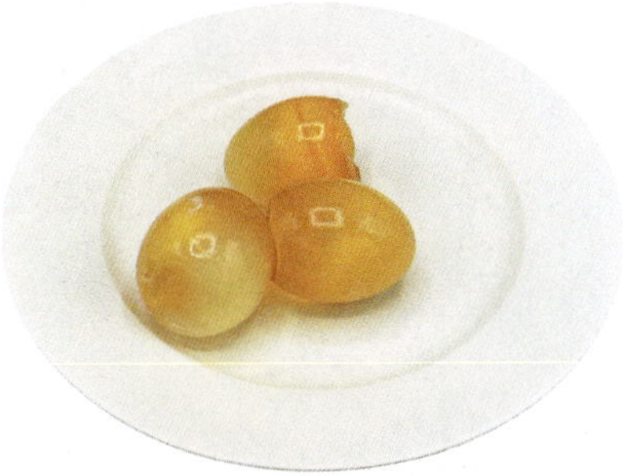

烹饪后

熟重：125g

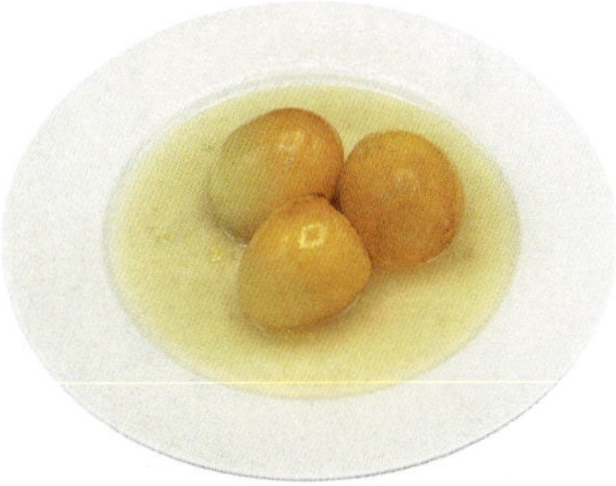

生熟比=102.4g/100g　|　含油比=0g/100g　|　含盐比=0g/100g

食物编码及食物名称：111203–松花蛋（鸡蛋）　**烹饪方式：烤**

烹饪前

生重：124g

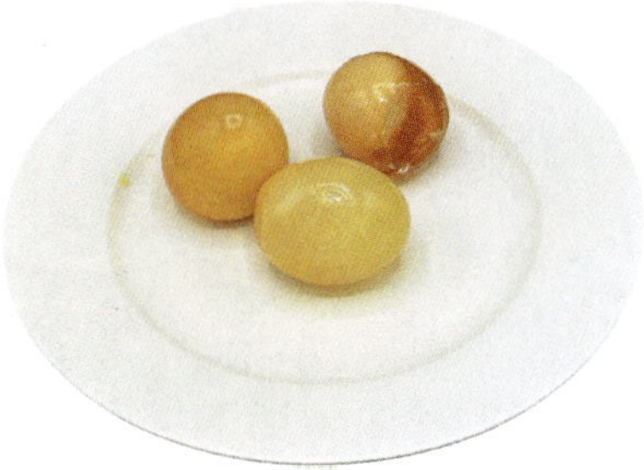

烹饪后

熟重：112g

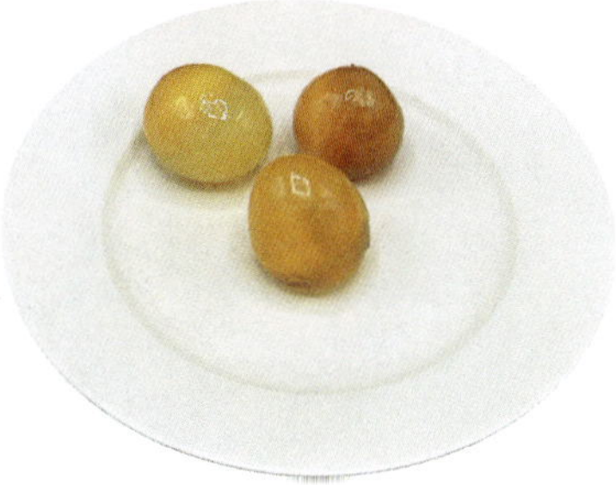

生熟比=110.7g/100g　|　含油比=1.8g/100g　|　含盐比=0g/100g

食物编码及食物名称：111203-松花蛋（鸡蛋） | **烹饪方式：蒸**

烹饪前

生重：123g

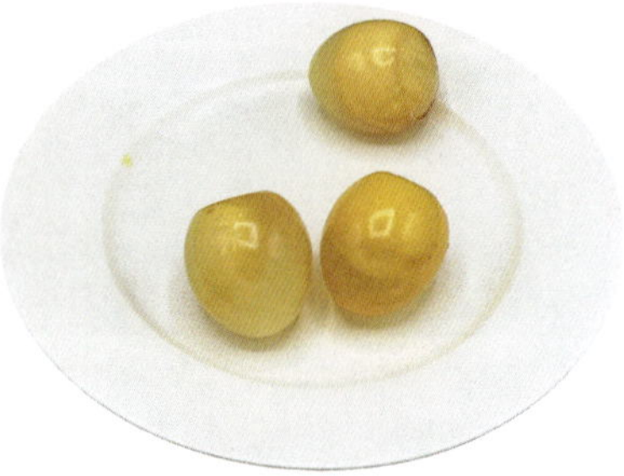

烹饪后

熟重：119g

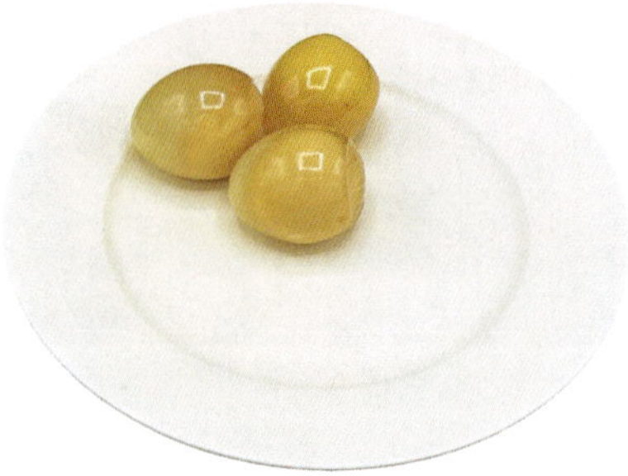

生熟比=103.4g/100g | 含油比=0g/100g | 含盐比=0g/100g

8. 111206-荷包蛋（油煎）

食物编码及食物名称：111206-荷包蛋（油煎） | **烹饪方式：炒**

烹饪前

生重：240g

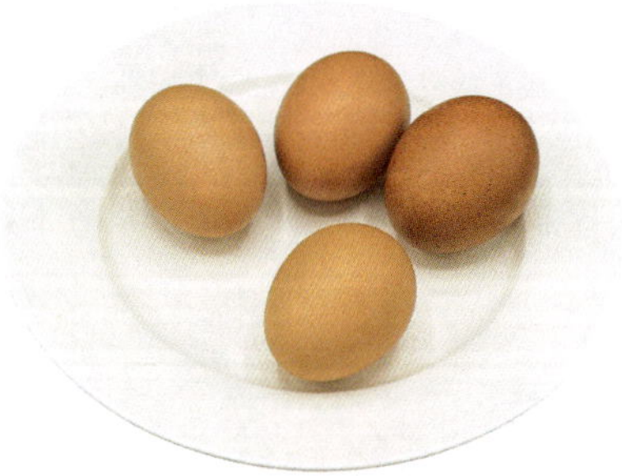

烹饪后

熟重：170g

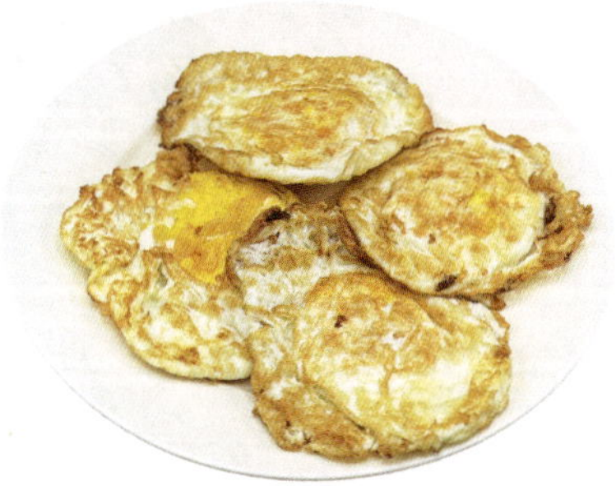

生熟比=141.2g/100g | 含油比=17.6g/100g | 含盐比=0g/100g

9. 111207–荷包蛋(煮)

食物编码及食物名称：111207–荷包蛋（煮） 烹饪方式：煮

烹饪前

生重：231g

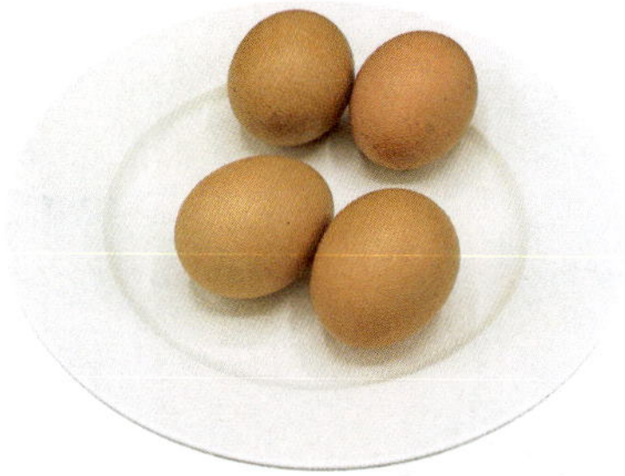

烹饪后

熟重：210g

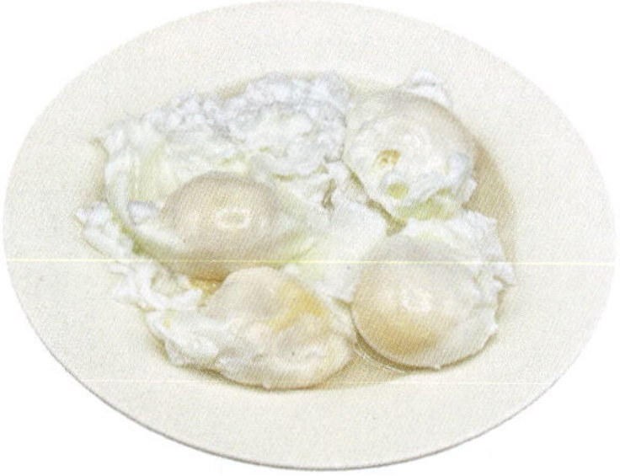

生熟比=110.0g/100g | 含油比=0g/100g | 含盐比=0g/100g

10. 112101–鸭蛋

食物编码及食物名称：112101–鸭蛋 烹饪方式：炒

烹饪前

生重：205g

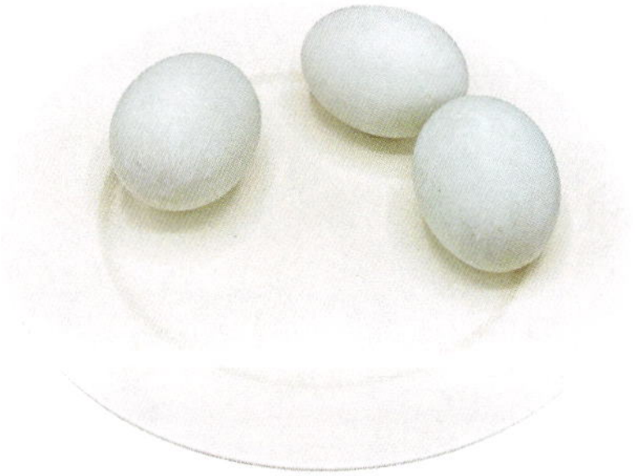

烹饪后

熟重：168g

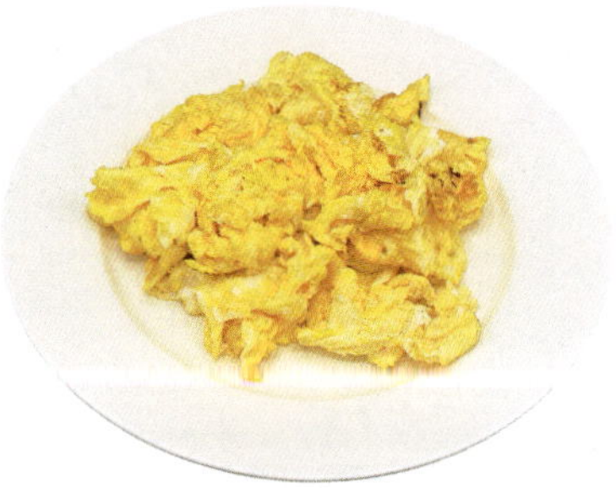

生熟比=122.0g/100g | 含油比=6.5g/100g | 含盐比=0g/100g

食物编码及食物名称：112101–鸭蛋 | **烹饪方式：炖**

烹饪前

生重：132g

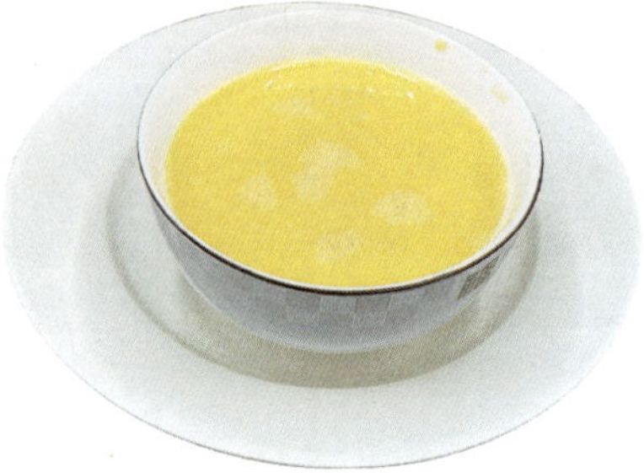

烹饪后

熟重：225g

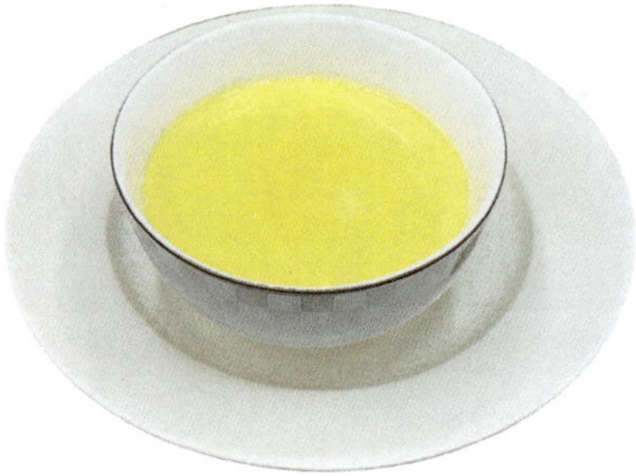

生熟比=58.7g/100g | 含油比=0g/100g | 含盐比=0g/100g

食物编码及食物名称：112101–鸭蛋 | **烹饪方式：煮**

烹饪前

生重：203g

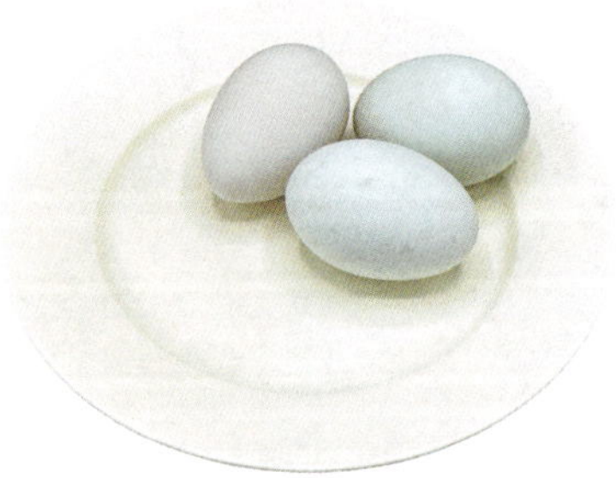

烹饪后

熟重：203g

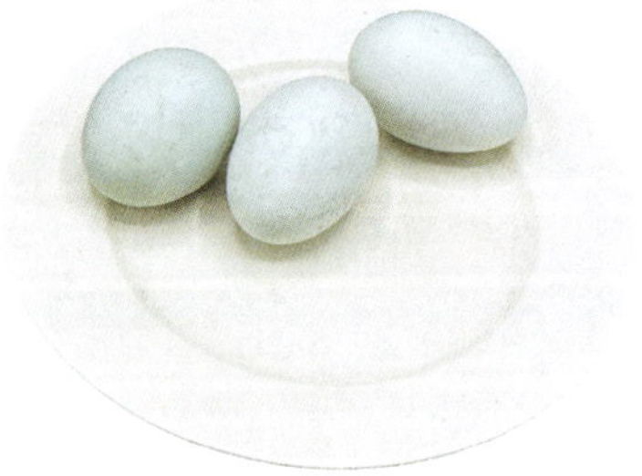

生熟比=100.0g/100g | 含油比=0g/100g | 含盐比=0g/100g

食物编码及食物名称：112101–鸭蛋 **烹饪方式：烤**

烹饪前

生重：180g

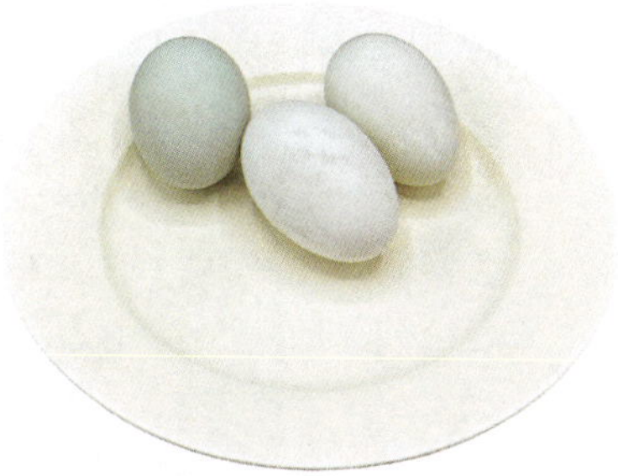

烹饪后

熟重：174g

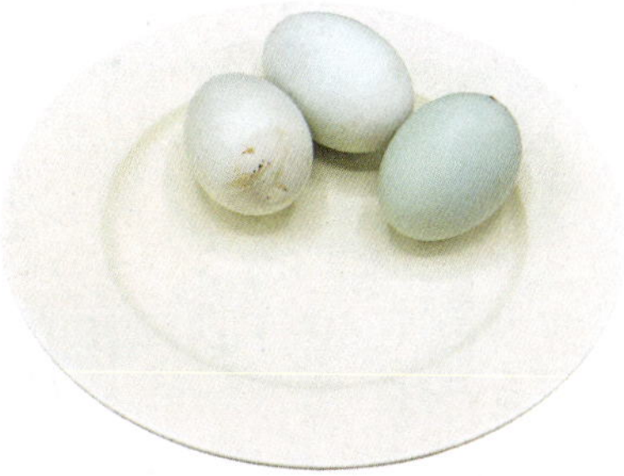

生熟比=103.4g/100g | 含油比=0g/100g | 含盐比=0g/100g

食物编码及食物名称：112101–鸭蛋 **烹饪方式：蒸**

烹饪前

生重：205g

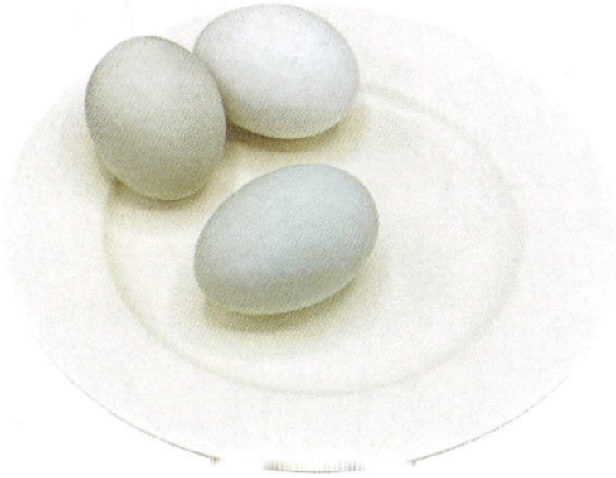

烹饪后

熟重：204g

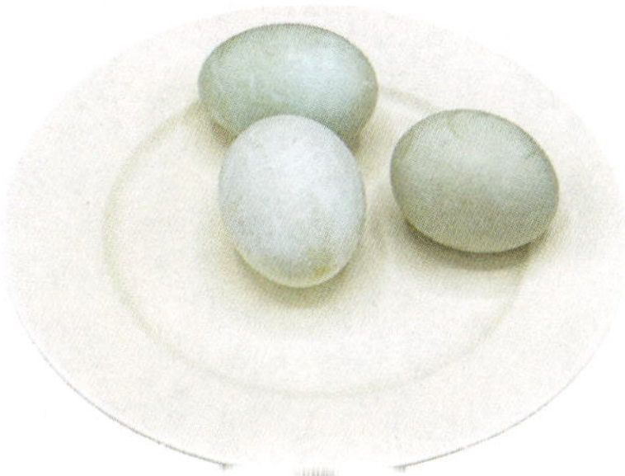

生熟比=100.5g/100g | 含油比=0g/100g | 含盐比=0g/100g

食物编码及食物名称：112101–鸭蛋 | **烹饪方式：炸**

烹饪前

生重：158g

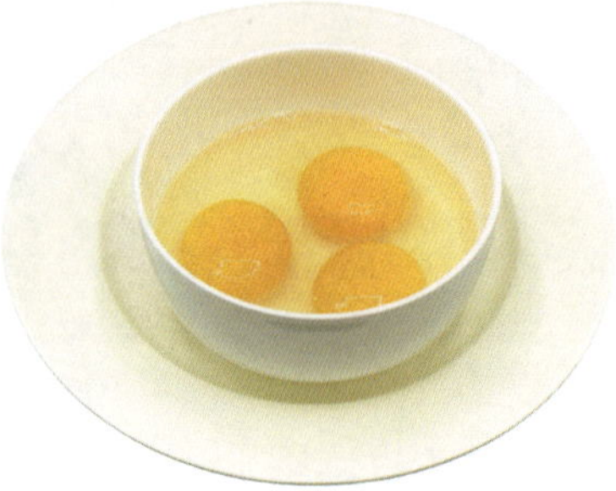

烹饪后

熟重：182g

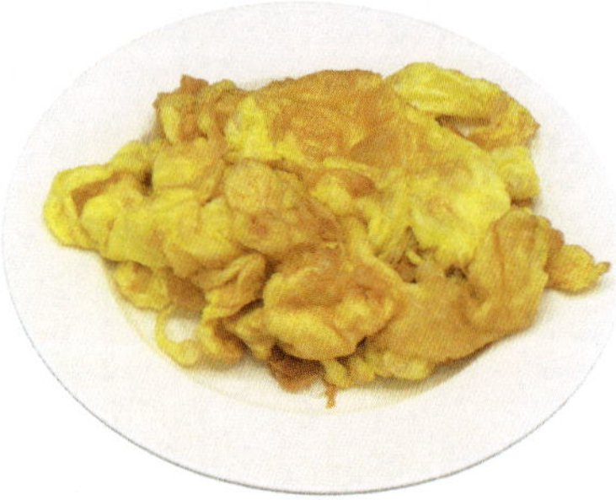

生熟比=86.8g/100g | 含油比=46.7g/100g | 含盐比=0g/100g

11. 112102–鸭蛋白

食物编码及食物名称：112102–鸭蛋白 | **烹饪方式：炒**

烹饪前

生重：70g

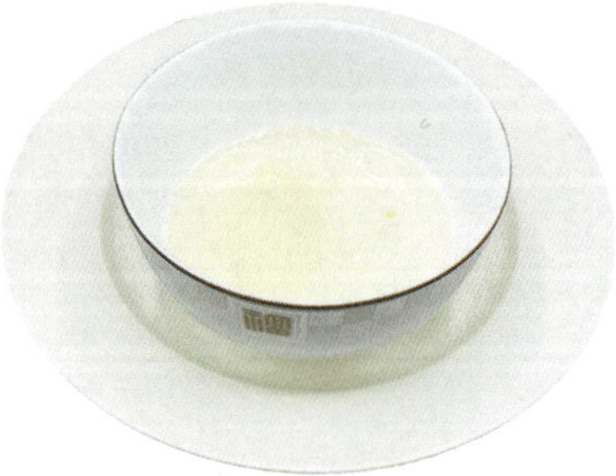

烹饪后

熟重：72g

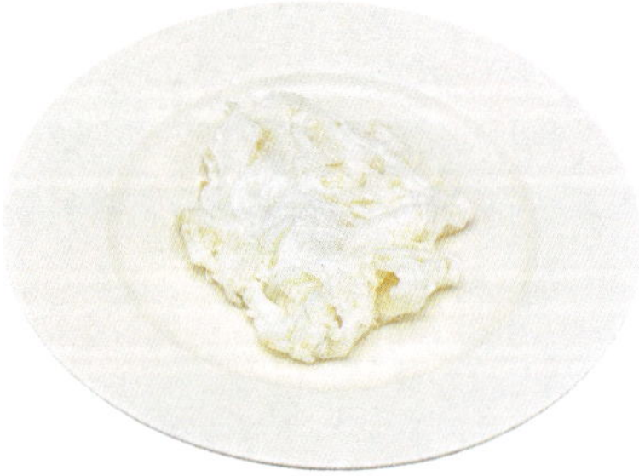

生熟比=97.2g/100g | 含油比=15.3g/100g | 含盐比=0g/100g

食物编码及食物名称：112102–鸭蛋白 | **烹饪方式：炖**

烹饪前

生重：65g

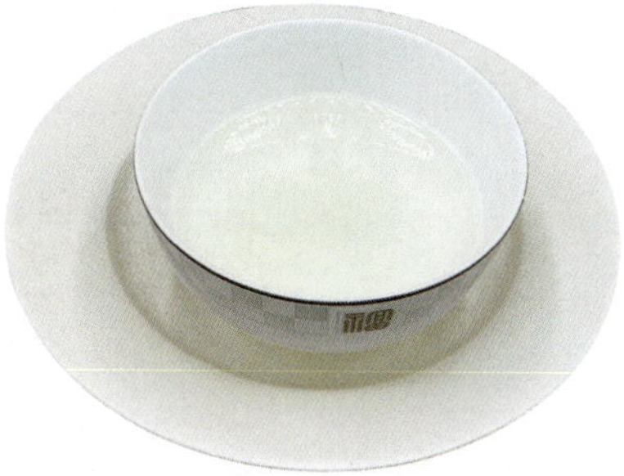

烹饪后

熟重：132g

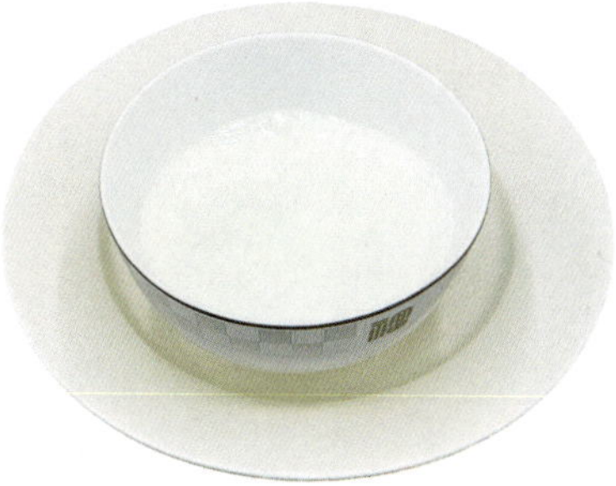

生熟比=49.2g/100g | 含油比=0g/100g | 含盐比=0g/100g

食物编码及食物名称：112102–鸭蛋白 | **烹饪方式：蒸**

烹饪前

生重：69g

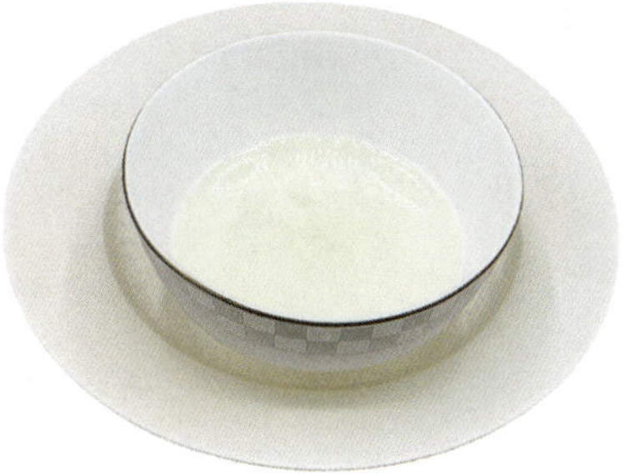

烹饪后

熟重：69g

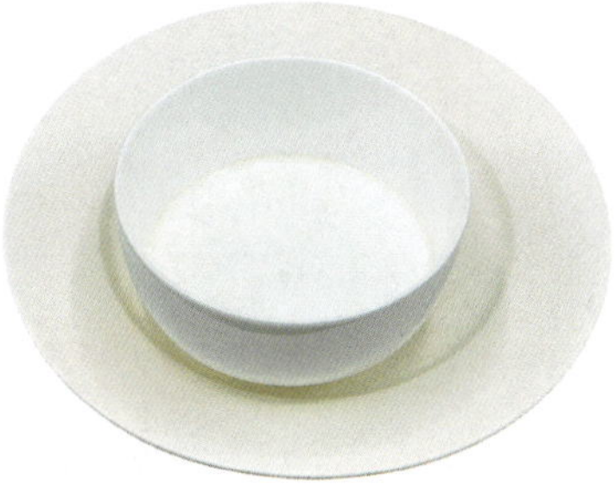

生熟比=100.0g/100g | 含油比=0g/100g | 含盐比=0g/100g

食物编码及食物名称：112102–鸭蛋白	烹饪方式：炸

烹饪前

生重：160g

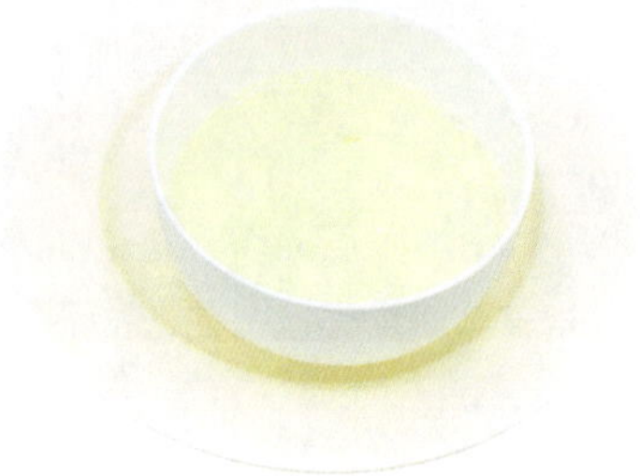

烹饪后

熟重：163g

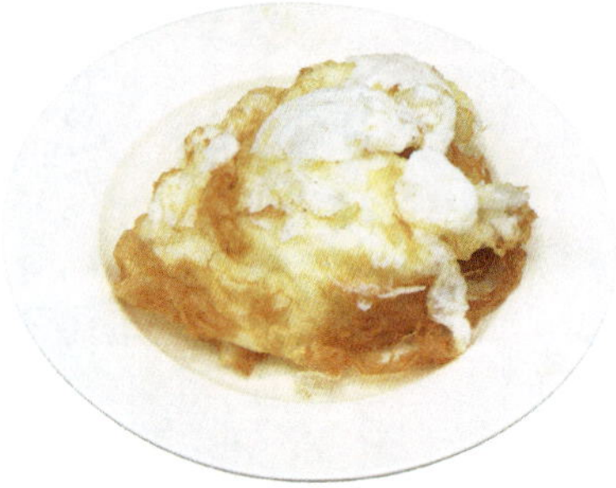

生熟比=98.2g/100g | 含油比=30.1g/100g | 含盐比=0g/100g

12. 112103–鸭蛋黄

食物编码及食物名称：112103–鸭蛋黄	烹饪方式：炒

烹饪前

生重：61g

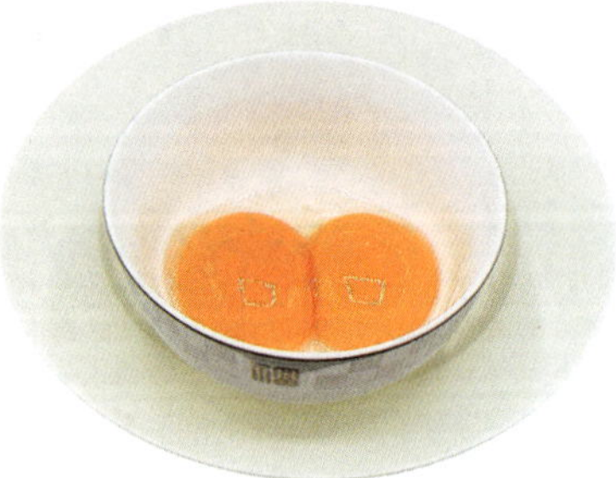

烹饪后

熟重：57g

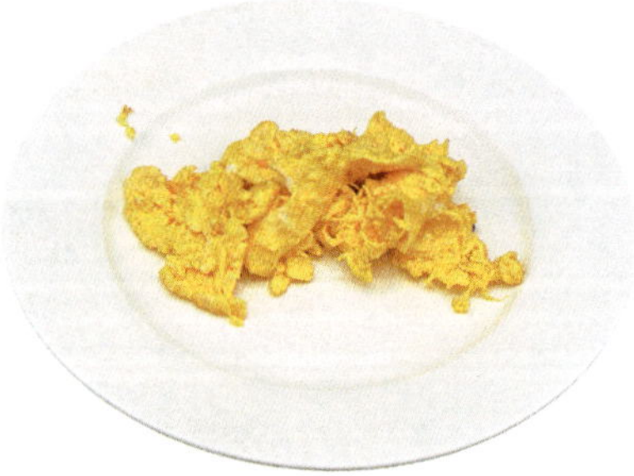

生熟比=107.0g/100g | 含油比=14.0g/100g | 含盐比=0g/100g

食物编码及食物名称：112103–鸭蛋黄　　**烹饪方式：炖**

烹饪前

生重：47g

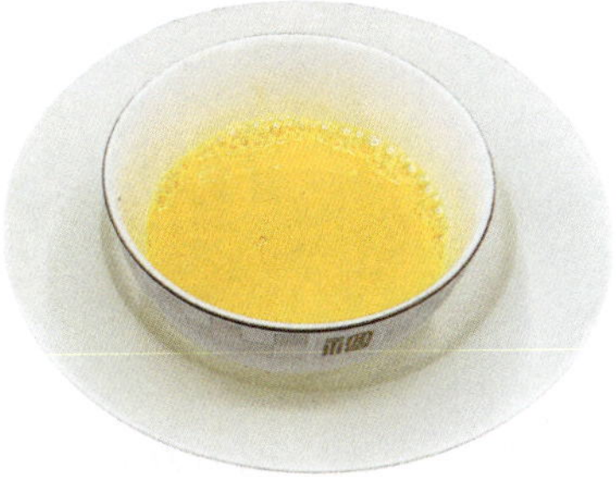

烹饪后

熟重：96g

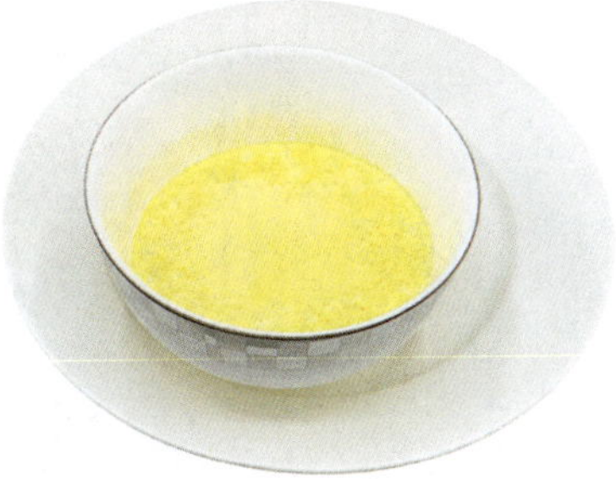

生熟比=49.0g/100g　|　含油比=0g/100g　|　含盐比=0g/100g

食物编码及食物名称：112103–鸭蛋黄　　**烹饪方式：蒸**

烹饪前

生重：49g

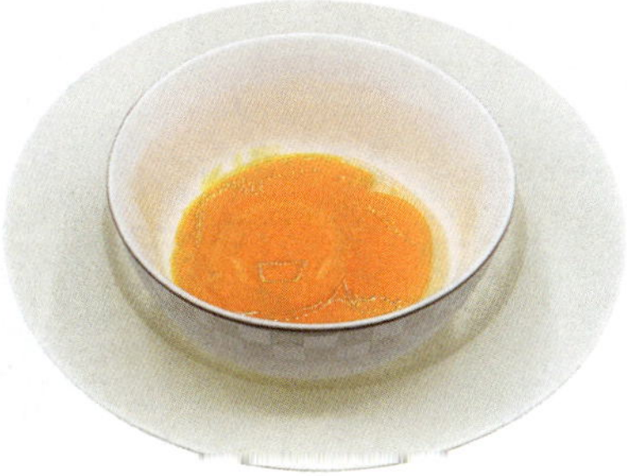

烹饪后

熟重：48g

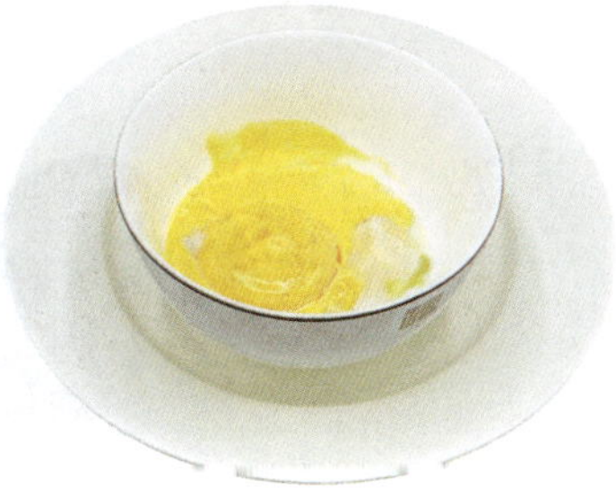

生熟比=102.1g/100g　|　含油比=0g/100g　|　含盐比=0g/100g

食物编码及食物名称：112103–鸭蛋黄 **烹饪方式：炸**

烹饪前

生重：112g

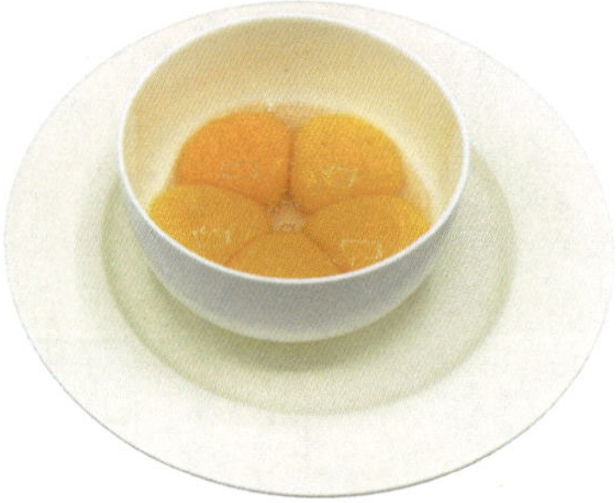

烹饪后

熟重：112g

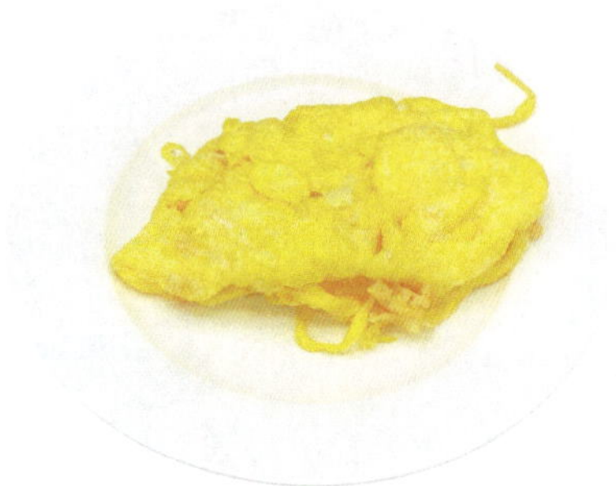

生熟比=100.0g/100g | 含油比=23.2g/100g | 含盐比=0g/100g

13. 112201–松花蛋（鸭蛋）[皮蛋]

食物编码及食物名称：112201–松花蛋（鸭蛋）[皮蛋] **烹饪方式：炒**

烹饪前

生重：195g

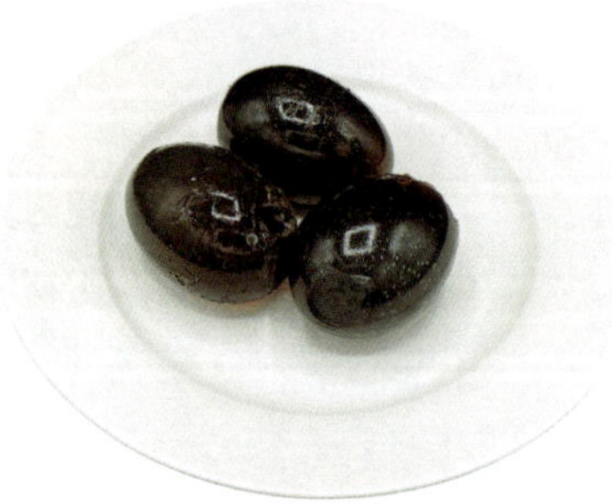

烹饪后

熟重：192g

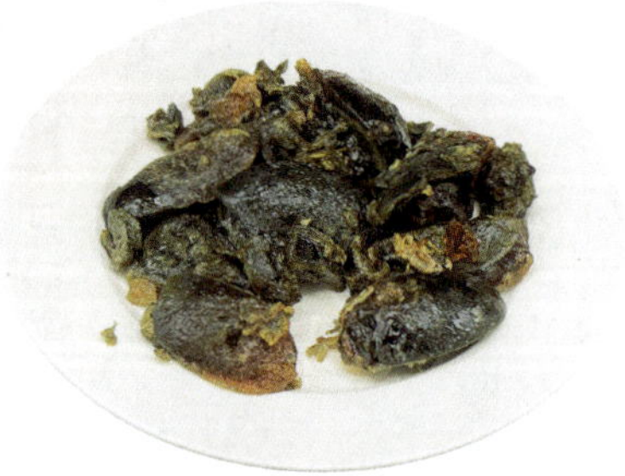

生熟比=101.6g/100g | 含油比=9.4g/100g | 含盐比=0g/100g

食物编码及食物名称：112201–松花蛋（鸭蛋）[皮蛋] 烹饪方式：炖

烹饪前

生重：193g

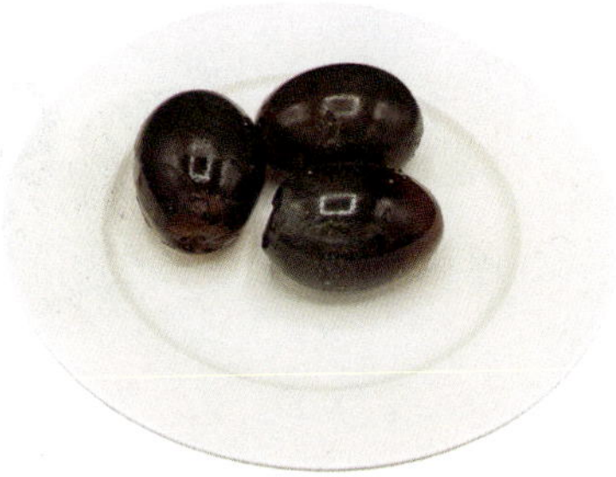

烹饪后

熟重：183g

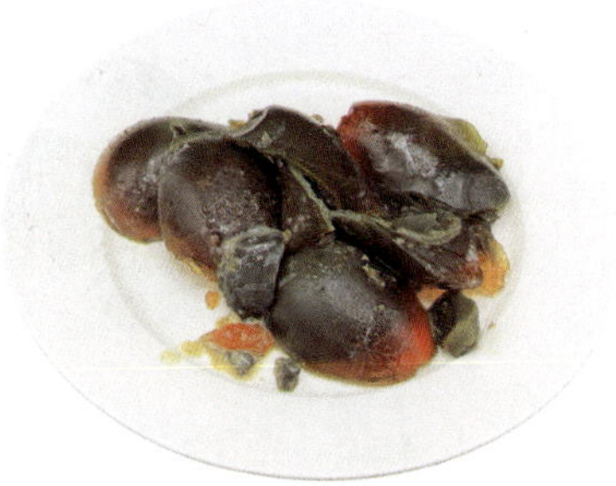

生熟比=105.5g/100g | 含油比=5.5g/100g | 含盐比=0g/100g

食物编码及食物名称：112201–松花蛋（鸭蛋）[皮蛋] 烹饪方式：煮

烹饪前

生重：198g

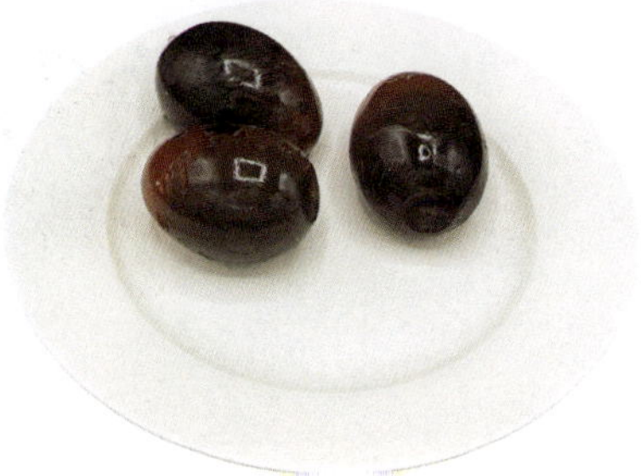

烹饪后

熟重：200g

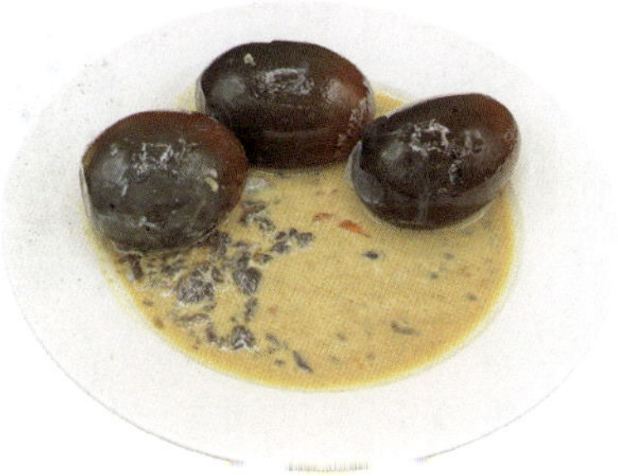

生熟比=99.0g/100g | 含油比=0g/100g | 含盐比=0g/100g

食物编码及食物名称：112201–松花蛋（鸭蛋）[皮蛋] | **烹饪方式：烤**

烹饪前

生重：193g

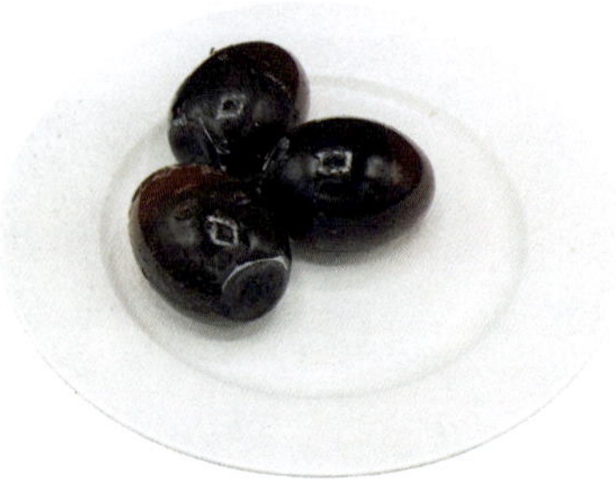

烹饪后

熟重：165g

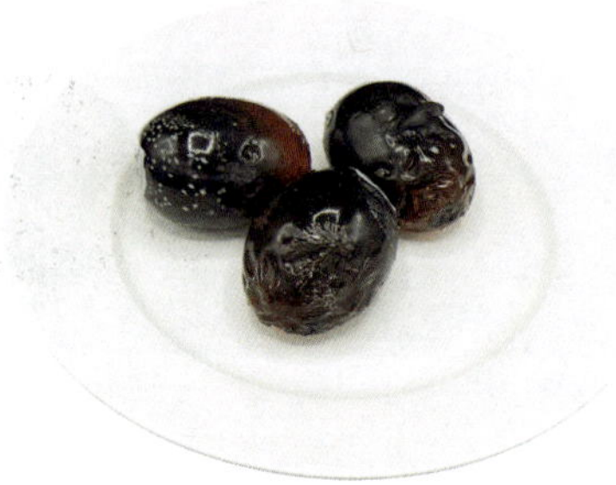

生熟比=117.0g/100g | 含油比=0g/100g | 含盐比=0g/100g

食物编码及食物名称：112201–松花蛋（鸭蛋）[皮蛋] | **烹饪方式：蒸**

烹饪前

生重：198g

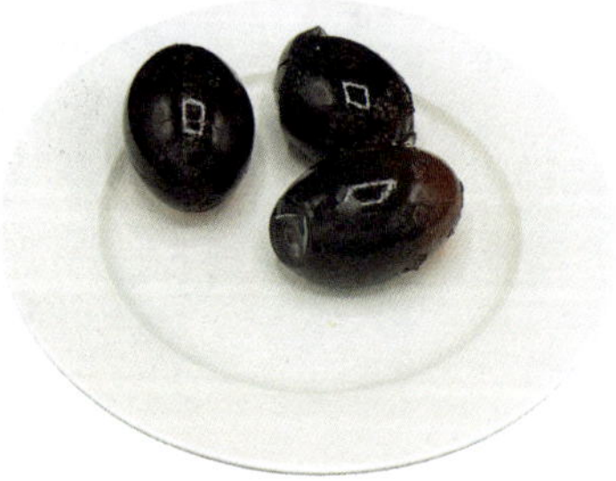

烹饪后

熟重：184g

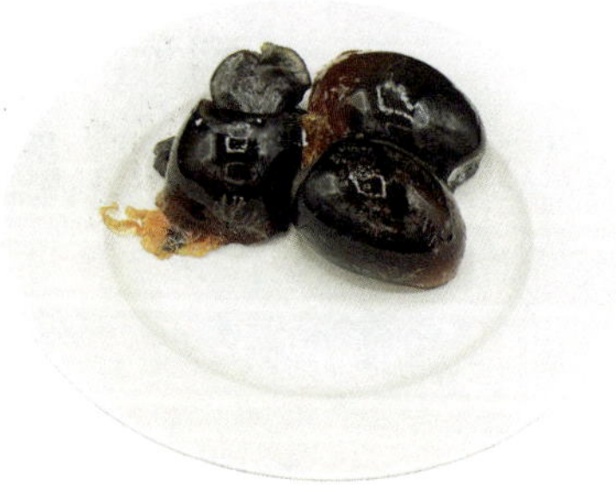

生熟比=107.6g/100g | 含油比=0g/100g | 含盐比=0g/100g

14. 112202–鸭蛋（咸鸭蛋、生）

食物编码及食物名称：112202–鸭蛋（咸鸭蛋、生） **烹饪方式：炒**

烹饪前

生重：139g

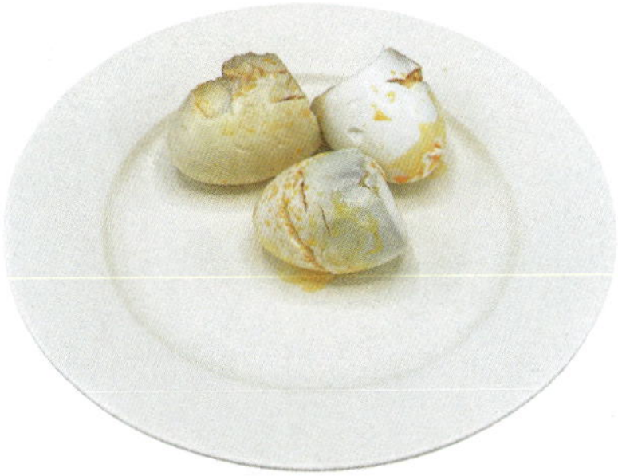

烹饪后

熟重：133g

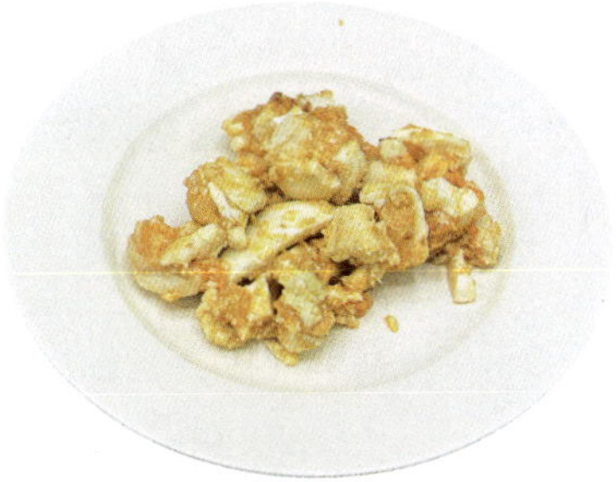

生熟比=104.5g/100g | 含油比=10.5g/100g | 含盐比=0g/100g

食物编码及食物名称：112202–鸭蛋（咸鸭蛋、生） **烹饪方式：炖**

烹饪前

生重：144g

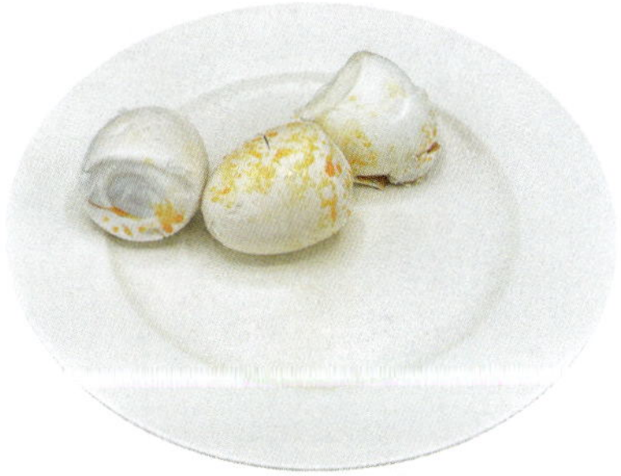

烹饪后

熟重：151g

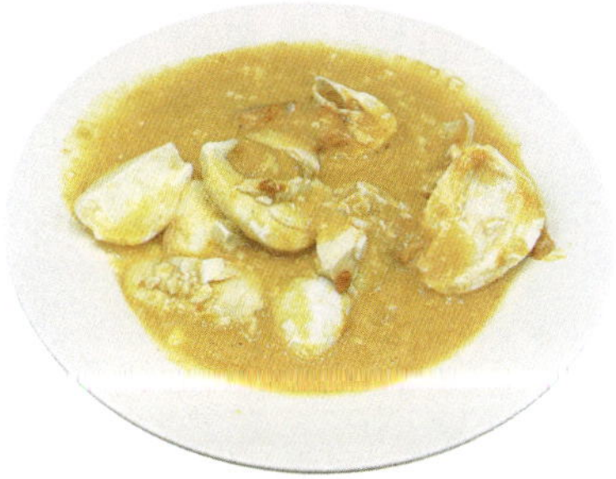

生熟比=95.4g/100g | 含油比=3.9g/100g | 含盐比=0g/100g

食物编码及食物名称：112202–鸭蛋（咸鸭蛋、生） **烹饪方式：煮**

烹饪前

生重：157g

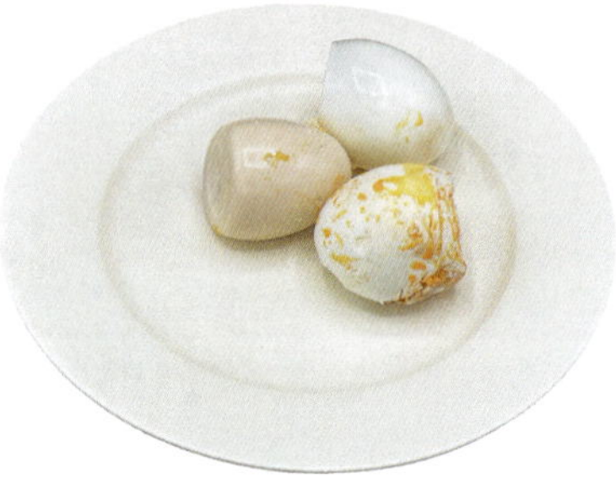

烹饪后

熟重：151g

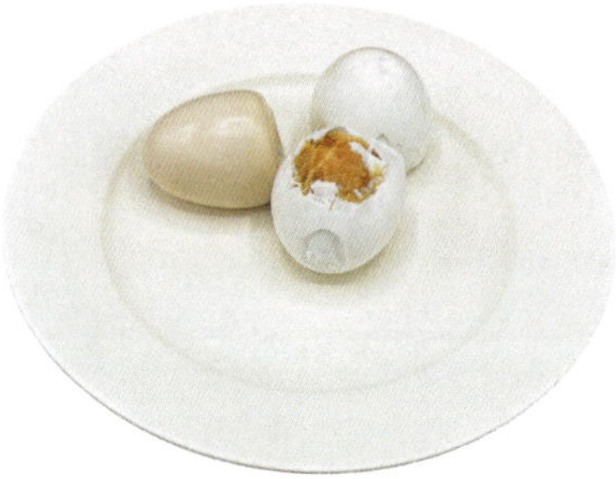

生熟比=104.0g/100g | 含油比=0g/100g | 含盐比=0g/100g

食物编码及食物名称：112202–鸭蛋（咸鸭蛋、生） **烹饪方式：烤**

烹饪前

生重：152g

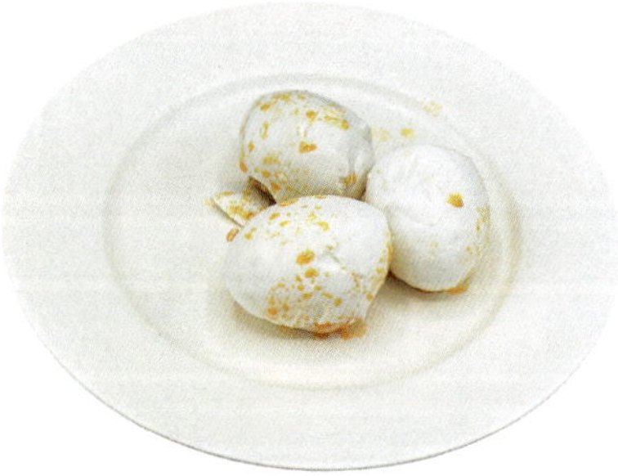

烹饪后

熟重：115g

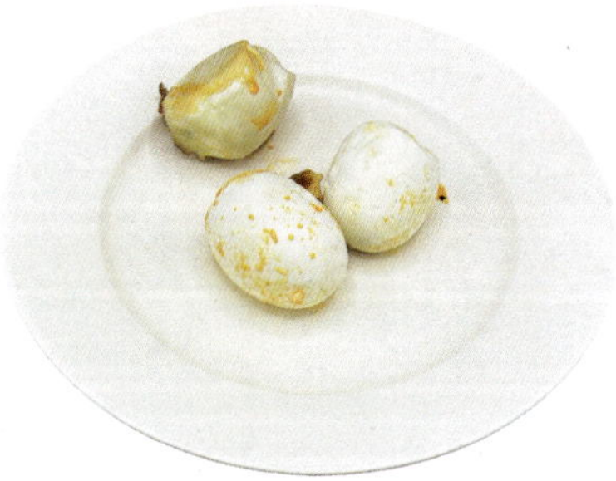

生熟比=132.2g/100g | 含油比=0g/100g | 含盐比=0g/100g

食物编码及食物名称：112202–鸭蛋（咸鸭蛋、生） | **烹饪方式：蒸**

烹饪前

生重：164g

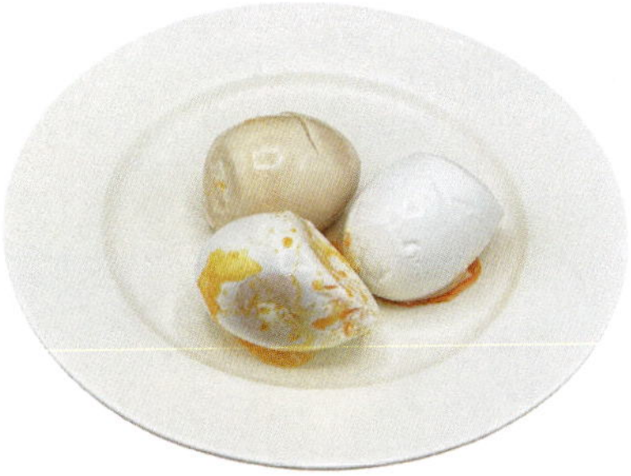

烹饪后

熟重：157g

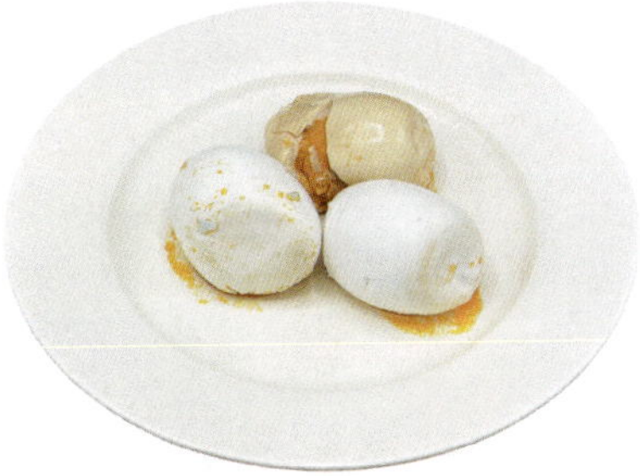

生熟比=104.5g/100g | 含油比=0g/100g | 含盐比=0g/100g

15. 113101–鹅蛋

食物编码及食物名称：113101–鹅蛋 | **烹饪方式：炒**

烹饪前

生重：329g

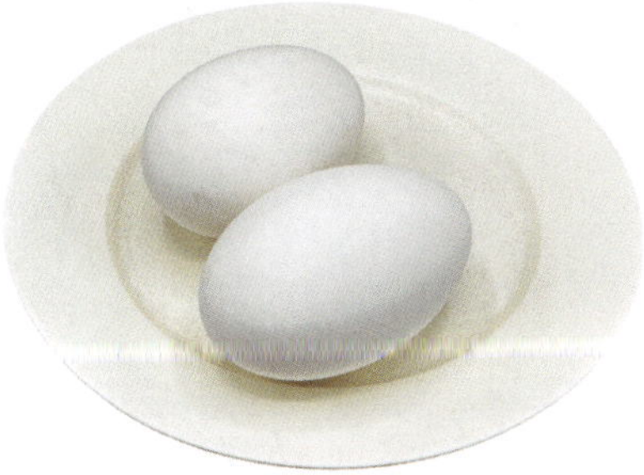

烹饪后

熟重：269g

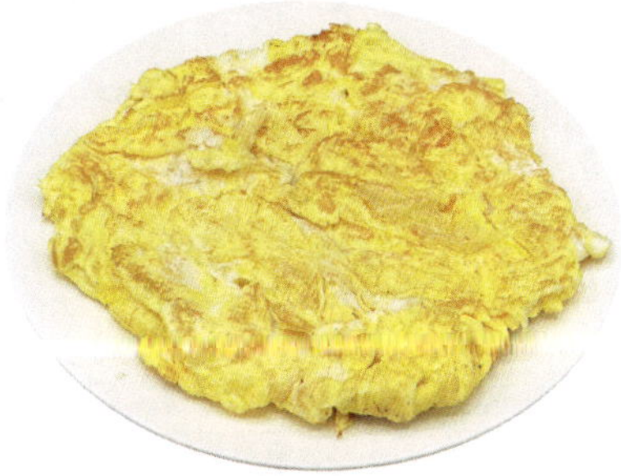

生熟比=122.3g/100g | 含油比=5.2g/100g | 含盐比=0.4g/100g

食物编码及食物名称：113101-鹅蛋 | **烹饪方式：炖**

烹饪前

生重：106g

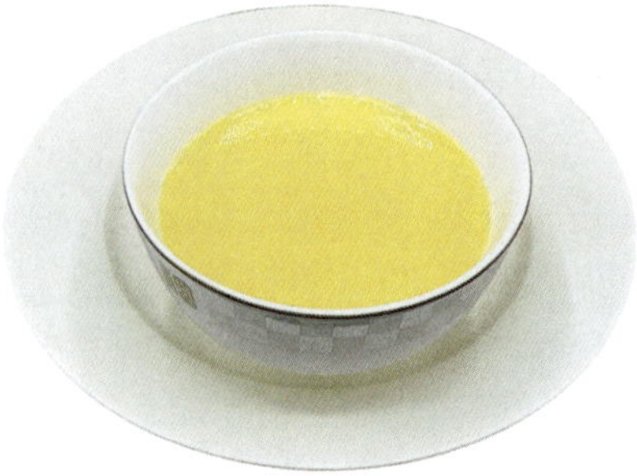

烹饪后

熟重：214g

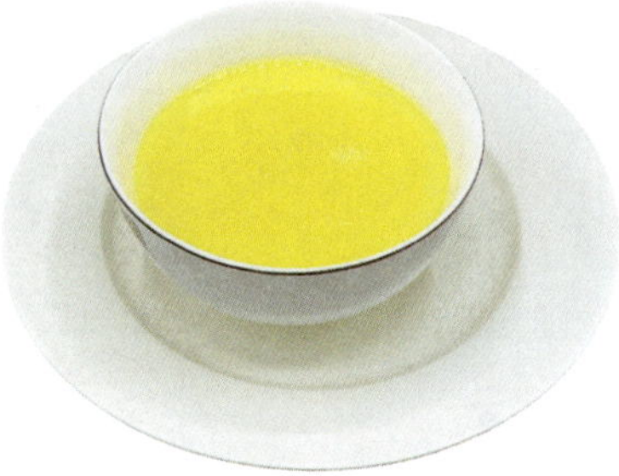

生熟比=49.5g/100g | 含油比=0g/100g | 含盐比=0g/100g

食物编码及食物名称：113101-鹅蛋 | **烹饪方式：煮**

烹饪前

生重：360g

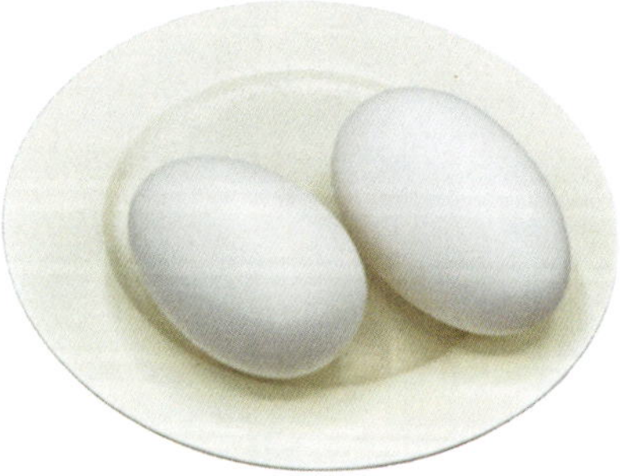

烹饪后

熟重：358g

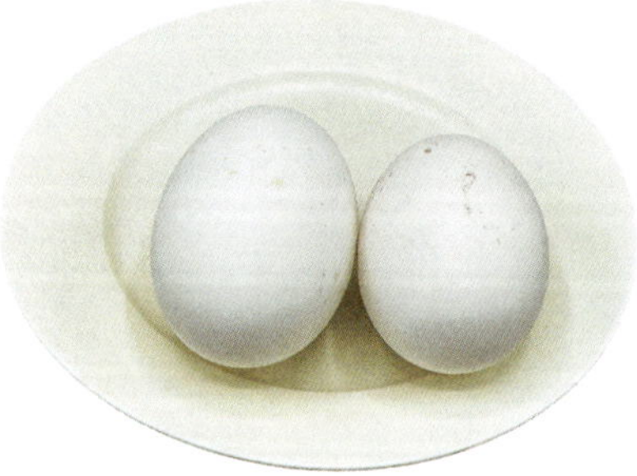

生熟比=100.6g/100g | 含油比=0g/100g | 含盐比=0g/100g

食物编码及食物名称：113101–鹅蛋　　**烹饪方式：烤**

烹饪前

生重：349g

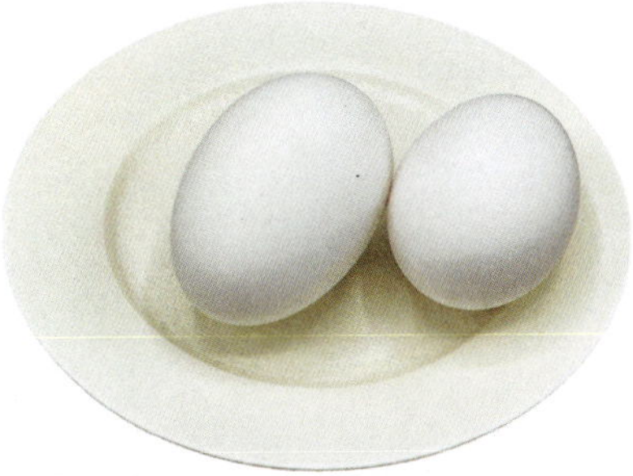

烹饪后

熟重：346g

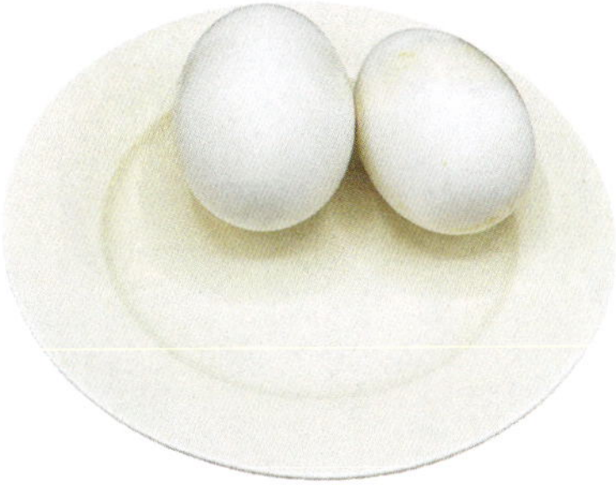

生熟比=100.9g/100g　|　含油比=0g/100g　|　含盐比=0g/100g

食物编码及食物名称：113101–鹅蛋　　**烹饪方式：蒸**

烹饪前

生重：333g

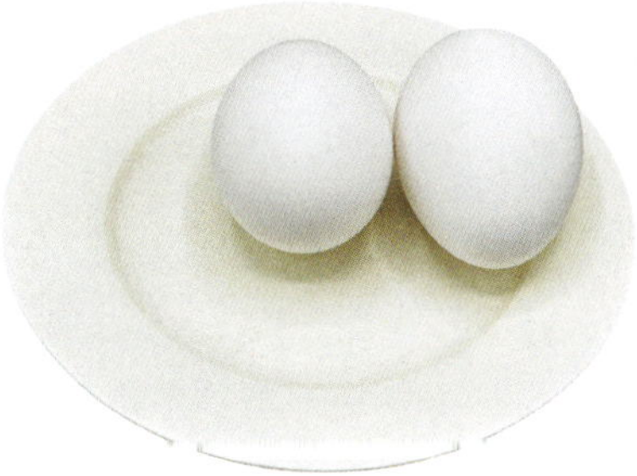

烹饪后

熟重：329g

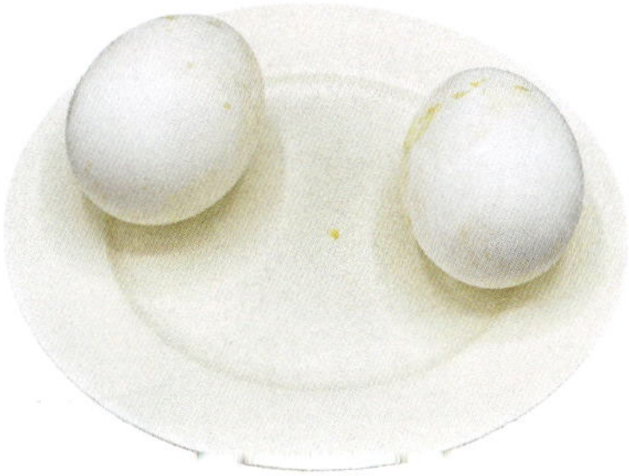

生熟比=101.2g/100g　|　含油比=0g/100g　|　含盐比=0g/100g

食物编码及食物名称：113101–鹅蛋 | **烹饪方式：炸**

烹饪前

生重：220g

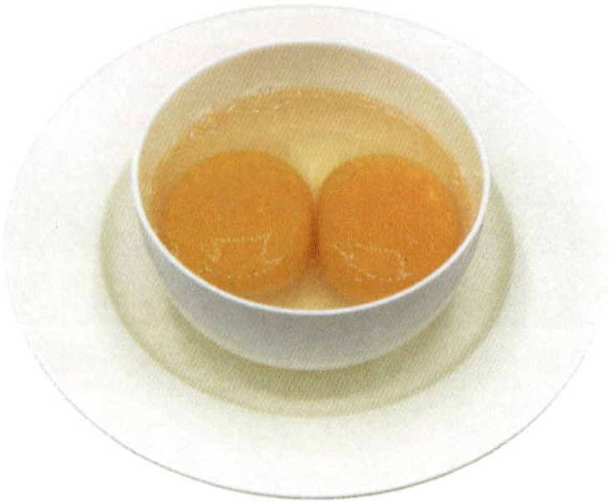

烹饪后

熟重：241g

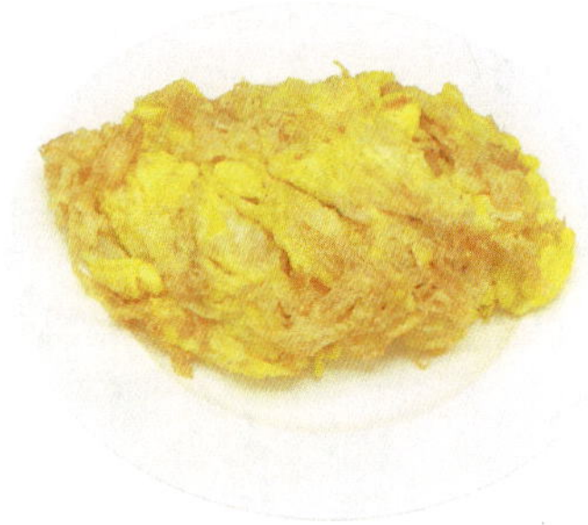

生熟比=91.3g/100g | 含油比=41.9g/100g | 含盐比=0g/100g

16. 113102–鹅蛋白

食物编码及食物名称：113102–鹅蛋白 | **烹饪方式：炒**

烹饪前

生重：75g

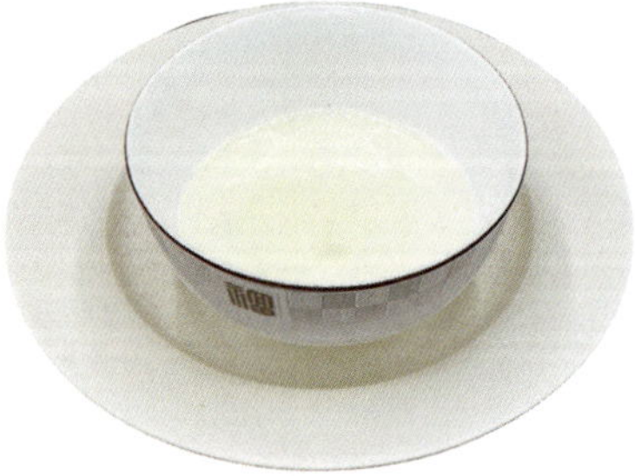

烹饪后

熟重：78g

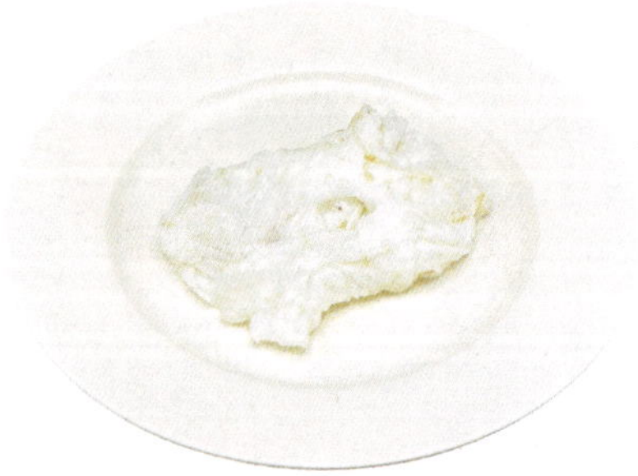

生熟比=96.2g/100g | 含油比=11.5g/100g | 含盐比=0g/100g

食物编码及食物名称：113102-鹅蛋白　　烹饪方式：炖

烹饪前

生重：76g

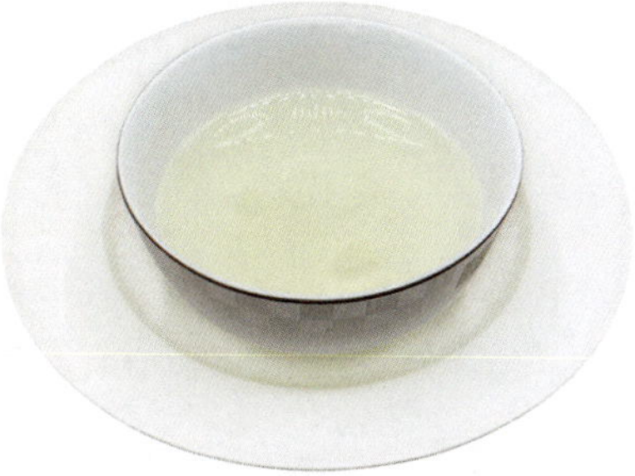

烹饪后

熟重：150g

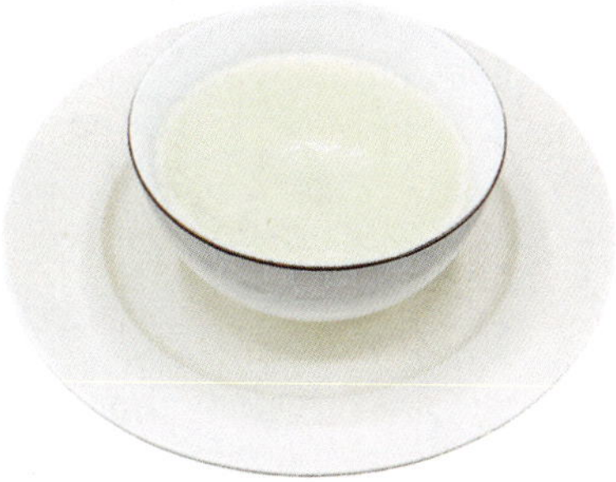

生熟比=50.7g/100g | 含油比=0g/100g | 含盐比=0g/100g

食物编码及食物名称：113102-鹅蛋白　　烹饪方式：蒸

烹饪前

生重：78g

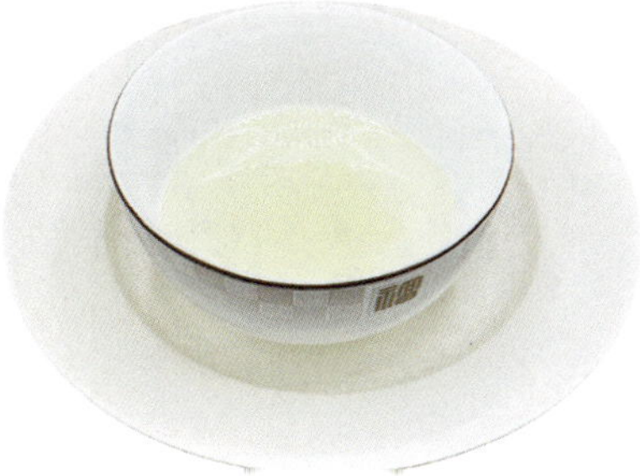

烹饪后

熟重：79g

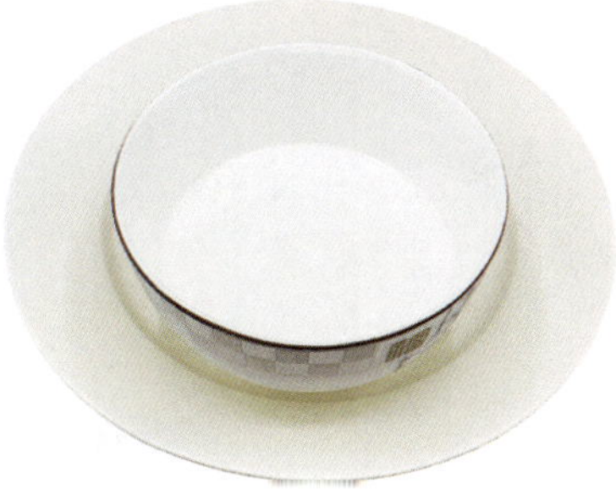

生熟比=98.7g/100g | 含油比=0g/100g | 含盐比=0g/100g

食物编码及食物名称：113102–鹅蛋白 | **烹饪方式：炸**

烹饪前

生重：169g

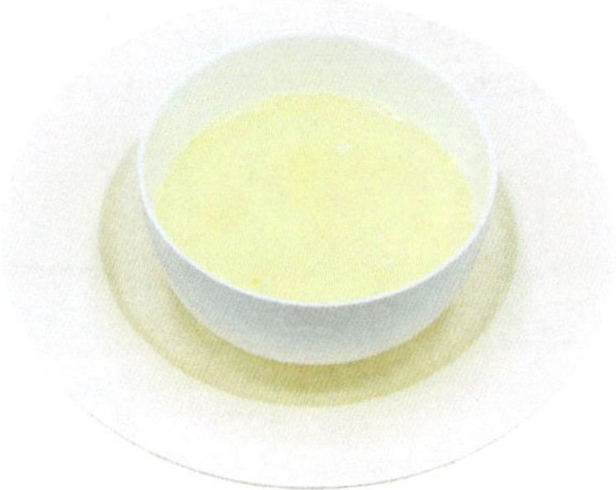

烹饪后

熟重：176g

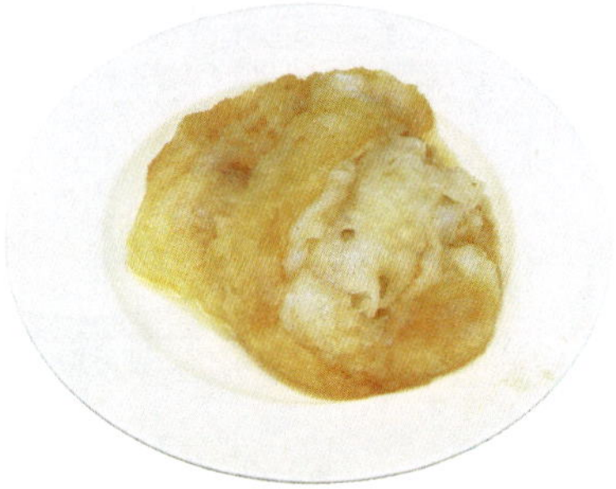

生熟比=96.0g/100g | 含油比=46.0g/100g | 含盐比=0g/100g

17. 113103–鹅蛋黄

食物编码及食物名称：113103–鹅蛋黄 | **烹饪方式：炒**

烹饪前

生重：50g

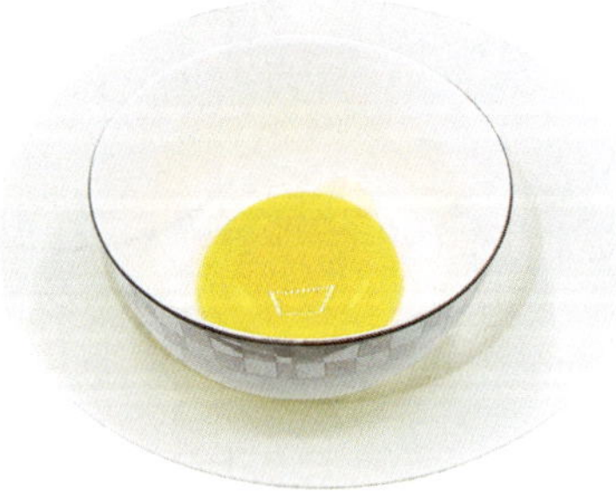

烹饪后

熟重：49g

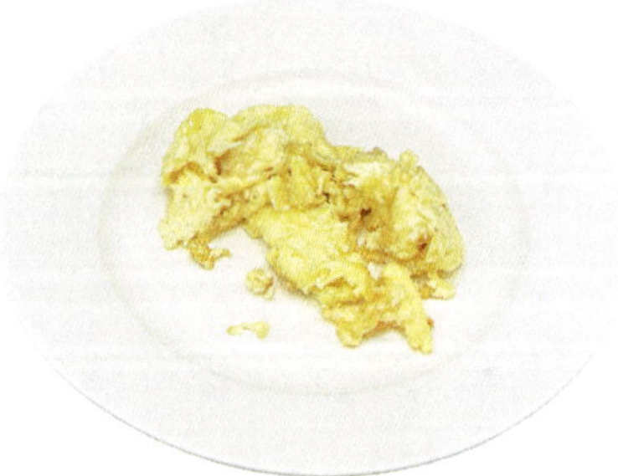

生熟比=102.0g/100g | 含油比=14.3g/100g | 含盐比=0g/100g

食物编码及食物名称：113103–鹅蛋黄　　**烹饪方式：炖**

烹饪前

生重：57g

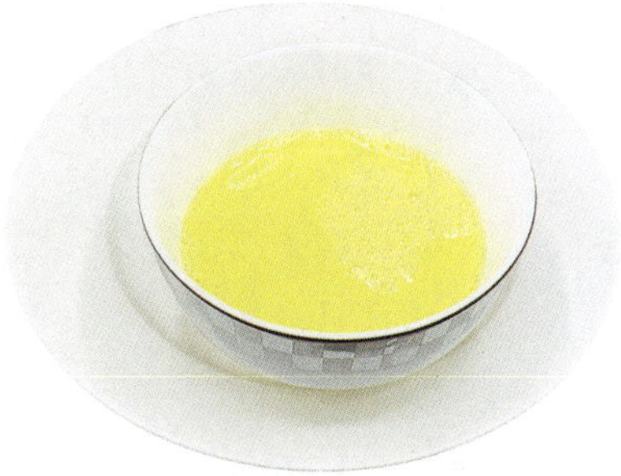

烹饪后

熟重：114g

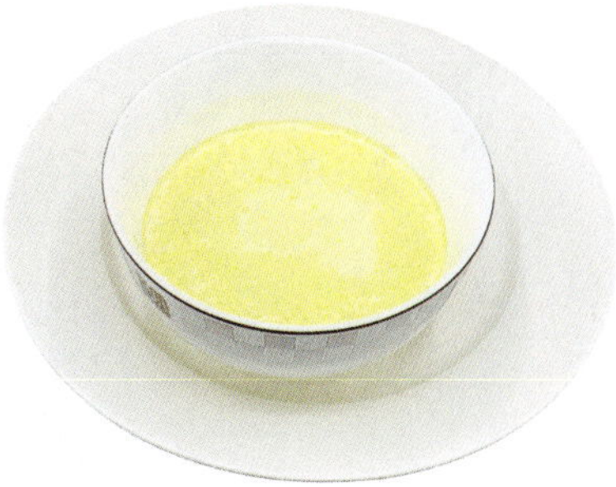

生熟比=50.0g/100g　|　含油比=0g/100g　|　含盐比=0g/100g

食物编码及食物名称：113103–鹅蛋黄　　**烹饪方式：蒸**

烹饪前

生重：52g

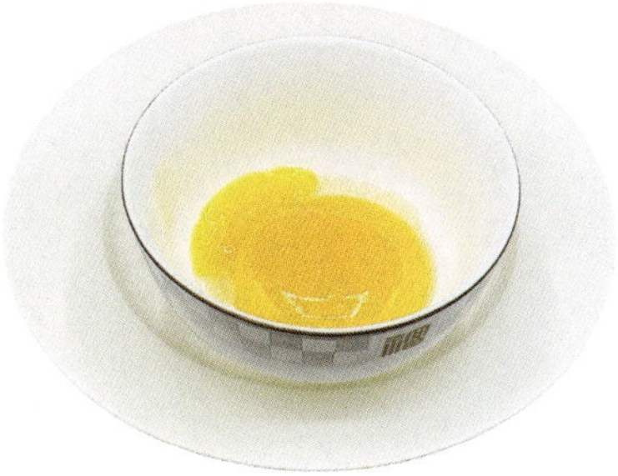

烹饪后

熟重：56g

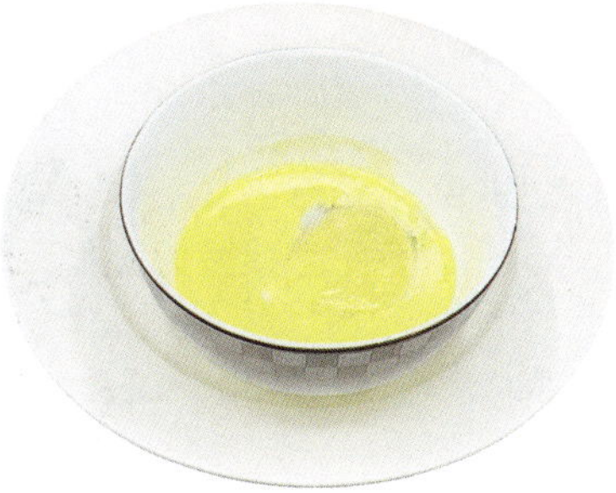

生熟比=92.9g/100g　|　含油比=0g/100g　|　含盐比=0g/100g

食物编码及食物名称：113103–鹅蛋黄 | 烹饪方式：炸

烹饪前

生重：207g

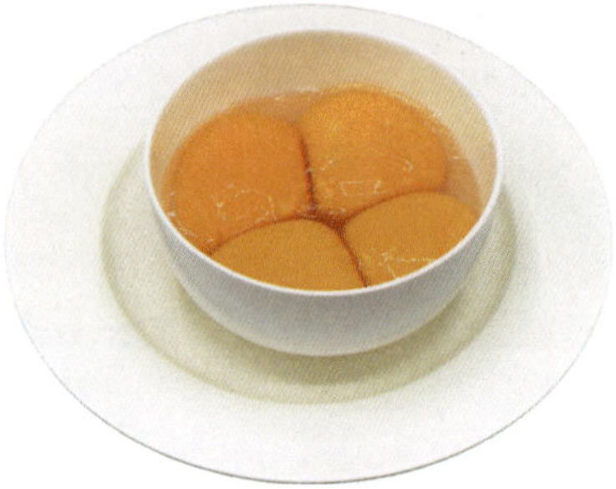

烹饪后

熟重：222g

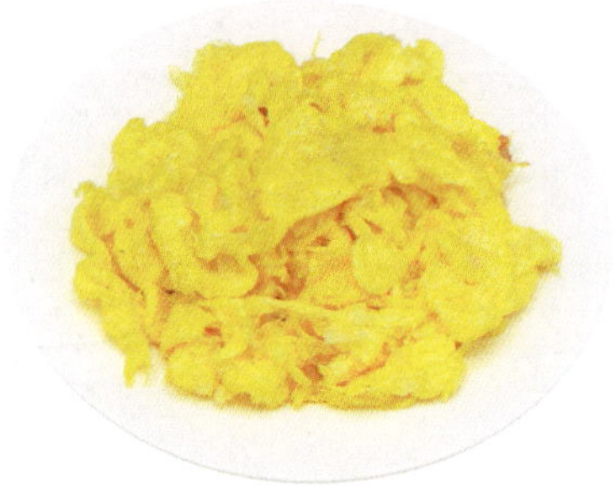

生熟比=93.2g/100g | 含油比=29.3g/100g | 含盐比=0g/100g

18. 114101–鹌鹑蛋

食物编码及食物名称：114101–鹌鹑蛋 | 烹饪方式：炒

烹饪前

生重：107g

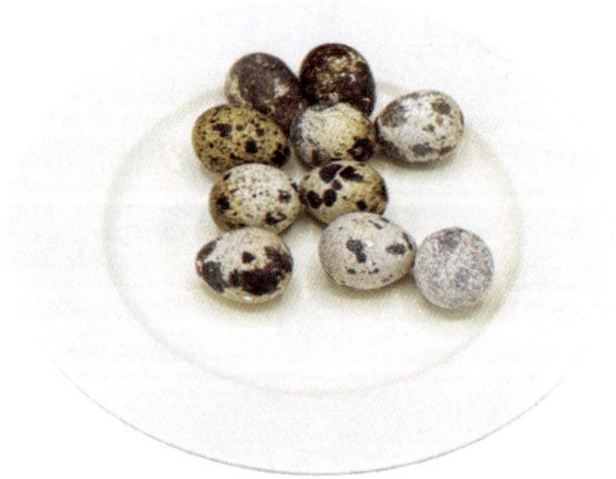

烹饪后

熟重：89g

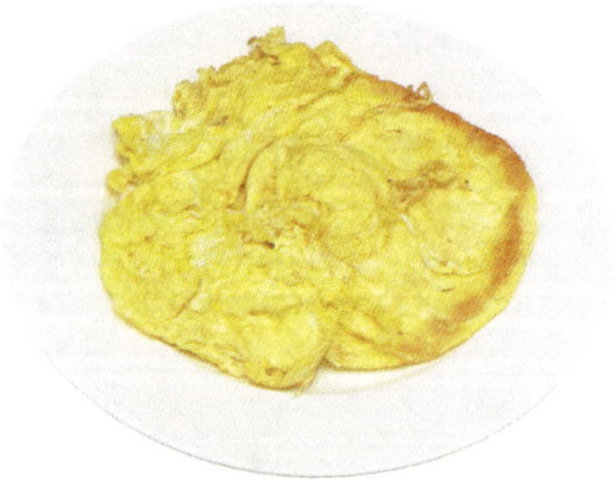

生熟比=120.2g/100g | 含油比=13.5g/100g | 含盐比=1.1g/100g

食物编码及食物名称：114101-鹌鹑蛋 | 烹饪方式：炖

烹饪前

生重：88g

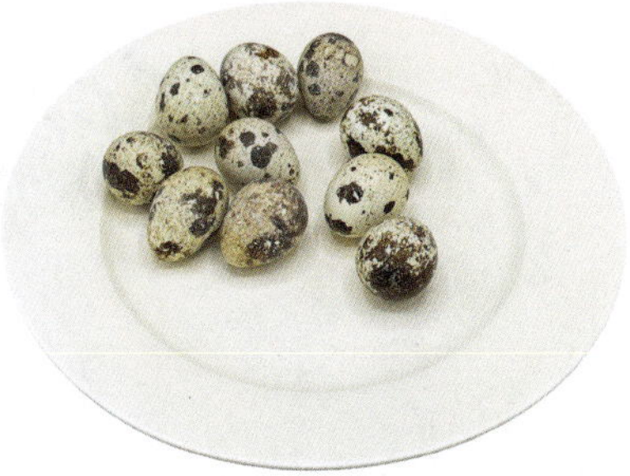

烹饪后

熟重：181g

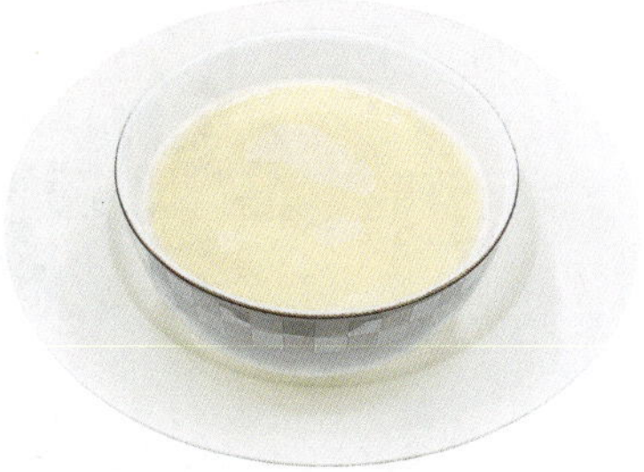

生熟比=48.6g/100g | 含油比=0g/100g | 含盐比=0g/100g

食物编码及食物名称：114101-鹌鹑蛋 | 烹饪方式：煮

烹饪前

生重：108g

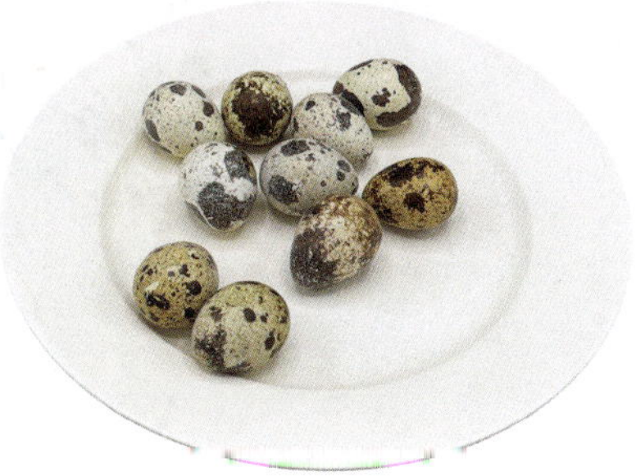

烹饪后

熟重：107g

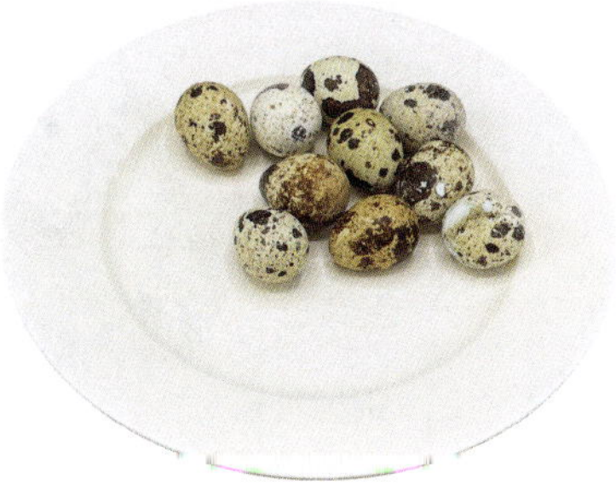

生熟比=100.9g/100g | 含油比=0g/100g | 含盐比=0g/100g

食物编码及食物名称：114101-鹌鹑蛋 | **烹饪方式：烤**

烹饪前

生重：110g

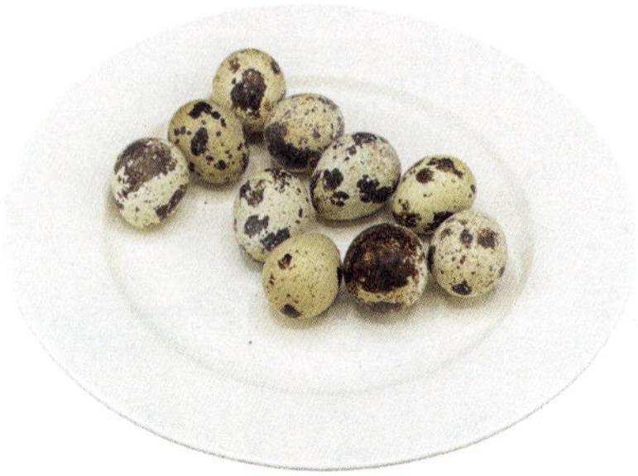

烹饪后

熟重：95g

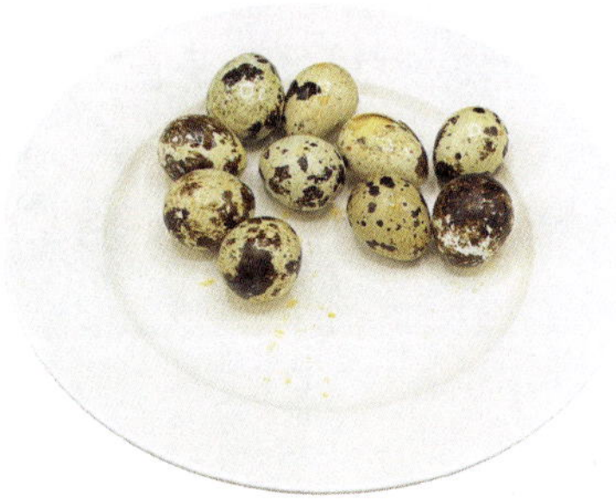

生熟比=115.8g/100g | 含油比=0g/100g | 含盐比=0g/100g

食物编码及食物名称：114101-鹌鹑蛋 | **烹饪方式：蒸**

烹饪前

生重：111g

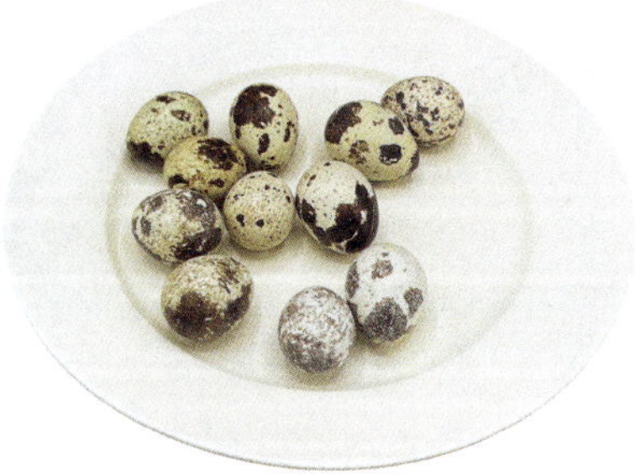

烹饪后

熟重：112g

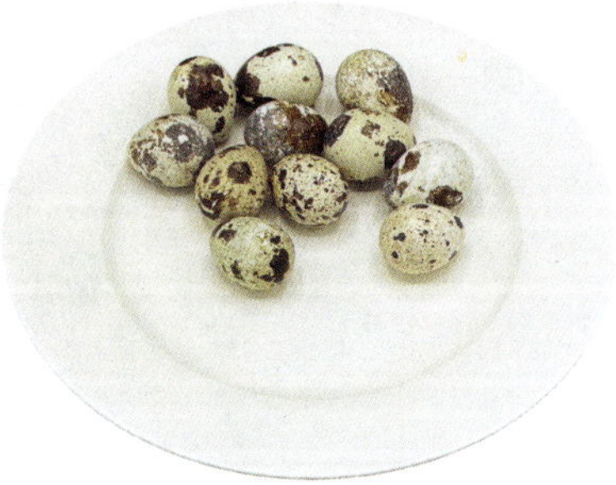

生熟比=99.1g/100g | 含油比=0g/100g | 含盐比=0g/100g

食物编码及食物名称：114101–鹌鹑蛋　　**烹饪方式：炸**

烹饪前

生重：106g

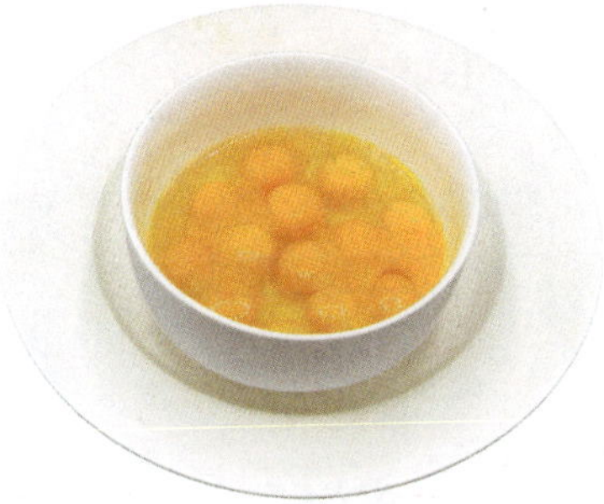

烹饪后

熟重：139g

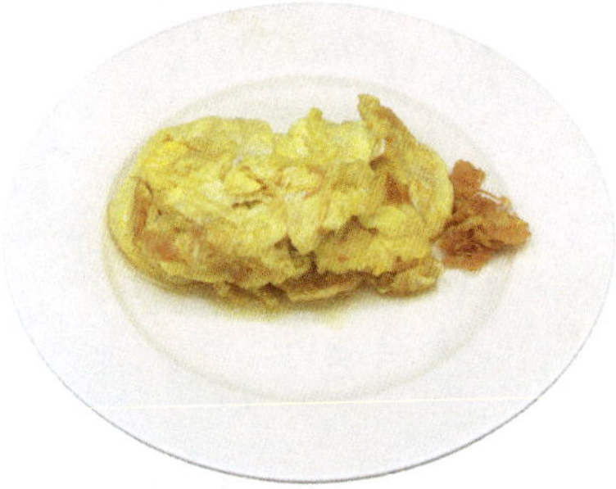

生熟比=76.3g/100g　|　含油比=45.3g/100g　|　含盐比=0g/100g

10

第十章

鱼、虾、蟹、贝类及制品

1. 121106-黄颡鱼［戈牙鱼、黄鳍鱼］

食物编码及食物名称：121106-黄颡鱼［戈牙鱼、黄鳍鱼］ **烹饪方式：炖**

烹饪前

生重：197g

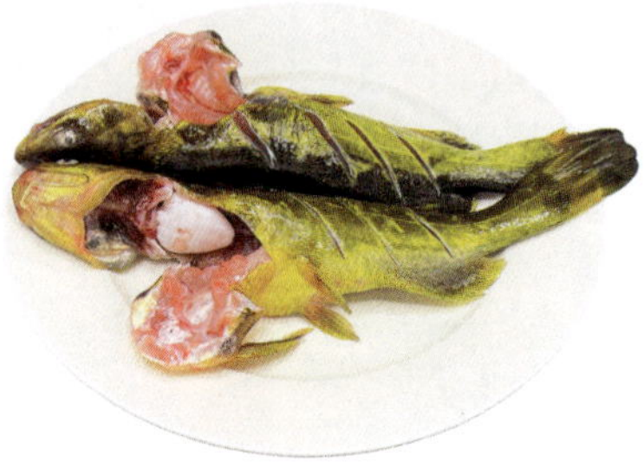

烹饪后

熟重：180g

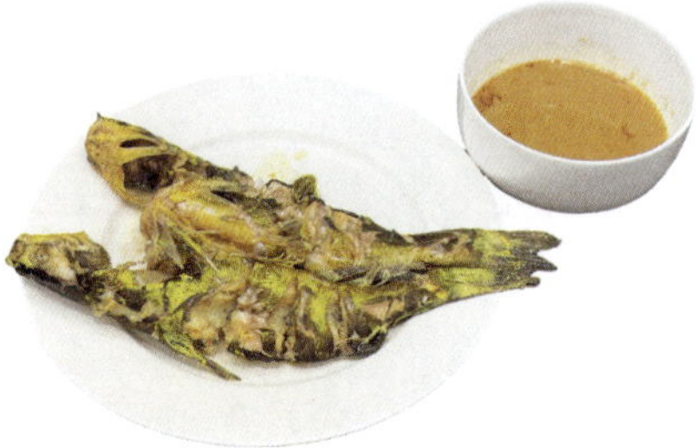

生熟比=109.4g/100g | 含油比=10.4g/100g | 含盐比=0.4g/100g

食物编码及食物名称：121106-黄颡鱼［戈牙鱼、黄鳍鱼］ **烹饪方式：煮**

烹饪前

生重：191g

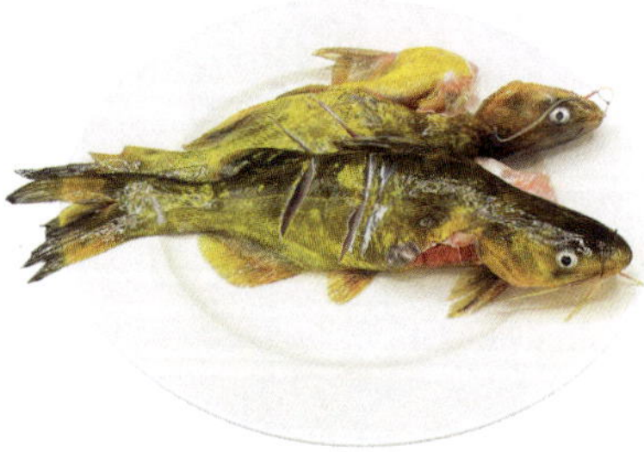

烹饪后

熟重：175g

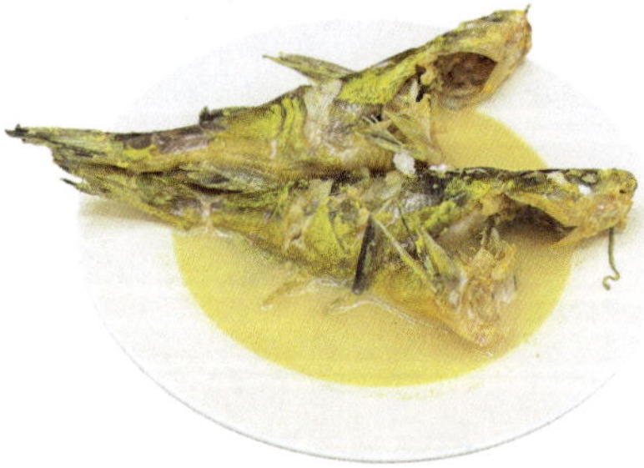

生熟比=109.1g/100g | 含油比=0g/100g | 含盐比=0.9g/100g

2. 121111–鲤鱼［鲤拐子］

食物编码及食物名称：121111–鲤鱼［鲤拐子］　　**烹饪方式：炒**

烹饪前

生重：140g

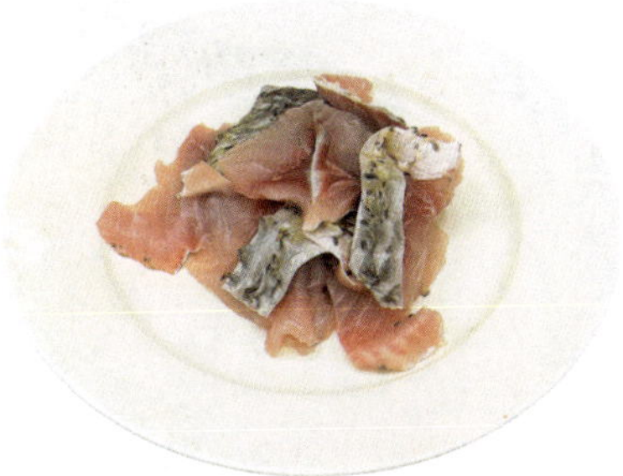

烹饪后

熟重：133g

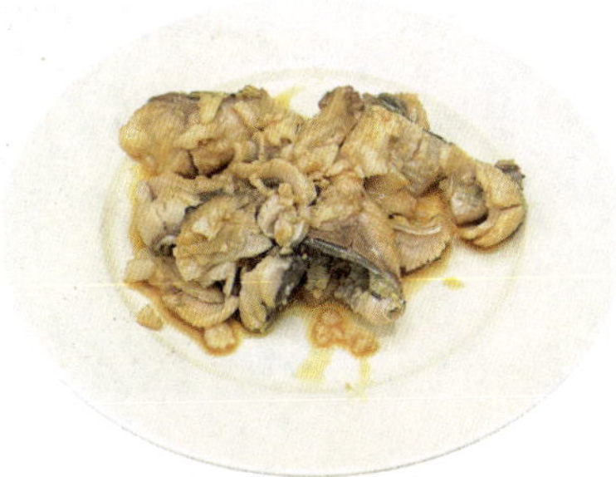

生熟比=105.3g/100g　|　含油比=21.4g/100g　|　含盐比=0g/100g

食物编码及食物名称：121111–鲤鱼［鲤拐子］　　**烹饪方式：炖**

烹饪前

生重：445g

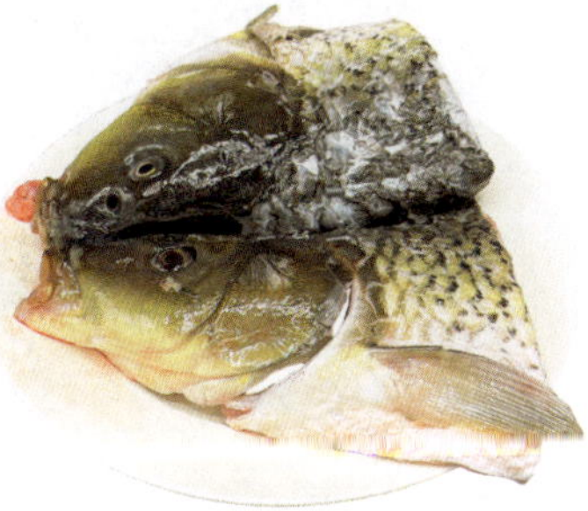

烹饪后

熟重：372g

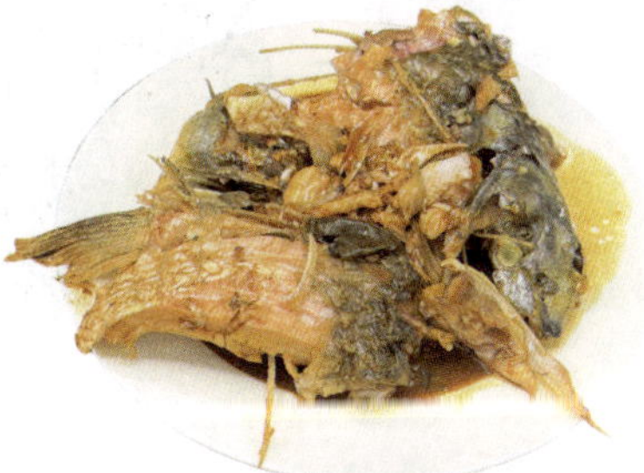

生熟比=119.6g/100g　|　含油比=4.3g/100g　|　含盐比=0.3g/100g

食物编码及食物名称：121111–鲤鱼［鲤拐子］ **烹饪方式：烤**

烹饪前

生重：372g

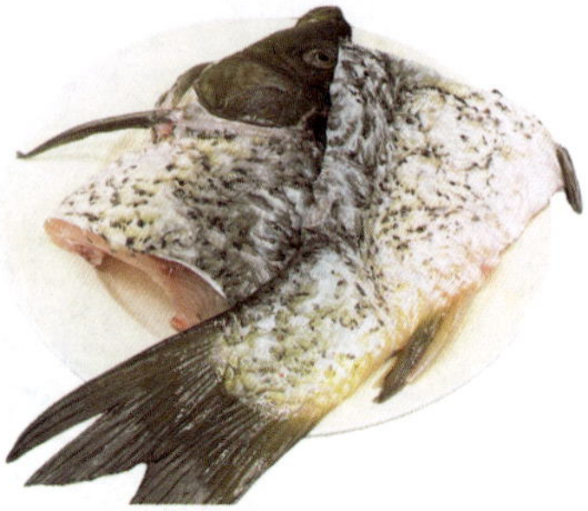

烹饪后

熟重：319g

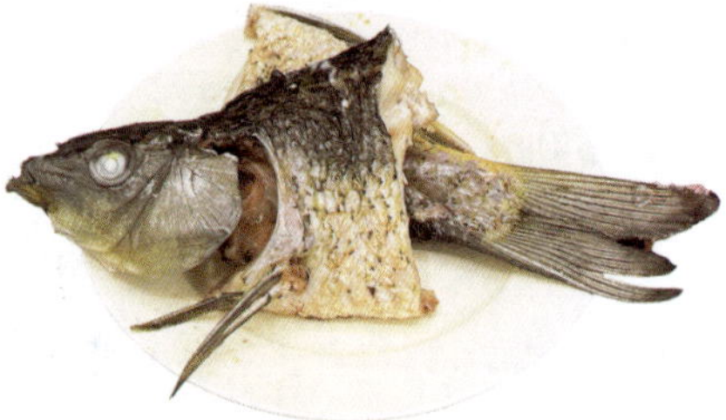

生熟比=116.6g/100g | 含油比=0g/100g | 含盐比=0g/100g

食物编码及食物名称：121111–鲤鱼［鲤拐子］ **烹饪方式：蒸**

烹饪前

生重：328g

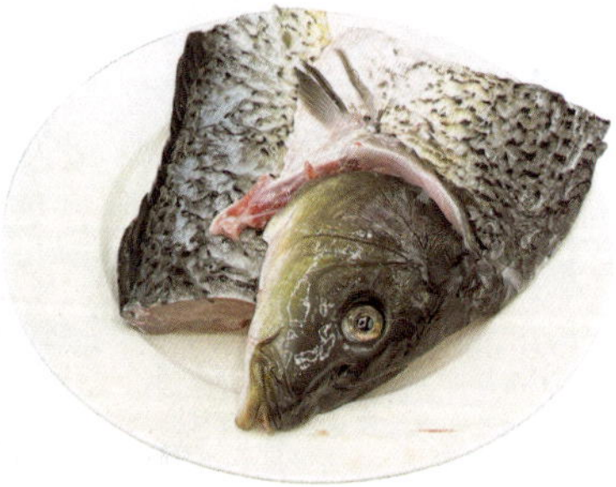

烹饪后

熟重：300g

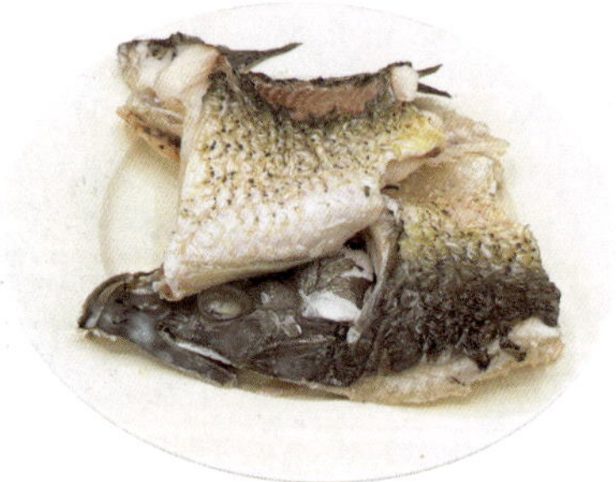

生熟比=109.3g/100g | 含油比=0g/100g | 含盐比=0g/100g

食物编码及食物名称：121111-鲤鱼［鲤拐子］ **烹饪方式：煮**

烹饪前

生重：194g

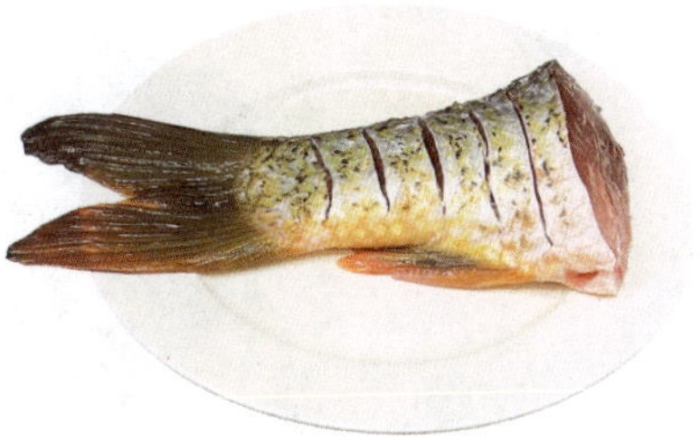

烹饪后

熟重：195g

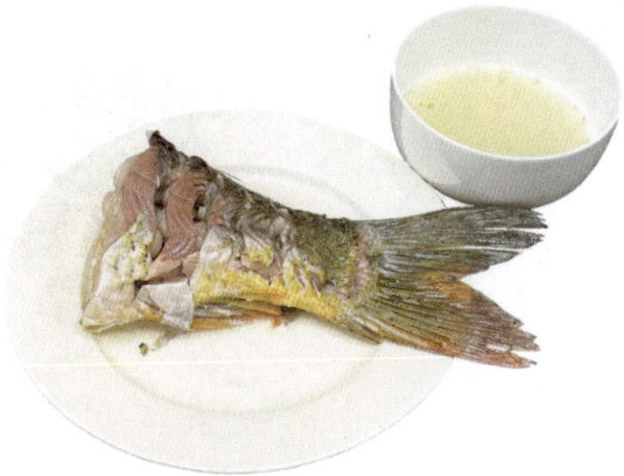

生熟比=99.5g/100g ｜ 含油比=0.0g/100g ｜ 含盐比=0.7g/100g

3. 121112-罗非鱼

食物编码及食物名称：121112-罗非鱼 **烹饪方式：炒**

烹饪前

生重：122g

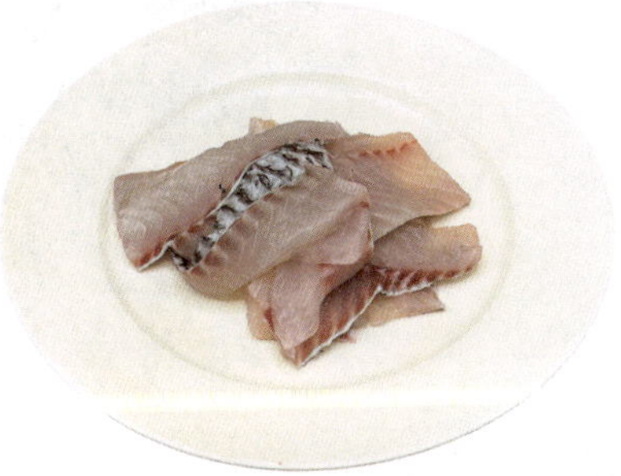

烹饪后

熟重：120g

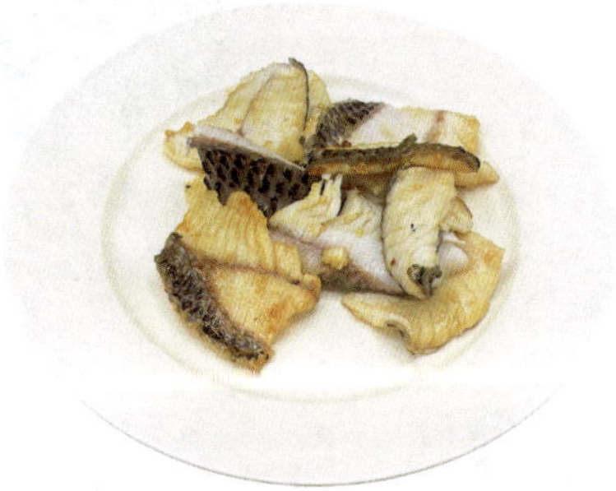

生熟比=101.7g/100g ｜ 含油比=8.3g/100g ｜ 含盐比=0g/100g

食物编码及食物名称：121112-罗非鱼　烹饪方式：炖

烹饪前

生重：177g

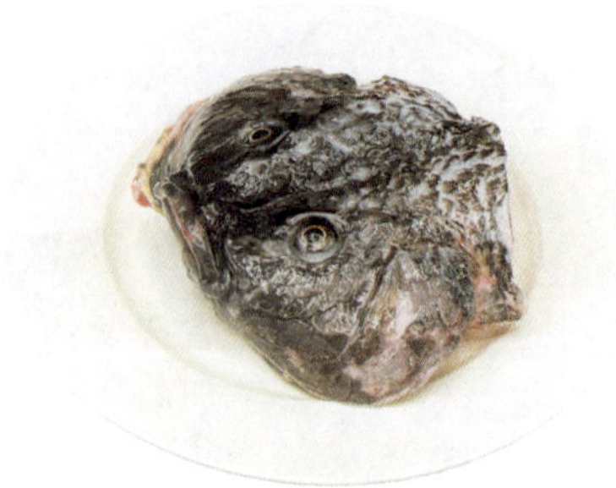

烹饪后

熟重：159g

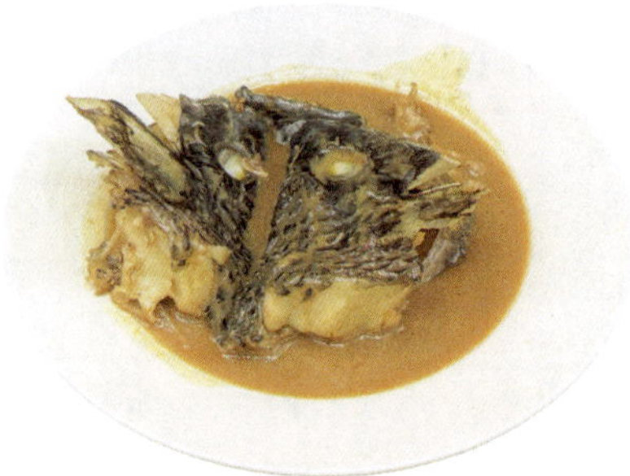

生熟比=111.3g/100g | 含油比=7.0g/100g | 含盐比=2.3g/100g

食物编码及食物名称：121112-罗非鱼　烹饪方式：烤

烹饪前

生重：278g

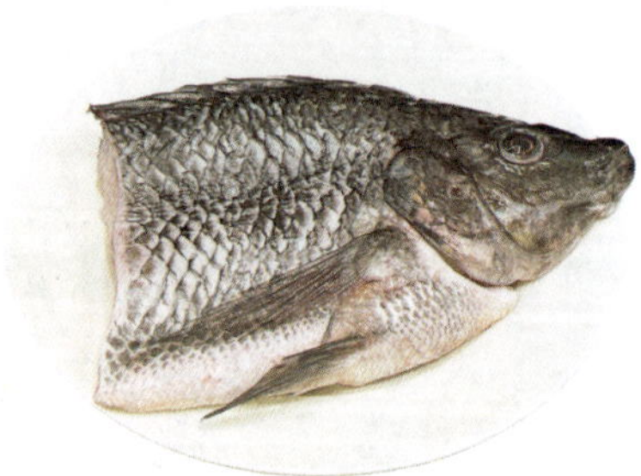

烹饪后

熟重：236g

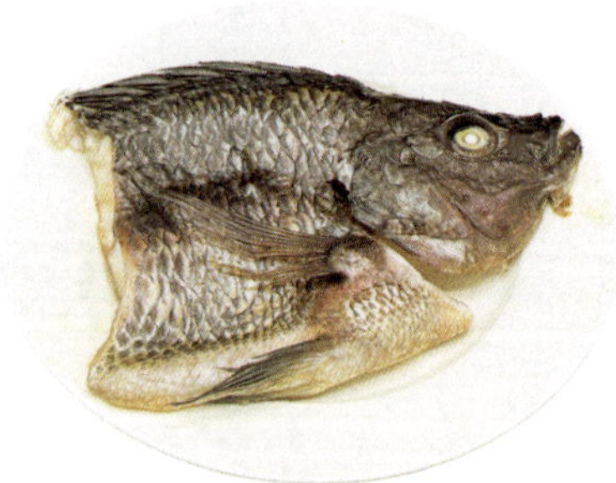

生熟比=117.8g/100g | 含油比=0g/100g | 含盐比=0.4g/100g

食物编码及食物名称：121112–罗非鱼 **烹饪方式：蒸**

烹饪前

生重：325g

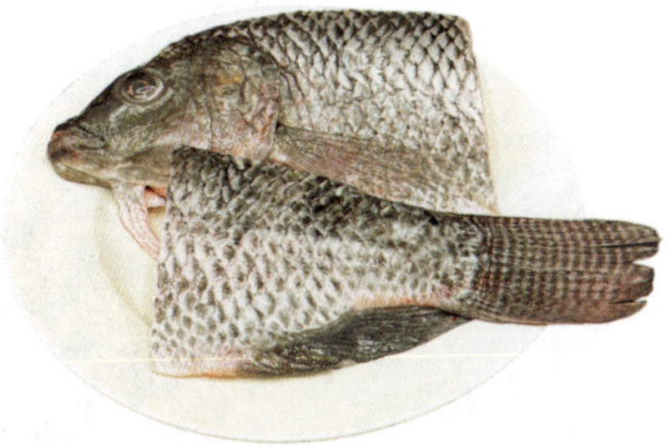

烹饪后

熟重：305g

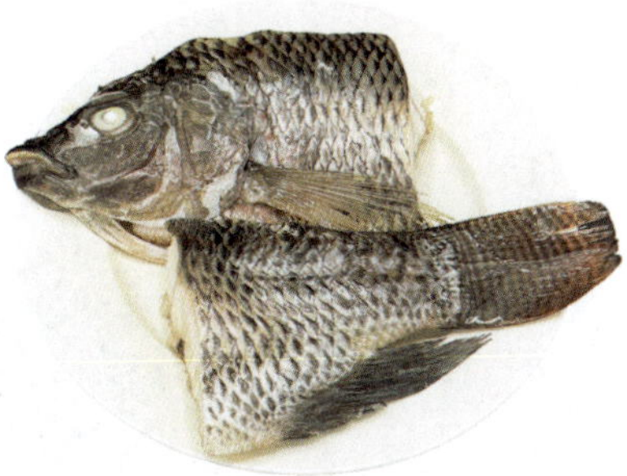

生熟比=106.6g/100g | 含油比=0g/100g | 含盐比=0.3g/100g

食物编码及食物名称：121112–罗非鱼 **烹饪方式：煮**

烹饪前

生重：206g

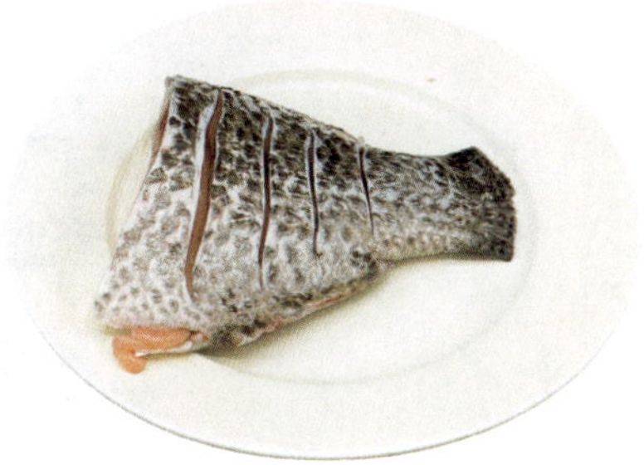

烹饪后

熟重：199g

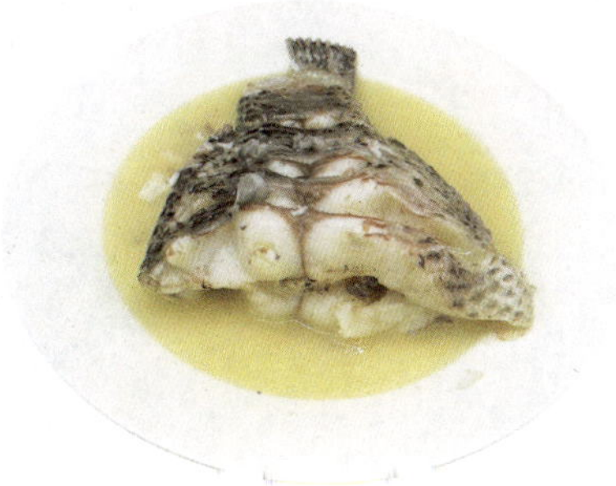

生熟比=103.5g/100g | 含油比=0g/100g | 含盐比=0.4g/100g

4. 121116–乌鳢［黑鱼、石斑鱼、生鱼］

食物编码及食物名称：121116–乌鳢［黑鱼、石斑鱼、生鱼］ **烹饪方式：炒**

烹饪前

生重：181g

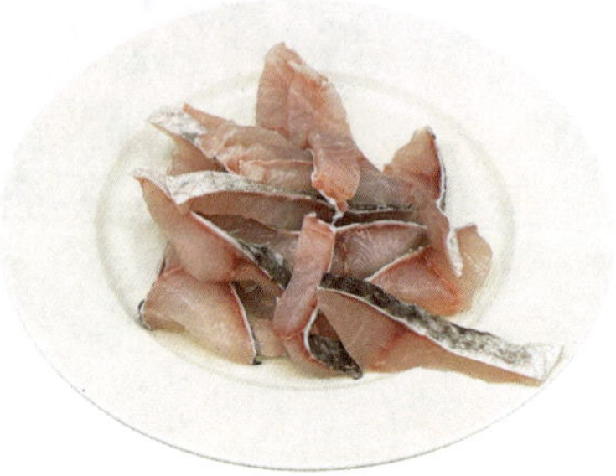

烹饪后

熟重：179g

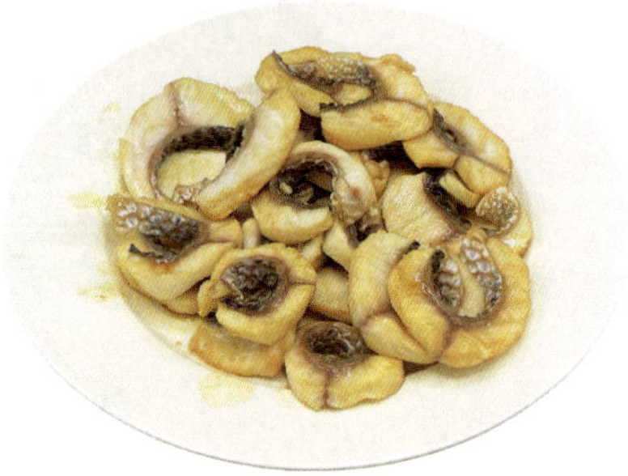

生熟比=101.1g/100g | 含油比=7.3g/100g | 含盐比=0g/100g

食物编码及食物名称：121116–乌鳢［黑鱼、石斑鱼、生鱼］ **烹饪方式：炖**

烹饪前

生重：246g

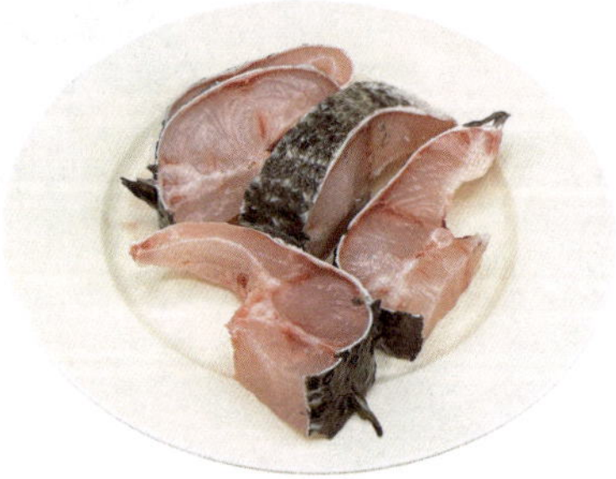

烹饪后

熟重：241g

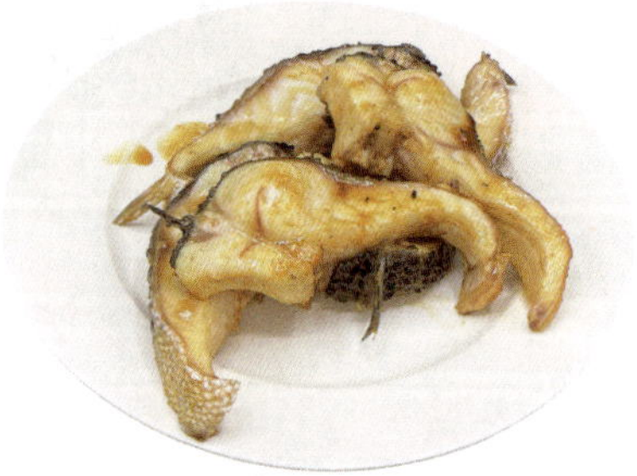

生熟比=102.1g/100g | 含油比=4.1g/100g | 含盐比=0.4g/100g

食物编码及食物名称：121116–乌鳢［黑鱼、石斑鱼、生鱼］ **烹饪方式：烤**

烹饪前

生重：336g

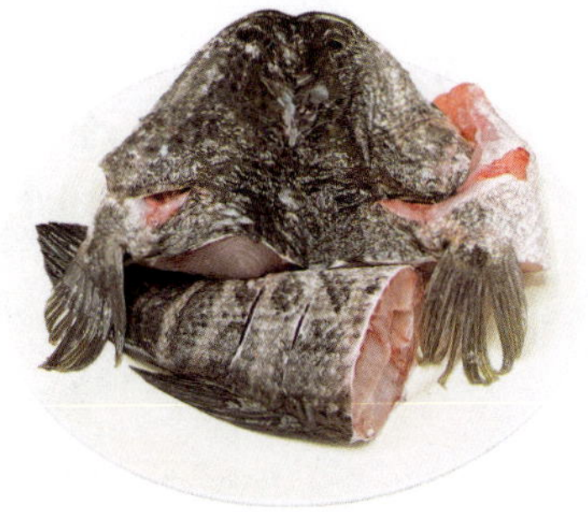

烹饪后

熟重：287g

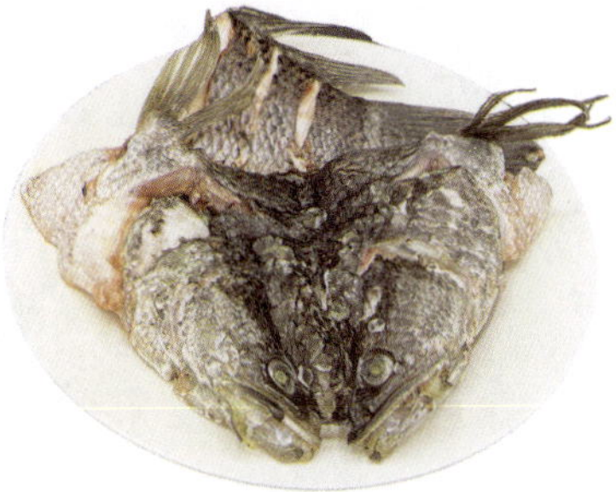

生熟比=117.1g/100g | 含油比=0g/100g | 含盐比=0g/100g

食物编码及食物名称：121116–乌鳢［黑鱼、石斑鱼、生鱼］ **烹饪方式：蒸**

烹饪前

生重：319g

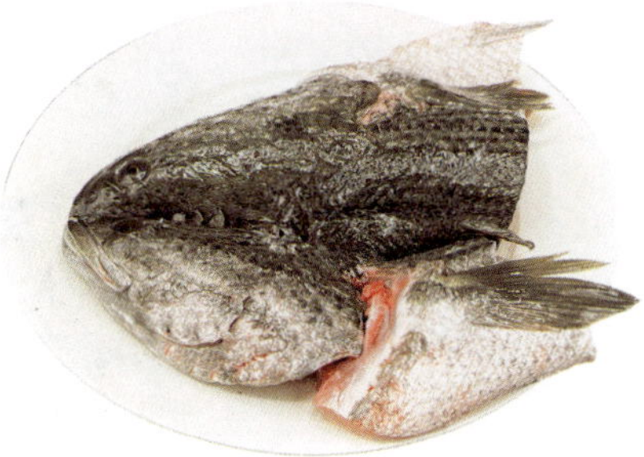

烹饪后

熟重：302g

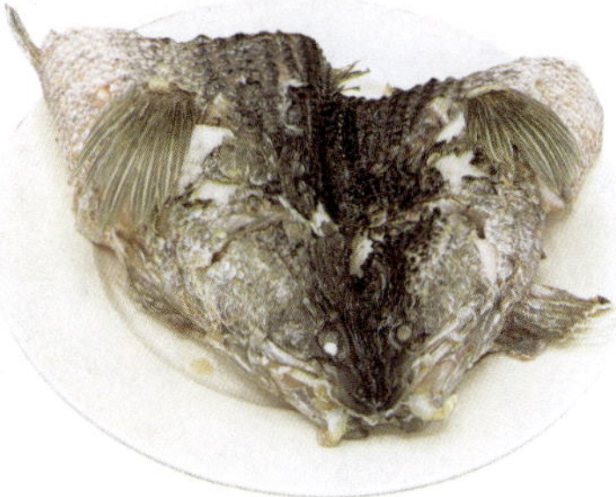

生熟比=105.6g/100g | 含油比=0g/100g | 含盐比=0g/100g

食物编码及食物名称：121116–乌鳢［黑鱼、石斑鱼、生鱼］ 烹饪方式：煮

烹饪前

生重：343g

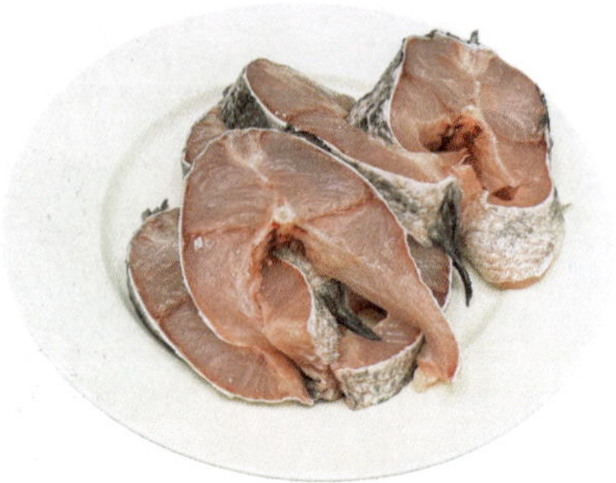

烹饪后

熟重：328g

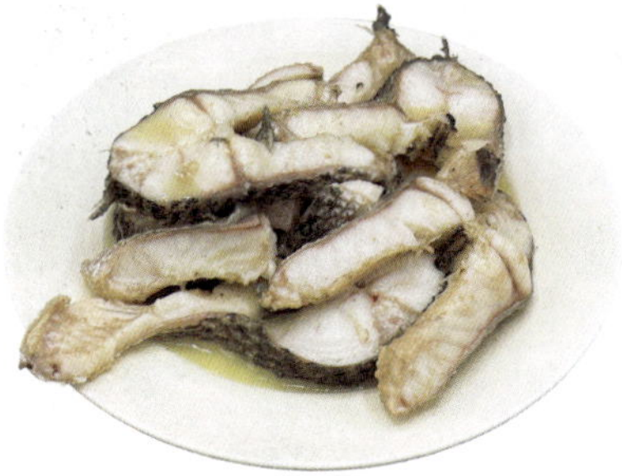

生熟比=104.6g/100g | 含油比=0g/100g | 含盐比=0.3g/100g

5. 121122–鲢鱼［白鲢、胖子、连子鱼］

食物编码及食物名称：121122–鲢鱼［白鲢、胖子、连子鱼］ 烹饪方式：炒

烹饪前

生重：115g

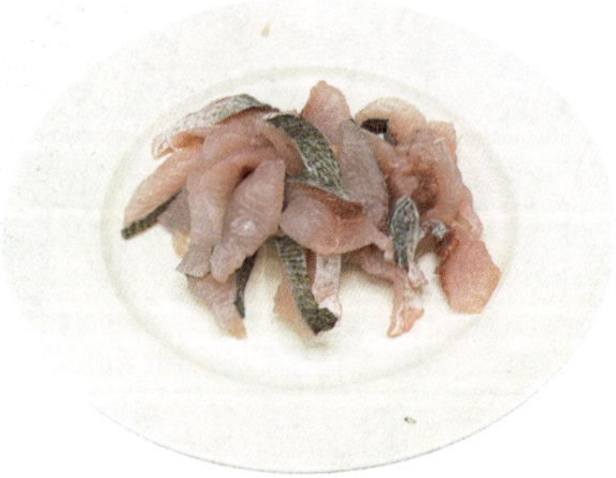

烹饪后

熟重：112g

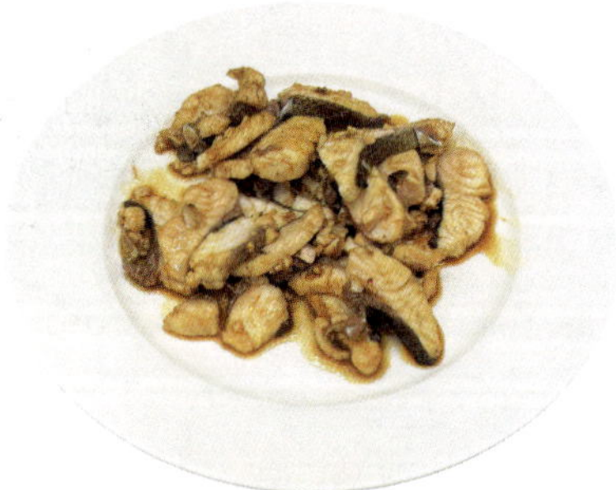

生熟比=102.7g/100g | 含油比=18.8g/100g | 含盐比=0g/100g

食物编码及食物名称：121122–鲢鱼［白鲢、胖子、连子鱼］ **烹饪方式：炖**

烹饪前

生重：334g

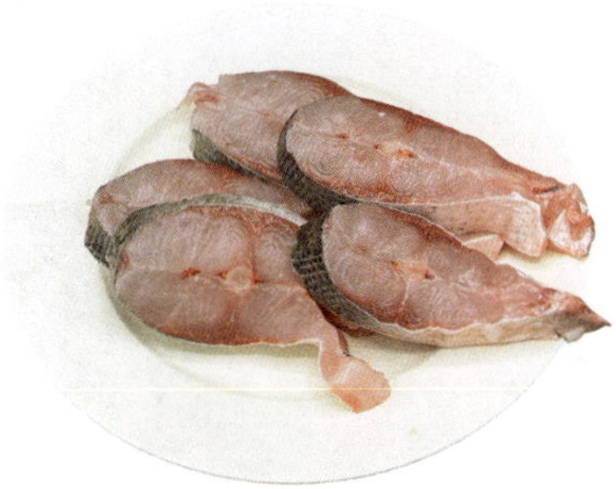

烹饪后

熟重：322g

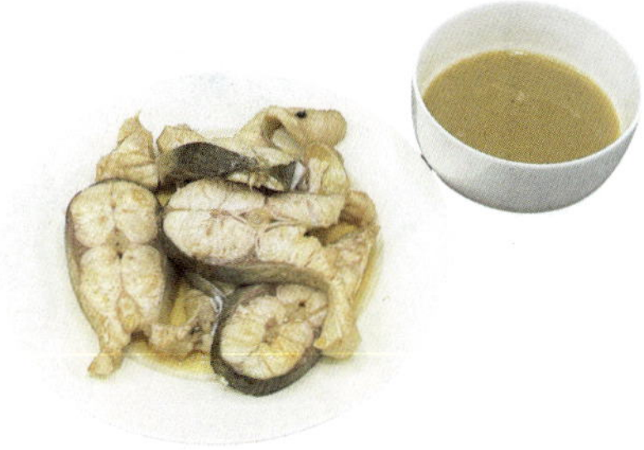

生熟比=103.7g/100g | 含油比=3.4g/100g | 含盐比=0.2g/100g

食物编码及食物名称：121122–鲢鱼［白鲢、胖子、连子鱼］ **烹饪方式：烤**

烹饪前

生重：434g

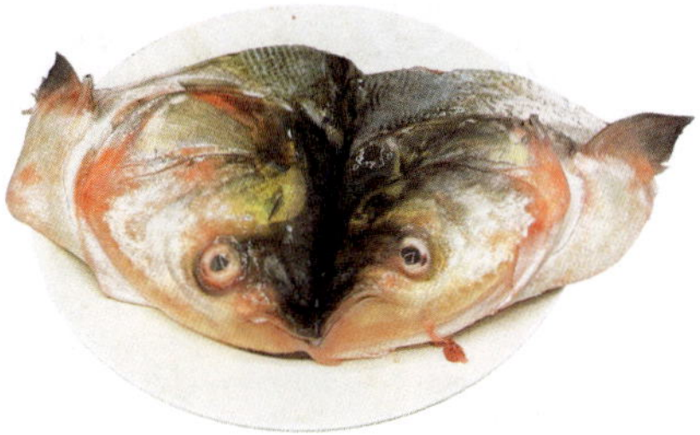

烹饪后

熟重：370g

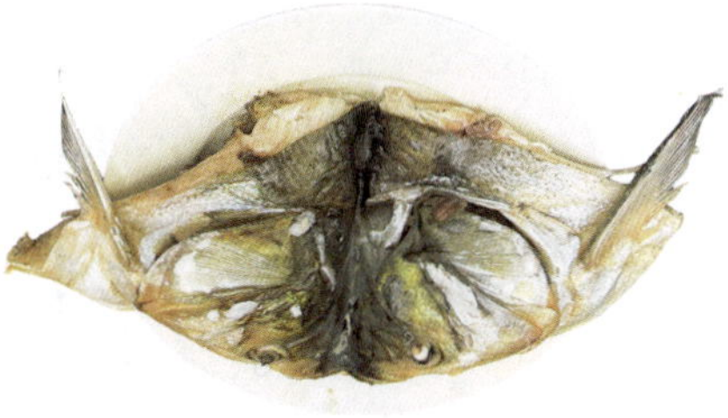

生熟比=117.3g/100g | 含油比=0g/100g | 含盐比=0.3g/100g

食物编码及食物名称：121122-鲢鱼［白鲢、胖子、连子鱼］ **烹饪方式：蒸**

烹饪前

生重：591g

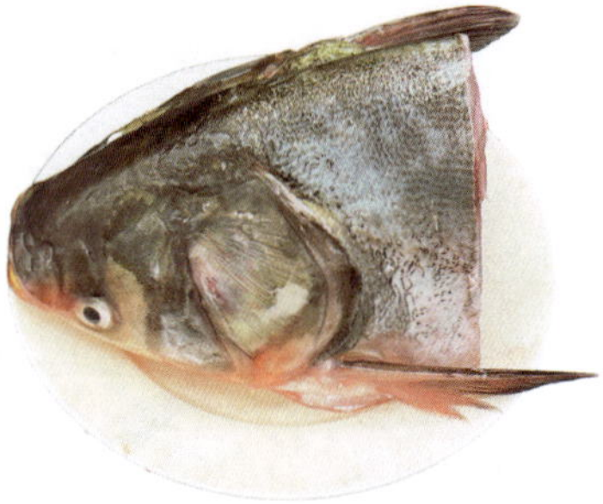

烹饪后

熟重：542g

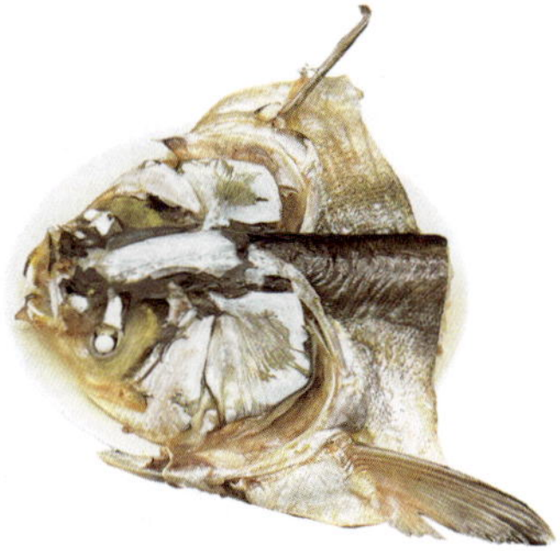

生熟比=109.0g/100g | 含油比=0g/100g | 含盐比=0g/100g

食物编码及食物名称：121122-鲢鱼［白鲢、胖子、连子鱼］ **烹饪方式：煮**

烹饪前

生重：276g

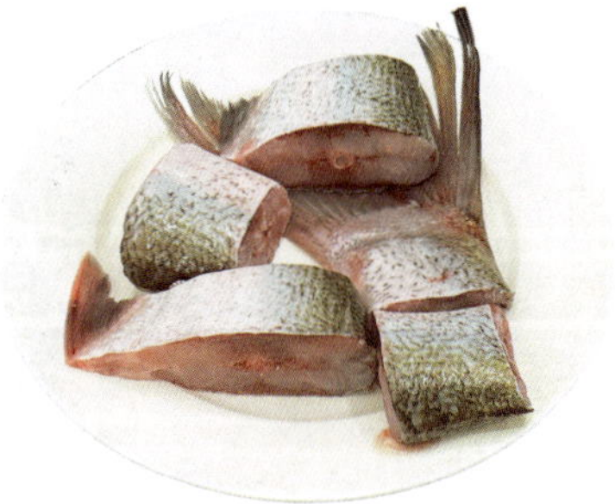

烹饪后

熟重：269g

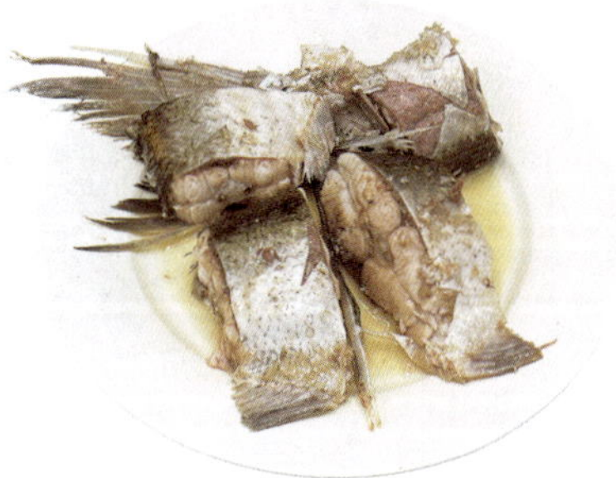

生熟比=102.6g/100g | 含油比=0.0g/100g | 含盐比=0.7g/100g

6. 121123–鲫鱼［喜头鱼、海附鱼］

食物编码及食物名称：121123–鲫鱼［喜头鱼、海附鱼］　烹饪方式：炒

烹饪前

生重：113g

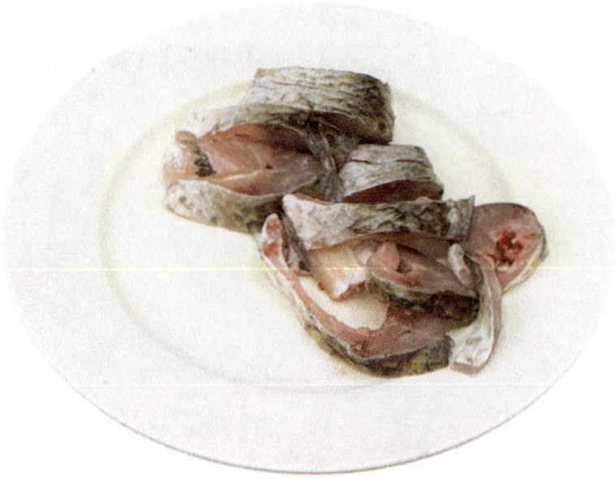

烹饪后

熟重：103g

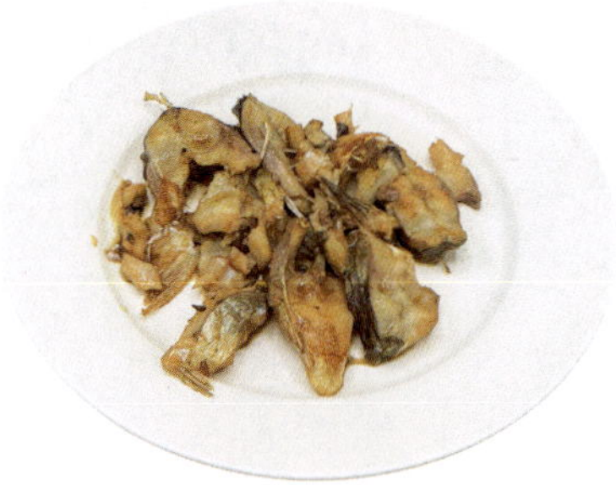

生熟比=109.7g/100g | 含油比=13.6g/100g | 含盐比=0g/100g

食物编码及食物名称：121123–鲫鱼［喜头鱼、海附鱼］　烹饪方式：炖

烹饪前

生重：224g

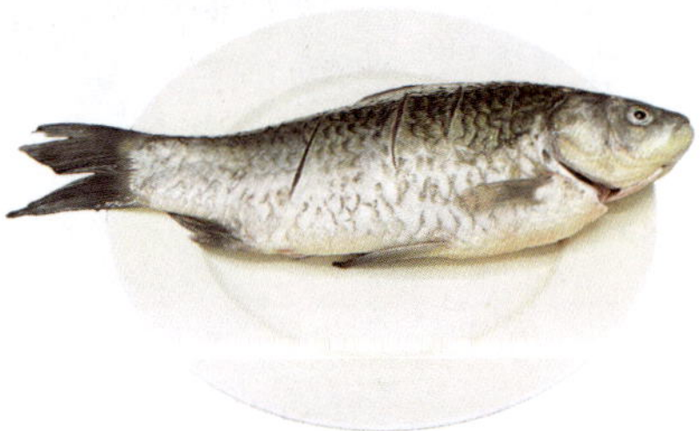

烹饪后

熟重：206g

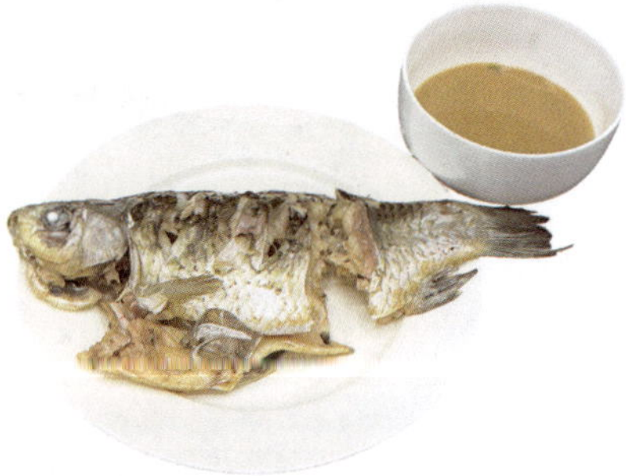

生熟比=108.7g/100g | 含油比=4.3g/100g | 含盐比=0.4g/100g

食物编码及食物名称：121123-鲫鱼［喜头鱼、海附鱼］ | **烹饪方式：烤**

烹饪前

生重：208g

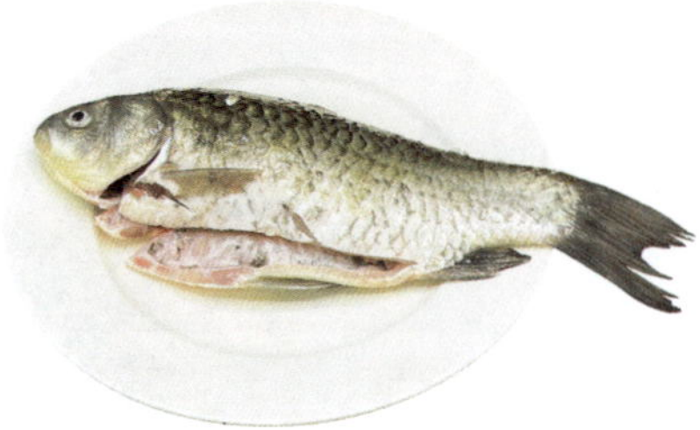

烹饪后

熟重：180g

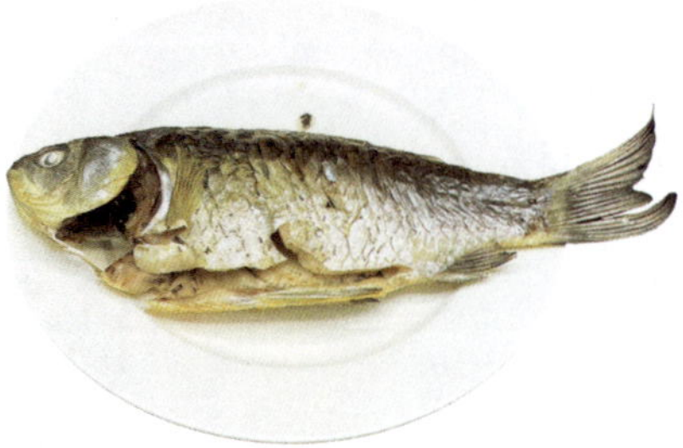

生熟比=115.6g/100g | 含油比=0g/100g | 含盐比=0g/100g

食物编码及食物名称：121123-鲫鱼［喜头鱼、海附鱼］ | **烹饪方式：蒸**

烹饪前

生重：205g

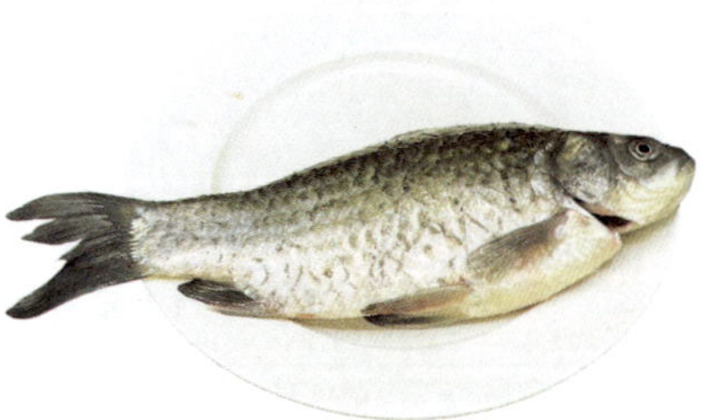

烹饪后

熟重：192g

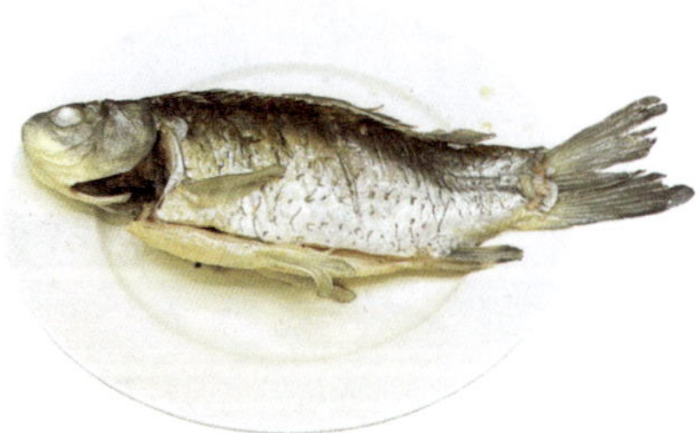

生熟比=106.8g/100g | 含油比=0g/100g | 含盐比=0g/100g

食物编码及食物名称：121123–鲫鱼［喜头鱼、海附鱼］ | **烹饪方式：煮**

烹饪前

生重：172g

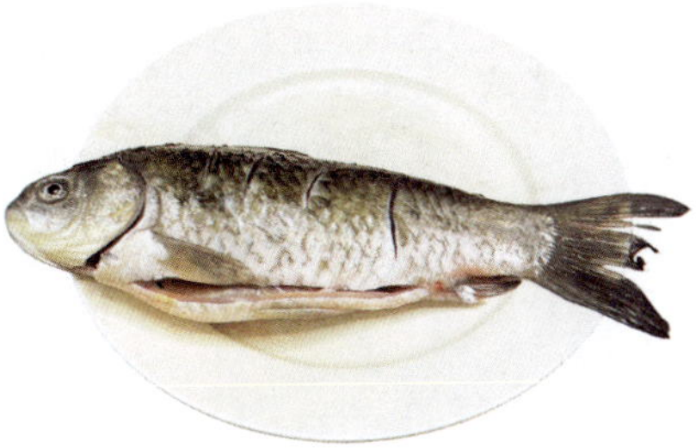

烹饪后

熟重：161g

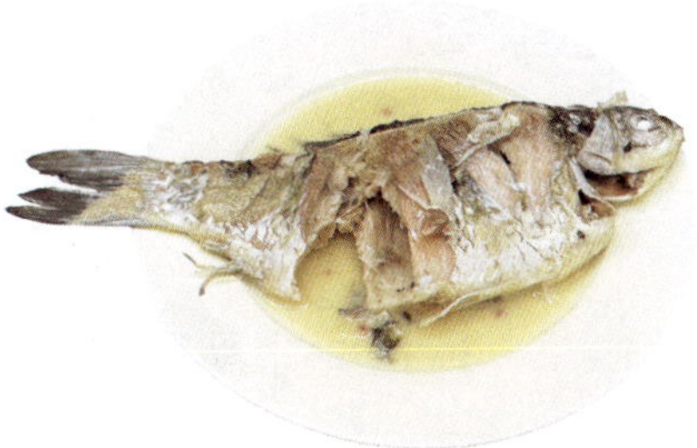

生熟比=106.8g/100g　|　含油比=0g/100g　|　含盐比=0g/100g

7. 121126–鳊鱼［鲂鱼、武昌鱼］

食物编码及食物名称：121126–鳊鱼［鲂鱼、武昌鱼］ | **烹饪方式：炒**

烹饪前

生重：89g

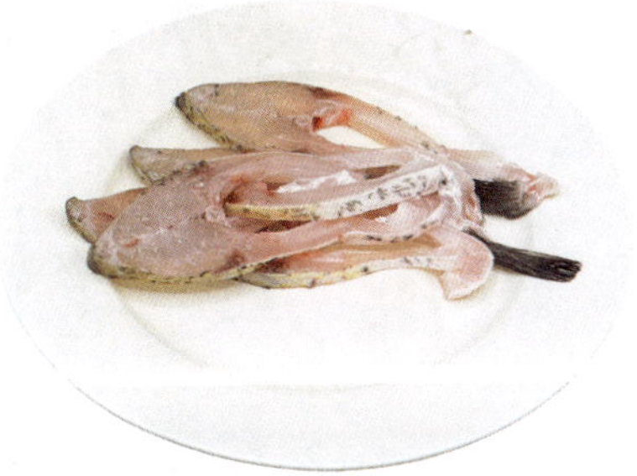

烹饪后

熟重：85g

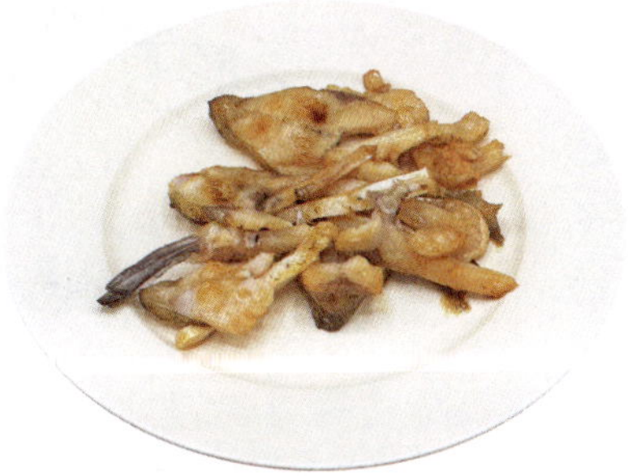

生熟比=104.7g/100g　|　含油比=10.6g/100g　|　含盐比=2.4g/100g

食物编码及食物名称：121126–鳊鱼［鲂鱼、武昌鱼］ **烹饪方式：烤**

烹饪前

生重：233g

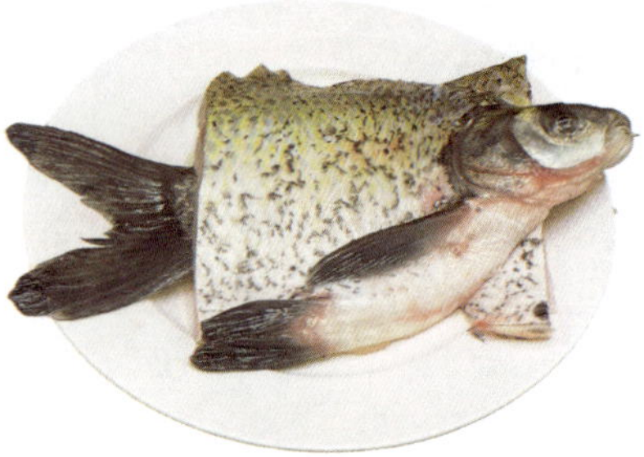

烹饪后

熟重：207g

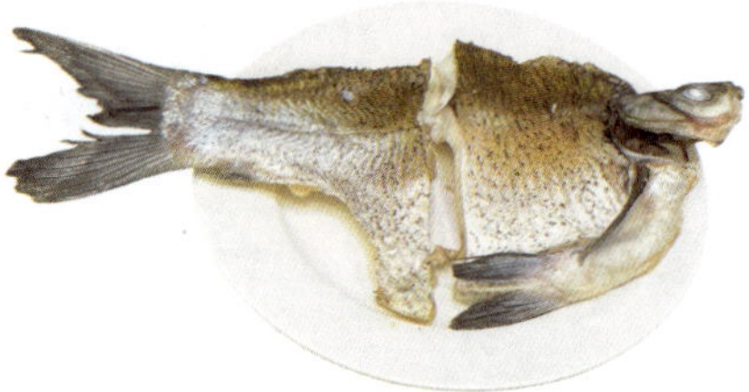

生熟比=112.6g/100g | 含油比=0g/100g | 含盐比=0.5g/100g

食物编码及食物名称：121126–鳊鱼［鲂鱼、武昌鱼］ **烹饪方式：蒸**

烹饪前

生重：366g

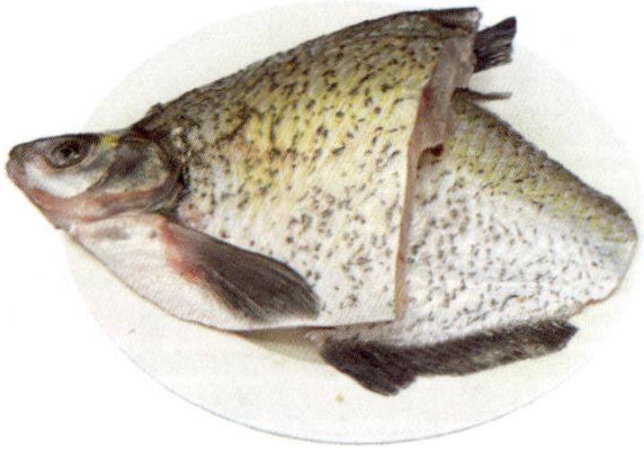

烹饪后

熟重：345g

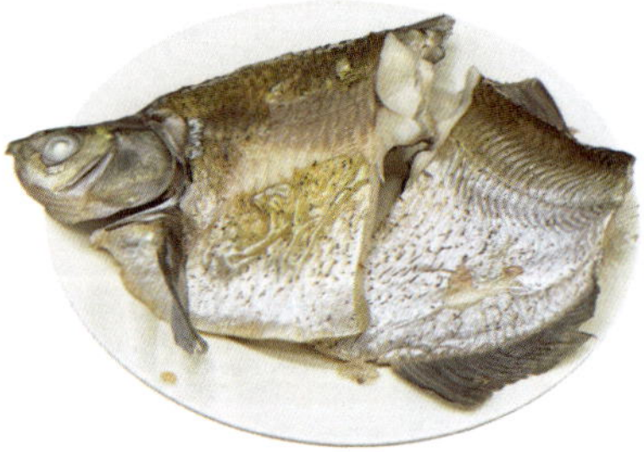

生熟比=106.1g/100g | 含油比=0g/100g | 含盐比=0g/100g

食物编码及食物名称：121126–鳊鱼［鲂鱼、武昌鱼］	烹饪方式：煮
烹饪前 生重：258g 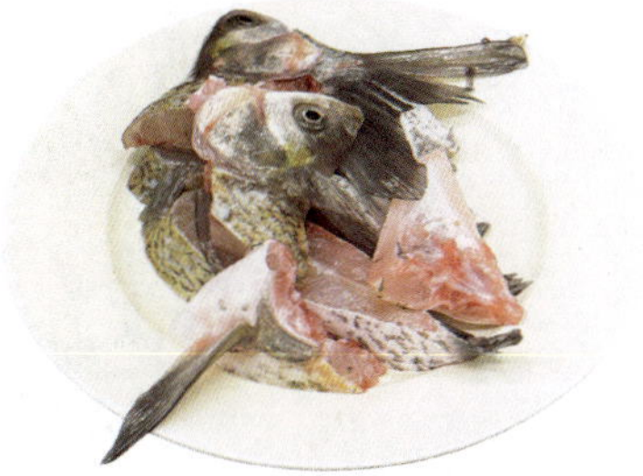	烹饪后 熟重：240g 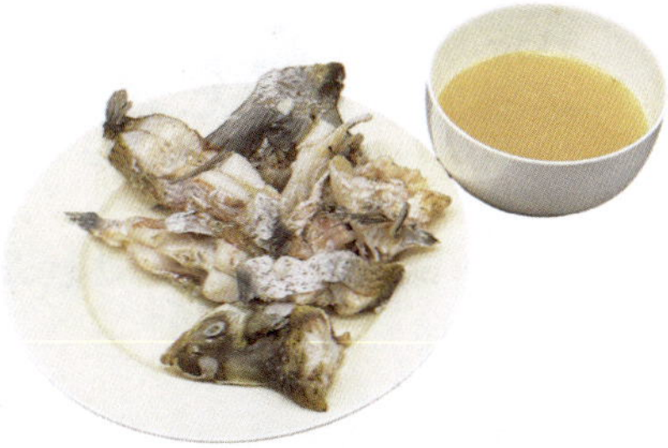
生熟比=107.5g/100g ｜ 含油比=0g/100g ｜ 含盐比=0.8g/100g	

8. 121128–鳙鱼［胖头鱼、摆佳鱼、花鲢鱼］

食物编码及食物名称：121128–鳙鱼［胖头鱼、摆佳鱼、花鲢鱼］	烹饪方式：炒
烹饪前 生重：192g 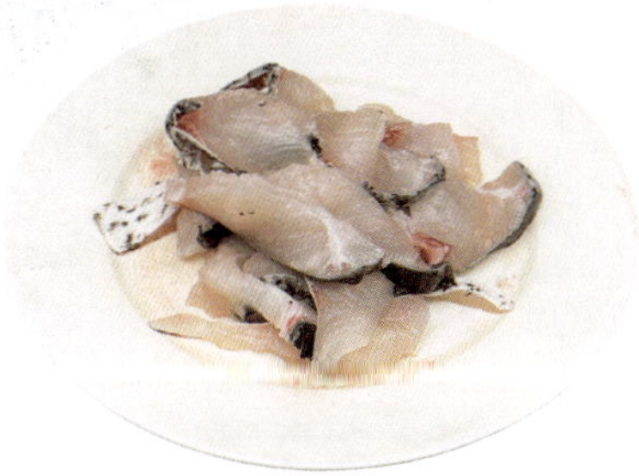	烹饪后 熟重：186g 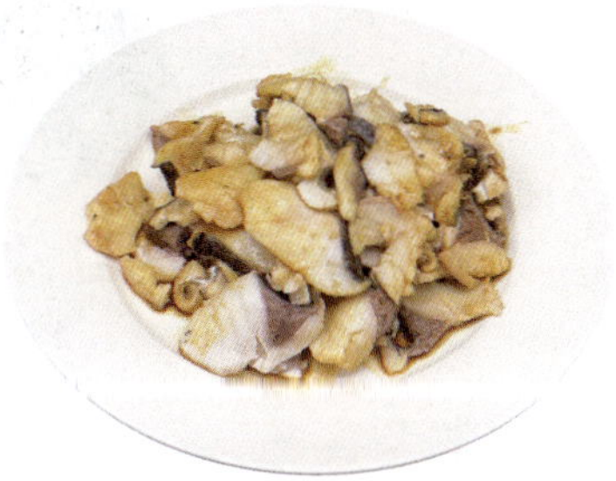
生熟比=103.2g/100g ｜ 含油比=4.3g/100g ｜ 含盐比=0g/100g	

食物编码及食物名称：121128-鳙鱼［胖头鱼、摆佳鱼、花鲢鱼］ **烹饪方式：炖**

烹饪前

生重：515g

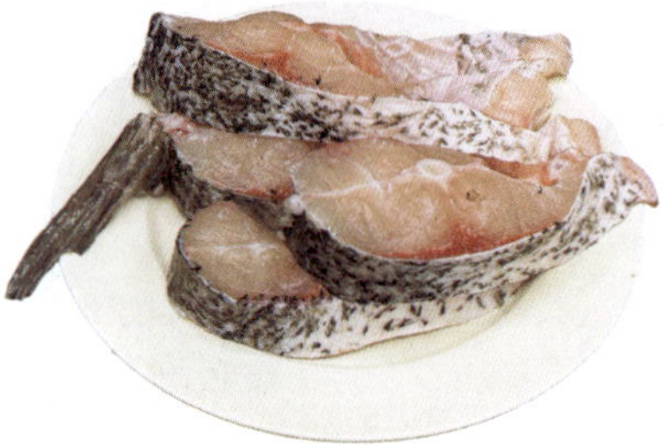

烹饪后

熟重：497g

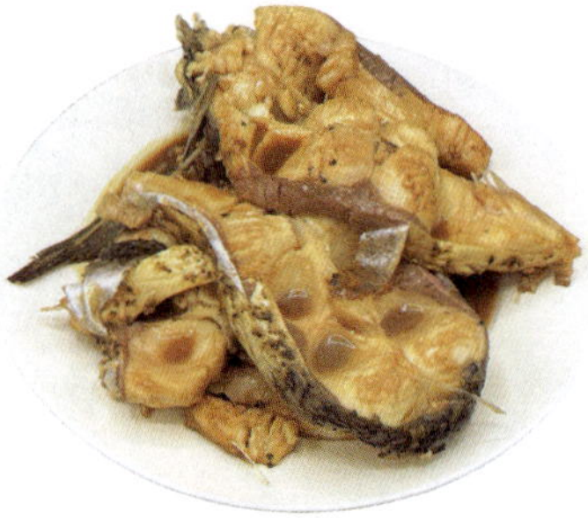

生熟比=103.6g/100g | 含油比=4.6g/100g | 含盐比=0.6g/100g

食物编码及食物名称：121128-鳙鱼［胖头鱼、摆佳鱼、花鲢鱼］ **烹饪方式：烤**

烹饪前

生重：416g

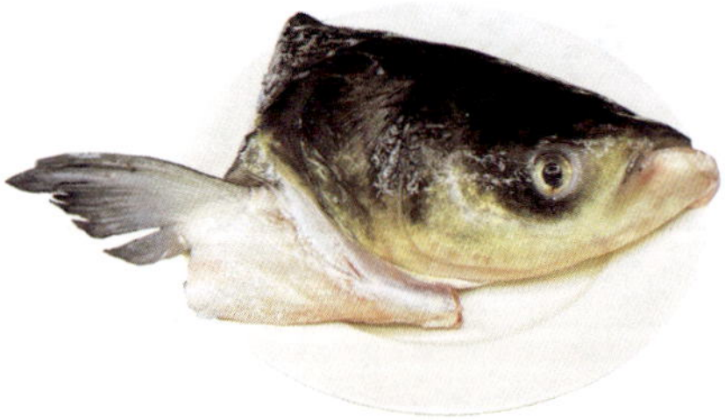

烹饪后

熟重：365g

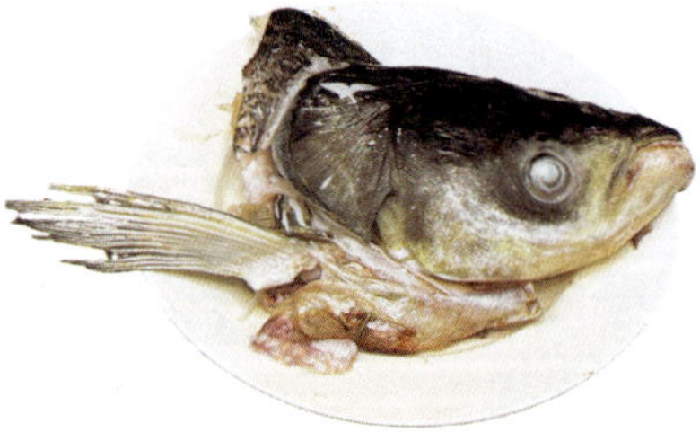

生熟比=114.0g/100g | 含油比=0g/100g | 含盐比=0g/100g

食物编码及食物名称：121128–鳙鱼［胖头鱼、摆佳鱼、花鲢鱼］ **烹饪方式：蒸**

烹饪前

生重：632g

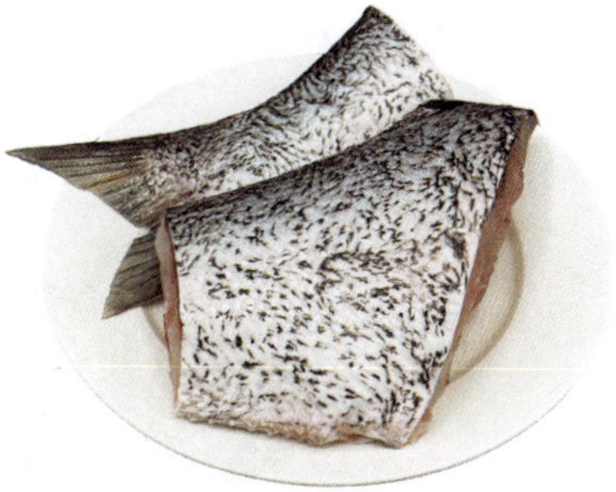

烹饪后

熟重：581g

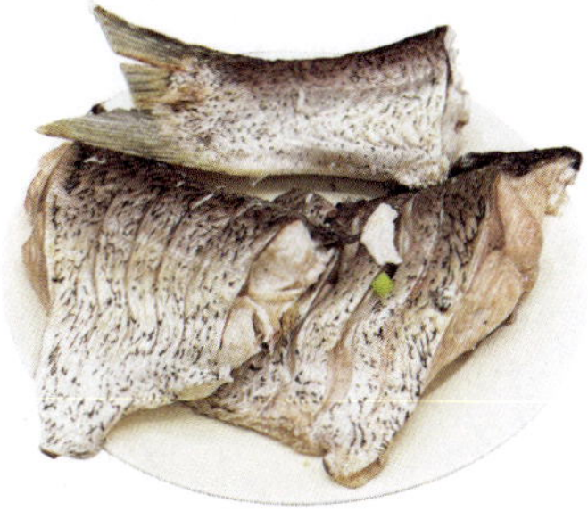

生熟比=108.8g/100g | 含油比=0g/100g | 含盐比=0.2g/100g

食物编码及食物名称：121128–鳙鱼［胖头鱼、摆佳鱼、花鲢鱼］ **烹饪方式：煮**

烹饪前

生重：365g

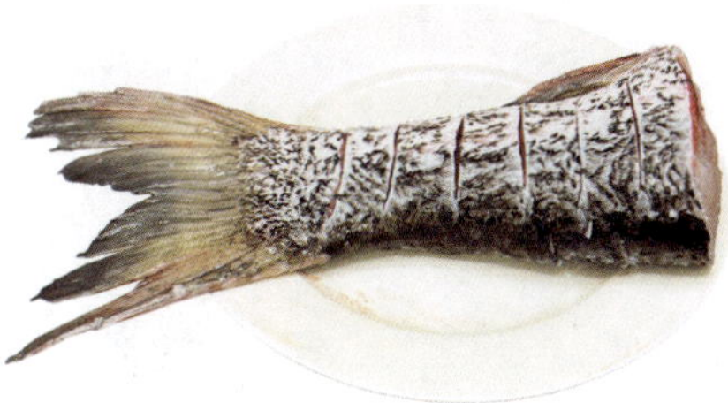

烹饪后

熟重：327g

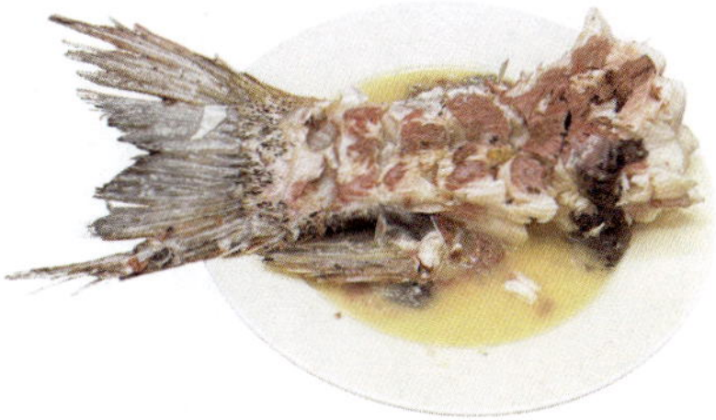

生熟比=111.6g/100g | 含油比=0g/100g | 含盐比=0.3g/100g

9. 121129-鳜鱼［桂鱼、花鲫鱼］

食物编码及食物名称：121129-鳜鱼［桂鱼、花鲫鱼］ **烹饪方式：炒**

烹饪前
生重：273g

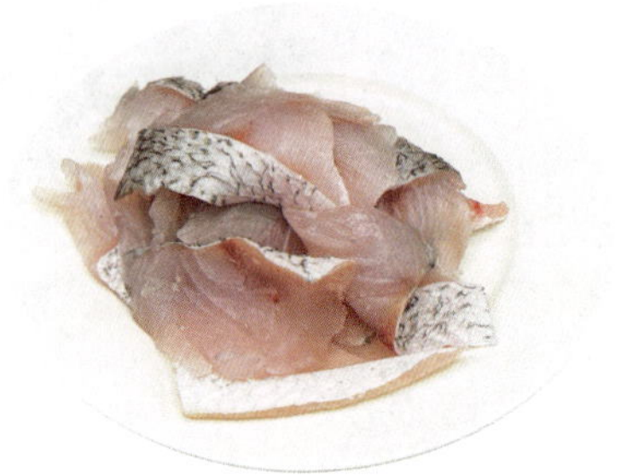

烹饪后
熟重：273g

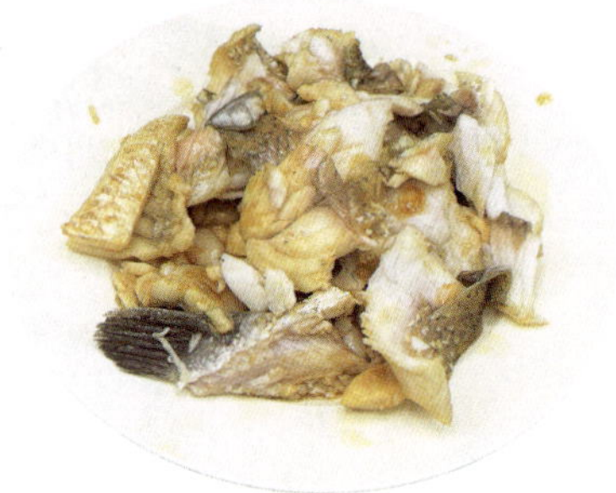

生熟比=100.0g/100g | 含油比=2.9g/100g | 含盐比=0g/100g

食物编码及食物名称：121129-鳜鱼［桂鱼、花鲫鱼］ **烹饪方式：炖**

烹饪前
生重：288g

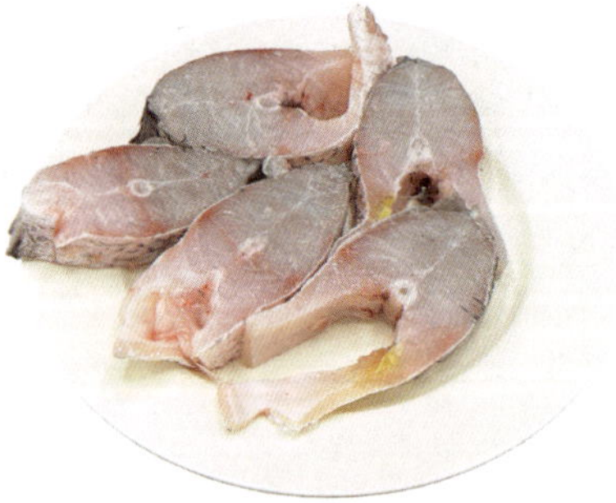

烹饪后
熟重：669g

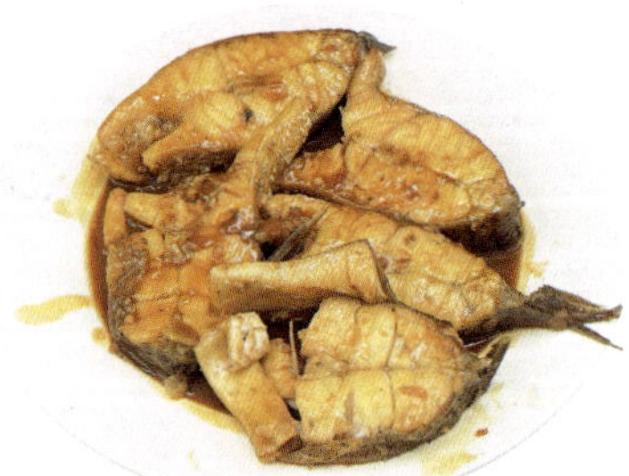

生熟比=43.0g/100g | 含油比=3.0g/100g | 含盐比=0.1g/100g

食物编码及食物名称：121129–鳜鱼［桂鱼、花鲫鱼］ **烹饪方式：烤**

烹饪前

生重：458g

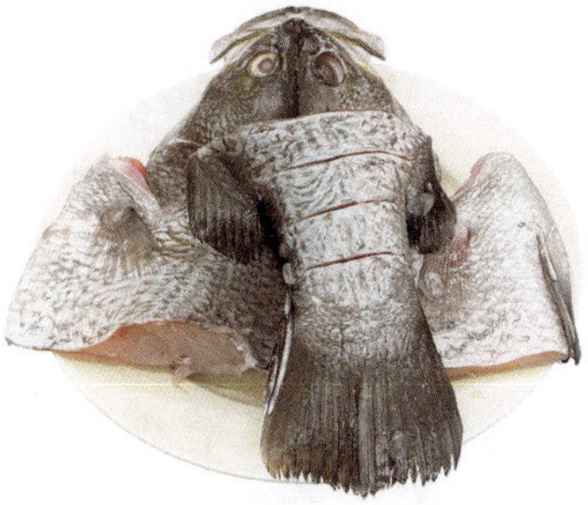

烹饪后

熟重：411g

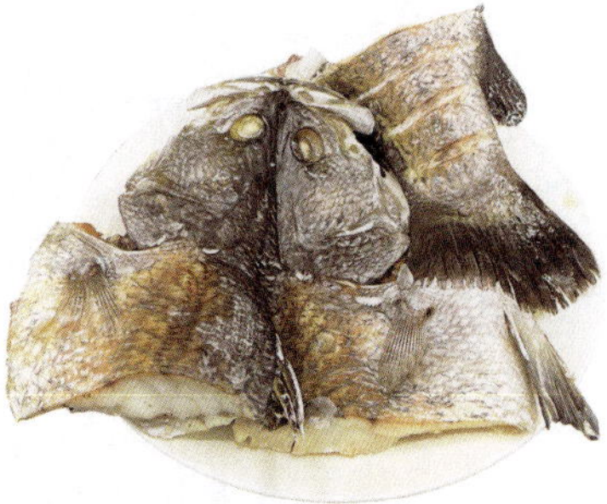

生熟比=111.4g/100g | 含油比=0g/100g | 含盐比=0.3g/100g

食物编码及食物名称：121129–鳜鱼［桂鱼、花鲫鱼］ **烹饪方式：蒸**

烹饪前

生重：309g

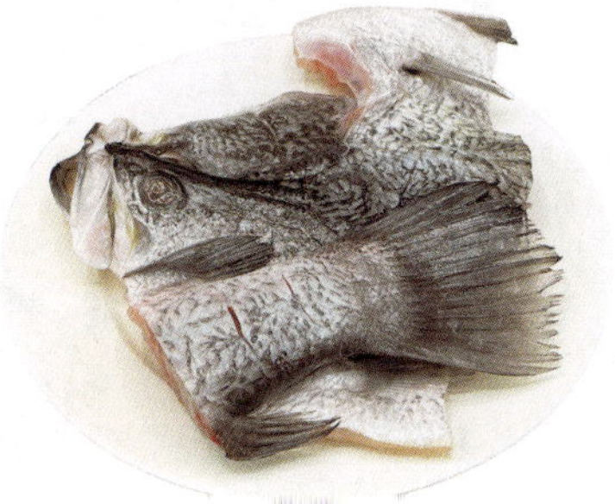

烹饪后

熟重：293g

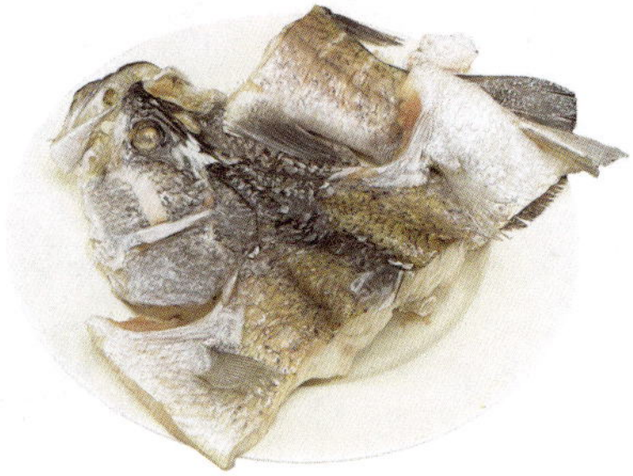

生熟比=105.5g/100g | 含油比=0g/100g | 含盐比=0g/100g

食物编码及食物名称：121129-鳜鱼［桂鱼、花鲫鱼］	烹饪方式：煮
烹饪前 生重：250g	烹饪后 熟重：252g

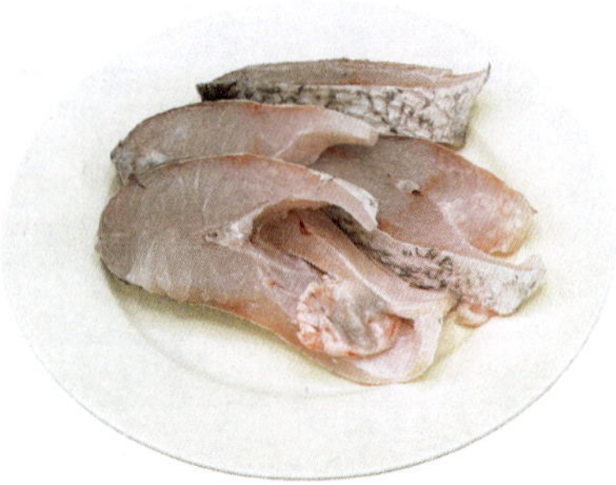

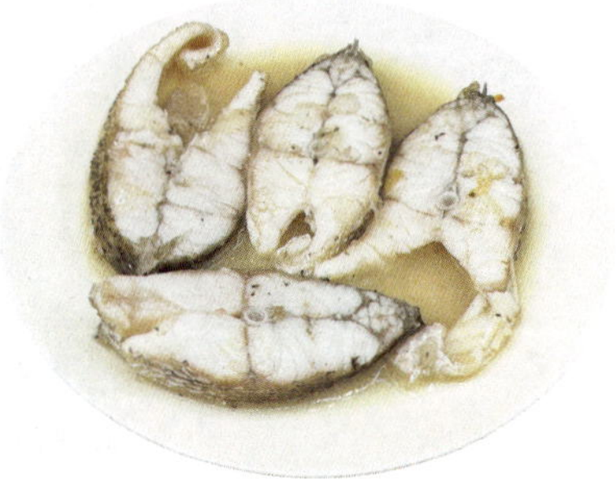

生熟比=99.2g/100g | 含油比=0g/100g | 含盐比=0.7g/100g

10. 121130-鳟鱼［红鳟鱼］

食物编码及食物名称：121130-鳟鱼［红鳟鱼］	烹饪方式：炒
烹饪前 生重：129g	烹饪后 熟重：129g

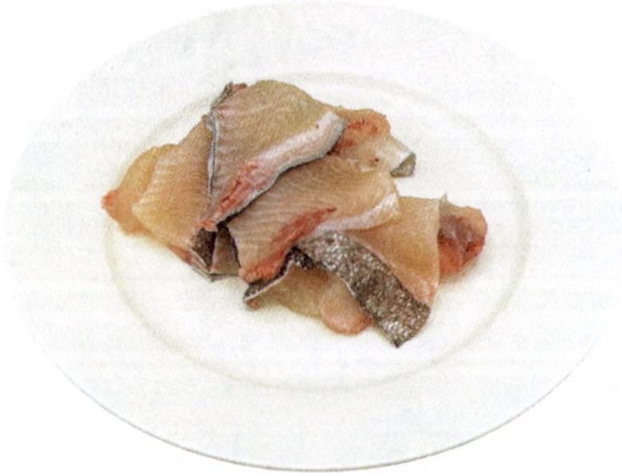

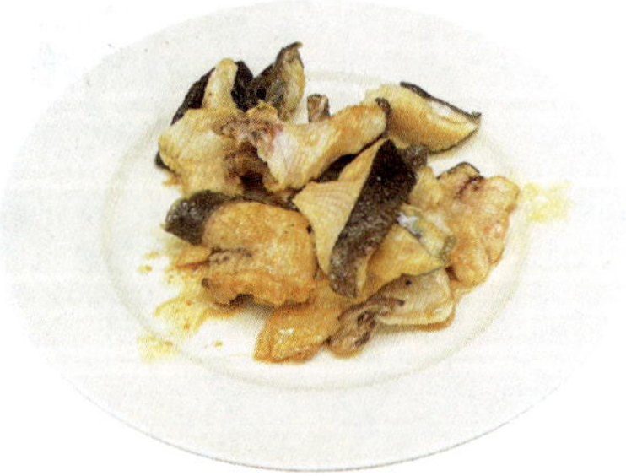

生熟比=100.0g/100g | 含油比=15.5g/100g | 含盐比=0g/100g

食物编码及食物名称：121130-鳟鱼［红鳟鱼］　　**烹饪方式：炖**

烹饪前

生重：173g

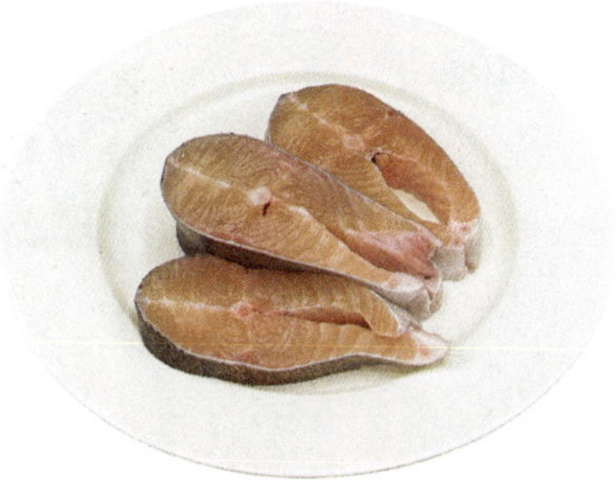

烹饪后

熟重：166g

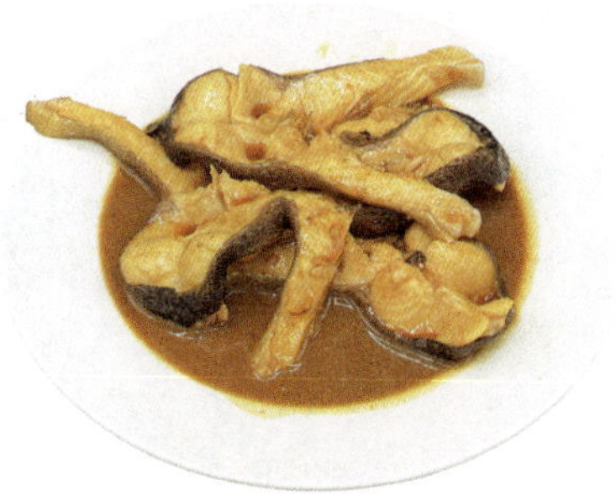

生熟比=104.2g/100g　|　含油比=7.7g/100g　|　含盐比=0.9g/100g

食物编码及食物名称：121130-鳟鱼［红鳟鱼］　　**烹饪方式：烤**

烹饪前

生重：174g

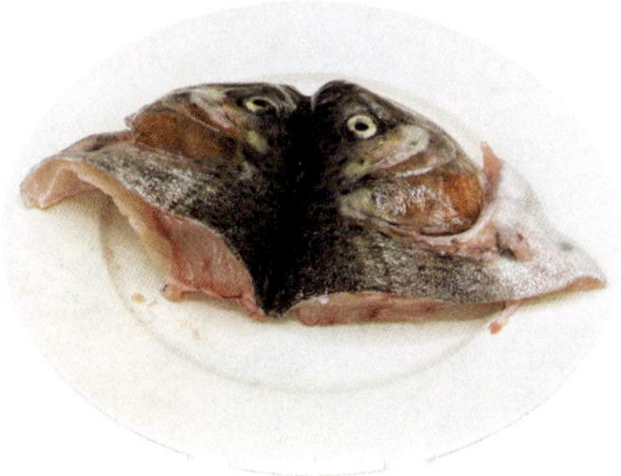

烹饪后

熟重：140g

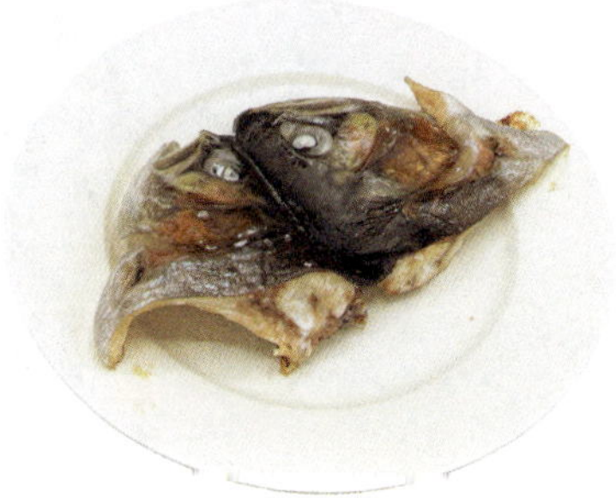

生熟比=124.3g/100g　|　含油比=0g/100g　|　含盐比=0g/100g

食物编码及食物名称：121130-鳟鱼［红鳟鱼］ **烹饪方式：蒸**

烹饪前

生重：116g

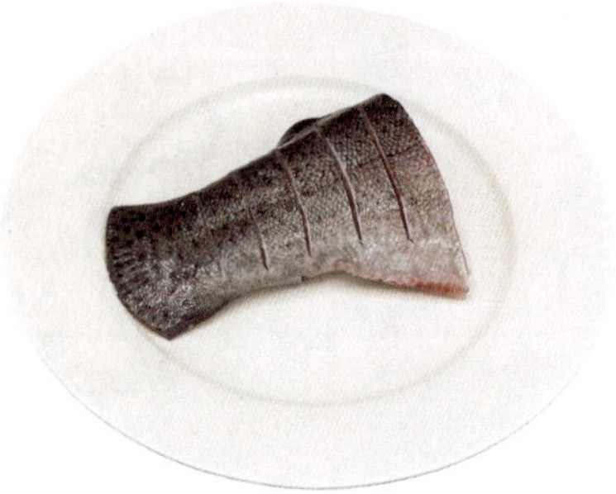

烹饪后

熟重：110g

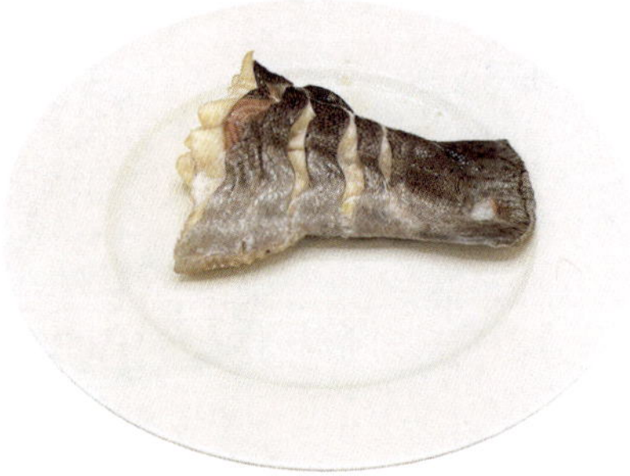

生熟比=105.5g/100g | 含油比=0g/100g | 含盐比=0.9g/100g

食物编码及食物名称：121130-鳟鱼［红鳟鱼］ **烹饪方式：煮**

烹饪前

生重：212g

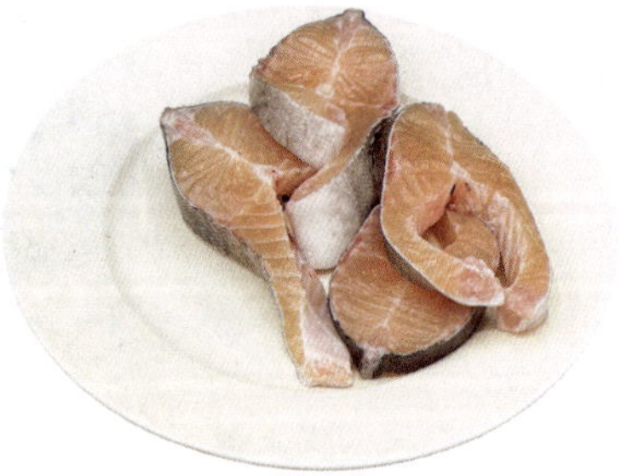

烹饪后

熟重：222g

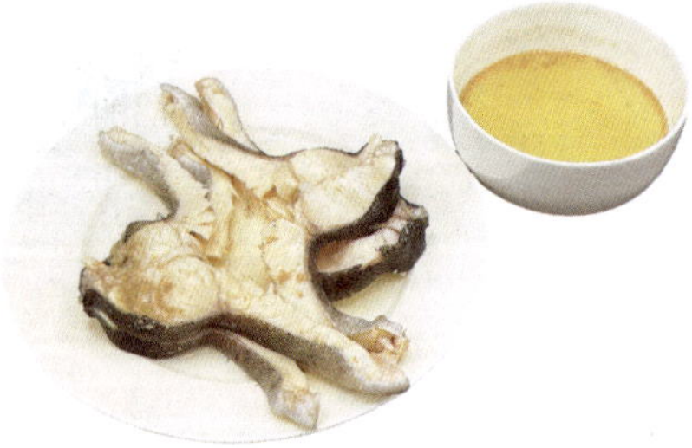

生熟比=95.5g/100g | 含油比=0g/100g | 含盐比=0.3g/100g

11. 121131-草鱼［白鲩、草包鱼］

食物编码及食物名称：121131-草鱼［白鲩、草包鱼］　　**烹饪方式：炒**

烹饪前

生重：324g

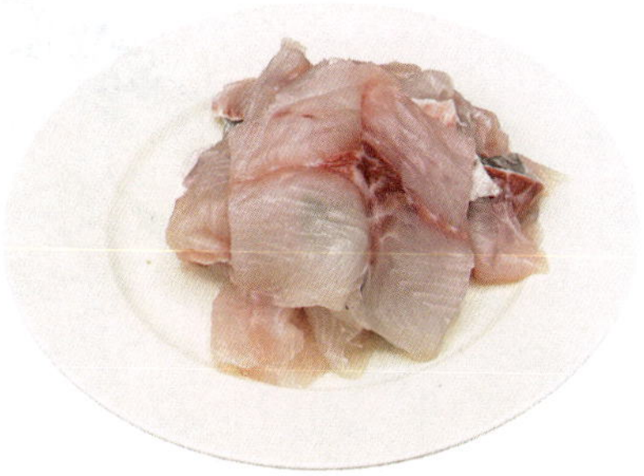

烹饪后

熟重：313g

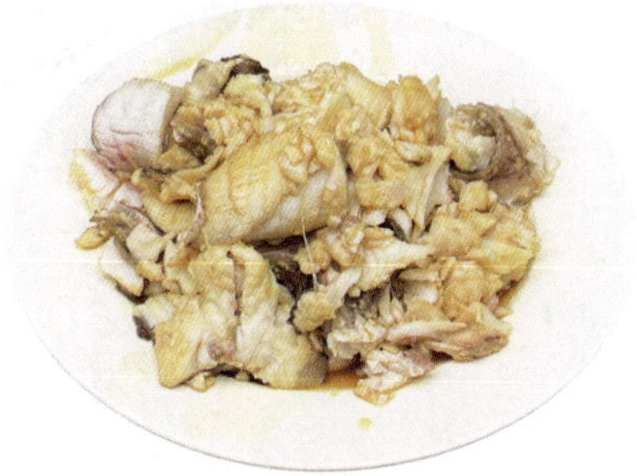

生熟比=103.5g/100g　|　含油比=4.8g/100g　|　含盐比=0.6g/100g

食物编码及食物名称：121131-草鱼［白鲩、草包鱼］　　**烹饪方式：炖**

烹饪前

生重：323g

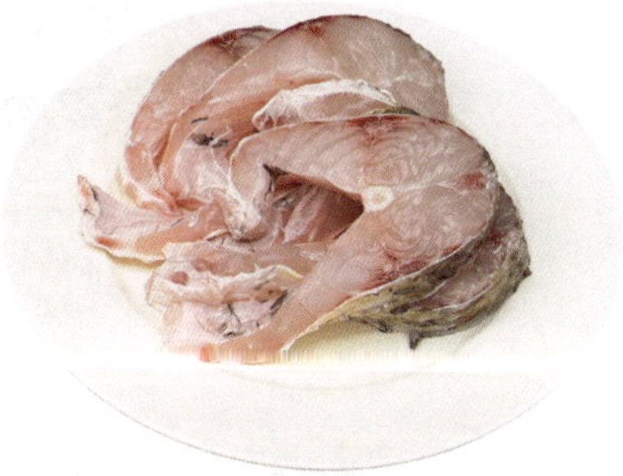

烹饪后

熟重：306g

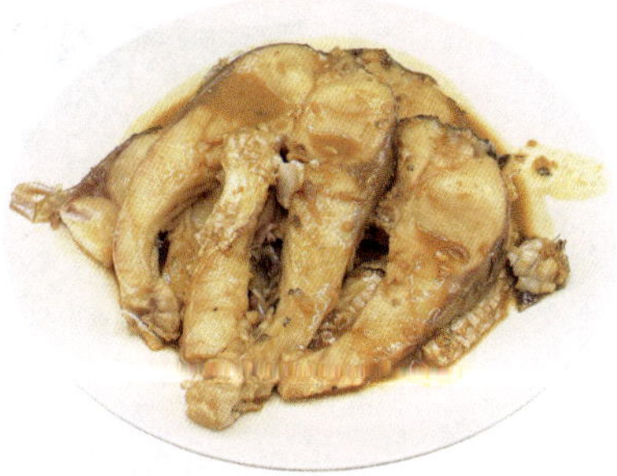

生熟比=105.6g/100g　|　含油比=5.9g/100g　|　含盐比=0g/100g

食物编码及食物名称：121131–草鱼［白鲩、草包鱼］ **烹饪方式：烤**

烹饪前

生重：460g

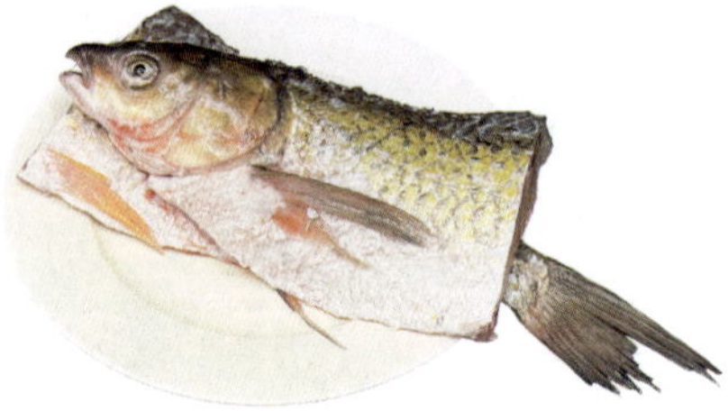

烹饪后

熟重：403g

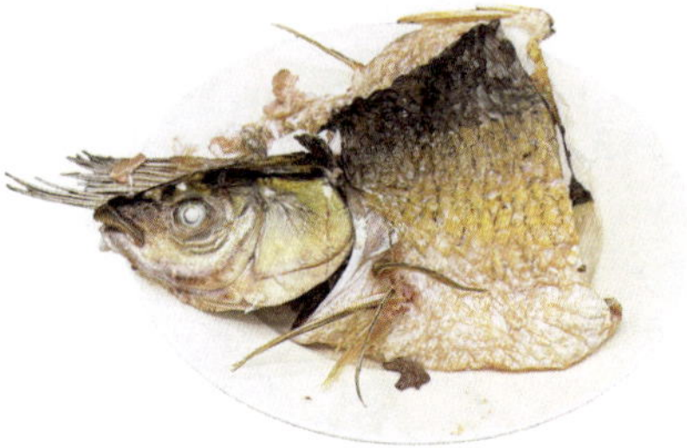

生熟比=114.1g/100g ｜ 含油比=0g/100g ｜ 含盐比=0.2g/100g

食物编码及食物名称：121131–草鱼［白鲩、草包鱼］ **烹饪方式：蒸**

烹饪前

生重：627g

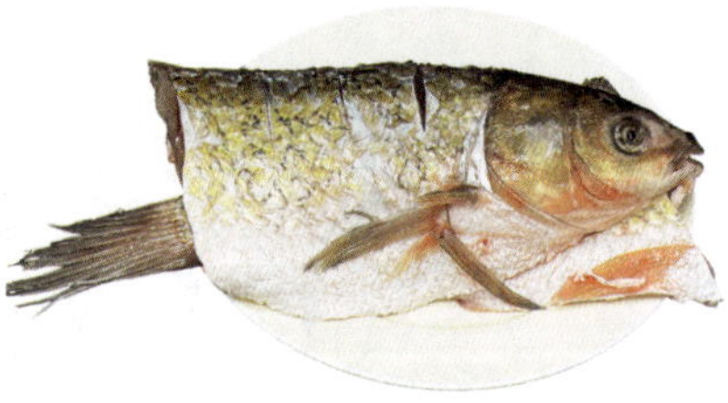

烹饪后

熟重：582g

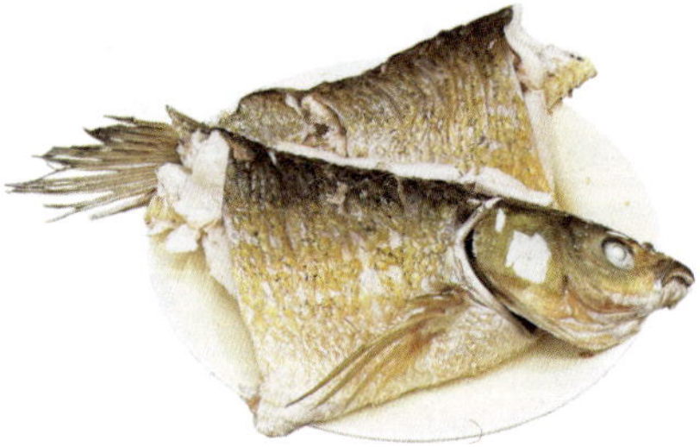

生熟比=107.7g/100g ｜ 含油比=0g/100g ｜ 含盐比=0.3g/100g

食物编码及食物名称：121131–草鱼［白鲩、草包鱼］	烹饪方式：煮
烹饪前 生重：307g	烹饪后 熟重：292g

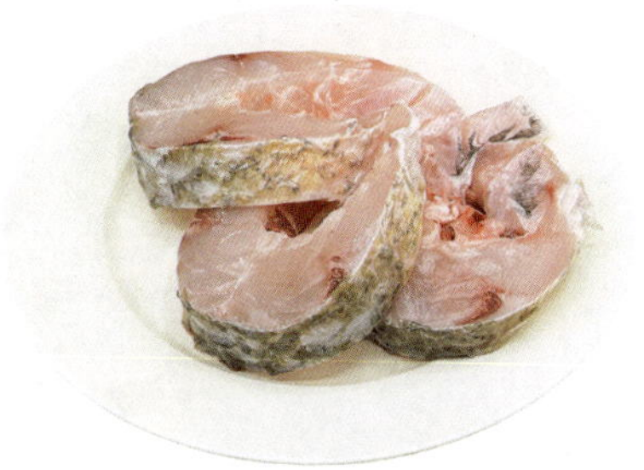

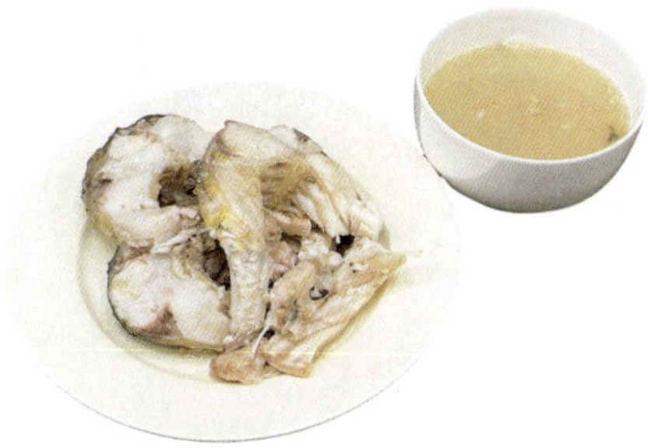

生熟比=105.1g/100g | 含油比=0g/100g | 含盐比=0.6g/100g

12. 121203–带鱼［白带鱼、刀鱼］

食物编码及食物名称：121203–带鱼［白带鱼、刀鱼］	烹饪方式：炒
烹饪前 生重：114g	烹饪后 熟重：108g

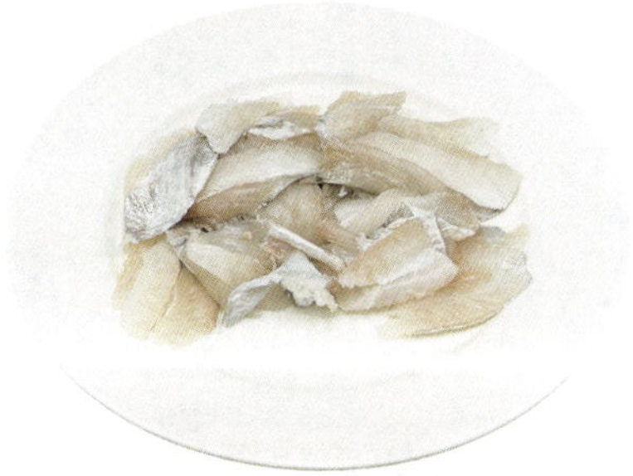

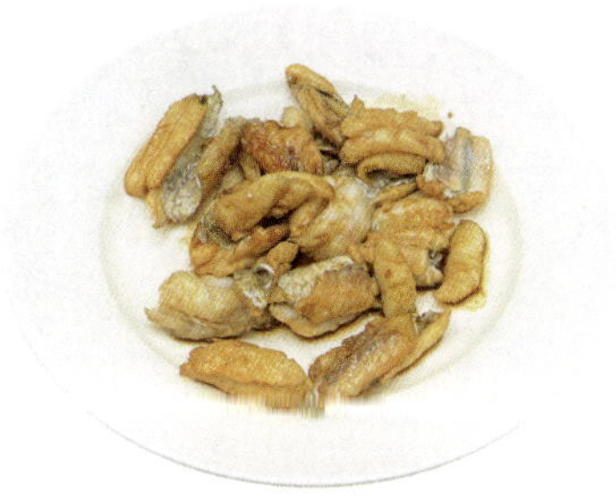

生熟比=105.6g/100g | 含油比=8.2g/100g | 含盐比=0g/100g

食物编码及食物名称：121203–带鱼［白带鱼、刀鱼］ **烹饪方式：炖**

烹饪前

生重：237g

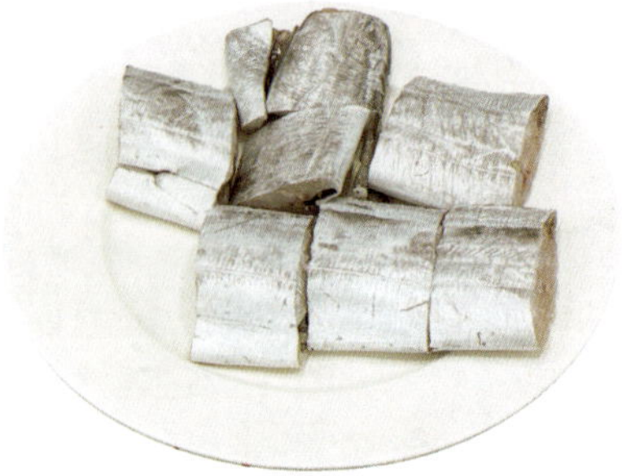

烹饪后

熟重：226g

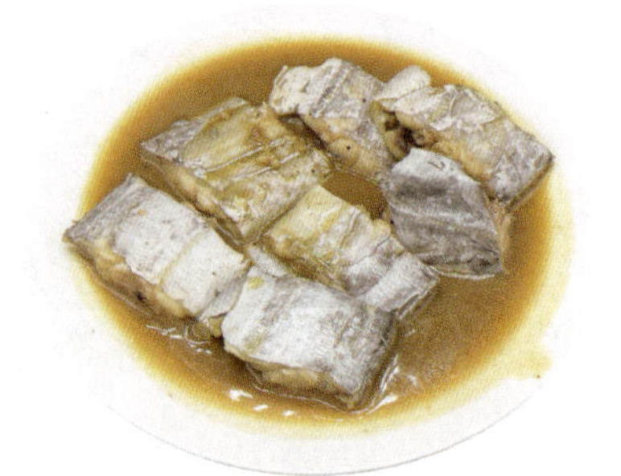

生熟比=104.9g/100g | 含油比=8.2g/100g | 含盐比=0g/100g

食物编码及食物名称：121203–带鱼［白带鱼、刀鱼］ **烹饪方式：烤**

烹饪前

生重：152g

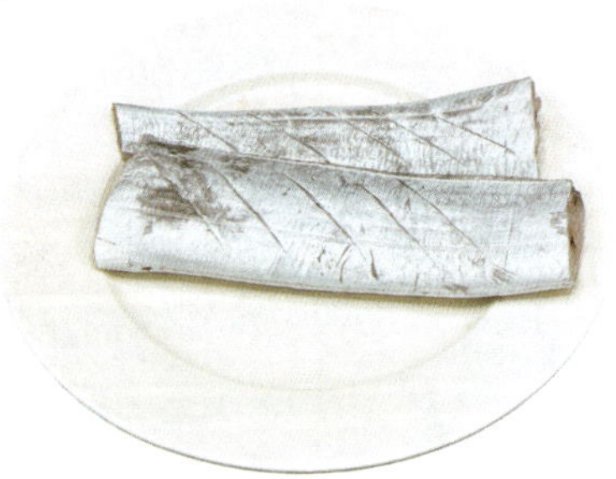

烹饪后

熟重：121g

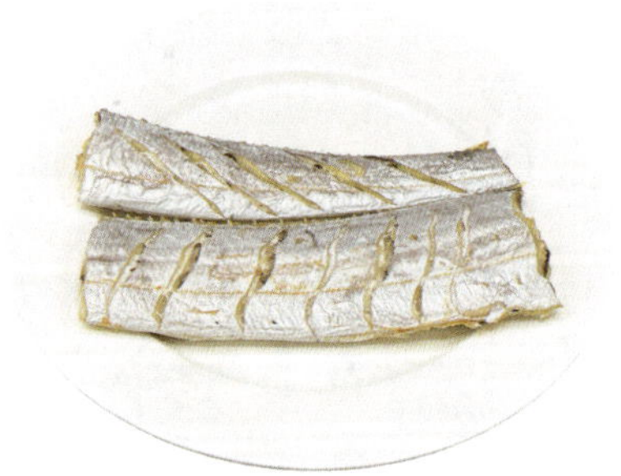

生熟比=125.6g/100g | 含油比=0g/100g | 含盐比=0g/100g

食物编码及食物名称：121203–带鱼［白带鱼、刀鱼］ **烹饪方式：炸**

烹饪前

生重：397g

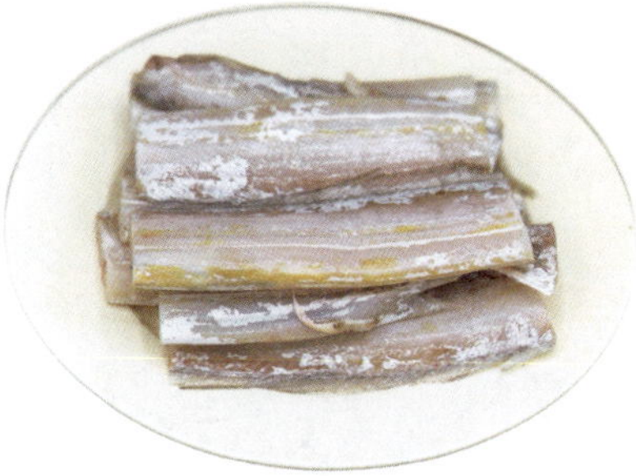

烹饪后

熟重：256g

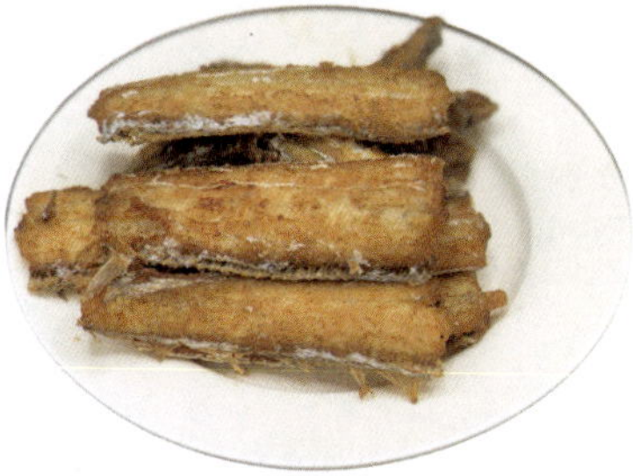

生熟比=155.1g/100g ｜ 含油比=18.4g/100g ｜ 含盐比=0g/100g

食物编码及食物名称：121203–带鱼［白带鱼、刀鱼］ **烹饪方式：蒸**

烹饪前

生重：120g

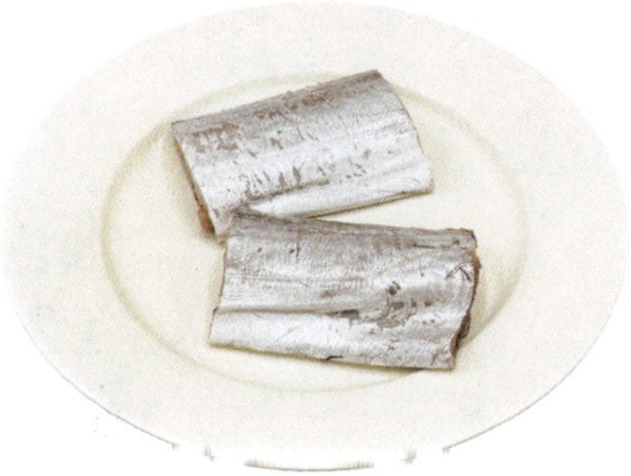

烹饪后

熟重：107g

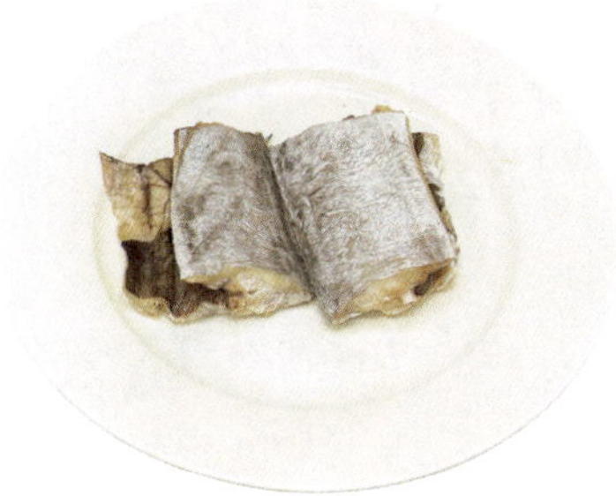

生熟比=112.1g/100g ｜ 含油比=0g/100g ｜ 含盐比=0g/100g

食物编码及食物名称：121203–带鱼［白带鱼、刀鱼］ **烹饪方式：煮**

烹饪前

生重：139g

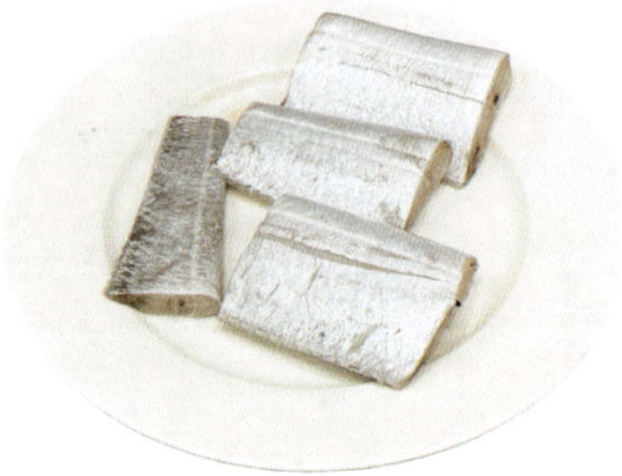

烹饪后

熟重：135g

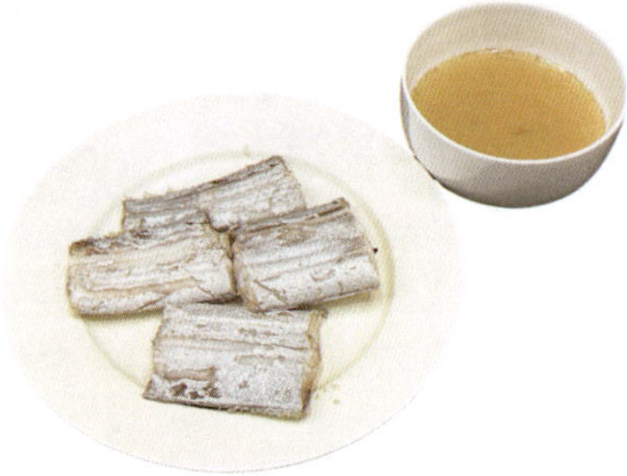

生熟比=103.0g/100g | 含油比=0g/100g | 含盐比=0.4g/100g

13. 121211–黄鱼（大黄花鱼）

食物编码及食物名称：121211–黄鱼（大黄花鱼） **烹饪方式：炸**

烹饪前

生重：472g

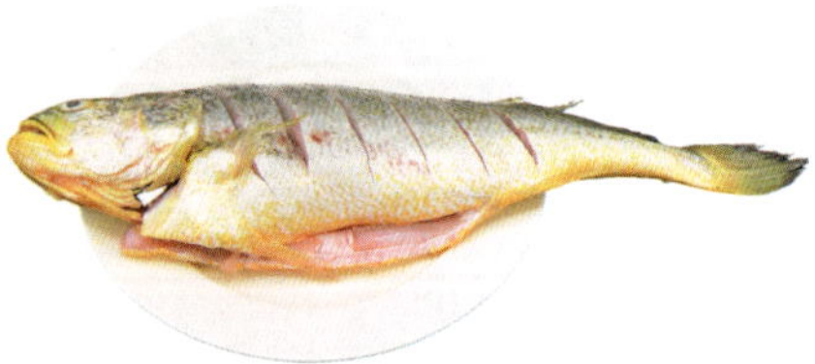

烹饪后

熟重：342g

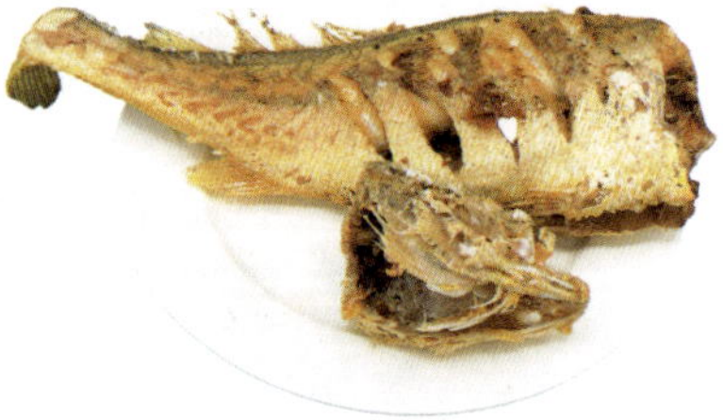

生熟比=138.0g/100g | 含油比=9.6g/100g | 含盐比=0g/100g

14. 121226-鲈鱼 [鲈花]

食物编码及食物名称：121226-鲈鱼 [鲈花]　　**烹饪方式：炒**

烹饪前

生重：190g

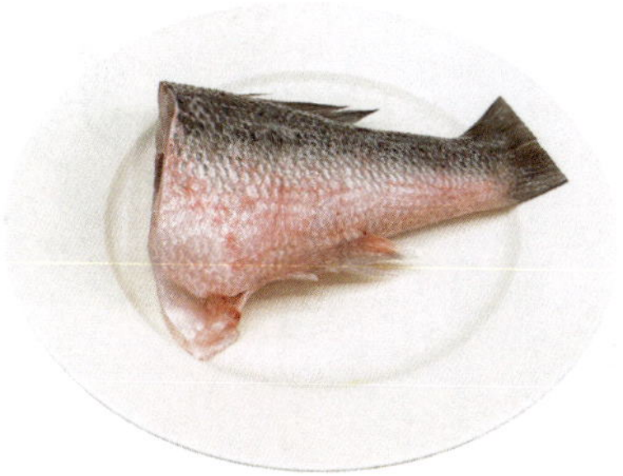

烹饪后

熟重：180g

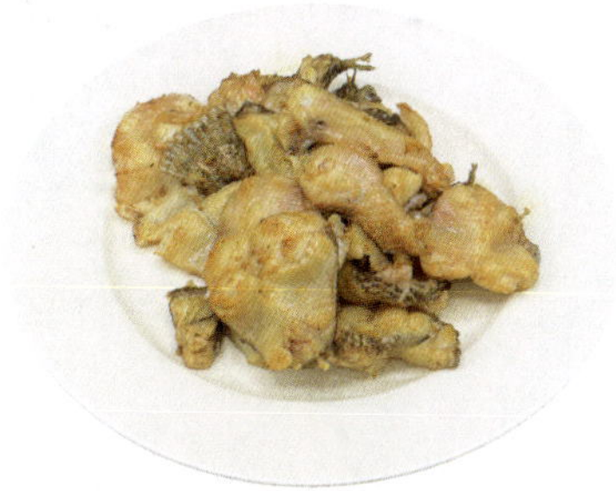

生熟比=105.6g/100g | 含油比=10.6g/100g | 含盐比=1.1g/100g

食物编码及食物名称：121226-鲈鱼 [鲈花]　　**烹饪方式：炖**

烹饪前

生重：174g

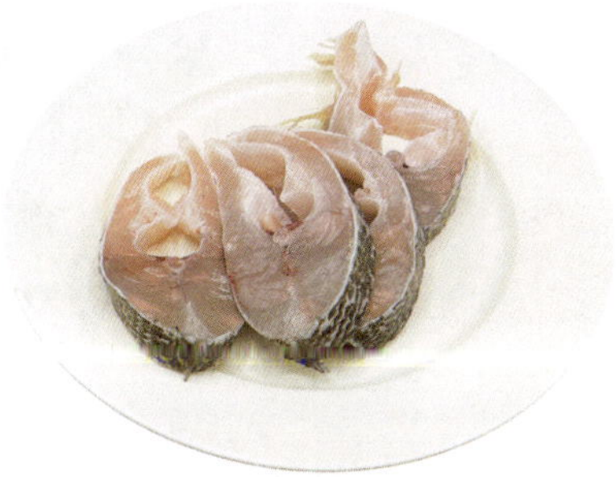

烹饪后

熟重：166g

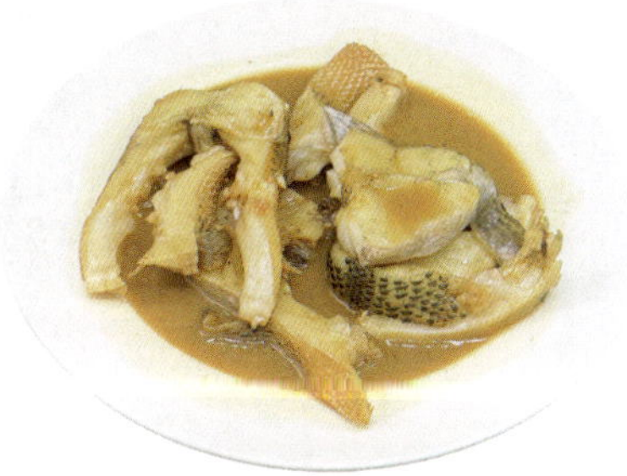

生熟比=104.8g/100g | 含油比=6.1g/100g | 含盐比=0.4g/100g

食物编码及食物名称：121226–鲈鱼［鲈花］ **烹饪方式：烤**

烹饪前

生重：256g

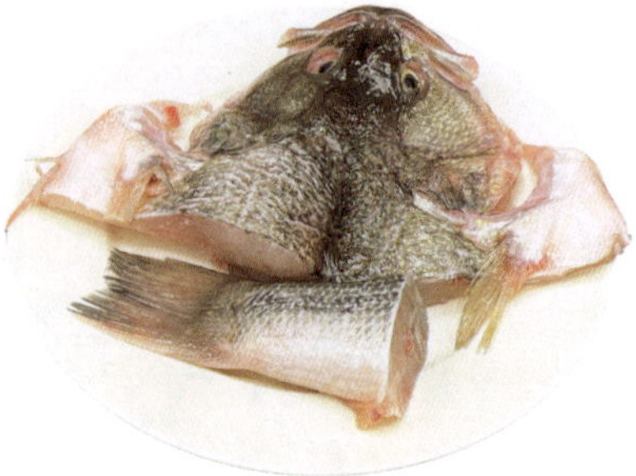

烹饪后

熟重：215g

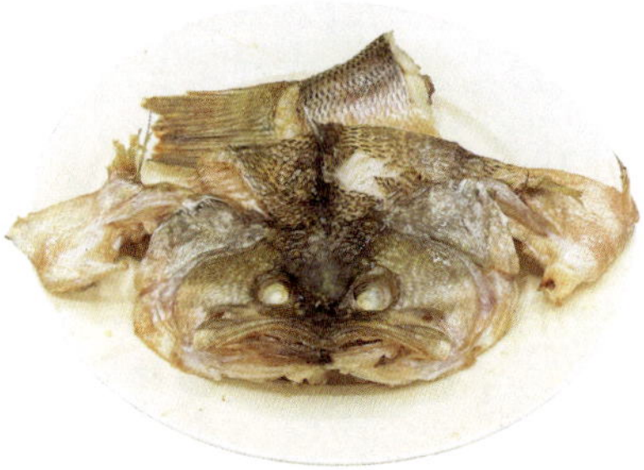

生熟比=119.1g/100g | 含油比=0g/100g | 含盐比=0.5g/100g

食物编码及食物名称：121226–鲈鱼［鲈花］ **烹饪方式：蒸**

烹饪前

生重：372g

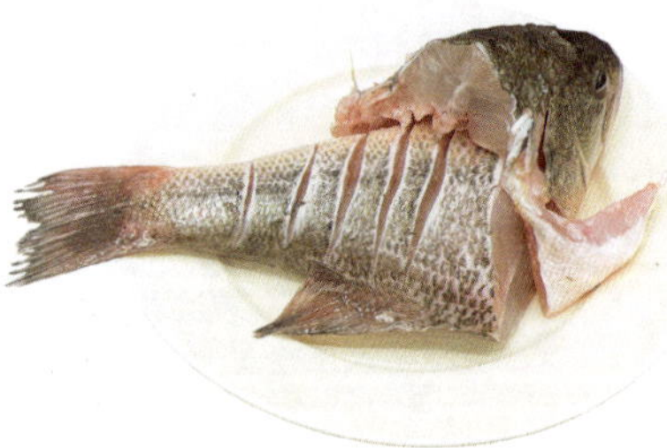

烹饪后

熟重：341g

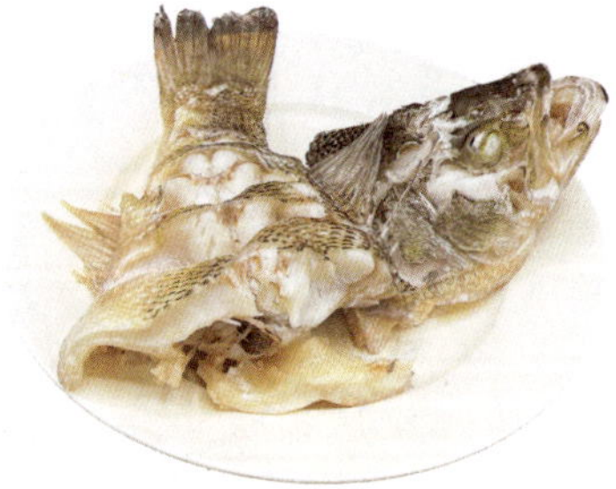

生熟比=109.1g/100g | 含油比=0g/100g | 含盐比=0.3g/100g

食物编码及食物名称：121226–鲈鱼［鲈花］　**烹饪方式：煮**

烹饪前

生重：227g

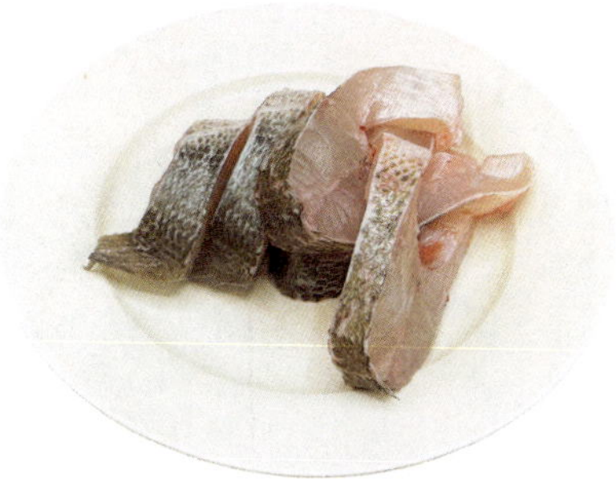

烹饪后

熟重：244g

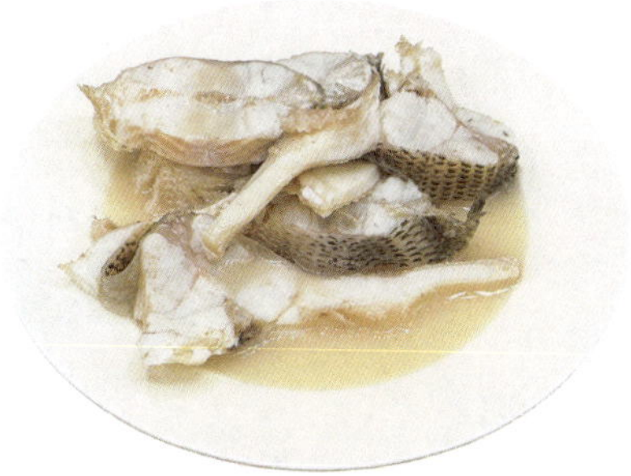

生熟比=93.0g/100g　|　含油比=0g/100g　|　含盐比=0.4g/100g

15. 121233–鲳鱼（银鲳鱼）［平鱼］

食物编码及食物名称：121233–鲳鱼（银鲳鱼）［平鱼］　**烹饪方式：炒**

烹饪前

生重：98g

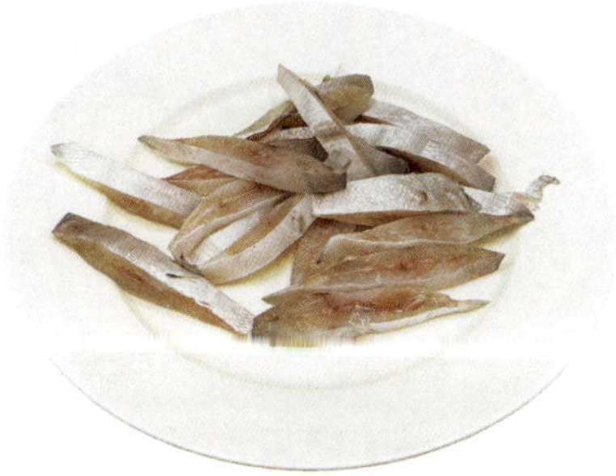

烹饪后

熟重：84g

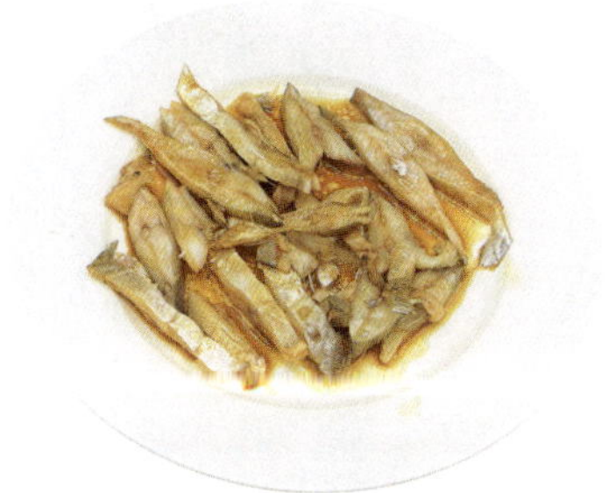

生熟比=116.7g/100g　|　含油比=23.2g/100g　|　含盐比=1.1g/100g

食物编码及食物名称：121233-鲳鱼（银鲳鱼）[平鱼] **烹饪方式：炖**

烹饪前

生重：152g

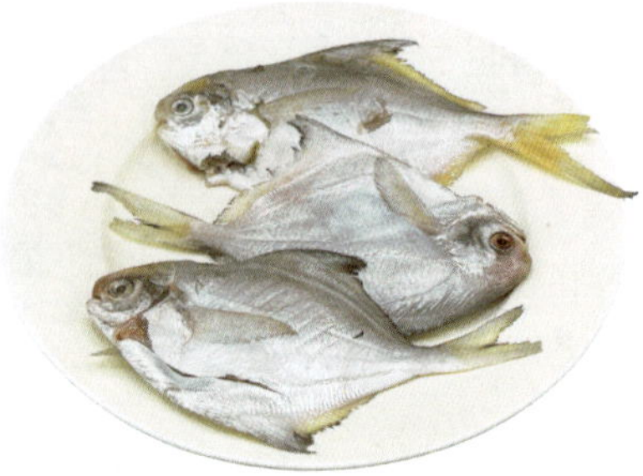

烹饪后

熟重：134g

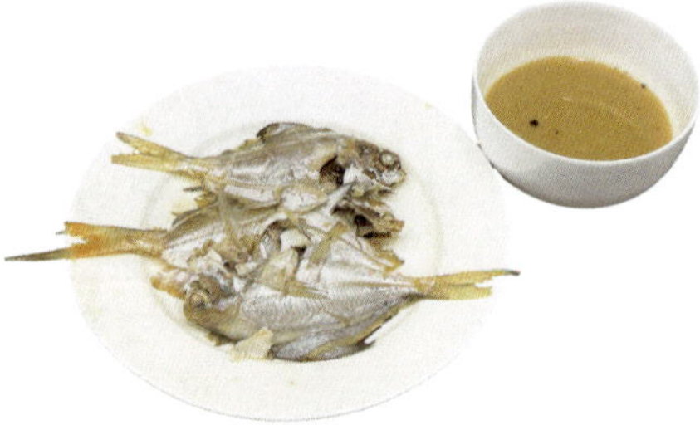

生熟比=113.4g/100g | 含油比=8.7g/100g | 含盐比=0.5g/100g

食物编码及食物名称：121233-鲳鱼（银鲳鱼）[平鱼] **烹饪方式：烤**

烹饪前

生重：178g

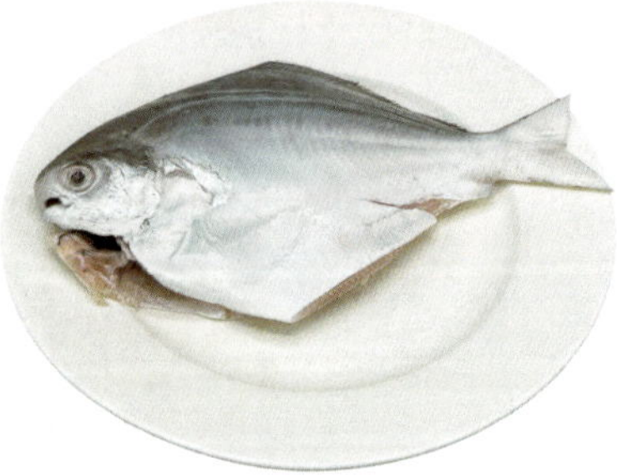

烹饪后

熟重：142g

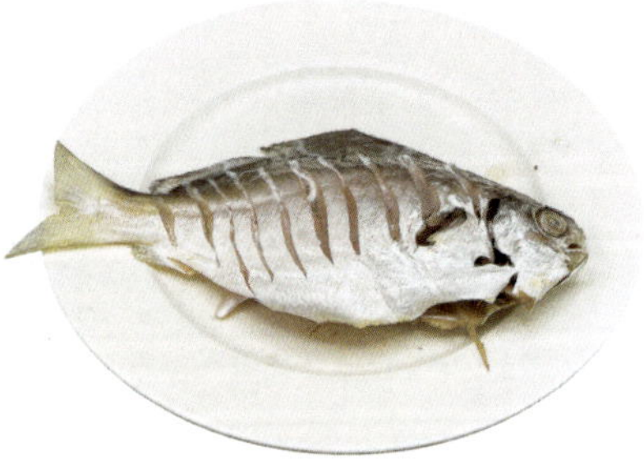

生熟比=125.4g/100g | 含油比=1.4g/100g | 含盐比=0.7g/100g

食物编码及食物名称：121233-鲳鱼（银鲳鱼）[平鱼] **烹饪方式：蒸**

烹饪前

生重：212g

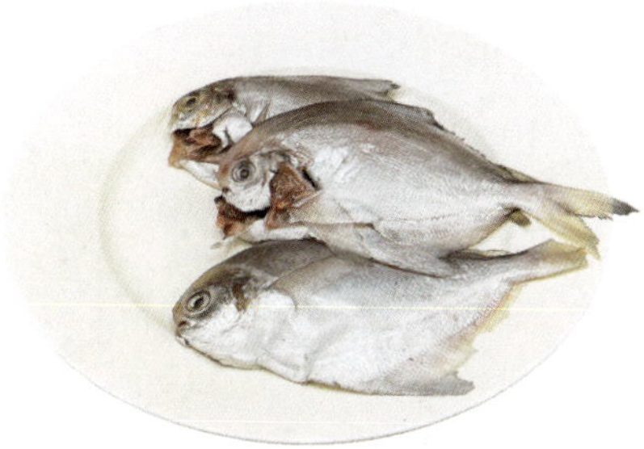

烹饪后

熟重：108g

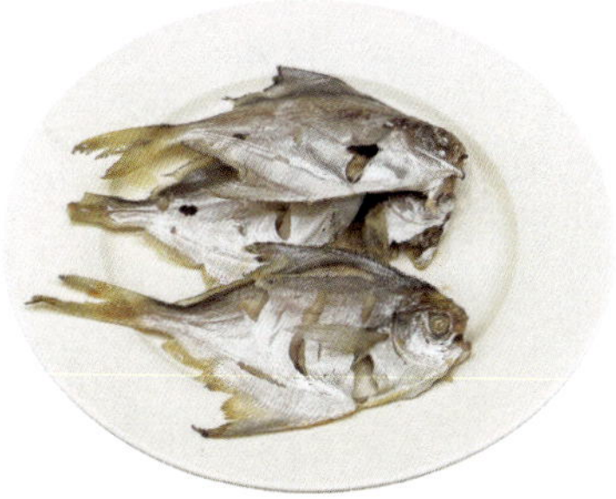

生熟比=196.3g/100g | 含油比=0g/100g | 含盐比=0g/100g

食物编码及食物名称：121233-鲳鱼（银鲳鱼）[平鱼] **烹饪方式：煮**

烹饪前

生重：138g

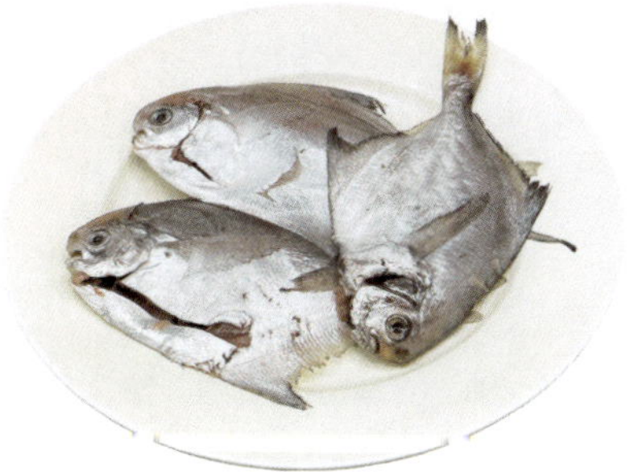

烹饪后

熟重：112g

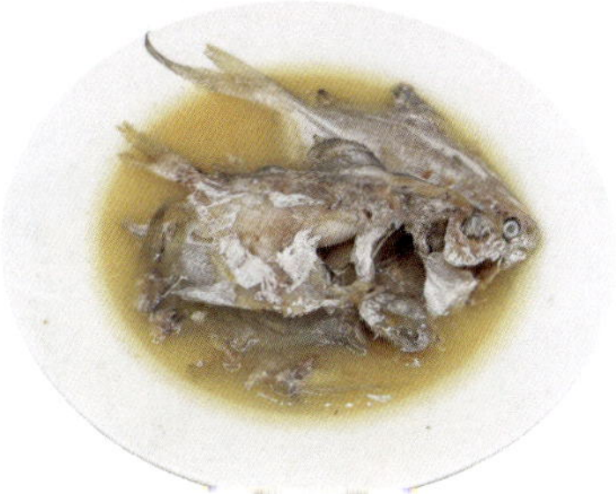

生熟比=123.2g/100g | 含油比=0g/100g | 含盐比=0g/100g

16. 121239–鳕鱼［鳕狭、明太鱼］

食物编码及食物名称：121239–鳕鱼［鳕狭、明太鱼］ **烹饪方式：炒**

烹饪前

生重：160g

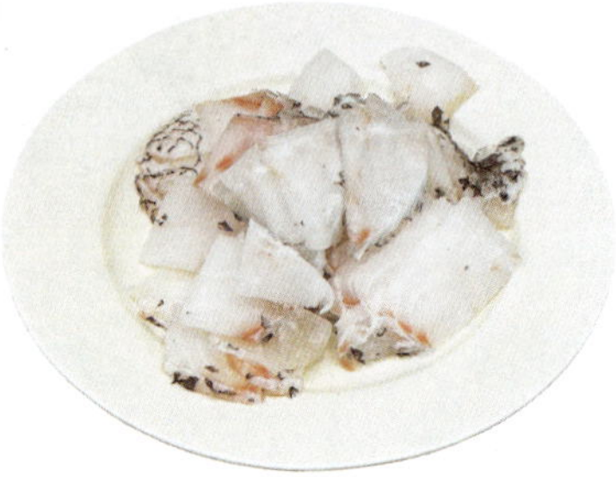

烹饪后

熟重：108g

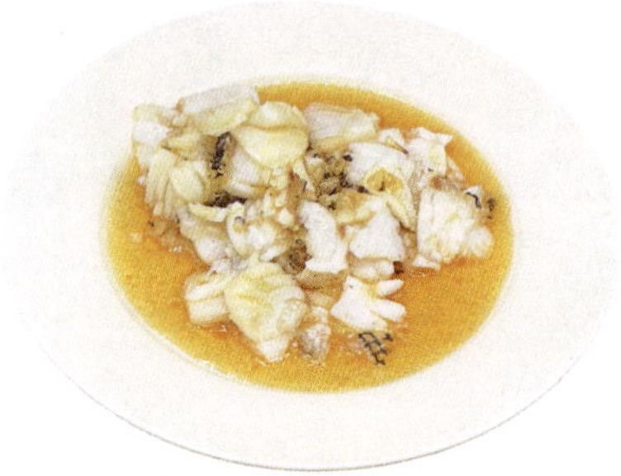

生熟比=148.1g/100g ｜ 含油比=7.0g/100g ｜ 含盐比=0g/100g

食物编码及食物名称：121239–鳕鱼［鳕狭、明太鱼］ **烹饪方式：炖**

烹饪前

生重：281g

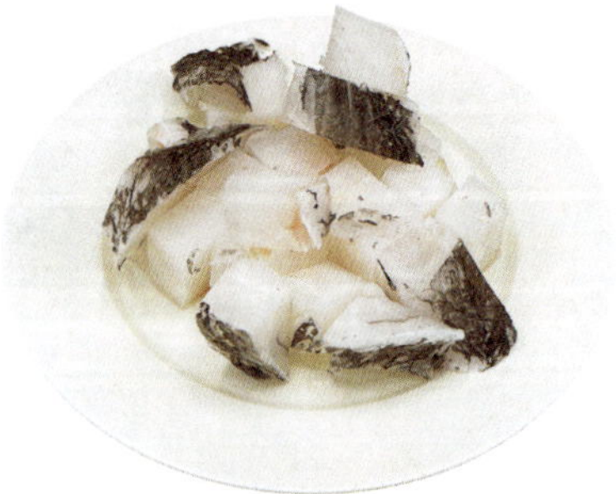

烹饪后

熟重：191g

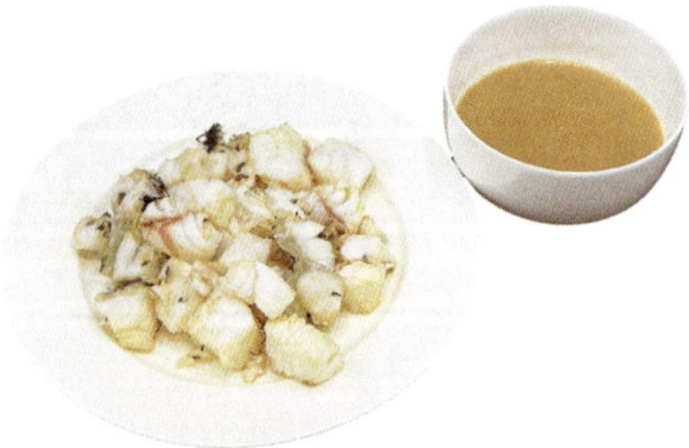

生熟比=147.1g/100g ｜ 含油比=2.6g/100g ｜ 含盐比=0g/100g

食物编码及食物名称：121239–鳕鱼［鳕狭、明太鱼］ | **烹饪方式：烤**

烹饪前

生重：218g

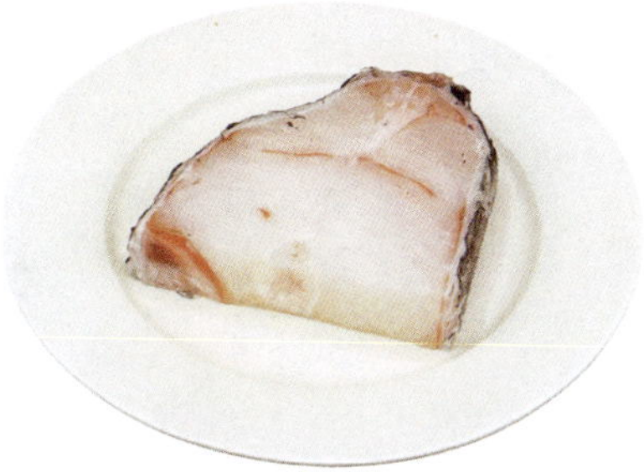

烹饪后

熟重：126g

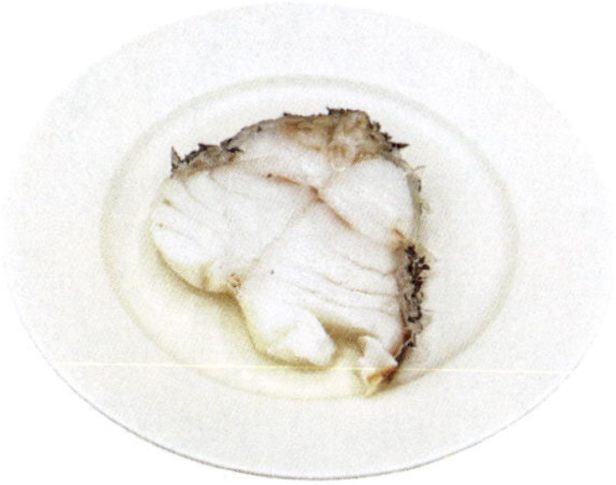

生熟比=173.0g/100g | 含油比=0g/100g | 含盐比=0g/100g

食物编码及食物名称：121239–鳕鱼［鳕狭、明太鱼］ | **烹饪方式：蒸**

烹饪前

生重：220g

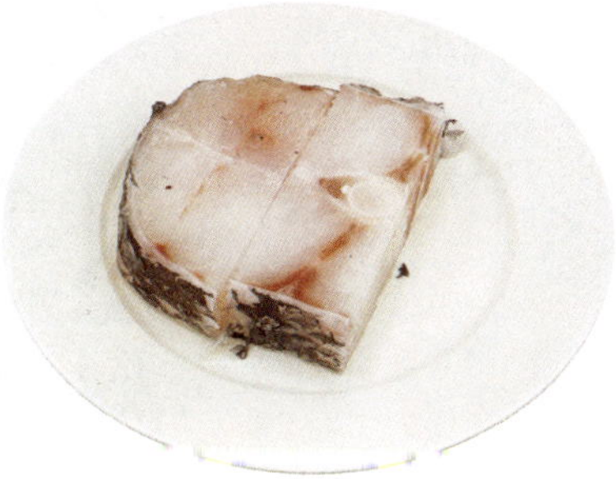

烹饪后

熟重：115g

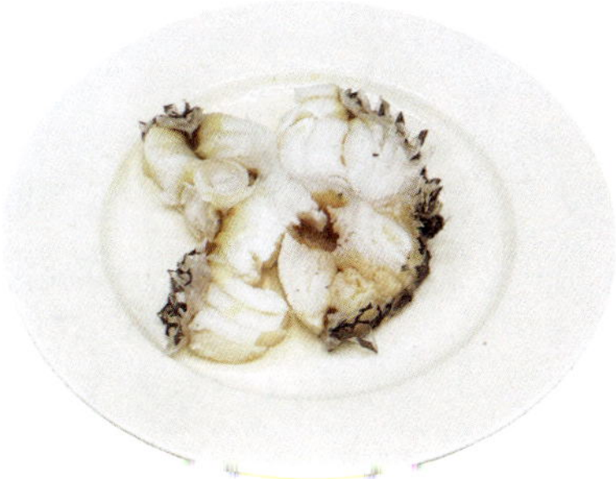

生熟比=191.3g/100g | 含油比=0g/100g | 含盐比=0g/100g

食物编码及食物名称：121239–鳕鱼［鳕狭、明太鱼］ | **烹饪方式：煮**

烹饪前

生重：217g

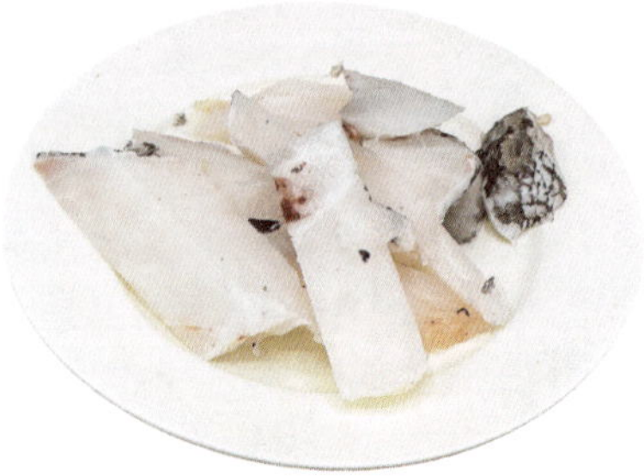

烹饪后

熟重：150g

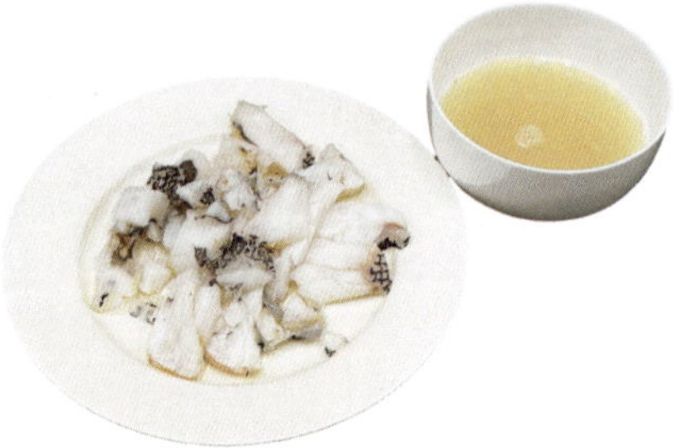

生熟比=144.7g/100g | 含油比=0g/100g | 含盐比=0.4g/100g

17. 121242–黄鱼（小黄花鱼）

食物编码及食物名称：121242–黄鱼（小黄花鱼） | **烹饪方式：炸**

烹饪前

生重：299g

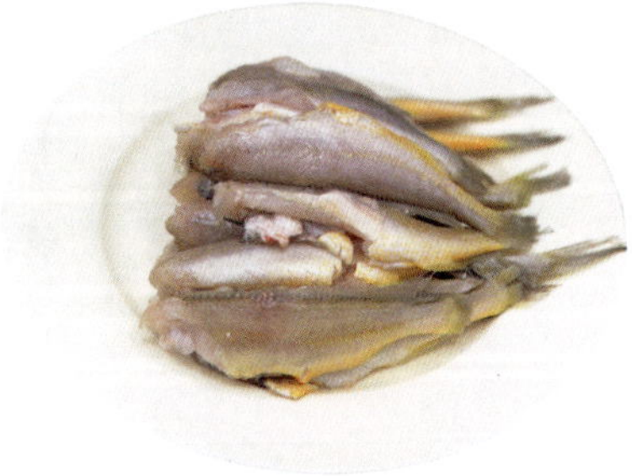

烹饪后

熟重：194g

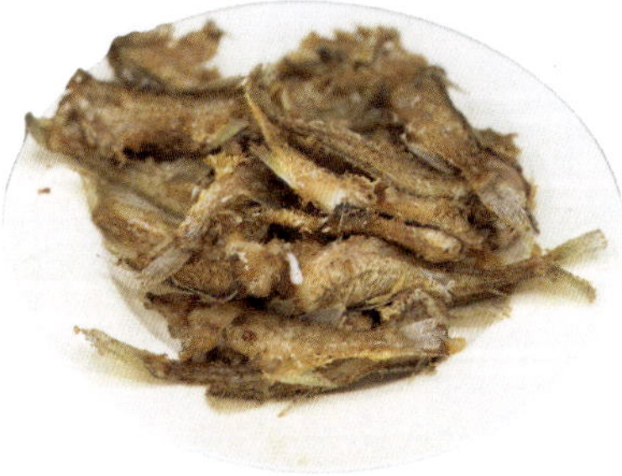

生熟比=154.1g/100g | 含油比=17.0g/100g | 含盐比=0g/100g

18. 121304–鱼排

食物编码及食物名称：121304–鱼排　　**烹饪方式：炒**

烹饪前

生重：218g

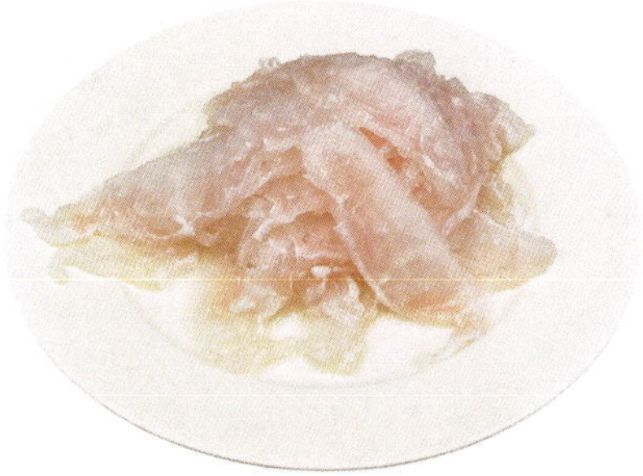

烹饪后

熟重：113g

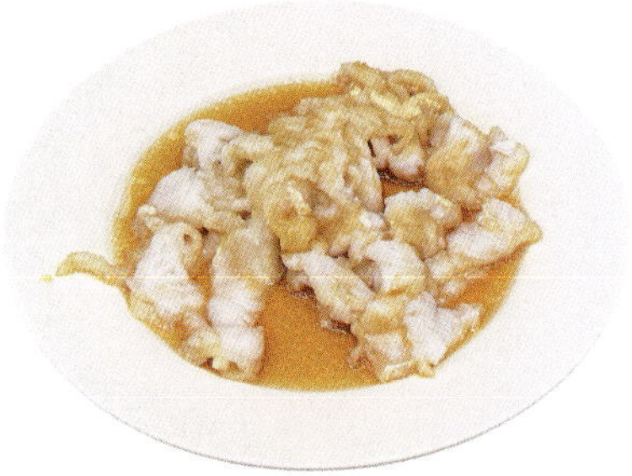

生熟比=192.9g/100g　|　含油比=7.3g/100g　|　含盐比=0g/100g

食物编码及食物名称：121304–鱼排　　**烹饪方式：烤**

烹饪前

生重：146g

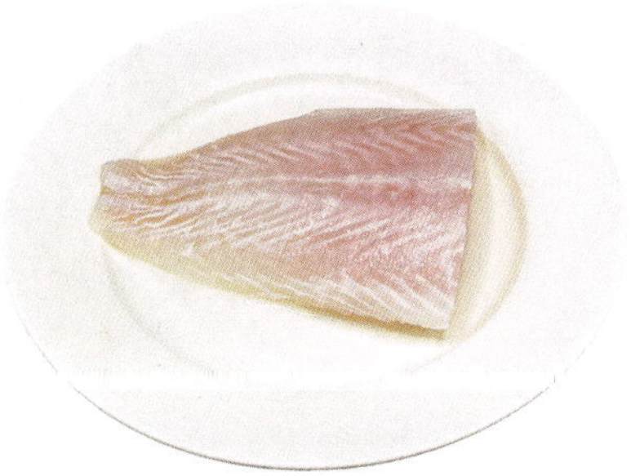

烹饪后

熟重：57g

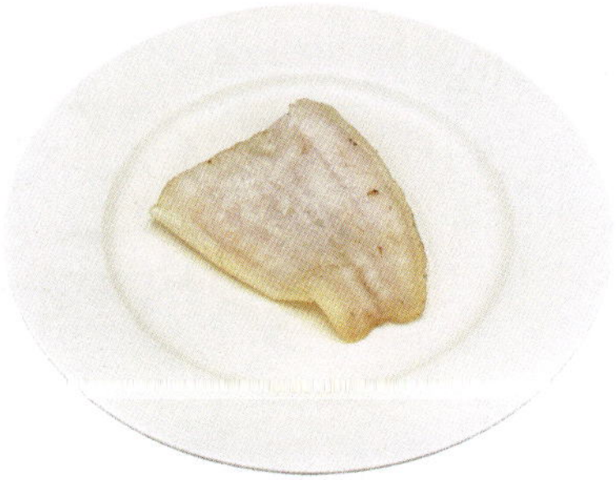

生熟比=256.1g/100g　|　含油比=0g/100g　|　含盐比=0g/100g

食物编码及食物名称：121304–鱼排 | **烹饪方式：蒸**

烹饪前

生重：161g

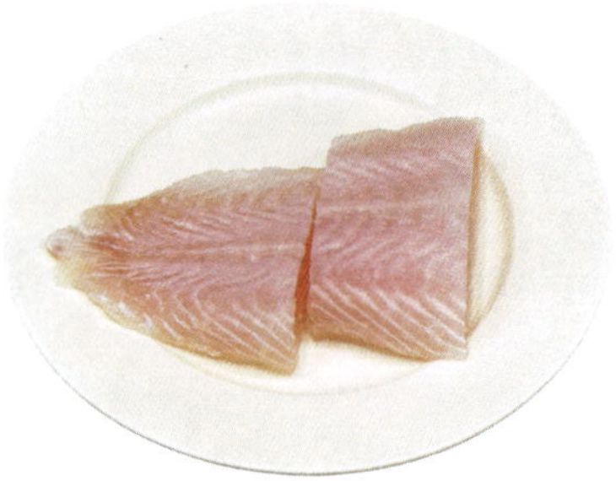

烹饪后

熟重：77g

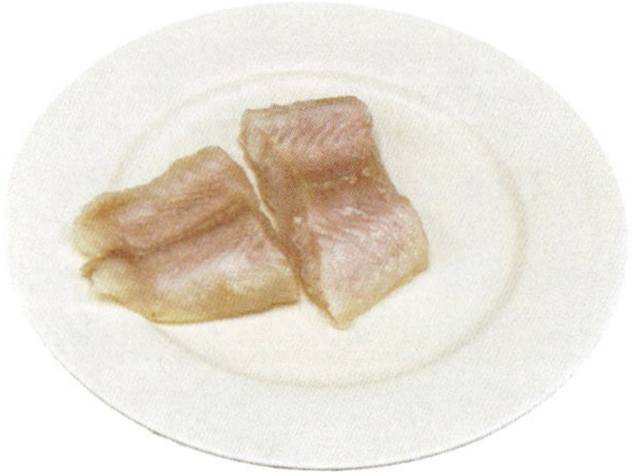

生熟比=209.1g/100g | 含油比=0g/100g | 含盐比=0g/100g

19. 121305–鱼丸

食物编码及食物名称：121305–鱼丸 | **烹饪方式：炒**

烹饪前

生重：210g

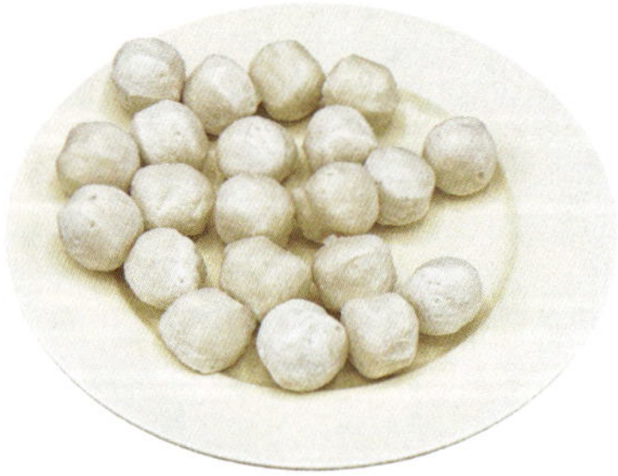

烹饪后

熟重：223g

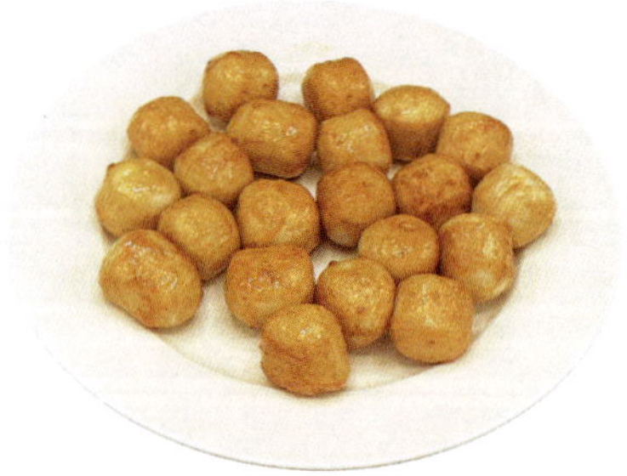

生熟比=94.2g/100g | 含油比=6.3g/100g | 含盐比=0g/100g

食物编码及食物名称：121305-鱼丸 **烹饪方式：炖**

烹饪前

生重：161g

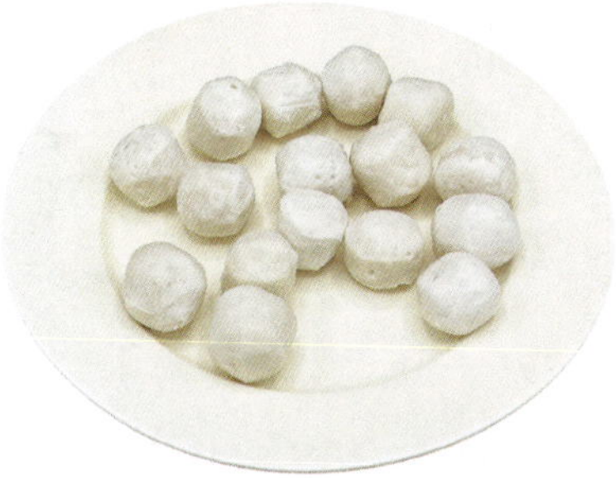

烹饪后

熟重：167g

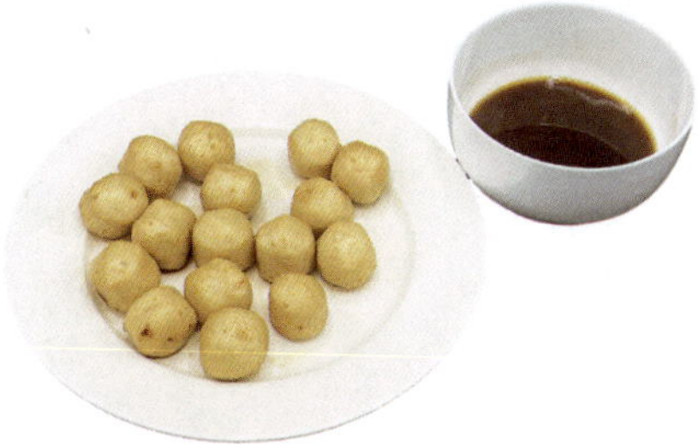

生熟比=96.4g/100g | 含油比=3.2g/100g | 含盐比=0g/100g

食物编码及食物名称：121305-鱼丸 **烹饪方式：烤**

烹饪前

生重：194g

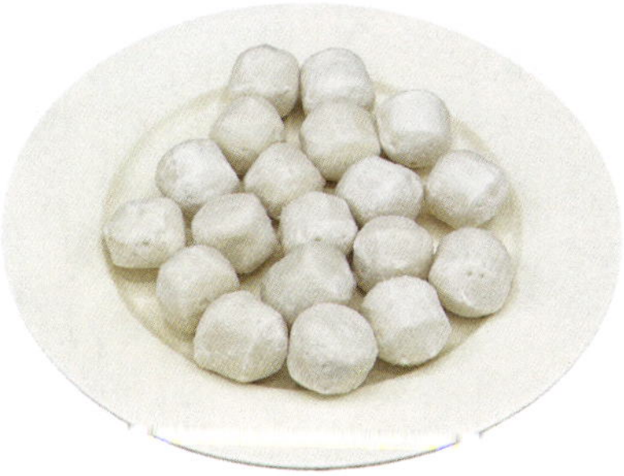

烹饪后

熟重：176g

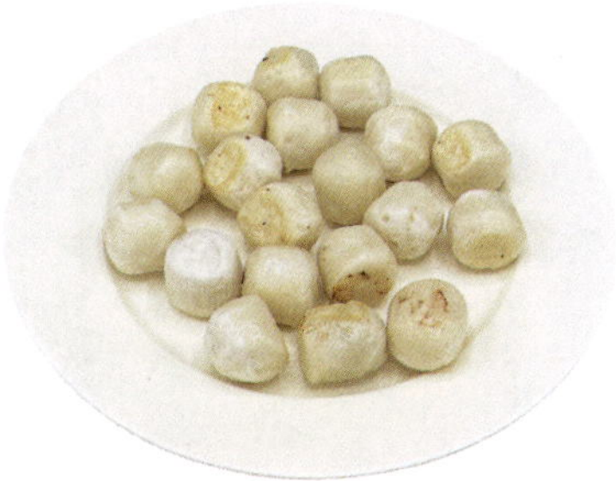

生熟比=110.2g/100g | 含油比=0g/100g | 含盐比=0g/100g

食物编码及食物名称：121305–鱼丸 **烹饪方式：蒸**

烹饪前

生重：180g

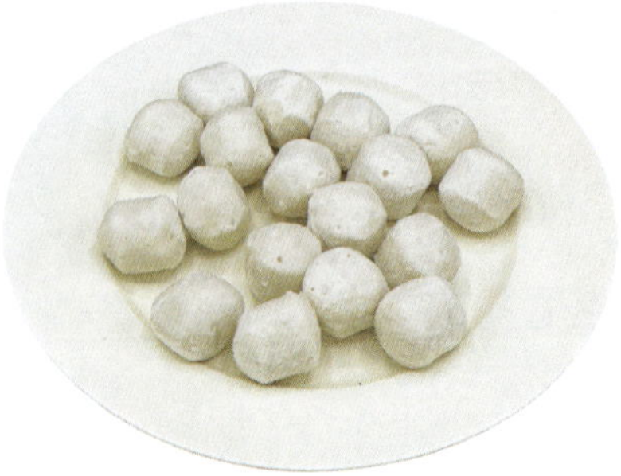

烹饪后

熟重：190g

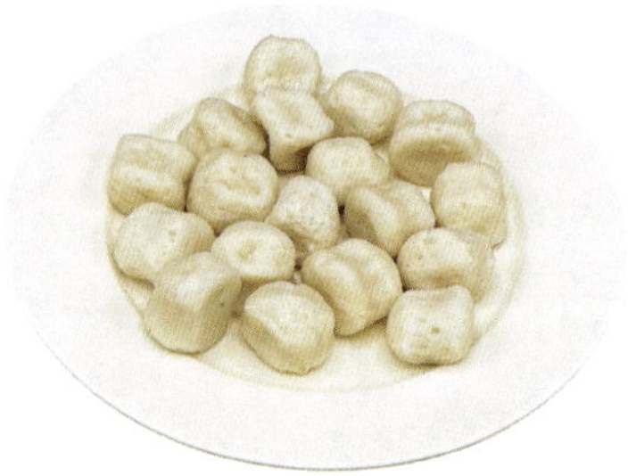

生熟比=94.7g/100g | 含油比=0g/100g | 含盐比=0g/100g

食物编码及食物名称：121305–鱼丸 **烹饪方式：煮**

烹饪前

生重：156g

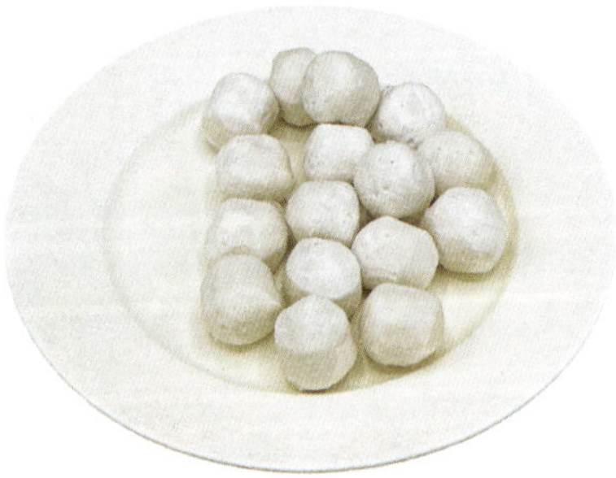

烹饪后

熟重：163g

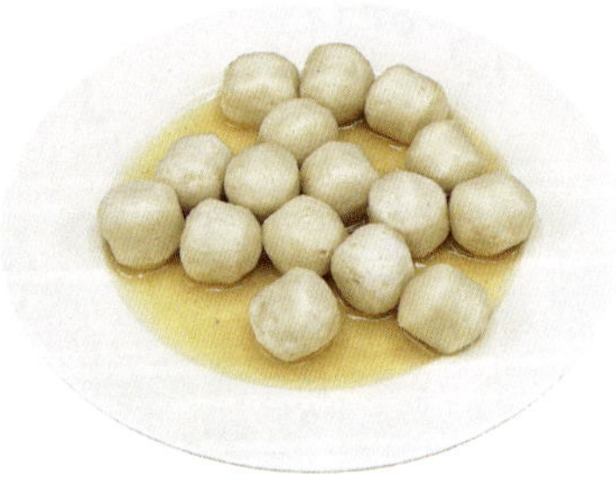

生熟比=95.7g/100g | 含油比=0g/100g | 含盐比=0g/100g

20. 122101-白米虾［水虾米］

食物编码及食物名称：122101-白米虾［水虾米］　　烹饪方式：炸

烹饪前

生重：129g

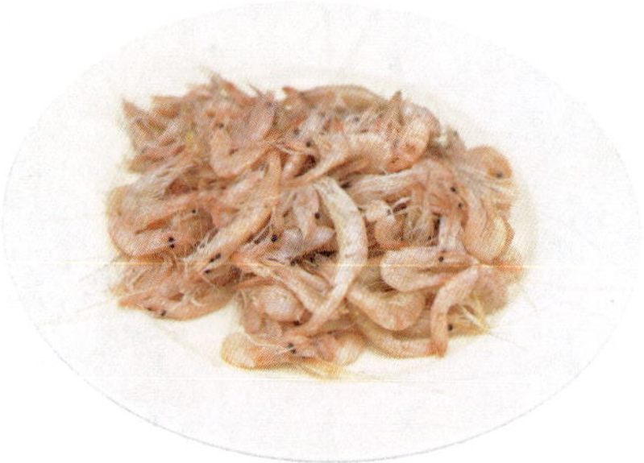

烹饪后

熟重：106g

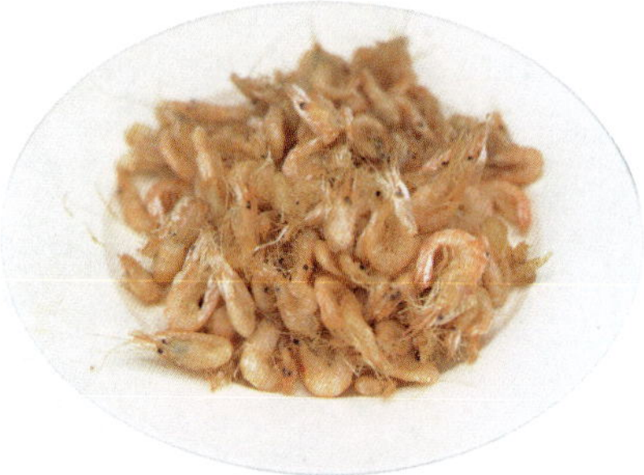

生熟比=121.7g/100g | 含油比=30.2g/100g | 含盐比=0g/100g

21. 122103-长毛对虾［大虾、白露虾］

食物编码及食物名称：122103-长毛对虾［大虾、白露虾］　　烹饪方式：炸

烹饪前

生重：204g

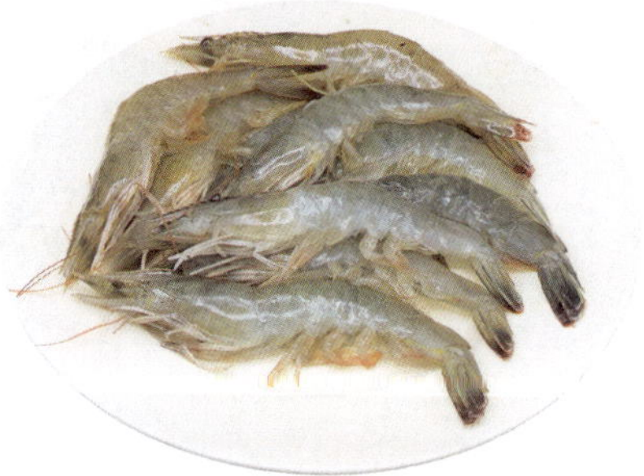

烹饪后

熟重：183g

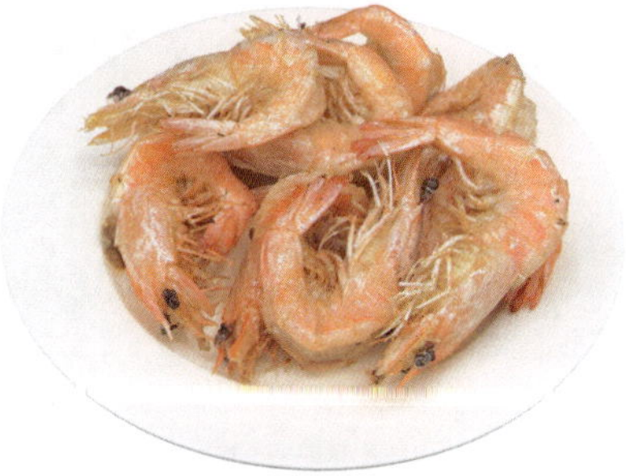

生熟比=111.5g/100g | 含油比=17.5g/100g | 含盐比=0g/100g

22. 122107–海虾

食物编码及食物名称：122107–海虾 | **烹饪方式：炒**

烹饪前
生重：211g

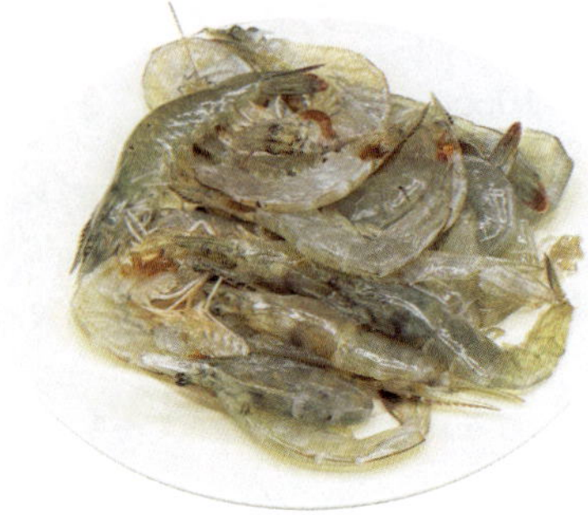

烹饪后
熟重：200g

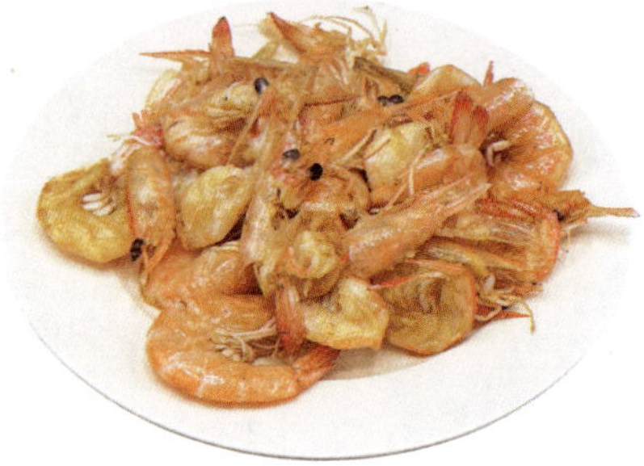

生熟比=105.5g/100g | 含油比=16.5g/100g | 含盐比=0g/100g

食物编码及食物名称：122107–海虾 | **烹饪方式：炖**

烹饪前
生重：256g

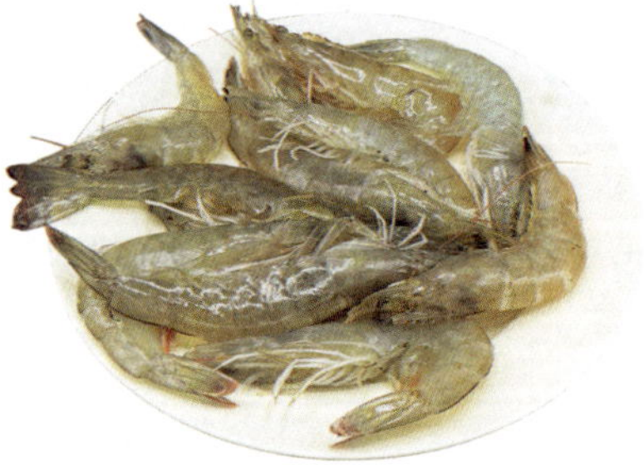

烹饪后
熟重：262g

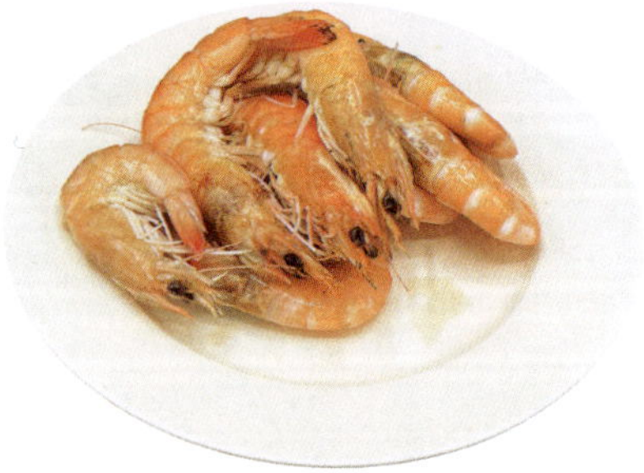

生熟比=97.7g/100g | 含油比=4.3g/100g | 含盐比=0g/100g

食物编码及食物名称：122107–海虾 **烹饪方式：烤**

烹饪前

生重：252g

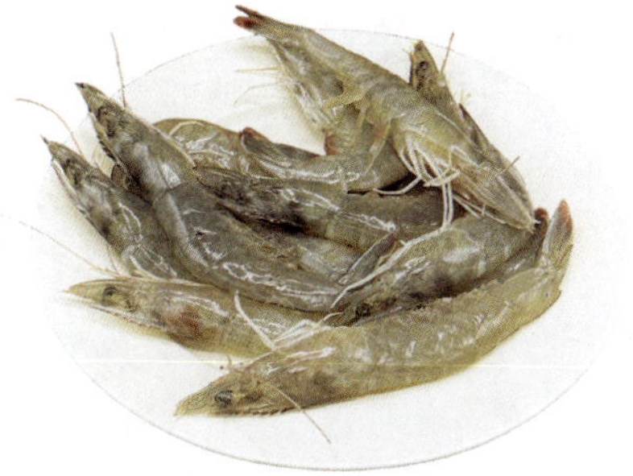

烹饪后

熟重：211g

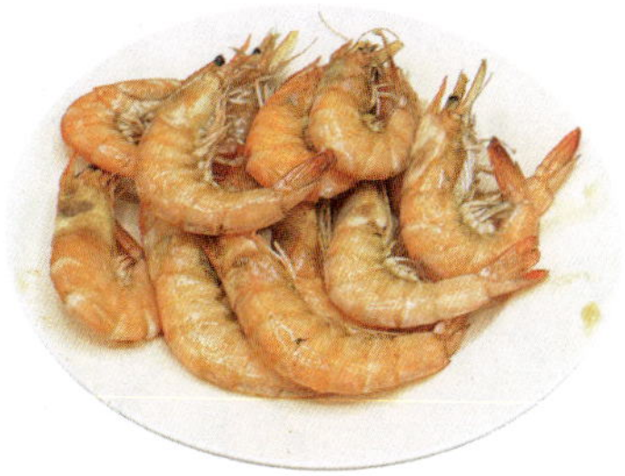

生熟比=119.4g/100g | 含油比=0g/100g | 含盐比=0g/100g

食物编码及食物名称：122107–海虾 **烹饪方式：蒸**

烹饪前

生重：216g

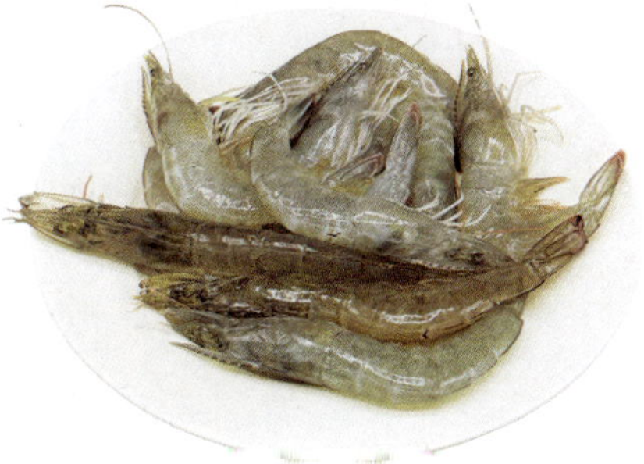

烹饪后

熟重：214g

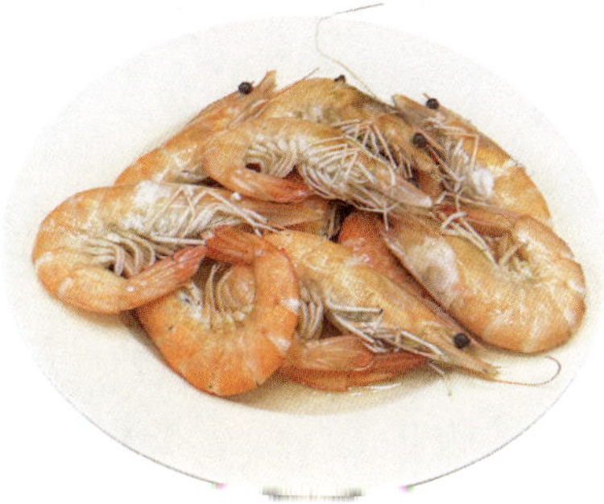

生熟比=100.9g/100g | 含油比=0g/100g | 含盐比=0g/100g

食物编码及食物名称：122107–海虾	烹饪方式：煮

烹饪前

生重：218g

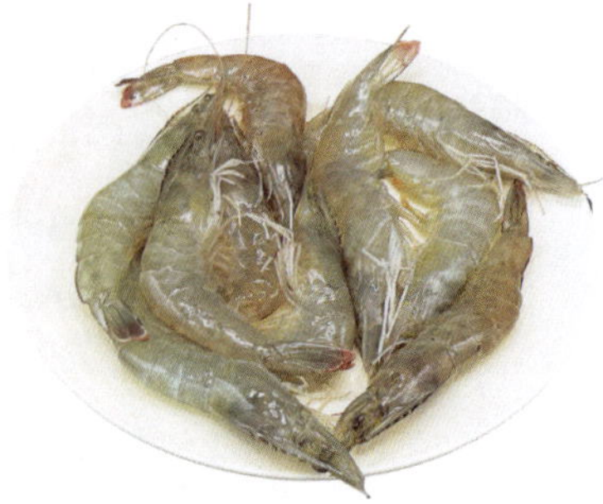

烹饪后

熟重：228g

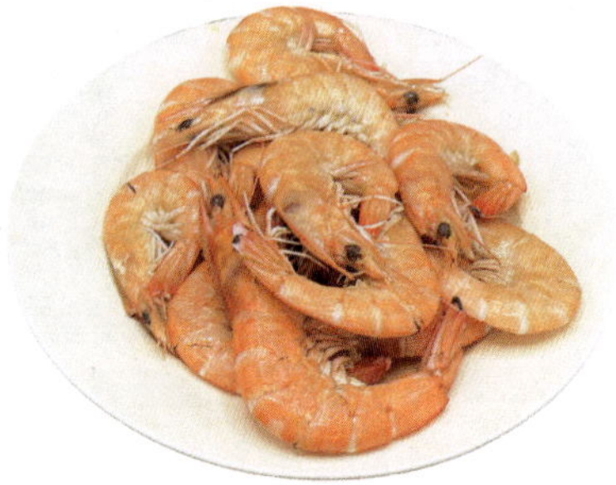

生熟比=95.6g/100g | 含油比=0g/100g | 含盐比=0.4g/100g

23. 122108–河虾

食物编码及食物名称：122108–河虾	烹饪方式：炒

烹饪前

生重：150g

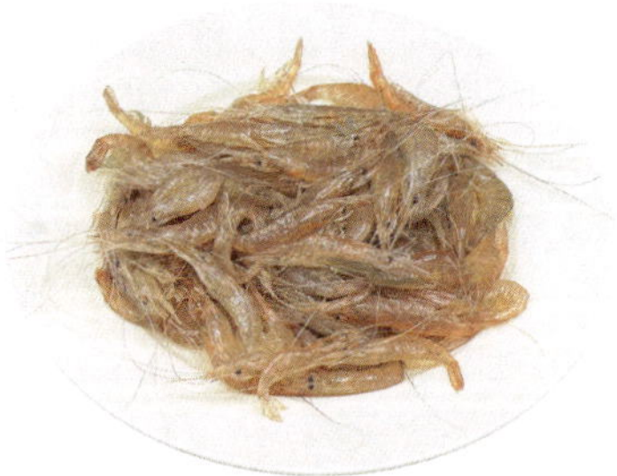

烹饪后

熟重：152g

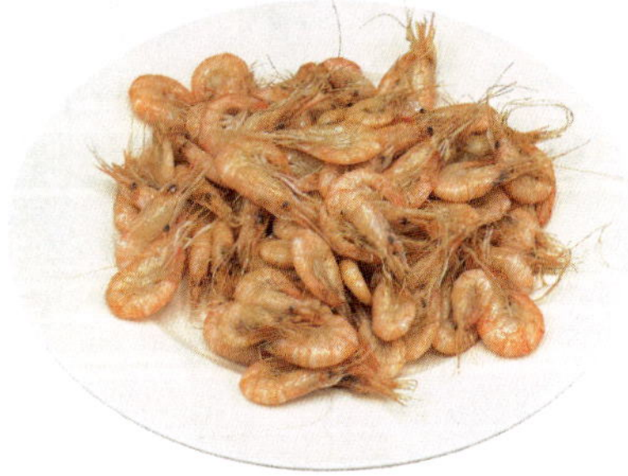

生熟比=98.7g/100g | 含油比=15.8g/100g | 含盐比=0g/100g

食物编码及食物名称：122108-河虾　　**烹饪方式：炖**

烹饪前

生重：189g

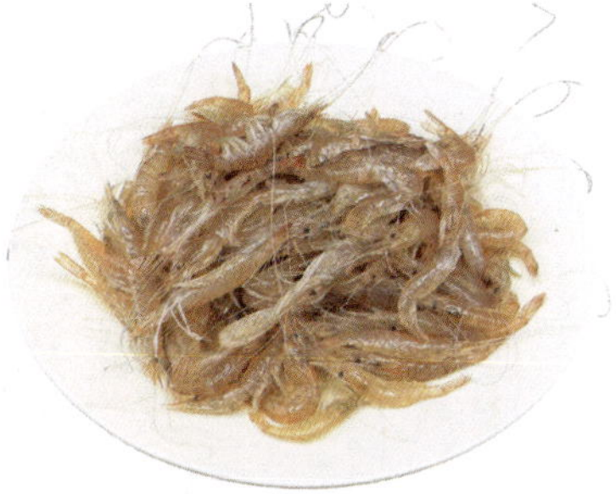

烹饪后

熟重：203g

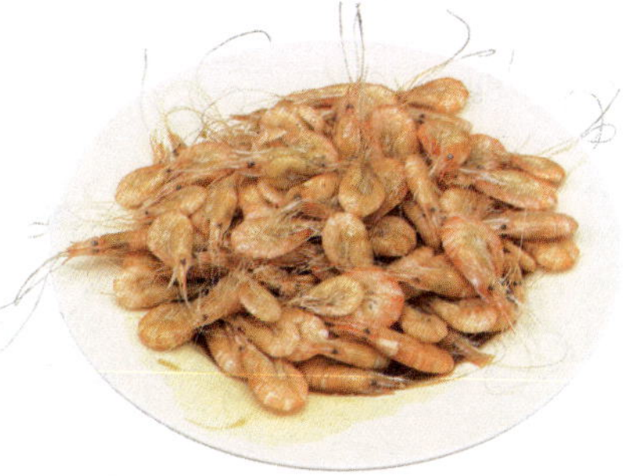

生熟比=93.1g/100g | 含油比=4.5g/100g | 含盐比=0.4g/100g

食物编码及食物名称：122108-河虾　　**烹饪方式：蒸**

烹饪前

生重：201g

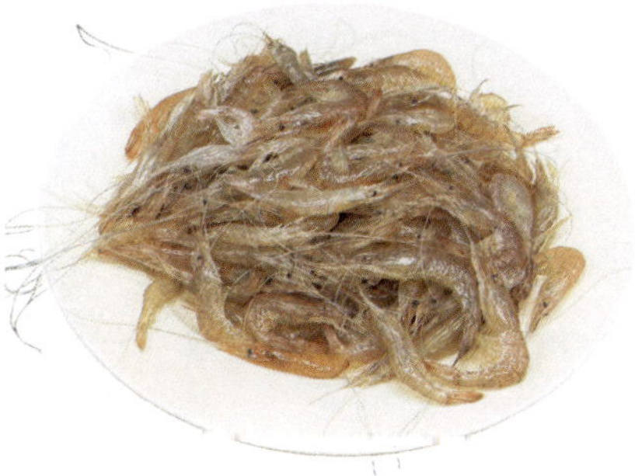

烹饪后

熟重：198g

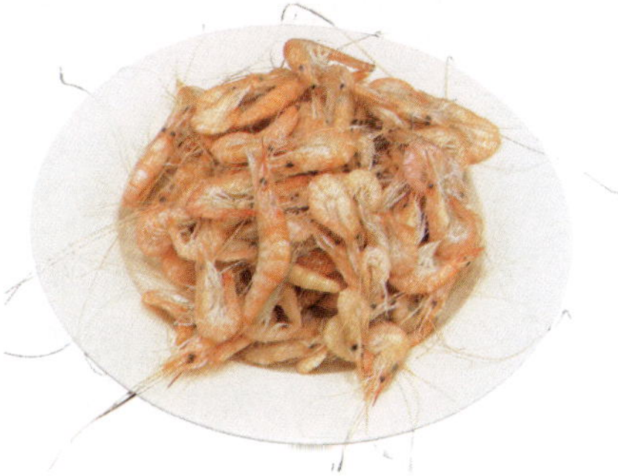

生熟比=101.5g/100g | 含油比=0g/100g | 含盐比=0g/100g

食物编码及食物名称：122108–河虾 | **烹饪方式：煮**

烹饪前

生重：178g

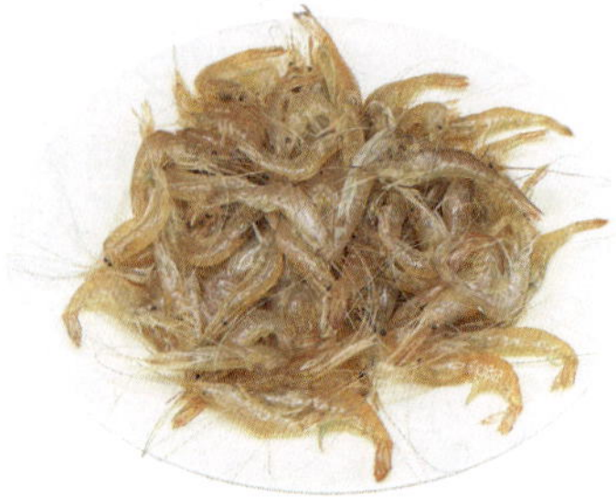

烹饪后

熟重：203g

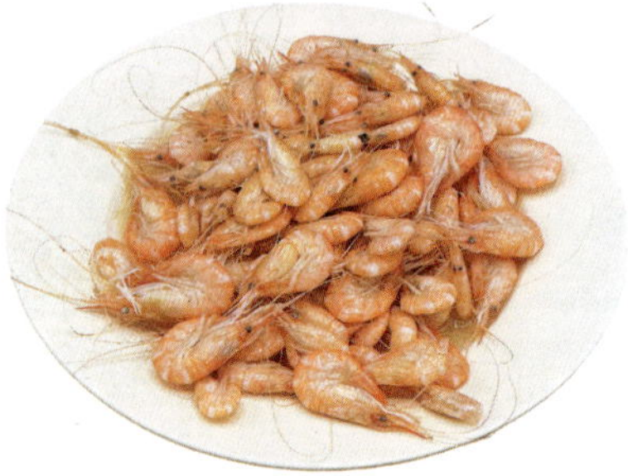

生熟比=87.7g/100g | 含油比=0g/100g | 含盐比=0.4g/100g

24. 122204–虾仁（红）

食物编码及食物名称：122204–虾仁（红） | **烹饪方式：炒**

烹饪前

生重：97g

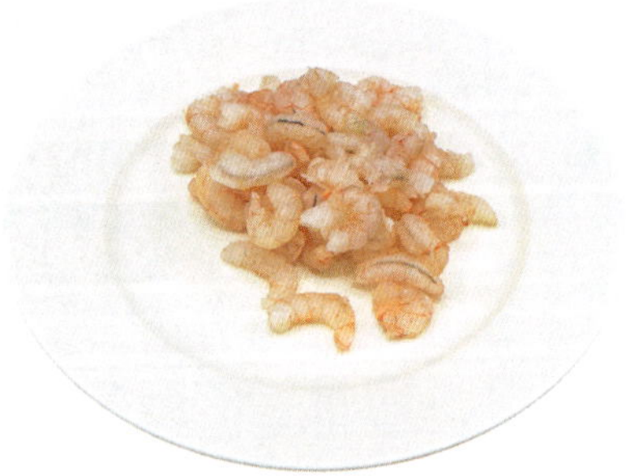

烹饪后

熟重：85g

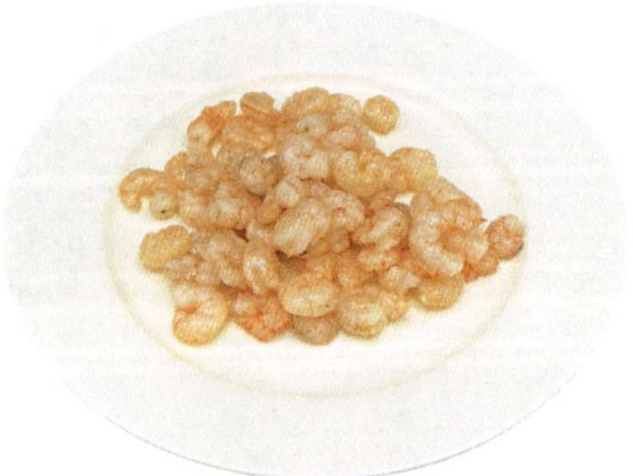

生熟比=114.1g/100g | 含油比=14.1g/100g | 含盐比=1.2g/100g

食物编码及食物名称：122204–虾仁（红） **烹饪方式：炖**

烹饪前

生重：91g

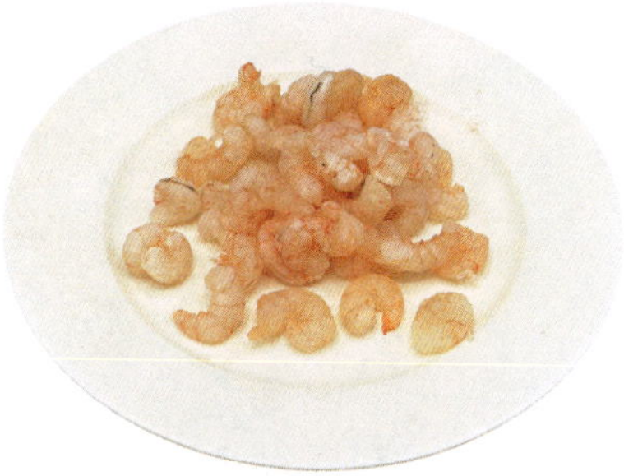

烹饪后

熟重：79g

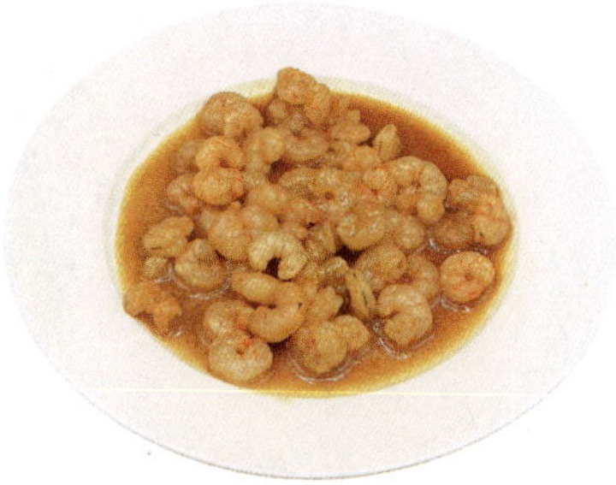

生熟比=115.2g/100g | 含油比=22.3g/100g | 含盐比=1.0g/100g

食物编码及食物名称：122204–虾仁（红） **烹饪方式：蒸**

烹饪前

生重：115g

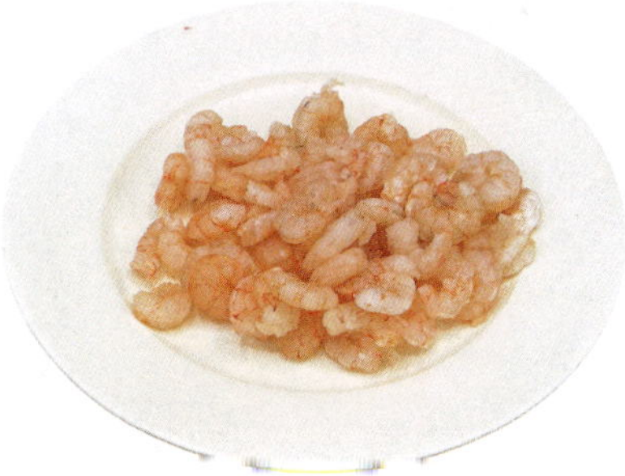

烹饪后

熟重：91g

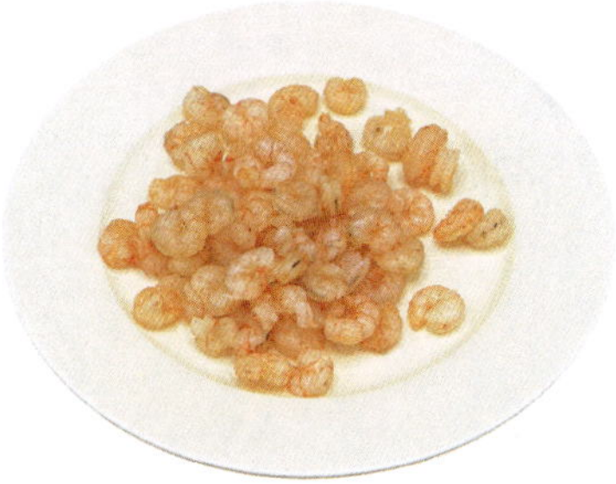

生熟比=126.4g/100g | 含油比=0g/100g | 含盐比=0g/100g

食物编码及食物名称：122204–虾仁（红） | **烹饪方式：煮**

烹饪前

生重：90g

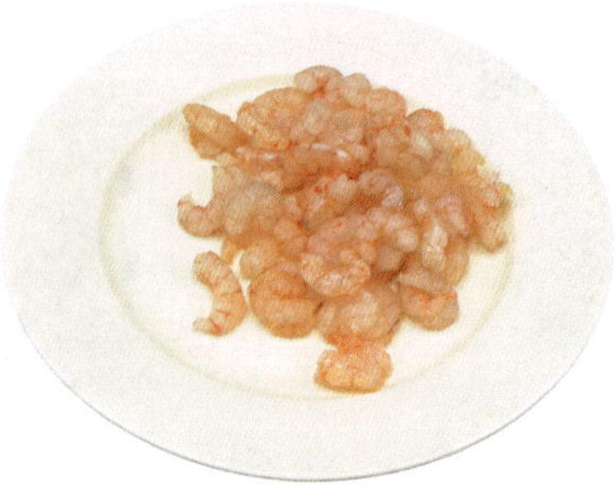

烹饪后

熟重：85g

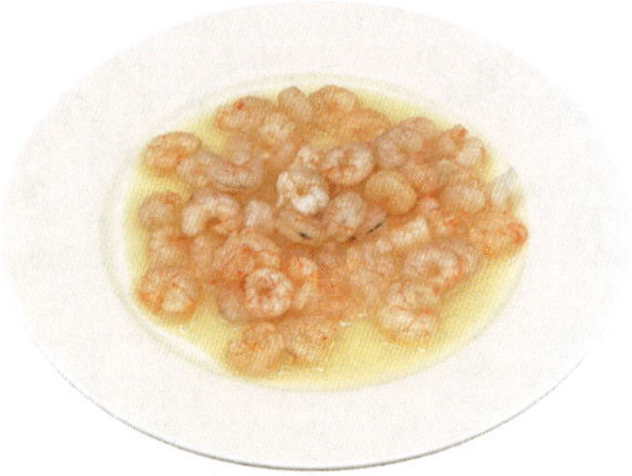

生熟比=105.9g/100g | 含油比=0g/100g | 含盐比=0.9g/100g

25. 122205–虾皮

食物编码及食物名称：122205–虾皮 | **烹饪方式：炒**

烹饪前

生重：87g

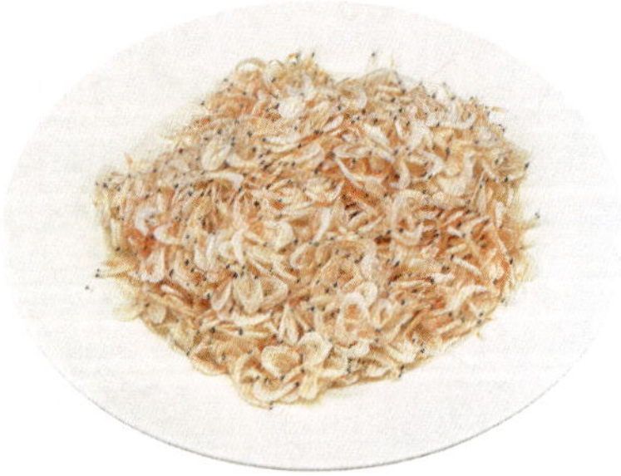

烹饪后

熟重：87g

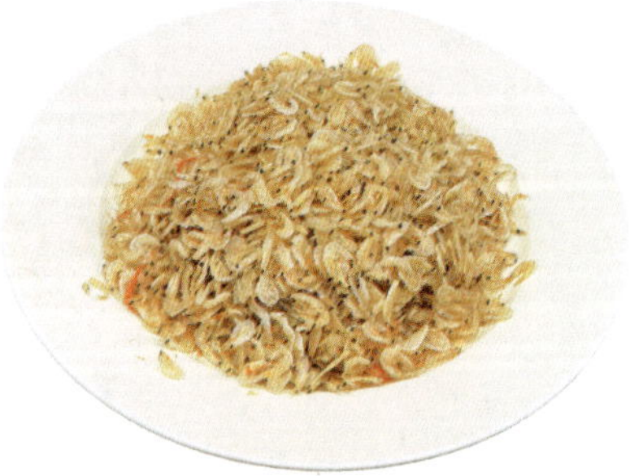

生熟比=100.0g/100g | 含油比=13.8g/100g | 含盐比=0g/100g

食物编码及食物名称：122205-虾皮 **烹饪方式：烤**

烹饪前

生重：30g

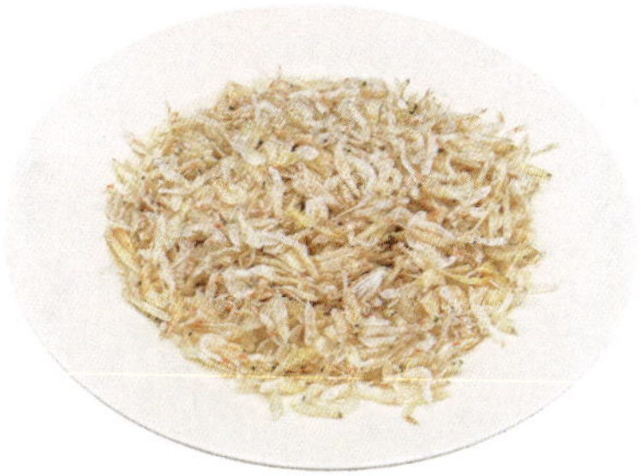

烹饪后

熟重：24g

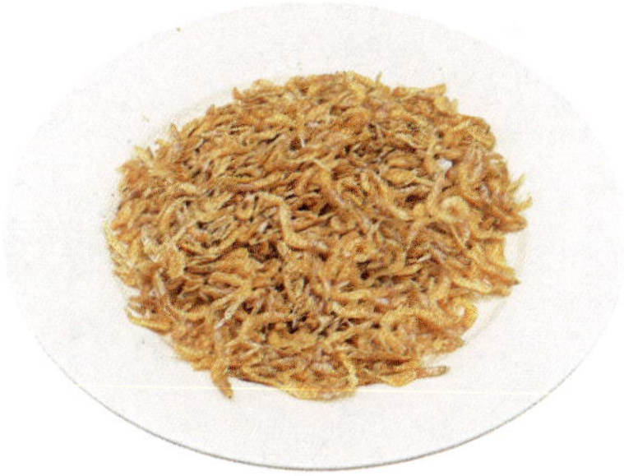

生熟比=125.0g/100g | 含油比=0g/100g | 含盐比=0g/100g

食物编码及食物名称：122205-虾皮 **烹饪方式：煮**

烹饪前

生重：30g

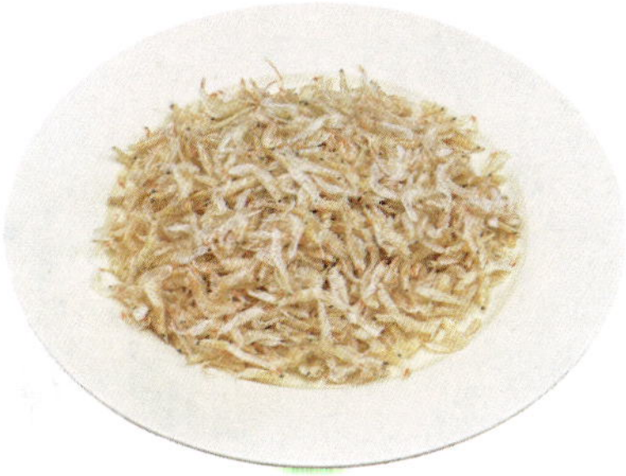

烹饪后

熟重：94g

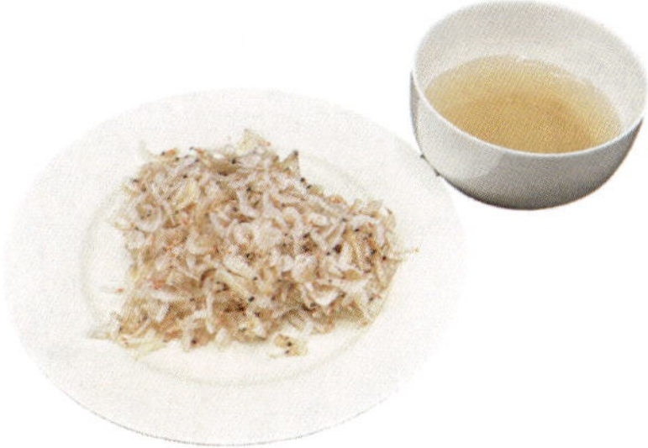

生熟比=31.9g/100g | 含油比=0g/100g | 含盐比=0g/100g

26. 122301–虾仁肉丸

食物编码及食物名称：122301–虾仁肉丸 **烹饪方式：炒**

烹饪前

生重：147g

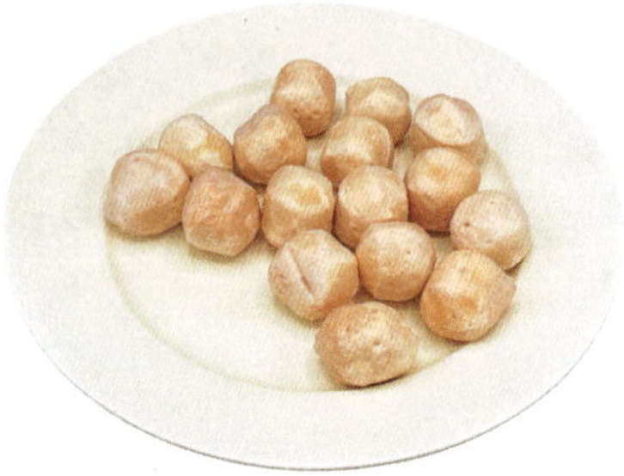

烹饪后

熟重：154g

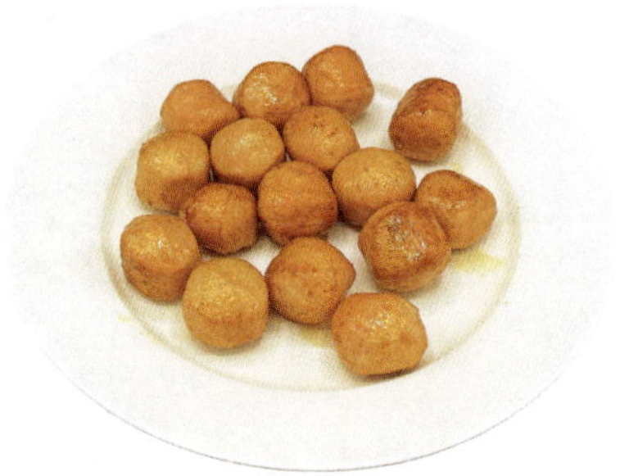

生熟比=95.5g/100g | 含油比=9.1g/100g | 含盐比=0.6g/100g

食物编码及食物名称：122301–虾仁肉丸 **烹饪方式：炖**

烹饪前

生重：153g

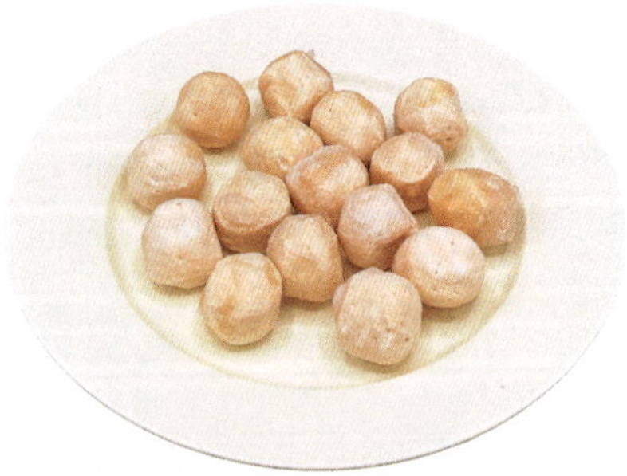

烹饪后

熟重：160g

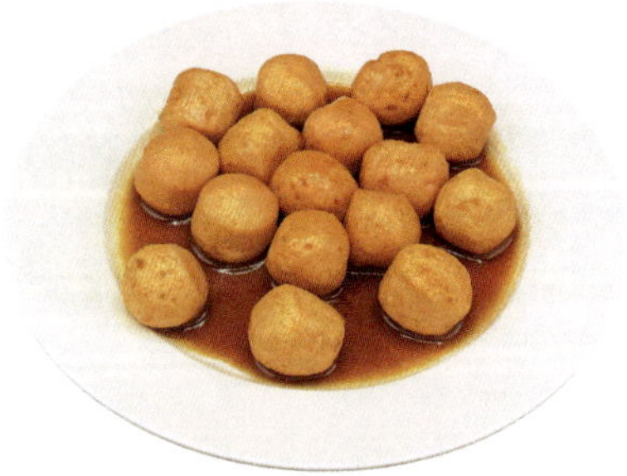

生熟比=95.6g/100g | 含油比=5.4g/100g | 含盐比=0g/100g

食物编码及食物名称：122301-虾仁肉丸　　**烹饪方式：烤**

烹饪前

生重：183g

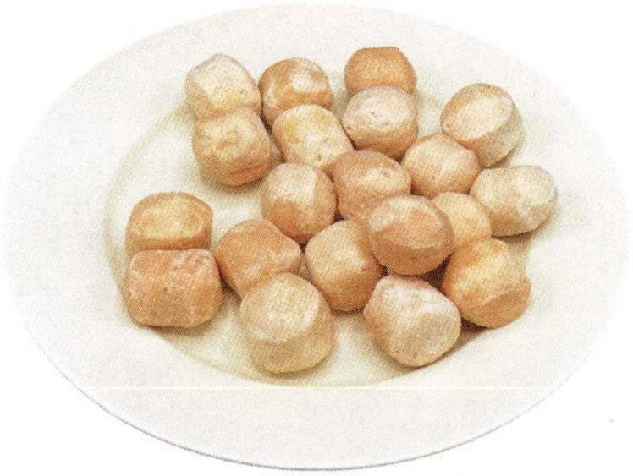

烹饪后

熟重：167g

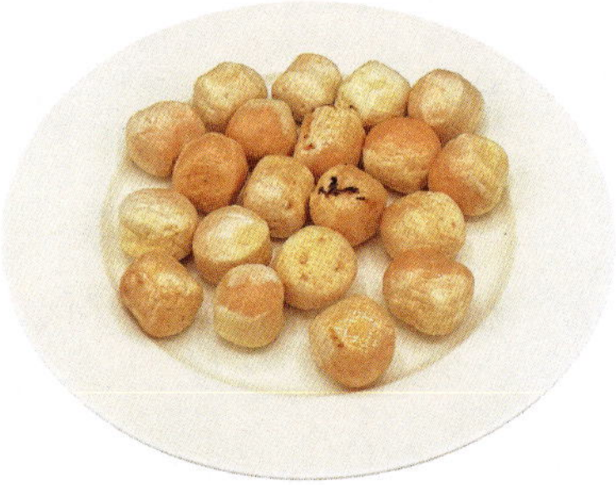

生熟比=109.6g/100g　|　含油比=0g/100g　|　含盐比=0g/100g

食物编码及食物名称：122301-虾仁肉丸　　**烹饪方式：蒸**

烹饪前

生重：198g

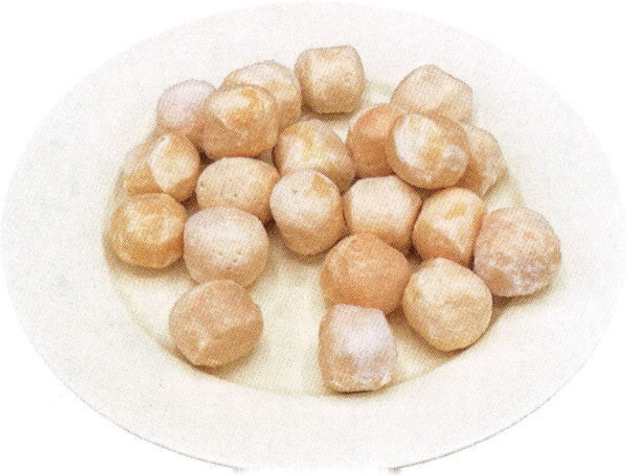

烹饪后

熟重：207g

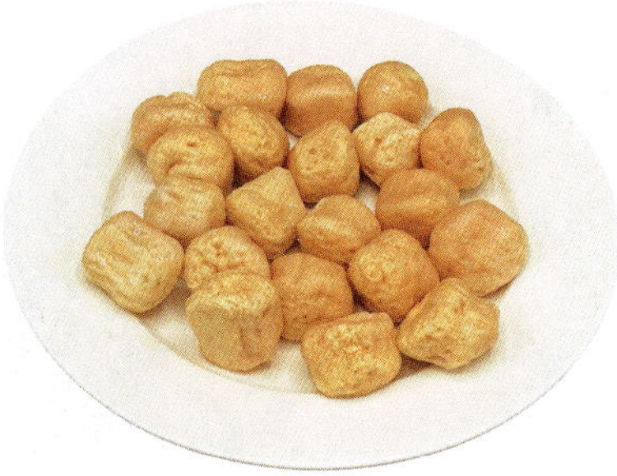

生熟比=95.7g/100g　|　含油比=0g/100g　|　含盐比=0g/100g

食物编码及食物名称：122301-虾仁肉丸 | 烹饪方式：煮

烹饪前
生重：181g

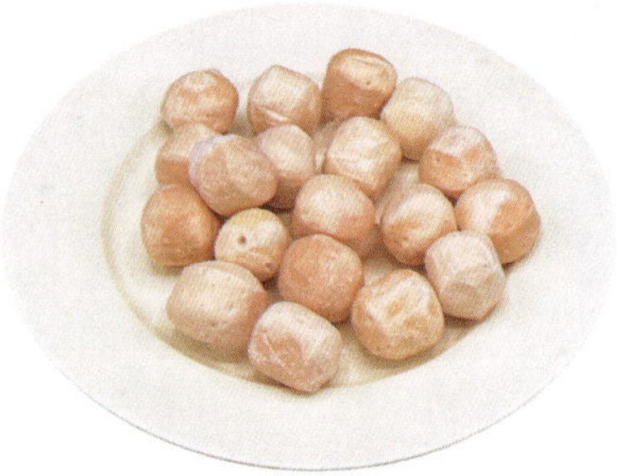

烹饪后
熟重：192g

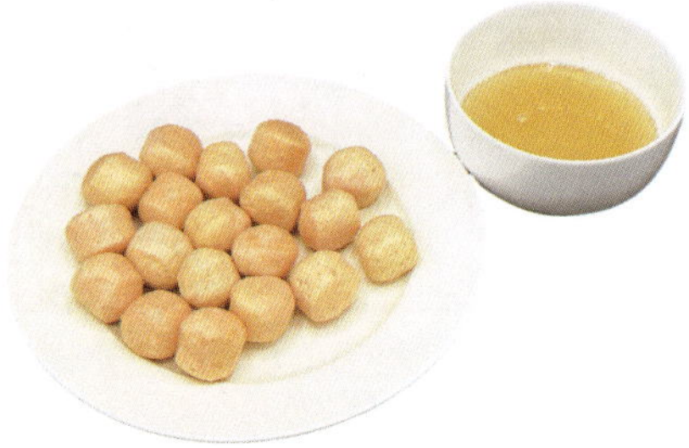

生熟比=94.3g/100g | 含油比=0g/100g | 含盐比=0.4g/100g

27. 123002-河蟹

食物编码及食物名称：123002-河蟹 | 烹饪方式：炒

烹饪前
生重：153g

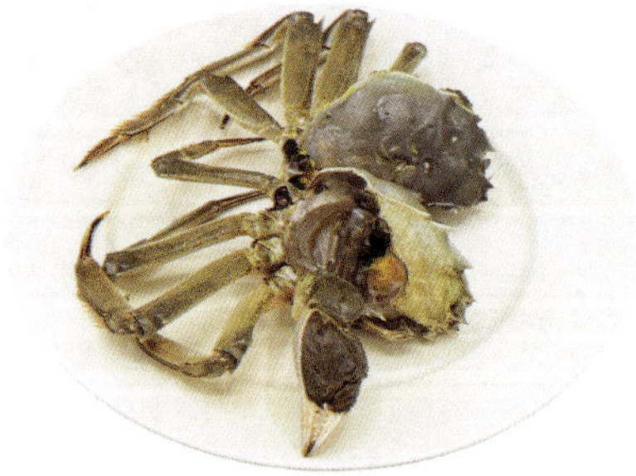

烹饪后
熟重：151g

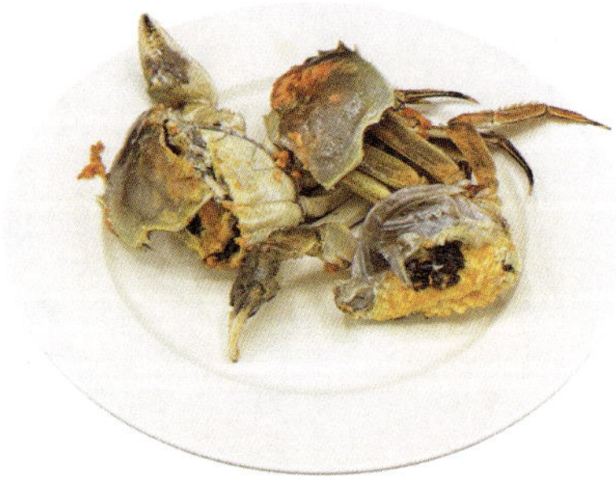

生熟比=101.3g/100g | 含油比=6.6g/100g | 含盐比=0g/100g

食物编码及食物名称：123002-河蟹 **烹饪方式：炖**

烹饪前

生重：166g

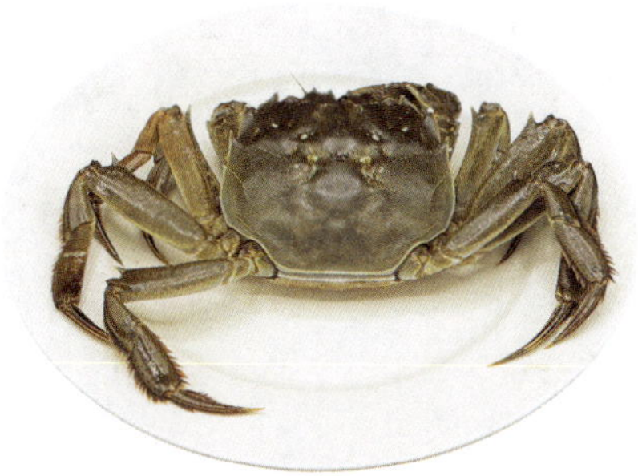

烹饪后

熟重：167g

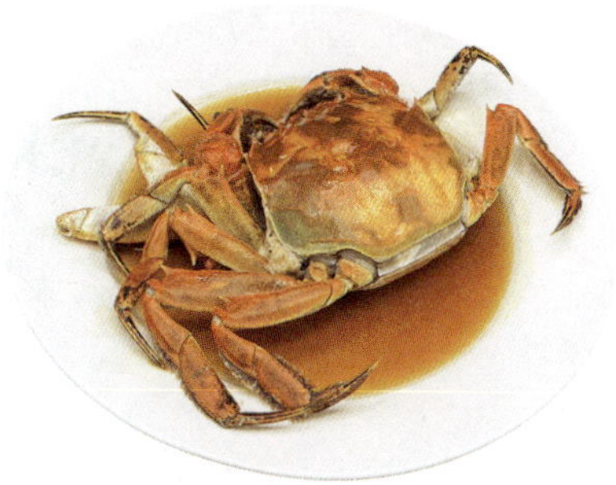

生熟比=99.4g/100g | 含油比=7.8g/100g | 含盐比=0.5g/100g

食物编码及食物名称：123002-河蟹 **烹饪方式：蒸**

烹饪前

生重：174g

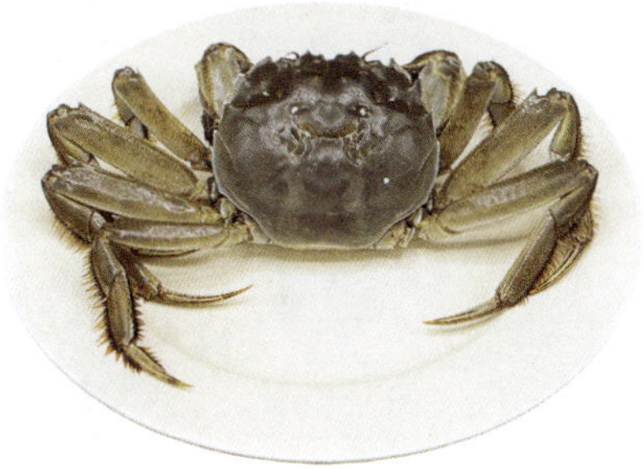

烹饪后

熟重：169g

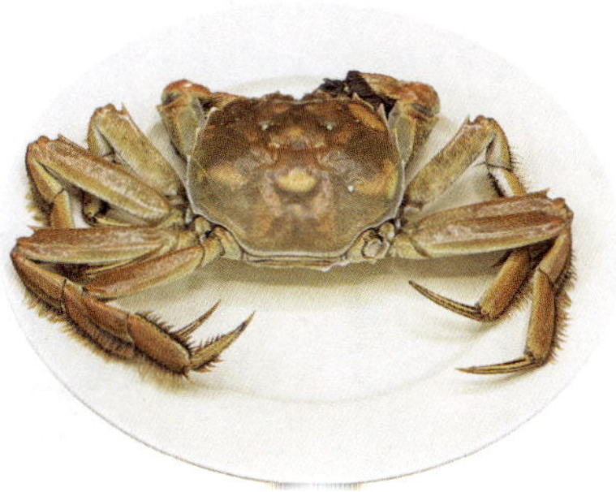

生熟比=103.0g/100g | 含油比=0g/100g | 含盐比=0g/100g

食物编码及食物名称：123002–河蟹 | **烹饪方式：煮**

烹饪前

生重：178g

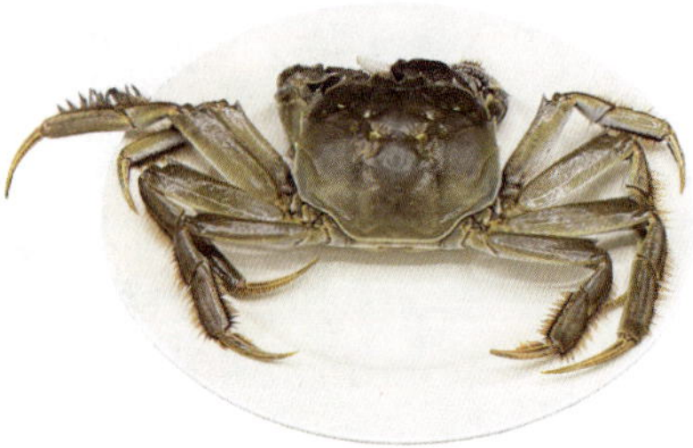

烹饪后

熟重：186g

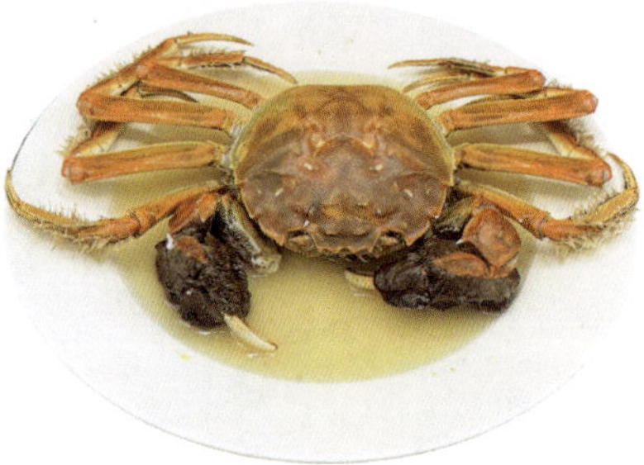

生熟比=95.7g/100g | 含油比=0g/100g | 含盐比=0g/100g

28. 124101–鲍鱼［杂色鲍］

食物编码及食物名称：124101–鲍鱼［杂色鲍］ | **烹饪方式：炒**

烹饪前

生重：37g

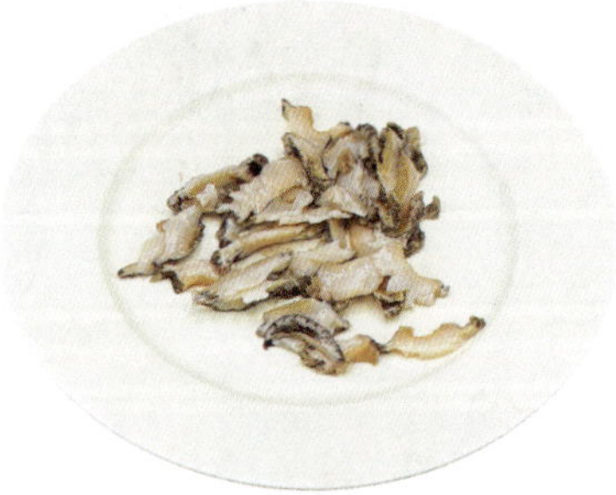

烹饪后

熟重：31g

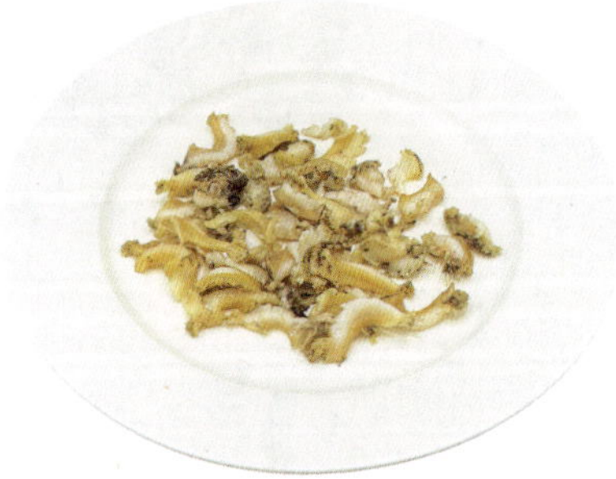

生熟比=119.4g/100g | 含油比=25.8g/100g | 含盐比=0g/100g

食物编码及食物名称：124101–鲍鱼［杂色鲍］

烹饪方式：炖

烹饪前

生重：16g

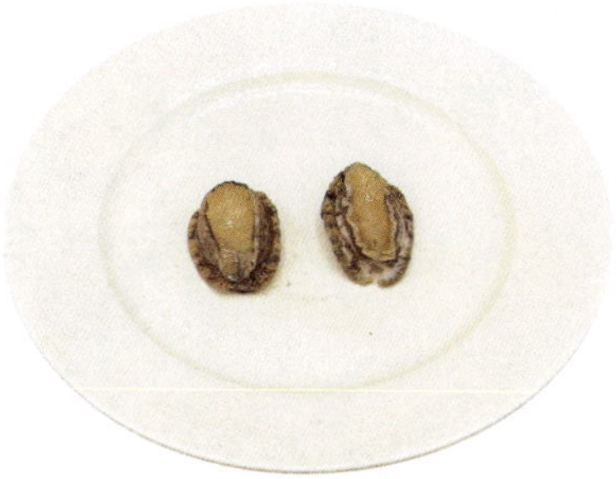

烹饪后

熟重：15g

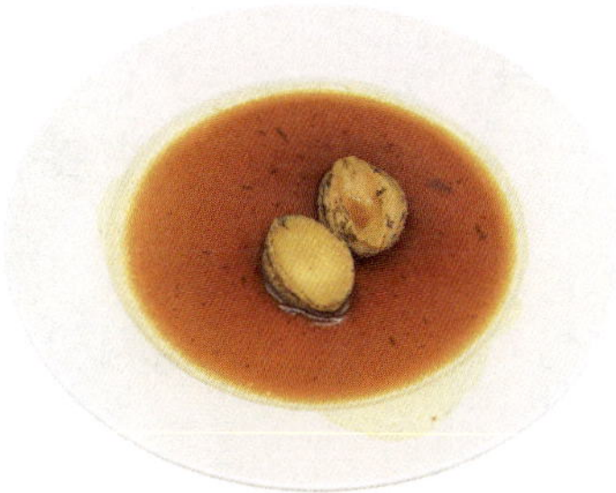

生熟比=106.7g/100g | 含油比=2.6g/100g | 含盐比=0g/100g

食物编码及食物名称：124101–鲍鱼［杂色鲍］

烹饪方式：烤

烹饪前

生重：45g

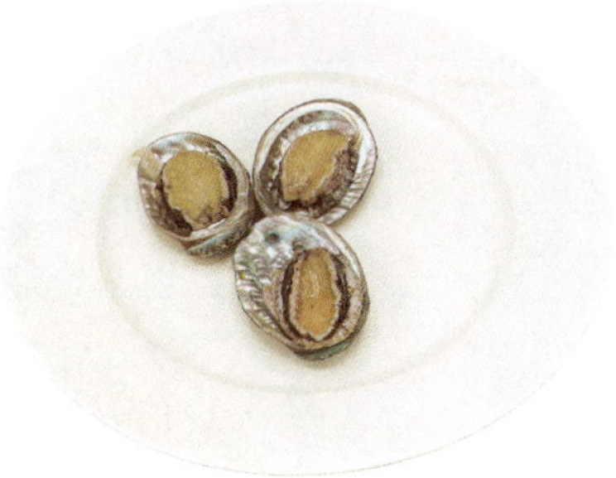

烹饪后

熟重：39g

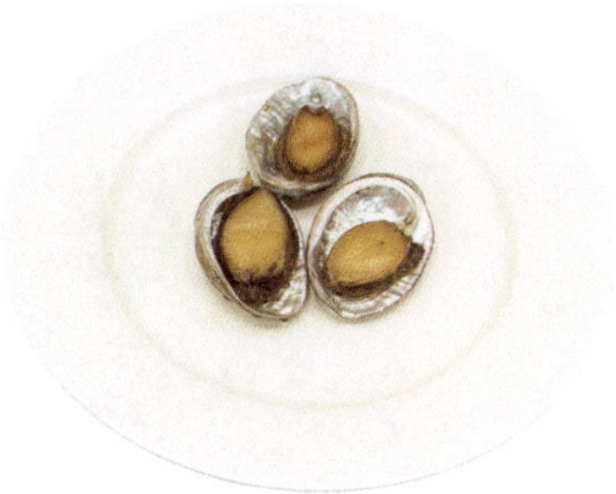

生熟比=115.4g/100g | 含油比=0g/100g | 含盐比=0g/100g

食物编码及食物名称：124101–鲍鱼［杂色鲍］

烹饪方式：蒸

烹饪前

生重：42g

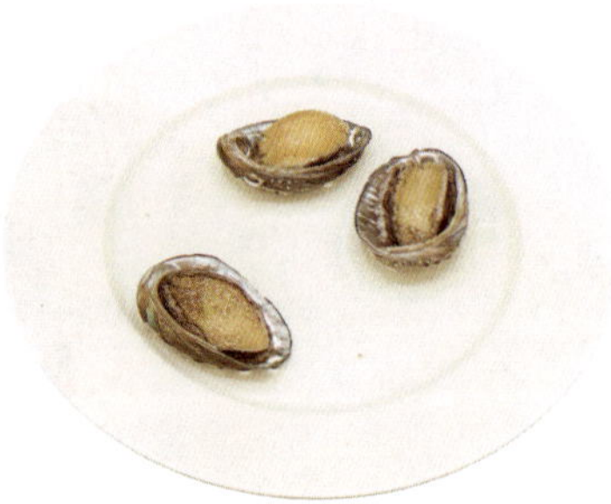

烹饪后

熟重：42g

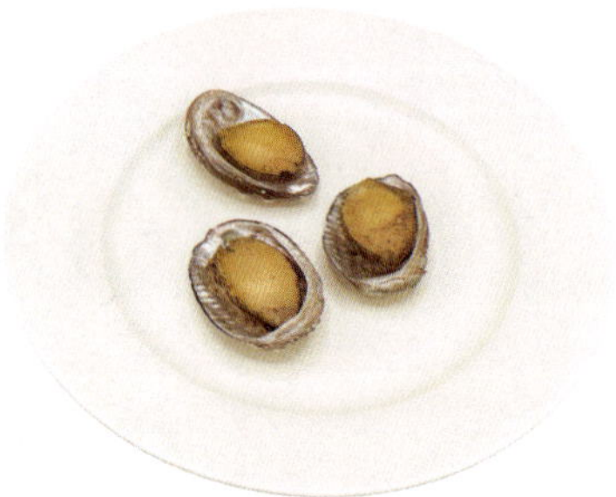

生熟比=100.0g/100g | 含油比=0g/100g | 含盐比=0g/100g

食物编码及食物名称：124101–鲍鱼［杂色鲍］

烹饪方式：煮

烹饪前

生重：31g

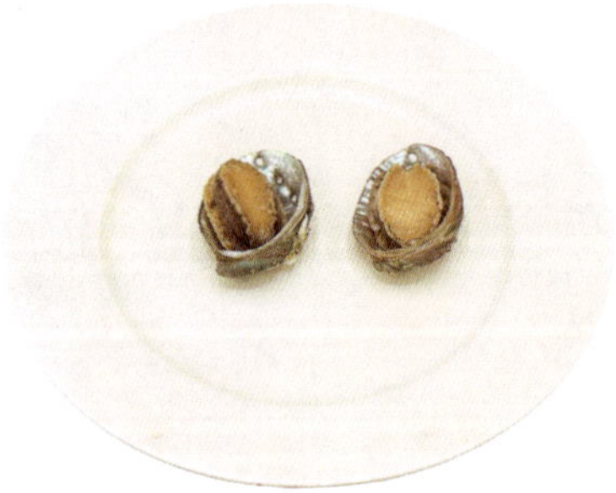

烹饪后

熟重：28g

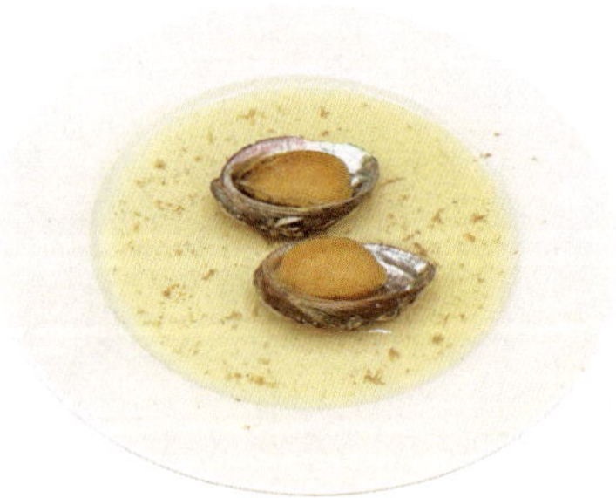

生熟比=110.7g/100g | 含油比=0g/100g | 含盐比=1.9g/100g

29. 124109–生蚝

食物编码及食物名称：124109–生蚝 **烹饪方式：炖**

烹饪前

生重：268g

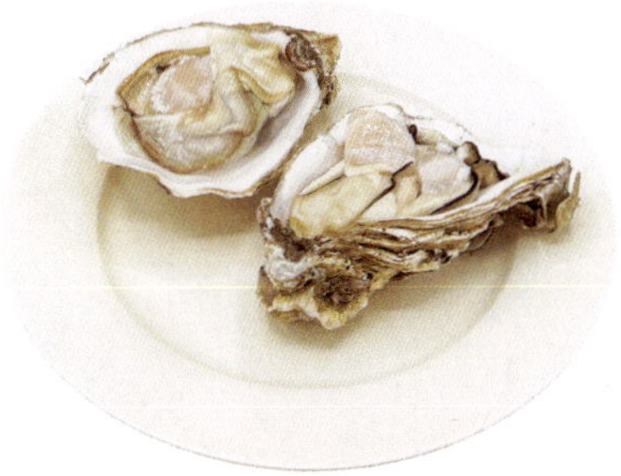

烹饪后

熟重：259g

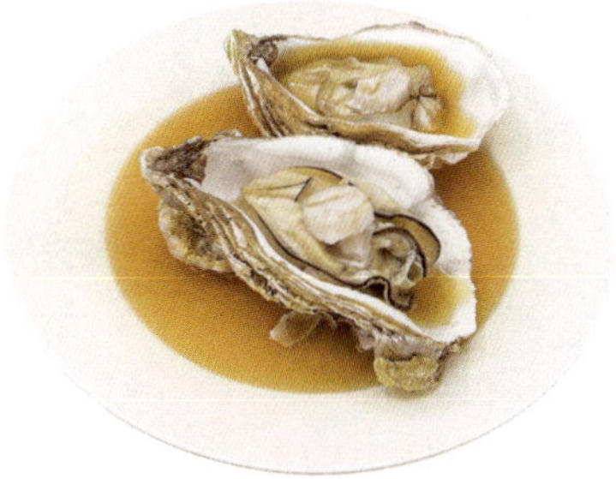

生熟比=103.5g/100g | 含油比=2.7g/100g | 含盐比=0g/100g

食物编码及食物名称：124109–生蚝 **烹饪方式：烤**

烹饪前

生重：390g

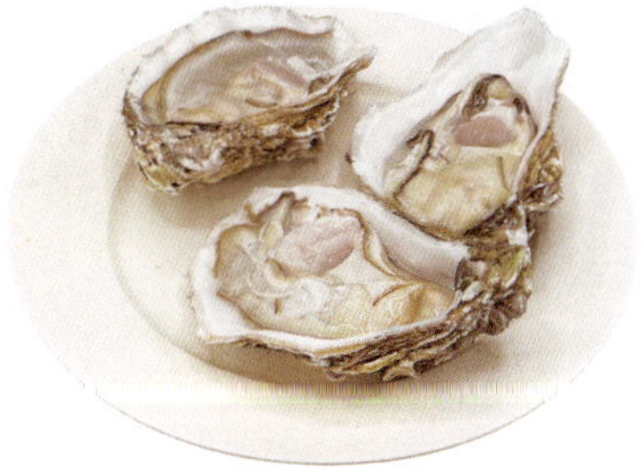

烹饪后

熟重：327g

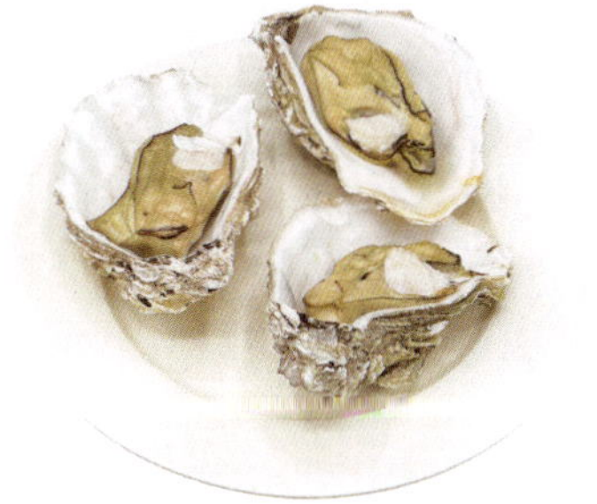

生熟比=119.3g/100g | 含油比=0g/100g | 含盐比=0g/100g

食物编码及食物名称：124109–生蚝 **烹饪方式：蒸**

烹饪前

生重：243g

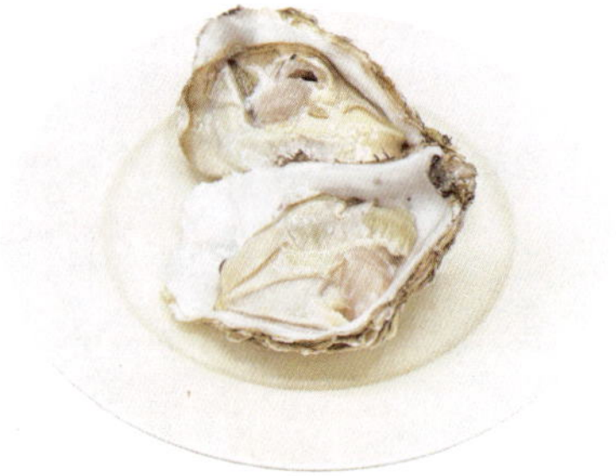

烹饪后

熟重：205g

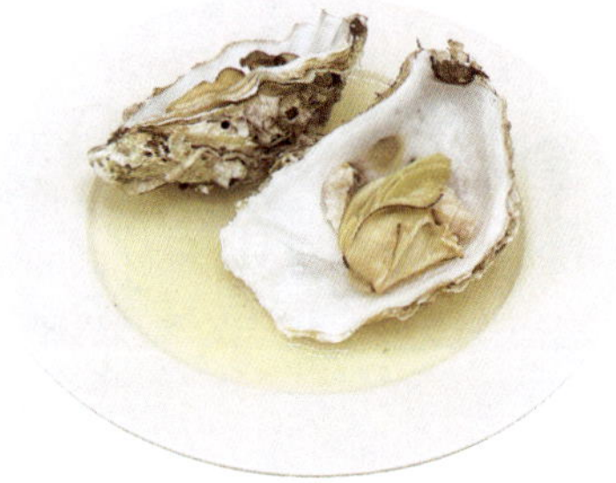

生熟比=118.5g/100g | 含油比=0g/100g | 含盐比=0g/100g

食物编码及食物名称：124109–生蚝 **烹饪方式：煮**

烹饪前

生重：228g

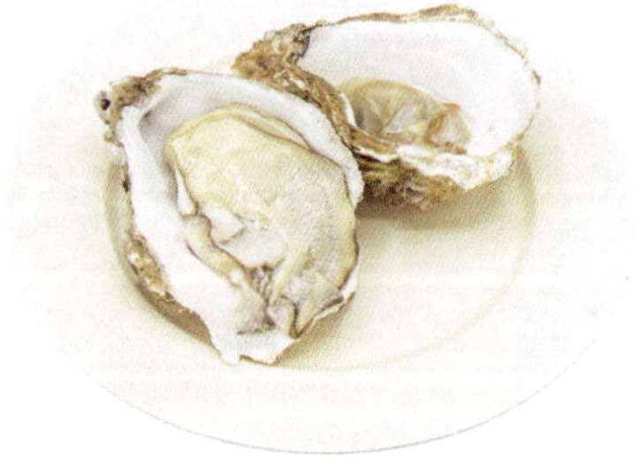

烹饪后

熟重：215g

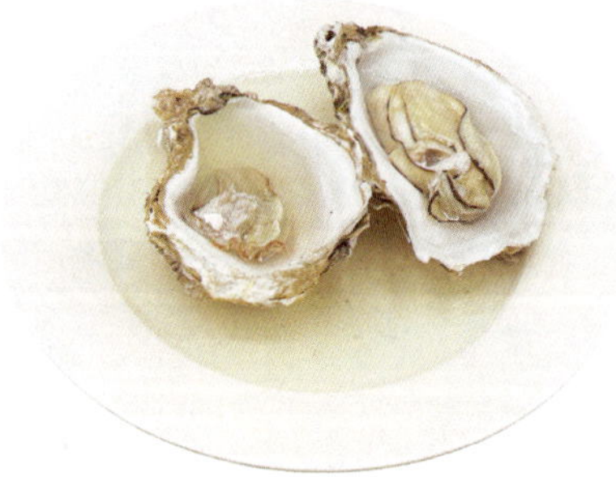

生熟比=106.0g/100g | 含油比=0g/100g | 含盐比=0g/100g

30. 124111–扇贝（鲜）

食物编码及食物名称：124111–扇贝（鲜） **烹饪方式：炒**

烹饪前

生重：80g

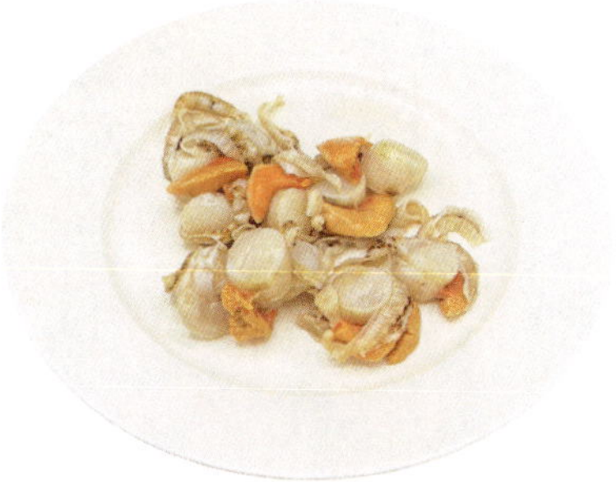

烹饪后

熟重：63g

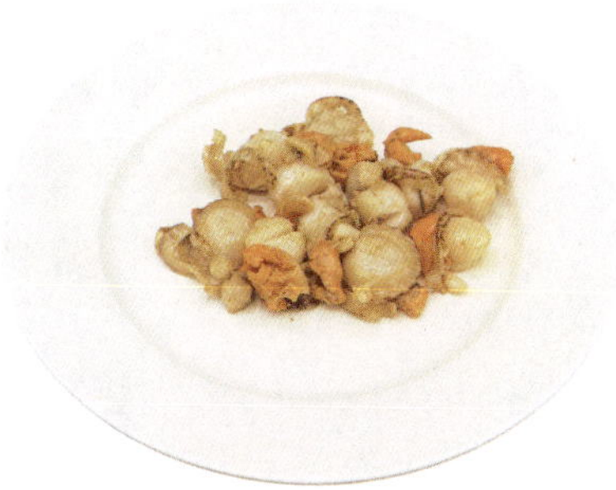

生熟比=127.0g/100g | 含油比=15.9g/100g | 含盐比=0g/100g

食物编码及食物名称：124111–扇贝（鲜） **烹饪方式：炖**

烹饪前

生重：85g

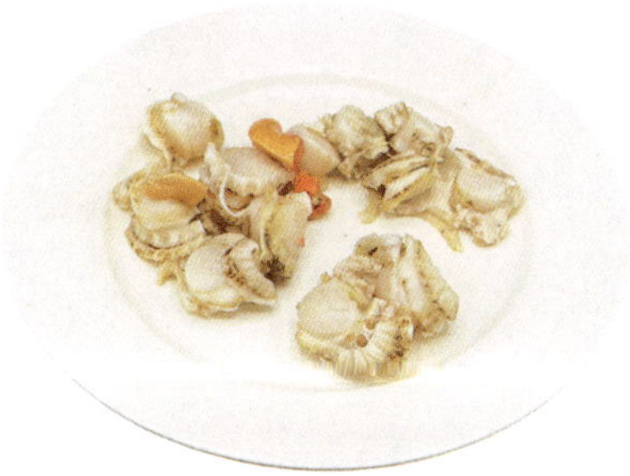

烹饪后

熟重：67g

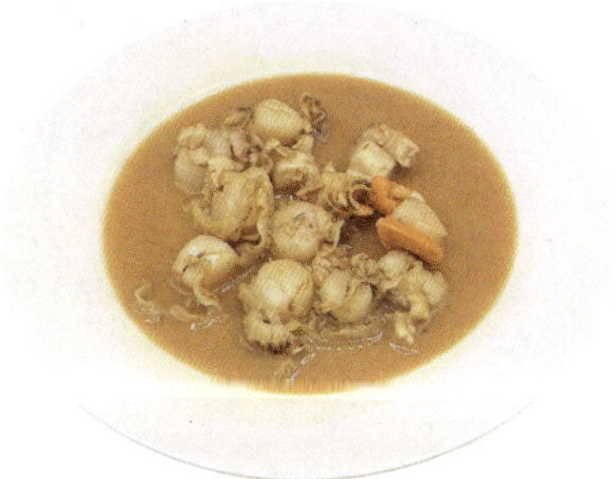

生熟比=126.9g/100g | 含油比=7.0g/100g | 含盐比=0g/100g

食物编码及食物名称：124111-扇贝（鲜） **烹饪方式：烤**

烹饪前

生重：85g

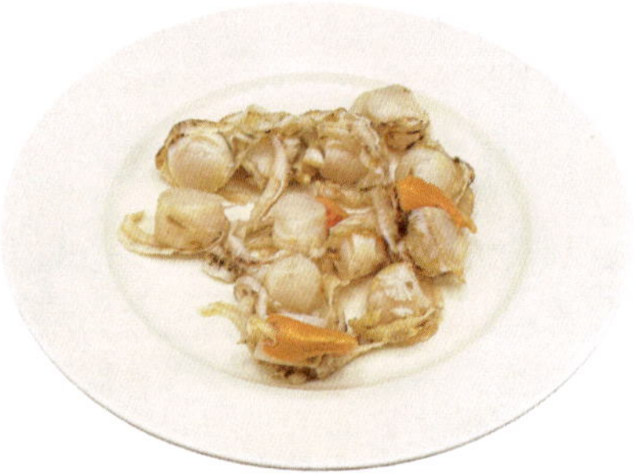

烹饪后

熟重：57g

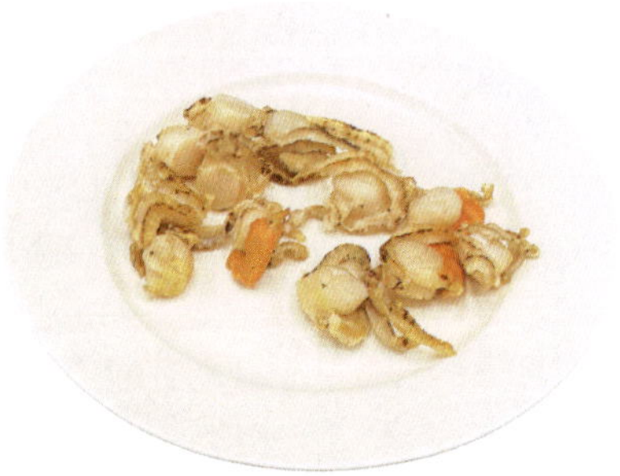

生熟比=149.1g/100g | 含油比=0g/100g | 含盐比=0g/100g

食物编码及食物名称：124111-扇贝（鲜） **烹饪方式：蒸**

烹饪前

生重：81g

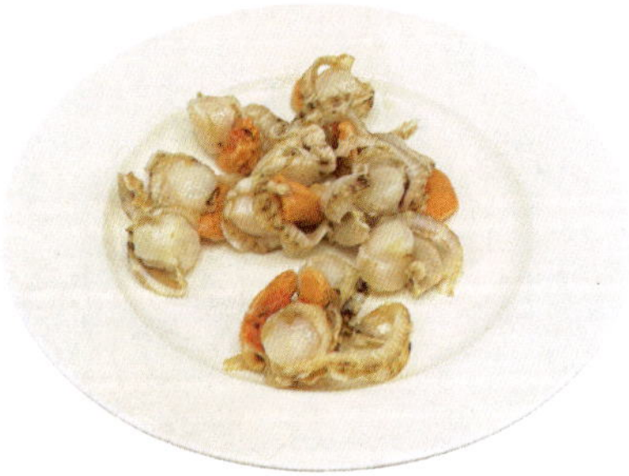

烹饪后

熟重：60g

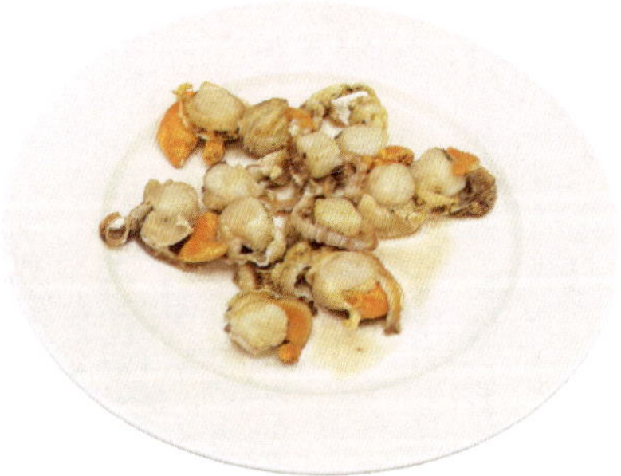

生熟比=135.0g/100g | 含油比=0g/100g | 含盐比=0g/100g

食物编码及食物名称：124111-扇贝（鲜）	烹饪方式：煮
烹饪前 生重：62g 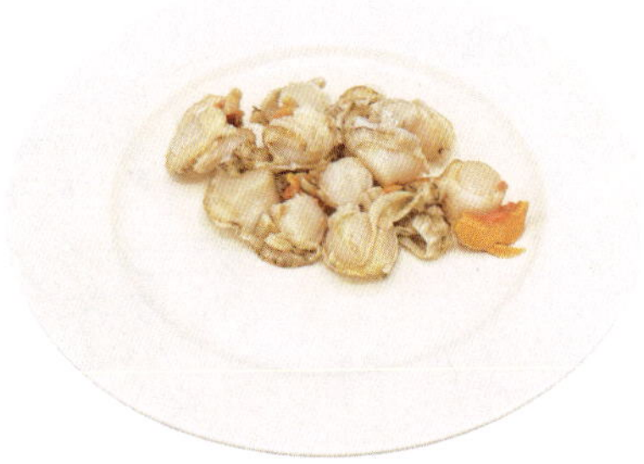	烹饪后 熟重：48g 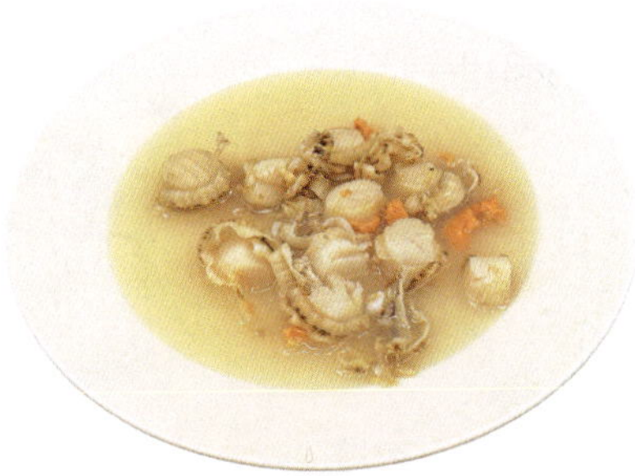
生熟比=129.2g/100g | 含油比=0g/100g | 含盐比=0.9g/100g	

31. 124202-蛤蜊（花蛤蜊）

食物编码及食物名称：124202-蛤蜊（花蛤蜊）	烹饪方式：炒
烹饪前 生重：696g 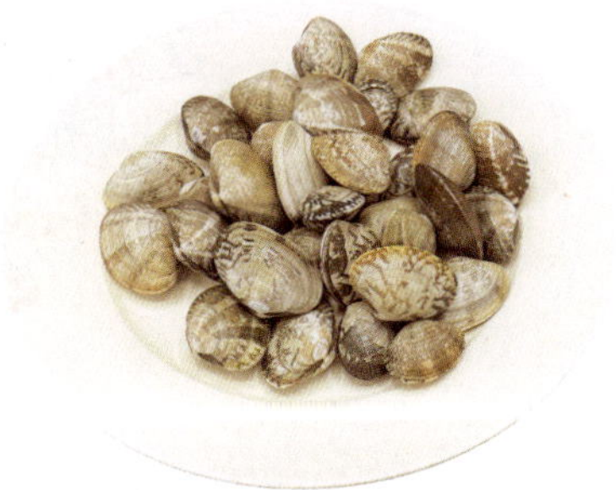	烹饪后 熟重：240g 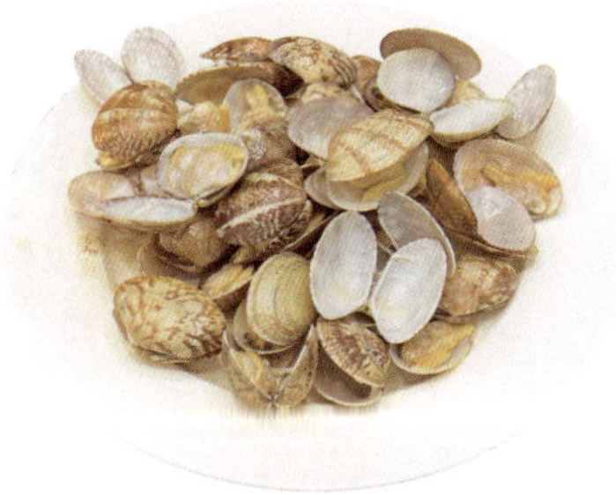
生熟比=290.0g/100g | 含油比=4.6g/100g | 含盐比=0.8g/100g	

食物编码及食物名称：124202-蛤蜊（花蛤蜊） **烹饪方式：炖**

烹饪前

生重：221g

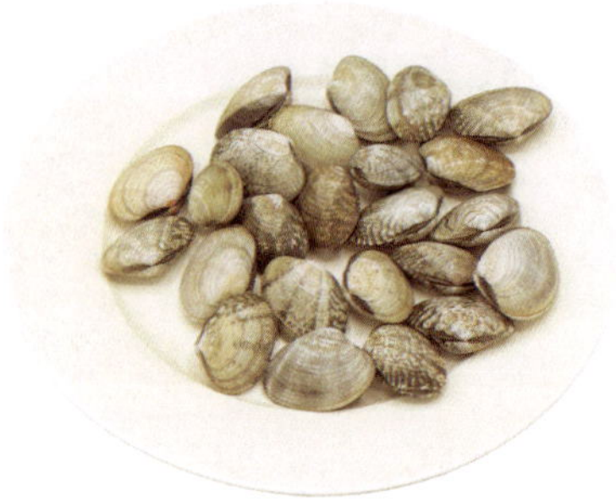

烹饪后

熟重：170g

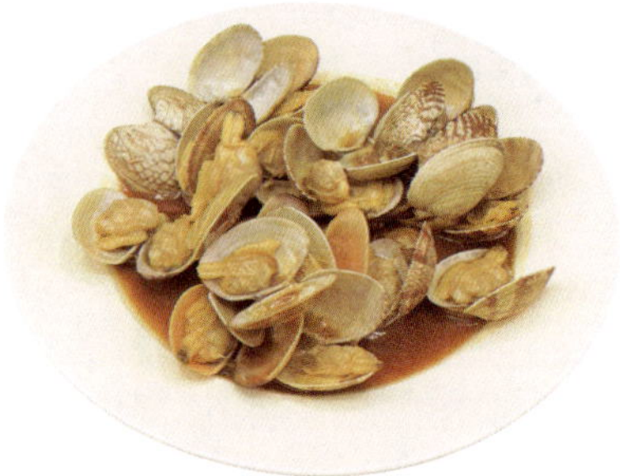

生熟比=130.0g/100g | 含油比=2.3g/100g | 含盐比=0.5g/100g

食物编码及食物名称：124202-蛤蜊（花蛤蜊） **烹饪方式：烤**

烹饪前

生重：242g

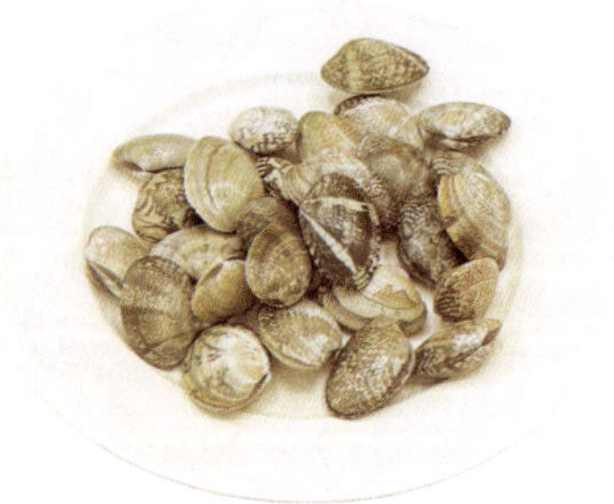

烹饪后

熟重：173g

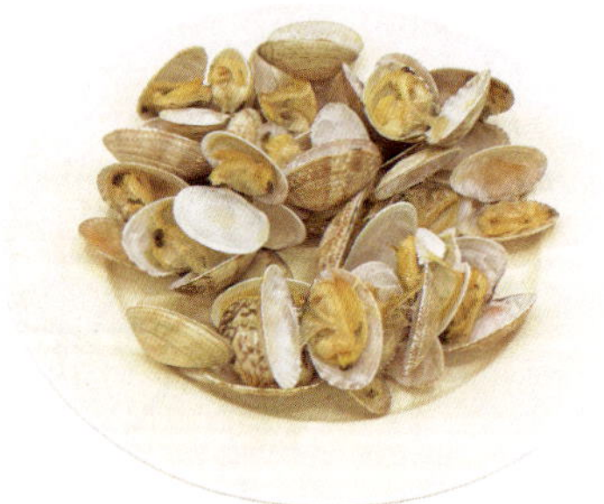

生熟比=139.9g/100g | 含油比=0g/100g | 含盐比=0g/100g

食物编码及食物名称：124202–蛤蜊（花蛤蜊）　**烹饪方式：蒸**

烹饪前

生重：189g

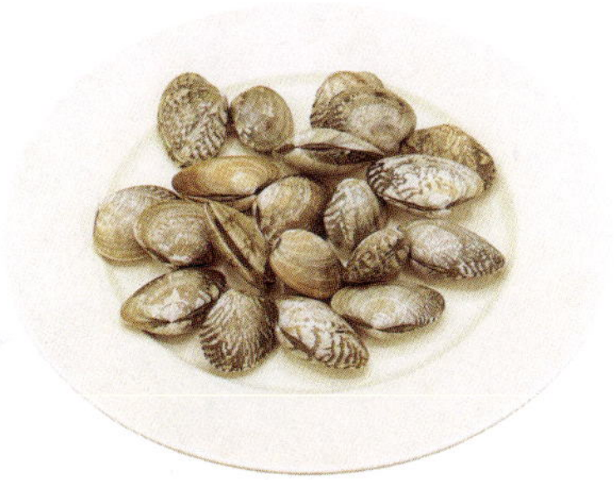

烹饪后

熟重：148g

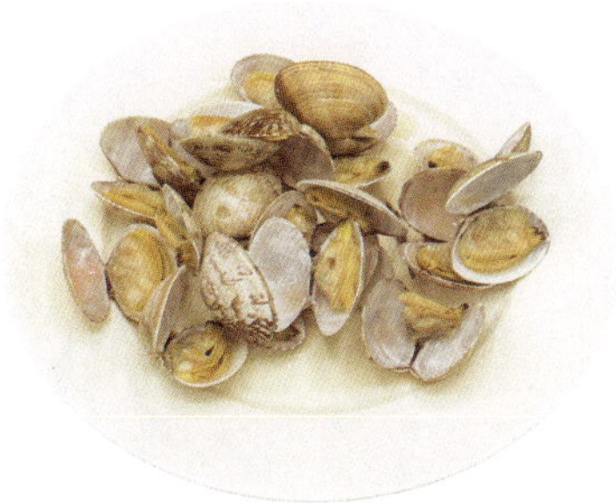

生熟比=127.7g/100g　|　含油比=0g/100g　|　含盐比=0g/100g

食物编码及食物名称：124202–蛤蜊（花蛤蜊）　**烹饪方式：煮**

烹饪前

生重：237g

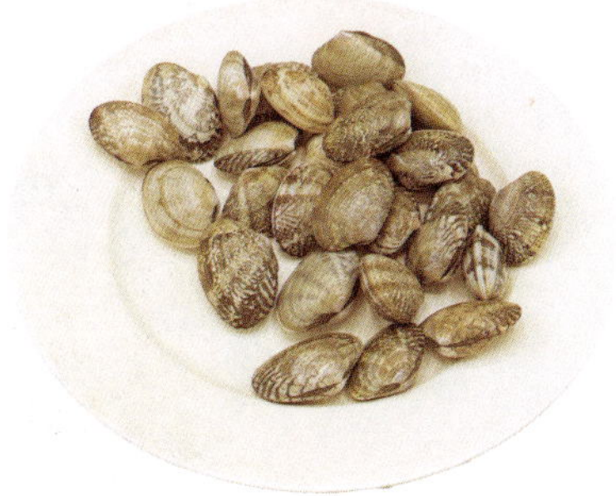

烹饪后

熟重：199g

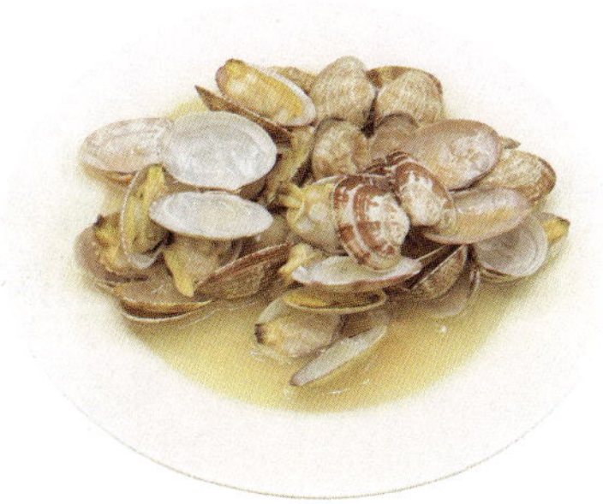

生熟比=119.1g/100g　|　含油比=0g/100g　|　含盐比=0.7g/100g

32. 124313-文蛤（鲜）

食物编码及食物名称：124313-文蛤（鲜）	烹饪方式：炒

烹饪前

生重：438g

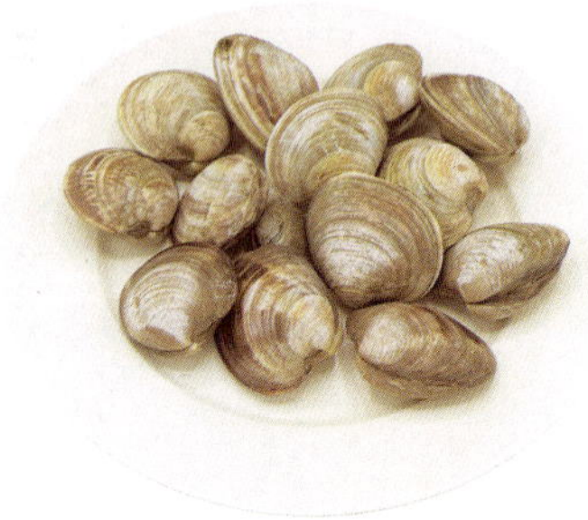

烹饪后

熟重：393g

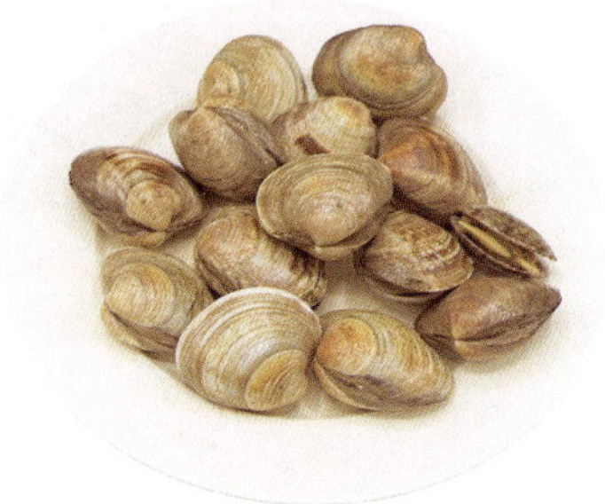

生熟比=111.5g/100g | 含油比=3.1g/100g | 含盐比=0.3g/100g

食物编码及食物名称：124313-文蛤（鲜）	烹饪方式：炖

烹饪前

生重：368g

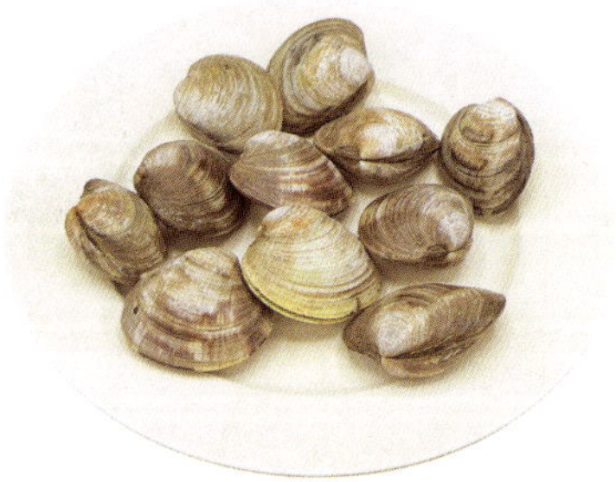

烹饪后

熟重：299g

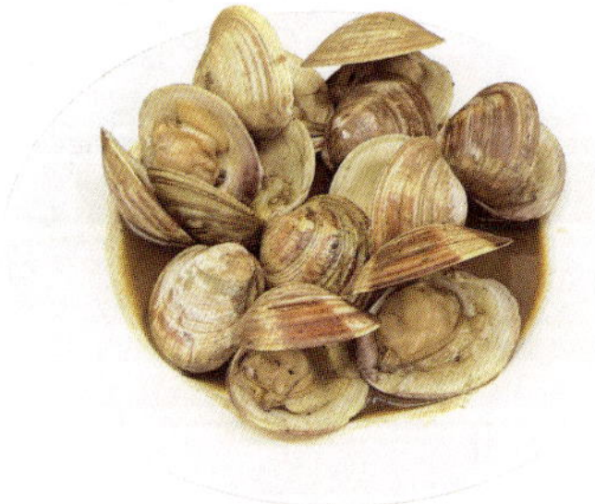

生熟比=123.1g/100g | 含油比=2.8g/100g | 含盐比=0.3g/100g

食物编码及食物名称：124313–文蛤（鲜） **烹饪方式：烤**

烹饪前

生重：402g

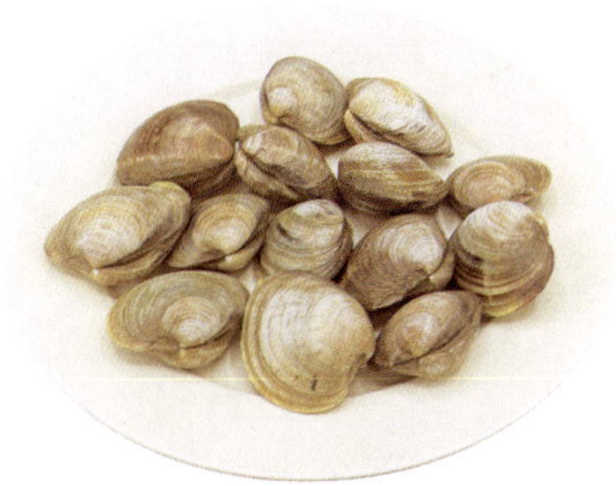

烹饪后

熟重：299g

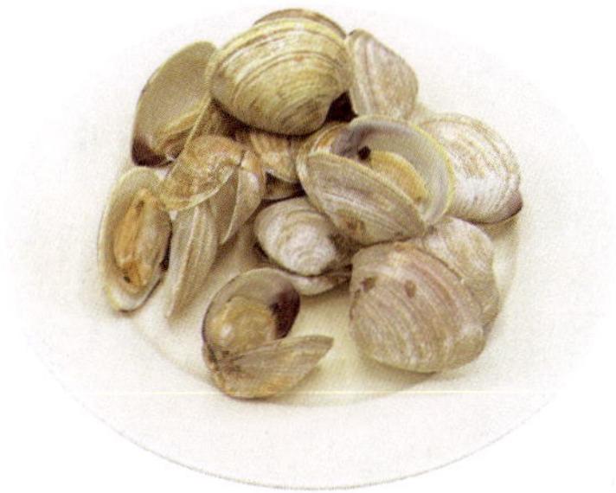

生熟比=134.4g/100g | 含油比=0g/100g | 含盐比=0g/100g

食物编码及食物名称：124313–文蛤（鲜） **烹饪方式：蒸**

烹饪前

生重：461g

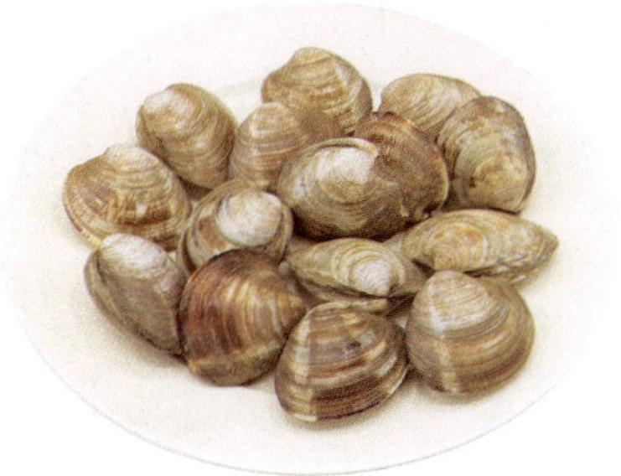

烹饪后

熟重：348g

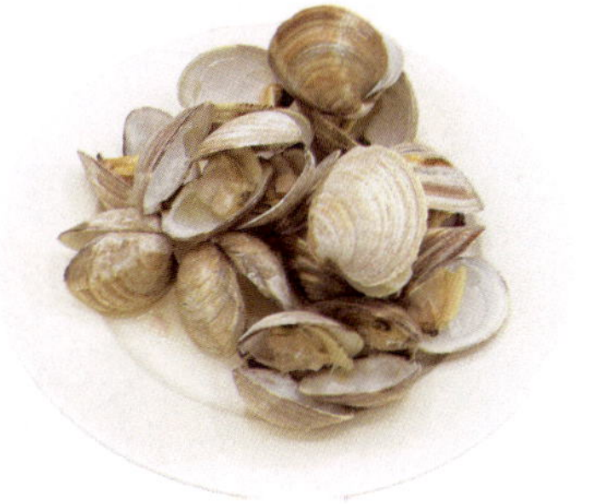

生熟比=132.5g/100g | 含油比=0g/100g | 含盐比=0g/100g

食物编码及食物名称：124313-文蛤（鲜） | 烹饪方式：煮

烹饪前
生重：408g

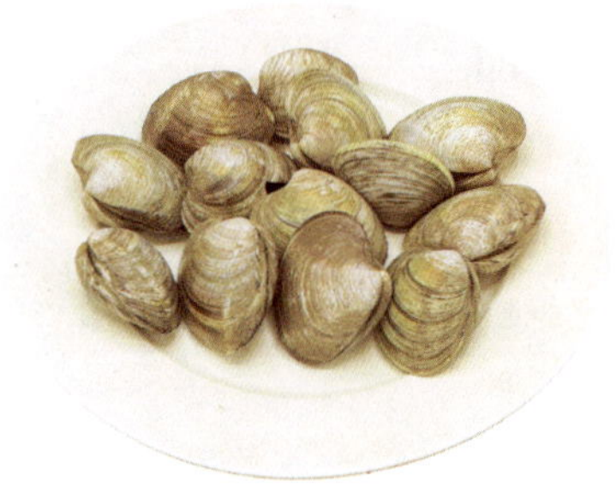

烹饪后
熟重：338g

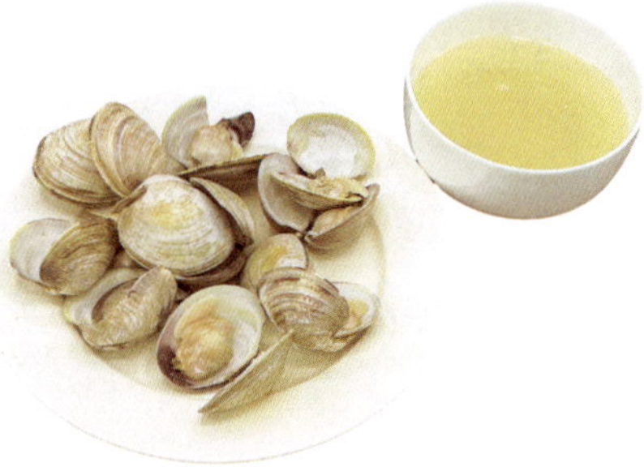

生熟比=120.7g/100g | 含油比=0g/100g | 含盐比=0.2g/100g

33. 129008-鱿鱼（鲜、中国枪乌贼）[枪乌贼]

食物编码及食物名称：129008-鱿鱼（鲜、中国枪乌贼）[枪乌贼] | 烹饪方式：炒

烹饪前
生重：77g

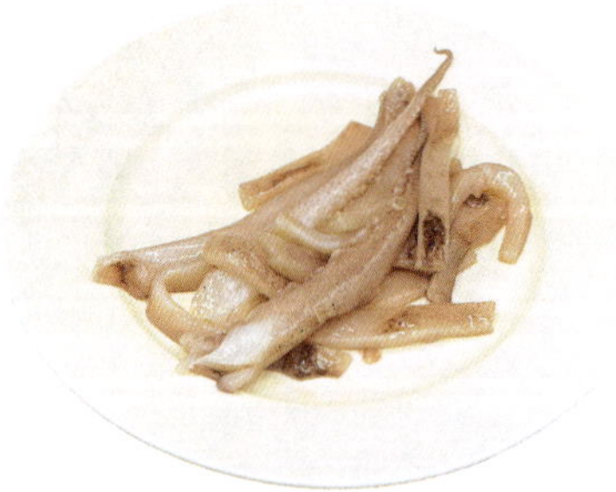

烹饪后
熟重：64g

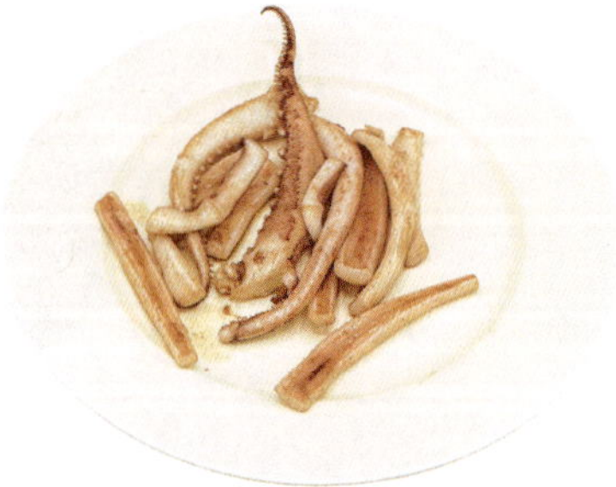

生熟比=120.3g/100g | 含油比=25.0g/100g | 含盐比=0g/100g

食物编码及食物名称：129008-鱿鱼（鲜、中国枪乌贼）[枪乌贼]　**烹饪方式：炖**

烹饪前

生重：13g

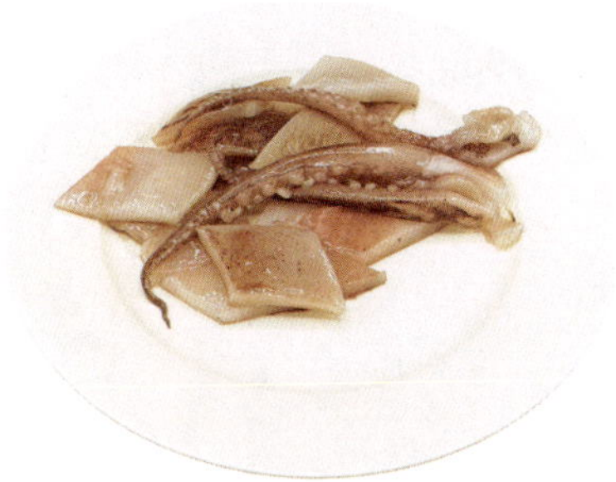

烹饪后

熟重：96g

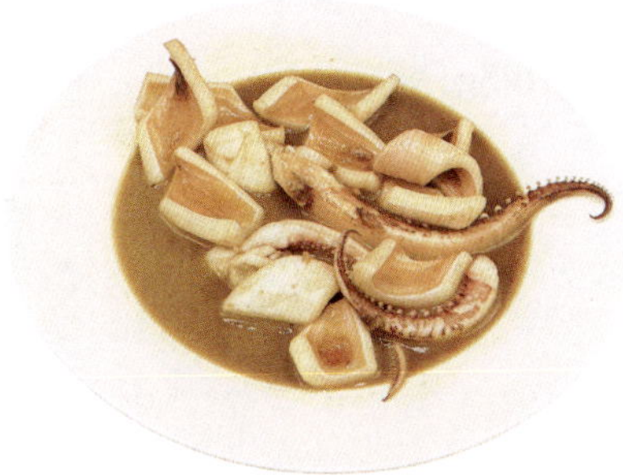

生熟比=13.5g/100g | 含油比=7.1g/100g | 含盐比=0.7g/100g

食物编码及食物名称：129008-鱿鱼（鲜、中国枪乌贼）[枪乌贼]　**烹饪方式：烤**

烹饪前

生重：192g

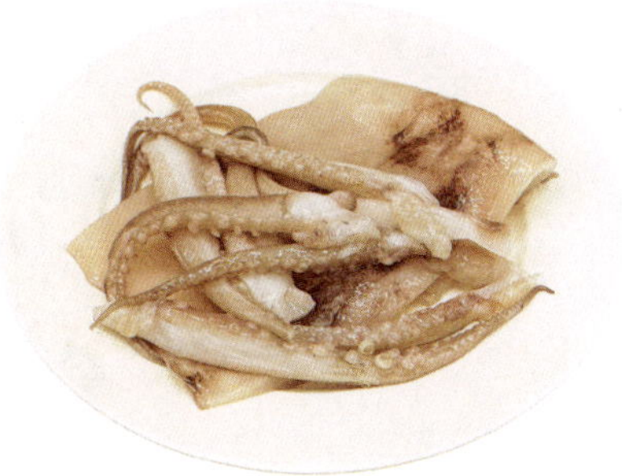

烹饪后

熟重：101g

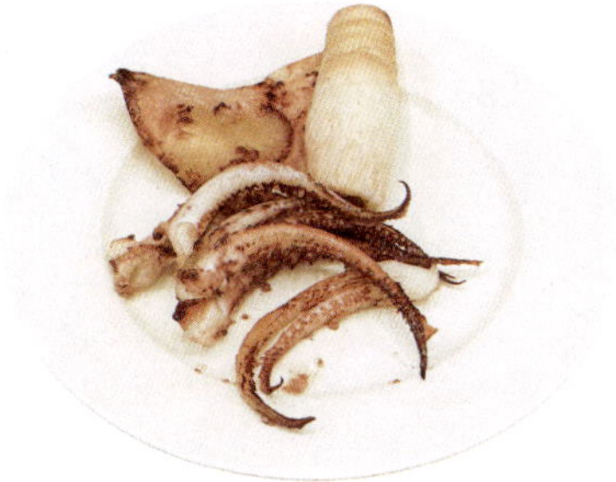

生熟比=190.1g/100g | 含油比=0g/100g | 含盐比=0g/100g

食物编码及食物名称：129008-鱿鱼（鲜、中国枪乌贼）[枪乌贼] **烹饪方式：蒸**

烹饪前

生重：143g

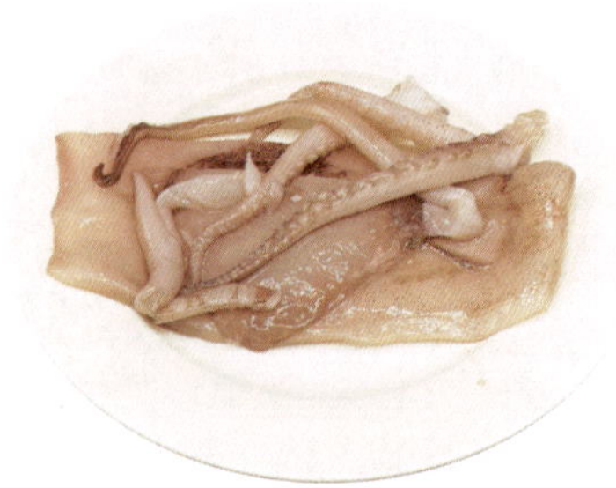

烹饪后

熟重：79g

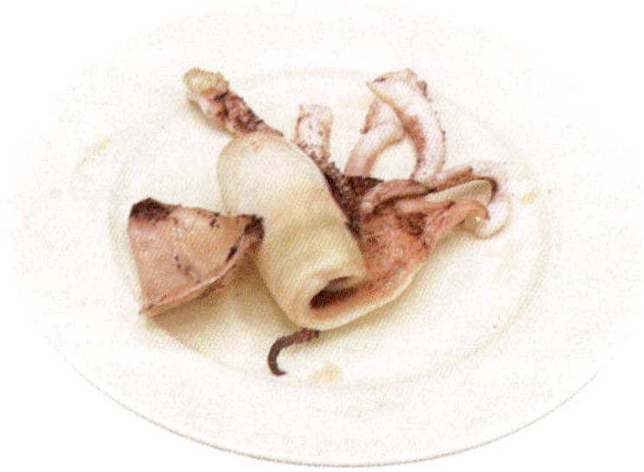

生熟比=181.0g/100g | 含油比=0g/100g | 含盐比=0g/100g

食物编码及食物名称：129008-鱿鱼（鲜、中国枪乌贼）[枪乌贼] **烹饪方式：煮**

烹饪前

生重：26g

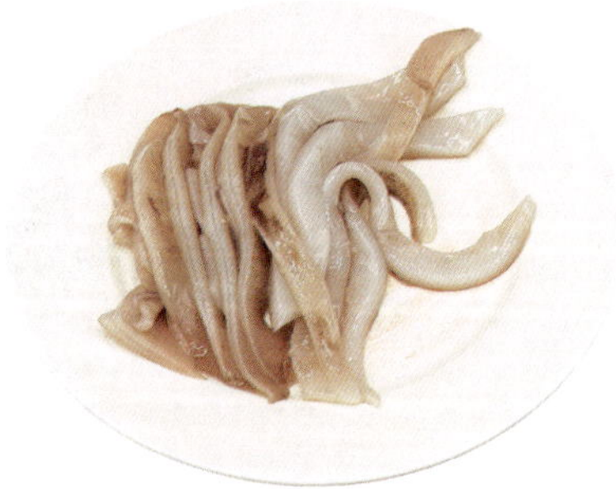

烹饪后

熟重：105g

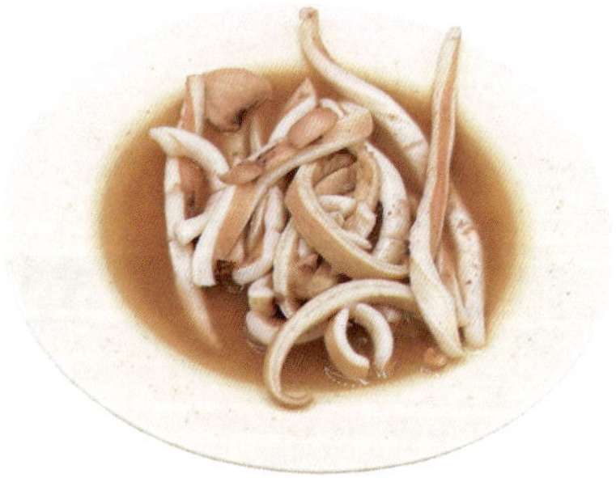

生熟比=24.8g/100g | 含油比=0g/100g | 含盐比=0g/100g

34. 1293xx–鱿鱼圈

食物编码及食物名称：1293xx–鱿鱼圈 **烹饪方式：炸**

烹饪前

生重：214g

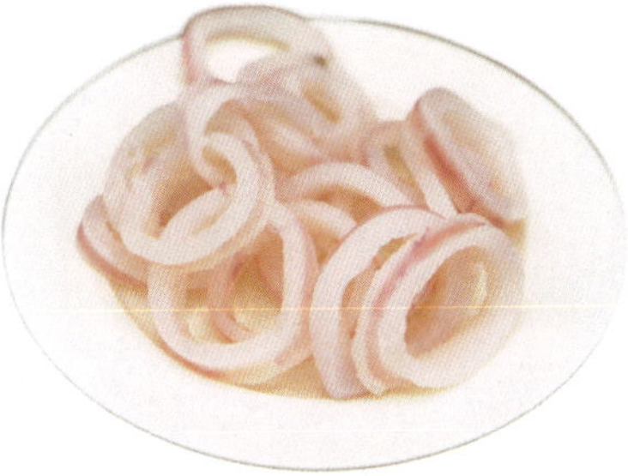

烹饪后

熟重：154g

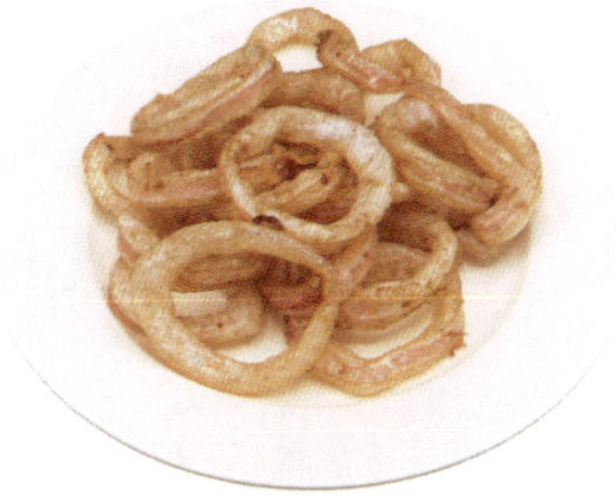

生熟比=139.0g/100g | 含油比=5.8g/100g | 含盐比=0g/100g

11

第十一章

其他

1. 061301–红果［山里红、大山楂］

食物编码及食物名称：061301–红果［山里红、大山楂］ **烹饪方式：炒**

烹饪前

生重：139g

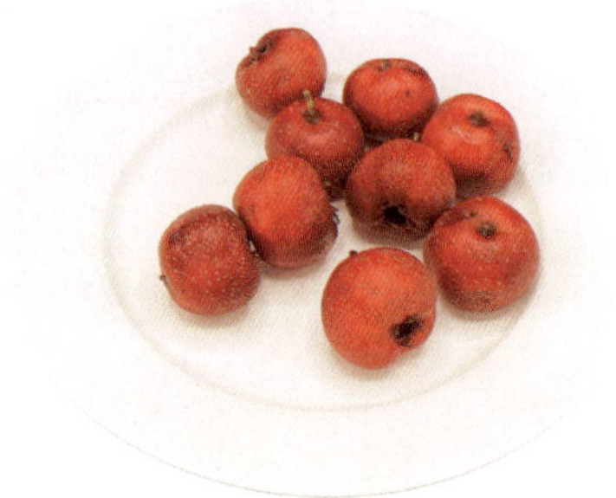

烹饪后

熟重：141g

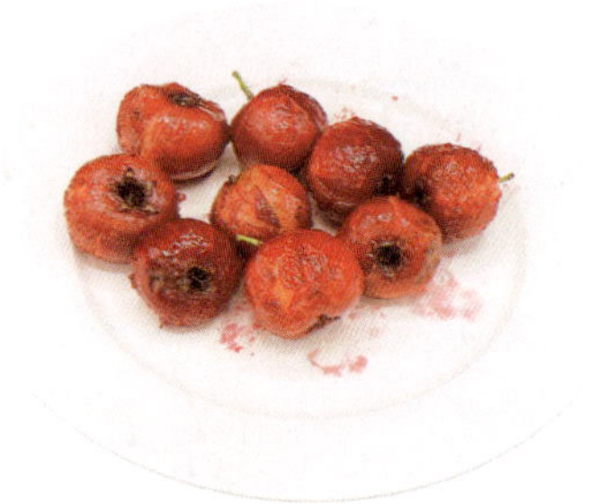

生熟比=98.6g/100g | 含油比=16.3g/100g | 含盐比=0g/100g

食物编码及食物名称：061301–红果［山里红、大山楂］ **烹饪方式：炖**

烹饪前

生重：218g

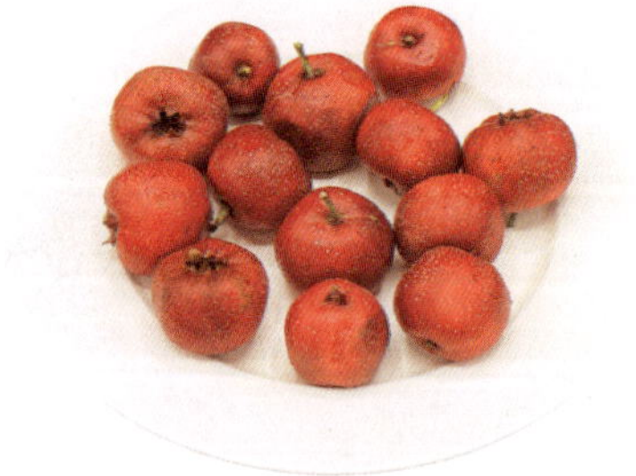

烹饪后

熟重：213g

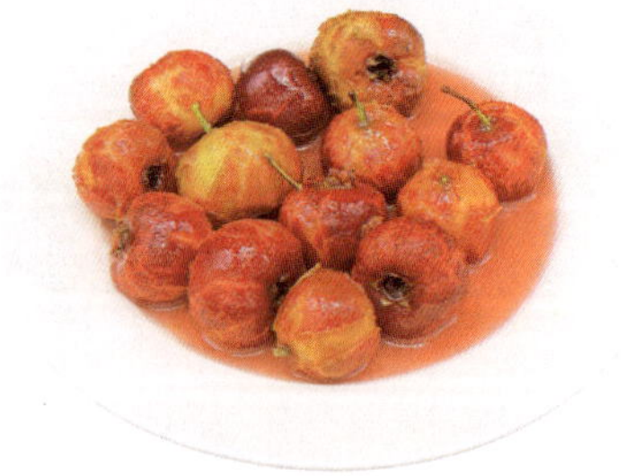

生熟比=102.3g/100g | 含油比=5.6g/100g | 含盐比=0.8g/100g

食物编码及食物名称：061301-红果［山里红、大山楂］ | **烹饪方式：煮**

烹饪前

生重：245g

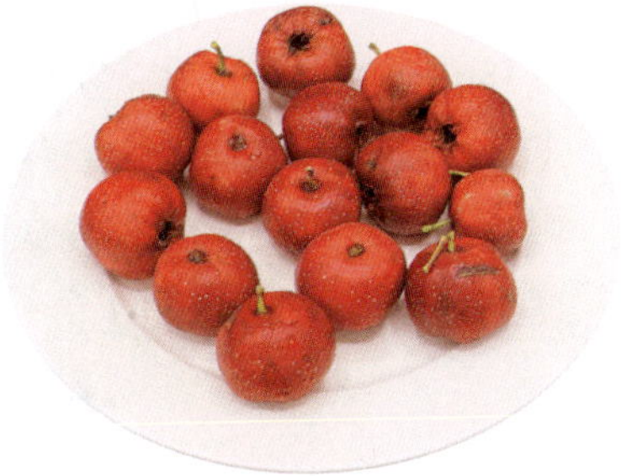

烹饪后

熟重：245g

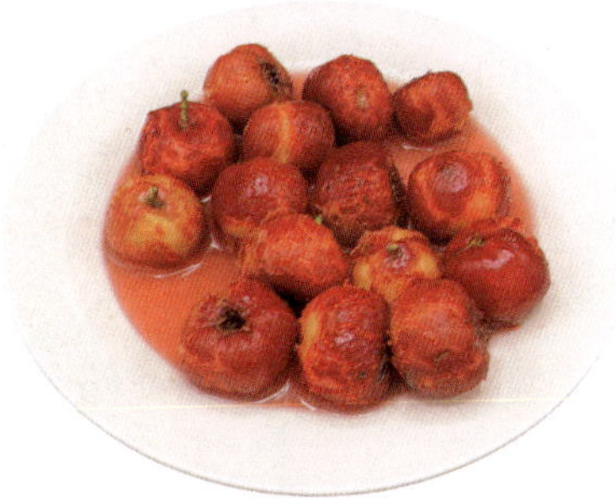

生熟比=100.0g/100g | 含油比=0g/100g | 含盐比=0g/100g

2. 0623xx-骏枣

食物编码及食物名称：0623xx-骏枣 | **烹饪方式：煮**

烹饪前

生重：100g

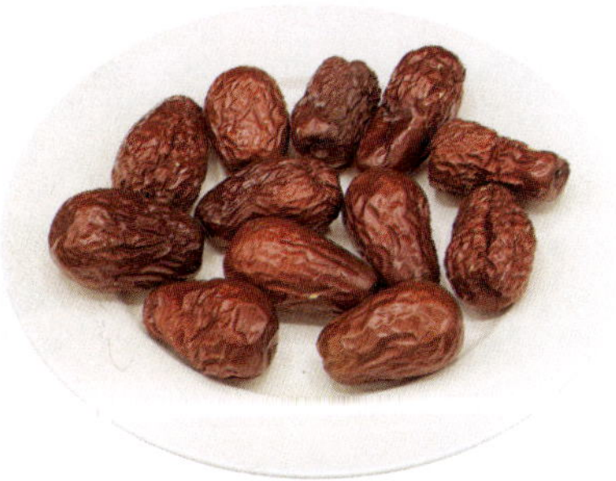

烹饪后

熟重：124g

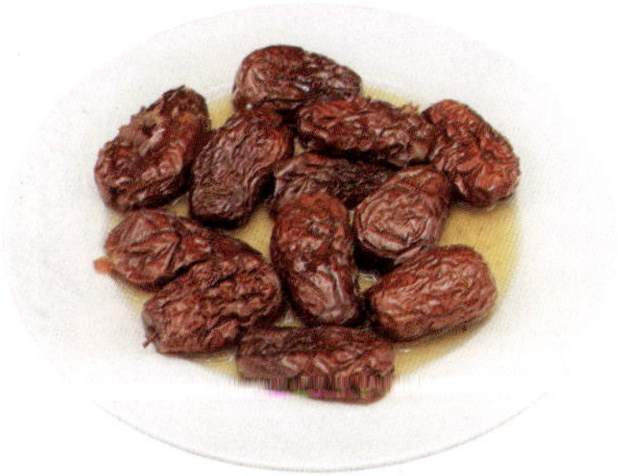

生熟比=80.6g/100g | 含油比=0g/100g | 含盐比=0g/100g

食物编码及食物名称：0623xx–骏枣 **烹饪方式：蒸**

烹饪前

生重：100g

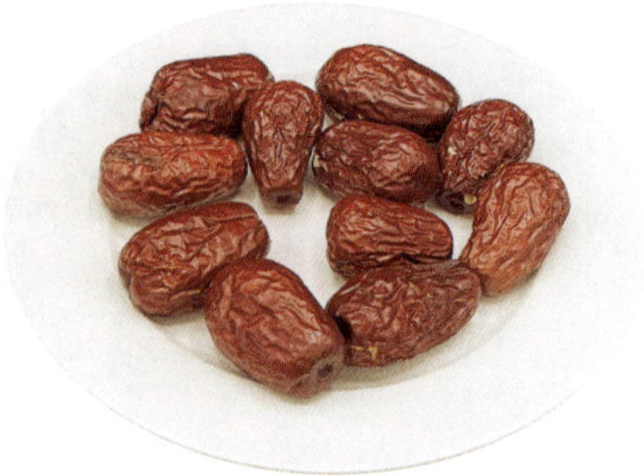

烹饪后

熟重：118g

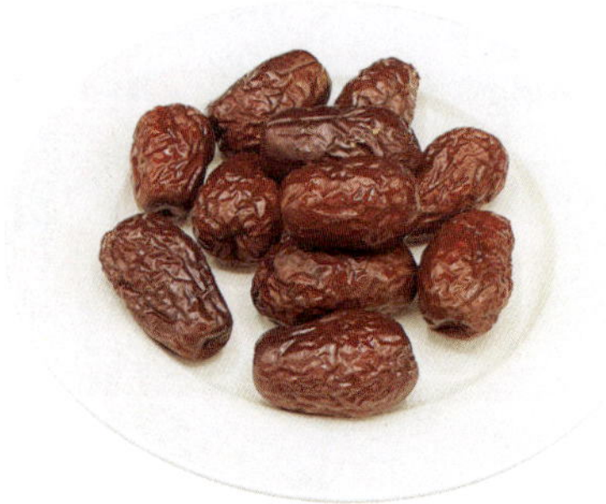

生熟比=84.7g/100g | 含油比=0g/100g | 含盐比=0g/100g

3. 0623xx–灰枣

食物编码及食物名称：0623xx–灰枣 **烹饪方式：煮**

烹饪前

生重：100g

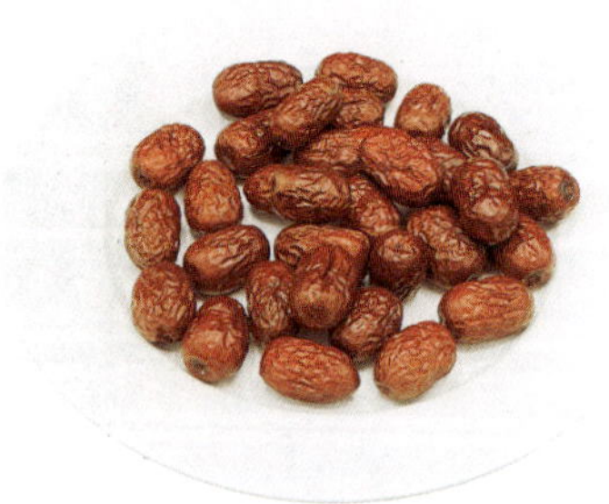

烹饪后

熟重：105g

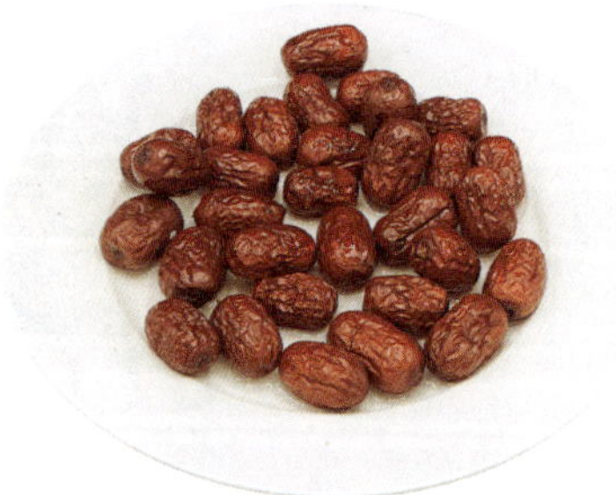

生熟比=95.2g/100g | 含油比=0g/100g | 含盐比=0g/100g